中国近现代中医药期刊续编

第一辑

# 幸福报（一）

王咪咪◎主编

2019年度北京市古籍整理出版资助项目

北京科学技术出版社

**图书在版编目（CIP）数据**

幸福报：全3册 / 王咪咪主编. —北京：北京科学技术出版社，2020.3
（中国近现代中医药期刊续编. 第一辑）
ISBN 978－7－5714－0668－4

Ⅰ. ①幸… Ⅱ. ①王… Ⅲ. ①中国医药学—医学期刊—汇编—中国—近现代 Ⅳ. ①R2-55

中国版本图书馆 CIP 数据核字（2019）第300107号

**中国近现代中医药期刊续编·第一辑　幸福报（全3册）**

---

**主　　编：**王咪咪
**策划编辑：**侍　伟　白世敬
**责任编辑：**侍　伟　白世敬　陶　清　刘　佳　王治华
**责任印制：**李　茗
**责任校对：**贾　荣
**出 版 人：**曾庆宇
**出版发行：**北京科学技术出版社
**社　　址：**北京西直门南大街16号
**邮政编码：**100035
**电话传真：**0086-10-66135495（总编室）
0086-10-66113227（发行部）　0086-10-66161952（发行部传真）
**电子信箱：**bjkj@bjkjpress.com
**网　　址：**www.bkydw.cn
**经　　销：**新华书店
**印　　刷：**北京捷迅佳彩印刷有限公司
**开　　本：**787mm×1092mm　1/16
**字　　数：**740千字
**印　　张：**91.25
**版　　次：**2020年3月第1版
**印　　次：**2020年3月第1次印刷
ISBN 978－7－5714－0668－4/R·2722

---

**定　　价：2280.00元（全3册）**

# 《中国近现代中医药期刊续编·第一辑》编委会名单

# 序

2012年上海段逸山先生的《中国近代中医药期刊汇编》（下文简称“《汇编》”）出版，这是中医界的一件大事，是研究、整理、继承、发展中医药的一项大工程，是研究近代中医药发展必不可少的历史资料。在这一工程的感召和激励下，时隔七年，我所的王咪咪研究员决定效仿段先生的体例、思路，尽可能地将《汇编》所未收载的新中国成立前的中医期刊进行搜集、整理，并将之命名为《中国近现代中医药期刊续编》（下文简称“《续编》”）进行影印出版。

《续编》所选期刊数量虽与《汇编》相似，均近50种，但总页数只及《汇编》的1/4，约25000页，其内容绝大部分为中医期刊，以及一些纪念刊、专题刊、会议刊；除此之外，还收录了《中华医学杂志》1915—1949年所发行的35卷近300期中与中医发展、学术讨论等相关的200余篇学术文章，其中包括6期《医史专刊》的全部内容。值得强调的是，《续编》将1951—1955年、1957年、1958年出版的《医史杂志》进行收载，这虽然与整理新中国成立前期刊的初衷不符，但是段先生已将1947年、1948年（1949年、1950年《医史杂志》停刊）的《医史杂志》收入《汇编》中，咪咪等编者认为把20世纪50年代这7年的《医史杂志》全部收入《续编》，将使《医史杂志》初期的各种学术成果得到更好的保存和利用。我以为这将是对段先生《汇编》的一次富有学术价值的补充与完善，对中医近现代的中医学术研究，对中医整理、继承、发展都是有益的。医学史的研究范围不只是中国医学史，还包括世界医学史，医学各个方面的发展史、疾病史，以及从史学角度谈医学与其关系等。《续编》中收载的文章虽有的出自西医学家，但提出来的问题，对中医发展有极大的推进作用。陈邦贤先生在

《中国医学史》的自序中有“世界医学昌明之国，莫不有医学史、疾病史、医学经验史……岂区区传记遽足以存掌故资考证乎哉！”陈先生将其所研究内容分为三大类：一为关于医学地位之历史，二为医学知识之历史，三为疾病之历史。医学史的开创性研究具有连续性，正如新中国成立初期的《医史杂志》所登载的文章，无论是陈邦贤先生对医学史料的连续性收集，还是李涛先生对医学史的断代研究，他们对医学研究的贡献都是开创性的和历史性的；范行准先生的《中国预防医学思想史》《中国古代军事医学史的初步研究》《中华医学史》等，也都是一直未曾被超越或再研究的。况且那个时期的学术研究距今已近百年，能保存下来的文献十分稀少。今天能有机会把这样一部分珍贵文献用影印的方式保存下来，将是对这一研究领域最大的贡献。同时，扩展收载1951—1958年期间的《医史杂志》，完整保留医学史学科在20世纪50年代的研究成果，可以很好地保持学术研究的连续性，故而主编的这一做法我是支持的。

以段逸山先生的《汇编》为范本，《续编》使新中国成立前的中医及相关期刊保存得更加完整，愿中医人利用这丰富的历史资料更深入地研究中医近现代的学术发展、临床进步、中西医汇通的实践、中医教育的改革等，以更好地继承、挖掘中医药伟大宝库。

李经纬 九十老人

2019年11月于中国中医科学院

# 前　言

《汇编》主编段逸山先生曾总结道，中医相关期刊文献凭藉时效性强、涉及内容广泛、对热门话题反映快且真实的特点，如实地记录了中医发展的每一步，记录了中医人每一次为中医生存而进行的艰难抗争，故而是中医近现代发展的真实资料，更是我们今天进行历史总结的最好见证。因此，中医药期刊不但具有历史资料的文献价值，还对当今中医药发展具有很强的借鉴意义。

本次出版的《续编》有五六十册之规模，所收集的中医药期刊范围，以段逸山先生主编的《汇编》未收载的新中国成立前50年中医相关期刊为主，以期为广大读者进一步研究和利用中医近现代期刊提供更多宝贵资料。

《续编》收载期刊的主要时间定位在1900—1949年，之所以不以1911年作为断代，是因为《绍兴医药学报》《中西医学报》等一批在社会上很有影响力的中医药期刊是1900年之后便陆续问世的，从这些期刊开始，中医的改革、发展等相关话题便已被触及并讨论。

在历史的长河中，50年时间很短，但20世纪上半叶的50年却是中医曲折发展并影响深远的50年。中国近代，随着西医东渐，中医在社会上逐步失去了主流医学的地位，并逐步在学术传承上出现了危机，以至于连中医是否能名正言顺地保存下来都变得不可预料。因此，能够反映这50年中医发展状况的期刊，就成为承载那段艰难岁月的重要载体。

据不完全统计，这批文献有1500万～2000万字，包括3万多篇涉及中医不同内容的学术文章。这50年间所发生的事件都已成为历史，但当时中医人所提出的问题、争论的焦点、未做完的课题一直在延续，也促使我们今天的中医人要不断地回头看，思考什么才是这些问题的答案！

中医到底科学不科学？中医应怎样改革才能适应社会需要并有益于中医的发展？120年前，这个问题就已经在社会上被广泛讨论，在现存的近现代中医药期刊中，这一类主题的文章有不下3000篇。

中医基础理论的学术争论还在继续，阴阳五行、五运六气、气化的理论要怎样传承？怎样体现中国古代的哲学精神？中医两千余年有文字记载的历史，应怎样继承？怎样整理？关于这些问题，这50年间涌现出不少相关文章，其中有些还是大师之作，对延续至今的这场争论具有重要的参考价值。

像章太炎这样知名的近代民主革命家，也曾对中医的发展有过重要论述，并发表了近百篇的学术文章，他又是怎样看待中医的？此类问题，在这些期刊中可以找到答案。

最初的中西医汇通、结合、引用，对今天的中西医结合有什么现实意义？中医在科学技术如此发达的现代社会中如何建立起自己完备的预防、诊断、治疗系统？这些文章可以给我们以启示。

适应社会发展的中医院校应该怎么办？教材应该是什么样的？根据我们在收集期刊时的初步统计，仅百余种的期刊中就有五十余位中医前辈所发表的二十余类、八十余种中医教材。以中医经典的教材为例，有秦伯未、时逸人、余无言等大家在不同时期从不同角度撰写的《黄帝内经》《伤寒论》《金匮要略》等教材二十余种，其学术性、实用性在今天也不失为典范。可由于当时的条件所限，只能在期刊上登载，无法正式出版，很难保存下来。看到秦伯未先生所著《内经生理学》《内经病理学》《内经解剖学》《内经诊断学》中深入浅出、引人入胜的精彩章节，联想到现在的中医学生在读了五年大学后，仍不能深知《黄帝内经》所言为何，一种使命感便油然而生，我们真心希望这批文献能尽可能地被保存下来，为当今的中医教育、中医发展尽一份力。

新中国成立前这50年也是针灸发展的一个重要阶段，在理论和实践上都有很多优秀论文值得被保存，除承淡安主办的《针灸杂志》专刊外，其他期刊上也有许多针灸方面的内容，同样是研究这一时期针灸发展状况的重要文献。

在中医的在研课题中，有些同志在做日本汉方医学与中医学的交流及互相影响的研究，这一时期的期刊中保存了不少当时中医对日本汉方医学的研究之作，而这些最原始、最有影响的重要信息载体却面临散失的危险，保护好这些文献就可以为相关研究提供强有力的学术支撑。

在这50年中，以期刊为载体，一门新的学科——中国医学史诞生了。中国医学史首次以独立的学科展现在世人面前，为研究中医、整理中医、总结中医、发展中医，把中医推向世界，再把世界的医学展现于中医人面前，做出了重大贡献。创建中国医学史学科的是一批忠实于中医的专家和一批虽出身西医却热爱中医的专家，他们潜心研究中医医史，并将其成果传播出去，对中医发展起到了举足轻重的作用。《古代中西医药之关系》《中国医学史》《中华医学史》《中国预防思想史》《传染病之源流》等学术成果均首载于期刊中，作为对中医学术和临床的提炼与总结，这种研究将中医推向了世界，也为中医的发展坚定了信心。史学类文章大都较长，在期刊上大多采用连载的形式发表，随着研究的深入也需旁引很多资料，为使大家对医学史初期的发展有一个更全面、连贯的认识，我们把《医史杂志》的收集延至1959年，为的是使人们可以全面了解这一学科的研究成果对中医发展的重要作用。《医史杂志》创刊于1947年，在此之前一些研究医学史的专家利用西医刊物《中华医学杂志》发表文章，从1936年起《中华医学杂志》不定期出版《医史专刊》。（《中华医学杂志》是西医刊物，我们已把相关的医学史文章及1936年后的《医史专刊》收录于《续编》之中。）这些医学史文章的学术性很强，但其中大部分只保存在期刊上，期刊一旦散失，这些宝贵的资料也将不复存在，如果我们不抢救性地加以保护，可能将永远看不到它们了。

上述的一些课题至今仍在被讨论和研究，这些文献不只是资料，更是前辈们一次次的发言。能保存到今天的期刊，不只是文物，更是一篇篇发言记录，我们应该尽最大的努力，把这批文献保存下来。这50年的中医期刊、纪念刊、专题刊、会议刊，每一本都给我们提供了一段回忆、一个见证、一种警示、一份宝贵的经验。这批1500万～2000万字的珍贵中医文献已到了迫在眉睫需要保护、研究和继承的关键时刻，它们大多距今已有百年，那时的纸张又是初期的化学纸，脆弱易老化，在百年的颠沛流离中能保留至今已属万分不易，若不做抢救性保护，就会散落于历史的尘埃中。

段逸山、王有朋等一批学术先行者们以高度的专业责任感，克服困难领衔影印出版了《汇编》，以最完整的方式保留了这批期刊的原貌，最大限度地保存了这段历史。段逸山老师所收载的48种医刊，其遴选标准为现存新中国成立前保留时间较长、发表时间较早、内容较完备的期刊，其体量是现存新中国成立前期刊的三分之二以上，但仍留有近三分之一的期刊未能收载出版。正如前面所述，每多保留一篇文献都是在保留一份历史痕迹，故对《汇编》未收载的期刊进行整理出版有着重要意义。北京科学技术出版社秉持传承、发展中医的责任感与使命感，积极组织协调本书的出版事宜。同时，在出版社的大力支持下，本书入选北京市古籍整理出版资助项目，为本书的出版提供了可靠的经费保障。这些都让我们十分感动。希望在大家的共同努力下，我们能尽最大可能保存好这批期刊文献。

近现代中医可以说是对旧中医的告别，也是更适应社会发展的新中医的开始，从形式上到实践上都发生了巨大的改变。这50年中医的起起伏伏，学术的争鸣，教育的改变，理论与临床的悄然变革，都值得现在的中医人反思回顾，而这50年的文献也因此变得更具现实研究意义。

《续编》即将付梓之际，恰逢全国、全球新冠肺炎疫情暴发，在此非常时期能如期出版实属难得；也借此机会向曾给予此课题大量帮助和指导的李经纬、余瀛鳌、郑金生等教授表示最诚挚的感谢。

王咪咪

2020年2月

# 目　录

中国近现代中医药期刊续编·第一辑

# 幸 福 报

提要　王咪咪

# 内容提要

【期刊名称】幸福报。

【创　　刊】1928年6月。

【主　　编】朱振声。

【出 版 地】上海。

【刊物性质】医药卫生刊物。

【办刊宗旨】宣扬中医知识，科普卫生常识。

【主要栏目】卫生常识、简易自疗法、养生保健、药物研究、疾病研究、名家谈病、怪病奇治、民间疗法、土单验方、医政新闻、小说连载等。

【现有期刊】第1～346，349～360期。

【主要撰稿人】丁济万、王一仁、杨志一、张赞臣、余无言、沈仲圭、丁仲英、尤学周、许半龙、叶劲秋、丁福保、张锡纯、秦伯未、谢利恒、王仲奇、宋爱人、陈无咎、曹颖甫、蒋文芳、汤士彦、盛心如、张山雷等。

该报每期仅8页，却连办了4年之久，自有其长处。该报由中医人创办于20世纪20年代，其刊登内容大部分是西医，不可否认有迎合当时西医东渐的大趋势之意，反映了一部分年轻的中医人改革中医的一种心境，并向社会展示了这些年轻中医人的变革能力。该报十分关注青年人的生理卫生，在向青年男女介绍卫生常识时还介绍了性知识，如《影响青年幸福之敌》《青年摄生丛话》《看性书是青年男女之自杀政策》《孕妇为什么要呕吐》《产后行房之害》《谈谈女子乳房的解放》等文章，及青春期的一些卫生保健知识。该报对妇女、老年、儿童的卫生问题也有所关注，涉及的内容广泛，议论深刻，有卫生常识、小病自疗、土单验方的内容。同时，也有疾病、药物的学术交流、名家论谈等内容，部分文章论述的内容还十分深刻。

该报每期都会有一些"小病"的自疗法，这些小方小药多为中西医兼顾，充分显示了中西医汇通的特点，如《泻痢简易治法》《伤风之简易治法》《鸡眼的简便自疗法》《喉风自疗法》《小便不通自通法》《青年生殖病之自疗法》《疔疮简易疗法》《小儿惊风简便治法》《治烫火伤简法》《红眼睛自疗法》《腋臭简易自疗法》《治臌胀简便法》等。除了自疗法，该报还介绍了一批简便良方，如"肝胃气痛良方""痛经灵效方""口疳特效方""简便戒烟方""清暑妙品""产后血晕验方""治赤白痢秘方""治疟疾灵效方""治虚肿胀良方""治疗遗尿症之良方"等。这些内容和读者生活密切相关，又简单易学。该报编辑者也根据大众的兴趣和需要，安排登载了一些诸如《长寿秘诀》《如何能长寿》《夏令卫生之要条》《冬令进补谈》《有特殊需要的几种蔬菜》《家庭卫生常识》《病家和医生应具之常识》等文章。这些文章具有简短、易懂、易学的特点，深受读者欢迎。另设"小药囊""幸福园""幸福之门"等小专栏，从而扩大了读者群。

该报登载的并不都是普及、宣传性内容，也有一些学术性很强的诸如"病证讨论""基础理论学习"等栏目，这些栏目不仅有利于医者学习，也开拓了读者的眼界。如《脱阳之研究》《便秘之研究》《肺痨病之研究》《口病之研究》《小儿惊风之研究》《大麻风之研究》《黄汗病之原因及治疗》《虚劳病纲要》《脑膜炎与惊风》《湿温证治及传变》《酒疸之研究》《怔忡之研究》等。其绝大部分研究是从中医的理论出发，以中医的思路辨证治疗。另有一些具有新观点的文章，如《神经衰弱之心理疗法》《霍乱之中西疗法》《脑充血之病因及治法》《内伤有劳心力色三种之辨别》《精气津液血之新论》《营出中焦卫出下焦之研究》等，中西汇通的讨论形式不仅吸引读者，也达到了倡导中西汇通的目的。

在疾病研究方面，该报还设有“名家谈病”这一专栏，刊登文章如张赞臣的《脾胃为病》、蒋文芳的《伏暑病》、王慎轩的《肝气病之治法》、杨志一的《中暑中风》、许半龙的《咽喉审治法》、宋爱人的《喉痧白喉新著》、朱振声的《性病指南》《女子月经问题》《夹阴伤寒之研究》《女子孕脉之研究》《中风之研究》等，这些文章很大程度上发挥了宣传引导作用，极大地促进了中医的普及。

该报也登载药物研究及药物相关常识的文章。以白果为例，相关文章有《白果与遗精》《白果与白浊》《白果与白带》《白果与肺痨》等。又如《食莱菔之益》《威灵仙能治眼翳》《胡桃有补脑之功效》等小文章普及了中药知识。除了单味药外，也有对方剂的研究文章，如《人参再造丸之研究》《痢疾香参丸》《乳岩香附饼》《鸡血藤胶为通经圣药》《芡石与山药》《癫痫龙虎丸能治癫狂病之新解释》《黄梅时节服补药之商榷》等，这些有关药物研究的文章对医者、病者都有很大启发。

该报依时事变化，还间或刊登一些医政文章，如《医药界之暮鼓晨钟》《旧医与新医》《中华民族医药废兴论》等。这些文章确能鼓舞士气，促使中医人奋发图强，使中医发扬光大。另也有些近代名人的医药评论，反映了那一历史时期有关中西医的论战，以及有关中医政策、中医改革、中医的继承与发展之事。

该报还有两个很有特点的专栏。一个专栏是曾连载二百余期的“怪病奇治”，这些文章大都由名家所写，主要内容是讲述了一些不合常规的方法治愈临床疾病的案例。这些看似不循常理的思路，本质仍是医家巧妙的中医辨证思维。该专栏涉及的疾病大多是中医的疑难杂症，这些另辟蹊径的治疗方法十分值得读者回味。另一个专栏是连载三百余期的近代名医余无言的医学小说。余无言先生学贯中西，且阅历丰富，在军队做过军医，对医学问题、时事评论都有一番见解，在中医界很有影响。该栏目以小说形式普及医学知识，具有很好的可读性。

该报1928年问世，连续发行了4年，现在还能看到完整的三百余期。这种良好的保存状况在民国报纸、期刊中是不多见的。该报虽以“报”命名，但撰稿人声望之高，所涉内容之广泛，讨论学术之深入，影响范围之广大，都与医学期刊无异，所载内容时至今日仍具有很高的学术和文献价值。

王咪咪

中国中医科学院中国医史文献研究所

介紹衛生方法　FELICITY WEEKLY　指導健康途徑

霞飛路寶康里五六號

# 幸福報

紹儀署

□第一期□

（民國十七年六月二日）

□每份售洋二分□

□每逢星期六出版□

（館址上海浙江路洪德里四七八號）



早知今日　何必當初

## □影響青年幸福之敵□

一失足成千古恨　再回頭已百年身（謝利恆）

吾人放眼十里洋場之上海、遊戲場中、納汚藏垢、冶容媚人、不啻嫖之介紹所也、馬路之旁、冶女陳列、鶯聲嚦嚦、可憐蟲之皮肉生涯也、秦樓楚館、淫聲應耳、狎友結交、潛移默化、引起青年性慾之導火線也、更有一般斂錢目的、人格喪盡者、刊行性史小報、直如誨淫之教科書也、上海社會萬惡、無往而非青年墮落之陷阱、在在足以破壞青年之幸福、青年時代、意志未定、於是誤入羅網、傷身敗名、抱恨千古者多矣、

夫人非聖賢、誰能保身如玉、身非親歷、誰能知其利害、吾不能爲一般墮落青年怪、况適值青年爲生理發育時代、血氣未定、性慾衝動、加以淫聲充於耳鼓、冶容現於眼簾、淫書印於腦海、以及種種之接觸、浸假心猿意馬、浸假手淫過淫、浸假挾妓宿娼、馴至情火之發生、如藥線爆發、焚盡乃止、

吾友何君之子、向在內地學校讀書、精神活潑、體魄強幹、一有爲之青年也、前歲得乃父之同意、來滬升學、乃父以學校教育自有約束之責、因而允之、曾幾何時、受海上萬惡風氣之洗禮、性情爲之大變、日與狎友爲伍、花街柳巷、無時不有其蹤跡、酒綠燈紅、樂而忘返、學業問題、置諸腦後、乃父方冀其子之竿頭日進、豈知子已爲花柳場中之登徒子、學校之開除生乎、身染梅毒、無以自拔、昔日活潑之精神、強幹之體魄、今已萎頓極矣、性善性惡、前後判若兩人、一生之幸福名譽學業、犧牲殆盡、國家多一游民、社會多一蠹虫、以梅毒之身、遺傳子孫、於國家人種上發生極大影響、尤爲優生學者所不容、嗚呼、誰爲爲之、誰令致之、蓋自作之孽也、

余苦口婆心、爲一般意志未定之青年進一忠告曰、青年是國家社會最有希望之人物、勿逞一時之快樂、貽誤一生之幸福、胡子前車、何爲殷鑒、衆濁我清、衆醉我醒、急起直追、懸崖勒馬、決堅地打破一切勁敵、守此有爲之身體、爲將來轟轟烈烈之事業、人生正眞幸福、正無艾矣、

⊙　⊙　⊙

十民國七年六月二日　　幸福週刊　　戊辰年四月十五日

## 一週報告

本報出版伊始、初與讀者諸君相見、所當首先報告者、即本報之旨趣、與特殊之所在也、報不能無旨趣、旨趣不可不純正。有純正之旨趣、方可爲社會造福、海上小報風湧雲起、浩如烟海、大抵引人入勝備受歡迎者、多爲絕無旨趣敎人爲非之小報、其有旨趣純正者、每多枯燥沈悶、不能引人入勝、受人歡迎也、於是流毒社會日甚、矯正無所適從、本報洞悉個中隱情、不得不別圖蹊徑、以俗雅共賞之筆墨、作末俗頹風之針砭、旨趣純正、絕無枯燥沈悶之弊病、引人入勝、而以增進人羣幸福爲依歸、用筆不嫌漫浪、旨趣未可剌背、此本報委曲求達之微意也、

## 青年攝生叢話

（丁福保）

危矣哉、青年之時期也、年齡之修短係焉、身體之强弱係焉、事業之興廢係焉、願爲一言、爲芻蕘之獻、

青年之皮膚、宜多得日光空氣、每日宜以冷水摩擦全身、宜少着衣服、學耐冷之習慣、

青年之筋骨、宜學各種運動法、宜矯正脊骨之彎曲、

青年之肺臟、宜習深呼吸、在日光下潔淨之空氣中、挺身直立、緊閉其口、將肺內之濁氣、從鼻孔盡力呼出、呼至不能再呼、於是將外面之清空氣、從鼻孔用力吸入、吸至不能再吸、第一次行完後、休息片時、再行第二次、每日朝暮、可作二回、每回可作十餘次、預防肺病之法、莫妙於此、室中門窗、亦宜常開、

青年之消化器、宜預習一種良好之習慣、每朝夕各刷牙刮舌苦一次、食物宜細細咀嚼、以盡齒牙之職務、大便必須每日一次、且有一定之時刻、若便秘則多食香蕉生梨及他種水菓素菜等物、以通利之、（未完）

## 吐血奇方

（張冰若）

血行脈中、脈即管也、胃熱內擾血管破裂、因而吐血、可用左方

鮮梨一個去核留皮　鮮藕一斤去節
鮮荷叶全張去蒂　鮮茅艸根一兩去心
柿餅一個去蒂　春冬時干亦可用
大紅棗十個去核　六味共煎湯代茶

、數日即有功効、有此患者、每逢四立二至二分等節氣、先一日即煎服之、永不復發、夏秋常服、有益無損、

## 意外收入

□定閱本報之利益

本報爲鼓勵讀者興趣起見、凡屬定戶所投之稿、一經登載、當即酬以現金、共分四等、甲等四元、乙等三元、丙等二元、丁等一元、登出後當日即可蓋章向本報會計部領取現金、惟以第一篇爲限、餘稿不在此例、試問定閱全年、祇費大洋一元、而此一年之中、稿費之收入、必能超過數倍以上、此種意外收入、幸勿失之交臂、

## 醫林點將　怪病奇治

海上十大名醫：謝利恆　丁仲英　陸士諤　丁濟萬　王一仁　張贊臣　陳存仁　楊志一　朱振聲　許半龍　輪流担任撰述

### （二）一個不交不快的女子

（陸士諤）

一日下午、鐘鳴三下、余適從李公館出診返、醫室中已有三五病人、互相候診、余一一爲之診治、最後者爲一女子、年約二十左右、面目淸秀、頭梳鬆辮、結以白絲線、斜插一水鑽蝴蝶、閃閃有光、身穿白色蟬翼紗衫、輕纖而透明、（時在初夏）玉骨冰肌、隱約可見、體態輕盈、楚楚可人、惟眉目之間、一無病狀、診其脈象、左關獨弦、余料其肝火必旺、詢之均非所料、病者亦不之語、病人之旁、另有一男子、年與女相彷彿、而黃瘦特甚、卽其夫也、與女相較、迨不可道里計、久之女始羞得得曰、余爲松江人、慕先生名、特來海上求治、余之病奇特難言、日中與平人無異、入夜反覆不寧、莫名懊濃、必與吾夫……方快、否則寧死不欲生、然日復一日、吾夫之精力不濟、瘦弱益甚、余固知爲病、然臨時不能遏制、過後輒爲懊悔、但已不及矣、敢問先生未知此爲何疾、古時有此病名否、書上有此病之用藥否、余思此必肝火挾濕熱下注、陰內發生奇癢之故、猶憶千金方上有此病之治法、法用蘆薈與猪油搗爛、做成陽物狀、納入陰戶中、移時抽出、則此物上必附有細虫無數、後其疾乃愈、然今方在六月、猪油易臭、用之非宜、乃書逍遙散合知柏同用、囑其連服數劑、以覘進止、後此人返松、亦不知其有效否、足見天下之大、奇病甚多、然奇病必須用奇治、方能奏效、余因時令關係、不能試用、心頗歉然、雖然、余診治不廣、倘有此奇病相逢、則彼等日濟萬人之名醫、更可猜想矣、（下期請濟萬先生續）

第一卷　FELICITY WEEKLY　第一期

## 孕婦十誡（楊志一）

婦女受孕、胎氣與母息息相通、孕婦居心行事、飲食起居、影響胎兒、應如桴鼓、質言之、孕婦起居飲食居心行事良否、子女先天強弱、性質善惡、皆判於此、此胎教之不可不注重也、茲舉十端、爲孕婦所最忌者、表而出之、爲女界同胞進一告焉、

（一）婦女結胎以後、宜戒絕房事、可免小孩胎毒過重、而發痧痘險症、或搖動胎元、致於暗產半產、

（二）戒除盛怒、怨恨、憂思、悲恐等七情、可免小兒感受不良影響、

（三）戒除操勞、遠行、高攀、跌仆等、可免胎兒受傷、

（四）視惡色、聽惡聲、心妄想等、均宜屏除、免種胎兒惡因、

（五）不可妄服保胎套藥、以免藥石不合體宜之害、

（六）辣椒胡椒等辛辣之物咸宜戒食、可免小孩胎火過重致患目疾、

（七）人參猪肉、宜勿食、可免胎兒肥大、難于產出、

（八）酒不可吃、否則、使小兒愚蠢、

（九）獐兔野味宜勿食、可免小兒多驚、

（十）葱韭大蒜宜勿食、可免小兒口臭或腋臭、以上所列十條、實爲孕婦所不可不遵之禁例、犯者禍不旋踵、愼之戒之、

## 長篇小說　醫海燃犀記（平不余）

### 第一回　明月三更誠求神聖　單方一味氣煞名醫

一個人生到這茫茫大塊上、出娘胎胞、便哇哇的一聲哭了起來、他爲什麼要哭、他什麼不笑、這大概是因爲生到世界上來、日子不容易過罷、並不是來享福、實在是來受罪、所以一出去、便要痛哭起來、你看一個人生在世界上、痛苦總覺得比快樂多上百倍、像現在這種亂世、更不必說了、刀兵來殺人、水火來害人、又加上疾病來夭折人、彼蒼者天、既生人、而又殺人、這是何苦的呢、所以我常說、一個人生在世界上、遇刀兵而不死、遇水火而不死、遇疾病而又能不死、得終天年、這便算是大幸事了、但是遇刀兵而死的、遇水火而死的、遇疾病而死的、說句迷信話、那還可以歸之天數、像那種疾病、本來不至於死、一旦誤於庸醫之手、竟至一命嗚呼、那才寃者枉也呢、假使這個病人、誤在某醫之手、病家還可知道誤在某醫、要是病急亂投醫、吃了許多醫生的藥、雜劑亂投、一旦死了、還不知死於何人之手、這才更是含寃莫白呢、閒話少說、且說上海這個地方、是我們中國東南第一個大商埠、工商業的發達、達於極點、自不待言、所以人口也極其衆多、不問那一省、那一縣、都有人在上海做生意、做買賣、吃苦力、因爲人煙稠密的關係、所以居住上海的人、得病的機會也最多、病者既多、於是治病的醫生、也就多得如牛毛一般、其中有學術的、固不乏其人、而胸無點墨、目不識丁的、也觸目皆是、這也不必多說、單說有一年冬天、上海發生爛喉痧一症、一而十、十而百、傳染劇烈、死亡相繼、（未完）

## 食鹽治病功能（上）（朱振聲）

食鹽係由海水製成、人人知爲家常烹調中不可少之物、此外於醫學治療上、頗具偉大之功能、茲爲研究分條如下、

### 食鹽與霍亂

霍亂即夏令之虎烈拉、猖獗跋扈、甚于刀兵水火、其症吐瀉交作、一旦水分告盡、致人死命、近世以鹽水注射、可直接增加體內水分、救人於危急之秋、皆此食鹽之功也

### 食鹽與吐血

吐血多由火氣內擾、血管破裂、則血上溢、而爲吐血、可用食鹽五分、溶化於冷開水中服之、不久即止、以其鹽性鹹寒收縮血管也、中醫常以童便爲止血聖藥、亦因童便中含有鹽分耳、

### 食鹽與遺精

遺精分有夢無夢二種、有夢屬心、爲相火動、無夢屬腎、爲精關弛、相火動之夢遺、宜服知柏八味丸、精關弛之滑洩、宜進金鎖固精丸、但二丸須鹽水吞下、否則不效、以食鹽有收縮精管之功能也

### 食鹽與白帶

凡婦人患帶下者、腰部必痛、故爲帶病、帶下色白、名曰白帶、純由脾虛腎弱帶脈不固、中醫所謂脾精不能上升而下陷也、東垣四眞丸、補骨脂丸、用鹽湯下、能助主藥補澀之力、若因肝經濕熱、帶下黃赤者、用鹽水妙黃柏知母、能助主藥清利之功、

## 定戶無憂

□兩大報館聯合担保

本報爲求定戶信用起見由海上二大報館『康健報』『衛生報』聯合担保、對於定戶、決無失信之虞、況本報主編者、均爲有學識經驗及人格者、視信用爲第二生命、較之海上小報、朝生暮死者、不可同日語也、

## □幸福與豔福

夫人必有健全之身體、然後斯有愉快之精神、有愉快之精神、然後斯可享受人生之幸福、圓顱方趾之倫、孰不欲幸福之享受、往往未能達其目的、推原其故、受環境之壓迫以犧牲幸福者、固所不少、而誤認幸福之中心爲艷福者、實居多數、世人之快樂派、其觀念無非以浮生若夢、爲歡幾何、及時行樂、稍縱卽逝、於是放浪形骸、尋花問柳、以爲及時行樂、美妻艷妾、前擁後擁、以爲幸福享受、無何、樂極生悲、未老先衰、精神憔悴不振、幾無幸福可言、造成厭世自殺悲觀消極等觀念、諺云、紅顏薄命、是享受艷福主義者之結果、由是可知幸福之目的、是積極有爲、屏絕艷福、身體健全、態度樂觀、精神愉快也、（致逸）

## 贈品問題

古人說『羊毛出在羊身上』、這句話已能代表一切了、現在上海的報館、因爲要吸引定戶、想出一種『贈品』辦法、其實這『贈品』的代價、完全出在定戶身上、他們不是提高報價、就是減輕成本、對於『紙張』『印刷』『稿件』樣樣蹩脚、試問蝕本事情、那一個願做呢、因此本報情願拿『贈品』的代價、放在『紙張』『印刷』『稿件』『插圖』上面、務使本報盡善盡美、得到讀者的一聲讚美、而對於『贈品』、一律取消、這並不是本報不願贈送、實在因爲你們定的是『報紙』、並不是『贈品』呀、否則、儘可買幾只報夾、放在家裏、亦不必再定報了、不知讀者以爲如何

## 幸福之門

本報特闢本欄、專爲讀者詢問一切疑難病症而設、聘請富有經驗學識之醫士楊志一朱振聲兩先生爲本欄顧問、担任答復、凡屬定戶、均有免費之權利、簡章列下、

（一）凡投函問症者、對於起病原因、現在病情、經過治療等等、均須詳細申述、如字跡潦草、以及所述不明者、恕不答覆、因病關生命、非同兒戲、

（二）外埠讀者、如欲指明由海上某名醫答覆者、本報亦可代爲轉訊、惟每題須另加轉問費洋一元、

（三）非本報定戶、亦可詢問惟　每題須納費一元、以示限制、（如欲轉訊其費另加）

（四）如不願在本報披露者、可原班函答、（寄費另加）加欲快信及掛號、亦可、決不遷延時日、

## □喉風自療法

凡見喉嚨腫痛、痰濁上逆、呼吸不利、咳嗽不爽、就是喉風、此症宜疏散風熱、湧吐痰濁、自愈、茲有簡便自療法、以利病者之用、法將荸薺晒乾研粉、以土牛膝汁拌勻爲丸、大如梧桐、每吞一粒、則痰熱一湧而出、咽喉自無不利、法簡而靈、曷一試之、（宋大仁）

## □爲什麼要咳嗽

因爲肺是嬌嫩之藏、發音呼吸之所、從咽喉直下是總氣管、總氣管之下、分做兩枝、兩邊肺藥裏、各有一個氣管、這叫做支氣管、凡風寒與風熱感入肺藏、氣管就一種反應作用、這叫做咳嗽、咳嗽之作用、就是逐風外出、風不得出、咳嗽愈加利害、祇要用散風開肺藥、咳嗽自然止了、還上治咳丸藥很多、但非原因治療、不可亂投、（張贊臣）

## □小便不通自通法

（沈仲圭）

小便不通、治療上較大便不通爲難、因大便不通、可用番寫葉元明粉攻而瀉之、不然、可用大腸注射法、若小便不通、既不能攻瀉、又不注射、久蓄不出、勢必脹痛難忍變成水腫、按小便不通之原因、西醫謂爲膀胱炎、中醫謂爲氣化不宣、二說似是、以膀胱乃蓄水之處、小便之通閉、純是括約筋之開閤、膀胱發炎、熱結水蓄、氣化不宣、不宣則不通也、可急用鮮車前艸鮮藕節搗汁燉溫冲服、清熱利水、自無不通、

## □疥瘡之神敵

涼月

以大核桃肉二兩、大風子肉二兩、一同搗爛、和以水銀二錢、裝入布袋之內、每日遍身將袋揉擦多次、每次至皮膚發熱爲度、兩日之內、疥瘡退痒止、膚色滋潤如故、且保永遠不發、眞疥瘡之神敵也、

指導康健途徑　FELICITY WEEKLY　介紹衛生方法

# 幸福報

紹儀署

第二期

（民國十七年六月九日）

每份售洋二分

每逢星期六出版

（館址上海浙江路洪德里四七八號）

定報價目　本外埠每年一元郵費在內外國加倍郵票代現九五計值

廣告價目　每期每格（計五方寸）五元均排於文字之內中縫分四格每期每格洋一元長期面議

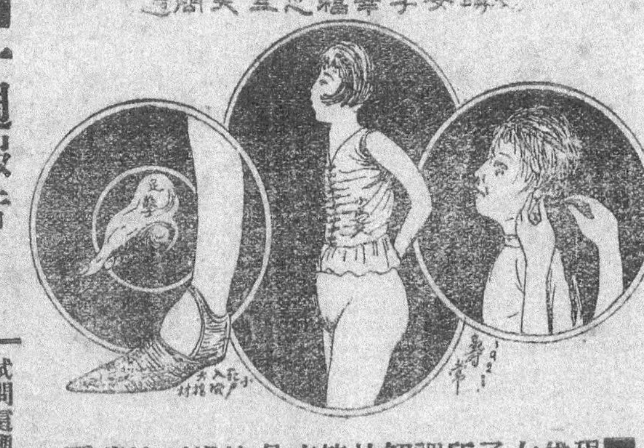

## 現代女子所謂解放簡直是換湯不換藥

（秀娟）

我以爲女子的美、完全要出於天然的、這纔是眞美、假使是出於人工的、不但不能增加美觀、反而更顯其醜了、所以古時的東施效顰、傳爲後人笑柄、畫虎不成反類犬、這句話一點不錯、從前的女子、他們爲了迎合男子心理起見、對於自己不美的地方、極力的矯作、寧願犧牲自己的幸福、增加自己的痛苦、去縛束生理之發育、因此就有束胸、纏足、穿耳等等不衛生的事情發生了、唉、吾們二萬萬女同胞、不是自己承認是男子的玩物嗎、不是自己拿刀宰割自己的肉體嗎、

自從民國以來、女子的智識也漸漸開通了、肉體的縛束、也因之解放了、尤其是上海的女子、這是何等欣喜的事情、但是據我的眼光看起來、上海的女子一方面雖然解放、一方面依然縛束、爲什麼呢、因爲我所說的解放、應當從根本上解決、從徹底的改良、假使換湯勿換藥、這又何苦呢、試看現在上海的女子、他們所穿的鞋子、大都是高跟皮鞋、走起路來、一撬一撬、與從前的纏足有什麼二樣呢、他們所穿的衣服、大都是新裝、那腰身至多不過四五寸、有的還不到、拿胸部和腰束得像楊柳一般、試問這與束胸、又有什麼二樣呢、至於穿耳更不必說了、二個很大的墜球、（耳環之一種用骨頭琢成球形刻以花紋）、直掛至肩上、唉、上海的女子、天天在那裏說解放、其實天天在那裏增加縛束、所以我做了這一篇淺陋的文字、來做一個當頭捧喝罷、

## 一週報告

本報匆匆出版內容方面諸多未善乃辱讀者熱烈之歡迎銷數之廣幾出意料之外僉云本報文字與宗旨並勝如日月之出爝火不復明矣同人受寵若驚對於內容取材精益求精處處爲讀者設想字字期於實用使讀者諸君滿意

本報第三期爲性病專號關於男女一切性病如遺精淋濁梅毒白帶崩漏夢交等症靡不切實論列預防治療尤多新法特此預告

## 臨產預知法

（吳陳懿）

姙娠日期之多少、雖由母體強弱之關係、然以平均計算之、大率是二百八十日、今有一最簡便之算法、能預知臨產之時期、法以陽曆計算、於末次月經初至之日起、退後三個月、加上七日、即分娩之日也、今舉例以明之、設末次月經初至之日、爲九月三十日、退後三個月、加上七日、即爲七月七日、就此可知次年七月七日、即爲分娩之期矣、此法屢試屢驗、幸讀者勿輕視之、

民國十七年六月九日　　幸福週刊　　戊辰年四月念二日

## 夫婦間衛生與增進幸福（伯仁）

夫婦間之衛生、直接關係夫婦之健康與幸福、間接關係國家之經濟與人種、因述其大要如下、

（一）夫婦之行房、據衛生家之報告、強壯者每月若以三次為準、適盡新陳代謝之妙、故有利而無害、

（二）婦人懷孕後、即當停止行房、不然、三月以前犯之、則易動胎小產、三月以後犯之、則胎元漏洩、子雖生產、而多不壽、

（三）胎元始結、一月二月如露珠、三月四月而後、血脈形體始具、五月六月而後、筋骨毛髮方生、當其初不過一滴之元精耳、靜之則固、決之則流、故婦人受胎之後、理宜節慾、以防泛溢、倘乘一時性慾之衝動、無所忌憚、其有不隨流而逝者乎、試觀一般娼妓、多不生產、其故亦以子宮滑而慣于流產已耳、

（四）夫婦宜分牀獨宿、以減少性慾之衝動、老子云、上士別床、此之謂也、

（五）夫婦行房後、不可為過度勞力之工作、為過度勞力之工作後、不可行房、諺云、百里行房者病、行房百里者死、此之謂也、

（六）夫婦行房後、被褥須蓋暖、以防冷氣從精道乘虛而入、

（七）婦人月水腥穢有毒、故於斯時期內不可行房、否則、恐婦人有經閉或放血之變、男子有中毒或淋病之虞、

（八）婦人產後、氣血大虧、理宜滋補。故非至完全復元時、萬不可行房、

## 青年攝生叢話（續）（丁福保）

青年宜習素食、素食則嗜慾淡、血液清潔、腦力敏捷、體力能持久、胃腸病亦少、而肉食者則反是、福保素食至今、僅七年耳、而舊疾盡除、體量加重、聽聲合闢、炯之先生亦然、此其明證也、古人云、咬得菜根、則百事可做、此語尤為青年之藥石、

青年宜戒烟酒、烟酒之毒、能侵入腦髓心肺胃腸肝臟血液等、而麻木其功用、變壞其體質、故宜戒絕、

青年宜戒賭博、看戲吃花酒、等惡習慣、犯之則俾晝作夜、晨昏顛倒、大背攝生之規則、論其結果、非僅虛擲光陰、耗費資財而已、而淋病梅毒、亦必相因而至、蓋其勢然也、青年學子、與其悔之後、孰若絕之於初乎、（完）

## 疔瘡簡易治法

凡瘡頂如釘、焮紅麻木、不甚剌痛、或有寒熱、便是疔瘡、即宜吃素、以鮮菊花葉搗汁服之、自愈、若食肉類、毒走心臟、禍不旋踵、是謂走黃、取芭蕉搗汁服之、或可挽救、（凉月）

## 風疹塊療法

風疹塊為皮膚病之一種、疹塊大小不一、奇癢難忍、忽隱忽現、時作時止、此症雖無大害、而人實不勝其擾、蓋因血虛生熱生風、風熱蘊蒸所致、宜西洋參小生地煎汁時時服之、外以薄荷葉豆衣煎水洗擦、自有奇效、（覺臣）

## 何謂肺癰

肺藏生癰、非肉眼所能察覯、但見咳嗽痰帶腥臭之味、胸脅作痛、不必用X光鏡照、已知其是肺癰了、可購芥菜滷常服之、自有意想不到之效力、（致遠）

## 醫林點將　怪病奇治

### （二）一個患龍陽毒的富翁（丁濟萬）

余自隨先祖診治以來、所經病人、不下數千餘人、其中奇病怪症、多不勝數、今欲回憶前塵、浩如烟海、惟前年余治王姓富翁之症、尚能記憶、且其事跡、亦有一記之價值、先君家祖應外埠之請、所有海上門診、均由余代理、某日有富翁王姓者請出診、時已任晚間十一時許、余急登車而往、則中西醫士已濟濟一室、然均莫名其病源、余乃趨前診之、據云、昨日起忽然寒熱少腹疼痛、愈痛愈劇、屢服各藥、均無效驗、聞先生名、特請診治、余視其少腹有黑筋一條、直衝兩腸、闊約半寸、手不能按、體不能俯曲、按痛難忍、而各醫生意見紛歧、有謂肝氣失於疏泄之故、有謂氣血凝結恐成少腹癰之外症、有謂屬於夾陰傷寒者、余思此老年逾六旬、並無姬妾、老妻遠居家鄉、夾陰之說、恐難成立、至於肝氣與癰症、更屬無稽之談、惟余素聞友人言、此翁[illegible]愛男風、今日之症、得勿出於此乎、況余來時、此翁絕口不談、一若有隱衷不能告人者、余乃決然曰、此非陽毒也、症由男風而起、余隨說隨視病之舉動、見其側身向裡、若有羞恥之狀、余乃用大黃四兩、令病家速即煎服、然恐其年高不支、另煎參湯任旁、以救其脫、服後果下黑血甚多、而黑筋亦隨其黑血而下、降及血盡而黑筋亦無、然人已疲乏不堪、急灌以參湯、得蘇醒、後服調理之方乃愈、此症余雖未經驗、曾在某醫書中見之、故敢用此法、足見醫者於臨診之餘、更須披閱古今之奇書異志、一一默記心頭、方能集思廣益也、（下期請志一先生續）

第一卷　FELICITY WEEKLY　第二期

## 食鹽之功能（下）

（朱振聲）

▲食鹽與牙痛

西醫牙科中有拔取神經、以止牙痛一法、其原皆由于胃火上升之故、中醫於升麻、石膏、生草、桔梗、竹葉、知母、薊中、加青鹽少許、則效如桴鼓、

▲食鹽與解毒

凡誤服毒藥、急不及待、可重用食鹽一大匙、溶化於溫水一碗中、服之則激動胃經、能使毒物嘔出、與用鹽少許作收縮用者、適得其反、

▲食鹽與火毒

凡遇湯火傷者、法以食鹽曾經練淨者、名曰洋鹽、十分沸水一百分溶化、光用此水洗滌再用藥棉花一塊、在鹽水中浸透、蓋於傷口、外用油紙包好、頗有止痛防腐之功、觀我國社會舊習遇火傷者、以醬油塗之、以醬油中含有食鹽之成分也、

▲食鹽與皮膚

凡慢性之皮膚病、可常用鹽水沐浴、以助血液之流行、及排除病之產生、故食鹽可謂之皮膚病藥、

## 長篇小說　醫海燃犀記（二）

（佘不平）

第一回　明月三更誠求神聖　單方一味氣煞名醫

浦東泥渡有個姜伯誠、他有個六歲兒子、也得了這個病、喉嚨裏白腐疼痛、痰聲轆轆、身上熱度到有一百零二度、痧子隱在皮裏、旋即消失、因爲沒有出來、熱毒內遏、症愈加重、起初是請中醫先生看的、吃藥未見有效、後請西醫歐羅來診治、歐醫生名重一時、且在德國科實羅大學醫科畢過業的、當然有起死回生之功能了、診斷既畢、便告訴姜伯誠道、這症候太遲了、只有打一針 Behrings Diphtheria Remedy "Hoechst" 看看罷、如果不見效、就沒法子醫治了、那知出了大洋十元、打了一針、依然沒有回頭、這時姜伯誠止不住一陣傷心、淚珠兒成串的流個不住、當天晚上、更闌人靜、那時候約有一點鐘的辰光、冷月當空的照着、寂寞空庭、杳無聲息、伯誠偶然想求神之法、乃點香燭在院子內、跪下默禱、心裡說、只要神聖保佑我兒子好了、定辦大香大燭、猪頭三牲、致敬神聖、又恭恭敬敬、叩了幾個頭、才爬了起來、這叫做父母愛子之心、無微不至、那也不談、第二天早晨隔壁的老王、介紹來一位救星、這位救星、是蘇州人、姓曹、叫惠民、他雖不掛牌行醫、對於喉症、倒有點經驗、一見了面、便詳細的診察了一回、看他病原在痧毒未透、且又痰聲如鋸、乃取出丸藥二顆、約如大豆大小、叫取開水化開、漫漫的灌下、或可救治、姜伯誠立即如法灌下、不到兩個時晨、那小孩子煩躁不寧、身上熱度更高、口中作嘔、吐出痰涎甚多、喉嚨內頓然輕鬆了些、不到一刻、又微覺有汗、姜伯誠再仔細一看、痧子漸漸透出、立即告知曹惠民、（未完）

## 辨別胎孕術

（楊一志）

婦女因生理之關係、負有生育之專任、然往往身已受胎、而誤認爲病、身已染疾、而誤認爲胎、胎與病不辨、於是女界同胞苦矣、大凡月經停止、腹部澎大、均不能卒斷爲胎孕之確徵、因肝脾爲病、亦有此種現象也、茲將數種確切不易之辨孕術、歸納于下、以便女界之研究、

（一）凡月經停閉以後、乳房脹大、乳頭呈紫褐色、嘔吐噁心、喜食酸味、心胸憒悶、不欲飲食、四肢乏力、頭重目眩、無其他病象者、此妊娠之徵也、

（二）胎兒躍動、脈息滑利、或用聽診器聽孕婦之腹、覺有胎兒心藏聲音者、叶孕之兆也、

（三）或脈症不顯明者、用中藥生川芎一錢爲末、煎艾湯冲服、閱三四小時、腹中微動者、孕也、此法試驗、并無流弊、

近人有謂交合時、男精洩入停片刻時而溢出者、爲有孕、洩入卽溢出者、爲無孕、因女既受孕、胎必生胞、精入則胞衣必增厚、故停片刻而溢出、若未受孕、則精無胞胎之吸引、故立溢出云云、其法不可謂非試孕術之一種、然受胎之後、首當戒絕房事、若因試孕而犯之、未受胎者、固無影響、若已受孕、則不免撥胎元、致有暗產流產之患、不可不愼重者也、

## 忌口問題

（蓮根）

水脹忌食鹽、

疔瘡忌肉食、

黃胆忌醬油醬菜、

肺病及吐血忌烟酒、

出版務求信用有切實保證　幸福週刊　主持者有學識經驗及人格

婦女行經忌生冷水菓、紅眼忌辣椒椒椒、遺精忌食蝦類、大病後忌過飽、

## □消痰核法（悟我）

陰虛體質之人、其頸項間每多結核、因陰虛肝旺、肝氣挾痰濁上竄絡道、凝結爲核、故名痰核、欲消散之、可問藥肆購小金丹一元、每服一粒、服盡痰核自消、百試百驗、幸勿等閒視之、按藥品爲白膠香、草烏頭、五靈脂、地龍、木鼈、乳香、沒藥、當歸、麝香、墨炭云、

## □孕婦爲什麽要嘔吐（俞修源）

孕婦嘔吐、謂之惡阻、乃婦女受孕後之必然現象也、因胎兒藉母血而逐漸長大、子宮亦漸擴大、衝受壓逼、其氣上逆、則胃首當其衝、胃被衝擠、消化機能因之以減、則輔助消化之胃酸、至此停留胃中、一時衝氣上激、以致心泛嘔酸、不思飲食、或胃失運化之權、水穀不化、釀成痰濕、以致時吐痰涎清水、醫書有竹茹橘皮湯、青竹茹湯、縮砂散、半夏茯苓湯之設、每投之毫、影響、人方疑醫家操術之未精、不知孕婦嘔吐、其主因在胎兒初長、障礙衝脈、追及胃部所致、待胎兒體量增重、重則下垂、與胃衝無關、嘔吐不治自止、故孕婦之嘔吐、爲妊娠時必有之變態非可作病症觀也、

## □止盜汗法（致逸）

入寐之後、汗出津津、衣褥浸溼、醒則汗收、是謂盜汗、由陰虛生熱、待入寐後、陽氣失于維護、虛熱逼津液而外泄、輕則可用糯稻根鬚碧桃乾煎湯飲之自止、如兼他症、須請正式醫生審治、

## □防疫藥水之自製簡法（朱恩忠）

一般人民、要想預防瘟疫起見、往往用一種臭藥水、到處澆灑、可是這種藥水、氣味惡濁、一般婦人小子、不聞慣的、往往容易作嘔、並且價值極昂、至少必須五六角一聽、貧乏之家不能置辦、瘟疫仍舊不能普及預防、我現在有一種自製的簡法、成本極輕、貧乏的也可辦得到所以我今天寫在下面、俾可仿製、那末非但瘟疫、可以普及預防、就是於家庭經濟、也不無小補咧、法用青礬十二兩、五倍子十二兩搗成粉末、投入十二斤之沸水中、竭力攪勻、就可應用、其功效不遜於市售之臭藥水、

## □小兒驚風簡便治法（廣舜臣）

驚風爲小兒常見之病、手足抽搐、兩目直視、牙關拘緊、口吐白沫、不省人事等等、如一時請醫購藥不及、用大指將小兒之手、（男左女右）精靈穴威靈穴捺住、以緊爲妙、切勿放鬆、（如一放鬆則故態又作）約二三分鐘後、則自然清醒矣、

※本報啓事

本報所用之粉紅報紙、乃向常識報轉購、此啓、

# 幸福之門

本報特闢本欄、專爲讀者詢問一切疑難病症而設、聘請富有經驗學識之儒士楊志一朱振聲兩先生爲本欄顧問、担任答復、

## □鄒樹輝問

鄙人虛度四十餘、近來面目發黃、連及全身、黃色微見黑滯、入夜煩躁不能安寐、口作渴而大便略稀、脈象弦數空大、舌質光苔黃、進適常治黃疸藥劑、無效、敢問病源與治法、

## □答鄒君樹輝問（楊志一）

按黃疸一症、因三焦水道不利、膀胱氣化失司、濕熱無路可去、血液循行障滯、肝臟起鬱血現象、胆囊膨脹、胆汁橫溢、肌膚因之發黃、濕熱蘊胃、循絡上擾清空、胃不和則臥不安、溫阻脾弱、健運失職、故大便溏薄、脈弦數空大、舌質光苔黃、爲肝旺脾弱濕蘊陰傷之徵、治宜利三焦水道、解膀胱熱結、則濕熱自有外出之路、血行自無障滯之物、肝胆不病、黃疸愈矣、擬方候正、

生白朮錢半　胆汁妙山梔錢半　福澤瀉錢半　連翹殼三錢　西茵陳三錢　連皮苓四錢　生苡仁三錢　綠礬三分　淸水豆卷四錢　豬苓三錢　多瓜皮三錢　乾蘆根去節一兩

## □意外收入

□定閱本報之利益

本報爲鼓勵讀者興趣起見、凡屬定戶所投之稿、一經登載、當即酬以現金、共分四等、甲等四元、乙等三元、丙等二元、丁等一元、登出後當日即可蓋章向本報會計部領取現金、惟以第一篇爲限、餘稿不在此例、試問定閱全年、祇費大洋一元、而此一年之中、稿費之收入、必能超過數倍以上、此種意外收入、幸勿失之交臂、

指導康健途徑　FELICITY WEEKLY　介紹衛生方法

# 幸福報

紹儀署

第三期

（民國十七年六月十六日）

每份售洋二分

每逢星期六出版

（館址上海浙江路洪德里四七八號）

定報價目　本外埠每年一元郵費在內外國加倍郵票代現九五計值

廣告價目　每期每格（計五方寸）五元均排於文字之內中繼分四格每期每格洋一元長期面議

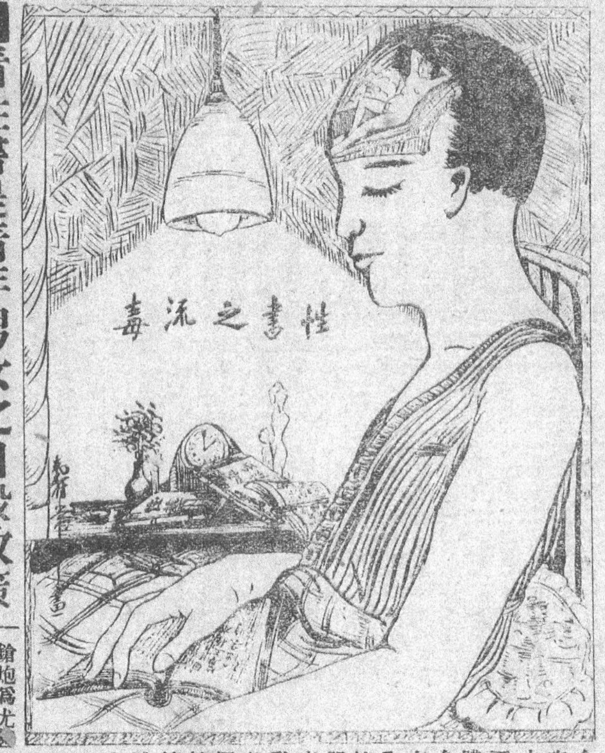


## 看性書是青年男女之自殺政策

甚矣、今日上海風俗之澆薄、誘惑青年墮落之危機滿佈、偶一不愼、莫不失足、而其中尤以性書爲最甚、彼喪心病狂之作者、但知迎合青年之心理、以滿足其斂錢之慾望、故對於男女性史、極力描寫、更有轉錄古時之淫書、亦敢公然出版、無知青年、爭相購閱、迨至夜闌人靜、一燈如豆、手執性書、背人偸讀者、不知幾千萬人、試問以生殖慾最旺盛之青年、其能不受性書之流毒者有幾、當斯之時、往往虛搆一對雲雨巫山之幻境、而描摹之、其事雖子虛烏有、其情則心猿意馬、此性書造成青年意淫之明證也、且青年男女、往往不知其精液之可貴、彼理想之意淫、旣不能發泄其慾火、勢必入於手淫一途、以爲今日偶一爲之、無關重要、至明日則又以昨日之念爲念、因循坐誤、恣情縱慾、直類無韁之野馬、絕足奔馳、不受覊勒、久之而形體消瘦矣、腎精枯竭矣、壽元短促矣、雖存悔不初當之念、已入無可奈何之境、此性書造成青年手淫之明證也、至於遺精一症、大都由於相火妄動、精關不固所致、考意淫爲撥動相火之源流、而手淫爲損壞精關之利器、是以遺精之病症、雖由於身體虧弱而起、而身體之所以虧弱、每由看性書而成、於此可知性書爲摧殘青年之利器、其遺害之烈、較諸鎗炮爲尤甚、嗚呼、此殺人無血之性書、當局諸公、若不嚴厲禁止、聽其販賣、則青年之蒙其害者、不知伊於胡底、彼葉德輝張競生輩、實千古之罪人、青年之公敵也、今余再大聲疾呼於青年男女之前曰、性書是殺人之利刃、爾欲守身如玉乎、爾欲享受人生幸福乎、請勿抱自殺之政策也可、（朱振聲）

民國十七年六月十六日　幸福週刊　戊辰年四月念九日

## 一週報告

本期性病專號、均是名醫結晶作品、因稿件擁擠、所有長篇小說、暫行停登、

一週間讀者問病之函、紛至沓來、本報爲愼重起見、除對遵照問病條例者切實答復外、其餘恕不答復、

本報醫林點將撰述員丁仲英先生寓所、因鄰居失愼、致遭回祿、聞者深爲惋惜、

## 青年生殖病之自療法

（張贊臣）

青年男子、每以不知『性』之攝生、委事發洩、手淫自瀆、房事過度、貪圖一時之肉慾．而以強幹之驅體、陷入病魔之窟而不顧、邇來青年、患生殖器之衰弱、神經性靈之不健、比比皆是、余統計每月就診者總數中、以青年患『白濁』『夢遺』『滑精』『意淫』『早洩』等爲最多、患者尚不自覺、昧於攝生、遂致精神日形困頓、陽物痿縮而不舉、蓋此症即所謂生殖器神經衰弱是也、本症可分爲二種、一爲勃起力衰弱、一爲完全陽痿症、是種患者之見症、類多耳鳴頭重、腦痛心悸、不眠健忘、思想簡單、工作倦怠、多愁善憂、若不治療、必至日甚一日、至無可救治也、生殖器神經性衰弱、亦爲生體之一部、故欲生殖器之健全、尤宜強壯其身體、茲將生殖器不健全、神經衰弱之療法、分述於左、

（一）冷浴療法　行全身冷水浴、腰部及陰部、尤宜注意、如不堪履行、可僅行陰部浴、或以冷水摩擦陰部、每日施行、一週後可見小效、

（二）運動療法　如太極拳八段錦等、柔軟體操、或打球跑步均可、

（三）食物療法　對於食物、以肉食爲宜、或每晨服生鷄蛋一只、蓮子羹一碗、最爲相宜、此外如疏菜之洋葱、山芋、百合、香菌等皆可使生殖器健全強壯、

（四）藥物療法　治療生殖器神經衰弱之藥、依余之經驗、厥惟『六味地黃丸』『茯兔丸』二藥、補腎補精、每晨空心時服六味地黃丸三錢、晚臨睡服茯兔丸二錢、均用淡鹽湯送下、須要清心靜養、禁絕房事、服一月後、定能精神充足矣、

（五）攝生療法　手淫爲本病之原因、宜嚴行戒絕、房事更宜節制、早起早眠、按時運動、清心寡慾、以養心性、

## 意外收入

□定閱本報之利益

本報爲鼓勵讀者興趣起見、凡屬定戶所投之稿、一經登載、當即酬以現金、共分四等、甲等四元、乙等三元、丙等二元、丁等一元、登出後當日即可蓋章向本報會計部領取現金、惟以第一篇爲限、餘稿不在此例、試問定閱全年、祇費大洋一元、而此一年之中、稿費之收入、必能超過數倍以上、此種意外收入、幸勿失之交臂、

## 醫林點將　怪病奇治

### （三）一個患夢交的婦人

（楊志一）

女子多愁善病、絕非小說家之形容詞、在醫學上確有研究之價值、惟其多愁、故能善病、但其所病、每多難爲人言、於是病魔下因深諱而却步、且日益進展、有病不便請醫、身受痛苦而不能出諸口、是誠不啻爲女子身矣、有周氏婦者、年約三十餘、身體向稱不弱、乃夫經商他埠有年、比歸、見妻面黃肌瘦、一若有隱憂者然、與昔日之性情、判若兩人、心殊疑慮、乃再四究詰其故、始語之曰、自君離家以後　余以久曠忽致、心殊鬱鬱不樂、入夜夢多寐少、甚則夢中恍惚與不相識之男子……醒後覺有白液汩汩流出、身體異常慵倦、深引爲苦、嘗請醫診視、余因不便直言其病源、醫亦下之藥、不過處方輕描淡寫、投之毫無影響、而又無法抑制、吾君歸矣、請爲吾易代延醫治之、周君急偕至余醫所、細述其夫人病情如此、請爲審治、余曰諾、下午乘車往診、切其脈弦而數、視其舌薄而膩、面色萎黃、精神憔悴、余問之曰、腰痛乎、曰然、頭眩乎、曰然、腹部有不舒乎、曰未也、余曰、女子以肝爲先天、女子百病、莫不以治肝爲主、病由抑鬱起見、抑鬱傷肝、肝傷魂不安藏、加以素體營血不足、肝失涵養、虛火尤易游動、故不易入寐、寐則苦夢須有之來侵也、與青年男子處構雲雨幻境不同、肝病及脾、帶脈屬脾、脾虛帶脈不固、脾精下溢、是謂帶下、所云有白液汩汩流出者、蓋白帶也、事實言之、夢交確有引起白帶之可能性、猶男子因夢引起流精、其理固亦同矣、乃書清魂散合清肝健脾藥一方予之、囑服三四劑後、再視進止、並囑周君竭于刺戟性之食物、勸彼勿食、須以種種快慰語以舒其胸懷、藉助藥力之不及、可謂婦人善病、尤善諱病、此亦諱病之一、仁者所當審而治之也、（下期請仁先生續）

第一卷 FELICITY WEEKLY 第三期

## ▣血崩有二種

李挺曰、血崩之由、虛與熱而已、治崩大要、皆盡于此矣、蓋虛者指氣虛不能攝血、血因而暴崩也、必面唇淡白、肢冷脈微、宜大劑當歸五錢黃耆一兩補氣攝血、熱者指熱迫血行也、必有煩熱肢溫脈數等現象、宜十灰丸、每服三錢、無不立止、（致逸）

## ▣白濁靈藥 （涼月）

白濁原因、或醉酒行房、酒濕乘虛襲入精竅、或交媾受驚、精不得泄、濕熱敗精留滯中途、變爲白濁、狀如米泔、或如瘡膿、淋漓不斷、患者苦之、大凡莖中熱痛如刺、爲陰虛淫熱交阻、宜用豬脊髓二條、以熱豆乳漿冲服、頗見靈效、是爲白濁前期治法、若延久失治、腎氣不固、關鍵廢弛、白血球無抵抗之力、可向中國藥店購免絲子丸以開水送下、每服三錢、久服自可斷根、是爲白濁後期治法、市上不離檀香油所製之白濁藥品、取效暫時、未可久恃也、

## ▣梅毒救星 （悟我）

淫風日熾、梅毒流行、而以上海爲最、治療之法、西醫不外六零六與九一四之注射、中醫不外土茯苓金銀花水銀輕粉透骨草之類、不知六零六九一四、治療梅毒、人人知其有偉大功效、顧往往不能去毒務盡、止而復發、病者頗感其苦、土茯苓透骨草等、雖可取效于一時、又往往妨礙生育、尤屬危險、可知梅毒之治療、迄今猶未盡善、吾經多次之研究、始知中醫大有專治梅毒之聖藥在、卽外科正宗上珠黃聖靈丹是也、此方花柳症用之最廣、萬試萬驗、惜世之醫者、習焉不察耳、大凡陰莖腫脹、龜部潰爛、筋骨疼痛、爲結毒入內、均可使用此方、重在內服、外摻亦可、既無留毒、尤無妨礙生育、誠聖藥也、茲將此方藥品公開發表、以告病家、方用牛黃、滴乳石、琥珀、硃砂、珍珠、冰片、用法將台藥研極細末、每藥五分、加炒飛羅麵粉五分、每服五分、開水吞下、外治可勿加飛羅麵、以藥粉摻患處、

## ▣遺精病與非病之研究（上） （楊志一）

晚近醫報風湧雲起、以侈談遺精一症爲矜能、但其論法列方、往往託之空言、不能行諸事實、關於此症精確之論例、與實驗之治療、迄今尚未發明、徒使病時目眩五色、乘興試嘗以始、無效失望以終、豈非病家之大憾事、醫者之大缺點乎、爲解除病家之痛苦、與補救醫家之缺點計、此不佞不嫌詞費、而有研究遺精病與非病之作也、

### ▣生理之遺精

精氣神爲人身三寶、精居其首、其重要可知、男子發育完全之日、卽精力充足之日、亦卽昔賢所謂血氣未定戒之在色之時代也、然有一般未婚青年、思想純正、不涉邪念、入夜無夢精遺、晨起精神如常者、是謂生理之遺精也、生理遺精、旣非相火之搖精、亦非精關之失攝、乃精滿則溢而然、故其遺精、必隔多時而發生一次、發生之期、若有定時、遺精之量、若有定性、遺精之後、絕無精神上之痛苦、若此者、均宜維持其純潔之態度、拳拳勿失、以期避免流於疾病之遺精爲幸、

### ▣疾病之遺精

（一）有夢而遺　疾病之遺精、分有夢無夢二種、有夢而遺、屬相火之鼓動、無夢而遺、屬腎虛之不固、大抵相火之鼓動、卽所謂性慾衝動之最烈者、引起性慾衝動之由、不外偶逢彼美、心旌搖動、或竊觀淫書、疑假爲真、於是心猿意馬、日思夜夢、而夢遺作焉、所願未遂、情不自禁、而種種非法出精之惡習作焉、夫精非僅供給生殖之用、內而灌溉藏府、外而營養百脈、實爲人身之至寶、曷能經幾許之犧牲、無何、精神萎頓矣、腦力衰弱矣、幾何不身爲廢物耶、苟能急起直追、以前種種、譬如昨日死、以後種種、譬如今日生、遵守下列之條件、不難脫離病海矣、

## ▣淋病治法 （乃渠）

淋病有五種之分、但不外犯不潔之交合、濕毒蘊結膀胱所致、膀胱非泄水分之總匯乎、熱毒蘊結、[illegible]失其分泌之權、小便淋漓頻數、欲滴不能、欲止不可、滴下之物色黃、其狀如膏如脂、[illegible]痛如割、甚者成絕[illegible]、宜[illegible]萆薢三錢、生甘草一錢、[illegible]錢半、海金沙三錢、細木通錢半、石葦錢半、水煎服之、功效偉大、[illegible]一劑、[illegible]、可治淋病、[illegible]經實地試驗、[illegible]可治小便[illegible]之症、因此勿有[illegible]防之功能、於淋病尚未切合也、

## ▣橫痃早治 （大仁）

橫痃之患、無分男女、有由毒氣凝結而成者、有非由毒氣而因先天不足、七情鬱結而成者、生左右腿夾縫摺紋中、形長如蛤、[illegible]堅硬、屬之陰經、初起之時、急以陽和膏上麝香末少許貼患處、大有消散之功效、若經久潰破、最難收口、宜請外科醫生治之、

出版務求信用有切實保證　幸福週刊　主持者有學識經驗及人格

## 遺精病與非病之研究（下）

**攝生**（一）戒觀一切淫書淫畫淫劇、常讀修養有益書籍、純正其思想、（二）戒厚味過飽辛辣刺戟食物、宜茹素淡味、淡化其慾念、（三）睡前先以冷水洗滌陰部、睡時身宜側臥、屈一足、以一手支頤、一手覆股上、（若防足屈易伸、可用布帶縛足上繫頸間、以免陽物與被接觸、）厲行早睡早起、睡時蓋被宜薄、足部尤不可過暖、免慾火之衝動、睡前勿飲開水及濃茶、免膀胱逼精而出、以上四條、預防遺精之道盡矣、至丹田呼吸摩擦足心之法、其行不易、見效亦難、

**治療**攝生爲夢遺之無上治療、用藥猶其次也、大抵腎陰不足、相火不易內潛者、宜知柏八味丸、以鹽湯常常服之、所願未得、心火鬱結者、宜蓮子與芡實煮粥常食、自有奇效、（二）無夢而遺、無夢而遺、屬腎虛精關不固、關之不固、亦自有一段歷史在焉、未婚者手淫斲傷、已婚者恣行房事、初則夢遺、繼則無夢亦遺、精關失其開合節制之權、甚至見色亦流、於是未老先衰、未交先泄、頭腦空虛、體力倦乏、陽萎不舉、後嗣絕望、身等廢物、了無人生之幸福、其痛苦較甚於夢遺萬萬也、夢遺苟知攝生、尚可防範、若此症則因體內關健已損、精出自然、毫無相火與性慾之故、雖欲厲行攝生、其奈精出不能自主何、故非有藉眞實之藥力、與逐漸之調理、培補其罅隙不爲功、然滬上醫報內載其單方、藥店中有其專藥、究其效果、鼗等於零、以其非眞實之藥力、曷能補人身之罅隙、此則有待於醫家之逐漸調理者也、

## 經漏良方（湘蘇東）

嚴用和曰、婦人平居、經脈調適、衝任二脈互相涵養、陰陽二氣、不相偏勝、則月事時下、若肝鬱不㐌、衝任不調、經漏淋漓不止、久則有流爲崩下之危險、可用蓮蓬殼燒灰存性、研末每服二錢、溫紹酒送、卽止、

## 白帶與不孕（繆康壽）

白帶一症、爲婦人生殖器疾病、乃月經以外之分泌物也、身健康之婦女、決無斯病、推其原因、其首要者中醫謂爲肝鬱挾濕熱下注脾精不守帶脈不固所致、西醫謂經來時不講衛生、房事過度、或產後不知保養、致子宮內膜炎、實質炎癌腫筋腫卵巢炎膣孔炎等症、或出分泌物、其種類亦不同、有透明如水者、有不濃而白者、有青而黃者、有無惡臭者、有惡臭不堪者、然皆爲子宮有病之證、爲不孕之絕大原因也、其理由有三、一爲分泌物有礙精虫之進路、二爲受孕而無發育、三爲白帶含有酸質、能殺精虫、雖此說採之西醫、然中醫婦科書中、謂帶多主不孕、亦數見不鮮矣、治療之法、宜息心靜養、清潔局部、節制慾念、再按其主因而治療之、則帶止經調、熊羆之占、可操左券矣、

## 定戶無憂

本報爲求定戶信用起見由海上二大報館『康健報』『衛生報』聯合担保、對於定戶、決無失信之虞、况本報主編者、均爲有學識經驗及人格者、視信用爲第二生命、較之海上小報、朝生暮死者、不可同日語也、

## 答讀者問

本報目下所用之粉紅捲筒紙、係由南京路二十號常識報館情商轉讓、已見上期本報之啓事、至於該項報紙、據常識報執事人云、係向瑞典紙廠所特定者、故市上他報、並無相同也、兩者本報與常識報、並無關係、特此聲明、

## 幸福之門

本報特闢本欄、專爲讀者詢問一切疑難病症而設、聘請富有經驗學識之醫士楊志一朱振聲兩先生爲本欄顧問、担任答復、

### 沈君賓問

發育時誤犯手淫、年逾弱冠、生殖器縮小、猶如未成人者然、兼患遺精、乞治、

### 答沈君賓問（朱振聲）

眞陽以腎爲宅、以陰爲妃、陰陽二氣、互相維繫、幼年斲傷太過、遺泄頻仍、陰精已傷、眞陽因之式微、不榮於筋則陰縮、不固於裏則精泄、所謂精不充其力、未老先衰、卽此謂也、惟症延已久、非易速效、尚能清心寡慾、專服益腎養陰、固攝精關之品、自能收效於將來、錄方候正、

炒潞黨參二錢　清炙黃芪三錢　大熟地三錢　明天冬三錢　淮山藥三錢　山萸肉三錢　抱茯神三錢　菟絲子三錢　肉蓯蓉三錢　金櫻子三錢　剪芡實三錢　白蓮鬚錢半

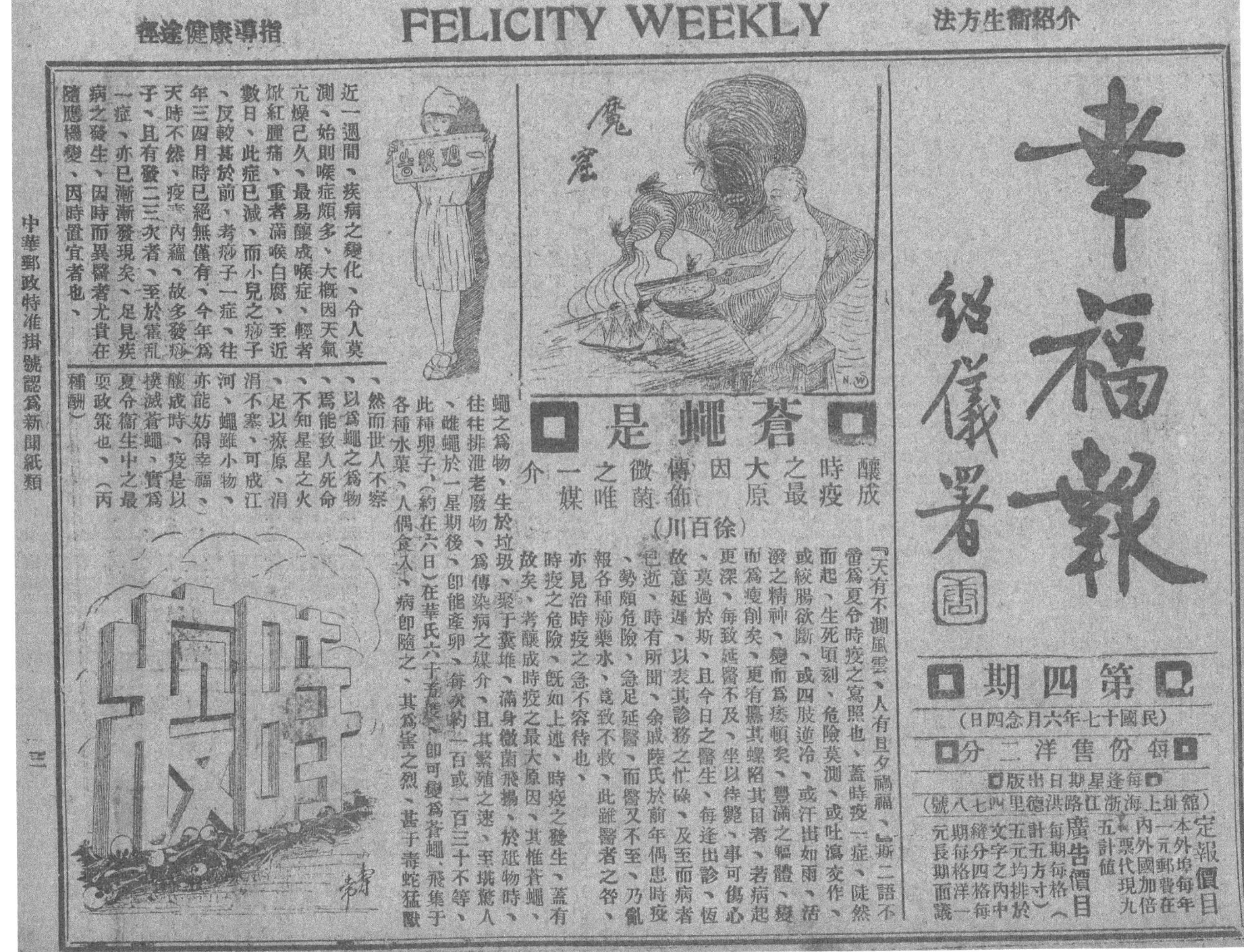

介紹衛生方法　**FELICITY WEEKLY**　指導康健途徑

# 幸福報

紹儀署

□第四期□

（民國十七年六月念四日）

□每份售洋二分□

□每逢星期日出版□

（館址上海浙江路洪德里四七八號）

定報價目　本外埠每年一元郵費在內外國加倍票代現九五計值

廣告價目　每期每格（計五方寸）五元均排於文字之內中縫分四格每期每格洋一元長期面議



近一週間、疾病之變化、令人莫測、始則喉症頗多、大概因天氣亢燥已久、最易釀成喉症、輕者焮紅腫痛、重者滿喉白腐、至近數日、此症已減、而小兒之痧子、反較甚於前、考痧子一症、往年三四月時已絕無僅有、今年爲天時不然、疫毒內蘊、故多發痧子、且有發二三次者、至於霍亂一症、亦已漸漸發現矣、足見疾病之發生、因時而異、醫者尤貴在隨機應變、因時置宜者也、

## 釀成時疫之最大原因 傳佈微菌之唯一媒介 □是蒼蠅□

（徐百川）

『天有不測風雲、人有旦夕禍福、』斯二語不啻爲夏令時疫之寫照也、蓋時疫一症、陡然而起、生死頃刻、危險莫測、或吐瀉交作、或絞腸欲斷、或四肢逆冷、或汗出如雨、活潑之精神、豐滿之軀體、變而爲瘦削矣、更有驀其螺陷其目者、若病起更深、每致延醫不及、坐以待斃、事可傷心、莫過於斯、且今日之醫生、每逢出診、恆故意延遲、以表其診務之忙碌、及至而病者已逝、時有所聞、余戚陸氏於前年偶患時疫、勢頗危險、急足延醫、而醫又不至、乃亂報各種痧藥水、竟致不救、此雖醫者之咎、亦見治時疫之急不容待也、

時疫之危險、既如上述、時疫之發生、蓋有故矣、考釀成時疫之最大原因、其惟蒼蠅、蠅之爲物、生於垃圾、聚于糞堆、滿身微菌飛揚、於舐物時、往往排泄老廢物、爲傳染病之媒介、且其繁殖之速、至堪驚人、雌蠅於一星期後、即能產卵、每次約一百或一百三十不等、此種卵子、（約在六日）在華氏六十五度、即可變爲蒼蠅、飛集于各種水菓、人偶食入、病即隨之、其爲害之烈、甚于毒蛇猛獸、然而世人不察、以爲蠅之爲物、焉能致人死命、不知星星之火、足以燎原、涓涓不塞、可成江河、蠅雖小物、亦能妨碍幸福、釀成時、疫是以撲滅蒼蠅、實爲夏令衛生中之最要政策也、（丙種酬）

中華郵政特准掛號認爲新聞紙類

三

民國十七年六月念四日　幸福週刊　戊辰年五月初七日



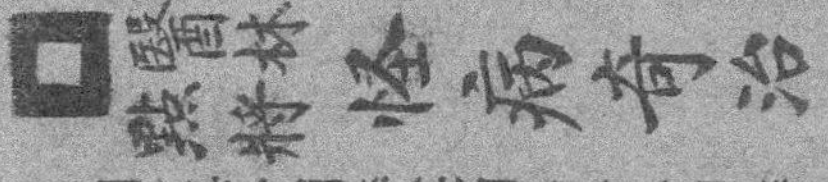

## 青年自殺問題

（衡）

近今一般青年、每因外界之刺激與感情之熱烈、而陷於消極的狀態、甚而出於自殺、若劉維賢者、即其一也、（事見各報）此誠今日青年本身極重要之問題、而關係前途之幸福不少、爰就其原因、結果與救濟三項、一詳究之、

一、原因、

（一）由於環境之壓迫　青年求知之慾望甚奢、故學識之增進、亦以此時爲最速、而熱烈之情感、與其隨情之思想、每超現環境而上之、然環境之壓迫、與夫禮教之束縛、往往足以阻其欲進之氣、以熱烈之青年、安能經此打擊、於是心灰意懶、乃日陷於悲觀的狀態、即所謂煩惱者是也、

（二）由於意志之薄弱　青年入世不久、經驗未富、其感情大都超過理性之支配、孔子所謂血氣未定之時也、以其感情之強、而意志未足以駕馭之、於是任情使氣、不顧昭而失敗矣、而灰心矣、遂亦同一陷於煩惱、

二、結果、

（一）因悲觀而入於消極　悲觀之結果、則覺事皆不可爲、以不聞不問爲妙、乃自然流入消極、（此指一般理性較強者言）

（二）因憤恨而甚至逃世自殺　今之憤世嫉俗者、大都感情熱烈、及其最盛時、多有能超脫一切、而求其所謂安樂窩者、（此指一般專尚感情作用者言）

三、救濟、

（一）消極方面

（甲）多讀有益身心之書籍、

（乙）失敗時勿灰心應思作第二次奮鬥之準備、

（丙）明哲保身、積極前進、毋爲惡環境造勢力、

（丁）當思所以堅強意志、減少感情之法、

（二）消極方面

（甲）勿逞一時意氣而僨事、

（乙）眼光須放遠勿爭一時之榮辱、

（丙）勿鬱鬱於心因足以妨心理之衛生、須思所以屏除之道、

（丁）求知己、以爲平日精神上之慰藉、

## 痰核又一消法

痰核結於頸間、不痛不癢、累累如貫珠、爲瘰癧肝鬱氣滯、生痰結核、推之移動者爲癧、推之不移動者爲重。茲有消核內外兩法、刊諸本報、以告讀者、外法用消核錠一條、以醋磨塗患處、內服、瞞尾黃丸一兩、用夏枯花湯下、食後服、每服約二三錢、久服痰核未有不消者、（致遠）

## 治湯火傷簡法

余前晚偶因煮茶傷手、倉卒無處得藥、緊頭有謝利恆醫士家用良方檢閱之、第一方係以秋葵花浸油塗傷處、第二方以雞子清或蜂蜜調大黃、或黃柏末敷之、再採玉樹神油、自新式化裝品盛行已來、家中久無蜂蜜、幸雞子及王樹神油皆具、急叩藥肆門得大黃及黃柏末、如法試之、果然止痛消炎之功、與秋葵花油不相上下、濾上看似便利、實則居滬偏僻處者、欲求醫覓藥甚難、得此簡易良方、未敢自秘、錄之以告世人、（其我）

## 醫林點將　怪病奇治

（四）與一個善笑的男子一個善哭的婦人　（王一仁）

喜怒哀樂、西醫都說是感觸神經關係、其實在神經並無獨立性、乃發源于臟腑、尤其以五臟是精氣神的大本營、臟氣有病、神經纔發生變化、所以心主喜、肺主憂、肝主怒、脾主思、腎主恐、是中醫兩千年前說法、饒有至理、余前診一爲馮姓婦人、因爲喪子、哭泣哀傷過度、竟日抽抽噎噎、精神失常、飲食少思、形擬如醉、一時安靜如常人、抽噎起來、毫無知覺、延西醫打針及服安眠藥水、暫時靜靜、過時又發、中醫有謂是肝鬱不舒、有謂是痰氣阻于包絡、服逍遙散、礞石滾痰等、終無一效、脈沉濇、苔淡紅、形消瘦而色蒼黯、余曰、此金匱之臟燥症、乃用甘麥大棗湯、內加生地玄參丹參等、服五劑後、神識稍清、十劑而知語、此古方之驗也、又診一韓姓男子、初患溫邪身熱、愈後忽日狂笑、不能自禁、旁人對之嘗怒、暫止而復作、初無可喜、忽發笑聲、按之內經心主喜、實則笑不休、病後餘熱入心、充實脈絡、此邪實也、宜用瀉心之劑、但心生血、又曰陽中之太陽、體陰用陽、養心之體、瀉其有餘、當歸、芍、丹參、川連、黃芩、花粉、銀花、並黃鬱金菖蒲等味、服至第七劑、大見奇效、後以珠黃散、每次但進一分、三分而康、笑出于心、有可證明者、聞有秘密黨、如黨員有洩漏秘密情事、有刺心法、大笑而絕、亦足異矣、所以中醫理論治法、雖有超勝之處、能將經驗著明、必能大振醫聲　又何患西醫之奪其席也、

（下期請振鑾先生續）

第一卷　FELICITY WEEKLY　第四期

## □免除蒼蠅法

今者害人之毒物蒼蠅、又屆發現之期矣、爰書盡注意者數事、俾吾輩之康健、有所保護焉、在中國境內蒼蠅之卵、散播於汚物之內、而人糞中尤多、及其繁殖、則傳散之於附近之房屋、及市廛之內、蒼蠅因尋覓食物、及爲居屋與市上各種氣味吸引之故、而傳染其有機物於牛乳水菓菜蔬、及其他未經妥藏之食物、而傷寒痢疾霍亂腸病及癆病等、乃由此而生矣、

欲免除蒼蠅、則第一須將全屋之窗戶、用鐵絲帳妥爲蔽護、各處食物、妥加蓋罩、第二須將菜蔬水菓魚肉種種食物、饍羮透熱、方可下嚥、無論住宅市集、或商店內、切勿堆積汚物、如便桶等物、則須以消毒藥水潔淨之　如上之法、則蒼蠅自滅矣、

## □白果治病功能

白果又名銀杏、爲普通食品之一、炒食之味甘且香、心略苦、喜食者頗多、而不知其於醫學治療上、亦有意想不到之功效、今分述於下、

## □白果與遺精

遺精有新久之分、新病屬相火太旺、久病屬精關不固、白果性濇、能收攝精關、故久患遺精者、服之頗能奏效、如與養陰藥同進、其效更速、

## □白果與白濁

白濁一症、大都由於濕熱瘀精、留滯中途、膀胱宣化失司之故、所以溺竅時流穢濁如膿之物、點滴不爽、莖中熱痛、如火灼刀割、當斯之時、正宜通利瘀精、淡滲濕熱、白果既爲收濇之品、豈可施用、然此乃指急性之白濁而言、若久濁不止、並不疼痛之慢性白濁、乃由脾腎兩虧所致、用生白果搗爛服之、確有效想不到之效力、

## □白果與肺癆

肺癆爲疾病上最纏綿最難治之症、而白果竟能治之、所謂單方一味、氣煞名醫、於此益信矣、其製法可在小暑之前、將白果連外肉摘下、浸純菜油內、至三年後、方能有效、愈陳愈妙、臨服之時、可將外肉一併嚼爛、用淡鹽湯送下、（或用芥菜露亦可）取其能潤肺化痰、實爲肺癆之第一良方、

## □白果與白帶

諺云、十男九痔、十女九帶、足見女子之患白帶者、頗爲不少、此症每由脾虛生濕、溼熱入於帶脈、帶無約束之權、白果有健脾滲溼束帶之功、所以亦能治女子之白帶、（朱振聲）

## □白濁與白帶之治療

（梓志一）

西云諺云、白濁何時起、人能知之、白濁何時止、惟天曉得、中國諺云、十女九帶、又云寧治十男子、莫醫一婦人、是可見男子白濁、女子白帶、流行之廣、治愈之難、無論古今中外、均感受同樣之痛苦也、本報上期於斯兩症略已道及一二、諒爲讀者所鑒及、余對此兩症之治療、尙有相當之經驗、至其奏效之藥、非舶來品乃我國固有之出產、或亦挽回利權之一端歟、

□原因　白濁原因、西醫謂由白濁菌潛伏粘膜深處、中醫謂爲溼熱瘀精蘊結精竅、白帶原因、西醫謂爲子宮內膜炎、猶肺傷風之流涕、中醫謂肝旺脾虛、帶脈[illegible]、溼熱下注、脾精不守、

□病狀　白濁病狀、初起陰莖內管熱痛、竅端時流如米泔之穢濁汁、爲實、爲溼熱、爲急性、久後小便清白、濁汁隨流而出、管不作痛、爲腎虛、爲關鍵不固、爲慢性、白帶病狀、帶色純白、綿綿而下、腰部痠痛、（帶脈束於腰身之間、帶病則腰痛、即因而至、）爲腎虛、爲帶脈不固、帶下色不純白、或兼赤黃、其氣臭穢、或陰戶作痛、或頭目眩暈、爲肝旺、爲溼熱下注、

□治療　以言治療、大凡初起溼熱痛管之白濁、宜清宜利、琥珀散（琥珀木香冬葵子萹蓄木通滑石當歸玉金）加萆薢車前草梢瞿麥梔子主治、久後腎虛不痛之白濁、謂之老白濁、宜補宜攝、六味丸加補骨脂兔絲子益智仁金櫻子類主治、帶下純白、脾虛腰痛之白帶、宜補脾而固帶、傅青主女科完帶湯（白朮山藥人參白芍車前子蒼朮甘草陳皮炒荊芥柴胡）主治、帶下色黃氣穢陰痛之白帶、宜疎肝利溼熱、逍遙散（即柴胡歸身白芍白朮茯苓甘草薄荷）加丹皮山梔爲治、至女子亦有白濁、純由男子傳染而來、治療與男子白濁相同、

□善後　斯兩症俱有妨害生育之危險、施治之際、首宜戒絕房事、清心寡慾、尤宜戒除煙酒及一切味焦炒刺戟性食物、厲行局部清潔、以絕媒介、

## □本報啓事

本報因印刷所排印不及致延期一日出版殊所抱歉又本報因粉紅報紙來源稀少不得改用此次之報紙惟凡屬定戶均仍用粉紅紙以示優待特此奉告

## □食參足以盲目

木商某、蓄一鴨、已十餘年、適有友自吉林歸、贈以大參三枝、渠乃宰鴨入參鴨腹。煨熟盡食之、木商本無病、僅聞人言老鴨煨

出版務求信用　切實保證　幸福週刊　主持者有學識經驗及人格

人參爲大補品、故漫然食之、初僅覺飽悶、十餘日後、目光漸模糊、兩月後完全不能見一物、就醫求治。時馬培之已有盛名、倘在孟河、間關而往、培之診之曰、既因食參而起、此不須藥、有青梨、恣食卽愈、問食梨幾何、曰以担計、大便泄瀉、則益佳、目明爲度、木商盡梨三担、病遂霍然、

## ▣長篇小說 醫海燃犀記（三）

（平不余）

### 第一回 明月三更誠求神聖 單方一味氣煞名醫

曹惠民說、得了、痧子只要一透、便可死裏逃生、恭喜恭喜、是你家的造化、從此以後、再弄點方子、調理調理、就漸漸可無事了、說罷、又去看了一看、隨開了一張單子、大略不過清理餘邪、調理脾胃、開好了單子、當卽起身告辭、姜伯誠心中實在感激萬分、立卽取出五十個袁頭、送給曹惠民、惠民那裏肯受、再四推辭、推了半天、無奈姜伯誠眞心誠意、實難固執、便取了二元、說道、我只取個藥本罷、何如、就算領你情了、姜伯誠如何過意、末了、只好聽隨他罷、曹惠民去了之後、姜伯誠逢人說項、說他兒子病的危險、如何如何、請了著名的西醫、打了十塊錢一針的藥水針、都沒有用、還是那個曹先生的本領高強、那知這句話傳到歐醫生的耳朵裏、只氣得滿頭火冒、說眞是奇怪、爲什麼德國名廠裏出品、沒有他兩粒丸子的效驗、後來又告訴他的同道張大仿、（未完）

怪病、分斷開來、至少有下列各症、

（一）亞洲霍亂、
（二）吐瀉症、（歐洲霍亂）
（三）急性胃腸炎、（包括中毒性胃腸炎）
（四）神經性、器質性、各種胃腸疝痛
（五）中暑症、
（六）日射病、
（七）腦充血、
（八）感冒、
（九）各種急性、熱性、傳染病初期、

這個病是夏天發生的、一種急性而帶有危險色彩的、（或不危險）或吐瀉肚痛或發熱、或者僅係全身倦怠之一種全身病、但是上面九種病症、狀既極複雜不一、療法自然大有分別、其中有幾種很危險的、（如（一）（九））非早早設法預防治療不可、有幾種不要緊、（如（七）（八））的、有幾種危險與否（如（二）（三）（四）（五）（六））全看療法之適宜與不適的、故程度既輕重不一、而吾對之、應該分別去注意他、纔不至受害、我們豈能夠用一副眼光去對待他、用一樣的療法去救活他呢、

## ▣發痧是什麼病

我國人最壞的毛病、是觀念籠統、遇事不肯去分斷他、像如普通人口裏常說的『發痧』一症、究竟是什麼病、恐怕能夠舉出的原因、症狀、預防、療法的百不得一、卽是一知半解的醫生也莫名其妙、肚子痛也叫『發痧』、中暑叫『發痧』、甚而傷風頭痛也叫『發痧』、眞正的霍亂也叫『發痧』、糊里糊塗的『孔針』啦、『推拿』啦、吃湯藥啦、假文明的人弄服仁吃、就算完了心願、至於『死生疾病各聽天命』、（用實買人身契約中語）了、輕則戕害一身、重則流毒人羣、（如霍亂不知預防）像這樣觀念籠統、不知害了多少大事、要拿我們社會上這個籠統的

## 幸福之門

本報特闢本欄、專爲讀者詢問一切疑難病症而設、聘請富有經驗學識之醫士楊志一朱振聲兩先生爲本欄顧問、担任答復、

▣答萬泰和問　（楊志一）

小孩無寒無熱、睡熟後、痰聲如鋸、每日早晚須咳兩三次、是謂虀咳、多由痰熱蘊肺、肺氣不清所致、簡便治法、可用生萊菔打汁一盅、燉溫冲服、早晚常服、大有化痰止咳之功、

▣答陸秉衡君問　（楊志一）

生殖器縮小、爲生理發育不全之現象、遺精是摧殘生理發育之利器、根本治法、當在遺精病上着手、惟未示其詳、不克處方、望先閱拙作遺精研究篇、注意攝生爲要、

介紹衛生方法　FELICITY WEEKLY　指導健康途徑

# 幸福報

銘儀署

第五期

(民國十七年六月三十日)

每份售洋二分

每逢星期六出版

(館址上海浙江路洪德里四七八號)

**定報價目**
本外埠每年一元郵費在內外國加倍郵票代現九五計值

**廣告價目**
每期每格(計五方寸)五元均排於文字之內中縱分四格每期每格洋一元長期面議

夏令時病談

霍濕　暑濕　霍亂　疰夏　中暑　中風　洞泄　濕溫

## 霉溼 製造時病之醞釀 一切時病之開始

(楊志一)

四時莫不有雨、春雨瀟瀟、秋雨霏霏、冬風紛紛、雨得其時、人且樂之、何苦之有、所苦者、惟夏令之霉雨淋淋也、乍雨乍晴、時寒時熱、其雨也、若斷若續、其晴也、曇花一現、其寒也、非暖可祛、其熱也、非涼可解、寒暖非時、雨暘失若、天氣地濕、上下交蒸、釀成穢濁不正之氣、而一切疾病媒介物、(如蒼蠅蚊子等)因此發育、乘機活動、向人們的進攻、試想吾人處此霉雨時期中、息息與天地之氣相觸、而人身脾土、又與濕令相應、于是四肢慵倦、心胸煩悶、不欲飲食、甚或大便溏泄腹脹不舒、骨節痠痛等現象、必相率而至、此乃脾溼內蘊、消化停頓而然、況時值夏令、空氣稀薄、酸素尤寡、加以汗出湊湊、皮毛不固、因而心藏鼓舞之力遲緩、人體固有抵抗之力告乏、假使此時飲食不慎、起居失宜、精神失養、則四面病菌、未有不乘間而進攻者矣、豈不危危乎殆哉、是故霉溼天氣、爲一切時病之醞釀期、亦爲一切時病之開始期、爲免除一切時病發生計、則非於在此時期中從事修養不可、尤非服純粹之防疫藥品不可、特列數端、俾資遵循焉、

(一)實行茹素主義、熟而後食、沸而後飲、可免一切媒介物、如豬肉厚味、魚蝦海蛤等葷物、冰淇淋等冷物、蒼蠅扒過及隔宿等不潔物、均宜屏絕、以上關於飲食方面、

(二)勿露宿貪涼、勿汗出當風、勿過勞動、作事宜早晨而行、餘時宜充分休息、以上關於起居方面、

(三)避免房事、蓄精養神、思想純正、腦筋冷靜、戒除一切不良嗜好、以上關於精神方面、

(四)厲行清潔、撲滅蒼蠅等媒介物、勤事洒掃、除污務盡、以上關於清潔方面、

## 一週報告

近一週間、霉雨瀰漫、鬱溼蒸人、脾胃消化不良、又值端節、因世俗關係、粽子等品、應時大嚼、復恣食楊梅桃子香瓜之類、內外夾攻、溼滯交阻、以致釀成脾胃病者頗多、

本埠雲南路安康里醫界春秋社、出版醫界春秋月刊以來、蜚聲遐邇、近聞該社將出版第二集彙刊、爲醫家必備之刊物、

中華郵政特准掛號認爲新聞紙類

一七

## 讀辨別胎術後

余讀貴報第二期楊志一醫士辨別胎孕術後、覺其所論病與孕之分別、頗爲精詳、而第三段試驗一法、既無流弊、尤極靈效、洵爲辨別胎孕之妙法也、今余更廣其義分十月以辨之、蓋胎兒日□長大、是以孕婦之徵象、亦日漸而異也、

第一月　忽然月經停止、小便頻數、乳頭漸形紫色、惡心嘔吐、是爲懷孕確徵、

第二月　下腹稍大而仍軟、乳頭漸變紫色而高聳、四圍有暗色之暈輪、精神疲倦、覺心悸懊憹、

第三月　飲食無味、喜食酸物、、腹部漸大、懷孕之狀大著、心煩意悶、腰痠腿軟、微疾百出、

第四月　腹部愈形脹大、乳房變化亦愈著、以兩指夾乳頭下壓、便有似淸水之乳汁流出、能以西醫所用之聽診筩按胸前、將耳湊迎筩口、細聽胎兒之心跳聲、隱隱可辨、

第五月　惡心嘔吐腰痠腿軟之象雖減、而腹部愈形膨大、時覺胎兒在腹中跳動、

第六月　腹內胎兒跳動愈勤腹勤更形高大、

第七月　下腹緊張、臍眼高聳、臍腹一例平坦、

第八月　上腹緊張、以指壓之不易低陷、餘狀同七月、

第九月　呼吸困難、小便頻數、大便時常閉結、身體疲乏、行步爲難、

第十月　兒頭下降、腹圍增大、心胸寬舒、按之易陷、乃爲足月產生之期、

## 肝胃氣痛良方

將蚌殼煅煉成灰、和以鹽水冲服、(每服約一錢)隔五分鐘即可止痛、此法較服胃氣散等、易奏效也、余友亦患此病、患時必吞蚌殼灰而後已、用特誌之、爲世之患肝胃氣痛者、敬一忠告耳。(慕冰)

## 撫育嬰兒之兩種手續

翕龢

（一）去口瘀（二）斷臍帶

嬰兒爲社會上將來之健將、研究家必從此着手、方爲根本上計劃、撫育嬰兒、第一手續所最關緊要、最不可稍忽者、曰去口瘀、何謂去口瘀、蓋嬰孩在頭出產門時、口中含有一滴瘀血、此瘀血純係在母胎中含不潔之血、積漸而聚凝練成團、常於喉間往來、當初出產門、乘他未曾哭出之前、切囑守生人、就要向孩口中輕輕挖去、若手足稍遲、一經哭聲、孩即嚥下、就種了千年不拔的病根、致發生驚癇胎毒天花及種種不易長成之殤夭等禍、故撫育家對于此項手續、宜親自治理、切勿委託無關係之人、第二之手續、爲斷臍帶宜長、勿中斷、手脚要快、空氣勿使侵入、淨身之後、就包裹置于軟墊之床、不必顧問、俟淨二十小時、俟胎汚瀉出之後、即用父之口涎、對正孩口吐舌以飼、飼二三次之下、(每次約一小時)然後再飼之、中國習俗、凡小兒未飲乳汁之前、必灌黃連湯或犀黃湯、以爲瀉其胎毒、不知此正大不妥、萬不可效法、蓋小兒初出母胎、元氣渾然、稟一股純陽元氣、今以外界之藥餌、使與內部相搏戰、安得不爲其激動、就此一激、亦種下易感冒之病根、豈知所存胎毒、業已于口瘀中去之、完全天賦純陽之體格、祗須撫育有方、萬無一些病源發生乎、

## 醫林點將　怪病奇治

### (五)一個患陰挺的少婦

(朱振聲)

今春三月、丁君濟萬因乃祖甘仁公安葬事、乃有返里之行、將海上診務、倩余代理、(時余尚未設診)余不敏安能任此、固辭不獲、遂勉允之、在余代診一星期中、所請都富豪之家、所診都婦女之病、足見嬌軀善病、洵不誣也、一日下午、有王公館電請赴診、至則洋房高聳、佈置幽雅、一少婦年約二十餘、斜倚沙發、正在讀其言情之說部、乃余至、伊聞聲而起、鄉書就診、據述別無他病、惟小便時……………、言至此、粉頸低垂、默默無語、而桃紅片片、亦隨之而升、幸其老母在旁、代爲轉述曰、惟小便時有物下墜、狀若雞冠、越時方能收上、因其並不疼痛、所以亦任之不醫、今則愈下愈久、非二三時不能收上、故請先生診治、余曰、此陰挺也、惟此症病原、各各不同、有因胞絡傷損、有因氣虛下陷、有因溼熱下注、更有內分娩用力太過、亦有患此症者、今病已久、且並不疼痛、顯係氣虛下陷所致、未識曾經生產否、其母曰然、非先生言及、余幾忘却矣、伊(指病人)去冬曾經小產、產後即患此症、惟不若今日之甚、余乃書補中益氣湯加青皮梔子、外用蛇牀子烏梅煎水薰洗之、明日復診、已病去六七、連服三劑、病已若失、噫、女子之患隱病者、夥矣、患隱病而忌醫者、更夥、若王女士者、身長海上、社交公開、平日口齒伶利、恒能舌戰儕輩、此時反吶吶不便出諸口、可見隱病之困人也甚矣、(下期請謝利恆先生續)

第一卷　FELICITY WEEKLY　第五期

## □孕婦攝生雜談

妊娠時之康健、或發生疾病、視孕婦平日之注意若何、蓋其生活方法、種種不能與常人同論、如飲食宜擇取滋養料豐富易於消化、若鮮魚新鮮水果雞蛋牛乳豆腐等、又須細嚼緩嚥、酒醋及酸辣刺激飲食物、咸宜禁之、又各種腐敗果物及貝類等、恐有微菌寄生於物體上、食之傷害腸胃、尤危險非常、孕婦衣服宜寬大舒暢、氣候寒冷時、下腹部應格外保其溫暖、或纏以腹帶、惟初妊婦女、可不必行之、孕婦宜時常散步、最好擇空曠之區、草木茂盛之地、呼吸新鮮空氣、使精神爽快、和血益身、俾足以助胎兒之發育、然旅行遠地、或登高、或負重、以及坐人力車小車馬車、其震動力甚大、均不相宜、應切戒之、

又考流產之原因、即懷孕二三月之間、其間絨毛消滅、卵與子宮連絡之力已微、此時務宜安靜、否則不免有流產之危險、要之懷胎為人生當然之事、應常存快樂之念、切勿憂慮憤怒、致感精神之不快、而影響於身體、通便洩毒二事、亦極緊要、蓋身體中之毒質、全賴大小便排洩而出、或由皮膚中附汗而出、於是時須清潔身體、更換衣服、通利便溺、否則一患便秘、不免引起頭痛目眩嘔心嘔吐及皮膚黃腫等症、此乃積毒不洩之象、於孕婦尤非所宜、然不可亂投瀉劑、以防小產、惟宜促其便通、祗須每晨空腹、或膳後飲溫開水一二杯、或吃新鮮水果、或施用石鹼水灌腸、此皆穩妥有效、至清潔身體、或數日一浴、務使除去多量之分泌物外、陰部更須清潔、然亦不能過度用力、以防誘起流產等事、睡眠每日至少八時至十時、臨產一月之先、休息之時、愈多愈好、孕婦過勞、往往所產子女、多體弱者、此亦一證、（馮毅良）

## 五種淋病之研究

（醫士楊志一）

小便淋漓不爽而作痛者、統謂之淋、淋病有五、曰勞淋、曰血淋、曰膏淋、曰氣淋、曰石淋、病原不同、治療亦異、方書有五淋散之設、考其藥品、為赤茯赤芍山梔當歸甘草梢、藥力輕淡、似未足以盡治五淋之能事、茲從事分析研究、以求得五淋病真正之原因與治療、而謀患者之脫離斯病也、

□勞淋　因房勞而致淋者、謂之勞淋、或犯不潔之性交、毒菌隨入、或醉酒入房、酒淫蘊結、或施泄過度、腎經損傷、以致小溲淋瀝不絕、過勞更甚、治法首當節勞、務使心腦安寧、腎經不傷、一方面用藥施治、其毒菌濕熱作痛者、宜八正散、其勞傷過甚不作痛者、宜六味丸、合菟絲子、厚杜仲、補骨脂、蓽澄茄、肉蓯蓉、桑螵蛸

□血淋　血淋即近世所謂尿血是也、其區別處、在血淋為有痛、尿血為無痛、曩歲梁任公先生患小溲帶血、即無痛之尿血症也、二者均由腎陰不足、君相火動、熱盛搏血、血失常道而下溢、所致、治宜以小薊飲（生地黃、炒黑蒲黃、木通、梔子、竹葉、滑石、當歸、藕節草梢、）為主、以瞿麥散（瞿麥穗、赤芍、車前子、白茅根、赤苓、桑白皮、石葦、生乾地黃、阿膠、滑石、黃芩、甘草、）為副、以其有清熱利竅涼營止血之功也、

□膏淋　此證小便渾濁、色若脂膏、或如米泔、或若鼻涕、或便中如蜒蚰之狀、多由腎虛不能攝制精液、故隨溺而出、因有淫熱瘀精阻塞溺道、故小便淋澀而管痛、此即近世所謂白濁是也、此證治法分虛實兩種、可參攷第四期拙作白濁與白帶之治療篇、便知其梗概、茲又有一極效之方、余已屢試屢驗、凡小便白濁如膏、並不熱痛者、治以玉鎖丹、每服三錢、每日三次、雖數年之老白濁、亦無有不效者、誠聖藥也、

□氣淋　氣化二字、為中醫特有名詞、證之事實、亦確具至理、如膀胱氣化失其作用、氣虛者則小溲失禁、氣壅者則小溲淋瀝、即所謂氣淋也、氣淋者、小腹滿堅、胞中氣脹、由水之不利、其所以水之不利、實因氣之失調、治宜調其氣、徒利其水無益、宜以肉桂木香（用量以分計）流通氣機為主、而以木通瞿麥葵子山梔石葦佐之、若老年氣虛成淋者、宜補中益氣湯與五苓散合用、

□石淋　五淋中以石淋為最痛苦、小溲淋澀如砂如石、或黃赤、或渾濁、其大者留滯水道、痛不可忍、出砂石而後小便通、無非膀胱蘊熱、結成鹽質、如湯在瓶中、久受煎熬、結成白鹼、同一理也、治宜清其熱、解其結、滌其砂石、則水道自利、病者須忌食鹽、治有二、（一）海金沙散（去肉桂）青寧丸、（二）石膏（火煅）、琥珀、滑石、俱研為末、每服一錢、空腹煎木通湯下、

## □煎藥新法（史濟行）

我國藥品、必須煎熬而後可服、對於手續上頗感不便、而尤商界中人、更覺困難、因之鄙人以經驗所得、得一代煮之法、其法用一大口熱水瓶、先將藥品放入、然後冲入滾透之開水、蓋緊木塞、待二小時後、可將藥汁倒出、即與所煮者無異、此法既省手續、藥汁又可完全泡出、服時猶能熱湯、一舉二得、病家之中、有因煮藥不便者。其曷試之、

出版務求信用切實保證　幸福週刊　主持者有學識經驗及人格

## 長篇小說 醫海燃犀記（三）

第一回 明月三更誠求神聖 單方一味氣煞名醫

張大麓說、不錯、實扶的里亞血清、雖然有效、但是要用在初期、究竟救者半、而不效者亦半、最好注射他以爲預防、那是不會傳染的、到了喉中白腐、高熱不退、失音氣促、就沒有法子了、但不知那曹惠民的丸子、究竟是用的甚麼藥製成的呢、眞眞要氣死人了、可惜他不肯告訴人、這是中醫先生通病、他如其要告訴我、我就拜他爲師、也是情願的、歐羅道、你不要發狂、這種不值價的中醫、非科學藥丸、你去學他做什麼、就是湊巧好了毛病、也是知其所當然、而不知其所以然、這種不經科學化驗的藥丸、難爲你還要去學他、我說你這個東西、要算是科學界的叛徒、這幾句話、說得張大麓滿頭火起、這叫做話不投機半句多、要知後事如何、且聽下回分解、

（余不平）

## 病病保障

（胡育英）

上海爲繁盛之區、醫生亦較他埠爲多、操術有精粗不同、經驗有深淺不等、苟非具有擇醫之知識、勢必感無所適從之痛苦、況醫生關係生命極大、苟非深知其有萬全之經驗、與切實之保障、誰敢貿然以生命付託之耶、鄙人素患遺精、因屢醫無效、遂抱寃不藥爲中醫之宗旨、非不欲醫也、特醫之與不醫等、月前因友人介紹、就診於浙江路洪德里中醫楊志一先生、審治服藥、今已與此病作長期之脫離、見效神速、喜出望外、乃知先生對於男女一切病症、確具有萬全之經驗、與切實之保障、誠不愧爲此道中之傑出者、且先生於診務外、復與朱振聲醫士擔任本報幸福之門醫學

## 問病須知

(一)凡投函問病者、對于起病原因、現在病情、經過治療等等、均須詳細申述、如字跡潦草、以及所述不明者、恕不答覆、因病關生命、非同兒戲、

(二)凡屬本報定戶、來函詢問時、須將定報單上之號碼示知、以便從速答覆、或披露本報、

(三)非本報定戶、亦可詢問、惟每題須另納問病費、本埠半元、外埠一元、以示限制、

## 幸福之門

### 吳友仁問

鄙人素體陰虧、遺精頻洩、腰微疼、脈弦細、乞治

### 答吳君友仁問

（朱振聲）

腎爲陰、主藏精、肝爲陽、主疏泄、腎之陰虧、肝之陽強、則氣不固、精不藏、精不藏則外洩、氣不固則失攝、此遺精證所由來也、經云、腰爲腎之府、腎陰不足、故腰爲之疼、脈形弦細、弦爲木旺之象、細乃陰虧之證、細參脈症、不外陰虛火旺、陰液不足之象、治宜抑肝木而生腎液、壯腎水以制陽光、

炒熟地三錢　煅龍骨三錢　兔絲子三錢
補骨脂三錢　煅牡蠣四錢　潼沙苑三錢
奎黨參三錢　厚杜仲三錢　生山藥三錢
翦芡實三錢　蓮子肉三錢
龍胆草二分

## 代郵

阮源和、濟之、陳俊人、王樂萍、張潤生、秦炯乙、羅卿、林桂芬、李瘦鶴朱寄萍諸君鑒、來函悉、因不合本報章程、未便一一答復、請閱本報第一期問病須知、照章辦理、或本期問病須知、以便答復、

## 意外收入

### 定閱本報之利益

本報爲鼓勵讀者興趣起見、凡屬定戶所投之稿、一經登載、當即酬以現金、共分四等、甲等四元、乙等三元、丙等二元、丁等一元、登出後當日即可蓋章向本報會計部領取現金、惟以第一篇爲限、餘稿不在此例、試問定閱全年、祇費大洋一元、而此一年之中、稿費之收入、必能超過數倍以上、此種意外收入、幸勿失之交臂、

顧問、解答讀者疾病上之疑難問題、其存濟世之仁心、有足多者、

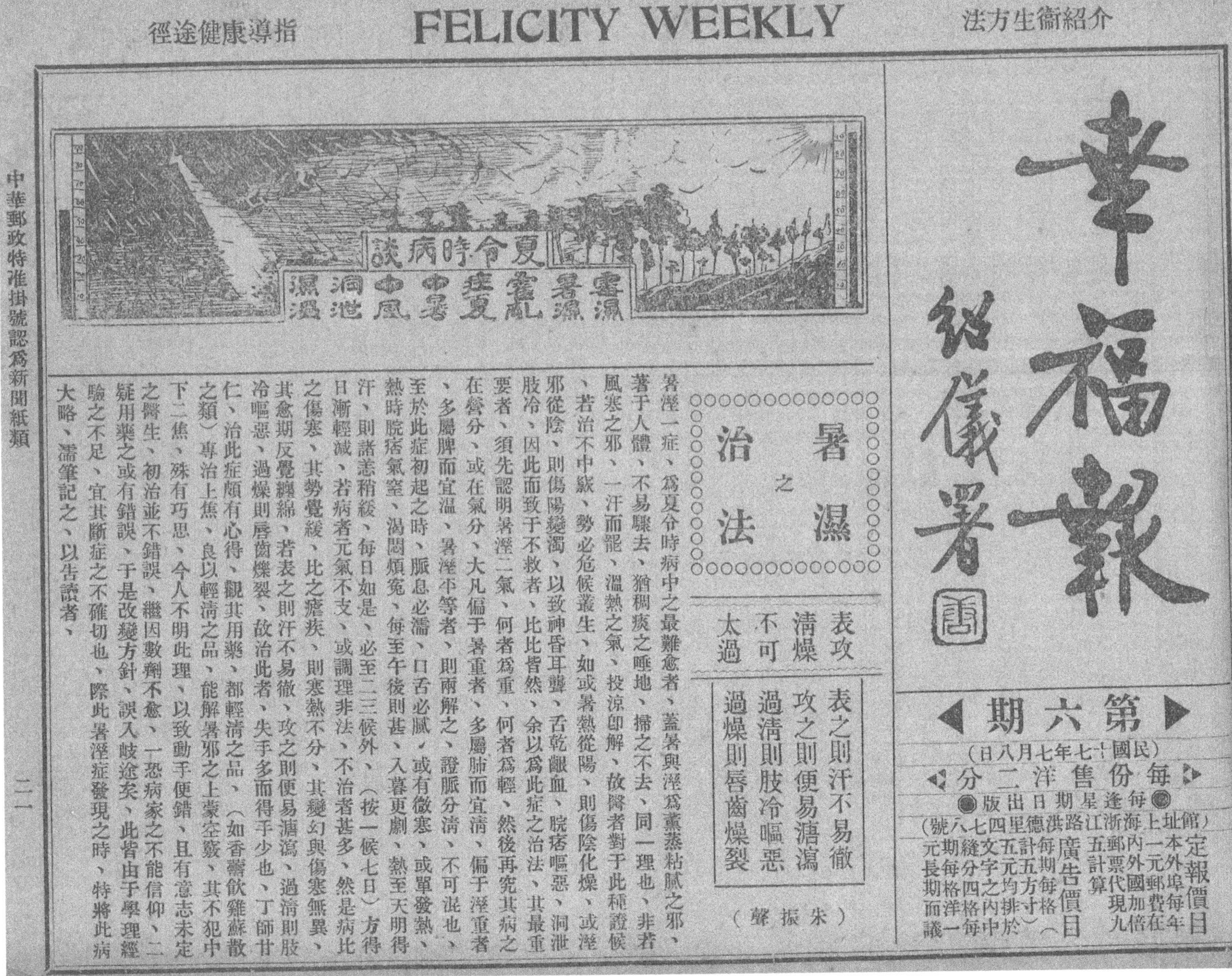

介紹衛生方法　FELICITY WEEKLY　指導健康途徑

# 幸福報

紹儀署 [seal]

第六期
（民國十七年七月八日）
每份售洋二分
每逢星期日出版
（館址上海浙江路洪德里四七八號）
定報價目　本外埠每年一元郵費在內國外加倍郵票代現九五計算
廣告價目　每期每格（計五方寸）五元均排於文字之內中縫分四格每期每格洋一元長期而議



## 暑溼之治法

| 表攻 | 淸燥 | 不可 | 太過 |
|---|---|---|---|

表之則汗不易徹
攻之則便易溏瀉
過淸則肢冷嘔惡
過燥則唇齒燥裂

（朱振聲）

暑溼一症、爲夏令時病中之最難愈者、蓋暑與溼爲薰蒸粘膩之邪、著于人體、不易驟去、猶稠痰之唾地、掃之不去、同一理也、非若風寒之邪、一汗而罷、溫熱之氣、投涼即解、故醫者對于此種證候、若治不中窾、勢必危候叢生、如或暑熱從陽、則傷陰化燥、或溼邪從陰、則傷陽變濁、以致神昏耳聾、舌乾齦血、脘痞嘔惡、洞泄肢冷、因此而致于不救者、比比皆然、余以爲此症之治法、其最重要者、須先認明暑溼二氣、何者爲重、何者爲輕、然後再究其病之在營分、或在氣分、大凡偏于暑重者、多屬肺而宜清、偏于溼重者、多屬脾而宜溫、暑溼平等者、則兩解之、證脈分淸、不可混也、至於此症初起之時、脈息必濡、口舌必膩、或有微寒、或單發熱、熱時脘痞氣窒、渴悶煩冤、每至午後則甚、入暮更劇、熱至天明得汗、則諸恙稍緩、每日如是、必至二三候外、（按一候七日）方得日漸輕減、若病者元氣不支、或調理非法、不治者甚多、然是病比之傷寒、其勢覺緩、比之瘧疾、則寒熱不分、其變幻與傷寒無異、其愈期反覺纏綿、若表之則汗不易徹、攻之則便易溏瀉、過淸則肢冷嘔惡、過燥則唇齒燥裂、故治此者、失手多而得手少也、丁師甘仁、治此症頗有心得、觀其用藥、都輕淸之品、（如香薷飲雞蘇散之類）專治上焦、良以輕淸之品、能解暑邪之上蒙空竅、其不犯中下二焦、殊有巧思、今人不明此理、以致動手便錯、且有意志未定之醫生、初治並不錯誤、繼因數劑不愈、一恐病家之不能信仰、二疑用藥之或有錯誤、于是改變方針、誤入歧途矣、此皆由于學理經驗之不足、宜其斷症之不確切也、際此暑溼症發現之時、特將此病大略、濡筆記之、以告讀者、

中華郵政特准掛號認爲新聞紙類

二一

民國十七年七月八日　　幸福週刊　　戊辰年五月二十一日



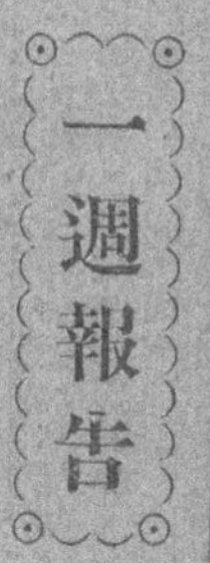

## 一週報告

本報第四第五兩期、因印刷所機器損壞、不克如期出版、且於印刷尚欠精良、至爲抱歉、茲爲讀者滿意起見、自本期起特換新印刷所、雖所費較巨、亦所不惜、

本報屢接讀者來函、要求改爲三日刊、此同人所當感讀者愛閱本報之盛意、現正在考慮中、

本報醫林點將撰述員王一仁先生、聞將脫離上海、所有中國醫學院院務、全交秦伯未先生辦理云

### 康健與幸福

顧紹名

人有康健的體魄、而後有强健的精神、拿這個强健的精神、再加上大無畏的魄力、照這樣地到農工商學兵界上奮鬥、據在下目光看起來、沒有不達到目的的、小而能個人得到幸福、推而社會國家、多能收着無窮的效果、無盡的幸福、這豈不是有康健的體魄而後有美滿的幸福麼、換一句說、就是康健與幸福有密切的關係、那末本報是介紹衛生方法、指導康健途徑的、間接豈不是指示幸福的終南捷徑麼、所以在下草作此文、喚醒大家、團結和擁護起來、使得人人超登彼岸、享着幸福纔是、

### 漆風奇治記

姜效班

揚州富室新娶婦、吉日之夕、雙雙送入洞房、次日早晨、洞房門緊閉不開、叩之不應、將門敲開、見新郎新婦酣睡未醒、再三搖撼不覺、家人不解何故、不得已、延請名醫王九峯先生來診、先生至房視察一周、復將新郎新婦面目細細觀望畢、即令人購鮮蟹數斤、煮成、邀親朋至房門中共啖、置火爐於旁、啖後將蟹殼拋於爐中燒之、蟹盡、殼亦燒完、牀上欠伸、新夫婦醒矣、人問其故、先生曰、新夫婦面龐皆狹長、爲木形人、易被漆風所中、方書云、蟹能敗漆、故治之得愈也、（效按）漆風是無形之氣、今以無形之蟹氣治之、故能速解也、

### 淋濁忌口之笑談

姜效班

東台一少年、素行不羈、眠花宿柳、致染梅毒、患淋濁症、求治於先師興化北安豐鎭陳育之夫子、夫子素滑稽、診脈疏方畢、少年問曰、請問先生、吾病需忌口否、夫子曰上口毋需忌、下口非忌不可、少年瞠目半晌、始恍然、面紅耳赤而去、

### 產後血暈驗方

婦人產後、每至血暈不醒、病家往往手忙脚亂、莫知所措、今有一急救之法、治之頗効、法用酸醋一盆、以一鐵鎚燒紅浸醋中、其氣上沖、薰入產婦鼻孔、無不立醒、百試百驗、眞神方也、更有以半夏末吹鼻、或荆芥一味煎湯灌之、亦効、（致遠）

### 治咳簡易法

楊一志

肺爲嬌嫩之質、喜潤不喜燥、肺燥則清肅不行、氣反上逆、津液不佈、煅煉成痰、遂咳嗽焉、治病必求於本、治咳但潤其燥、潤燥之藥、多則多矣、若潤藥近於涼泄或酸斂、咸有閉肺留邪之弊、馴至久咳成癆、殊所危險、於實驗求之、潤燥之藥、以川貝最爲完善、法以川貝母粉開水沖服、久之未有不燥潤痰化咳止、較之杏仁精尤勝多多也、至若市上所售治咳丸片、斤斤以除痰爲事、而不知痰非病也、乃病之現象也、製造痰之利器爲肺燥、不潤其燥、但除其痰、豈正本清源之治耶、

## 醫林點將　怪病奇治

### （六）一個患夜行症的新娘

（謝利恆）

疾病之奇、無奇不有、夜行一症、尤不多見也、曾憶數年前、有一男子就診、『自稱新婚尚未蜜月、初婚時並無他異、一星期後、覺其婦每至夜半輒起、移時而返、然意爲遺尿、不以爲奇也、再過數日、不覺疑點叢生、因假寐以窺其行動、一窺之後、不覺可怖之至、始則離牀疆立、狀若木雞、繼則緩步而行、猶如行屍、行至室隅一小榻旁、以兩手掬取包裹、轉身蹲伏榻旁、而以包裹置榻面、約一二分鐘、更置包裹於原處、而回身緩步返牀、視其目則閉、視其面容如死、呼之不應、問之不答、更深夜半、如此色樣、不覺毛髮聳然、漸行及牀、駭極無處可避、只得以被蒙首、聽其自然、但聞其返牀復睡●一如常人、連察數夜皆然、眞使人惶恐不安之至、不知能有治法否、』予思此乃夜行症也、其原因不外心腎不交、故不能熟睡而易醒、醒又不能全醒、只醒其半、故能行動而無知識、因畀與自製安神丸一包、囑其早晚服、使之安睡、更與取嚏藥一瓶、囑其於夜半起行之前、搐鼻取嚏、使之清醒、此人去後、一星期復來、忻然曰、『病已全愈矣、初則內服藥與取嚏藥並用得效、繼到單用內服藥亦效、今則藥盡而若病失、并謂此病原因、細詢其妻、亦已詳悉、因妻在母家時、與其幼弟同居一室、而幼弟年幼、每夜必起把尿數年如一日、故不覺習慣逐成自然、至夫家後、偶見室隅小榻、與在母家幼弟之榻位、位置相等、日間存此一念、夜間又不得熟睡、故朦朧中不覺故態復萌耳、』此夜症行、即俗語之所謂『睏昏』也、未識心存仁念以濟世者、亦曾遇此等症否、（下期仁存續）

第一卷　FELICITY WEEKLY　第六期

## 白帶經過治療

（梅影）

余之患白帶也久矣、初起之時、每置之不顧、以爲不足憂、及後日多一日、因之面目漸黃、腰骨痠楚、初起購烏鷄白鳳丸服之、亦未見效、繼則延醫服藥、據云脾虛失統、帶脈不固、溼熱下注之故、服健脾滲溼束帶之品、初雖見效、後仍依然、每至六月、更難度日、所穿衣褲、非用深色不可、且所流之色、已由白而漸漸帶赤矣、自知病根日深、恐非藥石所能奏效矣、遂停止服藥、今春遠戚王氏、素居北京、因當時受軍閥之擾亂、乃遠道來申、遷居余家、平日偶談及此症、據云十七年前亦患之、服北京陳女士家傳之丸藥、至今十餘年、並未復發、余聞之、喜極欲狂、亟請修書、購歸服之、數年沉疴、竟起于旦夕、余感余戚之介紹、更感陳女士之恩德無量也、惟此丸不知其成分爲何物、致不能報告於讀者、余有暇時當函致陳女士、請其公開于世、以救無量數患白帶之女子也、

## 紅眼睛自療法

（涼月）

眼之所以紅赤、大都由于肝火上升、風熱外乘所致、故患者必羞明淚出、刺痛眵多、此症患兩目者、其勢稍輕、單目紅赤、其勢更劇、若內服藥劑、決非一二帖所能愈、故俗諺有『眼百帖』之說、形容其見效之緩也、今有一法、稍費數文、而其效則甚驗、法于初起時、購龍胆艸一錢、煎湯服之、外用黃連浸入乳內、滴于眼角中、閉目靜養、勿性躁、勿視物、自能痊愈、惟此法須用于初起時、方能有效、久之則其效亦緩、

## 脫陽之研究

（毛南松）

□事實　□原因　□預防　□急救

（事實）脫陽之事、層出不窮、二月前、甬人徐乾生者、年卅餘歲、在上海某水果行爲夥、與四十餘歲之半老徐娘范蔣氏、乘車來錫、將寓新世界旅社、來棧後、茶房即見其緊閉房門、且聞歡笑之聲、至十晚、則雙雙出棧晚餐、少傾回棧、毫無病容、又復緊閉房門、至十一時許忽聞范蔣氏呼喚茶房、帶哭帶言謂、徐乾生身得暴病、囑請醫生、醫生旣至、無法挽救、於是喧騰全邑、縣官檢驗之、得死者面有笑容、生殖器舉而不萎、且有餘精流出、確爲脫陽身死無疑、一波甫平、一波又起、有已革法警張老標者、年已五十有九、平日性好漁色、近與江北婦人、年約三十餘歲、衣服潔淨、小足嘹叮、面雖帶麻、略有幾分姿色、至北門檀頭弄泰安棧、開房間焉、卿卿我我其樂融融、至十一時之惡時辰、江北婦人謂、老老猝發急痧、命茶房延醫診治、該棧主人、甚爲驚憂、急延中西醫生、均屬無能爲力、該婦乘醫生診治忙碌之際、早已溜之大吉、逃之夭夭矣、如此駭人聽聞之事、爲醫者不可不從事研究、

（原因）以男女年齡相差過多、頗有關係、而尤以男大女小爲最易脫陽、或久曠之人、或縱慾之人、最易罹之、每見古書無頭案中、新郎結婚、夜半暴病身亡、人皆疑爲新婦謀殺親夫、以致新婦飽嚐鐵窗風味、實則新郎脫陽身亡亦未可知也、蓋昔人結婚較遲、不如現在之未冠而娶、慾火內熾、不得外洩、一朝遂願、精關難以固攝、以致精洩不止、遂演成一失足成千古恨之慘劇、此所謂久曠人之脫陽也、至於徐乾生與張老標二人、皆屬縱慾之人、蓋徐乾生來棧後、卽緊閉房門、可知交媾並非一次、張老標年近花甲、亓陽本已不固、藥極安得不生悲耶、

（預防）預防之法、宜平日清心寡慾、三四日交媾一次、每見性史中一夜三四次、切弗聽其妄言、致傷身體、不可妄服市上所售春藥、蓋春藥皆激腦之品、雖足取樂一時、貽患實非淺鮮、再於射精時、不可抽動、以免直射不止、

（急救）女人見其男子脫陽、宜一手緊抱、勿使生殖器出戶、一手抵止男子尾閭（陰囊下）以口咬伊肩搏、使痛極、大縮則醒、閱本報諸君、宜將急救法、講諸尊夫人、以防萬一、蓋婦女智識淺陋、不諳急救之法、卽男子除醫生外、知者亦屬有限、一見脫陽、已驚駭萬分、又礙於羞恥關係、不能叫喊、旁人雖諳急救之法、胡悉他們交媾脫陽乎、待生殖器出戶後、雖有扁鵲再世、華陀復生、亦要敬謝不敏矣、

## 葳靈仙能治眼翳

（朱志鳴）

我人每於冬令時、往往易患喉痛目疾、蓋以其空氣乾燥故也、余於上月下旬、忽攖赤目、眼瞳上起一極小之白翳、初起時、不覺疼痛、經宿乃劇、翳亦漸大、幾蔽瞳、淚籤籤不得止、視力因此頓減、乃就診於棱醫、奈一時不見效、焦灼萬分、幸友人孔君、謂葳靈仙能醫翳、頗見神效、盍一試之、余急詢其法、君曰、向藥鋪購葳靈仙少許、研爲末、置極薄之棉花一小方中、搓成團、臨臥前塞鼻管中、如翳在左瞳、須塞右鼻管、如在右瞳、則塞左鼻管、經一晝夜、即可見效、余乃如法試之、翌晨起視、固瞳上白翳已杳、而紅亦漸退矣、據云此法得諸名醫處、屢試屢見奇效、百無一失也、余以其法既簡單、效又神速、因書此以告同病者、

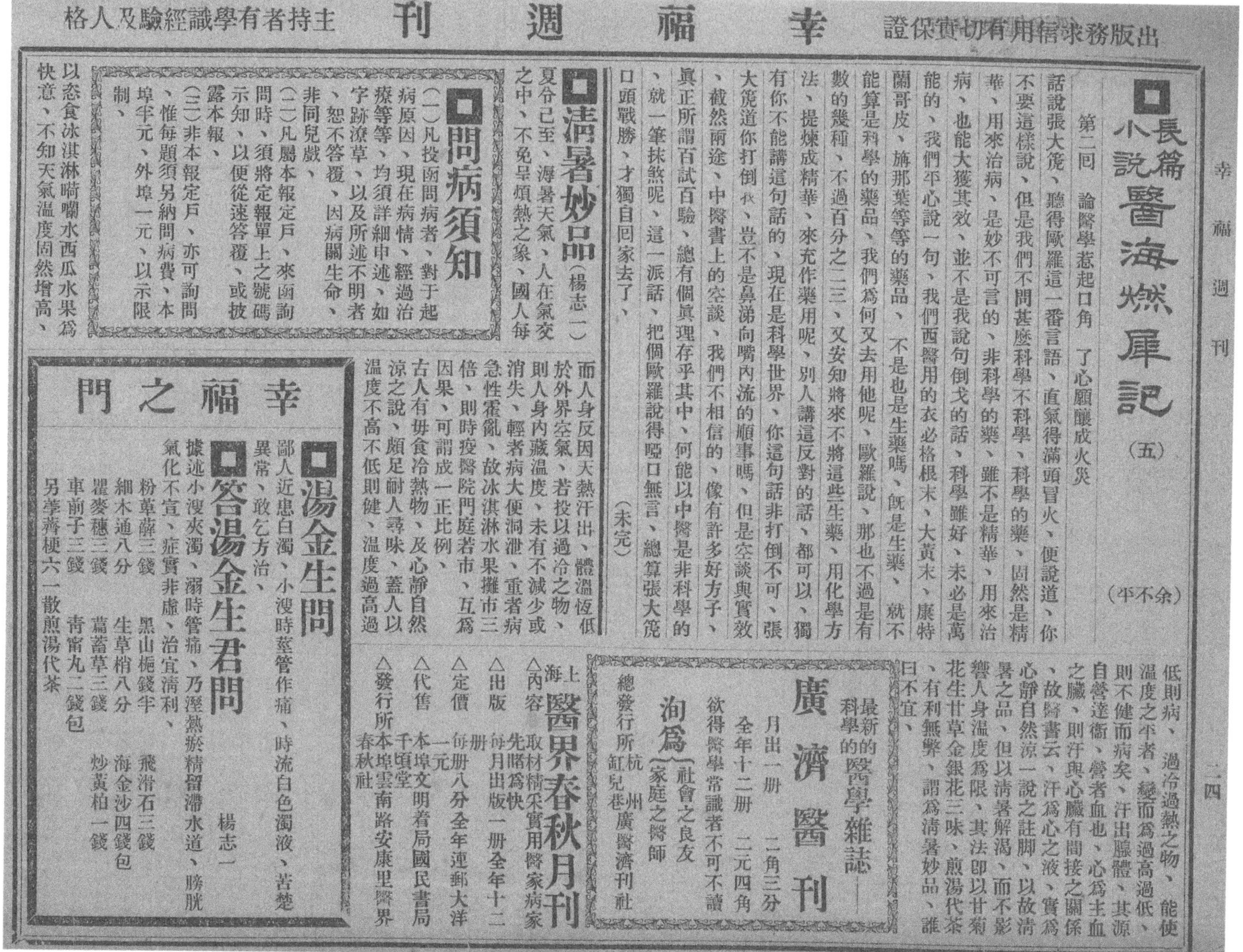



## □長篇小說 醫海燃犀記（五）

（余不平）

第二回　論醫學惹起口角　了心願釀成火災

話說張大彪、聽得歐羅這一番言語、直氣得滿頭冒火、便說道、你不要這樣說、但是我們不問甚麼科學不科學、科學的藥、固然是精華、用來治病、是妙不可言的、非科學的藥、雖不是精華、用來治病、也能大獲其效、並不是我說句倒戈的話、科學雖好、未必是萬能的、我們平心說一句、我們西醫用的衣必格根末、大黃末、康特蘭哥皮、旃那葉等等的藥品、不是也是生藥嗎、既是生藥、就不能算是科學的藥品、我們爲何又去用他呢、歐羅說、那也不過是有數的幾種、不過百分之二三、又安知將來不將這些生藥、用化學方法、提煉成精華、來充作藥用呢、別人講這反對的話、都可以、獨有你不能講這句話的、現在是科學世界、你這句話非打倒不可、張大彪道你打倒你、豈不是鼻涕向嘴內流的順事嗎、但是空談與實效、截然兩途、中醫書上的空談、我們不相信的、像有許多好方子、真正所謂百試百驗、總有個真理存乎其中、何能以中醫是非科學的、就一筆抹煞呢、這一派話、把個歐羅說得啞口無言、總算張大彪口頭戰勝、才獨自回家去了、

（未完）

## □清暑妙品（楊志一）

夏令已至、溽暑天氣、人在氣交之中、不免呈煩熱之象、國人每以恣食冰淇淋啃嚼水西瓜水果爲快意、不知天氣溫度固然增高、而人身反因天熱汗出、體溫恆低於外界空氣、若投以過冷之物、則人身內藏溫度、未有不減少或消失、輕者病大便洞泄、重者病急性霍亂、故冰淇淋水果攤市三倍、則時疫醫院門庭若市、互爲因果、可謂成一正比例、古人有毋食冷熱物、及心靜自然涼之說、頗足耐人尋味、蓋人以溫度不高不低則健、溫度過高過低則病、過冷過熱之物、能使溫度之平者、變而爲過高過低、則不健而病矣、汗出腠體、其源自營達衛、營者血也、心爲主血之臟、則汗與心臟有間接之關係、故醫書云、汗爲心之液、實爲心靜自然涼一說之註脚、以故清暑之品、但以清暑解渴、而不影響人身溫度爲限、其法即以甘菊花生甘草金銀花三味、煎湯代茶、有利無弊、謂爲清暑妙品、誰曰不宜、

## □問病須知

（一）凡投函問病者、對于起病原因、現在病情、經過治療等等、均須詳細申述、如字跡潦草、以及所述不明者、恕不答覆、因病關生命、非同兒戲、

（二）凡屬本報定戶、來函詢問時、須將定報單上之號碼示知、以便從速答覆、或披露本報、

（三）非本報定戶、亦可詢問、惟每題須另納問病費、本埠半元、外埠一元、以示限制、

## 幸福之門

### □湯金生問

鄙人近患白濁、小溲時莖管作痛、時流白色濁液、苦楚異常、敢乞方治、

### □答湯金生君問

楊志一

據述小溲夾濁、溺時管痛、乃溼熱瘀精留滯水道、膀胱氣化不宣、症實非虛、治宜清利、

粉萆薢三錢　黑山梔錢半　飛滑石三錢
細木通八分　生草梢八分　海金沙四錢包
瞿麥穗三錢　萹蓄草三錢　炒黃柏一錢
車前子三錢　青甯丸二錢包
另荸薺梗六一散煎湯代茶

介紹衛生方法　FELICITY WEEKLY　指導健康途徑

# 幸福報

紹儀署

第七期
（民國十七年七月十四日）
每份售洋二分
每逢星期六出版
（館址上海浙江路洪德里四七八號）

定報價目
本外埠每年一元郵費在內外國加倍郵票代現九五計算

廣告價目
每期每格（計五方寸）五元均排於文字之內中縫分四格每期每格洋一元長期面議

## 夏令時病談

霍瀉　暑濕　霍亂　疰夏　中暑　中風　洞泄　濕溫

## 霍亂之原因

△病菌的關係
△氣候的關係
△體力的關係

（楊志一）

講到霍亂一个症候、實在使人談虎變色、恐懼到萬分了、試看每年到了夏天、我們的同胞、活潑潑地被牠摧殘犧牲蹂躪的、不知多少、就是有中西醫竭力的救治、也是不能抵當住的、不過稍能減少牠的死亡率罷了、何以呢、實在我國民衆的衛生知識太薄弱了、或者冰淇淋嗬嘣水葷膩不潔物的雜進、或者夜間貪涼、或者荒唐過度、還有一種、我國民衆的觀念大差誤了、每每有許多人遇到霍亂發生、以爲天災流行、無法可想、生死祇好聽之天命、那知病從口入、禍正自召呢、現在我把造成霍亂三個原因、明白說出來、便知道霍亂是有挽救的、是自己召來的、不是天災和命數的了、霍亂三個原因是怎樣、（一）霍亂菌侵入了我們的腸胃、（二）氣候不適宜於人、而適宜於病菌的發育、（三）人體自身之抵抗力不足、不能抵禦病菌、於是霍亂就可大肆猖獗了、吐瀉幷作、（瀉物狀如米汁）肢冷脈絕一派的現象、大都相率降臨了、甚而至於腹痛如絞、（俗名絞腸痧、）螺癟（俗名癟螺痧）筋攣、（俗名吊筋痧）這也是霍亂最害利的現象、假使趕早施治、或中醫之四逆湯、或西醫之鹽水針、沒有不可挽救的、反面說起來、或霍亂菌不入腸胃、決不會得霍亂症、氣候不熱、霍亂菌發育不易之時、雖入人體、亦難成病、或人們得充分之休息、適宜之飲食、思想純正、勞動不過度、不進多量之冷物、保存着胃中原有之殺菌力、那末菌雖入人體、亦不能成病、諸君要想預防霍亂發生嗎、請仔細讀我這篇文字、照我的方法實行起來就是了。

中華郵政特准掛號認爲新聞紙類

幸福週刊　二六
民國十七年七月十四日　戊辰年五月二十七日

# 幸福週刊

## 本報緊要啓事

本報因舊印刷所屢次脫期、故特於第十六期起、更換新印刷所、雖印費較巨、然祗求不再脫期為幸、豈知該期即遲脫二日、為本報信用計、為慰讀者渴望計、除該印刷所聲明原因外、特向讀者諸君道歉。

## 利國印刷所啓事

本印刷所接受幸福報印刷事宜、本可如期印成、前期因印刷機器損壞、裝修不及、以致延期一二日、不勝抱歉、尚希讀者諸君原諒為幸。

## 青年女子何以多患白帶

（周禹錫）

夫女子二七之後、情竇初開、春機漸發、目有見而耳有聞、心於思而志於亂、如是而有不正當之行動以發生於其間、其尤者、以手淫一端為最厲、而此種弊端、尤莫過於女校中之學生、蓋女子知識初開、同類相處、更闌夜靜、相抱談心、彼耳目見聞之淫猥、互相推索、及至春情勃發、慾念齋興、有不可制止之時、輒相互以手指插入膣內、以遂其一時興奮之慾望、當手指插入之時、奚計爪甲之污垢、而左右出入、難免不刮傷膣內膜皮、因而靡潰腫膿、遂成白帶、加以慾火燔灼、不得男性之精水灌溉、則胞中水液、亦熏灼化膿、充溢陰中、釀成全局之害、釀久膿多、溢出陰外、氣味腥臭、觸鼻難聞、每診此病、初起時陰中必痛、其脈濇之狀明甚、迨病之既久、變成慢性潰瘍、雖不甚痛楚、而陰道麻痺之症成矣、故白帶久則淫情慾乏、交感無樂、妨害生育、隱憾終身、今特揭出、深望一般神經過敏之女國民、當急痛改自愛、為終身娛樂之幸福歟。

## 乾霍亂急救法

（志）

霍亂分乾霍亂、濕霍亂兩種、濕霍亂即吐瀉交作、如本期第一篇所述是也、乾霍亂者、腹痛悶欲死、而上不得吐、下不得瀉、遍體紫脹、俗稱烏痧是也、先以臥龍丹吹鼻、再服飛龍奪命丸蘇合香丸、外用括痧法、其見證必肢冷唇白、可以肉桂末五分納臍中、外用老薑片及艾絨灸之、至熱痛為度、或以熱手巾覆腹部痛處、上灑雄片少許、頻換之、或以多量淡鹽湯服之探吐。

## 疝氣極效治法

（無波）

用鮮生薑汁一茶杯、去渣將汁貯盆碗中、攜入浴室洗澡、俟周身汗出時、以腎囊置碗中、浸入薑汁之內、霎際微覺若針刺、即漸收縮、十分鐘後腫如瓢瓠之腎囊、已縮小如常人、蓋汁悉從毛孔吸入無遺、洵治疝氣之良方也、（按）治疝以疏泄肝氣為要、此方於寒疝頗效、若因熱疝縱不收者、當別求治法、

## 醫林點將　怪病奇治

（七）一個先天遺傳之生殖器病　（陳存仁）

廣東李姓小孩、三四歲、體質羸弱、生後小便中時有小石屑如沙如泥者間出、及長、有時小便數日不通、膀胱滿貯溺水、膨脹欲裂、其痛苦有不堪言語形容者、蓋內有巨石梗塞溺竅故也、西醫以金屬通溺管通之、其痛益甚、而小便卒不通、奔走號呼、幾不欲生、未幾、另一西醫為之割其莖而取其石、小便遂得暢行、病者感激涕零、甚佩其技、然西醫徒恃手術、善治標而不顧其本、僅知通其莖中梗阻之小石、絕不問其所以不通之故、越三日、又有巨石梗阻於內、割之又愈、乃未越二日、忽有更巨之砂石阻於內、病者始悟西醫治標之非計、然小孩經三次剖割、元氣大傷、西醫將器施技之際、小孩已噎氣殞命矣、閱二年、其母又慶弄瓦之喜、若父若祖、皆喜不自勝、忽乳媼駭然告于主翁曰、此孩小便甚艱、尿布上滿佈小屑、如鹽如砂、其質甚堅、可怪事也、其父其母已知其不壽、急為醫治、醫者不識、投以淡不相關之利溼清熱劑、未盈月而告夭折。其父李君深知有絕後之虞、抱鬱不可自解、旣而閱康健報、知余名、由粵來訪、詳述經過、囑為研究、余固知此乃『砂淋症』、然患者多為壯年、未成年而患此、實未之前見、有之則余表兄葉君、所育凡五六孩、男孩悉有此患、均夭折不育、獨留女孩一名、今葉君已壯年猶故、余於是知治療此症、當先治其父若母、探本窮源、始可防患未然、乃為李君診之、則腎臟虧損甚也、據言少年時患遺精白濁一症、就診於著名西醫德人某氏、德人命其出生殖器以視之、且握其器、用力揉弄、痛甚、李君已有怒意、欲止之而德人用力一抽、痛極幾先暈、歸後白濁至今未至、余遂投以治療遺精白濁之劑、愈後更投以培腎之劑、今又得一孩、所御尿布甚清、小便中亦無砂粒、李君至今服藥調治、昨日尚來余所、余為之修改原方、加入石韋錢半、膽草錢半、據言服藥後體質較前略強、而小孩無夭折之虞、亦能云幸矣。

（下期請許年龍先生續）

第一卷 FELICITY WEEKLY 第七期

## 女子痛經之研究

（醫士楊志一）

女子每當月經來潮而腹痛作、謂之痛經、痛經[illegible]、女子最易患之、推原其故、無不以或恣食生冷、傷其脾胃、或抑鬱思慮、動其厥氣、（即肝氣之別名）或瘀阻胞中、氣機不通、或胞宮寒冷、溫度不足、均有致痛經之可能、且於生育方面、亦能發生影響、不可不注意者也。

顧痛經當分經前經來經後三期、經前云者、痛於月經未來之前也、經來云者、痛於月經適來之時也、經後云者、痛於月經既來之後也、月經未來之腹痛、見證為腹筒脹痛拒按、為脈息弦滑、據此可得而斷之曰、腹痛為瘀積、脈弦為厥氣、厥氣橫逆、瘀積交阻、不通而痛、治當金鈴子、延胡索、桃仁、紅花、兩頭尖、失笑散、當歸尾、赤芍、丹參、茺蔚、神曲、山查、青皮、砂殼之類、疎泄厥氣、祛瘀消積、兼而用之、月經通腹痛除焉、月經適來之腹痛、為腹筒冷痛喜按、為月經色淡、為便溏脈弱、因此可得而斷之曰、冷痛喜按、中陽虛也、經水色淡、血不足也、甚則便溏脈弱者、脾失健運也、治宜參苓朮艸之補脾、桂心炮姜之溫中、當歸阿膠之補血、香附烏藥之理氣、面面週到、投劑自效、月經來後之腹痛、為腹筒痕痛、為經水色紫、因此得而斷之曰、經水色紫來而即止、瘀血未淨也、腹筒痕痛、餘瘀留連也、瘀之留連、厥氣失於疎泄也、仍以兩頭尖失笑散、當歸尾赤藥、丹參等祛瘀為主、再須加入青橘葉佛手理氣之品、或逍遙散柔肝之劑、竊源究委、治無不效。

## 夏令却病法

（朱揆隱）

每屆夏令、疾病叢生、究其原因、厥有數端。諺云、病從口入、溽暑薰蒸之際、日光如火、未有不貪食瓜果、取涼爽者入夜蚊虫交集、揮汗如雨、未有不喜露天宿者、然而病根伏矣、況時至夏日、空氣最濁、人在氣交之中、息息相通、吸受穢濁、尤易致病、鼻者、肺與腦之外戶、口者腸與胃之外戶、而皮膚毛竅亦多數之小門戶、稍有不慎、則萬惡之病魔乘機入矣、茲將夏令却病之法、錄之於後、以供閱者取舍。

（一）日中行走、須帶草帽、或用洋傘以蔽陽光直射、並架墨晶之眼鏡以保護視線、不致發生昏暈病。

（二）隨身帶避穢精涼之藥、時時嗅鼻、如遇潮溼污穢之處、宜掩鼻疾走、向外吐氣。

（三）有疫人家宜避、如入病家探望、宜擇通風見光處坐。

（四）未煮沸之飲料及蔬菜食物未熟者、生冷瓜果有爛斑者、露天喃嚼水涼粉之類、宜立戒勿食。

（五）食時洗淨手指、方可就食、食器亦須臨時揩洗。

（六）室外夜眠、最易受病、即在室內、窗戶開放、亦不宜就寢、睡眠時必於腹部稍覆單衣、不可接觸外界空氣、帳內蚊蟲、宜驅除淨盡、免患瘧疾。

（七）有汗最能出熱、為天然却病之法、故勤作後汗出雖多、只宜乾布揩抹、不宜用冷水強行遏住。

（八）汗溼之衣、不可再穿、髮宜勤洗、勿留污垢、夜晚納涼、不可脫襪。

## 失眠症之討論

（朱振聲）

一病之起、必有一病之原、醫者探其原而求其本、病未有不愈者、然同一病也、因其病原之不同、其治法亦因之而各異、猶如近世之自殺者、有因國事之憤激、有因情場之失敗、有因經濟之壓迫、有因夫婦之失睦、其結果雖同歸于自殺、而其所以自殺之原因、則迥然不同、治病之法、亦猶是也、今姑舍論其他、而以失眠一症、為讀者諸君一討論之。

夫失眠一症、其影響於身體之健康、人生之幸福頗大、若不早治、不但失却活潑之精神、且易釀成神筋衰弱及癲狂等症、考失眠之原因甚多、有因心血不足、神不守舍者、（宜歸脾湯琥珀養心丹）有因胃不和則臥不安者、（半夏秫米湯之類）有因水停心下而不得眠者、（茯苓甘艸湯）有因肝虛受邪、夢中驚悸、魂不守舍者、（宜珍珠母丸）有因腎陰久虧、孤陽浮越者、（宜六味湯加減）有因思慮傷脾、脾經虧損、經年不寐者、（宜歸芍六君湯或益氣安神湯）其他如膽虛、心怯、病後、高年等人、每每均有失眠一症、此病于初起之時、亦屬尋常、祇覺夜間輾轉牀褥、目不交睫、左右不舒、心中懊惱、竟宵達旦、徹夜無眠是也、若在初起時、即服棗仁湯、或歸脾湯、琥珀多寐丸、天王補心丹等、輕者必然有效、若重者非延醫調治不可、否則、遷移日久、貽害無窮、余曾治一王姓婦、患徹夜不寐、已有一載、苔黃、脈弦小而數、曾服育陰潛陽、交通心腎、如養心安神、半夏秫米等藥遍嘗無效、余思其所以不效之故、必因肝膽熱熾、化風上旋所致、遂用清膽涼肝、泄熱化痰之劑、（方用羚羊片、生山梔、生甘草、硃茯神、琥珀屑、川雅連、炙遠志肉、川貝母、鮮竹茹、豬胆汁、珀琥多寐丸之類）連投二劑、而一載之沉痾、竟起於旦夕之間、足見病情百變、決不可拘守成法、此症以苔黃脈弦小而數之故、因而知其為肝移熱於膽之症、所以用熄風清熱之品、投之即效也、彼頭痛救頭腳痛醫腳之輩、雖能見效於目前、決難收功於將來、故內經云、治病必求其本、旨哉斯言。

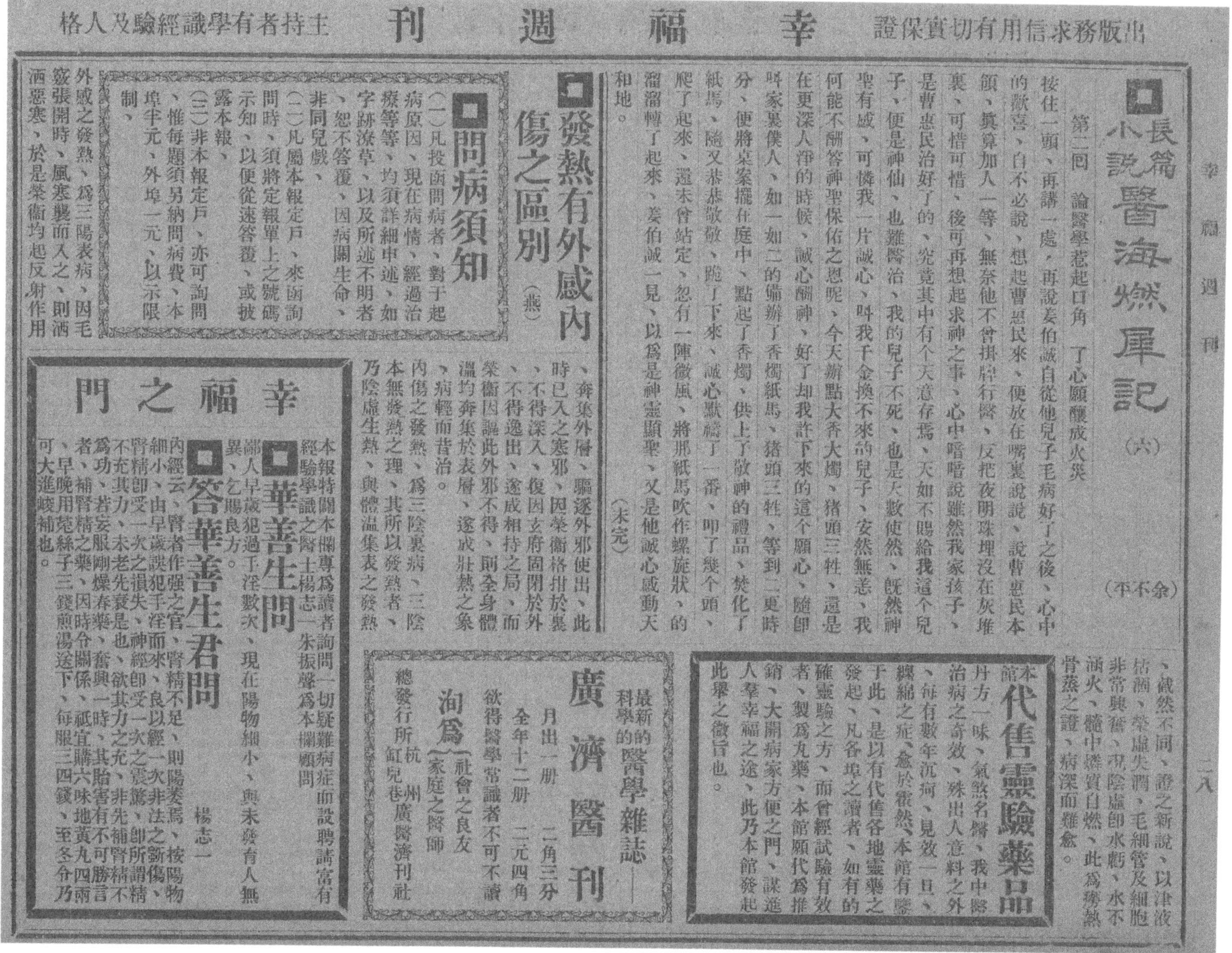

出版務求信用有切實保證　幸福週刊　主持者有學識經驗及人格



## 長篇小說 醫海燃犀記（六）

（平不余）

### 第二回　論醫學惹起口角　了心願釀成火災

按住一頭、再講一處、再說姜伯誠自從他兒子毛病好了之後、心中的歡喜、自不必說、想起曹惠民來、便放在嘴裏說說、說曹惠民本領、眞算加人一等、無奈他不曾掛牌行醫、反把夜明珠埋沒在灰堆裏、可惜可惜、後可再想起求神之事、心中暗暗說雖然我家孩子、是曹惠民治好了的、究竟其中有个天意存焉、天如不賜給我這个兒子、便是神仙、也難醫治、我的兒子不死、也是天數使然、旣然神聖有感、可憐我一片誠心、叫我千金換不來的兒子、安然無恙、我何能不酬答神聖保佑之恩呢、今天辦點大香大燭、豬頭三牲、還是在更深人靜的時候、誠心酬神、好了却我許下來的這个願心、隨卽吩家裏僕人、如一如二的備辦了香燭紙馬、豬頭三牲、等到二更時分、便將桌案擺在庭中、點起了香燭、供上了敬神的禮品、焚化了紙馬、隨又恭恭敬敬、跪了下來、誠心默禱了一番、叩了幾个頭、爬了起來、還未曾站定、忽有一陣微風、將那紙馬吹作螺旋狀、的溜溜轉了起來、姜伯誠一見、以爲是神靈顯聖、又是他誠心感動天和地。（未完）

## 發熱有外感內傷之區別（燕）

外感之發熱、爲三陽表病、因毛竅張開時、風寒襲而入之、則洒洒惡寒、於是榮衛均起反射作用、奔集外層、驅逐外邪使出、此時已入之寒邪、因榮衛格拒於裏、不得深入、復因玄府固閉於外、不得逸出、遂成相持之局、而榮衛因驅此外邪不得、則全身體溫均奔集於表層、遂成壯熱之象、病輕而皆治。

內傷之發熱、爲三陰裏病、三陰本無發熱之理、其所以發熱者、乃陰虛生熱、與體溫集表之發熱、誠然不同、證之新說、以津液枯涸、榮虛失潤、毛細管及細胞非常興奮、況陰虛卽水虧、水不涵火、髓中燐質自燃、此爲癆熱骨蒸之證、病深而難愈。

## 問病須知

（一）凡投函問病者、對于起病原因、現在病情、經過治療等等、均須詳細申述、如字跡潦草、以及所述不明者、恕不答覆、因病關生命、非同兒戲、

（二）凡屬本報定戶、來函詢問時、須將定報單上之號碼示知、以便從速答覆、或披露本報、

（三）非本報定戶、亦可詢問、惟每題須另納問病費、本埠半元、外埠一元、以示限制、

## 本館代售靈驗藥品

丹方一味、氣煞名醫、我中醫治病之奇效、殊出人意料之外、每有數年沉疴、見效一旦、纏綿之症、愈於霍然、本館有鑒于此、是以有代售各地靈藥之發起、凡各埠之讀者、如有的確靈驗之方、而曾經試驗有效者、製爲丸藥、本館願代爲推銷、大開病家方便之門、謀進人群幸福之途、此乃本館發起此舉之微旨也。



## 幸福之門

本報特闢本欄專爲讀者詢問一切疑難病症而設聘請富有經驗學識之醫士楊志一朱振聲爲本欄顧問

### □華善生問

鄙人早歲犯過手淫數次、現在陽物細小、與未發育人無異、乞賜良方。

### □答華善生君問

楊志一

內經云、腎者作強之官、腎精不足、則陽萎焉、按陽物細小、由早歲誤犯手淫而來、良以經一次非法之新傷、腎精卽受一次之損失、神經卽受一次之震驚、卽所謂精不充其力、未老先衰是也、欲其力之充、非先補腎精不爲功、若妄服剛燥春藥、奮興一時、其貽害有不可勝言者、補腎精之藥、因時令關係、祗宜購六味地黃丸四兩、早晚用菟絲子三錢煎湯送下、每服三四錢、至冬令乃可大進峻補也。

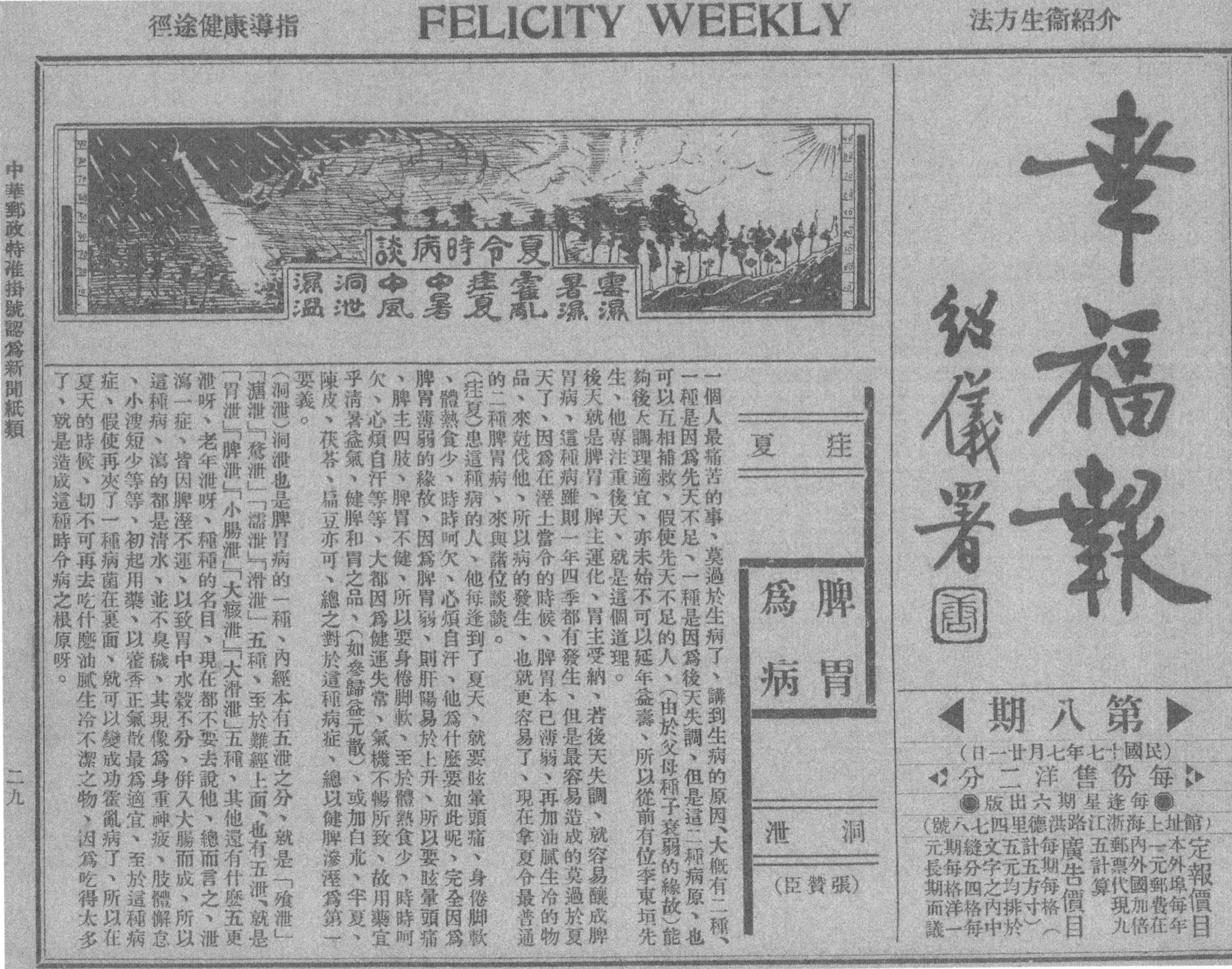

介紹衛生方法　FELICITY WEEKLY　指導健康途徑

# 幸福報

紐儀署

◀第八期▶
（民國十七年七月廿一日）
每份售洋二分
●每逢星期六出版●
（館址上海浙江路洪德里四七八號）

定報價目　本外埠每年一元郵費在內外國加倍郵票代現九五計算

廣告價目　每期每格（計五方寸）五元均排於文字之內中縫分四格每期每格洋一元長期面議



## 疰夏　脾胃爲病　洞泄

（張贊臣）

一個人最痛苦的事、莫過於生病了、講到生病的原因、大概有二種、一種是因爲先天不足、一種是因爲後天失調、但是這二種病原、也可以互相補救、假使先天不足的人、（由於父母種子衰弱的緣故）能夠後天調理適宜、亦未始不可以延年益壽、所以從前有位李東垣先生、他專注重後天、就是這個道理。

後天就是脾胃、脾主運化、胃主受納、若後天失調、就容易釀成脾胃病、這種病雖則一年四季都有發生、但是最容易造成的莫過於夏天了、因爲在溼土當令的時候、脾胃本已薄弱、再加油膩生冷的物品、來尅伐他、所以病的發生、也就更容易了、現在拿夏令最普通的二種脾胃病、來與諸位談談。

（疰夏）患這種病的人、他每逢到了夏天、就要眩暈頭痛、身倦腳軟、體熱食少、時時呵欠、心煩自汗、他爲什麼要如此呢、完全因爲脾胃薄弱的緣故、因爲脾胃弱、則肝陽易於上升、所以要眩暈頭痛、脾主四肢、脾胃不健、所以要身倦腳軟、至於體熱食少、時時呵欠、心煩自汗等等、大都因爲健運失常、氣機不暢所致、故用藥宜乎清暑益氣、健脾和胃之品、（如參歸益元散）、或加白朮、半夏、陳皮、茯苓、扁豆亦可、總之對於這種病症、總以健脾滲溼爲第一要義。

（洞泄）洞泄也是脾胃病的一種、內經本有五泄之分、就是「飧泄」「溏泄」「鶩泄」「濡泄」「滑泄」五種、至於難經上面、也有五泄、就是「胃泄」「脾泄」「小腸泄」「大瘕泄」「大滑泄」五種、其他還有什麼五更泄呀、老年泄呀、種種的名目、現在都不要去說他、總而言之、泄瀉一症、皆因脾溼不運、以致胃中水穀不分、併入大腸而成、所以這種病、瀉的都是清水、並不臭穢、其現像爲身重神疲、肢體懈怠、小溲短少等等、初起用藥、以藿香正氣散最爲適宜、至於這種病症、假使再夾了一種病菌在裏面、就可以變成功霍亂病了、所以在夏天的時候、切不可再去吃什麼油膩生冷不潔之物、因爲吃得太多了、就是造成這種時令病之根原呀。

中華郵政特准掛號認爲新聞紙類

二九

## 白帶簡易治法

用綠豆芽連頭根三斤、洗淨後、加水兩大碗、煎透去渣、再加生薑汁三兩、黃蔗糖四兩、慢火收膏、每晨開水冲服、約十二日服一料、服至兩料必愈、屢試屢驗、幸勿因其簡易而輕視之。(純)

## 難產急救治法

(楊志一)

余於本報第一期曾述孕婦十誡一篇、所以爲孕婦避免一切流產難產等症說法也、若不幸而罹難產、則病者痛苦實甚、家人驚惶莫措、此爲人生最慘酷境界、其居都市者、或求助西醫之割治、其居鄉井者、亦祇聽諸自然而已、然聽諸自然、固無幸者、求助西醫之割治、亦有幸有不幸、終非完善之道、余以再三研討、得二法焉、是亦難產之一助歟。

(一)婦人難產、以柞木枝(用舊鑿柄經斧敲卷轉者爲佳、)切斷煎水服之、大有利竅催生之功。

(二)熟地一兩、眞成芪蜜炙一兩、歸身四錢、白茯神三錢、西黨參四錢、淨龜板醋炙四錢、川芎一錢、白芍藥酒炒一錢、枸杞子四錢水煎服、只服頭煎、不用二煎、以其力薄、既產之後、此藥一滴不可入口、此方爲丁師甘仁經驗遺方、凡產久不下、連服此方五劑、多服更妙、誠補氣補血送胎滑胎之良方也。

## 老眼翳消退良方

(純)

讀本報第七期朱志鳴葳靈仙能治眼翳、對於目赤初起白翳者、用之確有神效、然眼翳外障、延久根深者、恐不易奏效、茲有一方、以補充之、方用生爐甘石一兩、乳細過羅、蓬砂八錢、薄荷葉三錢、蟬衣帶全足去翅土三錢、先將薄荷葉蟬衣煎水一茶盅、和甘石蓬砂、同入藥鉢、研至數萬徧、所研之藥、皆可隨水飛出、連水貯瓶中、用時連水帶藥點眼上、日六七次、眼翳自能徐徐盡消也。

又近閱杭州某醫報、見有潮州許小士氏點草考古一則、言潮俗如患眼暴痛生翳星者、即覓採點草之葉、將一葉揉軟、再以銅錢一枚置寸口脈上、後以揉軟之葉置錢孔中、外以布縛、約一炷香久、解開視其錢孔處、即發現一水泡、目中翳星遂消、然左眼有病、須置右手寸口、右眼有病、須置左手寸口、惟須在其眼暴痛時、速如法治之、遲則無效云云、致點草之形狀、其葉作掌形、有三深裂、春暮開小黃花五出、所結之果、如青桑椹、其莖葉概生茸毛、(新植物學謂凡莖葉密生茸毛者有毒、)葉味辛辣、多生田澤間、與本草綱目毒草類中毛茛草形狀相似、其治翳之原理、與成分若何、尙待研討也。

## 個人防疫法

(寧漢光)

(一)勿勞力過多、恐傷內部諸五臟等。

(二)勿思想過度及愁慮憂鬱等事。

(三)戒吞食腐菜菓魚肉、凡食鮮菓、須去其皮、若其已去皮而浸於生水者、切勿食之。

(四)勿飲酒過度、若飲酒過度、能壞血液。

(五)勿飲未煮之水、凡惡劣之檸檬水等、皆不可飲。

(六)勿房勞、若房勞過度、則精神喪失。

(七)勿與患霍亂者接近。

(八)勿觸霍亂者所嘔瀉之物、以防其傳染、

(九)一切食物須蓋於紗罩內、以防蠅蚊之飛集。

(十)勿居於不潔之屋、以防各種毒蟲與穢氣。

## 醫林點將　怪病奇治

(八)一個患鴿蛋滑入陰戶之奇病　(許半龍)

余自執教鞭於中國醫學院後、因教務紛繁、久未握筆、近則暑假已至、返里在卽、而本報之點將、適於此時被點、余因心亂如麻、一時無從落筆、不得已將至友姜君效班所述之奇病、筆而記之、聊以塞責而已、(以下皆姜君語)有清光緒中葉、科舉未停、先大父子敬公、留京會試、館於陳編修家、左鄰有某公子者、少年新婚、伉儷甚篤、一夕、夫婦狎暱之際、某戲以鴿蛋在陰戶旁撫摩、不意失手將鴿蛋滑入陰戶、初猶不以爲異、及至次晨、小便閉塞不通、乃用捻撥諸法、鴿蛋終不得出、歷三晝夜、腹脹如鼓、舉家驚慌無措、又不可以告人、不得已邀先大父診視、診畢、某陰將實情告知、先大父曰、此易事耳、不必驚慌、可至藥鋪購取嚏痧藥、先命尊夫人騎馬勢站立、另命一僕婦、手持痧藥、自尊夫人背後伸至尊夫人鼻竅、令尊夫人將藥搐入鼻中、如得嚏、小便自能冲鴿蛋而出矣、如法行之、果小便暢行而愈、闔家喜出望外、踰數日、邀先大父吃館看戲、座間有陳編修之弟陳夢陶者、問曰、今日某請姜君、係爲何事、內有知其事者、將此事一一告知、陳君忽拍案大言曰、姜君損傷一命、陰德大虧矣、某曰姜君救吾妻一命、反言損傷一命何也、陳君曰鴿蛋在尊夫人竅內、已有三日、若再遲數日、定能抱出一隻小鴿、今被姜君損去、豈不是傷了一條性命乎、合座聞言、皆爲之捧腹不置、半龍曰此卽醫書所謂上竅通、下竅泄、外竅開、水源鑿之義、余贊其思想之巧妙、而能超出君臣佐使之成法也。(下期請贊臣先生續)

第一卷 FELICITY WEEKLY 第八期

## 診餘偶談（楊志一）

醫者具父母心、每診一病、無論其輕重大小、孰不欲一二劑使病若失、然於病理上有所不可者、卽溼溫症、是一例也、閘北青雲路恆豐里桂君患熱病一候餘、余日前往診之、桂君贛籍、年二十餘、服務國軍某團部、據云前在杭州時曾病傷寒、居西醫院、經月始愈、今以天時關係、以致熱病復發、敢乞審治、余視其舌白而膩、口雖乾不欲飲、熱度早輕暮重、汗出而熱不解、形瘦神疲、且有乾呃、小溲渾濁、索閱前醫藥方、則非黃芪黨參之補氣、卽地黃沙參麥冬之滋陰、藥石亂投、毫無理緒、余曰此溼溫重症也、本極纏綿、今爲藥誤、重症變爲壞症、治療上更增一層困難、欲其治愈、非逐漸進藥宣氣化溼及相當時間不可、溼溫症得補氣藥、則氣壅而呃逆、得滋陰藥、則如油入麵、溼邪固凝而不化、熱之不退、由溼之不化、溼之不化、由氣之不宣、宣氣化溼、卽所以退其熱、此中醫特長之治也、乃處雞蘇散藿香佩蘭三仁湯甘露消毒丹合劑一方與之、復診熱雖稍減、而未全退、可知如此壞症、縱仲景復生、亦絕無此能力、以故擇醫之始、不可不慎、挽救之時、任醫不可不專也、否則、因循貽誤、後悔莫及矣。

## 薏苡仁之滋養力（鍾鳳）

薏苡仁屬禾本科、爲古來藥用植物之一、有消化及理溼之功、以治溼病、厥有特效、自分析化學發明後、乃知薏苡一物、不僅具有療病功能、且富有滋養力、誠至有價值之食料也、茲將其成分與白米比較之如左、

在風乾狀態百分中、薏苡仁之蛋白質爲一七、五八、白米爲七・七二、薏苡仁之脂肪爲七・一五、白米爲〇・七七、薏苡仁之炭水化物爲六二・四一、白米爲七六・七九、觀此可知薏苡所含之蛋白質及脂肪、均較白米爲多、惟炭水化物則稍遜耳、世人莫不知白米爲富於滋養力之食料、而薏苡仁之滋養力、較諸白米、實有過之無不及、以其所含之石灰質及燐質亦富、石灰質爲構造我人骨骼之原料、燐質足以滋補衰弱之腦系也、然則薏苡仁之滋養力、不亦大乎、

## 夏日樂事（愛樓）

柳陰下釣魚、豆棚下談天、
南窗下高臥、水閣中納涼、
假山下敲棋、藕花中泊船、
水榭畔觀書、花園內散步、
涼棚下澆花、海灘邊洗浴、
幽篁裏吹簫、古寺中參禪、
綠陰處鼓琴、湖溪內打槳、
小軒外酌酒、井水內浮瓜、
山洞內閒坐、竹屋中聽雨、
涼月下聽歌、石壁上題詩、

## 陽脫（周尹偕）

有依表兄嫂同居者、室三楹、虛其中對室居焉、三人皆略知醫、一夜漏將闌、嫂忽大呼表弟、弟至中室候啓門、嫂以兄危急、不能離身、離恐無救、令由牖入、弟悟表兄必陽脫、稔知艾灸可治、乃取艾破牖入、然尙交股、未便啓衾、遂翦被徑之寸許、以艾灸尾閭骨、不意嫂伏其上、誤灸其臀、一驚呼而火氣度入莖中、兄亦頓甦、可見生氣相通、不必貼肉施治、此亦可悟醫者意也之理。

## 花旋瘋（周尹偕）

一客舍店主婦、年六十、忽發狂、裸體欲出市覓男、有少年店夥三人、擁之入室、竊視之、則次第據而迭淫焉、良久淫畢婦衣服而出、安靖如故、詫甚、後有人語之云、此婦患花旋瘋、每發必多人與合乃愈、三少年蓄以待之者、如無健男迭御、則入市亂嬲、此症此醫、皆奇聞也、

錄虫鳴漫錄

## 吐血證之原因與治療（上）（楊志一）

今已流行最廣而含危險性之病症者、厥爲吐血、年來國人因吐血而致身體衰弱、不能振作者幾何、因吐血而抱厭世主義者幾何、因吐血而死於非命者幾何、然則吐血影響於民衆、社會、國家、如是之重大、而中西醫學對於此症之原因、既乏充分之研究、卽治療尙鮮特殊之發明、此誠醫界有負救世之天職、病家所當引爲憾事者也、不佞秉拋磚引玉之旨、爰撰「吐血證之原因與治療」一篇、研究雖未敢云充分、要亦不無小補、治療雖未敢云特殊、要亦應效昭著、敢舉而告之、以救天下之病吐血者、此則本篇之微意也。

夫人身之血、循脈以行、外達肌膚、內連臟府、各自回輪、川流不息、血之所恃在脈、脈之所恃在氣、血賴脈以行、脈賴氣以固、使血脈不受激刺、則血行脈中、無外溢之理、使氣足維護血脈、則血亦無外溢之理、惟其一旦感受激刺、則脈管破綻、血溢脈外、或氣虛不足以維護、則血亦有外溢之可能、此致吐血證之二大原動力也、顧前後二大原動力、一則因激刺而吐血、一則因不足而吐血、其情適得其反、殆亦相對而非絕對也、所謂因激刺而吐血、氣火迫血妄行也、所謂不足而吐血者、氣虛無以統血也、氣火逼迫之吐血、由其人陰分不足、氣火(指肝火言)有餘、火氣橫決、血液爲之沸騰、脈管爲之破裂、血騰脈破、血聚於胃、由食管湧吐而出、世人有胃血之稱、實則非胃血也、特假道於胃耳、以言見證、爲血色鮮紅、爲脈搏數、爲身熱心煩、爲唇絳口乾。

（未完）

## □長篇小說 醫海燃犀記（七）

（平不余）

第二回　論醫學惹起口角　了心願釀成火災

忽地又跪了下來、再四叩頭、只等那飛灰四散、微風停熄、才又慢慢地爬了起來、隨即又把那小孩子抱來、匍匐在地下作叩首狀、叩畢、又叫燃放邊爆、劈劈拍拍的炸了一陣才算了事、當下無話、隨即理好被褥、安然就睡、誰知禍不雙至禍不單行、大家正在黑甜鄉裏、外邊忽然有人大聲吶喊說、『火起火起、』這一陣喊聲、從那姜伯誠睡夢中的耳朵裏、直透進去、只嚇得他週身大汗、一翻身爬將起來、連衣服都不曾穿好、甚麼都不顧、先把他兒子抱了起來、覓門向外逃走、那知濃烟密佈、眼都難睜、好容易摸了半天、才摸了出來、當下驚動了左右鄰舍、都來救火、那知火勢越來越猛、那裏救得下去、姜伯誠還想督同家僕、入內搬取重要物件、被衆人力勸方才罷休、只看烈焰騰空、紅光滿照、一霎時把一所好好的住宅、化為灰燼。

（未完）

## □治咳又一便方（錦芳）

咳嗽之證屬肺經、然有本經之咳嗽、有各臟府遷移之咳嗽、外感者、皮毛受之、玄府閉、玄府閉者肺氣不舒、其在中之二十四竅、所以列行分布、諸臟之氣者、亦不能行、於是肺滿而逆、戛戛然咳嗽矣、茲有一法、治咳嗽殊有神效、特書之如次、以杏仁一兩、泡去皮尖、內有雙仁者、棄之、再將杏仁搗爛如泥、分為三服、每服加糖三錢、次將泉水煎滾、調和而食、然須連杏仁末服下、早晚各一次、三服即可愈。

## □問病須知

（一）凡投函問病者、對于起病原因、現在病情、經過治療等等、均須詳細申述、如字跡潦草、以及所述不明者、恕不答覆、因病關生命、非同兒戲、

（二）凡屬本報定戶、來函詢問時、須將定報單上之號碼示知、以便從速答覆、或披露本報、

（三）非本報定戶、亦可詢問、惟每題須另納問病費、本埠半元、外埠一元、以示限制、

## □心跳原因（佚名）

吾人或值情動之時、或遇驚怖之事、心臟無不藥藥然跳動、其原因頗有研究之價值、蓋心跳者、非心跳、乃心肌神經、因受外界之激刺、秩序凌亂、瓣膜啓閉失職、故感震盪、可知神經之源在大腦、而其關鍵則在胸前之交感神經節、但觀心跳而頭不痛、可知其故矣、至若痰飲之心悸、血虛之怔忡、為心跳之屬病者、又所當醫治也。

## 幸福之門

本報特闢本欄專為讀者詢問一切疑難病症而設聘請富有經驗識學之醫士楊志一朱振聲為本欄顧問

### □莊植君問

鄙人晨起時自覺口臭異常、舌苔垢膩、服清導丸及枳實丸無效、乞治、

### □答莊植君問　朱振聲

口舌為胃之外戶、據述苔膩口臭、純係胃熱蘊蒸所致、治宜東垣清胃湯加減。

川升麻三分　生石膏打三錢　肥知母錢半

淡黃芩錢半　小川連五分　帶心連翹三錢

鮮竹葉卅張　活蘆根一尺去節

## 本館 代售靈驗藥品

丹方一味、氣煞名醫、我中醫治病之奇效、殊出人意料之外、每有數年沉疴、見效一旦、纏綿之症、愈於霍然、本館有鑒于此、是以有代售各地靈藥之發起、凡各埠之讀者、如有的確靈驗之方、而曾經試驗有效者、製為丸藥、本館願代為推銷、大開病家方便之門、謀進人羣幸福之途、此本館發起此舉之微旨也。頃接讀者王德仁自杭州來函云、願將其祖傳之秘方、『遺精敵』、公開濟世、欲託本館代售云云、據述此藥對於遺精一症、確有意想不到之効力、無論新久、服之即愈、多服且能斷根、每元壹大瓶、不折不扣。又同學李君、研究醫藥、已十餘年、近發明一特效藥、名曰「最新白濁丸」、乃將純粹中藥配合而成、當初製時、李君曾試服數人、關於最新白濁、莫不奏效、故敢問世、以救患濁之青年、惟因成本頗鉅、每元二瓶、是否有效、服後便知、亦毋庸鼓吹也。

介紹衛生方法　FELICITY WEEKLY　指導健康途徑

# 幸福報

紹儀署

◀第九期▶
（民國十七年七月廿八日）
每份售洋二分
每逢星期六出版
（館址上海浙江路洪德里四七八號）
定報價目　本外埠每年一元郵費在內外國加倍郵票代現九五計算
廣告價目　每期每格（計五方寸）五元均排於文字之內中縫分四格每期每格洋一元長期面議

夏令時病談

霉濕　暑濕　霍亂　疰夏　中暑　中風　洞泄　濕溫

## 中暑　中風

兩症原因冰炭相殊

差之毫厘謬以千里

（楊志一）

嘗觀勞工階級、於奔走之際、忽然昏仆、人事不省、實爲夏令之所習見者、一般社會、莫不以痧氣或中暑目之、於是通關散、紅靈丹、諸葛行軍散、痧氣蟾酥丸、人馬平安散、爲夏令習用之品、此誠不審病原、不分涇渭者也、不知忽然昏仆人事不省、豈獨中暑爲然、卽中風亦有此現象、中暑與中風其病因有冰炭之殊、治療有毫厘千里之差、若混然不辨、習焉不察、未有不誤人者、茲且言其病原治療不同點、以告世人、俾免藥石亂投之禍歟、夫中暑云者、或奔走於酷暴日光之下、或困於熱度最高環境之中、或感觸污濁之邪、暑熱之氣、中於人身陽明之經、蘊蒸而不散、蒙蔽上焦清空、體溫失其調節、則忽然昏仆、人事不省矣、中風云者、非傷風風溼之風、乃陰虛於下、陽浮於上、氣血陡升、痰熱隨之、冲激入腦、而失其知覺運動、甚至神經斷絕、卽近世腦充血是也、則亦忽然昏仆人事不省矣、顧同此現狀、中暑之昏仆、爲暑熱蘊蒸、體溫失其調節所致、中風之昏仆、爲氣血上冲、神經失其知覺而然、故中暑昏仆、必見煩燥壯熱、面赤口渴脈數等症、中風昏仆、見口眼喎斜、肢體不用等症、必此中暑與中風之最大區別也、於此可知中暑與中風、迥然兩途、施治自異、且中暑有當散當清之別、中風有閉症脫症之異、若中暑由於吸受穢濁之氣、肺胃首當其衝、昏暈厥仆、脈伏肢冷、面白無汗者、此症近於暑溼、宜通關散、行軍散、辟瘟丹、蘇合香丸、平安散等以宣散之、若中暑由於暑熱蘊蒸陽明、壯熱神昏、煩渴大汗、勢將燎原者、此症近於暑溫、宜竹葉石膏湯、人參白虎湯、玉樞丹、碧玉散、甚則用紫雪丹以涼解之、至於中風、其見兩手握固、牙關緊閉、神昏舌强、痰鳴如鼾者、是爲閉症、（卽腦充血）、或牛黃清心丸以滌熱、或磁硃丸風引湯以鎭逆、均屬正治、其見唇緩口開、痰涎流出、二便自遺、汗流頭角者、是爲脫症、（卽腦出血）、宜重用參附龍牡急救其虛脫之陽、總之、中風閉脫以鎭逆救脫爲前提、若誤用辛散開竅之痧藥、則閉症適以助氣血之上冲、脫症適以摧將脫之真陽、是直促其死也、可不愼哉、

中華郵政特准掛號認爲新聞紙類

## 夏令痧藥一覽表 （藥品）

（醫林記者）

時當夏令、疫症叢生、各種痧藥、亦將應時而上市矣、考痧藥之功效、在乎迅速、惟其功效之迅速、故能起猝然昏倒之時疫於一旦、然此種急救之法、亦當審症明確、方能藥到病除、若遇中風之症、（中風之見症、與時疫相同、惟一則因暑邪蒙蔽、有發熱現象、一則因內風上擾、氣血沖腦、有口喎現象、故其治法、一宜辛開、一宜重鎮、）而誤服痧藥、未有不促其死者、今將各種痧藥之內容及功用、述之於後、以便讀者之選擇也、

□行軍散　（功用）治暑熱穢惡諸邪、直干心包、昏暈不省人事等危急症、（藥品）牛黃麝香當門子珍珠梅花冰片蓬砂各五錢明雄黃（飛淨）八錢火硝三分飛金廿張各研細末、每服五分或三分、

□人馬平溼散　（功用）同行軍散、（雄黃硼砂硝石各一兩硃砂五錢冰片當門子各二錢飛金一百頁（或加牛黃）別名點眼砂）

□臥龍丹　（功用）治諸痧中惡卒倒、用此丹吹入鼻中、得嚏則愈、（藥品）（西牛黃金箔各四分冰片荊芥羊躑躅各二錢麝香五分硃砂六分、豬牙皂角錢半、燈芯炭二錢半（一方無荊芥有北細辛五分白火硝明月石各五錢蟾酥錢半）。

□通關散　（功用）同臥龍丹、南星皂角細辛薄荷生半夏為末、

□玉樞丹　（功用）治暑溼吐瀉、（藥品）山茨菇、五倍子、各二兩麝香三錢大戟艸何車雄黃各五錢千金子一兩每用三四分。

## 痛風與中風 （飛）（飛）

酒客沈溺於飲、因醉而血行失其常度、積年累月、血中新陳代謝之機能、以漸失職、經隧谿谷中老廢物不及疏泄向外、則壅滯而沈澱、則為痛風、痛風之末路、為血枯、為痙攣、為局部不仁、如此則為痼疾、假使不逐漸趨重、體工之能力、有活動餘地、則能驅之向外、而使皮膚發紅點作癢、則為風溼、以故酒客多風溼、使用藥外治風溼、則痛風必增劇、假使風溼愈多、則痛風必以漸差減、筋骨內之痛風、與皮膚外之風溼、互為消長、乃知確是體工驅毒使外達也、其有風病不因飲酒而來者、古法輒治之以酒、千金方有酢仙酒、內經有醪醴治病法、乃知古人默合體工之形能、而利用其自然力以治病、故有此發明、

## 痢下與腹痛 （大振）

痢有寒痢熱痢之分、痛有虛痛實痛之殊、若患者不辨其寒熱虛實、而一律投以清涼之劑、必致變為洞泄、辨之之法、以痛而拒按者為實、痛而喜按者為虛、便下奇臭者屬熱、便下不臭者屬寒、舌苔黃膩者為熱、舌苔白膩者為寒、痢下色白者屬氣分、痢下色赤者屬血分、脈象滑數者為熱、脈數微弱者為寒、此症初起總由於溼熱滯阻於曲腸、氣機流行窒塞之故、所以初起之治法、不外袪其積滯、參入理氣之品、若病久腸滑、則當用收斂之品、與初起時適然不同、是又不可不知也、

## 編輯者言

近接要求本報改為三日刊之函件、日多一日、同人為應讀者要求起見、不惜犧牲精神與金錢、准備自十期以後、改為三日刊、以副讀者之期望、

梅影女士所述之白帶效方、本報得多數讀者來函要求宣佈後、同人等已一再去函催促、頃來據信云、陳女士不願將方公開、惟梅影因本報要求、情面難却、且近在暑假期內、已赴北平親向陳女士申述來意、將來如何、容再奉告、

## 醫林點將 怪病奇治

### （九）一個患陰吹的男子

（張贊臣）

陰吹一症、女子為多、男子陰吹、實所罕見、余近治一戴姓男子、患前陰莖中溺孔有氣洩出、如轉矢狀、而有微聲、云已歷一載之久、他無所苦、祇覺陰莖時行勃起、氣出連續、作事甚為不便、遍求於中西名醫之門、均不能知其所以然、草草處其方、開其單、前後服藥百餘劑、藥水數十瓶、藥粉數十包、絕無絲毫效驗、閱醫界春秋及各醫報知先生名、故請為診治、余曰、此症名為陰吹也、良係肝鬱氣滯命火下趨、繞於陰器繫於廷孔所致、試觀陰莖時勃起、氣出連續、可以知矣、余憶金匱婦人雜病門載有女子陰吹一症、治以髮膏煎、即（豬膚亂髮煎成之膏）、遂仿其意處方治之、即囑其至豬行屠戶處、覓取豬膚二三兩、（殺豬時去毛後用刀刮下之皮垢即名豬膚）將水漂淨、曝乾、用陰陽瓦置炭火上、煅灰存性、研成細末、以陳酒送下、每服三錢、另處一方、用生白芍二錢、製香附、廣鬱金錢半、肥知母錢半、黃柏二錢、（鹽水炒）茯苓三錢、厚杜仲三錢、白石英五錢、前星期戴君來寓道謝云、服藥五劑後、氣泄全無、一年痼疾、從此霍然、竟出余意料之外也、（下期請仲英先生續）

FELICITY WEEKLY 第一卷 第九期

## 中風之注意（志一）

中風因氣血上冲入腦、神經失其知覺、口眼喎移、人事不省、最宜注意之點如下、

(一)高枕病人頭部、萬不可平臥、更不可動其頭、務使病人安臥、爲第一要義、

(二)用冷水拍頭額、用布浸水罩額上、下用熱水洗腿脚、

(三)用藥固以重鎭爲主、然重鎭之藥、必打碎先煎、宜用現成磁硃丸一法爲妙、

(四)大便亦宜注意、不通者亟通之、

(五)如用蘇合香丸等開竅藥、是直促其死也、愼之愼之、

## 便祕之研究（朱振聲）

夫天下之至變者莫如病、而至難者莫如醫也、然病雖至變、而可見者特乎形、醫雖至難、而可據者特乎理、以形求理、則何往而不明矣、如便祕一症、患者甚衆、普通病家、咸知其然、而不知其所以然、以爲大黃巴豆、爲治便祕之要藥、此實大謬不然、要知人體有虛實之分、病情有寒熱之異、故雖同一便祕、而有「實祕」「虛祕」「熱祕」「冷祕」「風祕」「氣祕」、有「陽結」「陰結」、仲景云、脈浮數、能食、不大便爲陽結、脈沉遲、不能食、身重、大便反鞭爲陰結、東垣云、實祕熱祕、即陽結也、宜散、虛祕冷祕、即陰結也、宜溫、氣燥者、用桃杏仁枳實以行之、血燥者、用桃仁大黃以通之、風燥者用麻仁大黃以利之、氣牆不通者宜用郁李仁皂角子以潤之、氣壅便祕者、宜參當麻仁大黃以開之、更有開上通下之法、鑿源流水之治、豈可以同一便祕、而不爲之詳思明辨耶。故余嘗曰、人之大便不通、猶河道之舟不行也、彼氣不暢者、如舟之無風、故因氣滯而致便祕者、當服理氣之品、此乃借風行舟之法也、血不足者、如舟之無水、故因血虧而致便祕者、當服養血潤腸之藥、此乃添水行舟之法也、更有如河中草穢堆積、當服以攻積導滯之藥、如河中壩礙阻塞、當服以軟堅攻下之劑、至於陰結之症、則非溫不通、良以河中冰凍、舟不能行、其所以服溫藥者、乃使暴日當空、春回寒谷、借東風以解凍、藉水化以行舟、凡此種種、皆治便祕一症之大要也、世人不明此理、一再攻伐、以致病後體虛、老年氣弱者、每因此致暴脫、良可惜也、古人對於此種症候、恆用蜜煎導一錠、(中藥鋪有售)塞入肛門、使其軟化而自下、法至善意至良、勝於西法肛門注射多多也、

按普通之人、大便當每日一次、過多過少、均爲有病之預兆、蓋腸中宿垢一日不去、則濁氣薰蒸、熱毒內蘊、脾胃因之而不運、(胃與大腸一氣相通)肺氣因之而不宣、(肺與大腸相爲表裏)種種病源、咸因此而叢生矣、世之患便祕者、其可不三注意乎、　作者附識

## 吐血證之原因與治療（下）（楊志一）

以言治法、不必治其血、專治其火、火平則血自止、是謂瀉火止血法、故三黃瀉心湯、犀角地黃湯、丹梔逍遙散、十灰丸、當歸蘆薈丸、類皆探本之治法也、苟能投之得當、效如響應、惟投失其當、或病重藥輕則不效、或藥重病輕則留瘀、欲求效神速而流弊者、以葛可久十丸散爲首屈一指、考十灰丸藥品、爲大小薊、茅根、棕皮、側柏、大黃、丹皮、荷葉、茜艸、梔子、共燒灰爲丸、清瀉用而不重、止血而不留瘀、誠治火激吐血、屢試屢驗之聖藥也、氣虛失攝之吐血、以氣虛(指脾氣言)則脈管不固、血無所歸、所謂氣爲血之帥、氣虛則血溢也、其血色爲淡紅、或紫黑、其見證爲脈息微弱、爲四肢厥冷、爲面唇淡白、治法不必治其血、但補其氣、氣足則血自歸經、(經脈也)、是謂補氣攝血法、故獨參湯、人參養脾湯、保元湯、歸脾湯、類皆血脫益氣之治法也、如遇此病診斷確係氣虛失攝者、大胆重用人參黃芪(以兩數計)則未有不收桴鼓之效、甚則汗出喘促、肢冷脈伏、重用炮姜附子、亦能挽千鈞於一髮也。余猶爲進一解曰、火激吐血者、固以清瀉爲主、氣虛吐血者、固以補攝爲先、補攝不外乎溫、溫能流通、故無留瘀之弊、清瀉不外乎寒、寒能凝濇、若一味過於清瀉、往往有瘀阻之患、仲景之側柏葉與姜艾並用、近賢張錫純主張鮮生地與三七並用、蓋有見於此也、若瘀血已成胸脅疼痛、則以祛瘀爲急務、如桃仁紅花及失笑散等是也、否則、坐失時機、久而久之、釀成乾血癆瘵之變、噬臍何及矣、至於咳血咯血、又與吐血不同、下期仍專篇詳之、

## 時疫報告

近一週間、滬上霍亂一症、頗爲流行、且多屬急性者、陡然上吐下瀉、四肢攣拘、往往不及救治、危險殊甚、致病之由、無不以違反衛生而然、杜漸防微、不可不注重本報刊佈之衛生方法也、

出版務求信用有切實保證　幸福週刊　主持者有學識經驗及人格

# □長篇小說　醫海燃犀記（八）

第二回　論醫學惹起口角　了心願釀成火災

姜伯誠見此情形、眞正是半空中飛來的大禍、不由得一陣傷心、淚珠兒如泉湧一般、抱著這六歲的兒子、大哭一場、後來有許多鄰舍都來勸慰說、你兒子得了兇險的症候、僥倖好了、還是你的幸事、現在房子燒了、雖屬不幸、倘拿房子和你兒子比起來、你有兒子、比有房子好得多了、房子燒燬還可以再造新的、這番房子燒了、不過是經濟方面、受他影響、總之財去人安樂、天數有定、派你破財、那是逃不了的、你不必常常放在心上、還要保重身體、你的兒子、還要你撫養成人、只好打個倒算盤、强打起精神過日子、你看是不是的呢、姜伯誠聽了這話、也覺得狠有道理、房子已經燒了、哭也哭不回頭、只得收了眼淚、當下辦理善後、等幾天再圖恢復、這也不提、諸位你道這場火災、從何而起的呢、原來就是姜伯誠酬神的時候、燃放爆竹、飛到屋上、當時不知、都收拾入睡、因此越燒越大、竟成燎原之勢、燒得他一箒不留、你道苦是不苦、換一話說、這場大火、可算是姜伯誠迷信的結果、他如不迷信求神、何能有這場大禍、這叫做禍福無門、惟人自招、要知後事、且看下回。

（平不余）

# □治女子白帶法

女子往往有白帶之患、淋漓綿綿、褲爲之溼、所謂十女九帶也、良由脾弱生溼、溼熱下注帶脈、帶脈約束之權耳、普通以健脾理溼之藥、雜以烏賊魚骨生白果等類、爲治帶妙品、然遠不及威喜丸之靈驗也、此丸於有名藥鋪可購、用開水吞服三四錢、無不見効、（伯衡）

# □問病須知

（一）凡投函問病者、對于起病原因、現在病情、經過治療等等、均須詳細申述、如字跡潦草、以及所述不明者、恕不答覆、因病關生命、非同兒戲、

（二）凡屬本報定戶、來函詢問時、須將定報單上之號碼示知、以便從速答覆、或披露本報、

（三）非本報定戶、亦可詢問、惟每題須另納問病費、本埠半元、外埠一元、以示限制、

# □肺癰　（周尹偕）

蘇州葉天士、名醫也、有一人患肺癰、委頓欲死、葉曰、此非外治不奏功、乃反接而縛之、令人取冷水一盆、劈頭淋之、其人一噤、而刺刀於心坎、膿血隨出、病不徐、藥敷瘡口、而愈、後詢其故、葉曰、肺居心上、此人患癰、肺下垂包心、心不可見、識、故以冷水驚之、使心上提、乘隙入刀刺肺、治亦神矣。

# 幸福之門

## □答張懋森君問

大凡生產之後、生理上曾受一度之變化、在產婦未恢復健康狀態以前、不宜行房、適當時期、在精神健全月經淨盡之時、至規定日期、行房似可不必、

## □答陳英傑君問

據述便祕則腹痕、便通則脹消、二者互相消長、可知其關鍵在於大便祕結一端、雖未參脈息、惟舌苔黃膩、喉中覺渴、溫藥似不可投、宜購脾約麻仁丸數兩、早晚瓜蔞湯送下、每服三四錢、外用蜜煎導一錠、塞入肛門內通之、

## □答沈嘉彬君問

常服六味丸、大有補腎之功、以鹽湯下亦可、惟忌萊菔、有感冒風寒時、宜卽停服、

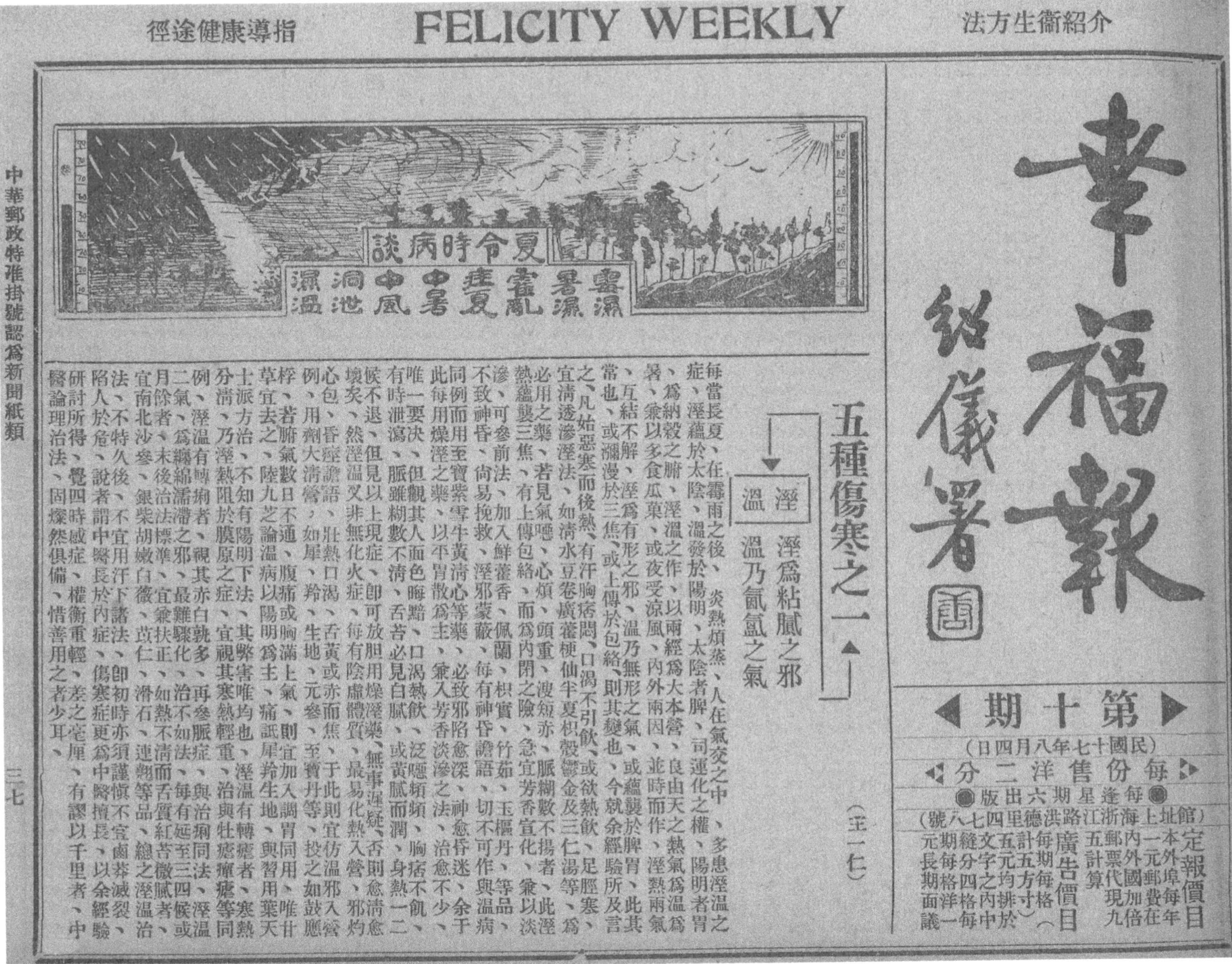

介紹衛生方法　FELICITY WEEKLY　指導健康途徑

# 幸福報

紹儀署

第十期
（民國十七年八月四日）
每份售洋二分
每逢星期六出版
（館址上海浙江路洪德里四七八號）
定報價目　本外埠每年一元郵費在內外國加倍郵票代現九五計算
廣告價目（每期每格計五方寸）五元均排於文字之內中縫分四格每期每格洋一元長期面議



## 五種傷寒之一

溼溫

溼爲粘膩之邪　溫乃氤氳之氣

每當長夏、在霉雨之後、炎熱煩蒸、人在氣交之中、多患溼溫之症、溼蘊於太陰、溫發於陽明、太陰者脾、司運化之權、陽明者胃、爲納穀之腑、溼溫之作、以兩經爲大本營、良由天之熱氣爲溫暑、兼以多食瓜菓、或夜受涼風、內外兩因、並時而作、溼熱兩氣、互結不解、溼爲有形之邪、溫乃無形之氣、或蘊襲於脾胃、此其常也、或瀰漫於三焦、或上傳於包絡、則其變也、今就余經驗所及言之、凡始惡寒而後熱、有汗胸痞悶、口渴不引飲、或欲熱飲、足脛寒、宜清透滲溼法、如清水豆卷廣藿梗仙半夏枳殼鬱金及三仁湯等、爲必用之藥、若見氣嘔、心煩、頭重、溲短赤、脈糊數不揚者、此溼熱蘊襲三焦、有上傳包絡、而爲內閉之險、急宜芳香宣化、兼以淡滲、可參前法、加入鮮藿香、佩蘭、枳實、竹茹、玉樞丹、等品、不致神昏、尙易挽救、溼邪蒙蔽、每有神昏譫語、切不可作、與溫病同例而用至寶紫雪牛黃清心等藥、必致邪陷愈深、神愈昏迷、余于此每用燥溼之藥、以平胃散爲主、兼入芳香淡滲之法、治愈不少、唯一要決、但觀其人面色晦黯、口渴熱飲、泛噁頻頻、胸痞不飢、有時泄瀉、脈雖糊數不清、舌苔必見白膩、或黃膩而潤、身熱一二候不退、但見以上現症、即可放胆用燥溼藥、無事遲疑、否則愈清愈壞矣、然溼溫又非無化火症、每有陰虛體質、最易化熱入營、邪灼心包、昏痙譫語、壯熱口渴、舌黃或赤而焦、于此則宜仿溫邪入營例、用犀角大清營、如犀羚、生地、元參、至寶丹等、投之如鼓應桴、若腑氣數日不通、腹痛或胸滿上氣、則宜加入調胃、同用、唯甘草宜去之、陸九芝論溫病以陽明爲主、痛詆犀羚生地、與習用葉天士派、方治、不知有陽明下法、其弊害唯均也、溼溫有轉瘧者、寒熱分清、乃溼熱阻於膜原之症、宜視其寒熱輕重、治與牡瘧癉瘧等同例、溼溫有轉痢者、視其赤白孰多、再參脈症、與治痢同法、溼溫二氣、爲纏綿濡滯之邪、最難驟化、治不如法、每有延至三四候或月餘者、後治法標準、宜兼扶正、如熱不清而舌質紅苔微膩者、宜南北沙參、銀柴胡嫩白薇、兼苡仁、滑石、連翹等品、總之溼溫治法、不特久後、不宜用汗下諸法、即初時亦須謹慎不宜、鹵莽滅裂、陷人於危、說者謂中醫長於內症、傷寒症更爲中醫擅長、以余經驗研討所得、覺四時感症、權衡重輕、差之毫厘、有謬以千里者、中醫論理治法、固燦然俱備、惜善用之者少耳、

（三一七）

中華郵政特准掛號認爲新聞紙類

三七

# □夏令痧藥一覽表（下）

（醫林記者）

□辟瘟丹（功用）辟寒疫（藥品）（蒼朮八兩、白朮烏藥黃連羌活各四兩、川烏艸烏細辛紫艸防風獨活藁本白芷、香附當歸荊芥肉桂甘松三奈白芍乾姜麻黃皂角甘艸各二兩、麝香三錢半、（大倉公方、外有驗方一種、藥味更多、內有羚羊犀角巴豆大黃斑矛蜈蚣）。

□痧藥蟾酥丸（功用）治暑月食涼飲冷、成痧脹腹痛吐瀉、（藥品）蟾酥九錢、天麻腰黃硃砂麻黃各三兩六錢、甘艸四兩四錢、茅朮三兩、麝香三錢、大黃六兩、丁香六錢、每服七丸、納舌下少頃、陰陽水（卽井水河水相合也）送下、若研末吹鼻、亦可。

□純陽正氣丸（功用）治天行時邪、感癘觸穢、中滿神昏、腹痛吐瀉、（藥品）土藿香廣陳皮生茅朮半夏丁香官桂生冬朮青木香白茯苓各一兩、共為研細末、花椒五錢、煎湯泛丸、紅靈丹四錢、為衣、每服五分、陰陽水下、

□藿香正氣丸　卽純陽正氣丸之輕劑、治溼熱泄瀉、又如飛龍奪命丹、蘇合香丸與辟瘟丹、同屬治夏令陰寒閉痧要藥、惟藥力較烈、非審症確切、不可輕用也、

# □簡便治咳法

咳嗽是最難受的病、而又要傷及肺部、所以鄙人今將余戚告我之簡便治咳法、以告讀者、法購炒長生果二百文將肉外面的紅衣剝下、用開水冲於大碗內、隔一小時、將紅衣濾去、當茶飲之、其功效之神速、屢試屢驗、（沈梓青）

# □治小腸疝氣良方

余前年患疝氣病甚劇、發時睪丸漲大、雖遍覓丹方、皆無效驗、後幸由父執王君、告以良方一則、試之果然、且已斷根、故特將此方投寄本報、以供世之同病者、其法祇須向南貨店購荔枝一斤、將殼及核、用水二飯碗煮飲、其肉亦須食、如是連服三四斤、無不全癒、誠治疝氣病之良方也、（沈梓青）

# □治赤白痢祕方

（沈梓青）

痢疾之起、皆為多食油膩之物所致、且一不小心、即有生命之虞、故余敢將祖傳祕方、貢諸讀者一試、

冬至日購蘿蔔數斤、拋於屋瓦上、至明年清明日、取下用線穿好、掛於通風處、如遇患赤痢者、取下一個、以刀切開、用水二小碗、加紹酒一羹匙、白糖（如患白痢、必須用赤砂糖、）一酒杯、煎飲即癒、（沈梓青）

# □編輯者言

本報下期決定改為三日刊、內容精益求精、關于現代上海流行病與人生幸福相抵觸者、下切實之鍼砭、以及關于處女膜問題、諸多精密之討論、本報為應讀者要求起見、自下期起、特置目錄于篇首、為讀者便也、雖稍佔地位但眉目分清、本期長篇小說、因稿件擁擠、暫時停登、

# □醫林點將　怪病奇治

## （十）一個患脫陽的理髮師

（丁仲英）

怪病者、人所不常見之病症也、且此病之治法、為古書所未載、醫者能別出心裁而治愈者、謂之奇治、何今之醫者、每遇一症、輒自詡其能、以為怪病、以為奇治、豈不可笑乎、余不敏、生平所診之重病雖多、而怪病則鮮遇也、今應本報之要求、不得不絞索枯腸、略記一二、余正在窮思之際、忽憶某報所載之實事一則、確可稱之為怪病也、今特錄之於後、聊以塞責、（以下皆某報之所載）楊某服務於城內縣橋某理髮店方一年、今歲新正某日、有美一人、娉婷入室、楊即起迓、奉茶款坐、為之理髮修面等等工作、順序做去、凝脂之膚、蝤蠐之[illegible]、芙蓉之臉、楊柳之腰、指之所觸、手之所撫、薌澤些兒麻上來、一縷魂靈兒、頓時飄飄蕩蕩、由頂門飛越而出、時楊方奏刀、忽然蹲縮一團、儕輩見狀、羣趨集視、則哆口瞪目、額汗涔涔、疑為急症、亟扶登樓、安臥於榻、而體漸冰冷、救治亦已不及、檢視其身、則况如石頭記第六回、寶哥哥初試之後、花襲人伸手覺一片冰冷也、情不自禁、遽喪其生、以生命犧牲於女子剪髮運動、其情可憫、時楊某既扶臥樓上、雖闔店慌亂、乘夥旁午、然既知病因所在、且未及召醫、已瀕危殆、而死屍周身綿輭、狀如無骨、尤為此病特徵、蓋無論病死溺死、槍斃刀斬、火焚電殺、其他一切致死、屍皆僵挺、惟此症則綿輭也、店主恐口實傳揚、營業有妨、因戒夥嚴守祕密、當時彼美理髮整容未竟之功、即由他匠繼續從事、事畢娉婷而去、蓋了未知殺一伯仁也、仲英曰、此症由於腎虧已患、精關不固、心動乎中、精馳于下、見色流精、命傾旦夕、急救之法、惟有針灸、蓋病起倉猝、決非艸木所挽救也、噫、若楊某者、年方少壯、尤不應以堂堂有用之身、而犧牲于女子也、惜哉、（下期請夏應堂先生續）

## 咯血與咳血

（楊志一）

夫「咯血」與「咳血、」均造成肺癆之利器也、其證見於肺癆未成之前者、則輕而易治、其見於肺癆已成之後者、則重而難救、世之病肺癆者、往往由輕而重、由易而難、此無他、一誤於病者之不知攝生、再誤於醫者之治不得法耳、不佞曾於本報上期發表「吐血證之原因與治療」一篇、今以「咯血」與「咳血」之重險、實不亞於「吐血」、爰再並舉而詳論之、

按咯血咳血之與吐血、醫無中西、均知其別也、惟「咯血」與「咳血」之分辨、似甚難矣、良以「吐血」自胃中食管湧吐而出、「咯血」「咳血」均自肺中氣管咯咳而出也、今之西醫、於此二症既未研究其異點、且視同「咳嗽」二字、毋須强分者、考之中醫書籍、則議論龐雜、泛而不切、非云「咯血」出於心、即云「咯血」出於腎、非云「咳血」屬於外感、即云「咳血」屬於內傷、殊不知咳雖有聲無痰之謂、嗽雖有痰無聲之謂、但未有咳而不嗽者、亦未有嗽而不咳者、故咳嗽可併而爲一、而「咯血」與「咳血」自有不同之點在、心主生血、爲全身血脈之所司、腎主分泌、爲排泄水分之所出、二者均非藏血之所、試問心與腎有血咯出之理乎、外感、一切時病之統稱、內傷、一切虛病之統稱、外感內傷泛廣之論、豈能盡「咳血」之原乎、余以個人經驗學力之所及、分析而經緯之曰喉中(所謂氣管)咯出血塊、而不咳嗽、謂之「咯血、」咳嗽而痰中帶出血液謂之「咳血、」「咯血」西醫云 Haemodtoe 其未發動之前、腦部壓重牽痛、覺如有液質上冒之狀、咯則成口、色多鮮紅、「咳血」因咳嗽而痰帶血點或血絲、咳止則血止、咳嗽則血隨、此於見症上之異點也、「咯血」多因腎水不能涵肝、肝火激動脈中之血、或因心火有餘、血脈不得安靜、肺經適當其衝、則血病從氣管而溢、延久失治、有變成癆瘵之險、「咳血」有因風燥客肺、肺之津液被其耗傷、肺氣上逆則咳嗽、波及血脈則咳血、有因咳久傷陰、陰分不足、血脈破綻、而血從痰中咳出、苟治得其法、風燥者清宣之、陰虛者清養之、不難調治而愈、此於病原上之異點也、然則余所謂腎水不足、心火有餘、爲「咯血」之原、殆中醫書中「咯血」出于心與腎之說也、余所謂風燥與陰虛、爲「咳血」之原、殆中醫書中「咳血」屬外感與內傷之說也、特「咯血」謂之因于腎水不足心火有餘則可、謂之屬出于心與腎則不可、「咳血」謂之因于風燥與陰虛則切合、謂之屬于外感內傳則廣泛、此余所以反覆致辨也、

顧病以治爲歸宿、故於治療上不得不求乎其詳、「咯血」既因於水虧火盛矣、必也脈息尺弱關弦、入夜潮熱、頭目眩暈、乃可投以知柏地黃湯之滋水涵木、加入黛蛤散側柏炭茜草根牛膝炭藕節炭丹皮山梔之平肝止血、「咯血」又因於心火有餘矣、必也心煩不安、舌絳口乾、而後投以瀉心湯導赤飲之清心甯血、加入杏仁貝母天冬麥冬兜鈴百合之潤肺止血、「咳血」既因於風燥蘊肺矣、必也咳嗽氣逆、口燥咽痛、聲音不揚、甚則體熱、先宜蟬衣薄荷桑叶桑皮黃芩兜鈴瓜蔞皮連喬桔梗側柏山茶花(桔梗升開、血症本非所宜、但此藥爲開肺要品、肺開風燥自易外散也、)之清宣涼血、待其風燥去而肺陰未復(以舌光絳爲斷)遂可投以南北沙參石斛玉竹天花粉生地二冬杏仁川貝之清養肺陰、循序進治、自無不效、至嘉言清燥救肺湯(人參甘草芝蔴石膏阿膠杏仁麥冬枇杷桑叶)多爲「咳血」善後而設、惟須身熱有汗可用石膏、丹溪咳血方(訶子括蔞海石山梔青黛)多爲「咳血」兼肝火而設、訶子則非所宜、今人用古人方藥、全在加減得法、未可一方而百合也、「咳血」又因咳久陰虛矣、必見臨晚虛熱、顴骨紅赤、咳嗽氣急胸膺痛神疲、而無外感現象、當宜銀柴胡青蒿白薇杏仁川貝沙參元參鱉甲側柏茜草以及可久保和湯錢乙補肺阿膠湯戢菴百合固金湯之養陰止血、其骨蒸勞熱者、宜太補陰丸之峻補腎陰、其形瘦腎虧肺損者、宜仙鶴艸旱蓮艸冬蟲夏艸女貞子免絲子十大功勞葉之肺腎雙補、其肺虛中土不振者、宜四君湯白鳳膏之培土生金、其瘀阻胸悶、咳血氣逆者宜瘀熱湯(旋覆花新絳葱莖批把叶參三七)之降氣導瘀、凡此皆治法之至善至驗者也、或者曰、肺癆之成功與否、以及病之程度若何、西醫不難診斷而得、且有標準爲之分期、中醫能之乎、余曰斯易耳、凡咳嗽久不愈、潮熱形瘦、脈虛數者、肺癆也、內經所謂大骨枯、大肉陷下、肩髓內消、及咳、脫形、身熱脈小以疾、是也、其見久咳脈數、潮熱神疲色痿者、肺癆第一期也、久咳不已、形瘦著骨、骨蒸煩熱、夜熱盜汗、顴紅不能食者、肺癆第二期也、終見便泄脈弦疾者、肺癆末期也、中醫所謂癆瘵至瀉必死、脈無胃氣亦死、西所謂癆瘵末期之腸結核是也、執此以觀、咳嗽至於肺癆、險矣、肺癆至見血、尤險矣、與其求救於病入膏肓之後、何如調治於輕而易舉之前、中醫先哲有云、上工治未病、幸世人三復斯言、

志一案—咯血與咳血之異同原因、治療、危險、等等、既如上述、至若吐血症、西醫有用蛋白質多的食物之食餌療法、血清與食鹽之注射療法、應效與否、姑不具論、而中醫有瀉火止氏麴補氣攝血二大法、確有實驗可據、參讀上期拙作吐血篇、可曉然矣、

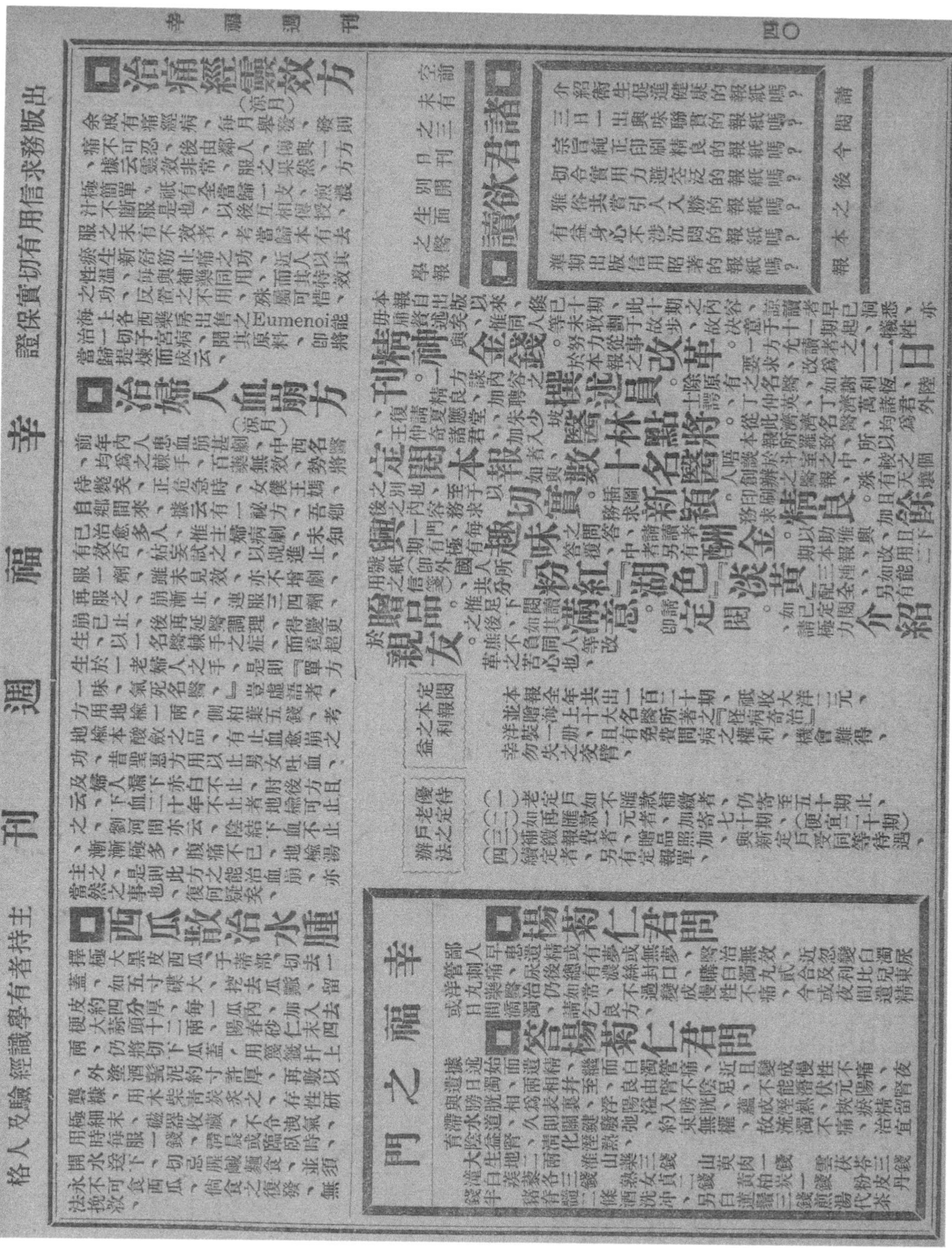

## 治痛經靈效方（涼月）

余戚有痛經病、每月舉發、發則痛不可忍、後由鄰人、傳與一方、據云靈效非常、服之果然、一方極簡單、祇有全當歸一支、煎濃汁不斷服、是也、以後互相傳授、服之未有不效者、考當歸本有去瘀生新舒筋止痛之功、近人以其性溫、每與補藥同用、而其特效之功、反僧之不用、殊屬可惜、海上各西藥房出售之Eumenol能治一切子宮病、聞其原料、即將當歸一提煉而成云、

## 治婦人血崩方（涼月）

前年內人患血崩甚劇、中西名醫、均爲之棘手、百藥無效、勢將待斃矣、正危急時、女僕王媽、自鄉間來、據云有一秘方、吾鄉已治愈多人、惟主婦病劇、未知有效否、姑妄試之、以覘進止、服一劑、雖未見效、亦不增劇、再服之、崩漸止、連服三四劑、崩已止、後再延醫調理、得慶更生、以一名醫棘手之症、而竟超生於一老婦人之手、是則『單方一味、氣死名醫』、豈虛語者、方用地榆一兩、側柏葉五錢、考地榆本酸斂之品、有止血愈崩之功、昔聖惠方用以止男女吐血、及婦人漏下赤白不止、肘後方且云、下血二十年不止者、地榆可止之、劉河間亦云、陰結下血不止、漸漸極多、腹痛不已、地榆湯主之、是則此方之能治血崩、亦當然之事也、復何疑矣、

## 西瓜散治水腫

擇極大黑皮西瓜、于蒂部、切去一蓋、如五寸碟大、挖去瓜瓤、留皮約四分厚、每一瓜內、加入去梗大蒜頭十二兩、陽春砂仁末四兩、仍將切下瓜蓋、用篾簽扦上、外塗酒甕泥約寸許厚、再敷以礱糠、用木柴青炭炙之、存性研極細末、用磁器收藏、不令洩氣、用時每服一錢、清晨或臨臥時、開水送下、切忌腥鹹麵食、並須永不可食西瓜、倘食之復發、無法挽救、

---

空前未有之三日刊　別開生面之醫學報

## 諸君欲讀

介紹衛生促進健康的報紙嗎？
三日一出興味聯貫的報紙嗎？
宗旨純正印刷精良的報紙嗎？
切合實用力避空泛的報紙嗎？
雅俗共賞引人入勝的報紙嗎？
有益身心不涉沉悶的報紙嗎？
準期出版信用昭著的報紙嗎？

請閱今後之本報

本報自出版以來、倏已十期、此十期之內容、諒讀者早已洞悉、亦毋庸贅述矣、惟同人等未敢劃于故步、決意于十一期起、犧牲**精神**與**金錢**。努力從事於本報之**改革**。一方允讀者之要求、改爲**三日刊**。一方謀內容之精良、加聘**撰述員**。除原有之名醫、如謝利恒、陸士諤、丁仲英、丁濟萬諸君外、復請夏應堂、朱少坡、王仲奇諸君、加入**醫林點將**。從此濟濟名醫、均爲本報所羅致、所以**定閱本報**者、如與**數十名醫**唔談於斗室之中、較之個人創辦之醫報、殊有天壤之別也、至于以後之內容、務求**切實**。插圖務求**新穎**。印刷務求**精良**。且加**餘興**一門、每期有極有**趣味**之問答、請讀者答覆、中者另有**酬金**。以助雅興、且下期本報、改用二號紙（即外國人所用之信箋）、共分『**粉紅**』『**湖色**』『**淡黃**』三種、如能配全、另有**贈品**。惟足下閱讀之後、如其**滿意**。請即**定閱**。如已定閱、請極力**介紹**於**親友**。庶不負同人等改革之苦心也、

**定閱本報之利益**

本報全年共出一百二十期、祇收大洋二元、並贈海上十大名醫所著之『怪病奇治』洋裝一册、且有免費問病之權利、機會難得、幸勿失之交臂、

**優待老定戶之辦法**

（一）老定戶如不匯款補繳者、仍寄至五十期止、
（二）如再匯款一元者、加寄七十期、（便宜二十期）
（三）補繳報費者、贈品照加、與新定戶受同等待遇、
（四）續定者、另有定報單、

## 幸福之門

### 楊菊仁君問

鄙人早患遺精、或有夢、或無夢、醫治無效、近忽變白濁尿管刺痛、尿後總有濃絲封口、購白濁丸貳合及利比兒東洋丸藥醫治仍如常、不過變成慢性不痛、今或夜間遺精、或日間滴濁、請乞良方、

### 答楊菊仁君問

據述始而遺精、繼而白濁管痛、近且變成慢性不痛、夜遺日濁、兩相并至、良由腎不陰足、不能潛伏元陽、腎與膀胱相爲表裏、浮陽溢入膀胱、蘊成溼熱、挾瘀精留滯水道、久則關鍵廢弛、約束無權、故流濁不痛、治宜育陰益腎、清化溼熱、

大生地二兩　淮山藥三錢　山萸肉一錢　雲茯苓三錢　潼白蒺藜各三錢　熟女貞二錢　黃柏炭一錢　粉皮丹錢半　豬脊髓二條酒洗沖、另白蓮鬚三錢煎湯代茶

介紹衛生方法　幸福三日刊　指導康健途徑

# 幸福報

銘儀署

◀第十一期▶
（民國十七年八月十一日）
◀每份售洋二分▶
（館址上海浙江路洪德里四七八號）

**定報價目**　每三日出一張、外埠五個月一元、全年二元、寄費在內、國外定報照價加倍、郵票代現九五計值

**廣告價目**　每期每格（共計五方寸）五元、均排於新聞之旁、如嵌入新聞中縫、長期面議

▲本期要目

- 跳舞（涼月）
- 談談處女膜（逸）
- 自殺之背景（楊志一）
- 一個死而復活的病人（應堂）
- 血證之精要語（志一）
- 女子釀成乾血癆原因（振聲）
- 夜患不寐症（燕）
- 患白帶的婦女（志）
- 產後行房之害（舜臣）
- 醫海燃犀記（九）（余不平）

## □談談處女膜

：是否判斷女子貞潔之標準：自來我國社會觀念、以為處女膜之破裂、卽是經過性交之明證、遂以此為判斷女子貞潔與否之標準焉、嗚呼、馮振華之死、非死于愛情之破裂、實死于處女膜問題也、素為人羣謀幸福之本報、苟不大聲疾呼、急為矯正、其影響于女界幸福、曷可勝言、據生理學說、處女膜本是一種的發器官、用以保護處女之貞操、其質是一種薄膜、中央有一個小孔、掩蔽陰道、不破壞此膜、不能得滿足的性交、但從事實上說、卻有不然、蓋處女既是　種薄膜、偶一不慎、或行路過急、或洗浴時之擦傷、或月經帶之粗笨、均足使處女膜的破裂、况現代女界運動、日益進步、則破裂處女膜之機會、更其多矣、茲尤反而證之、往往有處女膜較厚的處女、雖經過初次性交、尚依然未破、直至第一次分娩之時、方始破裂、實大有人在、由此以觀、可知處女膜存在與破壞、完全與性交無關、更完全與處女貞潔無關、質言之、處女膜決不可作判斷處女貞潔與否之標準也。（逸）

## 跳舞

### 舞客舞女等於嫖客妓女

□男的是性慾問題

□女的是拜金主義

（涼月）

我敢大胆的說一句、世界上的男男女女、沒有一個不是好色的、不過有的藏在肚裏、有的形諸表面罷了、所以從前孟子說、人少則慕父母、知好色、則慕少艾、可見好色是人的本性了、但是青年人往往因好色之故、以致喪身亡家、不堪回首、所以我時常為一般人危險、尤其是青年、尤其是上海的青年、因為誘引青年男女入于歧途的時機、幾乎觸目皆是、從前的性史、不過是紙上空談而已、那知現在的跳舞場中、競欲形諸實際、一間富麗堂煌的舞場、一對對的青年男女、互相擁抱着、在慘綠色的燈光下面、像蝴蝶般的來來往往、雙方的目光、彼此接觸着、那薄薄的黑紗、映得一身的肌肉、都隱隱的顯露了、高聳的雙峯、貼緊在你的胸懷、蘋果的臉兒、斜倚在你的肩傍、唉、現在的青年、既不是柳下惠、也不是魯男子、你想在當時的情景之下、那一個不要魂飛天外呢、所以現在的舞客、等於嫖客、現在的舞女、簡直是妓女、有的恐怕還要超過幾倍呢、考他們的心理、却同狀異夢、男的固然是性慾問題、女的完全是拜金主義、因為他們假使不如此的淫蕩、決不能吸引一般青年的舞客、我有一個朋友、他非常熱心于跳舞、大有場場皆到、個個皆跳之概、不料現在竟患了梅毒、後來據調查所得、原來有的舞女、從前都做過妓女的、因為生活的關係、改充了舞女、唉、留戀于跳舞場中的青年呀、請你們快些覺悟罷、

跳舞與性慾

中華郵政特准掛號認為新聞紙類

## 自殺之背景

一言以蔽之曰　失去人生幸福

楊志一

近來社會中最恐慌最重大之問題、無過于青年自殺、自馬振華投江以後、若劉維賢、若吳和翠、若陳秀英、若姚肇嫤等、均相率投浦以死、嗟嗟、黃浦江上、誠可造奈何橋矣、然彼自殺者、豈眞此倡彼和、視黃浦爲樂土耶、蓋亦有不得不死之萬分苦衷者在耳、夫舍生負氣之倫、孰不好生而惡死、孰不欲保守此身以求世用、孰不欲轟轟烈烈、以享受人生之幸福、固不待明哲而後知也、乃必去樂觀而抱悲觀、舍積極而趨消極、悴憔其人生、灰冷其意志、因悲觀、消極、憔悴、灰冷、而竟出以最後一着之自殺、要知自殺乃人生最慘酷之境界、在身處其境者、竟毅然以就之、絕不有所紆迴畏縮、則其視人生之慘酷、甚于自殺之慘酷、可必然矣、陳秀英遺書有云、『今日不下決死之心、他時有求死不得之日、』此種慘酷之口吻、可謂一般自死者之總寫眞、

余將歸納言之曰、吾人胡爲自殺、則因環境之壓迫、環境之壓迫若何、或失戀于情場、或受經濟之支配、或因家庭之黑暗、一言以蔽之曰、失去人生幸福而已、西諺有云、不自由、毋甯死、今可轉一語曰、不幸福、毋甯死、余願望今後之青年、宜稟明哲保身之旨、毋陷自刃可蹈之譏、力與惡社會決鬥、競求人生幸福之享受、

## 產後行房之害

（虞舜臣）

余服務於滬南廣益中醫院、一日有一年可二十許之麗姝至、騎袍革履、髮已剪去、成鴨屁股式、狀若姊妹行、手持號票、插於籤上、有頃、而伊之號至矣、余察其色、但見滿面脂粉、診其脈、沉而細、余問曰、腹痛乎、曰然、曰幾日矣、曰三日矣、又曰、吾之病、起於……余聞其欲言又止、疑之、乃曰、病之起固當明言、不然、何由得知、彼又曰起於……余卽正色厲聲而促其言、彼乃命偕來之一妹、代爲陳說、彼姝乃滔滔而言曰、伊（指痛者）於十日前小產、方七日、其夫卽欲與之……初不之允、其夫堅欲行之、無已、詎知行後、腹微作痛、一小時後、卽覺大痛、以熱水袋熨之、復以手按之、痛治稍減、次晨腹中又痛、覺小腹旁有一筋高起、痛不可按、或痛或止、如是二日矣、故今請先生證治、余知其爲小產後、惡露未盡、而復行房、寒氣襲於胞中、與瘀血交併、厥氣失於疎泄、余用熟附片二錢、炮姜一錢半肉桂心一錢、炒桃仁二錢、杜紅花一錢半、製香附三錢、台烏約一錢、兩頭尖一錢半、炙乳沒各一錢、當歸尾二錢、紫丹參二錢、降香一錢、服一貼、次晨來時、之腹痛大減、仍照原方而減輕其分量、又次日、卽不來、諒已全愈、噫、靑年男女、往往祇求性慾之滿足、毫不講衞生、故特書而出之、爲靑年男女戒。

## 醫林點將　怪病奇治

| 乙組點將會員 | | 担任 |
| --- | --- | --- |
| 夏應堂　朱少坡　王仲奇　陳无咎　吳克潛 | 虞舜臣　沈仲圭　尤學周　秦伯未　張汝偉 | 輪流撰述 |

### （一）一個死而復活的病人

（夏應堂）

余對于海上各醫報、從未有片言隻字、實因診務羈身、無暇握筆耳、本報編者前會一再索稿、均以事冗未報、不料上期丁君仲英竟點余撰述、余雖不文、亦不得不勉力從事、以應本報之要求。

有王姓婦、誤服周醫藥六七劑、卽奄奄一息、脈伏氣絕、時正酷暑、已備入木、有某名醫過而視之曰、面不變色、目睛上反、唇色尙紅、其似未至死、乃將薄紙一張、蓋其口鼻、並不鼓動、按其脈息、亦不跳躍、惟手足尙溫、後再按其上太衝太谿、其脈尙存、於是解衣坦胸、按其脘中石硬如板、重力按之、見病人眉間皮肉微動、似有痛苦之狀、該醫心中大喜、似有所得曰、斯人有救矣、卽取筆索紙、書大黃一兩、厚朴三錢、枳實三錢、萊菔子一兩、芒硝三錢、瓜蔞皮一兩、囑病家先煎枳朴萊蔞、後納大黃濾汁、再納芒硝濾滑、將病人牙關撬開、漸漸灌入、閱此病人自服藥之後、腹部大痛、竟下燥矢三十餘枚而愈、噫此病固怪而此治亦奇、非此醫之良者、決不識此病、亦決不用此藥、是則斯人之命、亦云幸矣、彼不學無術之周醫、豈能望其項背哉、（下期請學周先生續）

## 編輯者言

本報第十二期、準八月十四日出版、恐勞錦注、特此以告、本期之報紙、共分「粉紅」「湖色」「淡黃」三種、如能配全、酬以相當贈品、惟領取贈品日期、規定本月十八日起、每日下午一時至四時、屆時蒞館領取可也。

## □血證之精要語

（楊志一）

不佞前發表吐血之原因與治療及咯血與咳血兩篇、諒爲讀者所閱悉、茲有熊璋君集古人治血精警語一篇、特表而出之。

繆仲淳曰、治吐血有三訣、一宜行血不宜止血、行血則血循經絡、不止自止、止之則血凝、二宜養肝不宜伐肝、養肝則肝氣平、而血有所歸、伐肝則肝虛不能藏血、血愈不止矣、三宜降火先須降氣、氣有餘便是火、氣降則火降、而氣不上升、血隨氣行、無溢出之患矣。

聖惠摘元云、吐血水內、浮者肺血也、沉者肝血也、半浮半沉者、心血也、各隨所見、以羊肺肝心蘸白芨末、日日服之、最佳、蓋白芨性苦平、入肺經、有補肺、逐瘀、生新、之功也。

吐血咯血、以葛可久十灰散爲最佳、蓋方中以梔子、側柏、荷葉、茅根、大黃、淸血之熱、大薊、小薊、茜根、丹皮、破血之瘀、棕櫚止血之溢、故雖燒灰、而無兜濇留瘀之弊。

先便後血爲遠血、由脾氣虛弱、血失統攝、陰絡之血、離經下溢、宜黃土湯、（灶心土、甘草、白朮、熟地、黃芩、附子、阿膠）健脾補血、先血後便爲近血、由溼熱蘊結大腸、榮血受傷所致、宜以黃連、黃柏、生地、芍藥、丹皮、側柏、槐花、地榆、淸熱存陰、大便下血、淸而色鮮、腹不痛者、爲腸風、以槐角丸（槐角、地榆、黃芩、黃連、黃柏、生地、當歸、川芎、防風、荊芥、側柏、枳殼、烏梅、生姜）爲主方、大便下血、濁而色暗、腹作痛者、爲藏毒、以赤豆當歸散爲主方。

暴吐血以祛瘀爲主、而兼降火、久吐血以養陰爲主、而兼理脾、蓋夫血以火症居多、延久則血虧也。

血症身熱口渴脈大者、火邪勝也、其治難、身涼不渴脈靜者、正氣復也、其治易。

吐血症、血色鮮紅屬火、紫黑火極、晦淡無光、陽虛不能攝陰。先欬痰、後見血者、爲積痰生熱、其病輕、先見紅、後欬痰者、爲陰虛火動、其病重。

古人謂血症多以胃藥善後、蓋血出於中焦、使胃強脾健、則飲食之精微、皆化生氣血之原料、故培養中宮、即所以補血也。

吐血之時、脈多宏大、吐血之后、乃見芤象、若吐血后、脈仍宏大者、往往不起。

鱉甲乃養陰良藥、鱉肉亦補血聖品、凡面色㿠白、神疲肢軟者、可常食之。

## □患白帶的婦女

（志一）

十女九帶、是一句古話、照事實上說起來、確有這種情形、也可見得白帶一症的普及性了、調查患白帶的婦女、大部要腰痠、何以

### □何以要腰痠

他處不發生痠痛、獨獨於腰部發生痛痠、這很有研究之價値和必要、要說明他的原因、非把中國醫書切實地證明不可、中國最古的醫書靈素上面說、「帶脈如帶、横束於腰、帶脈屬於脾」、脾虛、帶脈不固、那末白帶跟着來了、腰痠跟着白帶而來、是因爲腰爲腎之府、腎虛、腰也要痠、這是同樣的理由、這是中醫生理學說精密之一部分。

## □時病報告

今夏時疫、多爲濕熱吐瀉、眞性霍亂、較往歲爲少、惟夏令雖可安然度過、秋之餘熱猶烈、尤宜特別注意、蓋病魔每乘人忽略而來也、現瘧疾雖未流行、痢疾已漸上市矣。

## □婦女釀成乾血癆之原因

朱振聲

癆病之因不一、其原總不出於七情、所謂七情不損、五癆不成、洵至言也、然癆病雖由七情而成、亦有感冒外邪及本原羸弱者、如肺癆之肺結核、則由黴菌組織而成、腎癆之骨蒸、則由房事過度而成、童子癆則由先天不足、骨癆則由年老陽衰、惟乾血癆一症、則純出於幽思鬱結而成、素問云、二陽之病發心脾、有不得隱曲、女子不月、其傳爲風消、再傳爲息賁者、死不治、蓋二陽者胃也、胃爲飲食之機、氣血之來源也、動靜脈皆隸於此、苟心有隱曲不伸、脾爲思慮所困、則鬱火內熾、血液暗耗、不思飲食、肌肉日削、月事不行、神倦意懶、且肝爲藏血之臟、血無所藏、則肝木横行無制、勢必至煩躁奔迫而死、可不懼哉、雖然、乾血癆一症、大抵生於婦人女子、而其來源則又迥然不同、如新婚夫婦、纔賦關雎、唱隨未幾、忽失所天、轉輾興嗟、如鵑啼於午夜、煢煢獨立、似孤雁之哀聲、羅帷寂寂、誰與爲歡、思前想後、亦不知如何是好、以致病骨支離、飲食日減、此乾血癆之最重者也、其或良人遠出、久年不歸、秋月春花、等閒虛度、已涼天氣、不免東西勞燕之思、對鏡徘徊、總有紅粉飄零之感、俗謂之思想病、亦乾血癆之一也、其或閨閣少女、情竇初開、晴窗無事、即以言情說部爲命、顛之倒之、幾如身入其境、書中之嬌兒、即意中之情郎、瞑目幽思、彷彿伊人宛在、以致如凝如呆、寒暖不知、亦乾血癆之一也、他如孀婦尼師、不惜獨宿、古井有重波之念、死灰興復燃之心、然而限於禮義、畏於人言、每致慾火中燒、勢難抑制、俗謂三十易過、四十難當、豈虛語哉、迨至抑鬱日久、面色痿黃、經停潮熱、飲食不思、亦乾血癆之一也、嗟乎、藥有治病之力、卻無移情之能、良以飲食男女、人之大欲存焉、奈何爲人之父母者、皆不知體曲人情、顧憐子女、強孀婦之守節、留少婦於空閨、女及笄而不嫁、旣不得優游歲月、其何以舒鬱結之心、雖不致玉折蘭摧、每易成乾血癆症、其來也緩、其去也難、欲求藥石之補救、不如心願之得償、諺云、心病還須心藥醫、旨哉斯言、

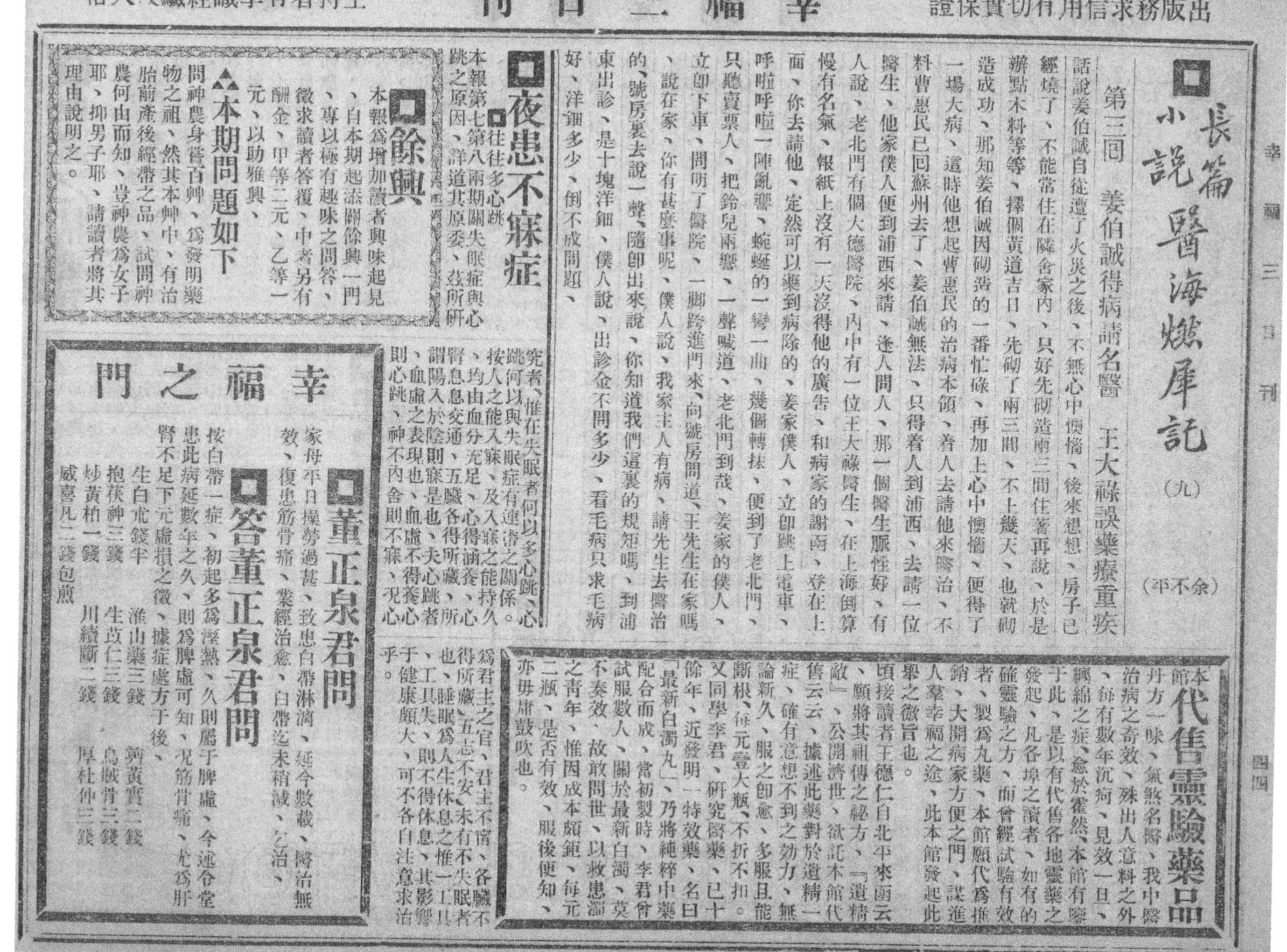

出版務求信用有切實保證　　**幸福三日刊**　　主持者有學識經驗及人格

## □長篇小說　醫海燃犀記（九）

（平不余）

### 第三回　姜伯誠得病請名醫　王大祿誤藥療重疾

話說姜伯誠自從遭了火災之後、不無心中懊惱、後來想想、房子已經燒了、不能常住在鄰舍家內、只好先砌造兩三間住着再說、於是辦點木料等等、擇個黃道吉日、先砌了兩三間、不上幾天、也就砌造成功、那知姜伯誠因砌造的一番忙碌、再加上心中懊惱、便得了一場大病、這時他想起曹惠民的治病本領、着人去請他來醫治、不料曹惠民已回蘇州去了、姜伯誠無法、只得着人到浦西、去請一位醫生、他家僕人便到浦西來請、逢人問人、那一個醫生脈性好、有人說、老北門有個大德醫院、內中有一位王大祿醫生、在上海倒算很有名氣、報紙上沒有一天沒得他的廣告、和病家的謝函、登在上面、你去請他、定然可以藥到病除的、姜家僕人、立即跳上電車、呼啦呼啦一陣亂響、蜿蜒的一彎一曲、幾個轉抹、便到了老北門、只聽賣票人、把鈴兒兩響、一聲喊道、老北門到哉、姜家的僕人、立即下車、問明了醫院、一腳跨進門來、向號房問道、王先生在家嗎、說在家、你有甚麼事呢、僕人說、我家主人有病、請先生去醫治的、號房裏去說一聲、隨即出來說、你知道我們這裏的規矩嗎、到浦東出診、是十塊洋錢、僕人說、出診金不問多少、看毛病只求毛病好、洋錢多少、倒不成問題、

## □夜患不寐症

□往往多心跳

本報第七第八兩期關於失眠症與心跳之原因、詳道其原委、茲所研究者、惟在失眠者何以多心跳、心跳何以與失眠症有連帶之關係。按人之能入寐、及入寐之能持久、均由血分充足、心得涵養、心腎息息交通、五臟各得所藏、所謂陽入於陰則寐是也、夫心跳者、血虛之表現也、血虛不得養心、則心跳、神不內舍則不寐、況心爲君主之官、君主不寧、各臟不得所藏、五志不安、未有不失眠者也、睡眠爲人生休息之惟一工具、工具失、則不得休息、其影響于健康頗大、可不各自注意求治乎。

## □餘興

本報爲增加讀者興味起見、自本期起添闢餘興一門、專以極有趣味之問答、徵求讀者答覆、中者另有酬金、甲等二元、乙等一元、以助雅興、

△本期問題如下

問神農嘗百艸、爲發明藥物之祖、然其本艸中、有治胎前產後經帶之品、試問神農何由而知、豈神農爲女子耶、抑男子耶、請讀者將其理由說明之。

## 幸福之門

### □董正泉君問

家母平日操勞過甚、致患白帶淋漓、延今數載、屢治無效、復患筋骨痛、業經治愈、白帶迄未稍減、乞治、

### □答董正泉君問

按白帶一症、初起多爲濕熱、久則屬于脾虛、今令堂患此病延數年之久、則爲脾虛可知、況筋骨痛、尤爲肝腎不足下元虛損之徵、據症處方于後、

生白朮錢半　淮山藥三錢　炒芡實二錢
抱茯神三錢　生苡仁三錢　烏賊骨三錢
炒黃柏一錢　川續斷二錢　厚杜仲三錢
威喜丸二錢包煎

## 本館代售靈驗藥品

丹方一味、氣煞名醫、我中醫治病之奇效、殊出人意料之外、每有數年沉疴、見效一旦、纏綿之症、愈於霍然、本館有鑒于此、是以有代售各地靈藥之發起、凡各埠之讀者、如有的確靈驗之方、而曾經試驗有效者、製爲丸藥、本館願代爲推銷、大開病家方便之門、謀進人群幸福之途、此本館發起此舉之微旨也。

頃接讀者王德仁自北平來函云、願將其祖傳之秘方、『遺精敵』、公開濟世、欲託本館代售云云、據述此藥對於遺精一症、確有意想不到之功力、無論新久、服之即愈、多服且能斷根、每元壹大瓶、不折不扣。又同學李君、研究醫藥、已十餘年、近發明一特效藥、名曰「最新白濁丸」、乃將純粹中藥配合而成、當初製時、李君曾試服數人、關於最新白濁、莫不奏效、故敢問世、以救患濁之青年、惟因成本頗鉅、每元二瓶、是否有效、服後便知、亦毋庸鼓吹也。

幸福三日刊　四四

介紹衛生方法　　幸福三日刊　　指導健康途徑

# 幸福報

紹儀署

◀第十二期▶
（民國十七年八月十四日）
◀每份售洋二分▶
（館址上海浙江路洪德里四七八號）



## 本期要目



## ◻私生子何以多智

（致逸）

◻因是男女眞愛之結晶

自各國獎勵生殖率後、私生已得法律上之保障、與正式國民一視同仁、稽攷古今中外歷史、智謀雄英之士、多爲私生之子、私生天分高超于正式小孩、其原理大有研究之價值、易經云、男女構精、萬物化生、靈樞云、兩精相搏謂之神、兩神相搏、合而成形、兩精云者、指男子之精蟲女子之卵子也、構精與相搏云者、指精蟲和卵子互抱而結合也、可知胎之原、純是男精女卵互抱結合而成、推其男精女卵互抱結合之原動力、則在兩神之相感、兩神相感則在男女性慾最烈時得之、試問、暗通私情之青年男女、千方百計、愛慕己久、一旦目的得達、陳倉暗度、雙方春心發動、達於沸點、所謂兩神相感之時也、故此聚精會神之性交、最易得胎、且所生之子、必聰明絕倫、蓋有眞愛情、乃有眞種子也、

## 秋老虎不宜兜風

（涼月）

有一物焉、雙睛耀日、日慘慘以光流、一嘯生風、風炎炎而氣熾、不必爪牙之用、怒欲搏人、雖無羽翼之生、飛能食肉、固不獨大鼎同乎酷吏、虐威比於暴客而已、而人畏之、更有甚於此者、此何物耶、非秋老虎其誰、

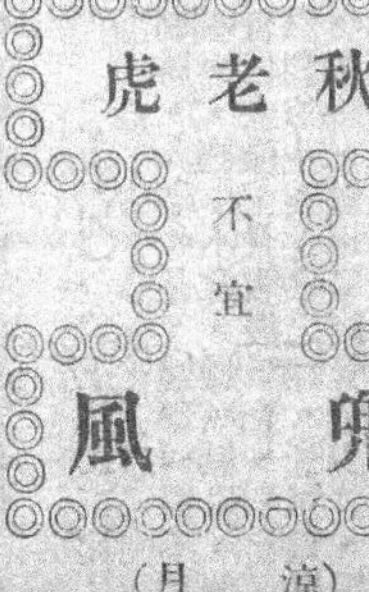


秋老虎之威、既如上述、則其熱度之高、可想而知矣、當斯之時、冰淇淋不足以解渴、電風扇不足以取涼、雖富豪之家、閨閣名媛、亦不免香汗涔涔下矣、雖然、人爲萬物之靈、豈無取涼之法、有之、其惟深夜兜風乎、

汽車一輛、人影二三、風駛電閃於靜安寺楊樹浦之道路上者、卽上海人最流行之避暑法也、坐於車中者、大都青年之情侶、我我卿卿、其樂無窮、風吹則衣襟飄揚、髮鬆羽化而登仙、露降則涼沁心脾、不知炎威之尚在、當斯時也、樂則樂矣、毋如血肉之軀、非銅筋鐵骨可比、因此而釀成傷風症者、比比皆然、

有美一人、擁衾獨臥、頭痛如裹、鼻塞涕流、眼欲啓而難展、肢欲動而無力、輾轉牀第、痛苦難言、回憶昨宵、彷如隔世、雖有懊悔之心、奈已不及、此非兜風之爲害乎、

按傷風爲感冒症中之最輕者、倘且痛苦難言、則其症之重者、更可知矣、際此秋老虎將屆之時、奉勸男女同胞、勿再兜風爲要、至於兜風之所以釀成傷風者、因肺主皮毛、皮毛不固、風邪襲入、則肺氣閉塞、肺主一身之氣、而開竅于鼻、故鼻爲之塞而涕爲之流也、輕者可熱服生姜湯卽愈、重者非服藥不可、

中華郵政特准掛號認爲新聞紙類

## 家庭醫藥常識（上）

朱振聲

人不幸而患病、因病而求醫、因醫而服藥、無非欲其病之速痊而已、然而醫生有優劣、藥性有緩急、調養有失宜、病家非具有醫藥常識、焉能別之、既不能別、豈能收事半功倍之效、故病家於醫學常識、不可不略知一二、茲將管見所及、擇其要者而陳之、

（一）擇醫法

挽沉疴於旦夕、起死人而肉白骨者、藥石之力也、然藥石配合之適宜、全賴醫生學識之優劣、蓋人體有強弱、病情有緩急、時令有不同、攻補溫涼、隨症施治、出死入生、咸在于此、故醫生之優劣、實與病人有莫大之關係、此擇醫法之不可不究也、然每見富貴之家、醫未嘗不擇、藥未嘗不服、中西名醫、往來如織、而病仍不起者、非醫之不良、藥之不靈、乃病家無專一心、而醫生無責任心也、況人多則意雜、愈之不見功、死之不見咎、于是溫涼雜進、攻補並施、不死于病、亦死于藥、故病家之擇醫也、必具鑒別之眼光、存信仰之心理、不問年齡老幼、但求醫學之精深、不計懸壺暫久、務須用藥之適宜、中西不並請、藥石不亂投、庶能收良好之效果、而不為庸醫所誤也、

## 治瘧疾靈効方

凡人因夏季時受寒過甚、每至秋令、往往有患瘧疾者、醫治之方不一、然大都未能奏功、余有一秘方、幾經試驗、均徵確效、爰錄之以告世之患瘧疾病者、

向中國藥店內購腰黃華燈茄華撥白胡椒半夏糊五味分量勻、研為細末、於瘧疾未發之二時前、以膏藥二個、放入右藥少許、一貼臍上、一貼太陽穴（即第三粒算盤珠）迨後身體頗覺熱、然須逾二日後方可將膏藥揭去、右方雖一日或三日一發之虛瘧、以此治之、無不霍然也、（注意）小兒用時、藥宜減少、因藥性激烈、多恐鼻中出血故也、

（劉俊芳）

## 急驚風救治記

（楊志一）

本埠法租界白爾部路六十一號湯宅、一女小孩、病起於深夜、忽然昏厥體熱、手足抽動、口吐白涎、兩目上視、且角弓反張、四肢反冷、幾有命傾旦夕之概、當夜請西醫劉悟叔君打針、中醫王詠春君推拿、昏厥稍蘇、俄而故態又發、家人驚恐萬分、待余至、蘇而復厥者凡三次矣、診其脈疾數無倫、熱度逹攝氏四十度〇八、厥發則諸恙齊作、四肢反冷、厥回則四肢溫和、余曰、此乃驚風急症也、內經云、肝主筋、又云肝之變動為握、肝熱生風、風熱挾痰濁上擾、則吐白涎、神經被炙而起變化、則手足抽動、況昏厥目上視、角弓反張、尤是熱已入腦延髓發炎之現象、熱向外發則厥回而肢溫、熱向裏攻則厥而肢冷、乃處一方、以羚羊為主、生石決天竺黃竹瀝等為副、一劑肝風定、痙厥除、再劑熱減大半、三劑熱退七八、繼進清養善後之品、式微虛熱、亦除、據述此孩賁極靈敏、病前并無熱象、可知與傷寒傳變為驚風者不同、惟其神經過敏、每易觸驚而致斯病也、

## 醫林點將　怪病奇治

本期撰述員尤學周君、因稿件尚未郵到、由王澤民君代作、編者附誌

### （二）一個奇怪咳嗽的病

（尤學周）（王澤民）代作

凡事有不可常理測度者、必出奇以制勝、人事如是、醫理何獨不然、吾鄉有某甲者、以織綱為業、患咳嗽、經年不愈、燥咳無痰、連續不已、夜不能寐、日漸甚羸、惟胃口大佳、且飯後咳止、約一二小時復作、醫者咸目為癆損症、均投以潤肺止咳養陰之劑、毫無效驗、既而咳益甚、病者思得一法、遇咳劇時、輒以旱煙管油少許、探入喉間、得稍止、自此習以為常、冀減須臾之痛苦、亦不以為異、一日、忽有鄰嫗授以一方、云杏仁一斤、橘紅四兩、可治咳嗽痰病、嫗固愚婦、甲亦愚夫、均屬莫名其妙之人、聞嫗言、急赴城市購杏仁一斤、橘紅四兩、鄉離城市本遠、購得後、入荼肆小憩、見杏仁食慾大熾、不管生熟、恣意啖之、覺味甚美、不一小時、一斤杏仁、悉已啖盡、咳亦頓止、遄返家、已日薄暮、其妻問市藥歸、杏何在、甲云、杏仁已啖盡、惟餘橘紅四兩、亟需煎服、妻亦鄉婦、不知橘紅為何物、盡數煎之、得一大碗、以奉甲、甲正口渴、盡量飲完、頓覺腹大餧、索飯、狂食三大碗、果腹而臥、迨夜午、劇腹痛、起如廁、欲瀉不得、穀道中蠕蠕而動、以湘紙裹之、得一蟲、長四五寸、形如蜈蚣、遍體生毛、作紅色、狀甚可怖、甲失聲而呼、其妻至、相覯大駭、見蟲首尾尚動、其斃之、甲嗣後咳嗽頓愈、不復有他患、人亦強健如常、桉此蟲、蟄伏肺部、第不知來自何處、但甲食亦食、甲飲亦飲、飽食後、蜷臥不動、故能止咳一二小時、探以煙油、受辛辣激刺、亦能少伏、否則日夜蜿蜒肺部、以致燥咳不已、杏仁一味、不過普通潤肺化痰、生者稍具芬芳之氣、甲之欲啖杏仁、即蟲為祟、飽食蜷臥、是蟲慣技、不意為四兩橘紅所醉、落入胃中、又被三大碗飯壓迫所、失其抵抗能力、不得不轉入大腸而出矣、勢所必然、理亦近似、但此種攻下之法、不獨為蟲所不防、抑亦方書所未載、其得力處、在三大碗飯之壓迫、吾友仲良云、怪病須用怪藥醫、誠可奉為圭臬矣、

（下期請仲圭先生續）

## □王九峯成聾之原因

涼月

◎一聲恭喜

◎二條性命

王九峯是前清最有名望的一位醫生、他能夠在三指之下、斷人的生死和病原、絲毫無誤、所以當時的人、都稱他王半仙、就是這個道理、至于他的醫彰、並不是天生的、也不是假裝的、是因爲在出診的時候、受了驚嚇而悲、（並不是課要）現在將那件事情、寫在下面、不是一篇極好的材料嗎、

有一天、王到一家做藩台的人家去看病、走到床前、那病人把一只粉裝玉琢般的手兒、從帳子裏面伸出來、請先生診脈、正在這個時候、那王的旁邊忽然來了一個年約四五十歲的婦人、愁容滿面的說道、王先生、他的病什麼樣、有沒有危險呀、一邊說、一邊將一只小指、向王一示、並把眼向帳內的人注視着、王受了這種暗示之後、眞所謂莫明其妙、又不好問、自已猜想、莫非帳內的病人、就是主人的小老婆嗎、所以他拿小指一示、但是論他的脈、並不是病、卻明明是個喜脈、莫非他嫌忌心重、教我不要說明嗎、王診了脈、到書房裏去開方、那主人就問道、先生、她的脈息什麼樣、王卽起身說道、恭喜大人、主人聽了這四字、就斂容道、喜從何來、王曰、脈來弦滑搏指、左甚于右、決非病脈、定屬男胎、不久又將添生一位公郎了、這不是可喜的事嗎、那知不多時候、隱隱聽得樓上有哭泣聲和哀求聲、待至王的方紙寫好、只見一個僕人、手中託着一盤、盤中放着一個血肉模糊的男胎、王見了大驚失色、從此以後、他的兩耳、就變了聾子了、

## □抵抗衞生談

人生氣海中、陰陽寒暑之不齊、風雨晦明之迭變、隨在足以致疾、即隨在與以應付、而抵抗衞生之說興、抵抗云者、言即利用人身內之一種天然抵抗力、以抵抗空中微生蟲或病菌而、保其生存、故亦曰天然衞生、與最近生物學家之所謂自體生活力。大略相同、玆姑撮其淺近易知者、雜述一二、

人生之有汗液、即天賦人以一種抵抗外感之用具、故操作愈力者、其洩汗亦愈多、奔走愈勤者、汗出亦愈甚、人皆引以爲苦、而不知其含有功用存焉、若在炎天溽暑、則尤賴汗以抵禦熱毒之侵、涼風之襲、試觀夏令中睡醒時、體有汗漬、起必終日健全、睡醒時體無汗留、起必四肢乏力、而或致於病、此理極淺、人多習焉不察、於是富貴人以濫用電扇而感疾、若力畫以露宿貪涼而發痧、犯者日多、寢成疫癘、是皆不善用其抵抗衞生之故、而至於斯也、

轉瞬秋涼、尤宜格外珍攝、稍不慎而疫氣乘盡之時、有如燈光將滅、勢必轉熾其燄、不可不預防也、預防之法非夥、若就其易知易行者言之、則月令所謂君子齋戒、處於掩身、節嗜欲定心氣之禁禁大端、此等學說、雖若陳腐、而實可見古人深明抵抗衞生之道也、因時攝養、頗得其平、

節嗜欲以抵抗其外邪、（一）不貪口腹飲食（二）不耽耳目聲色（三）不食烟酒興奮之劑、（四）不犯嫖賭傷生之事、

定心氣以抵抗其內攻（一）心氣和平則血液自清、（二）精神充足則微生物雖偶然侵入、而自被血球吞噬盡絕、

總之抵抗衞生可利用天然之能力、而不需藥石、不費金錢、人人之所能也、不然則病之發也、直自譏而已矣、（吳少圃）

## □秋令時病談（一）

（梧志一）

### □痢症

本報關于夏令種種時病、曾經談過、現在已從夏令而到秋令了、天時轉移、流行時病、也要跟着天氣而轉移變化了、談到秋令流行的時病、自然不外痢症與瘧疾兩種、我每天在診所裏看病、以這兩種病爲最多、憑我個人的診斷、病理的狀況、痢症雖是多油膩葷腥冷熱不潔之物、過其胃納固有之量、脾胃接收這油膩厚味或冷或熱的過量食料、那末脾的消化力、胃的蠕動力、都失卻作用了、胃實腸虛、腸實胃虛、也轉運不及了、就是西醫所說的痢菌、也寄生食物積滯中大肆活動了、積滯在小腸的、叫做小腸痢、積滯在大腸的、叫做大腸痢、留滯在氣分的、叫做白痢、侵入血分的、叫做赤痢、但是腹脹作痛、裏急後重、泄物膿液的狀態、無論大腸痢、小腸痢、白痢赤痢、均必然有的、不過痛的部位有大小、泄物的顏色有赤白罷了、痢症古名腸澼、今俗名括積、（其積往往留腸之曲灣處不、中醫叫做曲腸、西醫叫做盲腸、）因有積而後有痢、積不去則痢不止、所以關于此症之治療、至痢家先盡節食的責任、那末醫家見症施治、或解表和裏法、或通因通用法、清營導滯法、理氣暢中法、久痢止濇法、自然着着奏效了、又痢症有三禁、怎麼叫三禁、一痢是利小便、一種是發汗、一種是止濇、三種要算止濇流弊最大、因爲痢無止法、通之便是止之、不是久痢滑脫、切不可投、病家以爲便痢次數太多、實在痛苦、想一止了事、那知大錯而特錯了、

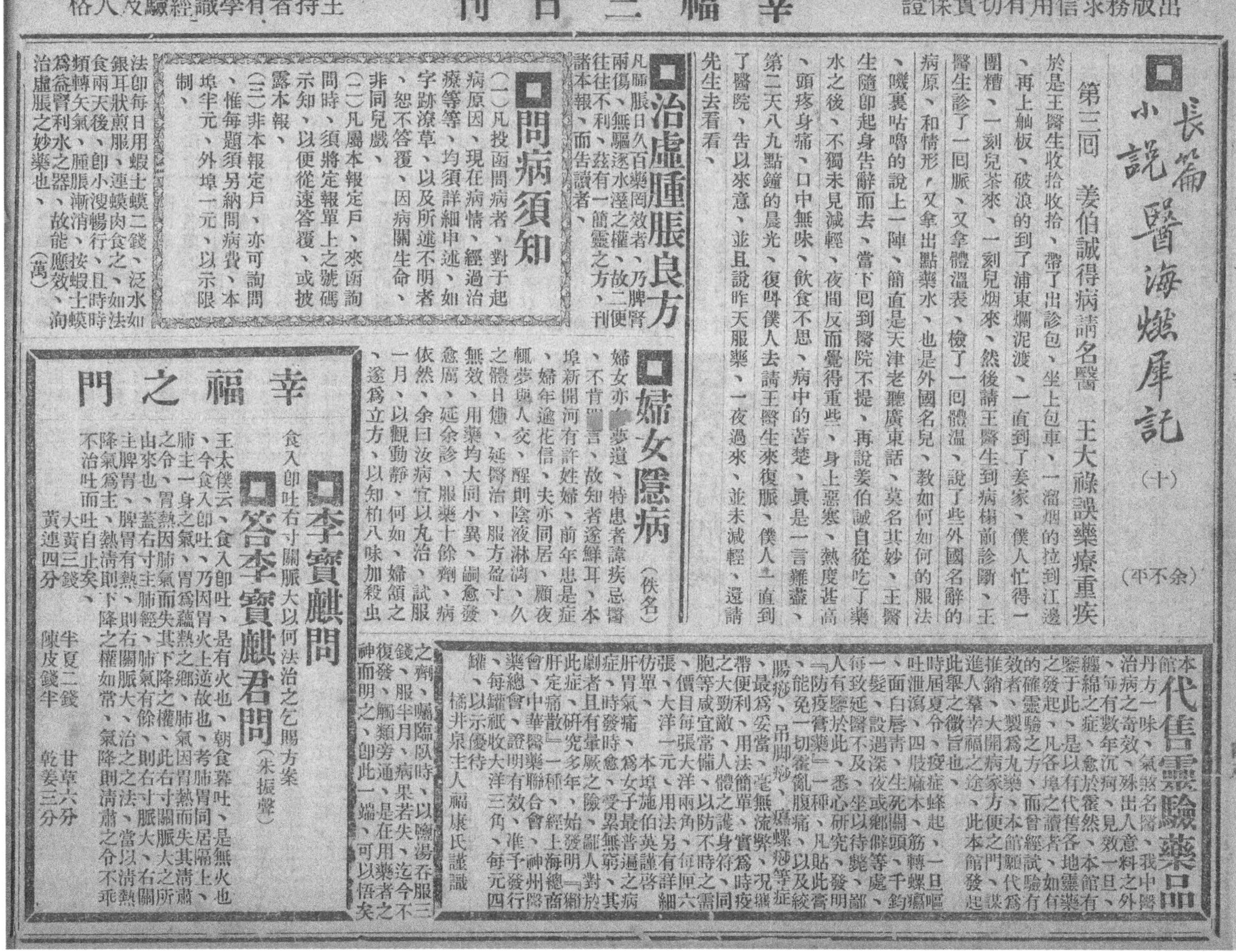

出版務求信用切實保證　幸福三日刊　主持者有學識經驗及人格

## 長篇小說　醫海燃犀記（十）

（平不余）

第三回　姜伯誠得病請名醫　王大祿誤藥療重疾

於是王醫生收拾收拾、帶了出診包、坐上包車、一溜烟的拉到江邊、再上舢板、破浪的到了浦東爛泥渡、一直到了姜家、僕人忙得一團糟、一刻兒茶來、一刻兒烟來、然後請王醫生到病榻前診斷、王醫生診了一回脈、又拿體溫表、檢了一回體溫、說了些外國名辭的病原、和情形、又拿出點藥水、也是外國名兒、教如何如何的服法、嘰裏咕嚕的說上一陣、簡直是天津老聽廣東話、莫名其妙、王醫生隨卽起身告辭而去、當下回到醫院不提、再說姜伯誠自從吃了藥水之後、不獨未見減輕、夜間反而覺得重些、身上惡寒、熱度甚高、頭疼身痛、口中無味、飲食不思、病中的苦楚、眞是一言難盡、第二天八九點鐘的晨光、復叫僕人去請王醫生來復脈、僕人一直到了醫院、告以來意、並且說昨天服藥、一夜過來、並未減輕、還請先生去看看、

## 治虛腫脹良方

凡腫脹日久、百藥罔效者、乃脾腎兩傷、無驅逐水溼之權、故二便往往不利、茲有一簡靈之方、刊諸本報、而告讀者、法卽每日用蝦土蟆二錢、泛水如銀耳狀煎服、連蟆肉食之、如法食兩天後、卽小溲暢行、且時時頻轉矢氣、腫脹漸消、按蝦土蟆爲益腎利水之器、故能應效、洵治虛脹之妙藥也、（萬）

## 問病須知

（一）凡投函問病者、對于起病原因、現在病情、經過治療等等、均須詳細申述、如字跡潦草、以及所述不明者、恕不答覆、因病關生命、非同兒戲、

（二）凡屬本報定戶、來函詢問時、須將定報單上之號碼示知、以便從速答覆、或披露本報、

（三）非本報定戶、亦可詢問、惟每題須另納問病費、本埠半元、外埠一元、以示限制、

## 婦女隱病

（佚名）

婦女亦[illegible]夢遺、特患者諱疾忌醫、不肯[illegible]言、故知者遂鮮耳、本埠新開河有許姓婦、前年患是症、婦年逾花信、夫亦同居、顧夜輒夢與人交、醒則陰液淋漓、久之體日憊、延醫治、服方盈寸、無效、用藥均大同小異、嗣愈發愈厲、延余診、服藥十餘劑、病依然、余曰汝病宜以丸治、試服一月、以觀動靜、何如、婦頷之、遂爲立方、以知柏八味加殺虫之劑、囑臨臥時、以鹽湯吞服三錢、服半月、病果若失、迄今不復發、觸類旁通、是在用藥者之神而明之、卽此一端、可以悟矣

## 幸福之門

### 李寶麒問

食入卽吐、右寸關脈大、以何法治之、乞賜方案

### 答李寶麒君問

（朱振聲）

王太僕云、食入卽吐、是有火也、朝食暮吐、是無火也、今食入卽吐、乃因胃火上逆故也、考肺胃同居隔上、肺主一身之氣、胃爲蘊熱之鄉、肺氣因胃熱而失其淸肅之令、胃熱因肺氣而失其下降之權、此右寸關脈大之所由來也、蓋右寸主肺經、肺氣有餘、則右寸脈大、右關主脾胃、脾胃有熱、則右關脈大、治之之法、當以清熱降氣爲主、熱清則下降之權如常、氣降則清肅之令不乖、不治吐而吐自止矣、

大黃三錢　黃連四分　半夏二錢　陳皮錢半　甘草六分　乾姜三分

## 代售靈驗藥品

介紹衛生方法　幸福三日刊　指導健康途徑

# 幸福報

[illegible]儀署

第十三期

（民國十七年八月十七日）

每份售洋二分

（館址上海浙江路洪德里四七八號）



## 本期要目



## 談談避孕術

致逸

自山額夫人節制生育之說與、世人不乏同情者、或借助於藥物、或求靈於避免之術、考藥物則有停孕金丹、注射鈫、精虫等、避孕術則有精液避射法、子宮口塡塞法、交接後、洗滌法等、究其結果、不但無效、且遺害實多、即用風流如意帶、非僅於性交、失其快感、於避孕亦非完善之道、有某甲、生子多矣、不勝其煩、乃與妻約、以後必用風流如意帶、行之半載、夫妻方慶無事、不意其妻腹大便便、蓋已孕矣、甲疑妻必與人私、誓與雛婚、苦無證據、而妻不服、久乃搜索其秘處、愷恍而出之、蓋風流如意帶久經服用、已破一小孔、精虫待以乘隙而入云、相與大笑而罷、總之不欲避孕則已、苟欲避孕、以禁止交合為上、然人非木石、孰能免此、降格求之、至少女子經盡七日至十四日以內、不宜交合、以此時期最易受孕也、

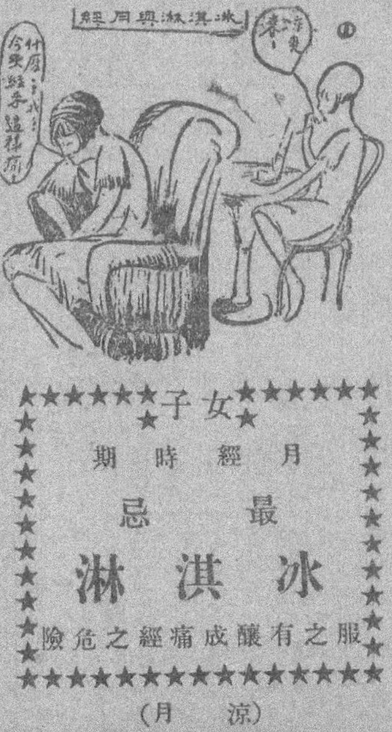


女子

月經時期

最忌

冰淇淋

服之有釀成痛經之危險

（涼月）

『痛！痛!!痛!!!』一個很時髦的女子、坐在一只柔軟而美麗的沙發上、雙手按住了肚子、一聲聲在那裏呼痛、因此她細而且長的柳眉、也無心去畫了、光而且黑的頭髮、也無心去梳了、唉、她為什麼這樣痛呢、原來因為她昨天多吃了冰淇淋、所以今天月經來的時候、肚子就非常的疼痛、而且經來得很少、這是胞宮受寒、瘀血凝結、不得下達的現象、

照醫書上說、『不通則痛、通則不痛』、所以女子的痛經、完全因為月經不通的緣果、而月經之所以不通、大都因為受了寒冷所致、（惟女子血虧、血枯、妊娠、及四十九歲以後、亦有經停者、然內不痛、以此為辨）、血得寒則凝結、得熱則沸騰、這是一定的道理、所以患痛經的女子、第一應當溫通月經、而尤其是吃冰淇淋的女子、講到通經、當然以祛瘀為主、但是祛瘀之中、必定要參加理氣之品、因為氣為血之帥、氣行則血行、氣滯則血滯、所以醫生開起方子來、總寫理氣祛瘀、就是這個道理、不過我知道世界上患痛經的女子、一定很多、其中因為吃冰淇淋而釀成的、果然不少、但是因為其他緣果的、也未嘗沒有、在此生活程度很高的時候、請醫生當然是萬不得已之事、上有些名醫、恐怕中人之產、也請不起他、因此我就寫出一張極靈驗的治痛經良方、使一般女子、脫離了痛的世界、踏進了幸福之門、這一張方子、無論是經前痛、或者是經後痛、祇要在痛的時候施行、就有意想不到之效力、方用吳萸三錢、川椒三錢、乳香、沒藥、五靈脂各一錢、食鹽一撮、一同炒熱、用布包好、在痛的地方、頻頻熨之、其痛即止、患痛經的女子、不妨去試試看、

中華郵政特准掛號認為新聞紙類

## 家庭醫藥常識（下）

朱振聲

（二）煎藥法

擇醫之要、既如上述、而煎藥之法、亦不可廢、蓋煎藥不得其法、則雖有良醫良藥、亦無濟于事、猶烹飪之法、失其調度、味既不美、且能傷人、況藥專治病、其可忽乎、雖然、煎藥之法、不可勝數、而約其大要、不外三端、凡發散之藥、及芳香之品、不宜多煎、取其生而疏盪、補益之劑、礦石之質、煎時宜久、取其熟而停蓄、草木之花、丸散之物、宜用包煎、取其清而不膩、否則、藥雖中病、亦難奏效、良以草木之劑、不耐久煎、久則氣散力薄、失其效用、礦石之質、非久不可、暫則藥力未出、效等于零、他如花葉之品、不包則致嗆、丸散之類、不包則滋膩、非特無益、反致有害、是則煎藥法之不可不講也明矣、

（三）服藥法

藥既中病、煎亦得法、宜乎病當愈矣、然而服之不得其法、亦難圖效、蓋病情有不同、服法亦因之而互異、如宜飢宜飽、宜熱宜溫、各隨所用之藥而變通之、如通利之劑、欲其化積滯而下達也、宜于空腹、如宣肺之藥、欲其開上焦而通竅也、宜于飯後、發散之劑、欲其祛風寒而外解也、必使熱服、他如吐血宜乎涼服、補益宜乎膏滋、久服宜乎丸散、種種服法、均有至理、奈今之病家、咸置之不顧、亦無怪其病之難愈也、

（四）調養法

調養之法、貴乎適當、每有病後初愈、調養失宜、以致復發者、比比然也、古之所謂勞復食復者、皆由于此、故調養之法、不可不注意也、起居之適宜、空氣之新鮮、飲食之清潔、皆爲調養法中之最重要者、滋膩之品、生冷之物、以及一切不易消化之食物、宜均禁忌、良以病後脾胃薄弱、消化乏力、偶一不慎、最易停食、因之而病又復發、更有大病之後、餘邪未楚、而病家不察、以爲病久體虛、驟進補品、每致胸悶納少、邪反內伏而不解、可不慎乎、

## 節制生育之利弊

（佚名）

近世界人口有過剩之患、昔山額夫人已先我言之、矧在我國、實業不振、生活程度日高、限制生育之法、尤不可不講、節育之利益、淺言之、其利有三、（一）足以維持產母健康也、婦女生產頻繁、則強者轉弱、弱者益虛、而百病叢生、（二）足以維持夫婦情也、兒女多則煩惱亦多、夫婦間之愛情、每因之淡薄、（三）足以維持家庭經濟也、食指多則開支繁、在貧苦之家、尤不易支持、故於經濟上亦有重大之關係、今節育之法、雖尚無顯著之發明、然可行者、不外下列三端、（一）停止交媾時期、婦女月經行淨之後、血室空虛、子宮熱盛、自有一種氤氳之氣、蘊蓄於內、此時與異性接觸、最易受孕、故在經淨後一星期內、宜兩不相侵、停止性慾的工作、（二）按穴法、行房之後、在女臍下一寸五分、（陰交穴）、用手按揉數十次、旋即坐起、或小便一次、則精自流出、不致受胎、（三）用藥、臨交時、用藥力抵制、如市售停孕金丹制育良友等、聞用者均頗有效、蓋此等藥均含有一種油質、精遇油則溶、自不致成胎、其理甚明也、至有等婦女、有懷妊而設法墮胎者、亦有臨經服涼藥以求斷孕者、實爲大謬、非徒無益、而反有害、切戒切戒、

## 醫林點將　怪病奇治

（三）一個奇治跌傷之伶人

（沈仲圭）

余學醫十載、而未嘗懸壺、言乎經驗、尚覺欠缺、所謂奇病、更未遭逢、惟嘗聞友人裘君小喬談蟋蟀治愈跌傷一節、洵足當怪治之目、長夏無事、搦管記之、以實本報、（以下皆裘君語）

余（裘君自稱）髫齡時、喜蓄魚虫、而於蟋蟀、嗜之尤深、歲必羅致數十、日以聚鬬爲樂、杭城後市街、蟋蟀之販賣場也、有虫癖者、胥求於斯、中有老翁、林其姓、耕讀其字、業此垂廿稔矣、老翁嘗以鬥蟋蟀罄其家、故經驗殊豐、人又和靄、購者爭趨之、所入頗不惡、余以購虫與老翁稔、暇時輒與閒話、一日、告余蟋蟀治病之奇效、云曩在歇浦、設攤於丹桂茶園之側、購者較目前尤衆、一夕、有老主顧張君、攜一虫寄其攤、是虫身偉善戰、價值數十金、未幾、有戲裝未卸之藝員、突至其攤、攫張君所寄之虫、納入口中而去、老翁駭極欲泣、而張君適至、乃相將至丹桂後台責問、始知某藝員係名票友、今夕客串於此、不意演至四杰村翻槓時、忽失手而墮、傷及內臟、勢頗沉重、因蟋蟀治跌仆損傷甚靈、故急趨老翁攤前攫食、刻已稍瘥、即照值賠償、並於病愈後、設筵宴張、以道歉云、

仲圭曰、蟋蟀能通膀胱、治癃閉、載於本草、見於驗案、若療仆損、實未前聞、因思奇方妙法、見於筆記者頗多、（如三稜之消症塊、鵝血之治噎膈、蠶蟲之敷蛇螫、舊氈帽之愈頭痛）、醫工爲活人計、正宜旁搜博覽、上而羲皇堯舜之事、下而民間淺陋之談、不問其治法之出乎君臣、祇求其效驗之在乎片刻也、（下期請臣舜先生續）

## 產婦須知（仲英）

婦女臨產、每易發生倒產、橫生及子死腹中、胞衣不下種種危險、偶一不慎、生命繫於呼吸之間、殊爲可虞、中國醫書、如萬氏婦人科之達生編、確有種種救濟方法、言之精詳、可採用者、亦復不少。鄙人鄉居、遇有叩門乞催生藥者、即細詢臨產現狀、而面授以達生編救濟法、屢奏奇效、百無一失、

預防產難法　(一)睡、(二)忍痛、(三)慢臨盆、

試疼與正產、不可不知若疼一陣慢一陣、謂之試疼、千萬不可臨盆太早、仍要靜睡、直待疼一陣緊一陣、一連疼至六七陣、方是正產、即預備伺候、一切危險等症、均可避免、

救濟橫生倒產法、不必驚慌、但令產婦安睡、用當歸五錢、川芎三錢、酒三分、水七分同煎服之、生胎即安、死胎即下、

救濟子死腹中法、當歸一兩、川芎七錢、龜板手大一片、(醋炙研末)婦人髮如雞蛋大、(瓦上焙存性)水二碗、煎至一碗服、如人行五里、即生、死胎亦下、

救濟胞衣不下法、此是臨盆太早之故、不必驚慌、千萬不可剪斷臍帶、急用粗蔴線細住臍帶、以物墜住、再用明礬生研爲末、約三四錢、開水冲服、即下、

以上救濟諸方、屢試屢驗、誠婦女界之良劑、幸勿等閒視之、至毫無知識之穩婆、尤不可濫用、愼之愼之、

## 生眉毛方

余友周若敏君、身長而肥、懶於行走、喜作坐業、平日頗嗜好杯中物、客春面與額部、忽患癬症、延至眉髮、經西醫治療半月癬雖癒、而眉不能生、復經西醫用電氣治療一星期、效未見、後由隣某傳以單方、試驗結果、功效確著、邇來眉長過目矣、余怪而詢之、彼以是方告、然余不願自祕、敢錄於后、以作諸同志之參考、法以天麻白芷防風荊芥各一錢、共研末、用麻油調敷、每日二三次、候其自乾、不可抹去、待臨睡時、尤宜濃濃塗敷一次、待翌晨洗去、如是者半月、不可間斷、眉毛自生、效可立見。

## 瀉血與血淋（連）

瀉血者、小瀉夾血也、血淋者、淋濁之一種也、二者雖均爲小便出血之症、然病原治法、見證用藥、迥然不同、辨別之法、頗爲明顯、即痛者爲血淋、不痛者爲尿血、尿血由于肝脾兩經、藏統失司、血淋由于肝火溼熱瘀精、留戀中途、膀胱宜化失司、故一宜用歸脾湯引血歸經、一宜用小薊飲清利瘀精、甚則用龍胆瀉肝湯以治之、

## 疳病概要（許井靈）

(原因)疳爲小兒之病名、其症面黃肌瘦、多由飲食積聚於脾胃、不得消化、久之遂變成溼熱、

(名稱)(1)大人稱爲癆病、(2)小人稱爲疳病、

(症狀)熱者手足內熱、夜不安寐、口渴欲飲、寒者手足內寒、夜善安寐、口不渴、不欲飲、

(治法)屬熱者、宜黃連黃芩寒以攻之、屬寒者者、宜附子肉桂溫以攻之、

## 咳嗽之鑒別法（許井靈）

(風)外感風邪、其咳必喉癢、

(寒)外感寒邪、其咳必頭痛、或痰多色白、

(燥)其症屬熱、咳時痰必難出、或無痰喉乾、

(火)其症有二、(一)成肺◎、(二)成肺痿、

(溼)其症由于食積于脾胃、久久之釀成臭物、其氣上冲于肺、故咳時痰必先出、

## 秋令時病談（二）

楊志一

◎瘧疾

瘧疾的性質、可是與痢症兩途的、痢症是飲食不節、近於人工方面、瘧疾是感受時邪、近於天氣方面、(現在西醫檢驗、瘧有瘧蟲、歸罪於傳染媒介的蚊蟲、急急以避免撲滅爲前提、對於預防衛生、或可成立、但是不可絕對的認爲瘧疾眞正的病原將天氣關係之說、置於腦後了、)什麼叫做感受時邪、因爲於長夏時期、感受溼熱之邪、發爲暑病、病而未清、等到秋令、又受風寒、伏溫溼熱、留於少陽半表半裏之間、寒邪束太陽膚腠之表、因而現寒熱如瘧的象、又有偏於陽明燥化的、就現寒少熱多的樣子、偏於太陰寒化的、就現熱少寒多的樣子、不過所最要辨別的、傷寒少陽病和瘧疾、雖然同是寒熱往來、但少陽病寒熱往來、發無定時、瘧疾寒熱往來、發有定時、他病以發作越少越輕、越多越重、瘧疾發作、反以越多越早爲輕、越少越晚爲重、(西醫說瘧蟲居血球中經四十八時、佔紅血球三分之二、至第六十時、完全佔據、蟲便分殖、及六十九時、則血液破裂、瘧蟲散於血液未幾、新生之蟲、又鑽入血球中、這是寒熱之狀態、關於輕重診斷、多未分別、)按西醫方面於服金雞納霜之外、又有六〇六注射止瘧、我想前一種服藥療法、彷彿中醫之常山草菓截瘧法差不多、後一種注射療法、無非因洒爾佛散含有多量砒素、能夠強心殺蟲、又和中醫用薑附扶陽止瘧、異曲同工了、不過西醫往往照方而概治百病或者較遜於中醫的分別施治罷、

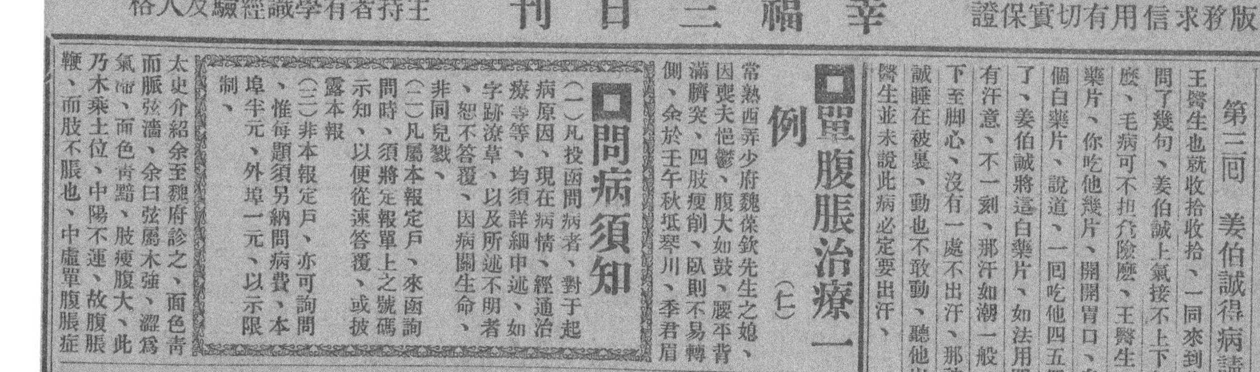

出版務求信用切實保證　**幸福三日刊**　主持者有學識經驗及人格

## 長篇小說　醫海燃犀記（十一）

### 第三回　姜伯誠得病請名醫　王大祿誤藥療重疾

王醫生也就收拾收拾、一同來到姜家、復行診察了一回、又略略的問了幾句、姜伯誠上氣接不上下氣的問道、先生、我幾天沒有吃甚麽、毛病可不担甚麽危險麽、王醫生一聽、隨說道、你想吃麽、我有種藥片、你吃他幾片、開開胃口、自然就想吃了、隨在藥瓶中取出十個白藥片、說道、一回吃他四五個、開水送下去吧、說畢、竟自去了、姜伯誠將這白藥片、如法用開水吃下五片、不到一刻、渾身覺有汗意、不一刻、那汗如潮一般、從毛孔裏直透出來、上至巔頂、下至脚心、沒有一處不出汗、那被窩裏、簡直同蒸籠差不多、姜伯誠睡在被裏、動也不敢動、聽他出汗、心裏暗想着說、怪奇病、王醫生並未說此病必定要出汗、

（余不平）

## 腹脹治療一例（七）

常熟西弄少府魏葆欽先生之媳、因喪夫悒鬱、腹大如鼓、腰平背滿臍突、四肢瘦削、臥則不易轉側、余於壬午秋抵琴川、李君眉太史介紹余至魏府診之、面色青而脈弦濇、余曰弦屬木強、濇爲氣滯、面色青黯、肢瘦腹大、此乃木乘土位、中陽不運、故腹脹鞕、而肢不脹也、中虛單腹脹症、雖諸醫束手、症倘可挽、以枳朴檳榔等味、治木強脾弱中虛之症、如誅伐無罪、豈不債事、恐正氣難支、亟宜理氣疎肝溫中扶土抑木、進以香砂六君湯加干薑附子蕤藜桂枝白芎紅棗檀香等、服五六劑仍然、然終以此方爲主、加減出入、加杜仲益智陳皮等、服四五十劑、腹脹漸鬆、肢肉漸復、服藥百餘劑而愈、再服禹餘糧丸十餘兩、金匱腎氣丸三四十兩、腹中堅硬俱消、其病乃痊、又曰、脹病當分藏脹府脹、虛脹實脹、有水無水等因、寒涼溫熱、攻補消利、方有把握、若一見脹症、專用枳朴查曲五皮等味、無故攻伐、反傷正氣、每致誤事耳、按此沒錄余聽鴻先生診餘集、詳述單腹脹之原因、與治療之得失、語語警闢、其着眼處在數十劑百餘劑、良以眞藏爲病、非如此不能奏功、與傷寒氣化爲病一撥便轉者殊異、故此病之治愈、半由醫者之識力、半由病家之信仰力也、

## 問病須知

（一）凡投函問病者、對于起病原因、現在病情、經通治療等等、均須詳細申述、如字跡潦草、以及所述不明者、恕不答覆、

（二）凡屬本報定戶、來函詢問時、須將定報單上之號碼示知、以便從速答覆、或披露本報、因病關生命、非同兒戲、

（三）非本報定戶、亦可詢問、惟每題須另納問病費、本埠半元、外埠一元、以示限制、

## 幸福之門

### 黃國棟問

咳而上氣但坐不得臥胸痛脈弦急飲食不得入請先生賜以方案

### 答黃國棟問

胸爲肺之部位、肺主一身之氣、而爲貯痰之器、痰飲內蓄、阻寒不通、則三焦之氣、不能升降、致上逆而爲欬、中聚而爲痛、兼之坐不得臥、食不得入、治之之法、殊爲棘手、若以小靑龍汗之之法、則表無外邪、五苓散滲利之劑、則裏欲實、難以驟去、計維峻攻之法、以祛其積、脈形弦急、非細弱可比、攻之勢無妨礙、宜十棗湯主之、

芫花　大戟　甘遂　半夏　礞石　赭石　甘草　大棗

## 本館代售靈驗藥品

丹方一味、氣煞名醫、我中醫治病之奇效、殊出人意料之外、每有數年沉疴、見效一旦、纏綿之症、愈於霍然、本館有鑒于此、是以有代售各地靈藥之發起、凡各埠之讀者、如有的確靈驗之方、而曾經試驗有效者、製爲丸藥、本館願代爲推銷、大開病家方便之門、謀進人群幸福之途、此本館發起此舉之微旨也。

頃接讀者王德仁自北平來函云、願將其祖傳之秘方、『遺精敵』、公開濟世、欲託本館代售云云、據述此藥對於遺精一症、確有意想不到之効力、無論新久、服之即愈、多服且能斷根、每元壹大瓶、不折不扣。又同學李君、研究醫藥、已十餘年、近發明一特效藥、名曰「最新白濁丸」、乃將純粹中藥配合而成、當初製時、李君曾試服數人、關於最新白濁、莫不奏效、故敢問世、以救患濁之青年、惟因成本頗鉅、每元二瓶、是否有效、服後便知、亦毋庸鼓吹也。

介紹衛生方法　幸福三日刊　指導健康途徑

# 幸福報

綏儀署

第十四期

（民國十七年八月二十日）

每份售洋二分

（館址上海浙江路洪德里四七八號）

定報價目

每三日出一張、外埠五個月一元、全年二元、定費在內、國外寄報照價加倍、郵票代現九五計值

廣告價目

每期每格（共計五方寸）五元、均排於新聞之旁、如嵌入新聞中縫、長期面議

## 電影之魔力

| 佳片 | 劣片 |
| --- | --- |
| 能引起愛國之思想 | 是養成盜匪之教科書 |
| 能糾正社會之風俗 | 是衝動性慾之導火線 |
| 能鼓勵俠義之精神 | 是傷風敗俗之罪魁 |

天地間無論什麼事、有一利必有一弊、譬如水、為人類必需之品、然而癡男怨女、却借此滔滔白浪、以償其自殺之宿願、而了此殘身、至於砒霜、却明知是毒物、然而六〇六九一四中、都有砒之成分、反能以毒攻毒、在花柳病中、建莫大之功績、可見利害是無一定的、全在乎人之善於選擇罷了、

電影在今日上海之勢力、不可謂不大、無論上中下三等人物、在公餘之暇、大都以電影為惟一之消遣品、一片黑暗場中、不知有多少男男女女、伸長了頭頸、張開了眼睛、很靜默的去領受那銀幕上的指導、他（指影戲）能夠左右人之思想、於最短時間之內、所以影片的優劣、關係很大、假使映的是愛國片、社會片、俠義片、教育片當然是有益人心世道、但是現在的影戲院、往往因為這種影片、不十分能夠迎合觀眾的心理、因此往往利用偵探片、愛情片、且將拆白妓女之事實、編成劇本、以引誘青年、咳、何怪上海的盜匪橫行、欺詐百出、姦淫私奔等事、日有所聞、好像從前的閻瑞生、不是因為看了偵探片而發生殺人行為的嗎、近來的馬振華、不是因為看了愛情片而衝動性慾的嗎、所以看電影這件事、不能說他完全有益、也不能說他完全有害、全在乎影戲院選片之審慎、一方面還希望影片公司、不要粗造濫製、專以賺錢為目的、那麼一般看者、就可以獲益非淺了、（涼月）

本期要目



## 葉天士之鬚話

遜清名醫葉天士、精於醫理、凡就診者十之九均奏效、且慈善為懷、貧病不苟取、故名震一時、一日、診一客、天士蹙額而言曰、奇哉、六脈調和、非仙即妖、目注客不稍瞬、病客忽起立而撓其鬚之半、曰、被汝猜得矣、言訖不見、而被撓之鬢、後終不白、成為半黑半白之色、天士亦引為奇榮、客何人、傳聞為純陽呂仙、特往試其神技云、（翠槃）

中華郵政特准掛號認為新聞紙類

幸　福　三　　五四

幸福三日刊

民國十七年八月二十日　　戊辰年七月初六日

## □男女婚嫁之年齡問題

楊志一

男不能無婚、女不能無嫁、男婚女嫁、必及其時、過早過遲、其病惟均、近年以還、盛唱遲婚之說、不可謂非今日世風澆薄樂行早婚者之一當頭棒喝、然生理上之考據、事實上之調查、婚嫁之早晚、均有同樣之妨碍、故婚嫁年齡、不得不有相當之規定、否則、于國家人種之强弱、發生莫大之影響、

古謂男子三十而娶、女子二十而嫁、故娶必弱冠、嫁必及笄、則古人於男女婚嫁年齡、似有相當之規定、顧時代變遷、人事轉移、其規定未必盡合於今日、而今之唱晚婚者、又以此說爲根據、似亦未當、茲欲得求相當之規定、須先討論適合之婚期、欲討論適當之婚期、須先明瞭婚期過早過晚之害點、茲分別言之、

早婚之青年男女、推其原因、并非出於自動、蓋牟一般爲父母者、或因早了婚冠之責、令早婚以矜其能、或因傳宗接代之故、令早婚以綿其嗣、或欲含飴弄孫、以樂晚年、不知發育尚未完全、先行摧殘、違背生理、本元搖撼、其不身爲廢物、慘遭死亡者幾希、縱身體僥倖以存、生育子女、必爲不强、嬰兒弱種、兩敗俱傷、況學業之荒廢、生計之逼迫乎、

晚婚之青年男女、非樂于遲遲其婚也、乃因家庭之專制、或環境之關係、發育業已完全、而婚期之已到、而性慾之發生、又生理必然之現象、因既不能公然結婚、乃有代替婚姻之動作、心猿意馬、暗泄至實、耗生產之力、無育兒之效、女自抑鬱以成痼疾、其爲害與早婚者稱無以異也、

據此可知婚嫁之早晚、其害相埒、唐詩有云、勸君莫惜金縷衣、勸君惜取少年時、花開堪折直須折、莫待無花空折枝、不啻謂婚嫁不可不及時也、及時之者、非早非晚、乃適合之婚期也、余根據內經男子二八、女子二七爲發育期之生理學說、再充其量、男子以二十至二十四爲婚期、女子以十八至二十爲嫁期、似此及時而行、可爲適當婚期之規定矣、

## □孿生（合體）剖分談（續）

孿生合體者、人體生而相連也、食便不能自由、起居必趨一致、婚嗣既不可能、甚至疾病相俱、死亡相偕、蓋體既相合、未有甲或食或便、而乙不食不便、乙或起或居、而甲不起不居、甲病而乙不病、乙死而甲不死也、分身無術、形成怪物、造物弄人、一至於此、推其原因、必構精之初、結胎之始、有所怪異也、前數年有江西孿生合體二人來滬、傳爲奇[illegible]

閉、旋開相率而死、亦可見孿生合體之人、必不壽也、頃閱報載、紐約電、美國[illegible]好爾約克地方、有暹羅孿生子二人、一名瑪利、一名瑙律勃、生而相連、年十七歲矣、近欲締婚、求醫割分、即有生命之虞、亦所不惜、且得其父母之允許、近世醫學雖云昌明、分解連人、實少把握、其成其敗、吾人拭目以觀其後也、

## □生髮奇方

（朱必嬌）

髮脫頂禿、殊損美觀、方用斑蝥末一錢、浸于火酒一兩中、時常搖動、隔兩星期、濾淨、和入猪油一兩、酌加香料、用法先將頭皮以清水洗滌、取乾毛巾擦、使紅而發熱、然後用此油抹之、如是約二三月、即見奇效、市上之生髮藥、其效驗遠不如也、

## □醫林點將錄　怪病奇治

（四）一個妙想天開之遺精家

（盧舜臣）

遺精爲普通之青年病、非怪病也、病之不經見者、在普通人視之、以爲怪、在醫生視之、亦見其平乎、醫生之所平視者、而普通人怪之、平也怪也、惟存所見之多少耳、病之本身、固無怪與不怪之別、遺精之列入怪病、想識者亦不以爲非也、

諸君青心、余之同學友也、聰明好學、每試輒佔前茅、師長同學、均重視之、諸君亦不以此自詡、惟勞心太過、心血虧虛、以致不能涵氣、腎氣衰弱、失其封藏之職、忽患遺精、斯時正發育之年、精力正旺、一無困頓現象、不以爲奇、用心如故、遺精日增、或連日精數泄、或一日數泄、精日衰、體日踣、虛象迭見、乃自謀所以防止之法、如側臥屈足等等、試行之、均歸無效、乃妙想天開、於牀上開一孔、覆身而臥、陰莖露於孔外、蓋以遺精之前、陰莖必堅舉、舉而有所觸、即夢而泄矣、如此則陰[illegible]、以睡中陰莖不觸、不觸不夢、不夢則不遺矣、初有小效、終歸無用、以[illegible]蕭之時、而長期覆臥、亦斷不適、外間冷氣、又從孔中直透被中、少腹受寒、隱隱牽痛、似發疝氣狀、至此、自嘆技窮、今春相遇、知余識醫、告余以顛末、求治法、並謂胃口不佳、湯藥入後即吐、謂能開一丸方最佳、乃爲擬固腎之品數味、囑其常服、旬餘來訪、謂丸藥亦不合胃口、自述前服六味八味等丸、胸中作脹、飲食不下、等備、堅請得一外治妙法、余曾見某書載有藥房出售硬橡皮圈、內有鋸齒、臨睡時將圈套入陰莖、睡中若陰莖堅舉、受鋸齒之刺、疼痛而醒、可以免遺、諸君即向藥房內購買不得、自以馬口鐵爲之、數日前過余、謂睡中雖時受刺痛、而遺精之疾、迄今二月、尚未見云、言時適沈君仲圭在旁、聞之大笑而言曰、奇哉怪也、（下期請仲奇先生續）

第一卷　幸福三日刊　第十四期

## 女子結婚後之變態

俗語說『毛頭姑娘十八變、臨時上轎變三變、』這句話雖不見得十分確實、然而女子的善變、也可想而知了、我以爲女子在結婚之前、與結婚之後、其中的一變、要算他有生以來、在二十一變（十八加三等於二十一）之外的最大一變了、我時常看見有些女子、明明是瘦削、結婚以後、却豐腴得多了、其他如面少華色的、却變了春風滿面了、性躁好動的、却變了沈默好靜了、她這一變、眞所謂混身皆變、無處不變了、據我平日觀察所得、大約可分八種變態、今分述於下、

（一）脂肪的變態　全身的脂肪、能夠充量的增加、無論凹陷或有稜角的部分、都現肥滿之狀、顯出女性的曲線美、

（二）皮膚的變態　各處皮膚、均變成緻密細膩、表皮成半透明狀、

（三）眼目的變態　一雙鳳眼、分外明秀、最易惹起男性的讚美和愛情、

（四）乳房的變態　堅而且小的乳房、忽然像麵包發酵般的、漸漸變成了半圓形的狀態、

（五）血管的變態　血液循環、因之十分活潑、皮膚上泛淺紅色、愈增嬌豔、

（六）頭髮的變態　能夠比較從前有光彩而潤澤、

（七）音帶的變態　聲音能夠比較從前清高而嘹亮、

（八）臀部的變態　骨盤長大、預備將來分娩時、胎兒可以通過、

以上的八種變態、是我以爲最顯明的、因爲女子在結婚時期、宛如一朵花蕾、遇到了溫暖的東風、漸漸的開放了、那嬌豔的色彩之外、復添了無限的芬芳、這不是閨房中最幸福的事嗎、（涼月）

## 酒之爲害

知非子

（一）病胃、余少能飲、久之得胃寒症、始不知酒之爲害、猶以爲酒或活胃、於胃寒時、且略飲燒酒少許以暖之、不料愈飲而胃愈寒、竟至嘔吐酸水、胃乃大痛、後力戒之、胃寒不藥而愈、（二）病溼、酒能惹溼、多飲之得癬疥等症、此猶發洩於外、無甚痛苦、所苦者內部溼阻、消化器因以大損、最近余友唐君沈君、均喜杯中物、先後得酒溼病而死、良可懼也、余亦曾得黃疸病、調治一百餘日方愈、（三）病血、多飲酒後、血脈流通、有一定程序、血受刺激、往往上冲頭腦、馴至頭目昏眩、腦筋大受損害、精神卽漸見萎弱、此爲興奮劑之反動、腦冲血等症、大都原因於酒、故余飲酒後、覺神志昏迷、（四）病腸、酒入腸中、經過之處、俱受影響余飲酒後又得便血症、有人且因此得痔瘡病、余自便血之後、遂力戒之、居然恢復原狀、至今並未一發、亦云幸矣、以上四者、均係飲酒所致、余自民國八年戒絕後、至今精神爽健、諸恙俱去、想世之酷愛此物者、必不在少數、雖身體強壯、或過於余而能抵抗、然久飲之後、難保不受酒之遺害如上述種種、苟能力戒、亦講求衛生之一端也、

## 腋臭治法

（朱夢梅）

腋臭一症、爲腋下汗腺分泌特多、乃起一種分解作用、而發生臭氣、婦女之患是者、旣不便延醫診治、精神上所受之痛苦可知、可向西藥房購酸粉一錢、明礬燒灰研細一錢、混和撒於兩腋、頗見奇效

## 肺癆病之研究（上）

楊志一

▲緒言

世界物質愈進步、則肺癆惡病愈猖獗、良以思想絞腦、足以耗傷吾人之精力、工作過度、適以違反吾人之生理、矧物質文明、市場繁華、爲烟瘴氣、紅塵十丈、炭氣逼人、而無淸氣之轉換供養、此肺病所以今多於古、市城較盛于鄉野也、其病人每罹之而罔覺、防之而不及、治之而少効、摧殘人體之健康、促進人類之死亡、阻擾國家之進步、人生不幸而罹此病、更不幸罹此病而失於不治、是亦甚可哀矣、雖然、苟能預防有術、修養得法、投藥對症、則病魔雖厲、無以施其伎矣、余讀獨鶴先生悼鍾夫人啓、詳述肺癆之經過、幷願醫界研究此症之治法與預防、深有所感、不可謂非此篇之動機也、關於此症之原因、診斷、治療、休養、特證等等大略分敍於後、幸海內同道進而敎之、

▲原因

夫病之有因、如身之與影、桴之與鼓、以言肺癆、尤非偶然、肺癆之原因、雖複雜煩多、歸納之、不離內因外因兩大綱、內因者何、或由惱怒傷肝、引動五志之火橫決、肺絡受傷、血管破綻、因而咳嗽咯血、或由思慮過度、腦力減少、心血告虧、因而夜眠不安、神經衰弱、種種現象、相牽而至、或因縱慾無度、斵傷元氣、腎虛精虧、肺氣亦傷、因而形瘦背立、入夜虛熱、三者均足爲肺癆菌乘間抵隙之良機、而縱慾一端、尤爲造成肺癆之捷徑矣、外因者何、或由風寒深伏於肺、肺氣不宣、而致咳嗽、醫者不爲宣開、誤進收斂之劑、或風燥客肺、肺氣不淸、而致咳嗽、醫者不爲辛涼、誤投淸補之品、二者本爲易治、一經藥誤、於是所伏之邪、固結留戀、咳嗽因而不止、咳久肺陰受傷、入於肺癆一途、所謂咳久不已、則成癆是也、（未完）

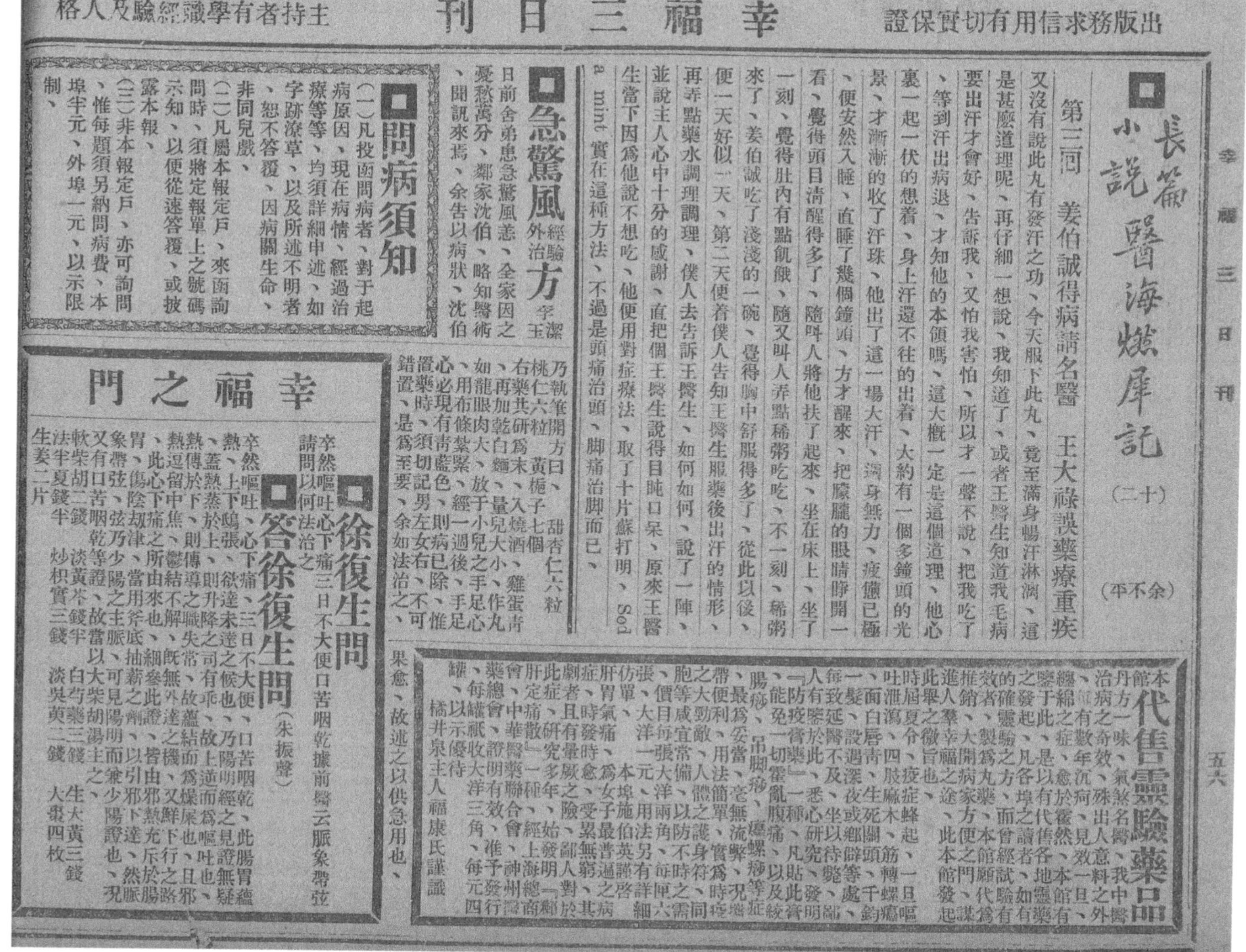

出版務求信用有切實保證　**幸福三日刊**　主持者有學識經驗及人格



## 長篇小說 醫海燃犀記（二十）

（余不平）

第三回　姜伯誠得病請名醫　王大蘇誤藥療重疾

又沒有說此丸有發汗之功、今天服下此丸、竟至滿身暢汗淋漓、這是甚麼道理呢、再仔細一想說、我知道了、或者王醫生知道我毛病要出汗才會好、告訴我、又怕我害怕、所以才一聲不說、把我吃了、等到汗出病退、才知他的本領嗎、這大概一定是這個道理、他心裏一起一伏的想着、身上汗還不往的出着、大約有一個多鐘頭的光景、才漸漸的收了汗珠、他出了這一場大汗、渾身無力、疲憊已極、便安然入睡、直睡了幾個鐘頭、方才醒來、把朦朧的眼睛睜開一看、覺得頭目清醒得多了、隨叫人將他扶了起來、坐在床上、坐了一刻、覺得肚内有點飢餓、隨又叫人弄點稀粥吃吃、不一刻、稀粥來了、姜伯誠吃了淺淺的一碗、覺得胸中舒服得多了、從此以後、便一天好似一天、第二天便着僕人告知王醫生服藥後出汗的情形、再弄點藥水調理調理、僕人去告訴王醫生、如何如何、說了一陣、並說主人心中十分的感謝、直把個王醫生說得目瞪口呆、原來王醫生當下因為他說不想吃、他便用對症療法、取了十片蘇打明、Soda mint 實在這種方法、不過是頭痛治頭、脚痛治脚而已、

## 急驚風外治經驗方

李王潔

日前舍弟患急驚風恙、全家因之憂愁萬分、鄰家沈伯、略知醫術、聞訊來焉、余告以病狀、沈伯乃執筆開方曰、甜杏仁六粒　桃仁六粒　黃梔子七個　右藥共研為末、入燒酒、雞蛋青、再加乾白麵、量兒大小、作丸如龍眼肉大、放于小兒之手足心、用布條紮緊、經一過後、手足心必現有青藍色、則病已除、惟置藥時、須切記男左女右、不可錯置、是為至要、余如法治之、果愈、故述之以供急用也、

## 問病須知

（一）凡投函問病者、對于起病原因、現在病情、經過治療等等、均須詳細申述、如字跡潦草、以及所述不明者、恕不答覆、因病關生命、非同兒戲、

（二）凡屬本報定戶、來函詢問時、須將定報單上之號碼示知、以便從速答覆、或披露本報、

（三）非本報定戶、亦可詢問、惟每題須另納問病費、本埠半元、外埠一元、以示限制、

## 幸福之門

### 徐復生問

卒然嘔吐、心下痛、三日不大便、口苦咽乾、據前醫云脈象帶弦、請問以何法治之、

### 答徐復生問

（朱振聲）

卒然嘔吐、心下痛、三日不大便、口苦咽乾、此腸胃蘊熱、上下鳴張、欲達未達之候也、乃陽明經之見證無疑、蓋熱蒸於上、則升降之司有乖、故上逆而為嘔吐也、熱傳於下、則傳導之職失常、故蘊結而為燥屎也、且邪熱逗留中焦、鬱結不解、既無外達之機、又鮮下行之路、此心下痛之所由來也、細參此證、皆由邪熱充斥於腸胃、傷陰刼津、當用斧底抽薪之劑、以引邪下達、然脈象帶弦、弦乃少陽之主脈、可見陽明而兼少陽證也、況又有口苦咽乾等證、故當以大柴胡湯主之、

軟柴胡二錢　法半夏錢半　生姜二片
淡黃芩錢半　炒枳實三錢
白芍藥三錢　淡吳萸二錢
生大黃三錢　大棗四枚

介紹衛生方法　　幸福三日刊　　指導健康途徑

# 幸福報

鈕儀署


第十五期

（民國十七年八月念三日）

每份售洋二分

（館址上海浙江路洪德里四七八號）

定報價目

每三日出一張、外埠五個月一元、全年二元、寄費在內、國外定報照價加倍、郵票代現九五計値

廣告價目

每期每格（其計五方寸）五元、均排於新聞之旁、如嵌入新聞中縫、長期面議


## 本期要目

- 夾陰傷寒急救法
- 多妻主義
- 笑之討論
- 楊梅瘡治療大王之結果
- 一個婦女手淫結果
- 預防瘧疾法
- 肺癆病之研究
- 耳聾治法
- 醫話燃犀記
- 腋臭簡易自療法
- 木耳退眼翳

## 夾陰傷寒急救法

（逸）

依據醫書上面說、夾陰傷寒、是一個大危急的病症、因爲行房之後、感冒風寒、姿意乘冷、觸犯風露、寒氣直中少陰之裏、太陽表分、也同時受病、所以叫做夾陰傷寒、其最顯明之現象、就是腹痛如刀割、大有命傾旦夕之概、況且現在造成夾陰傷寒之利器、比前更多、像冰淇淋嗬囒水、均是行房後禁忌之品、我有一個朋友、在六月的時候結婚、不到一星期、就辭別他的新夫人而長逝、後來調查一下、原來是行房之後、吃了冰淇淋、犯着夾陰傷寒了、這種危險的症候、不可不知急救法、現在發表一法、以告讀者、法用活鴿一隻、於腹裏處剖開、乘熱納入麝香二三分、即緊貼在肚臍中央、頗有起死回生之效力、

多妻之煩惱

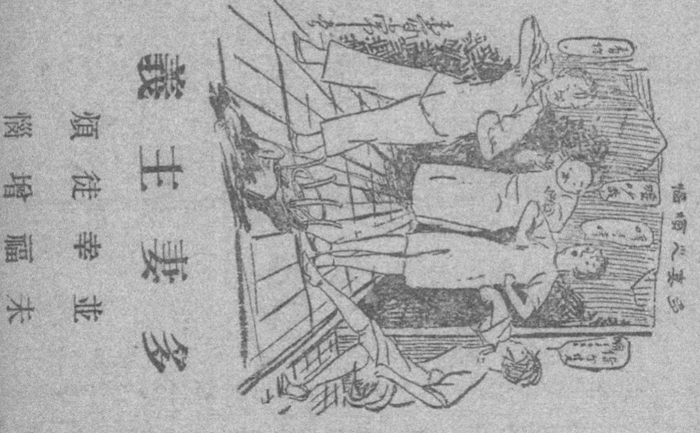

## 多妻主義

並未幸福　徒增煩惱

我知道世界上人的心理、有二種事情、是希望他越少越好、就是疾病與盜匪、最好他一生一世不碰着、但是也有一種是最歡迎的、就是金錢與娶妾、照普通人的心理、大有多多益善之概、現在我姑且拿娶妾來談談、講到娶妾的原因、大概可分爲三種、第一種是因爲沒有兒子而娶妾的、這種娶妾的理由、要算最充足了、因是從前孔夫子說的、『不孝有三、無後爲大、』所以他娶了妾、也沒有人可以反對他、但是照醫書上說、妻子的不能生育、丈夫祇少也應當負有一半的責任、假使男子患了『陽痿』『疝氣』『梅毒』以及精薄不能遠射等證、當然他的妻子、就不能生育了、譬如一畝良田、下了許多穢糠、那裏能夠出苗、試問這種人應當娶妾嗎、這種人沒有兒子、有否娶妾可以解決嗎、第二種是因爲女子生育太多、與致衰弱、男子精力充足、不能滿足其慾望、因而娶妾的、這種人的理由、當然沒有上種人的充足、但是世界上的人、因此而娶妾的、也不在少數、據我個人的愚見、他妻子既然生了很多兒子、那麼他的精力、也未見得十分充足了、就是真的十分充足、難道非到虛弱的地位不止嗎、第三種是因爲娛樂晚年而娶妾的、這種人更豈有此理了、他自己已是風簷殘燭、還去蹂躪少女、實爲法律所不容、從這樣看起來、男子不應當娶妾、不是很顯明嗎、況且古人說、『一碗勿鬻(?)、二碗可當、』可見多妻的家庭、風波時起、煩惱叢生、決沒有什麼幸福可言、（涼月）

中華郵政特准掛號認爲新聞紙類

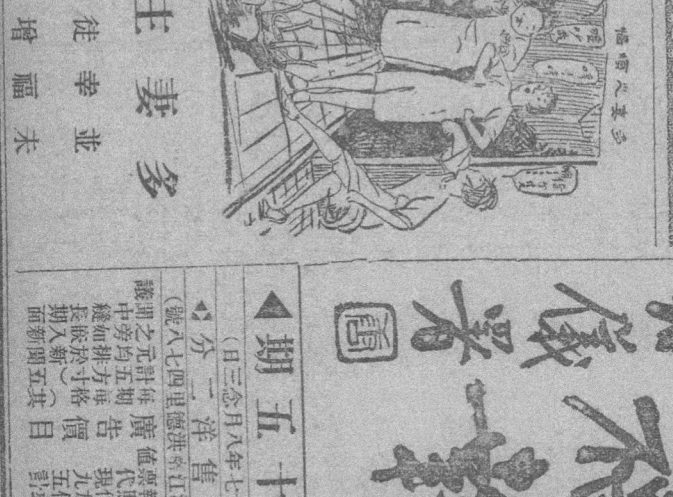

華福三日刊

民國十七年八月念三日　　戊辰年七月初九日

華福三日刊　五八

## 笑之討論（上）

韓爾農

夫笑者、表示心中之喜樂、人靈知之、無論出於自然、出於勉強、總之有可笑之機、當笑而笑、笑畢而止、此其常也、有異於尋常之笑者、厥有數端、錄之以供同人之討論焉、

北地苦寒、寒月出關外北行者、必重裘厚裹、目以鏡明、不令風入、結伴行、行數里、風急寒緊不得前、身無力、神漸昏、乃相約罷歸、於是皆返身南行、其中寒已深、生氣欲絕者、則身熱大發、自褰其衣、問之不言、一笑而絕、

昔時江湖水面、有盜小刃入船劫貨者、刺人腰、中內臂、其人笑不言而死、雖同伴有人、一時莫明其妙也、

方書云、一人笑不休、與以鹽湯、一服而愈、

今有病笑者、自幼時起、將發即摟抱一人、笑畢移時乃釋手、每夜必出汗、喜飲冷醋、或數日一發、或一日數發、手足多駢指、今近廿歲、復旋於他人、百治不效、今決計不求治矣、恐無益有害也、惟數年前病溫熱、服羚羊犀牛等藥、十餘日中竟不發、今年較長、能道其詳、謂笑時摟人、係由眩暈、心中明白、別無所苦、發後身倦無力耳、（未完）

## 楊梅瘡治療大要

（倪夢若）

攻揚梅瘡、又謂綿花、廣痘、廣瘡、同形名異、然其感毒先二、以化毒爲貴、薰罨爲忌、罷定症發、難以治療、始以三黃丸、「一方丸列後」每日五更時、取四錢以熱酒送下、出汗爲度、初作五日之間、服三黃丸、宜再取忍冬屯、牛蒡草、地丁艸、白甘菊等、煎湯代茶時飲、如潰後、以藥渣煎湯、日洗二次、接服聖靈丹、「方列后」以便毒盡、色轉紅活、方可收功、如下疳腫爛糜等毒、治綜不離此諸法、倘疹瘡難忍、以聖靈丹五分數服能克奏全功、潰爛後毒盡、痛止、色變紅活、當以生肌可也、如陽物硬而不痿、精肌流出、此乃妒精、用破故紙、韭菜子、各一兩爲末、每服陸錢、水一碗煎半、服如見效、宜以藥剩、倘毒重服聖靈丹、無不全愈也、

附三黃丸方　熟大黃三兩乳香沒藥各一兩雄精五錢寸香一錢五分犀黃三分以熟大黃酒浸透入碗隔湯蒸爛然後以乳沒雄香犀五味細末和入再打千捶爲丸如桐子大每服五錢此丸專治懸癰紅腫熱毒疼痛大癰楊梅廣瘡結毒火毒等證連服十次上述之症雖險苟胃氣不敗亦能全愈

附聖靈丹方　眞珠犀黃冰片各一錢琥珀四錢硃砂三錢鍾乳二錢各製研末入乾麵四兩研和每服取末五分煎土茯苓湯調送下服無不愈也且乳犀黃眞珠三物價雖貴不可輕其分兩以上之方頗著奇效謂余不信世有結毒者請君盍一試之方信余言之不謬也

## 醫林點將　怪病奇治

### （五）一個婦女手淫之結果

（王仲奇）（時逸人代作）

民八之際、余曾供職於郭上廣陵醫院、一日有一軍官、偕一妙齡女郎、來院診病、按次掛號、時余擔任內科、據某軍官云、此女郎、即其妾也、伊出外月餘回家後、伊妾即患內症、甚爲險要云云、余問其何病、伊乃吞吞吐吐半晌始娓娓言曰小腹內痛、余爲之詳細診察、視其色、切其脈、聞其聲、且兼施各診腹診之法、詳細審查、完全康健之人、毫無疾病、不必用藥、伊妾決不肯去、自云實係有病、先生診不出耳、余大疑之、有病之人、豈能保持精神之常態、在脈診上、色診上、無絲毫變化之可言、復又爲舉行上股診查、及聽法、而結果又不能探究其病症、余乃退去左右、細詢其夫、云係有珠絲銀針一根、誤入陰戶、想係手淫所致、余告以此種病症、宜切實說明、行局部診察、方能明瞭、既來診病、又不明言、豈以余爲試驗品耶、伊急謝以因慚愧之故、余爲之介紹於婦科及外科療治之、撥開照見、尚不明滑、實因深入之故、乃用手術切開、將該物取去、調養旬日、方克告痊、斯症世不多見、亦誠奇云、附記於此、聊充篇幅而已、若欲與上諸名醫相伯仲、則余未之敢也、（下期請伯未先生續）

第一卷　幸福三日刊　第十五期

## 預防瘧疾法

霍亂之疫勢未殺、瘧疾將又繼之而起、居民更不可不先事預防、查瘧疾昔多歸罪於瘴氣、今醫始檢得瘧虫、考瘧虫傳染之媒介爲蚊蟲、此類蚊蟲、翅上有斑點、故名花蚊、晝伏夜出、鳴聲重濁、頗易辨識、爲幼蟲時常浮於水面吸氣、身首略平、不似他種頭下尾高、作斜線形者、瘧蟲分三種、生育之期久暫不一、有歷四十八時者、有七十二時者、有二十時至四十八時者、大約於第一日十二時內、居血球中、驗之無色略透光、漸生黑點、此殆因紅血球中鐵質所化、迨四十八時、佔紅球三分之二、至第六十時、完全佔據、蟲便分殖、及六十九時、則血球破裂、●蟲散於血液、此人發冷之始也、未幾、新生之蟲、又鑽入血球中、則人變冷爲熱、遂發汗矣、預防之法有二、(一)躲避蟲蚊、(甲)蚊多生於卑溼有水草之地、故居家須選高坑之地、通風氣、透光熱、則蚊蟲自少、(乙)窗門須張鐵絲網、床上宜設帳子、(丙)滅蚊、蚊蟲有天然仇敵、如魚蝦蝌蚪之類全是、因蚊蟲下卵於水、變成子孓、魚蝦都嗜子孓、可以吞食、(丁)溝澮蓄死水處疏濬之、無用罐頭一併除去、免積雨、爲蚊蟲落卵、(戊)教導人民極力滅蚊、集合隣里鄉黨、照上述滅蚊法協力辦理、蚊滅則瘧自除、(二)預服金鷄納霜、如滅蚊之舉實辦不到、則遂日服金鷄納霜少許、最妙每月一日起服一釐半至七釐、分量經重、按情形而酌定之、每四日服一次、十歲以下小兒減半、此意大利人慣用此法、成效絕佳、華人可仿而行之、

## 耳聾治法（倪夢若）

此法專治耳內作痛、或流膿水等、其法用髮在瓦上燒存性、研細、每一錢另加冰片七厘、吹之數日卽愈、

## 肺癆病之研究（中）

（楊志一）

△診斷

西醫藉科學機械之力、證明此病確有黴菌、吾人未嘗不心折之、而以病機之深淺久暫、分初中末三期、以爲診治之標準、此層似中醫之所無、不知中醫對於此病之診斷、確具條理、較之西醫、亦不多讓、特其情詞隱約耳、內經曰、大骨枯、肩髓內消、及咳、脫形、身熱、脈小以疾、金匱曰、夫男子平人脈大爲勞、脈極虛亦爲勞、斯語也、發明於數千年之前、而證於今日之病癆者、深切不易、以之爲診斷之標準可也、蓋今之肺癆病家、未有不胸狹缺陷、形體消瘦、身熱咳嗽、脈細而數者、且病癆胃氣必敗、元氣必虛、胃氣敗則脈見弦大、元氣虛則脈見虛弱、其病可證、其理易明也、今更爲之分期曰、凡入夜潮熱、形體消瘦、咳嗽痰量不多、胸悶氣急、或不咳嗽、而脈虛以數者、肺癆初期也、夜熱而顴紅、盜汗、形瘦而骨立骨蒸、咳嗽劇烈、或且咯血、食慾不振者、肺癆中期也、大便溏泄、咳嗽不甚、呼吸短促、神疲不食、脈弦以大者、肺癆末期也、分期所以明其經重、論治又當分經矣、

△治療

有病當借助齒藥、顧藥投其所、固能去病、藥不對症、反增其累、治療肺病、尤宜愼審、海上肺病套藥、不一而足、求藥品純良切合病機者、實難其選、若盲從之、其危險孰甚、此又不得不求助於分經施治之中國醫藥矣、求治之法當根據其內因外因兩大綱、內因方面、如肺癆因肝火橫決、肺絡受傷、而見咳嗽痰中帶血、入夜潮熱、脈弦頭眩等症、宜——淸肝潤肺法——用銀柴胡、桑葉皮、生石決、黛蛤散、光杏仁、川象貝、側柏炭、茜草根、甚則用十灰丸、加味逍遙散之屬、如肺癆因腦力不足、心血告乏、而見神識恍惚、心悸怔忡、夜寐不安、盜汗健忘等症、宜——健腦補心法——用補心丹、歸脾湯之屬、如肺癆因中土不振、肺陰不足、而見入夜虛寒虛熱、肌肉消瘦、飲食減少、脈虛以數等症、宜——培土生金法——用銀柴胡、南沙參、淮山藥、生白朮、生甘草、抱茯神、廣橘白、炙遠志、補肺阿膠湯、黃芪建中湯之屬、(脾胃爲榮衛生化之源黃芪建中峻補脾胃、中氣一振、衛足能外捍、榮足能內守、虛寒虛熱自止、)如肺癆因腎水枯耗、肺失水蔭、而見潮熱骨蒸、顴紅盜汗等症、宜——補水養肺法——用知柏地黃湯、大補陰丸之屬如肺癆因腎氣不足、肺經受損、而見咳嗽胸痛、肢冷脈弱等症、宜——溫補肺腎法——用保元湯、腎氣丸、仙鶴草、冬虫草、女貞子、兔絲子、厚杜仲之屬、如肺癆因肺腎氣虛、痰飲逗留、而見咳嗽喉中喘鳴、氣急欲絕等症、宜——斂肺納腎法——用乾薑、五味、補骨脂、合桃肉、福橘二陳、磁珠丸、都氣丸之屬、如肺癆因瘀熱阻於胸部、肺氣不降、而見胸悶氣急咳血等症、宜——降氣導瘀法——用旋覆花、眞新絳、杏仁、鬱金、桃仁、參三七、之屬、

外因方面如肺感風寒咳嗽者、雖誤進收斂肺氣之品、但肺伏有一分風寒之邪、仍宜開肺逐邪爲前提、桔梗、鬱金、蘇子、杏仁、是其要藥、如肺受風燥而致咳嗽者、雖被清補、而肺伏有一分風燥之邪、尚須宣肺潤燥爲急務、前胡、牛蒡、蟬衣、薄荷、桑葉、川貝、是其妙品、待其邪去殆盡。苔薄舌光、肺陰未復、乃可用沙參、花粉、石斛、二地、酌用而淸養之、或見虛熱諸症、按上肺癆各療法治之可也、

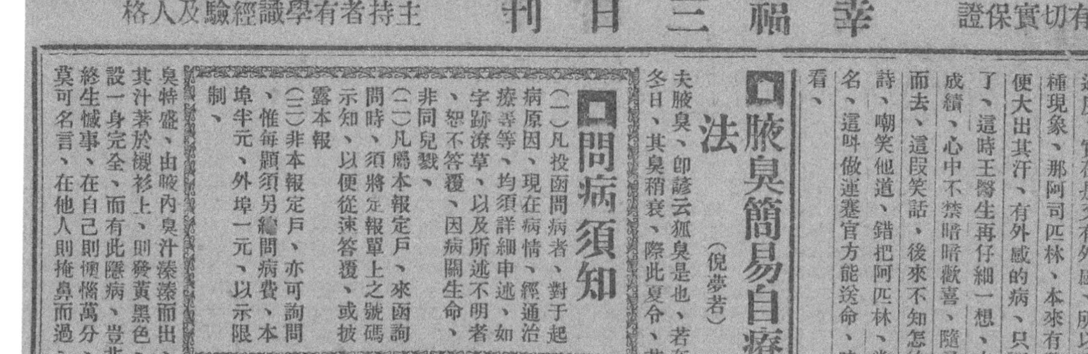



出版務求信用切實保證　幸福三日刊　主持者有學識經驗及人格

## 長篇小說　醫海燃犀記（十四）

（余不平）

第三回　姜伯誠得病請名醫　王大祿誤藥療重疾

那知他當時粗心、拿了十片阿斯匹林、Aspirin 顏色是一樣白的、所以一個不留心、便弄錯了藥、不意姜伯誠、雖然操心過度、懊惱過度、實在是又有外感、所以才有惡寒、發熱、頭疼、身痛、等種種現象、那阿司匹林、本來有發汗退熱的作用、所以一吃了下去、便大出其汗、有外感的病、只要一經出汗、邪從表解、毛病當然好了、這時王醫生再仔細一想、才知道是當時拿錯了藥、得的這个好成績、心中不禁暗暗歡喜、隨又配的調理胃口的藥水、給姜家僕人而去、這段笑話、後來不知怎的傳了出去、有人送王醫生一首打油詩、嘲笑他道、錯把阿匹林、當作蘇打明、病人發了汗、醫生出了名、這叫做運蹇官方能送命、時來毒藥亦痊痾、下文如何、請君再看、

## 腋臭簡易自療法

（倪夢若）

夫腋臭、卽諺云狐臭是也、若在冬日、其臭稍衰、際此夏令、其臭特盛、由腋內臭汁溱溱而出、其汁著於襯衫上、則發黃黑色、設一身完全、而有此隱病、豈非終生憾事、在自己則懊惱萬分、莫可名言、在他人則掩鼻而過、莫肯一嘗、雖事無緊要、然亦不雅之至、攷其治法、方書雖數見不鮮、若欲求其効驗則罕、今余搜羅方、「列后」有立除其臭之効、試之多人、未或一失、敢公佈之、俾患者得能按圖而索驥也、附方用水銀三錢白礬二錢滑石二錢青礬二錢硝一錢共爲細末入鍋內將磁碗蓋上復用泥封固碗底放溼紙一團紙乾方成每用二厘指搽臭處卽愈

## 問病須知

（一）凡投函問病者、對于起病原因、現在病情、經通治療等等、均須詳細申述、如字跡潦草、以及所述不明者、恕不答覆、因病關生命、非同兒戲、

（二）凡爲本報定戶、來函詢問時、須將定報單上之號碼示知、以便從速答覆、或披露本報

（三）非本報定戶、亦可詢問、惟每題須另繳問病費、本埠半元、外埠一元、以示限制、

## 木耳退眼翳

（袁民生）

凡患眼疾者、或往往生翳、若生翳、可用木耳日食之、凡食時、可用洋糖和之、分早晚二次服之、每次可買之七銅元木耳、如法服之、兩星期可以見效、

## 本館代售靈驗藥品

丹方一味、氣煞名醫、我中醫治病之奇效、殊出人意料之外、每有數年沉痾、見效一旦、纏綿之症、愈於霍然、本館有鑒于此、是以有代售各地靈藥之發起、凡各埠之讀者、如有的確靈驗之方、而會經試驗有效者、製爲丸藥、本館願代爲推銷、大開病家方便之門、謀進人羣幸福之途、此本館發起此舉之徽旨也。頃接讀者王德仁自北平來函云、願將其祖傳之祕方、『遺精散』、公開濟世、欲託本館代售云云、據述此藥對於遺精一症、確有意想不到之効力、無論新久、服之卽愈、多服且能斷根、每元壹大瓶、不折不扣。又同學李君、研究醫藥、已十餘年、近發明一特效藥、名曰「最新白濁丸」、乃將純粹中藥配合而成、當初製時、李君曾試服數人、關於最新白濁、莫不奏效、故敢問世、以救患濁之青年、惟因成本頗鉅、每元二瓶、是否有效、服後便知、亦毋庸鼓吹也。

## 幸福之門

### 答楊蔭安君問

據述音啞喉燥、說話極澀、睡醒口渴、四股鬱熱似骨蒸、並不咳嗽、覺痰阻胸際、脈形細數似虛、良以肺爲呼吸發音之器、肺陰不足、津液不佈、而反凝聚爲痰阻滯氣機、其見症雖不咳嗽、胸際痰阻可證、書所謂金破不鳴、此症近似、況脈形細數、爲癆損之徵、鬱熱骨蒸、尤是陰虛內熱之象、證極重險、治法以清養肺陰爲主、惟未親參脈症、未敢輕易處方、恐有毫厘千里之差、不妨就地擇醫一診之、

### 答馬善徽君問

據述夜寐夢多、有時遺洩、頭眩肢軟、溲赤便結、以此推之、由於腎水不足、無以涵養肝木、肝陽騰越、神魂不得安藏、諸恙隨之而起、可購知柏八味丸一兩、分三次鹽湯送下、久服自效、以乙癸同原、補水卽能涵木也、

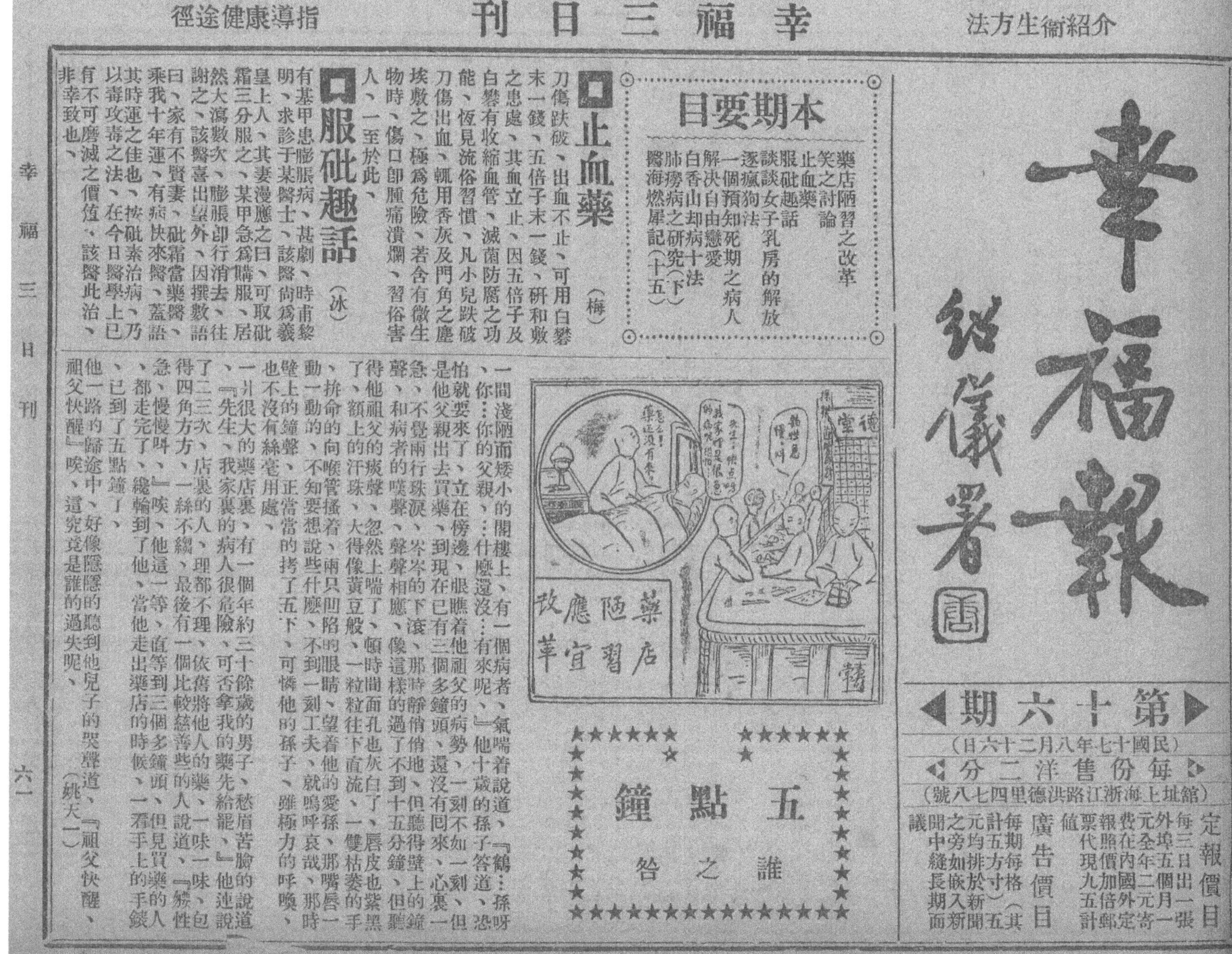

介紹衛生方法　　幸福三日刊　　指導健康途徑

# 幸福報

鈕儀署

◀第十六期▶

（民國十七年八月二十六日）

◁每份售洋二分▷

（館址上海浙江路洪德里四七八號）

**定報價目**　每三日出一張、外埠五個月一元、全年二元、寄費在內、國外定報照價加倍、郵票代現九五計值

**廣告價目**　每期每格（其計五方寸）五元、均排於新聞之旁、如嵌入新聞中縫、長期面議

## 本期要目

藥店陋習之改革
笑之討論
止血藥
服砒趣話
談談女子乳房的解放
逐瘋狗法
一個預知死期之病人
解決自由戀愛
自香山却病十法
肺癆病之研究（下）
醫海燃犀記（十五）

## 止血藥（梅）

刀傷跌破、出血不止、可用白礬末一錢、五倍子末一錢、研和敷之患處、其血立止、因五倍子及白礬有收縮血管、滅菌防腐之功能、恆見流俗習慣、凡小兒跌破刀傷出血、輒用香灰及門角之塵埃敷之、極爲危險、若含有微生物時、傷口即腫痛潰爛、習俗害人、一至於此、

## 服砒趣話（冰）

有某甲患膨脹病、甚劇、時甫黎明、求診于某醫士、該醫尚爲義皇上人、其妻漫應之曰、可取砒霜三分服之、某甲急爲購服、居然大瀉數次、膨脹即行消去、往謝之、該醫喜出望外、因撰數語曰、家有不賢妻、砒霜當藥醫、蓋乘我十年運、有病快來醫、語、其時運之佳也、按砒素治病、乃以毒攻毒之法、在今日醫學上、已有不可磨滅之價值、該醫此治、非幸致也、



## 五點鐘之謎

一間淺陋而矮小的閣樓上、有一個病者、氣喘着說道、『鶴孫呀、你…你的父親、…什麼還沒…有來呢、』他十歲的孫子答道、『恐怕就要來了、立在傍邊、眼瞧着他祖父的病勢、一刻不如一刻、但是他父親出去買藥、到現在已有三個多鐘頭、還沒有回來、心裏一急、不覺兩行珠淚、岑岑的下滾、那時靜悄悄地、但聽得壁上的鐘聲、和病者的嘆聲、聲聲相應、像這樣的過了不到十五分鐘、但聽得他祖父的痰聲、忽然上喘了、頓時間面孔也灰白了、唇皮也紫黑了、他額上的汗珠、大得像黃豆般、一粒粒往下直流、一雙枯萎的手、拚命的向喉管搔着、兩只凹陷的眼睛、望着他的愛孫、那嘴唇一動一動的、不知要想說些什麼、不到一刻工夫、就嗚呼哀哉、那時壁上的鐘聲、正當當的拷了五下、可憐他的孫子、雖極力的呼喚、也不沒有絲毫用處、

一爿很大的藥店裏、有一個年約三十餘歲的男子、愁眉苦臉的說道、『先生、我家裏的病人很危險、可否拿我的藥先給、能』他連說了二三次、店裏的人、理都不理、依舊將他人的藥、一味一味、包得四角方方、一絲不綴、最後有一個比較慈善些的人說道、『索性急、慢慢叫、』喉、他這一等、直等到三個多鐘頭、但見買藥的人、都走完了、纔輪到了他、當他走出藥店的時候、一看手上的手錢、已到了五點鐘了、他一路的歸途中、好像隱隱的聽到他兒子的哭聲道、『祖父快醒、祖父快醒』喚、這究竟是誰的過失呢、（姚天一）

幸福三日刊　六一

## 笑之討論（下）

熊雨農

案、心君泰然、不自笑也、得肺之金氣則清明、得肝之木氣則勇敢、得脾之土氣則和緩、得腎之水氣則心腎相交、火得水而不亢、水得火而不寒、皆無自笑之動機也、一有發笑之機、則泰然不動之君火、與坎中一陽之相火合其德、於是則五行所養之醇火、隨其事之大小而盡量一笑之（俗以火之自作呼嘯聲者、謂之火笑、大有本原）笑力既乏、笑聲亦止、覺人體微倦、良由相火既曳、肾氣激勞、腎主骨也、

凍死之身無力者、眞寒外束、眞火內焚、骨將炙矣、神漸昏者、肺金被焚、請肅之氣將絕矣、身發大熱者、由內而焚於外矣、不言者、心用已失、止餘無根之火、一笑而絕矣、刃傷內腎、則眞水已絕、相火上併於心、心陰亦傷、心用已失、故不言而笑、與凍死者同也、笑不休、得鹽湯而愈者、亦君相火盛而上越、得鹹寒而潤澤也、其有先天受驚、笑病時發、百治不愈、不治亦止如此者、攷諸證象、不外君相二火、不能順承五行相生相養之道、而別闢一徑、以洩其不受伏藏之火、故發無定時、發後無他、身倦乏力而已、觀其火炎汗出、發時眩暈、喜食冷醋、病中服羚羊則不發、皆火性炎上之證也、駢指身痿、皆先天受驚之所致也、

## 談談女子乳房的解放

（冰）

以前的女子、尤其是上海的女子、對於天然發育之乳房、竟施以壓迫之手段、用小馬甲束縛箝制、使胸部平坦、以爲美觀、那知於生理上發生極大影響、小則使乳頭深陷、乳房發育不全而產崎形、大則妨礙肺部呼吸、釀成肺癆、并且人體之美、全賴天生凹凸之適當、所謂曲線美是、若使之平坦、直如電線木一般、何美之有、反而失去女子之曲線美了、現在好了、女同胞已覺悟到束胸的害處、於是將乳房澈底的解放起來、我們試看馬路之上、游戲場中、一斑女流、大都乳房突起、雙峯矗然、大可和西洋女子並駕齊驅、那末西洋女子之曲線、未可專美、我國小馬甲政策、從此打倒、豈不是爲女界增進無量的幸福嗎、至於乳房之功用、與生殖器有密切之關係、中有一種神經連絡之、授乳嬰兒、爲人類生命之源、所以乳房應宜保護、乳房如受刺戟、則子宮必收縮、凡妊娠中乳房屢經剌戟者、往往容易流產、就是一個明證、從前有一個李三郎說、溫存新剝雞頭肉、膩滑有如塞上酥、他的意思、以爲女子乳房、是專供男子們把玩的、這種觀念、是大大的荒謬了、

## 醫林點將　怪病奇治

（秦伯未）

### （六）一個預知死期之病人

吾院有茶役桂某、爲人和藹可親、操作甚勤、惜其體質多病、幼時即得膨脹症、雖治愈、未得充分調攝、致造成此孱弱之軀、來院後、凡勞動過度、即患腹脹痛、嘔吐不欲食、稍休則否、而院中事又復勞苦異常、故其孱弱之軀、永無康健之日、平時雖請院中醫生或余代爲診治、進以補脾洩肝、病雖小愈、然終不能捐其數十年之宿疾、彼亦嘗自憂之、語余曰、吾恐將以此疾終矣、余慰之、並命其節勞、至上月（六月）疾又大作、余命其暫歸休養、彼允之、並代繕書促其姪輩來申、代理職務、次日又謂余曰、病恐不及歸矣、余又爲其處方、又次日、病大愈、飲食倍增、精神亦振、欣欣然有喜色、而告余曰、病瘥矣、請再繕書止姪輩來申、恐徒勞往返耳、余曰不然、汝之病雖愈、奈此弱體何、彼亦然之、又次日清晨、頭等病房焉君故、彼泫然曰、彼亦死乎、我……、午飯時亦進稀粥兩碗、言笑自若、下午二時、即將所製之新棉襖棉褲衣之、新鞋履之、瓜皮帽戴之、同輩見之、以其畏冷也、亦不之異、詎知整理後即自行太平房、（旁人未見）將板放好、約五分鐘、其同事李君高呼不應、怪之、適自太平房經過、見有人臥於板上、趨視之、即桂某也、捫之已手足彊硬如冰、氣息奄奄矣、亟以蘇合香丸至寶丹等灌之、已不能下嚥、延至六時許、即氣絕身死、

伯未曰、桂某之死、吾人根據病理上推究之、則殊無眞確之答覆、夫桂某之體質、僅虛弱耳、尚未至於勞瘵也、胡以遽死、或曰其病雖不致於死、而時時以死爲慮、則其氣先餒、正氣衰頹、故死、予案此根據心理學立論、亦具相當理由、然想其未死之先、何以從容整衣冠、就病榻、一若預知其必死者、此與畏死而終於必死之病狀不同、是以謂桂某之死、死於心理者、其說亦可商也、世固有預知其死期者、若行卓絕之高僧、肉身坦化、小說中不絕記載、桂某固生長田家、未嘗學問、又無此善知識、（出佛典）況當其垂絕時坐氣啾啾然不遑盡於人間世、又若有所戀、（出老子）非如佛氏子弟趺坐長逝絕無所苦者比、嗚呼桂某、汝非具有偉大之誌根、而不願告人歟、（下期請汝偉先生續）

## 逐瘋狗法

（周永康）

若用青竹竿逐瘋狗可免傳染瘋毒之害、用木棒等逐之、易傳染、切不可用、蓋青竹竿有節故也、但不可用枯竹竿、蓋枯竹之效不及青竹也、以上諸語、吾鄉父老都道及之、姑記之、以利國人焉、

幸福三日刊　第一卷　第六十期

## □解決自由戀愛

（徐文蘭）

現在中國的自由戀愛、可稱興盛極了、而一般青年男女們、為了自由戀愛的、投江自盡的、也可稱興盛極了、單說那轟動社會的馬振華女士、投江一事、他豈非為了自由戀愛而犧牲一條性命麼、他也不知道自由戀愛是什麼、也不知道自由戀愛拿什麼來做宗旨、將好好的潔白的身子、失身於那負情的汪世昌、但是那汪世昌那裏有真的愛情、那馬振華女士呢、他不過拿肉體的愛情來做那自由戀愛的宗旨、所以我勸一般青年男女們、在那自由戀愛之中的、一定要謹慎、要是一不當心那就是後悔莫及呢、

自由戀愛可分為四種、一曰金錢的愛情二曰肉體的愛情、三曰天然美麗的愛情、四曰精神的愛情、青年男女們、多拿以上的三種的愛情來做那自由戀愛的宗旨、也不顧將來的幸福、什麼開房間呀、吃大菜呀、真快樂到極了、結果都是投江自盡的、及自殺等等的慘事、據鄙人說像以上三種的愛情、都不能得到白頭偕老的幸福、青年男女們快點覺悟罷、

吾說自由戀愛的幸福、惟有那精神上的愛情、可做宗旨、那麼可以得到美滿的幸福呢、是將精神的愛情大略分例於左、

（一）品行如何、（二）學問如何、（三）志向如何、（四）對於社會是否有自立的能力、（五）切不可愛慕虛榮及奢侈等事、（六）切不可自己看輕自己的身體、（七）是否有真的愛情、（八）將來精神上是否有幸福、以上八種的大略、男女們都要悉心考察、還有許多的事情也寫不完咧、總之青年男女們都要拿精神上的愛情來悉心考察、那麼可以得到自由戀愛的幸福呢、

## □白香山卻病十法

唐志澤

空窗枯坐、翻閱舊書、以資消遣、見有白香山卻病十法一則、頗切合於現今時勢、及吾人身心者、故特錄之如左、

靜坐觀空、覺四大皆從假合、一也、煩惱當前、以死譬之、二也、常將不如我者、巧自寬解、三也、造物勞我以生、遇病稍閒、反生慶幸、四也、宿孽相逢、不可逃避、歡喜領受、五也、家室和睦、無交謫之言、六也、眾生各有病無、常自親察究治、七也、風寒謹防、嗜欲淡薄、八也、飲食當節、毋多、起居務適、毋強、九也、覓高明親友、講開懷出世之談、十也、

## □耳毛毋去

（周水康）

吾人耳中之小毛、理髮匠恆以小刀剔之使去、人亦以為快、殊不知此種小毛、可拒絕一切小蟲入耳之患、吾人不嘗、去之有礙于衛生也、諺云「耳不扒不聾」、此之謂也、

## □肺癆病之研究（下）

（揚志一）

□保蔭

嘗觀鄉野勞農、雖終日胼手胝足、蒙塵自甘、而精充體強、每臻上壽、而鮮病肺癆者、何則、多吸清潔之空氣、得運動之效力也、因此可知未罹肺癆之人、如能呼吸清氣、運動體力、則消化器管肺臟組織、日益健全、而抗拒癆菌於未襲之前、既患斯疾者、光非深呼吸、勤運動、無以恢復自身抵抗之力、而克制癆菌於既受之後也、按欲實行呼吸與運動、須先放棄市城家庭之煩惱生活、終日棲息於山水田園之間、度其怡靜清逸生活、早睡早起、行深呼吸、莊子所謂吹噓呼吸、吐故納新、而得清潔空氣調養肺臟之益焉、日事柔軟體操、或適性工作、而得促進全身新陳代謝之益焉、調節飲食、日進滋養、屏絕刺戟性物、而得健全消化恢復肺臟疾患抵抗癆菌力之益焉、復次性慾之防止、思想之純正、溫度之調節、氣候之注意、日光與溫水浴之勵行、尤為休養中之必要條件、俗語云、三分吃藥、七分調理、良以肺癆患者、已入於神經衰弱食慾不振狀態、固非藉相當藥力、不足以解病苦、惟體力與癆菌應戰、若違反休養條例、不為亡羊補牢之計、則藥石無情、醫非萬能、又豈能起死人而肉白骨耶、

□附證

余述此篇畢、覺尚有與肺癆生直接關係之附證、不得不附帶一述焉、如肺痿、肺癰、喉癬、女子乾血癆、均附證也、肺痿多因溫病或久咳之後、肺胃津液耗傷、無以灌溉筋脈、於是兩脚痿軟、無腫無痛、不能任地、如草木之失雨潤、而枯萎矣、治宜沙參、麥冬、川貝、杏仁、之養肺、石膏、知母、天花粉、石斛、之清胃、則痿自愈、肺癰為痰涎膿血、俱蘊蓄結聚肺臟之內、以當體嬌嫩之肺臟、受此焉得不壅潰而成癰者哉、其證為口吐膿血、痰帶腥味、喘滿氣促、胸膈隱痛、（若用X光鏡照、便知肺內組織之潰爛狀、）用千金葦莖湯、葶藶瀉肺湯、皂莢丸、頗奏排痰恢復組織之功、瘰癧或生乳下、或生頸之兩旁、古名馬刀俠癭、金匱云、馬刀俠癭者、皆為勞得之、良以肝膽虛於內、痰核結於外、（多結於淋巴腺、）治宜當歸、川芎、養肝祛痰、沙參、大貝、潤肺化痰、鬱金、姜蠶、海帶、海藻、通絡軟堅、女子天性善鬱、鬱則肝氣不得流通、肝為女子先天、為營血停留之所、經血集會之處、（所謂血海血室、）氣不流通、則血結聚、於是月經停閉、腹脹體羸、或寒熱交作、宜逍遙散或小柴胡湯治之、若胃實腹滿、血結成瘀、宜大黃蟅虫丸下之、若中陽不足、太陰虛寒、化源不固、腹滿、經行澀滯、股冷脈微、宜於溫品中加薑、吳萸、溫通助之、所謂分經論治者也、

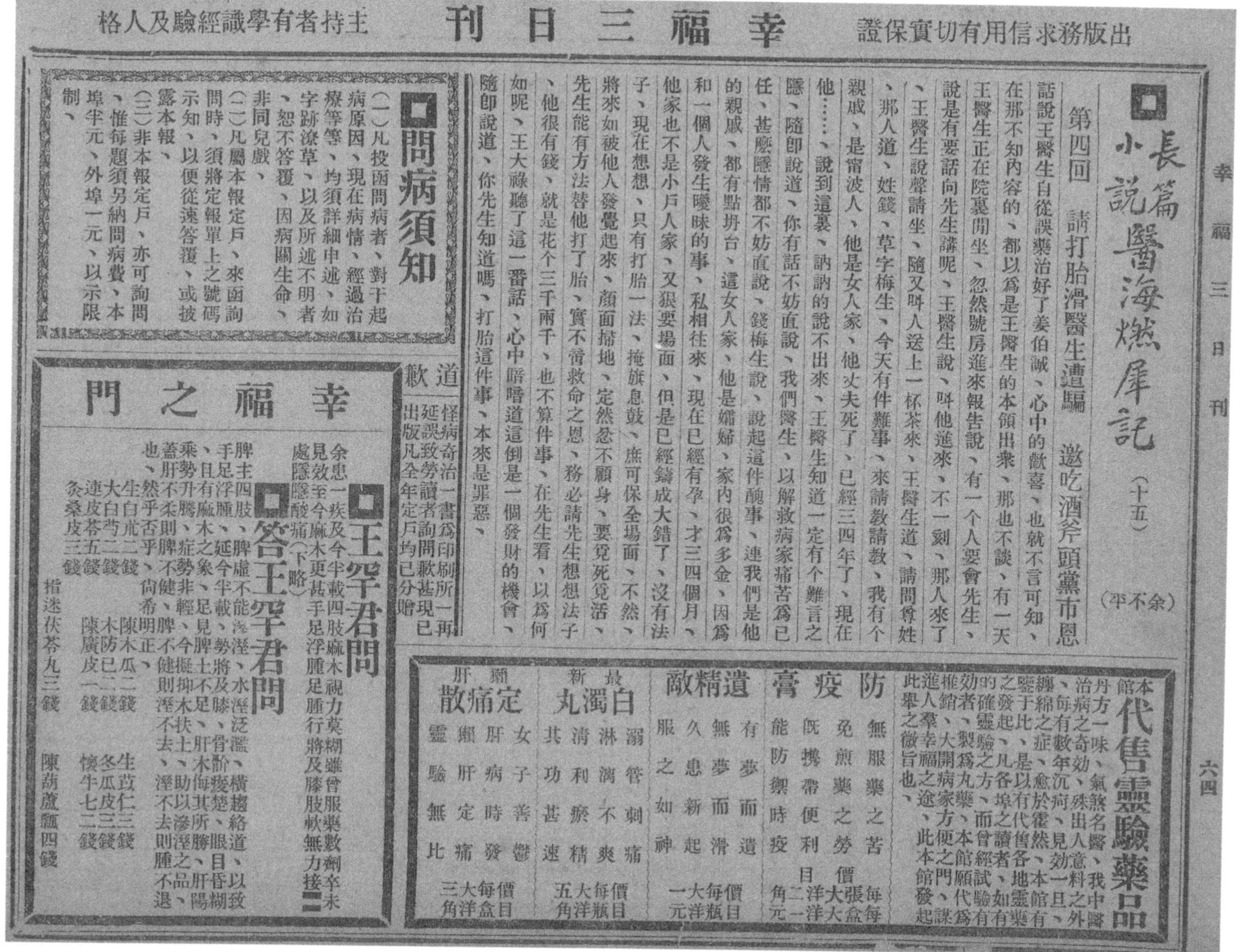

出版務求信用切實保證　幸福三日刊　主持者有學識經驗及人格

## 長篇小說　醫海燃犀記（十五）

（平不余）

### 第四回　請打胎滑醫生遭騙　邀吃酒斧頭黨市恩

話說王醫生自從誤藥治好了姜伯誠、心中的歡喜、也就不言可知、在那不知內容的、都以爲是王醫生的本領出衆、那也不談、有一天王醫生正在院裏閒坐、忽然號房進來報告說、有一个人要會先生、說是有要話向先生講呢、王醫生說、叫他進來、不一刻、那人來了、王醫生說聲請坐、隨又叫人送上一杯茶來、王醫生道、請問尊姓、那人道、姓錢、草字梅生、今天有件難事、來請教請教、我有个親戚、是甯波人、他是女人家、他丈夫死了、已經三四年了、現在他……、說到這裏、訥訥的說不出來、王醫生知道一定有个難言之隱、隨即說道、你有話不妨直說、我們醫生、以解救病家痛苦爲已任、甚麼隱情都不妨直說、錢梅生說、說起這件醜事、連我們是他的親戚、都有點坍台、這女人家、他是孀婦、家內很爲多金、因爲和一個人發生曖昧的事、私相往來、現在已經有孕、才三四個月、他家也不是小戶人家、又狠要場面、但是已經鑄成大錯了、沒有法子、現在想想、只有打胎一法、掩旗息鼓、庶可保全場面、不然、將來如被他人發覺起來、顏面掃地、定然忿不顧身、要覓死覓活、先生能有方法替他打了胎、實不啻救命之恩、務必請先生想想法子、他很有錢、就是花个三千兩千、也不算件事、在先生看、以爲何如呢、王大祿聽了這一番話、心中暗暗道這倒是一個發財的機會、隨即說道、你先生知道嗎、打胎這件事、本來是罪惡、

## 問病須知

（一）凡投函問病者、對于起病原因、現在病情、經過治療等等、均須詳細申述、如字跡潦草、以及所述不明者、恕不答覆、因病關生命、非同兒戲、

（二）凡屬本報定戶、來函詢問時、須將定報單上之號碼示知、以便從速答覆、或披露本報、

（三）非本報定戶、亦可詢問、惟每題須另納問病費、本埠半元、外埠一元、以示限制、

## 道歉

怪病奇治一書、爲印刷所一再延誤、致勞讀者詢問、甚歉、現已出版、凡全年定戶、均已分贈

## 幸福之門

### 王翠君問

余患一疾、及今半載、四肢麻木、視力莫糊、雖曾服藥數劑、卒未見效、至今麻木更甚、手足浮腫、足腫行將及膝、肢軟無力、接處隱隱酸痛（下略）

### 答王翠君問

脾主四肢、脾虛不能滲溼、水溼泛濫、橫趨絡道、以致手足浮腫、延今半載、勢將及膝、骨骱痠楚、眼目昏糊、且有痲木之象、足見脾土不足、肝木侮其所勝、肝陽乘勢升騰、症勢非輕、今擬抑木扶土、助以滲溼之品、蓋肝不柔則脾不健、脾不健則溼不去、溼不去則腫不退、也、然乎否乎、尚希明正、

生白朮二錢　大白芍二錢　連皮苓五錢　炙桑皮三錢
陳木瓜二錢　木防己一錢　陳廣皮一錢　指迷茯苓丸三錢
生苡仁三錢　冬瓜皮三錢　懷牛七二錢　陳葫盧瓢四錢

介紹衛生方法　**幸福三日刊**　指導健康途徑

# 幸福報

紹儀署

## 第十七期

（民國十七年八月二十九日）

每份售洋二分

（館址上海浙江路洪德里四七八號）

定報價目

每三日出一張、外埠五個月一元、全年二元、寄費在內、國外定報照價加倍、郵票代現九五計值

廣告價目

每期每格（其計五方寸）五元、均排於新聞之旁、如嵌入新聞中縫、長期面議

### 本期要目



## □強姦與結胎（冰）

□男精女卵之巧合

本報第十二期載有私生子何以多智一篇、云結胎之原、純是愛情作用而成、反之似不能結胎、然而世之婦人、因強姦而受孕、頗不乏其例、夫強姦者、出於強迫、出於被動、絕無愛情之可言、而竟能受孕成胎、豈不大可怪耶、雖然、結胎之始、在男精女卵之抱合、男精女卵所以能抱合、其原動力在性慾衝動、愛情相感、固也、但適其時女有完全之卵子、而又得健全之精蟲注射之、亦能巧合而成胎、蓋亦事理之所有也、故受孕不必由於雙方之快感、而在精卵之巧合、精卵巧合、即使違反婦人之意、強與交合、亦可成胎、至於強姦為非法舉動、此乃屬於法律範圍、本篇純是醫學上之研討、恕不兼及、

## 自殺問題

是青年男女無代價之犧牲
是無志懦夫之表現
適足為惡社會惡環境擴張勢力
願今後之青年男女
鼓着大無畏之精神
於黑暗環境中掙一條出路

關于青年自殺問題、本報已言之屢矣、誠以自殺為至慘酷之事、不忍加以嚴格之責備、而為之詛勉、為之糾正、為之警惕、所以杜防殺機大開也、乃據報所載、自殺之事、日甚一日、近且有少年張關勝者、竟效屈大夫之行、於其衣袋中、發現本報一張、并於自殺論文中失戀於情場句傍、注以可效自殺四字、以明其為失戀而自殺云云、余不禁因有所感焉、

昔太史公有云、死有重於泰山、有輕于鴻毛、古人對於死的問題、何若是之重視也、蓋天生我五尺之軀、所當積極有為、以謀置此身於世用、效力國家、造福社會、皆青年應為之事業、況青年尤為國家元氣之所在、國事之進步與否、家庭社會之改良與否、端在後生青年之努力與否為斷、國家社會家庭所倚望於青年者、何等重大、若張氏輩者、因區區之失戀、卒喪其生、可謂輕生、可謂無代價之犧牲、可謂懦夫之表現、

社會黑暗、環境逼人、亦云甚矣、惟其黑暗、惟其逼人、尤須於黑暗中求一線光明、於逼人環境中、掙出一路、懸崖勒馬、視生如死、本其必死之心、以求可生之路、總理遺訓所謂大無畏之精神、勇敢奮鬥、則又何事不可成功自我、何事不可克敵制勝、何自輕其生為、嗚呼、厭世自殺之結果、適足為惡社會惡環境擴張勢力、死者已矣、寄語吾輩青年、積極奮鬥、死中求生、達到置身世用之目的而後可、

# 割去青春腺的討論（一）

（宋愛人）

▲青春腺、對於生理上、生殖上的職務、

▲青春腺、對於腎氣、腎精、腎腺的組織、

▲腎的腺體、分泌兩種液質、一種謂之副腎髓、一種謂之確靈、對於生理上之關係、

▲青年腺體中的分泌液、中醫謂之天癸、歐醫謂之斯不爾明、對於生殖上之重要、

▲凡獸類割去其腺體、和外腎的分泌液、體量確是異常肥碩、但生殖力從此絕滅、

現在科學的發達、比較從前總算進步得多了、二十四紀以前的種種想象、現在根據科學的歷程、多可以漸漸地實現、不是說一句誇大的話、再經過若干年、恐怕天工的能力、多被『科學的萬能』衝破了、這是多嗎的希望和快樂呀、致於『返老還童』的成語、原不過託於儒家的說辭（神僊傳、載淮南王好道、八公詣門、王使司閽者難之、八公曰、王薄我老、今則少矣、八公皆變爲童子、此卽返老還童之濫觴也、）要達到實有其事、非但全地球沒有容納這許多許多的衆生、就是歸納到生理上的公例、也恐怕沒有這箇原理罷、所以祇好算是一種想象的痕跡、斷沒有實現的可能、然而不然、現代的醫學博士、不是這樣的說嗎、『人們割去了青春腺、（或代以獸類的腺體、）就可以得到返老還童的實驗、和圓滿的效果、』這不是破天荒的創舉嗎、從前的想象、不想到就可以實現於今日、我不得不驚嘆『科學萬能、』竟把天工的定例、也會打破、自然是人類絕大的幸福、但是發明以來、還沒有充分的成效、或者這箇理論、和試驗的經過、也許還沒有得到一致的途徑、這是很可以給我們一點討論的餘地、

# 口唇裂血治驗

（方靜山）

周莊林婦患口唇裂血症、延諸醫調治、有謂三焦之熱、用涼膈散者、有謂心肝之火、用瀉心湯龍膽瀉肝湯等類、均不應、後就余診視、其患處上下唇全破裂血、時出時止、辛鹹酸熱物、皆不能黏、已三日不食、林婦謂其患痛苦無關、不求卽效之湯藥但求先能飲能食、以濟飢渴之急、雖有神方、不能由此經入、亦屬罔然、余思既不能服湯藥、非外治不可、惡辛鹹酸熱等物、必喜甜涼、余後用白蜜塗唇、用青竹內膜貼之、隨令徐徐服溫粥、三日再覩後效、未三日來謝、不另服他藥竟愈矣、後患者用此法無不奏效、余思藥無成法、此等症、醫書雖有內治、而外治未見、惟藥不論內外、貴乎中病、斯言盡之矣、又重舌、用竹園中老竹上桑螵蛸取下、置瓦上炙研末、加冰片少許、吹入頓消、曾屢驗效、因附此、

# 醫林點將 怪病奇治

（七）一個少婦生臨時之接食猢猻　張汝偉

天下之病、奇奇怪怪、醫者治病、除據義理、攷方書外、尤貴乎圓機靈變、所以俗語云、學到老、學不了、殆指醫言乎、二年前、有一王姓婦者、踵門求治、衣裳華麗、精神弈弈、似無病然、問頭痛否、發熱否、俱曰無、起居飲食、大小便、一如常人、診脈、左關略弦、右關帶濡鬱、苔亦平平、正在疑思之際、該婦以手解項間之鈕扣、以指尖指曰、病在斯、余諦視之、見皮色不紅不腫、不急不痛、但觀其嚥津時、則喉管開、有如男子之接食猢猻然、自下躍上、甚高大而顯明、及津落後、則仍落下、余思此症、殆梅核氣之流亞矣、但喉中亦並不梗痛、該婦曰、是症起已半載、迭延程唐周諸名醫診治、或謂氣鬱、或謂痰積、或指陰虛、服藥百劑、日益以大、後請西醫王某、敷藥之後、則大痛數日、皮焦脫落、而升者自升、亦無聞先生名、特來懇治、余思此症、必由氣鬱而起、卽作痰治、亦大誤、陰虛固屬不合、西法余所未明、何以宗氣鬱痰積、治之無效、思之思之、恍然大悟、是症因氣鬱而致火旺、火旺能食氣、氣被食、則氣虛矣、氣虛、則脾胃之升降失調、脾主降、胃主升、喉管屬胃、胃氣大升、所以喉管之氣、躍然而上也、且女子二陽之病發心脾、今脾氣虛、不能引胃之降、猶夫妻反目、而脫離之象、治病必求其本、乃爲之用元米炒黨參、蜜炙大有芪生淮藥、越鞠丸、半夏粬、各三錢、土炒於朮、廣橘絡、姜竹茹、炒枳殼、各錢半、炙甘草、三分、炒川芎一錢、爲方、囑服五劑、半月後、伴同小姑來診經阻、云服先生藥十劑、今完全愈矣、視之果然、究其原因、云一日因打撲克失敗而起、可見治病求本之理、尤貴潛心研求也、（下期請克潛先生續）

# 痛經的良方

（施伯英）

痛經一症患者頗多、大半由於月經來時多服生冷之品如西瓜荷蘭水冰淇淋等所致、今將最近實驗治療法、宣告於後、方用光杏仁五錢炒焦、（各藥店均有）陳酒少許燉熱頻頻飲之、與杏仁同食、

第一卷　幸福三日刊　第十七期

## □口病之研究

(李梅仁)

此文見蘭陵巢深林叢鈔中、巢氏爲世醫、家中遺書達百冊、而均未刊行世、余得殘本數冊、錄此以實貴報、口之於味也、皆統於脾、蓋脾熱則口臭、脾燥則口裂脾冷則口緊脾敗則口黑、脾寒則口青、脾虛則口白、脾弱則口冷、脾衰則口黃、脾實則口紅、或舌強硬、或燥熱糜爛、或當唇破腫、或鵝口生瘡、或風熱內攻作腫、或積熱蘊畜或痱、是皆口之爲病也、文云肝熱則口酸、心熱則口苦、脾熱則口甘、肺熱則口辣、腎熱則口鹹、胃熱則口淡、此五臟統於脾而亦寄旺於四臟也、又有五臟移熱而得者、謀慮不決、肝移熱於胆、而口苦、勞力過傷脾移熱於腎而口破、色慾過度、腎移熱於脾、而口乾胃氣虛弱、脾移熱於肝而口酸、又有膀胱移熱於小腸、小腸不受、上爲口糜、生瘡而潰爛、此五臟相移之熱症也、有唇腫者、宜清熱降火、用芩連、花粉、玄參、支喬、石羔、有口燥裂痛者、乃脾胃火邪、因多食熱物、宜泄脾降火、用芩連梔、大黃、玄參、花粉、連喬、生地、有口肉生瘡作痛者因憂思勞苦、日夜不靜、以致心脾火動、生瘡難食、喜寒惡熱用當歸、花粉、白芍、生地、芩連、貝母、喬玄、此治脾火之藥也、如上文之病、寒則兼溫之、赴筵散、黃連、干姜、爲末、摻患處、風則兼散之、須消風散、熱則兼涼之翹黃朴硝枝薄芩草、若脾虛不足者、宜補、二陳加參朮、焦姜、炒連、若七情鬱結、以致浮游之火、上乃口齒、宜二母湯、加玄參、花粉、芩連、如積熱成痱、當清熱涼脾、又從而消導之、宜芩連朴查朮曲檳、如五臟移熱於脾、當從其所移而治之、不可又損其脾、因脾虛、故受所移也、

## □安胎

左台仙館筆記云、維揚王氏婦孕六月、適有鄰貓來攫其籠中之鳥、婦起逐之、仆於地、震動胎氣、勢甚危殆、一鄰媼曰、可速覓一二紙過期不贖之當票、燒灰和水服之、則胎即安矣、如其言、果無恙、夫過期當票、已成廢紙、乃有安胎之效用、其理不可解、容錄之、以待醫家研究也(却酬)

游仁貽抄錄

## □以毒治毒之一法

雪僧

余於役涇川、乘肩輿以行、途次似聞痛楚聲、即駐輿往探、旋見亂石衰草間、有一人倚伏而坐、其足際隆隆然既腫且紅、似不勝其痛者、因叩其狀、曰適涉一淺水、被惡蛇所嚙、致難舉趾、並語余以姓氏住址、乞爲轉致其家、來人扶曳以歸、余頷之、既至前村、(相距約里許)假茶蓬暫憩、逡詢杖人曰、有一姓葉名長發者知之否、曰有之、余更詳述其痛狀、隔座一周某、亦路過而飲茗者也、聞余言起立曰、是不難治、盍往觀乎、急扯與夫爲前道、余以不解其作何治法、亦尾隨而往、見彼攀折一樹枝、口中隱約有詞、即就患者所坐處、畫一圈痕、作蒲團形、未幾羣蛇蜿蜒相繼而來、大者細者、長者短者、無不麕集、然均不敢越圈而過、彼又口誦手畫、忽羣蛇盡散、而一短蛇獨存、知患者係中其毒也、乃遣蛇就所嚙處舐吸之、霎時紅腫漸消、而蛇腹膨脹如鼓矣、余向周某曰、是蛇不將斃乎、曰是又不可也、復施其術、見蛇如噴嚏然、則所吸之毒、又復吐出、始遣之而去、是亦奇矣、因錄之以供研究符術者、

## □女子何以多肝病

朱振聲

世之男女、因稟賦之不同、性情之逈別、是以體質強弱、亦因之而異、輓近以來、淫風日熾、男女青年、或因先天之不足、或因後天之戕賊、因此強者轉弱、而弱者益弱矣、據余平日診斷所得、以男子之患腎虧及女子之患血虧者爲最多、今姑舍男子而論女子、女子何以多肝病、此問題極有研究之價值、良以同一人也、同一肝也、豈女子之肝有異於男子乎、余曰不然、考女子之所以多肝病、厥有二端、一由于血虧所致、一由于氣鬱而成、今將其所以然、分述于後、

□血虧　女子以肝爲先天、肝藏血、體陰而用陽、營血不足、不能涵養肝木、肝氣因之而橫逆、肝陽因之而上升、于是頭眩眼花、脘腹脹痛、噫噯吞酸諸症、相率起矣、至于血虧之由來、或由于月經過多、或由于操勞過度、或由于生產過繁、或由乎先天不足、此種患血虧症者、實爲釀成肝病之最大原因、蓋血既不足、則肝失涵養、斯猶草木失水之溉灌、而欲其生發茂榮、蓋亦難矣、故治法當以養血爲先、血足則肝自柔、不治肝而病愈矣、

□氣鬱　女子因氣鬱而患肝病者、實甚于血虧、蓋肝喜調達、而惡鬱遏、鬱遏則氣不流通、肝失疏泄、日積月累、肝病成矣、故因氣鬱而成肝病者、宜舒暢其情懷、開豁其胸襟、與血虧之宜養血平肝者、尤屬不同、何如世之婦女、或見棄于翁姑、或不安于妯娌、或因夫婦之不睦、加以生性量窄、最易鬱結、故欲其暢達、一方須謀藥石之補救、一方全賴病人之覺悟、否則、滴水投石、亦無濟于事也、

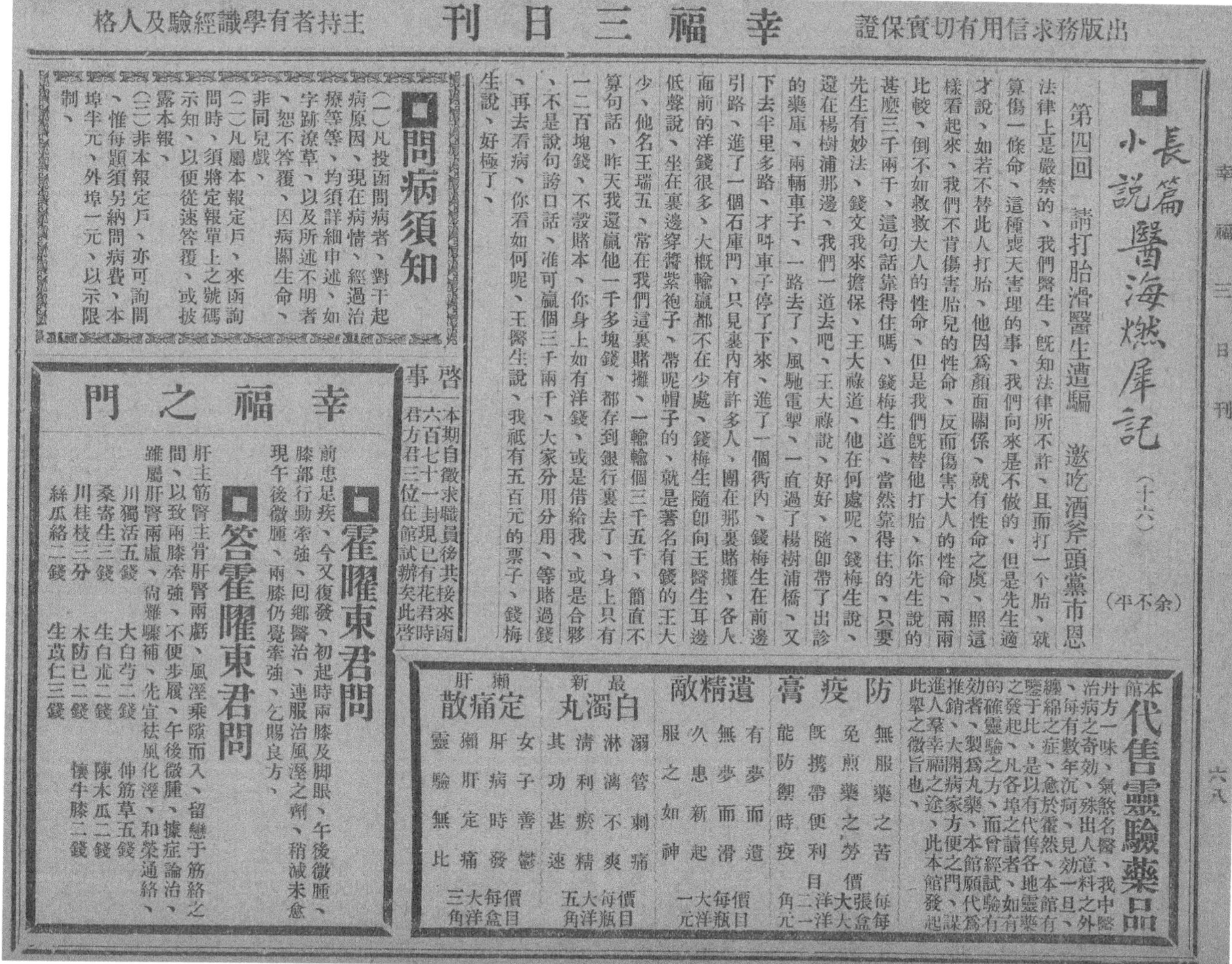

# 幸福三日刊

主持者有學識經驗及人格　　出版務求信用有切實保證

## 長篇小說　醫海燃犀記（十六）

（余不平）

第四回　請打胎滑醫生遭騙　邀吃酒斧頭黨市恩

法律上是嚴禁的、我們醫生、既知法律所不許、且而打一个胎、就算傷一條命、這種喪天害理的事、我們向來是不做的、但是先生適才說、如若不替此人打胎、他因爲顏面關係、就有性命之虞、照這樣看起來、我們不肯傷害胎兒的性命、反而傷害大人的性命、兩兩比較、倒不如救救大人的性命、但是我們既替他打胎、你先生說的甚麼三千兩千、這句話靠得住嗎、錢梅生道、當然靠得住的、只要先生有妙法、錢文我來擔保、王大祿道、他在何處呢、錢梅生說、還在楊樹浦那邊、我們一道去吧、王大祿說、好好、隨卽帶了出診的藥庫、兩輛車子、一路去了、風馳電掣、一直過了楊樹浦橋、又下去半里多路、才呌車子停了下來、進了一個衖內、錢梅生在前邊引路、進了一個石庫門、只見裏內有許多人、團在那裏賭擹、各人面前的洋錢很多、大概輸贏都不在少處、錢梅生隨卽向王醫生耳邊低聲說、坐在裏邊穿醬紫袍子、帶呢帽子的、就是著名有錢的王大少、他名王瑞五、常在我們這裏賭擹、一輸輸個三千五千、簡直不算句話、昨天我還贏他一千多塊錢、都存到銀行裏去了、身上只有一二百塊錢、不㲺賭本、你身上如有洋錢、或是借給我、或是合夥、不是說句誇口話、准可贏個三千兩千、大家分用分用、等賭過錢、再去看病、你看如何呢、王醫生說、我祇有五百元的票子、錢梅生說、好極了、

## 問病須知

（一）凡投函問病者、對于起病原因、現在病情、經過治療等等、均須詳細申述、如字跡潦草、以及所述不明者、恕不答覆、因病關生命、非同兒戲、（二）凡屬本報定戶、來函詢問時、須將定報單上之號碼示知、以便從速答覆、或披露本報、（三）非本報定戶、亦可詢問、惟每題須另納問病費、本埠半元、外埠一元、以示限制、

## 啓事

本期自徵求職員後共接來函六百七十一封現已有花君時君方君三位在館試辦矣此啓

## 幸福之門

### 霍曜東君問

前患足疾、今又復發、初起時兩膝及脚眼、午後微腫、膝部行動牽強、回鄉醫治、連服治風溼之劑、稍減未愈、現午後微腫、兩膝仍覺牽強、乞賜良方、

### 答霍曜東君問

肝主筋腎主骨肝腎兩虧、風溼乘隙而入、留戀于筋絡之間、以致兩膝牽強、不便步履、午後微腫、據症論治、雖屬肝腎兩虛、尙難驟補、先宜袪風化溼、和榮通絡、

川獨活五錢　大白芍二錢　仲筋草五錢

桑寄生三錢　生白朮二錢　陳木瓜二錢

川桂枝三分　木防已二錢　懷牛膝二錢

絲瓜絡二錢　生苡仁三錢

## 代售靈驗藥品

本館丹方一味、氣煞名醫、我中醫治病之奇効、殊出人意料之外、每有數年沉病、見効一且、纏綿之症、愈於霍然、本館有之于比、是以有代售各地靈藥醫發起、凡各埠之讀者、如有的確靈驗之方、而會經試驗有効者、製爲丸藥、本館願代爲推銷、大開病家方便之門、課進人羣幸福之途、此本館發起此舉之微旨也、

### 防疫膏

無服藥之苦、免煎藥之勞、既携帶便利、能防禦時疫

價目　每張大洋一角　每盒大洋二元

### 遺精敵

有夢而遺、無夢而滑、久患新起、服之如神

價目　每瓶大洋一元

### 最新白濁丸

溺管刺痛、淋濁不爽、清利瘀精、其功甚速

價目　每瓶大洋五角

### 癩肝定痛散

女子善鬱、肝病時發、癩肝定痛、靈驗無比

價目　每盒大洋三角

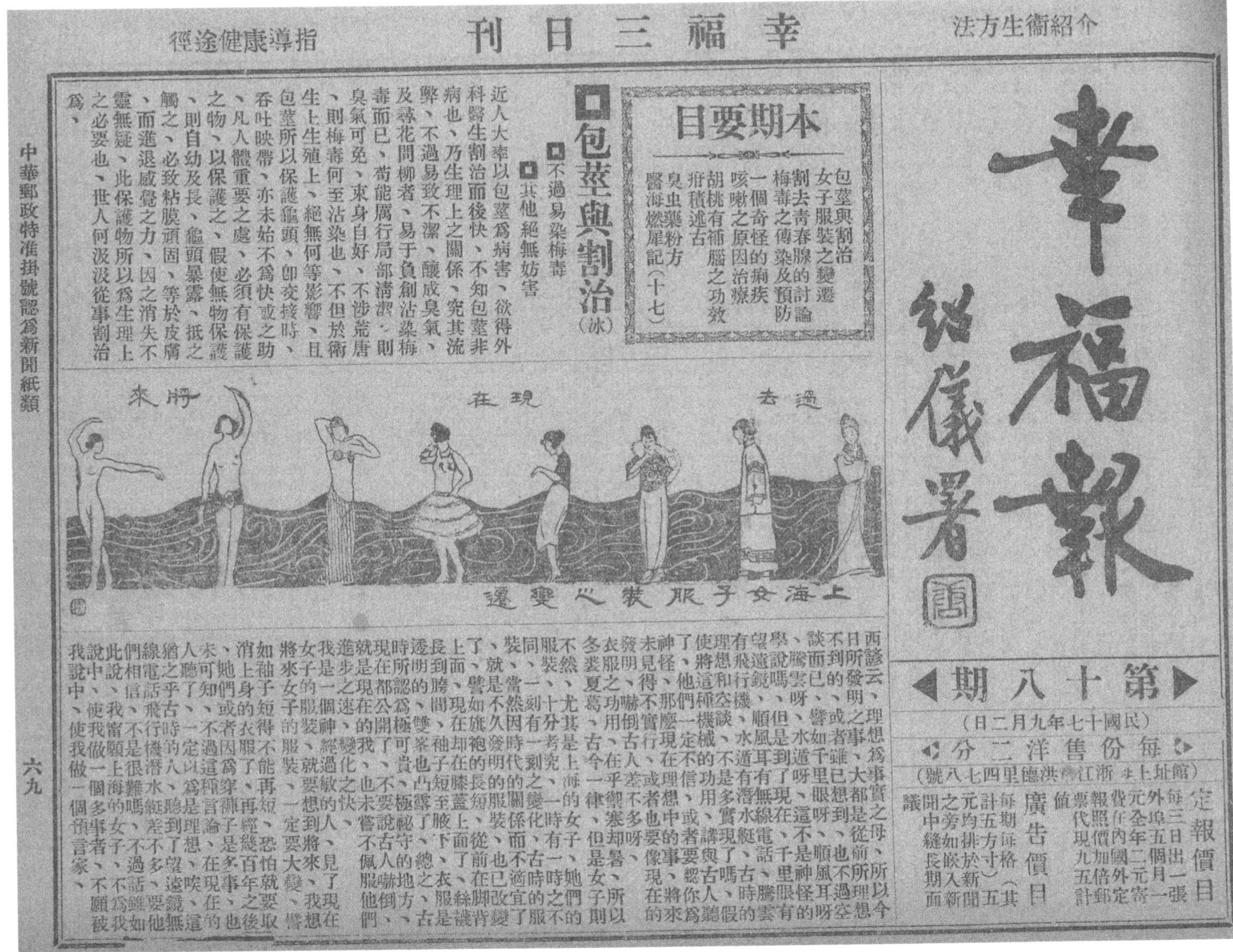

介紹衛生方法　幸福三日刊　指導健康途徑

# 幸福報

紹儀署

◀第十八期▶

（民國十七年九月二日）

每份售洋二分

（館址上海浙江路洪德里四七八號）

定報價目：每三日出一張、外埠五個月一元、全年二元、寄費在內、國外定報照價加倍、郵票代現九五計值

廣告價目：每期每格（其計五方寸）五元、均排於新聞之旁、如嵌入新聞中縫、長期面議

## 本期要目

- 包莖與割治
- 女子服裝之變遷
- 割去青春腺的討論
- 梅毒之傳染及預防
- 一個奇怪的痢疾
- 咳嗽之原因治療
- 胡桃有補腦之功效
- 疳積述古
- 臭虫藥粉方
- 醫海燃犀記（十七）

## 包莖與割治（冰）

■不過易染梅毒

■其他絕無妨害

近人大率以包莖為病害、欲得外科醫生割治而後快、不知包莖非病也、乃生理上之關係、究其流弊、不過易致不潔、釀成臭氣、及尋花問柳者、易于負創沾染梅毒而已、茍能厲行局部清潔、則臭氣可免、束身自好、不涉荒唐、則梅毒何至沾染也、不但於衛生上生殖上、絕無何等影響、且包莖所以保護龜頭、即交接時、吞吐映帶、亦未始不為快感之助、凡人體重要之處、必須有保護之物、以保護之、假使無物保護、則自幼及長、龜頭暴露、抵之觸之、必致粘膜頑固、等於皮膚、而進退感覺之力、因之消失不靈無疑、此保護物所以為生理上之必要也、世人何汲汲從事割治為、



西諺云、理想為事實之母、所以今日所發明之事、大都是從前所理想不到的、或者雖已想到、也不過空談而已、譬如千里眼呀、順風耳呀、騰雲呀、水遁呀、這不是神怪的學說嗎、但是到了現在、千里眼有望遠鏡、順風耳有無線電話、騰雲有飛行機、水遁有潛水艇、古時的理想和空談、不是多實現了嗎、假使將這種機械的功用、講與古人聽了、他們一定不信、或者要認你為神怪、那麼現在理想中的事、將來未見得不實行、或者也要像現在的發明、嚇倒古人差不多呀、衣服之功用、在平禦塞却暑、所以冬裘夏葛、古今一律、但是女子則不然、尤其是上海的女子、她們的服裝、十分考究、一時有一時之不同、一刻有一刻之變化、古時的服裝、當然因時代的關係而不適宜了、就是不久發明的服裝、也已改變了、譬如旗袍的長短、從前在腳背上面、現在却在膝蓋上面了、絲襪長到胯間、袖子短至腋下、衣服是透明的、雙峯也凸露了、總之、古時所認為極可貴、極秘守的地方、現在都公開了、不要說古人嚇倒、就是現在的我、也未嘗不佩服他們進步之速、變化之快、我是一個神經過敏的人、見了現在女子的服裝、就要想到將來、我想將來女子的服裝、一定要大變、譬如袖子短得不能再短、恐怕就要取消上身的衣服了、再經幾百年之後、她們或者因為穿褲子是多事、也未可知、不過這種言論、在現在的人聽了、一定以為是理想、唉、這猶之乎古時的人、聽到了望遠鏡無線電話飛行機潛水艇差不多、要他們相信、不是很難嗎、不過話雖如此說、我甯願上海的女子、不為我說中、使我做一個多事者、不願被我說中、使我做一個預言家、

中華郵政特准掛號認為新聞紙類

六九

幸福三日刊

民國十七年九月二日　　戊辰年七月十九日

幸福三日刊　七〇

## 割去青春腺的討論（二）

（宋愛人）

我就根據著生理上的功用來討論一二、『青春腺、是否屬於生理上的贅肬物、』、『青春腺、是否竟是生理上的障礙物、』、此是不容不討論的、

然而要討論青春腺的生理功用、先要明白腺體中的分泌液、要明白腺體中的分泌液、勢必聯屬到腎氣的鼓動、腎精的營養、和腎的腺體組織、一一歸納到確實的原理、方始值得討論的必要、

『腎爲先天之本、』『腎爲立命之根、』『男子一八歲、腎氣實、二八、腎氣盛、天癸至、精氣溢瀉、陰陽和、故能有子、』『女子七歲、腎氣盛、二七、而天癸至……月事以時下、故能有子、』這是表明人類的生活機能、是胎原於腎臟的、然而腎臟的功用據新醫的說、不是一個僅屬分泌尿液的器官嗎、似乎對於生理上、沒有這樣重要、然而這句話、未必盡然、因爲醫書的說腎、不僅屬於腎臟的組織、而對於腎的功用、很能夠闡透入微、得到具體的觀察、並且舉丸腎就是外腎、所以言腎而舉丸的生理、也可以包括在內、現在且把腎丸的工要、分斷一二如後、

腎有『腎氣、』有『腎精、』有『腎的腺體、』這幾種生理、對於生殖力、多是息息相關、』而對於青春腺、尤其是有連屬的系統、腎氣的功用、據中醫家說、『人生一小天地、有自然界的陰陽、有兩相交感水火、（此所謂陰陽水火者、完全屬於氣體、原非有形質之可見也的、現代的解剖學、所以未能探索此中原理者、職是之故、）致於陰陽的樞紐、和水火的交濟、全靠著腎氣的鼓動、腎氣怎樣鼓動呢、因爲全身的氣體、其根據於下焦的、要算腎氣貯藏最富、把周身的氣液、得著腎中的蒸汽、從下焦漸漸地散佈到上焦、上焦得著肺氣的通降、把周身的氣液、也會慢慢地還行到下焦、如是周流循環、無時或息、而一身的精氣、從此亦生生不竭、這是關於腎氣的功用、腎氣安奠於命門、這是腎氣的根元。』（未完）

## 梅毒之傳染及預防

曾立羣

梅毒之菌、形如螺旋、患者之血硬疳與所發疹之分泌物中有之、其傳染也、因病菌侵入皮膚或粘膜而得、常爲直接的、亦有接觸衣被器物上所附着含有該菌之分泌物而得者、惟皮膜之健全者、類能守其藩籬、屏除侵入、迨乎表面裂傷、始開方便之門、俗謂能隔衣謂空氣飛渡者、未可信也、

總計傳染梅毒者、多由生殖器、而患包莖者尤易、蓋直接接觸時、不免有些小不易覺察之小裂傷、而患包莖者、受創更易也、普通裂傷處、男子爲龜頭頸、女子爲陰道前庭、以是梅毒第一期之硬疳、多起於是、歐美習俗、常以接吻表示親愛之意、唇間口角如有小創傷、亦可爲傳入之地、而於此生硬疳焉、總之吾人皮膜之任何處有創傷時、苟接觸含有病菌之血或分泌物、則其傳染難免也、嘗有醫師看護、偶不謹愼、遂以是得之、雖然、其第一期之硬疳、必現於舊有創傷、處是地位必異乎宿娼而得者、

預防之法當自根本着想提高人格、務知自重自愛、灌輸常識、使驚惕乎病之可懼、是由教育上着想、爲積極的預防方法、檢驗娼妓、取締苟合之場所、禁止接吻、截去包皮、或賴乎處理市政者、或賴乎先覺者之宣傳勸導、要亦現今社會所需要者也、

## 醫林點將　怪病奇治

### （八）一個奇怪的痢疾

（吳克潛）

去年余創辦醫藥新聞報之動機、因目覩病家平時、太乏之醫藥常識、以致臨病倉卒、貽誤比比、發刊宗旨、原期廣集名流鴻著、貢獻於社會、初未嘗希冀聞達、不謂謬採虛聲、大有其人、杭州沈子錦雯、今秋患痢、遂治無效、乃不惜轉輾託人邀余、余未能推辭、舟車僕僕、至則沈君述其患痢情形、頗爲奇突、蓋最近所下、皆綿綿不絕、延長可達數尺、外粘而中空、形似通心粉而粗、其家以爲腸出矣、余笑曰、腸出如許、安得不死、是須詳述病源、並彙集前醫藥方、才能診斷、既而述診切脈竟、翻閱以前所服、悉皆荊門套方、芩黃連用、未嘗或間、余乃瞿然曰、得之矣、子本腸中集邪積滯、治宜溫通、前醫屢用黃連、澀滯雖行而垢不除、故如膠如漆、粘附腸之四壁、既而發濁入腸、隨入隨與腸垢混合、遂成空心縱綿之物、近以得痛、大黃之寒下、以致滯雖行而不化、故爲此狀、治宜滌痰振脾、粘滯不聚、乃以增損二陳湯爲方、其中半夏用至一兩、白朮用至兩半、再以巴豆一粒、浸入少許竹瀝之中、去巴豆用竹瀝、服後初仍綿延而下、繼則漸化爲糞、今早告勿藥矣、然余以爲沈君要黃連之誤、初咎醫者、蓋自己有常識、則早已知改轍矣、（下期請光答先生續）

第一卷　幸福三日刊　第十八期

## □疳積述古（王慎軒述）

錢仲陽曰、小兒諸疳、皆因病後脾胃虧損、或用藥過傷不能傳化、內亡津液、虛火妄動、或乳母六淫七情、食飲起居失宜、致兒爲患、凡疳在內者、目腫腹脹、瀉痢青白、體澀瘦弱、疳在外者、鼻下赤爛、頻揉耳鼻、或肢體生瘡、大抵其證雖多、要不出於五臟、而五臟之疳不同、當各分別治之、（按幼科[illegible]、肇於東漢衛沈、而成於宋人錢仲陽、幼科之錢仲陽、猶內科之張仲景、皆集大成之鑒也、其論疳積分內外五臟、尤爲卓識、）楊仁齋曰、疳者乾也、因脾胃津液乾涸爲患、在小兒爲五疳、在大人爲五勞、總以調補脾胃爲主、張景岳曰、楊氏云、疳者疳也、在小兒爲疳、在大人爲勞、豈非精血敗竭之證乎、察從前諸法、俱從熱治、多用清涼、雖此證真熱者固多、而元氣既敗、則假熱者亦不少也、其或有脾胃兩虧、真寒假熱者、非溫補不可、貴在臨證酌宜、仍當參用虛損治勞之法、庶得盡善、聶久吾曰、小兒臟腑嬌嫩、飽則易傷、乳食不調、甘肥無節、則積滯而成疳、是積者、疳之本、疳者、積之標也、法當先去其積、然後加以補養、若當其有積有疳時、見其瘦弱、投以補劑、適足以增其積滯、益其鬱熱、是助病而非除病也、其有疳瀉已久、脾胃極虛而不可單攻者、當兼用六神散與肥兒丸、相間服之、此攻補兼施之活法也、陳飛霞曰、疳之爲病、皆由於虛、即熱者亦虛中之熱、寒者亦虛中之寒、積者亦虛中之積、故治積不可驟攻、治寒不宜峻溫、治熱不宜過涼、雖積爲疳之母、而治疳必先於去積、然遇極虛者而迅攻之、則積未去而疳危矣、故壯者先去積而後扶胃氣、衰者先扶胃氣而後消之、書云、壯人無積、虛則有之、可見虛爲積之本、積反爲虛之標也、按錢楊治疳主清涼、景岳治疳主溫補、久吾主攻、飛霞主補、各說不同、然皆各有至理、貴在臨證之際、隨宜斟酌、不可偏執一說、庶幾無弊、

## □胡桃有補腦之功效

章屈盦

予友秦強姑、患頭痛病十餘年、日必數次、而用腦過度、如臨書作文、爲時稍久、則其痛尤劇、屢服中西諸藥、迄未見效、一日、偶破胡桃與其兒食之、忽然異想天開、以爲桃之外部形狀如首、其肉之組織、復雜如腦、而當其未成熟之時、滿貯白漿、又如腦髓、因思古人有[illegible]意也之言、遂取胡桃肉搗之極細、和酒燉之、日服一碗、及至半月、約吃五斤許、而頭痛病霍然以愈、今已半年、非惟不發、且精神頗覺清爽、予聞之、不勝欣慰、爰將其事、揭諸報端、一般患頭痛病者、盍試服之、

## □臭蟲藥粉方

（葉勁秋）

商陸一兩　蒼朮一兩　信石三兩　白芷一兩　雄黃四錢　白川一兩　姜黃粉一兩　各爲細末、和勻、隨摻床蓆間、此方去夏得于申江友人處、聞係某藥房中盜出、現在市上所售之貨、類皆此品、嗣後又得一方、即本方去商陸白芷、多黃烟末及青條煙末、又有蜜多水蜜一味（皆無分兩）此二方究竟可能收効否、但蜜多水蜜、不知是何物、願關心醫藥諸君教我、或起而仿製之、亦未必不可以挽回一種利權、

## □咳嗽之原因與治療

朱振聲

炎威初殺、涼月在秋、氣候因之而轉移、咳嗽因時而舉發、蓋肺主皮毛、而爲貯痰之器、秋涼外來、清肅失司、氣逆而爲咳、痰動而爲嗽、咳嗽之症、又將起矣、而一般藥商、莫不利用病者之心理、而製爲丸藥、從中漁利、病者不察、求愈心切、於是爭相購服、病勢從變、要知人體有虛實之分、病情有寒熱之殊、同一咳嗽、有屬寒屬熱、屬虛屬實之不同、有外感六淫之邪、有內因五臟之損、故其治法、亦因之而異、寒者溫之、熱者清之、虛者補之、實者瀉之、外感者治宜辛散、內傷者治宜甘潤、所以醫者對於外感之咳嗽、首當開肺透肺、爲第一要義、尤當望其舌診其脈、聞其聲、視其色、如痰稀面白、畏風多涕者、此肺寒咳也、當溫肺以固衛、如痰稠面紅、身熱喘滿、此肺熱咳也、當降火以清痰、如氣逆汗出、顏白飧泄、此肺虛欬也、當用補脾斂肺之品、如頓欬抱首、面赤反食、此肺實欬也、當用利膈化痰之劑、至於外感六淫者、更有風（辛平解之）寒（辛溫散之）暑（辛涼除之）溼（淡滲利之）燥（甘涼潤之）火（苦寒泄之）之分、而內傷欬嗽者、亦有因肝膽氣升犯肺而咳者、有因土虛不能生金而咳者、有因腎虛不能納氣而咳喘者、治之之法、或泄木以降逆、或培土以生金、或益腎以納氣、（指腎陽虛）或養陰以止嗽、（指腎陰虛）病原之不同如彼、用藥之不同又如此、奈何世之售藥者、症不探其源、藥不分其類、而欲其統治百咳、其可得乎、現能治痰飲之咳者、決不能治風熱之咳、能治肺實之咳者、決不能治肺虛之咳、今不此之務、宜其輕者重而重者劇也、余每見世之患咳者、貪一時之便利、每致延入肺癆一途、可悲也乎、故特略述此症概要、而大聲疾呼于病者之前曰、爾欲脫離苦海乎、爾欲謀人生之幸福乎、幸勿自投其羅網也可、

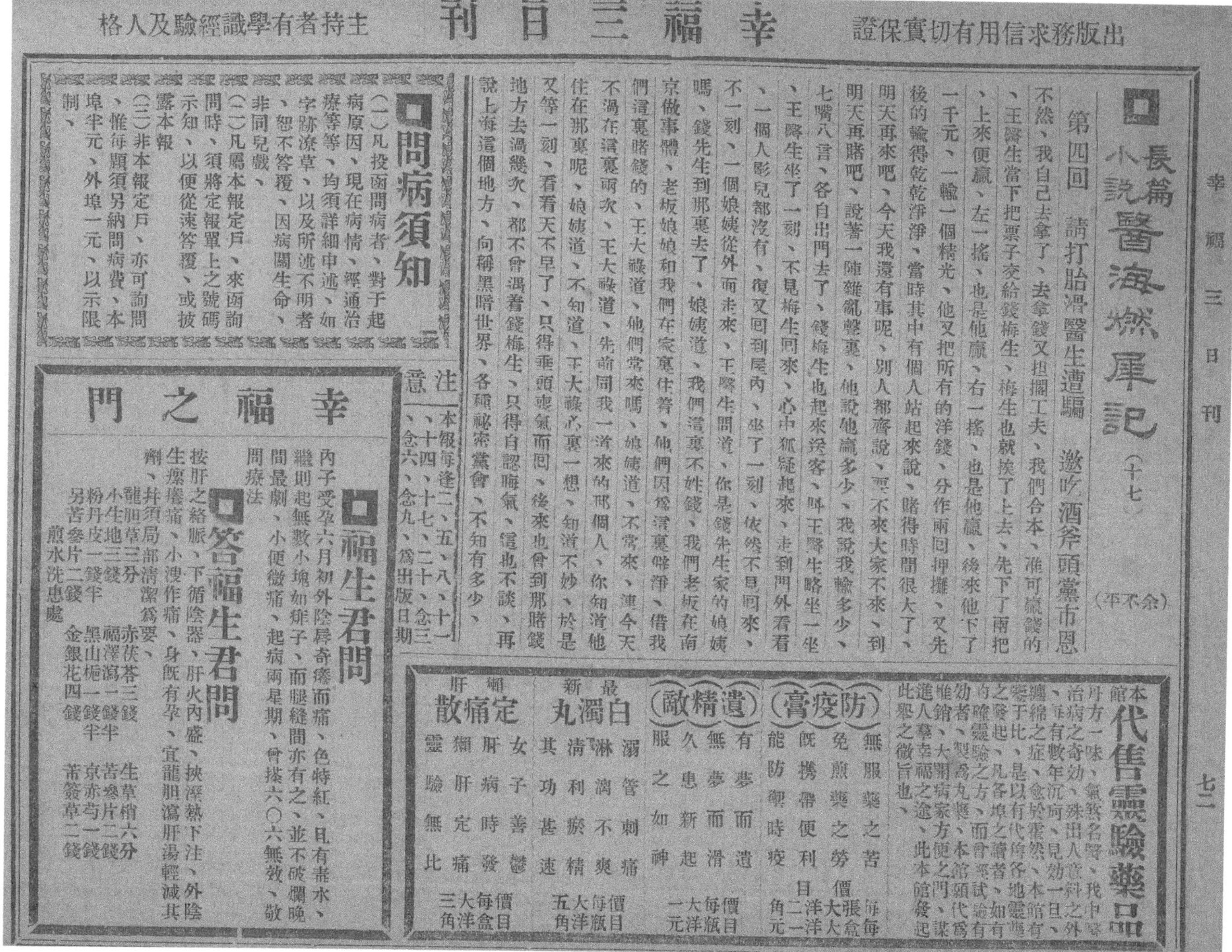

證保實切有用信求務版出　**幸福三日刊**　主持者有學識經驗及人格

## □長篇小說　醫海燃犀記（十七）

（平不余）

第四回　請打胎滑醫生遭騙　邀吃酒斧頭黨市恩

不然、我自己去拿了、去拿錢又担擱工夫、我們合本、准可贏錢的、王醫生當下把票子交給錢梅生、梅生也就換了上去、先下了兩把、上來便贏、左一搖、也是他贏、右一搖、也是他贏、後來他下了一千元、一輸一個精光、他又把所有的洋錢、分作兩回押攤、又先後的輸得乾乾淨淨、當時其中有個人站起來說、賭得時間很大了、明天再來吧、今天我還有事呢、別人都齊說、要不來大家不來、到明天再賭吧、說着一陣雜亂聲裏、他說他贏多少、我說我輸多少、七嘴八言、各自出門去了、錢梅生也起來送客、叫王醫生略坐一坐、王醫生坐了一刻、不見梅生同來、心中狐疑起來、走到門外看看、一個人影兒都沒有、復又回到屋內、坐了一刻、依然不見回來、不一刻、一個娘姨從外面走來、王醫生問道、你是錢先生家的娘姨嗎、錢先生到那裏去了、娘姨道、我們這裏不姓錢、我們老板在南京做事體、老板娘娘和我們在家裏住着、他們因爲這裏僻淨、借我們這裏賭錢的、王大纔道、他們常來嗎、娘姨道、不常來、連今天不過在這裏兩次、王大纔道、先前同我一淘來的那個人、你知道他住在那裏呢、娘姨道、不知道、王大纔心裏一想、知道不妙、於是又等一刻、看看天不早了、只得垂頭喪氣而回、後來也會到那賭錢地方去過幾次、都不曾遇着錢梅生、只得自認晦氣、這也不談、再說上海這個地方、向稱黑暗世界、各種祕密黨會、不知有多少、

## □問病須知

（一）凡投函問病者、對于起病原因、現在病情、經過治療等等、均須詳細申述、如字跡潦草、以及所述不明者、恕不答覆、因病關生命、非同兒戲、

（二）凡屬本報定戶、來函詢問時、須將定報單上之號碼示知、以便從速答覆、或披露本報

（三）非本報定戶、亦可詢問、惟每題須另納問病費、本埠半元、外埠一元、以示限制、

注意　本報每逢二、五、八、十一、十四、十七、二十、念三、念六、念九、爲出版日期

## 幸福之門

### □福生君問

內子受孕六月初外陰擗奇癢而痛、色時紅、且有黃水、繼則起無數小塊如疥子、而腿縫間亦有之、並不破爛、晚間最劇、小便微痛、起病兩星期、曾搽六〇六無效、敬問療法

### □答福生君問

按肝之絡脈、下循陰器、肝火內盛、挾溼熱下注、外陰生瘰癢痛、小溲作痛、身既有孕、宜龍胆瀉肝湯輕減其劑、并須局部清潔爲要、

龍胆草三分　小生地三錢　粉丹皮一錢半　另苦參片二錢半煎水洗患處

赤茯苓三錢　福澤瀉一錢半　黑山梔一錢半　金銀花四錢

生草梢六分　苦參片二錢　京赤芍一錢　茺蔚草二錢

## 本館代售靈驗藥品

[illegible]

### （防疫膏）

無服藥之苦　免煎藥之勞　既攜帶便利　能防禦時疫

價目　每張大洋二角　每盒大洋一元

### （遺精散）

有夢而遺　無夢而滑　久患新起　服之如神

價目　每瓶大洋一元

### 最新　白濁丸

溺管刺痛　淋濁不爽　清利瘀精　其功甚速

價目　每瓶大洋五角

### 癩肝　定痛散

女子善鬱　肝病時發　癩肝定痛　靈驗無比

價目　每盒大洋三角

介紹衛生方法　幸福三日刊　指導健康途徑

# 幸福報

紹儀署

◀第十九期▶

（民國十七年九月五日）

◀每份售洋二分▶

（館址上海浙江路洪德里四七八號）

定報價目

每三日出一張、外埠五個月一元、全年二元、寄費在內、國外定報照價加倍、郵票代現九五計值

廣告價目

每期每格（其計五方寸）五元、均排於新聞之旁、如嵌入新聞中縫、長期面議

## 本期要目



## 接吻與傳染

（冰）

吾國立國數千年之久、受舊禮教之束縛、公然接吻、可謂絕對無有、男女授受尙且不親、况接之以吻乎、自泰西各國物質文明、社交公開、男女接吻、家常便飯、彼心目中以爲造物生人以來、即與以接吻之機能、非如此不足以表現其親愛之情、於是接吻成爲牢不可破之敬禮、而吾國亦不幸漸漸同化矣、不知接吻實爲傳染之惟一媒介、而傳染疾病、以梅毒癆病爲最、蓋梅毒與癆病之患者、其口內唾津、不免含有毒菌與結核菌、一旦口唇相吻、其危險孰甚、有某學校者、因實習吹管、其最初一人、即患梅毒者、於是全班人之口唇皆患之、無一幸免、此明證也、幸國人宜守我國固有之美德、勿盲從歐化也可、

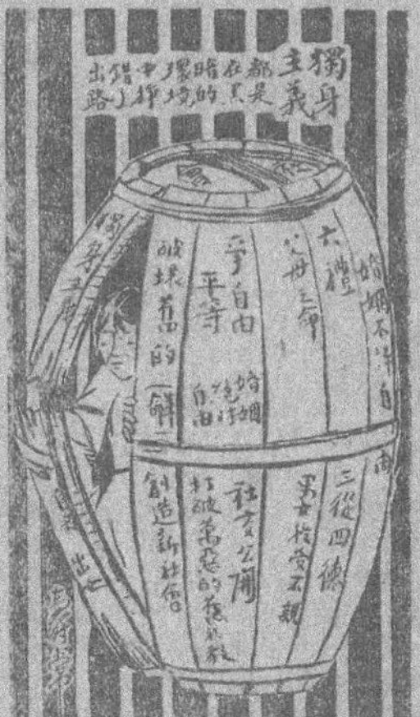

獨身主義 ▲非▲ 幸福眞諦

昔馬振華女士之父、曾有言曰、『我女之死、可謂死于新文化舊道德相混之中、蓋我女所受之文化係新、而新得不徹底、苟新得徹底、不致於死、所守之道德係舊、而舊得不徹底、苟舊得徹底、亦不致於死、而今新舊相混、遂釀此劇變云云、』噫、馬君之言、實可代表現在世上一切女子而言、振華女士不過其中之一耳、

今之女子、自殺者固多、而抱獨身主義者、亦屬不少、考其所以出此者、其中必有一種不能告人之隱衷在焉、蓋人非艸木、誰能無情、惟情之所鍾、因人而異、有愛靜默者、有喜豪爽者、有好活潑者、有崇誠實者、性之所近、情亦隨之而生、今之女子、往往心有所愛、而不願宣佈、一旦由父母之命、媒妁之言、而欲與一素不相識之男子、朝夕斯守、固非所願、當斯之時、一方受舊禮教之束縛、不願宣佈其心中之所愛、一方受新文化之灌漑、不願作傀儡式之婚配、乃毅然決然而謂之曰、余願抱獨身主義也、噫、此豈出乎其本心哉、蓋亦不得已耳、更由此而進之、則所謂自殺也、捲逃也、亦因之而起矣、每年中因此而死亡者、指不勝數、雖由于惡社會惡環境逼迫使然、要亦新舊相混、不能徹底之故也、欲解決此問題、不得不從事社交之公開、以謀徹底之改革、良以今日社會、對于男女之界限、仍不能徹底解除、且缺乏正當之俱樂部、以使雙方接觸、所以女子胆敢與異性相交者、必爲外界所非議、于是私相往來者有之、陳倉暗度者有之、昔日之馬振華、即前車之鑒也、設當時汪世昌早日出發、馬父不知其情、而欲將女配與他人者、余知振華女士必挺身而言曰、余抱獨身主義也、嗚呼、獨身主義四字、不知冤屈了多少女子、幸女界同胞、從速覺悟、弗再誤入歧途、出爾黑暗世界、登諸光明之途、斯乃人生幸福之眞諦也、

（涼月）

## 割去青春腺的討論（三）

（宋愛人）

腎精呢、尤其是可貴極了、人類的生殖機能、雖男性自有精子的繁殖、精子的構造、就是睪丸的分泌液、精子的注射、自有輸精管的輸送、對於腎臟、似乎沒有重大關係、然而這箇學說、也還沒有十分精確、因爲『副腎髓質、確有一種分泌液、』這種分泌液、據生理家研究的結果、確有輸送血液、下行而上的工作、歐醫呌他是『副腎鹹、』『副腎皮質、也有一種分泌液、』這種分泌液、據生理研究的結果、確有引導血液、上行而下之工能、歐醫呌他是『確靈、』這兩種分泌液、可以斷定是很寶貴的精液、從根本而論、也就是腎中的精液、腎中分泌的精液、經幾度變化、也就是精子的原質、這不是很能了解嗎、（按以上所云、對於現代的解剖、確有增進一層工夫、且發明兩種液體、一則下行而上、一則上行而下、與中醫水火升降之說、已能得其形態、據管見所及、將來歐西醫學、經幾度之精求實學、必有與中醫暗合之一日、或者吾國醫學、近時棄之若敝屣者、經歐醫之一翻探討、而轉有刮垢磨光之精彩、於是國醫、重垂千古、萬百理數、自有循環、此亦事理之或有者也、狂瞽之談、誌以待後、）

腎的腺體、對於生殖上的功用、更爲密切、因爲人身的織組、內而臟腑、外而肌肉、於無量數的細胞織組外、不外乎一箇極有系統的腺體、然而腺體之所以能夠分泌液體者、未始非根據於內臟的發育、內臟的發育、而能夠傳遞到各種腺體者、就是有各箇性的經脈、以爲之傳遞、所以各種腺體、以根據各種內臟之關係、而所分泌的液素、也有一定的界限、譬如根據中醫內學說說起來、很可以分晰出來的、『肺爲涕、』是肺的腺體、是分泌涕液的、『肝爲淚。』是肝的腺體、是分泌淚液的、『心爲汗、』這是表明汗腺的來原、是根據於心臟的、『脾爲涎、』這是表明涎的腺體、是根據於脾臟的、致於腎的分泌是怎麼呢、中醫也有很明確的答覆、并且腎的分泌、似乎較之他種分泌爲尤其可貴、說、『腎爲唾、』這『唾、』就是口津俗謂唾沫、是表明腎腺爲唾腺源頭、然而　的支流、千頭萬緒、如胃腺之分泌胃液、腸腺之分泌腸液、肝腺之又一分泌膽汁、腎腺之又一分泌精液等等、或爲排洩作用、或爲消化作用、或爲生殖作用、一時難盡、祇好從略了、

## 驗方兩則

李少林

（一）治疥奇方此方奇驗、余曾試服而愈、

硫黃三四錢、高陳醋煮數沸、研細、白水下、重者不過三劑、全愈、

（二）治顛癇効方羊弔風治之尤效、

活磁石五錢　代赭石三錢　海浮石三錢　寒水石三錢　生石膏三錢　瓦楞子三錢

以上六味、生研細末、用砂鍋一個、先以陳石灰末攤勻、後將前六味藥末放於石灰之上、勿要混合、再將砂鍋封固、用慢火燒四點鐘、冷定、徐徐將藥末起出、不要石灰、切忌與石灰混合也、用時白水冲下三錢爲一劑、服六劑、神效、

## 乳疽神效方

（謝璉）

紅花一錢　當歸三錢　川芎一錢　杜仲二錢　木香五分　苦參一錢　地榆一錢

另加茄蒂七個、陳酒河水各半煎、孕婦忌服、

## 醫林點將　怪病奇治

（九）幾個產怪胎之孕婦

陳光咎

得楊朱書、邀余入爲點將會、余雖不文、擬趁此機會、將肚皮寃氣一發洩之、奈適有首都之行、行色匆匆、無暇握管、因錄舊作以報、想楊朱必爲我代讀者諒也、

婦人有無端懷孕、腹大如箕、或終年不產、或二三年不生、俗稱鬼胎、先醫謂鬼胎之成、乃婦女入廟游山、而起交感之念、或杏花嘆月、而懷怨曠之思、精神所召、邪祟式憑、遇合夢中、一交即去、淫氣妖氛、留戀胎室、臆中外彪、斗成鬼胎、此說雖微、但近于迷信、有違醫從實驗之旨、竊謂懷胎之成、必不爲鬼、譬如婦女夏月乘冷、赤身裸臥、踏青野外、休息田間、一切蛇蝎蜈蚣毒涎毒氣、流射生殖器中、皆能成畸形之胎狀、余鄉有一少艾、守貞未字、大腹彭亨、父疑有外遇、欲死之、女矢口不移、乃鎖閉一室、口渴呼飲、庭中有竹匠破竹、戲以磨刀竹根水與之、一飲數碗、吐一死蛇如臂、其事乃白、又有一婦孕十四月方產、乃下無數血條、形皆如蝎、民二杭州有一婦懷孕年餘方產、所產皆鼠、又余鄉有老婦懷孕六月、兒在腹中、忽能說話、然分娩後、亦無他異、可知鬼胎之說、未可拘泥、與其稱鬼、不名名怪、現鬼中有虫、怪中有眞乎、至怪之與眞、若欲預知、可以切脈而得、凡六脈滑疾流利、心肝弦緊、是爲眞胎、忽大忽小、往來無定、面目黃瘦而浮、肌膚消削而亮、腹大如斗、若盤若繩、異似可象、是爲怪胎、余於民四治一少女怪胎、胎形如坡、有異徵象、方用斬怪湯而救之（下期請少坡先生續）

社會定期刊　第一卷　第十九期

## 口家庭幸福談（益）

治家如治國、雖千言萬語、不能窮其究竟、然欲家庭幸福之持久、和睦之相居、則不外乎勤儉公誠四字而已、蓋普通家庭人口衆多、日常用費、勢必浩大、分利者多、生利者少、主持家政者、苟不力事勤儉、量入爲出、則別不免受貧困之痛苦、遑論幸福哉、兄弟妯娌之間、往往因猜而致疑、因疑而啓釁、若不各抱公開之態度、相見以誠、相待以禮、則家庭口角、不旋踵而起、遑這和睦哉、余每見世人家資不薄、忽而叫窮、一家和氣、忽而詬誶者、未始非因此而致也、

余家人口數十、幸父母平日勤儉自守、開源節流、從事積蓄、家資雖非豐厚、尚無竭蹶之虞、余輩長大、或習商業、或入學[illegible]、各因性情相近者而就之、可望將來自食其力、脫離依賴範圍、爲一有職業之國民、此固父母處置之得法、尤因勤儉之所致、至兄弟妯娌之間、尤能開誠心、布公道、無意氣之用事、有扶助之精神、即有猜疑之處、則各自表白、互相諒解、遂釋然於中、雖屬天性之和善、實賴公誠之效力、此我家之所以能幸福持久、和睦相居也、有自來矣、苟能家家如此、則同室操戈之舉動、從此少矣、無業之游民、亦可絕矣、而一家幸福之持久、和睦之相居、尤其小焉者耳、

雖然、余家猶未敢云盡善盡美、作家庭之模範、但能實行勤儉公誠之美德、亦足以供研究家庭幸福者之一助焉、

## 口口瘡特效藥（可則）

口瘡一證、莫妙於外治、世多以中白散治之、然效遲、以其善於治標、不善於治本也、余素不治外科、故不備口瘡藥、甲寅夏、友人趙君、言其兒有患口瘡、治以中白等而不效、索方於余、因思口瘡爲脾胃溼熱上升所致、家備有甘露消毒丹、善治脾胃溼熱之方也、因包少許與之、繼而索此者日衆、云係趙君所傳云、其獲效概可想見矣、

## 口驗方三則

曹穎甫

▲跌打損傷方

柴胡　草烏　紅花　毛薑

右四味、等分、煎洗患處、隨時定痛、

▲疔毒一散

牆丁瓦上焙灰存性一兩　冰片一錢　麝香一分　磠砂一厘

右藥共研細末、用磁瓶貯、勿出氣、凡疔毒上部暴發者、以膏藥貽之、隨出毒水、水盡則愈、惟足底水疔、由寒溼凝結而成者、無效、

▲治懷子婦人吹嬭方凡小兒食乳、乳中忽有核作痛者、便是、

白芷　山奈　蒲公英　胡盧巴　鬼饅頭果、取子另炒、

右藥等分爲末、每服一錢、酒調、並以酒下子、服藥胸中若絞、其核即消、重者、二服無不愈者、

## 口小兒耳鳴治驗

天下惟小兒之病爲難治、以其不能言、而惟在醫者以意測之也、吾娃宵齡方一歲、忽時時號泣、父母見其無寒熱、飲食如常、置之不問、數日後、余適至其家、詢之余止啼之法、余見其泣時恆以手抓耳、脈左微數、因曰、殆耳有疾乎、視之、耳內無恙也、凝思久之、大笑曰、耳內無恙、安知非耳之鳴乎、如蟬之噪、如風之急、喧擾耳膜、小兒不知、得不驚怯而泣乎、乃書生地黃芩柴胡山梔桔梗菊花六藥與服、傾杯少睡、不復啼矣、於是自信不謬焉、蓋小兒腎陰不足、肝陽易升、肝脈絡于耳、不足異也、特難在以意測之耳、（葉一得）

## 口老人耳聾治驗

耳之聾否、視腎藏之精氣爲轉移、老年之人、腎陰不充、耳聾不聽、蓋常事也、經所謂年四十而陰氣自半矣、年五十而體重耳目不聰明矣、然亦有可治者、若鎮江人徐、是蓋精虛耳聾、其來也緩、否則其來也驟、緩者無治、而驟則可爲也、徐某家素小康、每歲必進膏滋藥一大料、人以年高、競用溫補、不知溫藥亦能助相火而消陰液也、如是者三載、一日忽耳內刺痛如割、繼而鳴、繼而不能聞、乃求治于余、余切脈尺部沉數有力、并詢得其詳、因曰、此相火旺也、王冰雖有壯水之主、以制陽光之語、然不適用于此時、乃書龍胆瀉肝湯一劑而又鳴、余曰、正恢復之機也、接用大補陰丸加磁石、與服二劑而復聽、（葉一得）

## 口小兒驚風之研究（上）

楊志一

▲▲妄服市上套藥　簡直催命靈符

社會有一牢不可破、危害兒命、而不自覺之惡習者、即遇小兒熱病、未經正式醫生診斷、而妄服市上小兒套藥是也、輕病轉重、重病致死、余見之屢矣、嗚呼、小兒何辜、遭此荼毒、而無醫藥知識之病家、陳陳相因、不知所返、爲害伊于胡底、是亦大可哀矣、醫具仁心、豈忍坐視、爰舉而告之、

往往許多或稍通醫學之病家、或一知半解之醫生、見小兒發熱、不審其爲屬太陽表病之發熱、亦爲肺熱咳嗽欲發痧子之發熱、總以爲小兒不外風寒食積、主張投以市上流行之保赤散抱龍丸等藥、不難一瀉而愈、豈知爲害有不可勝言者乎、蓋熱屬太陽表病、必頭痛背楚、惡寒或有汗或無汗、當宜發表以解之、即有裏病、表解裏病自和、熱爲發痧、必見咳嗽氣逆、心煩噴嚏呵欠、乃痧子發出之徵、治宜透發肺熱、痧子盡透、而愈、若浪投巴豆胆星主藥之保赤散、猛劇攻下、在太陽表病則傳裏變爲結胸大症、或傳三陰爲寒症、在發熱出痧、津液下走、熱向裏攻、痧子不佈、雖佈即回、致變四肢厥冷、鼻扇面青、泄瀉內陷諸逆症、遂無可挽救矣、

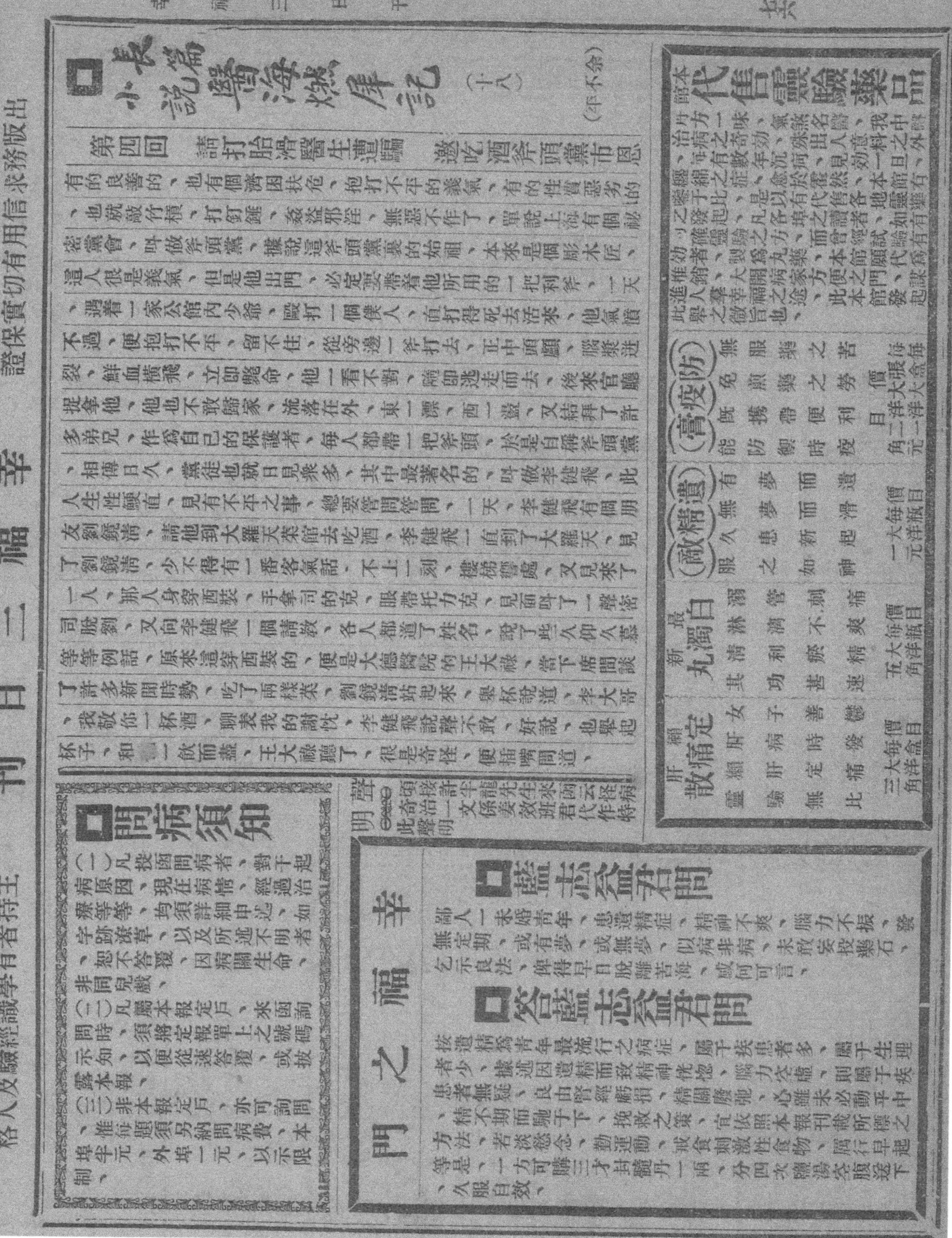



主持者有學識經驗及人格　幸福三日刊　出版務求信用有切實保證

## 小說 長篇 醫海燃犀記（十八）

（平不余）

### 第四回　請打胎滑醫生遭騙　邀吃酒斧頭黨市恩

有的良善的、也有個濟困扶危、抱打不平的義氣、有的性質惡劣的、也就敲竹槓、打釘鎚、姦盜邪淫、無惡不作了、單說上海有個秘密黨會、叫做斧頭黨、據說這斧頭黨裏的始祖、本來是個彫木匠、這人很是義氣、但是他出門、必定要帶着他所用的一把利斧、一天、遇着一家公館內少爺、毆打一個僕人、直打得死去活來、他氣憤不過、便抱打不平、留不住、從旁邊一斧打去、正中頭顱、腦漿迸裂、鮮血橫飛、立即斃命、他一看不對、隨即逃走而去、後來官廳提拿他、他也不敢歸家、流落在外、東一漂、西一蕩、又結拜了許多弟兄、作爲自己的保護者、每人都帶一把斧頭、於是自稱斧頭黨、此、相傳日久、黨徒也就日見衆多、其中最著名的、叫做李健飛、此人生性耿直、見有不平之事、總要管問管問、一天、李健飛有個朋友劉鏡清、請他到大羅天菜館去吃酒、李健飛一直到了大羅天、見了劉鏡清、少不得有一番客氣話、不上一刻、樓梯響處、又見來了一人、那人身穿西裝、手拿司的克、眼帶托力克、見面叫了一聲密司脫劉、又向李健飛一個請敎、各人都道了姓名、說了些久仰久慕等等例話、原來這穿西裝的、便是大德醫院的王大潞、當下席間談了許多新聞時勢、吃了兩樣菜、劉鏡清站起來、舉杯說道、李大哥、我敬你一杯酒、聊表我的謝忱、李健飛說聲不敢、好說、也舉起杯子、和[illegible]一飲而盡、王大潞聽了、很是奇怪、便插嘴問道、

### 聲明

頃接許半龍先生來函云、怪病奇治一文、係姜效班君代作、特此聲明、

## 問病須知

（一）凡投函問病者、對于起病原因、現在病情、經過治療等等、均須詳細申述、如字跡潦草、以及所述不明者、恕不答覆、因病關生命、非同兒戲、

（二）凡屬本報定戶、來函詢問時、須將定報單上之號碼示知、以便從速答覆、或披露本報、

（三）非本報定戶、亦可詢問、惟每題須另納問病費、本埠半元、外埠一元、以示限制、

## 幸福之門

### 藍志盦君問

鄙人一未婚青年、患遺精症、精神不爽、腦力不振、發無定期、或有夢、或無夢、似病非病、未敢妄投藥石、乞示良法、俾得早日脫離苦海、感何可言、

### 答藍志盦君問

按遺精爲青年最流行之病症、屬于機能者多、屬于生理者少、據述因遺精而致精神恍惚、腦力衰虛、則屬于疾患者無疑、良由腎經虧損、精關廢弛、必難求必動乎中、精不期而馳于下、挽救之策、宜依照本報刊載所標之方法、若淡慾念、勤運動、戒食刺激性食物、厲行早起等是、一方可購三才封髓丹一兩、分四次臨卧空腹送下、久服自效、

## 本館代售靈驗藥品

[illegible]

### 遺精敵

有夢而遺、無夢而滑、久患新起、服之如神、

價目　每瓶大洋一元

### 防疫膏

無服藥之苦、免煎藥之勞、既攜帶便利、能防禦時疫、

價目　每張大洋二角　每盒大洋一元

### 最新 白濁丸

濁管刺痛、淋潤不爽、清利療精、其功甚速、

價目　每瓶大洋五角

### 創肝 定痛散

女子善鬱、肝病時發、[illegible]肝定痛、靈驗無比、

價目　每盒大洋三角

介紹衛生方法　幸福三日刊　指導康健途徑

# 幸福報

鈕儀署

◀第二十期▶

（民國十七年九月八日）

每份售洋二分

（館址上海浙江路洪德里四七八號）

定報價目

每三日出一張、外埠五個月一元、全年二元、寄費在內、國外定報照價加倍、郵票代現九五計值

廣告價目

每期每格（其計五方寸）五元、均排於新聞之旁、如嵌入新聞中縫、長期面議

本期要目



## 打胎之害（仁心）

打胎一事、于醫生之人格、頗關重大、故昔之爲醫者均不願出此、以其非人道主義、然今之爲醫者則不然、人或詢之、則曰、我不打其胎、懷胎者必有性命之憂、與其害一大人之命、曷勿傷一小兒之胎、噫、出斯言者、余不知其可也、昔蘇州某寡婦、擁有鉅産、徐娘半老、風韻猶存、與某姓子、結不解緣・未幾、由愛情之結晶、而珠胎暗結矣、女恐社會之非議、於是謀打胎之法・有某老嫗者、自云有祕術、以物納陰戶內、能使胎爛而墮、女開而試之、不二日、而臆下矣、腸穿矣、亟請西醫治之、已無及矣、噫、胎未去而身先死、打胎之害、想可見矣、要知打胎一道、決非藥力所能奏效、試看虛弱之婦、偶結一胎、保護週至、豈知一舉手一抬身之勞、而胎已墮矣、反之、強健之婦、雖操勞如常、而胎結如故、世之欲謀打胎者、觀此、其亦憬然悟乎、

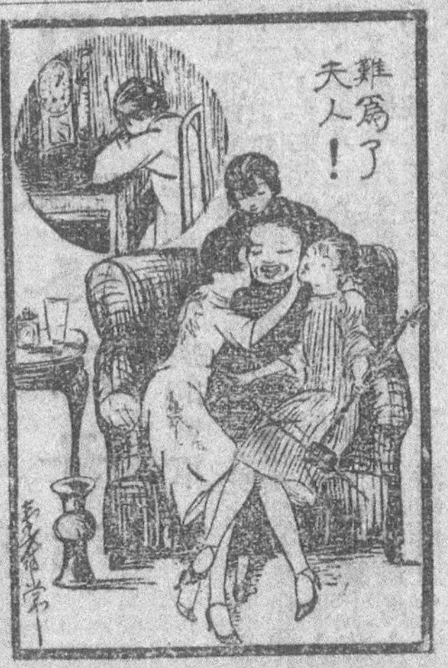


## 不平等條約

★打倒男女★

我自從在本期第二期上、做了一篇妨碍女子幸福之三大問題之後、因爲家務很忙、好久沒有握筆了、近來我時常看見涼月君的大作、不覺又引起了我的文思、我是一個意志很薄弱的女子、這幾天看了各報上所載的自殺女子、使我心中發生極大的感想、女子爲什麼要自殺呢、她一定受了不平等待遇、可憐我們女子、從幾千年到現在、處處要受男子的壓迫、家庭的拘束、現在雖然提高女權、打倒不平等、但是能夠得到實惠的、依然很少、我有一個同學他自從出嫁之後、起初他們倆愛情很好、不到二年、已漸漸的疏淡了、最近他丈夫時常要深夜方纔回家、她一個人守在空房、一燈如豆、凄涼萬分、有時做些女紅、來消磨時光她有時想到了求學時代的快樂、禁不住一行珠淚、幾聲短嘆、那夜夜做她伴侶、解她寂寞的、祇有壁上的鐘聲、和牆角的鼠聲、、唉、可憐的她、有時實在夜深了、她也不願先睡、常常伏在桌上、一聽到門聲、就從睡夢中驚醒起來、她對于他這樣的體帖、但是絲毫不能得到他丈夫的動心、天天在那花柳場中不是花天酒地、就是呼廝喝雉、有時弄弄絲竹、談談風月、他那裏顧到他夫人的寂寞、要是干涉了他、反遭荼毒的虐待、唉、這是男女平等的現象嗎、這是提高女權待遇嗎、何怪乎現在黃浦江中自殺的女子、一天多似一多、我希望一般懦弱的姊妹們、一般屈服于男子勢力下的姊妹們、快快起來！、在青天白日旗幟之下、談不到畏懼、更談不到自殺、要知道畏懼和自殺、反而造成他們的勢力、增長他們的淫威、所以我們二萬萬女同胞、假使要爭得男女平等的待遇、須要大家聯合起來、一致前進、努力、奮鬥、

中華郵政特准掛號認爲新聞紙類

## 割去青春腺的討論（四）

（宋愛人）

我陳述了幾種腺體、似乎與本題不甚切近、然而不得不如此引證、因爲中醫所說的、『腎氣、』『腎精、』『腎的腺體、』把各個的生理、很可以歸納到『青春腺』的統系、肝臟爲人體中最大的大腺體、那末腎腺也是人體中最主要的一種腺體、（根據惲鐵樵先生、生理新解、卷四、三十七頁、）腎腺雖不可說定、就是近世新發明的青春腺、而青春腺的發源、一定就是根據於腎腺、譬如百川流域、朝宗於海、也可以斷定的

再據生理家說、不論男女、一到青春時代、腺體中就有充分的分泌液、此項分泌液、至爲寶貴、（此指健全者而言、）內經名之曰『天癸、（見上）』歐醫名之曰、『斯丕而明(Spermimi)就是就腎精中分泌而來、也就製造精子的原質、此液極爲晶瑩純潔、經四十倍之血液而成、『斯丕爾明』的功用、可以充養腦力增進心靈、而對於生殖作用、尤其是原動份子、不是說一句形容的話、人類一生的樂趣、也就肇基於此、設許此液質、稍有缺乏、就要老境衰頹、百病叢集了、那末我可進一層的說、

『腎臟』的工用如此、（此幷舉外腎而言之、）『腎氣』、『腎精』、『腎的腺體』、的工用如此、再歸納到青春腺、和腺體內的分泌液、其寶貴也如此、那末青春腺簡宜是人類發育的一大主腦、腎氣的鼓動、腎精的榮養、腎腺的潤澤、完全是爲著青春腺、而合併織組的、北晶瑩純潔的分泌液、完全是青春腺、稟受種種的精液、輾轉遞造、而分泌出來的、那末青春腺、決不是生理上的贅肬物、尤其不是生理上的障礙物、『割去固有的青春腺、就可以得到返老還童的實驗、和圓滿的效果』、這箇事實、如能成效卓著、溥遍全國、正是合著孫總理所論、『行之非艱、知之維艱』、的訓誡了、

## 白芨對於吐血之特效

（仲圭）

嘗閱某醫誌、爲中西醫相通一則、略謂余於辛亥夏、自杭返里、忽患咯血傾盆者三日、家人惶甚、嚴君素知醫、即以白芨數兩、煎汁治之、尋愈、今年春、以感冒咯痰久、又引起舊疾、趨浙江病院求治、錢崇潤先生令服白阿膠和食鹽水、一劑亦愈、考白阿膠之性、厥能促血液之凝結、使不至再有破綻、而中醫治法之白芨、其汁中亦含膠汁、此其所以有同效歟、圭按白芨性苦平、入肺經、有補肺逐瘀生新之功、凡吐血、咯血、腸風、金瘡、皆可用之、聖惠摘元云、吐血水內、浮者肺血也、沉者肝血也、半浮半沉者心血也、各隨所見、以羊肺肝心蘸白芨末、日日服之、最佳、據此可見白芨之治吐血、昔賢早已實驗、而筆於簡册矣、

## 醫林點將　怪病奇治

### （十）一個患痺症的將軍

（朱少坡）

昔晶報連登熊克武將軍奇病數則、此症余曾診治三次、初次係四月十一因無介紹、辭之未應、下日由美麗川菜館來請、云係股東徐君之友、至則告余曰、病由肢節酸痛、麻木痿倦、而入醫院、云係梅毒、注射九一四無効、又疑脊骨炎、即從第十五脊骨抽出黏水一杯、又鮮血半杯、抽後即覺四肢如癱、痛勢難忍、於是出院思服中藥云云、按其脈左手既濇而鬱、右手濡緩無力、舌苔厚白膩、並無熱度、余曰症屬肝經憤鬱太過、風寒凝結而爲痺、奈何徒傷精血、筋絡枯澀痿痛轉甚、終日不欲飲、不思食、頭疼腰痛、手麻痹癱、即投苓桂朮甘加萆薢防已等、至第三日、晤川醫祝君味菊、始悉病者非徐、乃熊將軍也、將軍久羇海濱、鬱結可知、然痺症其來也漸、其去也緩、且有寒勝爲痛痺、風勝爲行痺、溼勝爲著痺之分、走注不定、俗稱痛風、五臟皆有痺、將軍則重在肝脾、旁及肺腎者也、西法闕六經六氣、以致視爲奇疾、抽精不足、復抽其血、標病未已、驟傷其本、每覺有寒氣直從臀骨至手指間、即內經所謂寒從中生、人多痺氣、陽少陰多、故身寒如從水中出也、幸腎氣素未斲喪、猶得支持待治、否則一喘而脫、危險殊甚也、脈證合參、決爲痺症、乃普通常有之病、不過治療之效果較緩耳、余因其眷屬從不在滬、故辭之、西醫治內症、擅用抽法、非不愛人性命者但彼必欲檢其得實據、始有辦法、若是六氣所傷、西法尚未發明、無怪其視爲奇疾矣、（下期請愛人先生續）

## 醫藥叢譚

知白子

▲治牛疾　耕牛若不食、便有病、可用甜酒餅、神麴山查、麥芽、煮水食之、此雖無病亦可食、有利無害、又耕牛每在春日、食野草時、誤食害蟲、易得膨脹之症、不一二日即斃、近得一法、用蔴油拌鼠糞食之、即消、農家可速試之、

▲預防喉症　喉症方單甚多、惟地氣南北不一、稟體強弱不同、故用藥不能普通、部人家傳一方、簡便之極、行數十年、無一患者、特舉以告、每年立春日、每人吃生蘿蔔、可一年無喉症、今年十二月二十三日亥時立春、務於前一時、每人吃生蘿蔔或一二片、或一二個、各隨己便可也、

## □中國衛生格言

(沈仲圭)

傳家寶曰、食宜早食、不宜遲晚、食宜充飢、不宜過飽、食宜溫暖、不宜生冷、食宜熟爛、不宜堅硬、食宜乾燥、不宜湯水、食宜細緩不宜粗速、食宜清淡、不宜厚味、又曰、飲食緩嚼、有益於人者三、蓋細嚼則食物之精華、方能滋養五臟、一也、脾胃易於消化、二也、不致噎哽、三也

又曰、無事時合目養神、大能培養目力、

鶴天翁曰、食惟半飽惟求淡、酒止三分莫過醺、

成語、飲食知節、則疾病少

先哲曰、寡慾多男、

又曰、醉飽莫行房、五臟皆反覆、

莊子曰、人之大可畏者、衽席之間、不知戒也、

成語、夜為一日之餘、如夜不能寐、壯者次日即倦、弱者一日不爽、

傳家寶曰、喜怒哀樂、歸於中和、貪嗔癡妄、必須看破、

又曰、生產百日之後、氣旺血足、方可交合、

先哲曰、思慮之害、過於酒色、

## □糙米與白米之比較

(佚名)

世人多貴白米而賤糙米、以白米色澤潔白、而糙米不雅觀瞻也、其實米之貴賤、須視其營養價值而定、若以其外觀成分、則大謬矣、考白米所含之成分、糙米皆有之、而糙米中所含有之乙種維他命、白米無之、蓋維他命存於米之表皮中、白米以曾經精製、表皮脫落殆盡也、據最近學說、東方食米諸國、往往發生腳氣病者、以多食白米所致、如以精製白米時所除去之物、煮而食之、可治腳氣、乃知糙米中之維他命、有抵抗腳氣之功、而糙米之價值、實遠勝於白米、科學家亟克孟氏、研究糙米與白米、曾以白米飼鷄鴿等動物、二三周後、即頓減其體重、終至瘦弱而垂斃、乃飼以米糠或糙米、則日見恢復其瘦弱之病體、而重獲健康、蓋食米中缺乏之動物生活上必要之維他命、故致瘦弱、人亦動物、何獨不然、

由是觀之、糙米貴於白米之理、彰彰明矣、且多製糙米、少製白米、則米量可以增加、謂非救濟民食之一法乎、

## 俞曲園醫學筆記（一）

(秦又詞輯)遺稿

▲序

德清俞樾曲園先生、為當今一代作家、嘗讀全集、得內經辯言一卷、竊歎研求古訓、醫理殫精、固不僅政治文章、有足多也、余伏膺黃帝之書、垂今二十載、深慚未能登彼堂奧、而更知音寥落、欲買酒往訪于湖樓者再、會宦遊豫章、卒未得間、今先生下世、余亦雙鬢皤然、回首斜陽、輒罔罔若有失焉、村居無俚、取先生隨筆數種、朝夕展覽、藉娛晚景、其有涉及醫學者、隨為錄一副冊、積久盈帙、統編之曰俞曲園醫學筆記、非特為同人之助、亦以誌余之景慕云爾、宣統庚戌八月、上海又詞老人、秦乃歌笛橋甫書于瓶花館、

▲元氣重量

蘇子由龍川別志云、張安道知成都日、以一醫官自隨、重九日、請出觀藥市、見一道人、人道曰、凡人元氣重十六兩、漸老而耗、張公所耗過半矣、吾與之夙相好、今見子、非偶然也、解衣裾出藥兩圓曰、一圓可補一兩氣、然服之亦無他異、

▲鼻中氣

宋俞琰席上腐談云、欲知時辰陰陽、當別以鼻、鼻中氣陽時在左、陰時在右、亥子之交、兩鼻俱通、丹家所謂玉洞雙開是也、

▲古人以痘為熱病 北史、崔瞻傳云、瞻經熱病、面多瘢痕、疑即今之痘也、古無痘名、故但謂之熱病

▲變白鬚髮 晉稽含南方草木狀云、庵摩勒樹葉細、如合昏、實似李、青黃色、核圓作六七棱、食之先苦而後甘、術士以變白鬚髮有驗、在今不知為何物、

▲轉矢氣 張機傷寒論有轉矢氣語、即所謂屁也、廣韻六至有屁字云氣下洩也、匹寐切、又有纜字云上同、山海經曰、東始之山、泚水出焉、其中多泚魚、食之不纜、注云、纜矢氣也、是古字作纜、而廣韻則以屁為正字、今屁行而纜廢、轉矢氣亦鮮用者矣、

## □小兒驚風之研究（中）

(楊志一)

▲妄服驚風套藥

▲簡直催命靈符

又有許多見小兒熱甚舌乾、并未見手足抽搐、角弓反張神昏等現象、以為驚風將起、回春丹、太乙丹、神犀丹、萬應錠、至寶丹、紫雪丹、牛黃清心丸等藥、妄事亂投、以冀弋獲於萬一、豈知回春丹諸藥、無非麝香犀黃為其主藥、若早投之、往往引熱入腦、造成真正驚風、於是熱傳神經、神志不清、手足抽搐諸險候次第發見、馴至不可救藥、考驚風一症、即仲景所謂痙病、因汗多再汗、津液耗傷、筋脈失養而致、與今人喜用麝香犀黃諸引熱入腦藥、可謂驚風兩大原因、

又有慢驚風症、為脾臟虛寒所致、故又名慢脾風、與急驚風適得其反、若用以上套藥治之、尤禍不旋踵、嘗見通衢大衢、滿揭小兒金藥廣告、輒曰統治急慢驚風、小兒百病、斯誠所謂謀財害命也、茲又附錄沈氏驚風小引一篇、俾病家醫家知急慢驚風之病態焉、

出版務求信用有切實保證　**幸福三日刊**　主持者有學識經驗及人格

## 長篇小說 醫海燃犀記（十九）

（余不平）

### 第四回　請打胎滑醫生遭騙　邀吃酒斧頭黨市恩

老劉、你爲甚麼要謝李大哥呢、劉鏡清笑了一笑說、提起這話、坍台坍台、昨天在會樂里小紅拂姑娘家、吃了人家的扒頭、大虧李大哥替我出氣、面子總算有了、我怎樣不感謝他呢、我們李大哥、非常義氣、只恨相見之晚、他遇到不平的事、頭砍掉了、都要管的、這個人眞是生成一付俠骨頭、說罷、又舉杯大家同吃一杯、這時王大祿心中暗思、我前天被人一騙、沒處去摸頭腦、不知李健飛可能幇我的忙、隨將劉鏡清請到旁邊、付耳告訴他、如何如何的被騙、你看能請他幇幇忙嗎、劉鏡清點一點頭、隨又入席、劉鏡清便又告知李健飛、怎麼來、怎麼去、不知老哥可能幇个忙嗎、李健飛聽了此言、凝神一想、眉毛一皺、向王大祿問道、請你去打胎的那个人、身材有多高、甚麼樣兒臉、說話那裏口音、王大祿都一一告訴了說、中等身材、長長的臉、濃眉毛、凹眼睛、穿的灰色嗶嘰袍子、元色的馬褂、松江的口音、李健飛把桌子一拍、哼的一聲說、那裏是甚麼錢梅生不錢梅生、他是……、說到這裏、忽然停止不說了、王大祿說、他是甚麼人呢、李健飛道、那我不便說了、這个混蛋、怎麼也找到你閣下、這件事請閣下放心、我可以負責、叫他如數退還、他如說一个不字、管叫他弟兄一个也分家、這叫做義氣相投、拔刀相助、下回情節、請再細看、

## 報告讀者 ……▼幾件好消息……▼

本報自下期起、（即二十一期）又要極力的革新了、不惜巨金、徵求佳稿、務使我們這所小小園林、培植得盡善盡美、不使他有一根雜草、夾在裏面、現在將幾種革新的地方、寫在下面、

（一）圖畫的革新　我們每期所載的圖畫、因爲要通俗起見、所以覺得沒有多大的意味、今後之圖畫、寓意則務求深遠、立意則務求高超、對於民衆之生活幸福、尤爲注意

（二）點將的革新　醫林點將怪病奇治、已截了二十期了、讀者諸君、不覺得太沉悶嗎、況且世上的名醫、豈難道祗有上海嗎、所以我們從下期起、聯合全國名醫大會串、第一次的客串、就是吳江名醫朱愛人先生、他的著作、諒讀者均已拜讀過、亦無容我再來介紹了、

（三）顧問的革新　本報的幸福之門、原爲讀者顧問一切疑難雜症而設、惟幸福之敵、不僅疾病一端、以後對於生活上種種妨害幸福之事、均可詢問、

（四）讀者的革新　我們處處地方注意革新、所以希望讀者諸君、亦要革新纔好、革新的辦法、就是要負些責任、不要拿從前的舊目光、一看了事、並且對於本報革新的方針、時常希望來信指教、適是我們所不勝感謝的、

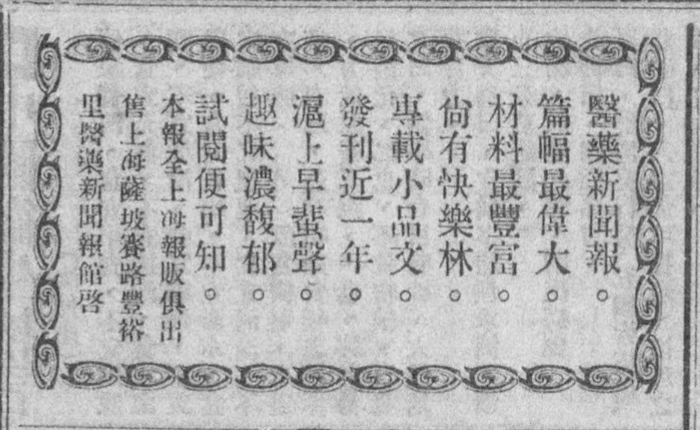


## 預告

下期本報醫林點將怪病奇治由朱愛人先生一担任格式迥然不同、體裁因之亦異、幸讀者注意、

## 幸福之門

### 胡叔之君問

鄙人十八歲完婚、（現年廿九歲）該年夏、即患瘧疾、病後調養失宜、房事失戒、以致釀成腎虧、精關不固之證象、無夢滑精間或有之、陽舉不堅不久、交合早洩、蹲久而起、頭即昏、眼即花、工作坐久、腰部酸痛、眼部微帶青圈、懇賜良方、挽回幸福

### 答胡叔之君問

精藏於腎、而主於心、精生於氣、而役於神、心動於中、精馳於下、遺泄已久、陽萎不舉、頭眩眼花、腰骨酸楚、症屬陰虧于下、陽浮于上、欲潛其陽、必滋其陰、今擬益腎固精、柔肝潛陽法、大熟地三錢、硃茯神三錢、煅牡蠣三錢、大砂仁八分、酸棗仁三錢、芡實三錢、明天冬三錢、青龍齒三錢、熟女貞三錢、潼白蒺藜各三錢、白蓮鬚一錢

介紹衛生方法　**幸福三日刊**　指導健康途徑

# 幸福報

鈕儀署

## ◀第二十一期▶

（民國十七年九月十一日）

◀每份售洋二分▶

（館址上海浙江路洪德里四七八號）

**定報價目**

每三日出一張外埠五個月一元全年二元寄費在內國外定報照價加倍郵票代現九五計值

**廣告價目**

每期每格（其計五方寸）五元均排於新聞之旁如嵌入新聞中繳長期面議

## 本期要目



## ◻不能已於言者

不才愛讀醫報者、尤愛讀雅俗共賞之醫報、本報出世、蓋已念期矣、當其呱呱墮地之日、余讀之、愛不釋手、迄於今未嘗稍減愛之讀之熱忱、此非余過譽之詞、實由本報內容、一期有期之進步、一篇有一篇之實用、其宗旨之純正、精神之貫注、取材之嚴格、實足使人愛護、然尤不得不驚歎揚朱二醫士之毅力矣、近有某報者、襲載本報怪病奇治一文、斷章取義、誣加按語、余讀之怦然心動、覺有不能已於言者、夫本報為雅俗共賞之正式醫報、形式上或稍涉粗俗、究其實乃純出生理與病理上之討論、以期解除病苦、為促進人生幸福之張本、天經地義、無敢異議者、乃某小報記者、以有色之眼鏡、以看本報、以小人之心、以度君子、宜其無理取鬧、顧此妄人之言、傑犬堯吠、於純潔整個之本報、固無絲毫影響、其奈混亂觀聽何、爰諸數語、為本報一辯護之、（不平人）

欲求真正幸福　首先打倒迷信

自南京實行禁止筮卜星相後、上海之業此者、咸如驚弓之鳥、坐臥不安、其中有一二明瞭時世者、覺常此以往、終非久計、於是聯絡同業、開會討論、以固將來之飯碗、而謀對付之方法、日前曾宴請報界、以聯感情、於是因一飯之恩、而代為宣傳者、固不乏人、然其名目之陳舊、早已為識者所不齒、乃美其名曰哲學研究會、且欲與醫界列於同等地位、而自命為國粹、嗚呼、何不自量乃爾、要知醫學乃一種確實之學理、救人之事業、所謂能起死人而肉白骨者也、於家國強弱、於個人幸福、莫不與醫學有密切之關係、彼筮卜星相者、佈其無稽之說、鼓其如簧之舌、淆亂聽聞、揑造是非、愚民惑衆、莫此為甚、當此青天白日旗幟之下、設再容其留戀、勢必貽害無窮、余友張君、因時運之不齊、乃赴本埠最有名望之星相家、以一決其將來之命運、付一元二角之資、得二三圓滑之詞、張君欲知其詳、則曰、須再付五元六角之數、噫、此非有意敲詐耶、更有同學趙君、新正無事，喜拈一字以詢之曰、余之流年何如、豈知此相者、故作驚人之態曰、君今年八月、有殺身之災、恐難過此關、趙君聞之、鬱鬱不樂、返家後咄咄書空、莫名懊憹、竟至憂鬱而死、噫、此果誰之咎耶、其他如香煙燎亂之中、跪而拜者有之、磬聲達旦之後、臥而病者有之、更有妓女變相、誘惑青年者、更有藥石亂投、仙方斃命者、比比皆然、嗚呼、中國之哲學果如彼耶、中國之國粹果如此耶、余望該業之全人、有以語我來、

（涼月）

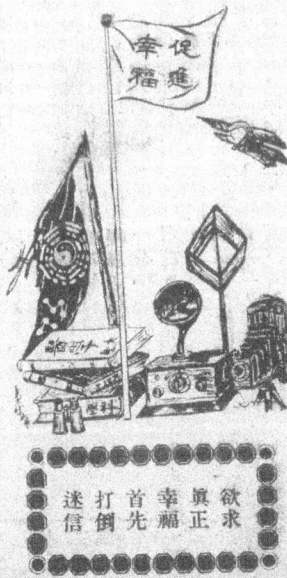

## □割去青春腺的討論（五）

（朱愛人）

或者說、青春腺確是人類發育的一大主腦、但是人生、繇老而衰、轉瞬數十寒暑、人壽幾何、寧令人衰感欲絕、人類的生活、較之春蟬秋蛙、似乎可以俯仰一世、差足自豪、然而瑤光之鹿、巫狹之猴、其稟受獨厚、而其年壽、亦超出乎人類之上、此亦可見人類的稟賦、或者有遠不及物類的生機、割去青春腺、原不是對於青春腺沒有生存的必要、就是推想到物類的生活力、來得遠大、所以根據科學的原理、推求一種代償的生理作用、把不充實的人類腺體、換了一種很強固、很完密的獸類腺體、滋養繁毓、使人類生活、生之無盡、取之無竭、是何等的神妙呢、所以割去青春腺、換一句話、就是代償原有稟受的可能性、

我說、如或者所說的、似乎理由也很充足、但是『人爲萬物之靈、』是人類自有特殊的稟賦、要「精神不亂、形體常存、」自有眞實的守款、然而人生於世、自從呱呱墮地之後、無日不與世事接觸、喜怒哀樂、不能不動乎中、榮枯得失、不能不縈於懷、有金錢財貨之眩奇誇富也、而精神爲之搖動、有嬌姿美色之傳情蠱惑也、而精神又爲之耗散、熙來攘往、無終日安、如是而要想精神不亂、形體常存、豈非絕對的不可能嗎、

內經說的極是、『飲食有節、起居有常、不妄作勞、故能形與神俱、而終其天年、度百歲乃去、』『舉不欲觀於俗、外不勞形於事、內無思想之患、以恬愉爲務、以自得爲功、形體不蔽、精神不散、亦可以百數、』『恬淡虛無、眞氣從之、精神內守、病安從來、』這三條說理、就是教人以守養工夫、字句也是很爲清潔、無庸我來注解、致於不善守養呢、他的結果、自然也逃不出天演的公例、所以內經也勤勤的告誡說、『今時之人不然也、以酒爲漿、以妄爲常、醉以入房、以欲竭其精、以耗散其眞、不知持滿、不時御神、務快其心、逆於生樂、起居無節、故半百而衰、』這幾句話、又是何等的明暢、可見人的脩短、雖曰有數、而人的壽夭、確是可以抱著大力來轉移、怎樣轉移呢、說起來也是很可險的、

## □醫林點將　古今怪病奇治二則

朱愛人

□一個吃小蝦蟆的女子……吐之卽愈

□一個吃小紅虫的男子……瀉之卽愈

滿清中葉、吳興有陳子白者、宦裔也、其祖若父、歷任封疆大吏、無不滿載而歸、以故第宅輪奐、僕從繁庶、田畝之夥、市廛之廣、竟有半城之號、其金帛財物、尤不可勝數、至子白、家世已稍殺矣、然猶門庭顯赫、爲一邑之望、園林廣百畝、柳塘荷沼、菊圃蘭畦、入其園者、苟非主人引導、眞有花深忘卻來時路之概也、

子白長身玉立、沖淡異人、好讀書、不留意於仕進、襲先世之厚產、適從事於花木、水石、圖書、彝鼎、之鄉、平時深居簡出、與之交游者、不過至友三四人耳、妻向氏、小字蕙丹、能詩工畫、嘗吟冬至菊詩云、

年年葭琯說飛灰、詠菊今番第一回、
卻笑東籬彭澤令、不留秋豔待梅開、
冰霜鍊骨傲無窮、白鶴迴翔合舞風、
留待明年二三月、教他春蝶識秋紅、

子白和之云、

漫撥紅爐鐵筋灰、盎然陽氣自冬回、
南園北嶺知何似、菊引梅華幾蕊開、
天機橐籥本無窮、勸仕輕寒送暖風、
收拾案頭新供養、膽瓶一朵御袍紅、

四詩傳布士林、莫不擊節稱賞、一時嫺吟詠者、先後步韻、至數百首、裒然成集、留爲美談、

映綠軒者、子白與蕙丹之臥室也、後植翠竹、前臨方池、池中植荷、環以玲瓏之湖石、某年春三月、適過滿裙節、蕙丹晨妝初罷、手持白磁盎、閑坐池石、俯視清流、荇藻紛披間、適有無數之蝦蟆、小如豆瓣、往來跳躍、蕙丹戲以磁盎、承水少許、而此可愛之小蝦蟆、竟有一頭躍入盎中、似供蕙丹玩賞者、蕙丹既注視盎中、見此澄清之水、卽以檀口吸入少許、嗽其瓠齒、汩汩有聲、忽焉、弓鞵滑踐青苔、驟覺纖腰半嚲、行且赴此清波、蕙丹危急之際、撒手而磁盎入池、張口而清泉入腹、噭然一呼、一手幸已攀得垂柳、力憊不能自持、子白聞聲趨出、援之而上、扶入室中、稍坐而驚魂略定、然背已盈[illegible]矣、

於是蕙丹病熱、子白延醫診治、告以致病之繇、醫者隨主人指示、卽斷爲受驚之證、開方兌藥、綿延三四日、熱度已退、飲食漸如常、惟蕙丹自云、病未痊可、且加劇、雙眉損蹙、日事憂慮、醫者問以所苦、則云、受病之日、曾以磁盎承小蝦蟆一頭、偶以盎中水、含諸口中、忽從間、幷此蝦蟆而下咽、今病雖愈、而此蝦蟆適橫梗於胸間、俯之若墳起、行動飲食、必隱隱作痛、浸假而蝦蟆日以長大、勢必破胸而出、吾命休矣、

（未完）

第一卷　社會定期刊　第二十一期

## 俞曲園醫學筆記（三）

（秦又詞輯）遺稿

△藥稱一帖

宋葉紹翁四朝聞見錄云、甯皇每命尚醫止進一藥、戒以不用分作三四帖、蓋醫家初無的見、以衆藥嘗試人之疾、甯皇知其然、今稱藥爲一帖兩帖、其語可知自宋已然矣、

△病之本

宋王大受之父克明、號名醫、遍病、雖數證、亦只下一藥曰、此病之本也、本除而餘病去矣、此名醫之言、今世安得有此人哉、

△太素脈

國朝錢曾讀書求敏記云、太素脈法一卷、序曰、仙翁不知何地人、隱空峒山、常帶一籃丸藥、出山救人、更于指下決未兆吉凶壽限、時人莫不神之、後不知所終、唐末有樵者、于其石室石函中、得此書、以傳于後、此太素脈所自始、今世之自謂通此術者、亦或不知其所出也、

△金杵臼

宋顧文薦船窗夜話云、孝宗嘗患痢、德壽憂之、過宮偶見小藥局、遣中使問能治痢否、對曰專科、遂宣之、用新米藕節細研、以熱酒調服而愈、德壽大喜、就以金杵臼賜之、至今呼爲金杵嚴防禦家、

△種牙

宋樓鑰攻媿集、有贈種牙陳安上曰、陳生術妙天下、凡齒之有疾者、易之以新、纔一舉手、使人終身保編貝之美、今人有補牙之法、據此則宋時已有之矣、

## 兒童救星

邵紅桃女士

△患螳螂子早有治法

△若不刀割可免夭折

昨閱報章登載楊樹浦路二二六九號虞梅氏之子、名中興、年甫二月、患螳螂子、經邀鄰近醫生錢萬理用刀割療治、以致身死一則、余披讀後不禁憐憫而呼冤者久之、夫螳螂子一名妬乳、小兒痰火盛者、因熱毒上攻、輒見頰內腺體腫脹、口氣燒熱、不便吮乳、即于小兒變蒸時、亦往往有之、不治自愈、而少醫學常識者、目睹此狀、易生恐慌、惟求治之不及、無奈一經庸手、每用刀割、常以[illegible]之大小痰塊惑人、謂頰皮非去此不痊也、噫、不知頰皮有兩層中空處、即脂膜一塊、人人具此、割則旋生、施諸小兒、則強者幸愈、弱者皆死、可不惜哉、今錄治方、既極簡易、又免枉折、即用青黛、薄荷、元明粉、硼砂、冰片等分、（中藥舖均有出售）共研細末、每日擦其口內兩頤腫處、四五次、待痰涎吐盡、而頤平復、乃止、此法屢試屢驗、願育子女者其注意焉、

## 治雞眼的法

簡便經濟

附足丫奇癢治法

吾們着上了一雙很緊的新皮鞋、往往走走、要軋出一塊很硬的枯肉、再要常常作痛、這塊就叫雞眼、行路俱覺不便、故所以應當要治好的、要治一定要藥、藥房裏雖有、然其價很貴、現在有一簡便而經濟的方法、可用一方軟竹布、塗着松節油、（藥店內買）、貼在雞眼上、每日換二次、第一次早晨、第二次晚間、不到幾日、就自能消去的、再有一法、取萬年青葉、搗爛、敷患處、可以斷根、且極效驗、閱者可以一試便知、吾們足丫奇癢、可用蚌蛤粉、乾搽之、立見功效、

少吾作

## 洗目之利害

曹朗生

喜福惡禍、人之常情、幸福報、是灌輸人生之幸福與閱者者也、朗生不管言俗文淺、亦來供獻一些、保眼之幸福、以盡吾之天職、尚請高明賜正、當見有種書籍與報載、云用硼酸水、或鹽湯水、洗目可以眼明、殊不知藥能治病、亦能病人、施用藥物須視用者用於當與不當、以爲判別耳、硼酸水或鹽湯水、用於輕微之紅眼、固可見效、若眼病而生有星翳紅筋胬肉等、則祇有其害、而無毫益也、且無病之人、不可常用該品洗目、若將該品常常洗目、則日久必定肌肉收緊、而將眼眶縮小、致成視物不便也、因恐世人妄從、特撰是篇、尚希閱者諸公宜傳是意、則眞利己利人之幸福也、

## 小兒驚風之研究（下）

（楊志一）

小兒之病、最重惟驚、驚必竄睛、驚必牙緊、驚必面青、驚必魚口、驚必弓形、心經熱積、肝部風生、肝風心火、二藏交爭、血亂氣壅、痰涎與并、百脈凝滯、關竅不靈、或急或慢、隨其所攖、急由陽盛、慢屬陰凝、急緣實病、慢自虛成、急驚之症、暴疾難名、種種惡候、一一並呈、迨其發寒、丁了神清、揆厥所由、調護失情、晝抱當風、夜臥厚衾、多食辛辣、偶觸鼓鉦、跌撲嚷叫、人物雷霆、凡諸驚恐、動魄亂經、一旦疾作、詎比尋恆、慢驚之證、睡臥露睛、乍發乍靜、神思昏瞑、大抵久病、遂漸勢增、吐瀉瘧利、消耗匪輕、脾虛胃弱、陽常不升、虛邪火旺、肝木來乘、淹延困頓、遂致命傾、有慢脾風、症更堪增、慢驚之後、虛極難勝、病全歸脾、故慢脾稱、脾家痰飲、凝聚胸膺、脾家虛熱、來往相仍、脾困氣乏、肢冷目瞪、頻嘔腥臭、微搐焦聲、無風可逐、無驚可平、十不救一、魂魄歸冥、又有天吊、狀若祟憑、頭目仰視、身熱不停、爪青肢縱、是異病情、邪熱毒氣、壅遏心精、頗難調治、醫學速營、諸驚疾發、診視察聽、表裏虛實、尤貴詳明、驚風之屬、瘛瘲易醒、更多彙症、一一詳評、毋輕心掉、毋躁等行、方治無誤、醫始能稱、

出版務求信用切實保證　又名社會醫學常識報　主持者有學識經驗及人格

## 長篇小說　醫海燃犀記（二十）

（余不平）

第五回　逛馬路黃漢強獵豔　灌迷湯王老四留賓

話說李健飛、當下氣憤塡胸、叫王醫生放心、管叫他如數退還、立卽興辭而去、於是王醫生和劉鏡淸、也就出了大羅天、分頭而去、隔了四五天、並沒有甚麽消息、王醫生眞正是望眼欲穿、到了晚上、忽然號房進來說、先生、有個姓李的、要見見先生、王醫生聽說是姓李的、立卽出來、再一看、原來不是別人、就是李健飛、健飛滿面堆着笑容、見面便握了一握手、相偕到特別會客室內坐下、王醫生隨叫拿茶來、李健飛說、不要客氣、前天老哥委兄弟的那件事、已經有效力了、不過未能如數、總算他認錯、只好媽糊一點吧、

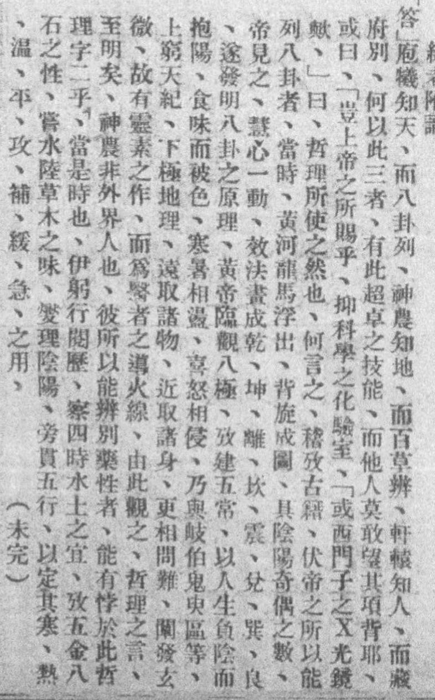

## 本館代售靈驗藥品

丹方一味、氣煞名醫、我中醫治病之奇效、殊出人意料之外、每有數年沉疴、見效一旦、纖綿之症、愈於霍然、本館有鑒于此、是以有代售各地靈藥之發起、凡各埠之讀者、如有的確靈驗之方、而曾經試驗有效者、製爲丸藥、本館願代爲推銷、大開病家方便之門、謀進人羣幸福之途、此本館發起此舉之微旨也、

**（防疫膏）**　無服藥之苦　免煎藥之勞　既携帶便利　能防禦時疫　價目　每張大洋二角　每盒大洋一元

**（遺精敵）**　第一批　現已售罄　第二批　將次到中　價目　每瓶大洋一元

**最新白濁丸**　存貨已售罄　新貨尚未到　價目　每瓶大洋五角

**獺肝定痛散**　女子善鬱　肝病時發　獺肝定痛　靈驗無比　價目　每盒大洋三角

## 痘變極效治法

（鍾誠志）

小兒往往痘出一半、忽然不語、昏迷不省人事、手足逆冷、目閉面靑唇白、以致無法救治、今得有痘變急救妙法列后、急用雄雞一隻生剖開、去腸雜、以燒酒噴肚內、敷臍上用線紮緊、約一技香久、取出、連換數雞、其痘自齊、按雄雞功能發毒、而又助以燒酒噴雞肚內、燒酒大辛大熱、能助散邪開鬱、腹中受如此之熱烈猛攻、痘無不齊、頗有捷效、



## 本報第十一期徵答披露

江惠民

本報自徵求讀者答案以來、其收到一千四百八十二封、除非定戶六百零八封外、尙有八百七十四封、其中以安慶鍰家牌樓九十三號江惠民君爲最佳、（甲等獎）其餘中選者計八十七人、均列爲乙等獎、所有酬金、已由郵寄奉、今將江君之作、披露于本報、其餘各篇、因篇幅關係、不克一一披露、尙希原諒、　編者附識

「答」庖犧知天、而八卦列、神農知地、而百草辨、軒轅知人、而藏府別、何以此三者、有此超卓之技能、而他人莫敢望其項背耶、或曰、「豈上帝之所賜乎、抑科學之化驗室、「或西門子之X光鏡歟、」」曰、哲理所使之然也、何言之、稽攷古籍、伏帝之所以能列八卦者、當時、黃河龍馬浮出、背旋成圖、具陰陽奇偶之數、帝見之、慧心一動、效法畫成乾、坤、離、坎、震、兌、巽、艮、遂發明八卦之原理、黃帝臨觀八極、攷建五常、以人生負陰而抱陽、食味而被色、寒暑相盪、喜怒相侵、乃與岐伯鬼臾區等、上窮天紀、下極地理、遠取諸物、近取諸身、更相問難、闡發玄微、故有靈素之作、而爲醫者之導火線、由此觀之、哲理之言、至明矣、神農非外界人也、彼所以能辨別藥性者、能有悖於此哲理字二乎」、當是時也、伊躬行閱歷、察四時水土之宜、攷五金八石之性、嘗水陸草木之味、變理陰陽、旁貫五行、以定其寒、熱、溫、平、攻、補、緩、急、之用、（未完）

介紹衛生方法　幸福三日刊　指導健康途徑

# 幸福報

鈕儀署

◀第二十二期▶

（民國十七年九月十四日）

每份售洋二分

（館址上海浙江路洪德里四七八號）

中華郵政特准掛號認爲新聞紙類

**定報價目**

每三日出一張、外埠五個月一元、全年二元、寄費在內、國外定報照價加倍、郵票代現九五計值

**廣告價目**

每期每格（其計五方寸）五元、均排於新聞之旁、如嵌入新聞中縫、長期面議

## 本期要目

上海女子婚姻之目標
情書卻病
割去青春腺的討論
免目患之又一妙法
古今怪病奇治二則
驚風扼要談
深呼吸
男女婚嫁之衛生
腳溼之預防法
本報第十二期徵答披露
醫海燃犀記（十九）

## 情書卻病

△心理治療

（仁心）

據報載有某少年者、翩翩年少、風流倜儻、廣交際、異性友尤多、顧某目力奇高、無當意者、比由乃妹之介、得識一陸女士、女士品學兼優、且容貌美麗、性情溫柔、遂傾心焉、顧女殊落落、佯爲不解、某不耐、逕投書乞婚、女覆戒勿以此見擾、否則、毋寧割絕、蓋女固另有情人焉、某失望之餘、神喪氣沮、忘餐廢寢、終日蹀躞書齋、哭笑無常、家人擬延醫治之、某聞而阻曰、我疾雖扁鵲復生、亦難醫治、妹固洞悉阿兄之隱者、思得一計、力摹陸之手跡、冒名草一纏綿悱惻之情書以投之、某得書大慰、病竟驟愈、按語云、心病還須心藥醫、若某少年因失愛而致病、投以情書、可謂醫心之良藥矣、中國醫學史上、關於心理治療、不乏其例、則心理治療於醫學治療史上、實不能不容彼登一席地矣、

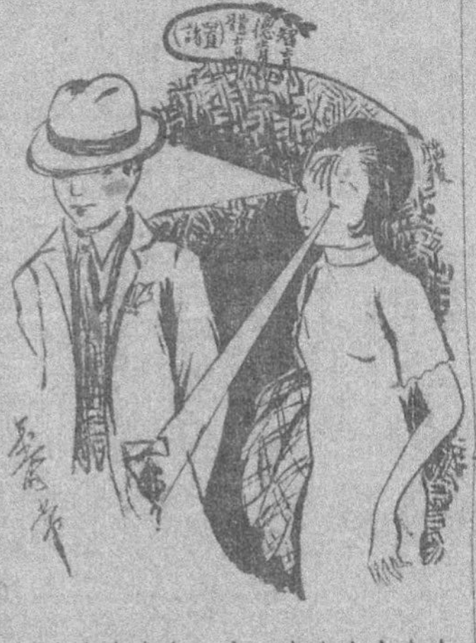

## 上海女子婚姻之目標

人家但知道鎗炮是殺人的利器、而不知道『財色』二字的貽害、比鎗炮還要利害萬倍呢、因爲鎗炮是有形的、人皆知其害而遠避之、財色是無形的、不但不去遠避他、反而還要自投羅網、唉、何怪乎自殺的青年、一天多似一天呢、

從前兒女的婚姻、都是由父母之命、媒妁之言、而成立的、雙方的性情學問品行、是否相同、都置之腦後、祇要是門當戶對、有財有勢、就是了、所以往往因此而釀成夫婦不睦、失去人生的幸福、這就是舊式婚姻的流弊、

近幾年來、女子的智識漸漸的開通了、覺得賣買式的婚姻、是不能得到人生的幸福、於是乎大家就提倡自由戀愛、自由結婚、什麼未婚夫呀、未婚妻呀、大家都是手携手、肩並肩、有的在公園裏情話、有的在舞場裏跳舞、有的在影戲院裏看戲、有的在大菜間裏對酌、直到深更半夜、方纔姍姍而歸、照理說起來、她們如此相愛、當然可以有得圓滿的結果了、但是起訴的起訴、離婚的離婚、比較舊式的婚姻流弊、簡直是半斤八兩、沒有什麼分別、

考察她們所以如此的結果、完全在於財色二字、這財色二字、非但男子爲然、女子愈加利害、試問現在的女子、那一個不愛財、那一個不好色、一旦見了財色雙全的男子、就以爲是她的終身伴侶了、至於德育智育體育、完全置之腦後、所以她們的結合、雖然容易、離異也非常迅速、猶如疾病中的霍亂、起得快、好得也快、再簡明的說幾句、就是她們情之所鍾、非鍾其情、是鍾其財、她們愛之所施、非愛其人、乃愛其色、一旦色衰財盡、那末愛情之所謂愛情、也不難圖窮匕見了、這種錯誤之目標、是男女婚姻莫大之危機、也是人生幸福極大之障礙、（涼月）

民國十七年九月十四日　幸福三日刊　戊辰年八月初一日



## 割去青春腺的討論（六）

宋愛人

因爲有的稟賦、確是充厚、自然可以身享遐齡、但是特強不息、輕洩三寶、鏡花水月、頓如夢幻、這是何等的可惜呀、然而也有稟賦本來薄弱、蒲柳之質、委實是未秋先凋、但是卻能葆養有方、特別甚儉、也會栽培日深、轉枯爲榮的、壽夭關頭、就在一轉移間、豈不是很可險嗎、

人類的生活力、或者確有不若獸類的充厚、而人類的守養、何嘗及得來獸類的罔知罔覺、獸類的心靈、於飲食嬉戲外、絕對沒有金錢貨物的擾動、獸類的性欲、於待時而動、數次交尾外、絕對沒有衰感淫樂的耗喪、換了獸類的青春腺、或者可以取彼之長、補我之短、然而我的心靈、從此可以忘情得失嗎、我的性欲、可以寂如枯井嗎、如其是能夠無擾我慮、無勞我神、那末人類自有生活的本能、如其不然、雖日日換了一次青春腺、也恐怕對於生理上、沒有怎麼功效罷、這箇原理、似乎也要討論的、

我對於割去青春腺爲返老還童的大手術、就得著一種比類的觀察、俗有操術獸醫的、說有一種技術、可以割去獸類的外腎、使被割的獸類、絕滅本有的性欲、那末內臟的分泌液、可以不從生殖器的性慾衝動、而致於精液洩漏、這是近於拔本塞源的政策、其實是否合於生理的功用、姑置勿論、然而被割的獸類、如公豬等、其被割後、的確可以絕滅性慾、而體量則往往異常肥碩、家畜中之公鷄、也有被割者、其肥碩、亦有倍過於常、然而其啼聲、則從此寂然無聞、不能再作喔喔三唱了、這就割去外腎的一箇通病、專制時代的宦閹、他的聲音笑貌、宛如處子、大概也是這箇比例罷、那末外國對於婦女過淫、割去其肥大的陰核、以殺其性慾的快感、或者也是這箇用意、『割去青春腺、把獸類的腺體、來代償其繁植、爲返老還童的實驗、』原是很有價値的科學家的發明家、斷斷不是如江湖操技的獸醫、割去獸類的外腎、就算是返老還童的眞憑實據、但是於生理上、確有討論的餘地、我很望返念還童之速見成功也、所以先有這篇的討論、

## 免目患之又一妙法

（王鎮華）

鄙人患目多年、時愈時發、發時最短期間、亦須兩星期、深感痛苦、茲經屢試、得一妙法、其法極簡單而易行、且化費不多、即向本埠著名藥舖中、購桑麻丸十兩、價約在三二分、每日清早、在未進飲食前服五錢、稍多亦無妨、按日行之、不稍間斷、久之非但可免目患、且可使目清明、願同患者試之、

## 醫林點將　古今怪病奇治一則（續）

宋愛人

讀者諸君、須知晚近之所謂名醫者、不過因訛傳訛、以他人之性命、博藥肆之貿易耳、平日種種設備、或託僊鬼、或仗神巫、設爲狡詐、以推廣其生涯、初何嘗研究眞諦、犧牲一已之利益、而以眞誠實意濟人哉、自蕙丹之奇證發現後、吳興城內外、一般傷寒大方脈、世醫、儒醫、以及游方醫士、如撑大纛、搖虎撑、辰州、祝由科等等、莫不衆口交騰、斤斤論辨、然若輩非眞願爲此論辨、徒欲發爲高議、自炫炫人、以博子白之一顧耳、

然而蕙丹苦矣、藥罏圓裹、朝夕不離、飲食因之減尠、間有一二醫理稍明者、則堅持蝦蟆爲已斃腹中、或以雷丸使君子等品、打之使下、然說理雖明、用藥雖當、而蕙丹之病、依然未損毫末也、

日往月來、蕙丹之病已閱十閱月、胸次悶損、撫之有物、視之有形、痛且不可耐、子白徧延名醫、無能治者、會有友生李某者、薄游西子湖、旅邸小極、得一醫、曰、王孟英先生者、一藥而愈、歸述之於子白、子白甚喜、卽乞寓書於王、買舟迎之來、告以病狀、且示以諸方、王曰、且俟診脈後、再言治法、子白唯唯、竊視王衣服襤褸、貌極蕤萎、然吐屬極閑雅、舉止亦極謙退、子白頗心儀其人也、

王既入診蕙丹、切脈既竟、卽瞿然曰、此蝦蟆作祟也、子白驚曰、其有蝦蟆耶、孟英正色曰、眞有蝦蟆也、蟲類中、惟蝦蟆、能以氣伸縮其體、君試以大蝦蟆、覆諸器中、移時開視之、蝦蟆必不見、世俗均以爲土遁、實則蝦蟆鼓氣以張大其體、力抵覆物、一得罅隙、則斂氣縮體而遁矣、今茲夫人、胸次之蝦蟆、已逾十月、得生人之血氣、供其呼吸、鼓氣則胸次作痛、縮其體、則胸次飽悶、試問生人體中、能容動物自由呼吸乎、無怪病之日深也、

蕙丹呻吟曰、先生良醫也、識見遠出諸醫上、所言亦聞所未聞、特不知能爲施治否、孟英曰、是烏乎不能、特非一月之工不辦、僕本無事、願主君家、俟夫人既痊、適行、不識見允否、子白曰、是固求之不得者也、君既願任、千金不吝也、孟英笑曰、今茲且勿言此、僕有二事、請如約、一、自今以後、不可服他人之藥、二、夫人室中、須蘇僕另屋一僕婦、以供驅使、子白曰、君言甚怪、其第一條、僕固贊成、第二條、未識何意、孟英曰、無他、蓋僕之服藥、均有定時、以病情之增減、定服藥之先後、夫人起居行動、在在與藥有關係、非有略知醫理之僕婦、不足以承其乏、僕今日且治一方、當返里一次、越三日、僕則攜此僕婦來、著手施治、子白與蕙丹、均喜而允之、孟英迺出、治方、登舟而去、（未完）

第一卷　社會定期刊　第二十二期

## 驚風扼要談

杭州阮其煜

杭州阮其煜君、精通中西、醫界健者、玆介紹驚風談一篇、以饗者讀、編者附識

妄用金石腦麝開關鎮墜之藥、引邪深入藏府、千中千死、倘一見汗出不止、神昏不醒、便以慢驚爲名、妄用參耆朮附、閉塞腠理、熱邪不得外越、亦爲大害、凡治小兒之熱、須審其本元虛實、察其外邪輕重、或陰或陽、或表或裏、但當徹其外出表、不當固邪入裏也、小兒之驚風、由發熱傳變而來、素由熱盛而驚、本所常見、然不過驚之一種、其不發熱而驚者、實居多數、驚風、小兒手足抽搐熱壯面赤者、皆屬胃中有積、爲易愈之證、凡驚風、虫類爲特效藥、此是事實上積久之經驗、執果溯因、可以斷定虫類能弛緩神經攣急、此如小孩患傷寒太陽證時、一見其唇乾舌燥、恣用石斛涼遏、使熱無出路、則神昏譫語而成驚風矣、見其喉中有痰、妄用回春丹等攻下之藥、致胸脘痞結、表熱陷裏、肢寒頭熱、大便泄瀉而成驚風、驚風用全蠍、蜈蚣、殭蠶、蘄蛇虎睛乃弛緩神經之正藥、抽搐拘攣、攝口直視、得藥可制止、惟其能制止、故有截風攝風諸方名、而此數種虫之中、亦有等級、蜈蚣爲最猛、全蠍爲最平、有用全蠍蠍尾、不能制止之風、用蜈蚣則無有不止者、然亦有宜不宜、驚風以攝口爲最酷烈、非蜈蚣不能取效、尋常抽搐則全蠍足以濟事、不宜蜈蚣也、因蜈蚣之性太猛、服後眼鼻均覺乾燥異常也、故蜈蚣之熄風、乃不得已、偶一用之、若全蠍則較平和、殭蠶次之、蟬蛻無甚用處、蘄蛇亞於全蠍、少用無效、多用味腥令人作嘔、虎睛每對價可十四五元、藥店出售之虎睛丸、不效、古人治風、嘗兼養血、所以必須當歸生地等藥爲佐、且須重用、因蜈蚣及各種虫類、無不燥血之故也、

## 深呼吸

穴虎

深呼吸的名字差不多人人知道的、也是人人能夠做的、雖然一般小學生也能夠的、不過不知道牠的方法、以及牠的生理作用、那沒反要有害哩、像灰塵飛揚的場地、煤氣充滿的地方、以及日光不到的所在、如以爲深呼吸能夠強健身體、不顧外界情形、竟在這兒極汙濁不衞生的地方、行他的深呼吸、那沒他的健康反易感到疾病、所以將深呼吸的常識、略爲貢獻一點、

(一)一呼一吸、都要用鼻、切不可用口、因爲當鼻內吸氣的時候、微塵與細菌都給鼻毛阻擋、待呼出時、牠們也隨了濁氣出來、

(二)深呼吸之前、必須拿肺部的濁氣、吐出二三口、再將清鮮空氣、慢慢吸入、能夠越慢越好、終之不要給耳朵聽見、

(三)深呼吸的時間、應該在早晨、因爲這時空氣新鮮、如故在夜間宜遠樹木、因爲夜間樹木吐炭吸養、對於我們呼吸有害、

(四)深呼吸的時候、應該心神專一、切忌胡思亂想、

(五)飽飯後切不可行深呼吸、

(六)在天氣溫和的時候、可裸體或袒胸向日光呼吸、倘若冬天也以少穿衣服爲宜、否則妨胸腹的擴張、阻礙四肢的活動、

(七)吸氣呼氣、鼻孔須盡力擴大、

(八)行腹式呼吸時、全副的精神、因該集注在於腹部之凹凸、呼時宜凹、吸時宜凸、

(九)剛在呼吸、不可中止、

(十)保持正確的姿勢、

(十一)呼吸的四忌

(甲)忌初進時太猛、

(乙)忌塵煙汙雜的地方、

(丙)忌呼時以口出氣、

(丁)忌呼時亂思亂想、

## 男女婚嫁之衛生

朱振聲

△患花柳病者不宜結婚

△患癆疾者不宜結婚

△須先治愈而後談婚嫁

有家庭而後有子女、有子女而後有婚嫁、婚嫁者人生之最要事也、是以爲父母者、必須慎重選擇、一再考慮、然而欲求愜意郎君、乘龍快壻、豈易事耳、余以爲于家世財產之外、尤當注意于雙方身體之健全、良以一生之幸福、家庭之快樂、均繫於此、以是男女婚嫁之衛生、尤不可不三注意焉、余嘗觀乎今人之聯姻、有名門閨秀而適於治游染疾之郎君者、有小家碧玉而適於癆疾未愈之丈夫者、一旦雙方結褵、伉儷情深、蜂蜂蝶蝶、我我卿卿、當斯時也、此可怕之病菌、亦假愛情爲媒介、而傳達於雙方、使已病者因此而益劇、未病者因此而得病、閨房之樂趣何在、人生之幸福何在、卒至鴛鴦同命、鸞鏡旋分、雖有顯貴之家世、百萬之財產、亦無濟於事、故余謂與其有不健全之結婚、曷若不結婚之爲愈也、與其於結婚後有疾病之纏綿、曷若於結婚前加以嚴密之選擇、選擇之道、不在於家世、不在乎財產、而在乎雙方身體之健全、患花柳者不嫁、患癆疾者不嫁、雖有訂婚于幼時、亦當待其痊癒而後嫁娶、能如是則閨房有唱隨之樂、而子女無失身之痛、凡此皆男女婚嫁必要之條件、未識世之爲父母者、以爲然乎、

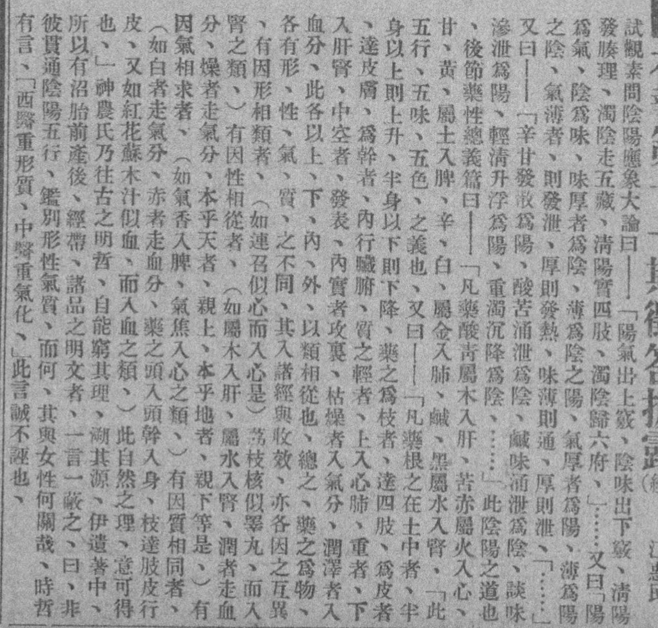



出版務求信用有切實保證　又名社會醫學常識報　主持者有學識經驗及人格

## 長篇小說　醫海燃犀記（二十）

（余不平）

### 第五回　逛馬路黃漢强獵艷　灌迷湯王老四留賓

我昨天找到了他、問起這件事他知道不知道、他見我認眞問他、不敢隱瞞、他說實在不知道是我的朋友、請我原諒他、但是他又說了些現在困難異常、先還三百元、其餘二百元、准一個禮拜之內、完全交還、我看他那情形委實困難、我們也落得做個人情、既然還了三百元、那二百元、對不起、我也仿馮煖矯命的故事、那二百元就把了他、不要他償還了、這件事恕我孟浪、你看怎麼樣吧、王醫生隨即連聲說、那就算了、這是遇到老哥、才能夠要了大半數回頭、否則還不是付之東洋大海嗎、老哥這樣做法、好極了、好極了、



## 脚濕之預防法

脚患溼氣、亦爲小流行病之一、緣自創行橡皮底鞋、及橡皮套鞋以來、幾無人不趨之若鶩、而橡皮係專吸收潮溼、故着之必易患脚溼、今有一法、可防之、其法即在本埠著名中國藥舖、購買乾菊花若干、在脚癢時、即用水煎煮、薰洗、直至不癢時爲止、屢試不爽、敢將一得之愚、書出以介紹於求幸福者、（王鎮華）

## 本報第十一期徵答披露（續）

江惠民

試觀素問陰陽應象大論曰——「陽氣出上竅、陰味出下竅、清陽發腠理、濁陰走五藏、清陽實四肢、濁陰歸六府、」……又曰「陽爲氣、陰爲味、味厚者爲陰、薄爲陰之陽、氣厚者爲陽、薄爲陽之陰、氣薄者、則發泄、厚則發熱、味薄則通、厚則泄、「……」又曰——「辛甘發散爲陽、酸苦涌泄爲陰、鹹味涌泄爲陰、談味滲泄爲陽、輕清升浮爲陽、重濁沉降爲陰、……」此陰陽之道也、後節藥性總義篇曰——「凡藥酸靑屬木入肝、苦赤屬火入心、甘、黃、屬土入脾、辛、白、屬金入肺、鹹、黑屬水入腎、「此五行、五味、五色、之義也、又曰——「凡藥根之在土中者、半身以上則上升、半身以下則下降、藥之爲枝者、達四肢、爲皮者、達皮膚、爲幹者、內行臟腑、質之輕者、上入心肺、重者、下入肝腎、中空者、發表、內實者攻裏、枯燥者入氣分、潤澤者入血分、此各以上、下、內、外、以類相從也、總之、藥之爲物、各有形、性、氣、質、之不同、其入諸經與收效、亦各因之互異、有因形相類者、（如連召似心而入心是）、荔枝核似睾丸、而入腎之類、）有因性相從者、（如屬木入肝、屬水入腎、潤者走血分、燥者走氣分、本乎天者、親上、本乎地者、親下等是、）有因氣相求者、（如氣香入脾、氣焦入心之類、）有因質相同者、（如白者走氣分、赤者走血分、藥之頭入頭、幹入身、枝達肢、皮行皮、又如紅花蘇木汁似血、而入血之類、）此自然之理、意可得也、」神農氏乃往古之明哲、自能窮其理、溯其源、伊遺著中、所以有沼胎前產後、經帶、諸品之明文者、一言一蔽之、曰、非彼貫通陰陽五行、鑑別形性氣質、而何、其與女性何關哉、時哲有言、「西醫重形質、中醫重氣化、」此言誠不誣也、

## 問病須知

（一）凡投函問病者、對于起病原因、現在病情、經過治療等等、均須詳細申述、如字跡潦草、以及所述不明者、恕不答覆、因病關生命、非同兒戲、

（二）凡屬本報定戶、來函詢問時、須將定報單上之號碼示知、以便從速答覆、或披露本報、

（三）非本報定戶、亦可詢問、惟每題須另納問病費、本埠半元、外埠一元、以示限、

介紹衛生方法　幸福三日刊　指導康健途徑

# 幸福報

鈕儀署

第二十三期

（民國十七年九月十七日）

每份售洋一分

（館址上海浙江路洪德里四七八號）

定報價目
每三日出一張、外埠五個月一元、全年二元、寄費在內、國外定報照價加倍、郵票代現九五計值

廣告價目
每期每格（共計五方寸）五元、均排於新聞之旁、如嵌入新聞中縫、長期面議

## 本期要目



## 談談雌雄聲

雌雄聲者、即童時之音也、吾人到二八之年、聲音忽大、諺所謂發育時代也、其喉寬音大之理由、蓋音帶、與喉頭扁桃腺、有密切之關係、而喉頭扁桃腺則每隨青春腺發育完全與否爲轉移、斯乃有音大聲雌之分別、攷各腺皆有交互之能、是以二八之年、青春腺成熟之期、而扁桃腺亦隨青春腺發育者也、入若在二八年華音聲雌者、不言可喻其人必發育不全或陽萎少振、謂予不信、試觀帝制時代、男子之彼宮刑者、其聲輒雌、此无它、扁桃腺隨青春腺而萎縮也、由是以言、患雌聲者、能竭力却慾修養、亦可轉弱爲強、喉音漸寬、余今大聲疾呼于患雌聲諸君前曰、須抱自病自醫之宗旨、萬不可復姿情縱慾、虛其體、自喪其生、而放棄與生之幸福也可、（倪夢若）

## 豫防花柳蔓延

### 首先廢止娼妓

娼妓何其多耶？
廢娼能實行乎？
公娼與私娼何別？
廢娼從何入手？

世界上無論什麼事、要想他得到效果、都非從根本上做去不可、譬如揚湯止沸、當然不及釜底抽薪來得有效、講到廢娼一事、從前法租界曾經有抽籤辦法、他的結果、等于揚湯止沸、因爲他沒有去研究娼妓的來源、所以雖然一方面極力禁止、而一方面（指私娼）却依舊在那裏繼續的產生、我們要想廢止公娼、消滅私娼、應當先去研究娼妓何以如此之多、據我的意思、不外二種、一種是因爲生活程度太高、不能滿足其虛榮心之慾望、遂不惜降志辱身、而入于娼妓一途、這是對于女子方面而言、還有一種、是因爲男子久居異地、雖有嬌妻美妾、何奈遠處家鄉、所謂『遠水不能救近火、』於是不得不出於嫖妓一途、以發洩其性慾、因此二大原因、所以妓女越弄越多、况且廢娼一事、決非一旦所能實行的、即使實行了、也不過將公娼變作私娼罷了、他的貽害、恐怕還要利害些、那麼、廢娼的辦法、究竟從何入手呢、我想最妙的法子、莫過於禁嫖、在定廳方面祇、嚴辦嫖妓的男子、使他們不敢去嘗試、一方面再想法提倡女子職業、使其能夠自立、沒有生活上的困難、能夠這樣做去、雖然官廳不去廢止、那娼妓也自然而然的減少了、娼妓 旦減少、花柳病的來源、勢必也因之而大減、所以廢娼這件事、不但可以提倡女權、並且還能夠造福社會、簡接說一句、也就是消滅花柳病的根本計劃、（涼月）

## □青年險關之研究

△天道　△早婚　△救護　△借鑒

（吳少和）

（天道）天道至大、其性好生、天何言哉、四時行焉、百物生焉、其所以能生者、動機即在四時行焉之中、春生夏長、秋收冬藏、惟人亦然、青春年少、少即人之春生時也、其時惟何、男子二八腎氣盛、天癸至、精氣溢瀉、陰陽和故能有子、女子二七而天癸至、任脈通、太衝脈盛、月事以時下、故有子、天地春生之氣、與日俱進、不可抑遏、人身春生之氣、藏於無形、因其無形而抑遏之、強自寬假曰、禮義傳家、無逾閑蕩檢之事也、循規蹈矩、無輕浮妄動之態也、攻讀方勤、無尋花問柳之暇也、殊不知、體質豐偉。飲食增進、態度渾璞、精神煥發、父母見之而心喜、親友見之而貢譽、美滿發揚之中、即有難言之隱在焉、當此天性活潑之際、為父母者、略不介意、猶曰知識初開、容或有之、其他之事、諒必無之、不知天地萬物、動機不息、人身何獨不然、若人身之動機可息、是天坤之動機可息也、動機息、則太極不分、乾坤悉闢矣、易曰、天地氤氳、萬物化生、男女搆精、萬物化醇、順天道也、

## □俞曲園筆記

醫學

（秦又詞輯）遺稿

□牛黃清心丸

癸辛雜誌云和劑局方、乃精集諸家名方、平提領以從官內臣參校、可謂精矣、然差錯亦不少、且以牛黃清心丸言之、凡用藥二十九味、寒熱訛雜、殊不可曉、一名醫云、此方止是前八味、至蒲黃而止、自乾山藥以後、凡二十一味乃補虛、名中山芋丸、當時誤寫在此方之後、因循不曾改正、據此知古方傳流亦不可恃、甚矣、醫之難言也、

## □本報徵求插圖

本報每期所登之插圖、均由倪壽常君繪畫、今因倪君痛失愛兒、心緒不甯、無暇握筆、故本期插圖、暫付缺如、然本報出版迅速、劣難久待、不得已登報徵求、如蒙惠賜立意高尚、趣味濃郁之插圖、當即贈以相當之酬金、（分甲乙丙三種、甲種二元、乙種一元、丙種半元、）不取者原稿奉還、（惟須附有郵票者、否則不退、）至於願任常期插圖者、其價面議、

## □古今怪病奇治一則（續）

醫林點將

宋愛人

□一個吃小蝦蟆的女子……吐之即愈

□一個吃小紅虫的男子……瀉之即愈

越三日、孟英果至、拜偕一中年之婦、婦謁蕙丹、自陳吳氏、年僅三十餘、舉止極端莊、事無鉅細、如素諳習、蕙丹心甚喜之、而吳事蕙丹、尤極應弦合節、蕙丹久病、苦於藥味之敗胃、自孟英至、而胃氣大張、每食必加餐、蓋孟英除初至時、留治一方後、每日所服、僅白粉一小包、且芬芳適口、故蕙丹胸次、雖不適、而三四日後、已可扶起牀矣、如是者一月、瞬屆花朝、孟英忽謂子白曰、夫人之疾、僕意可霍然矣、明日花朝、當乘此良晨、驅除病魔、一洗經年痛苦、子白聞言、大喜、走告蕙丹、蕙丹曰、不知將若何驅除也、若曰下之、則前此已知其無效矣、子白曰、孟英亦未言及、吾輩且俟之、春風送暖、淑氣催人、庭花怒放、粉蝶羣飛、映綠軒中、僅有四人閑坐、四人惟何、即子白夫婦、孟英、及僕婦、一切婢僕、均受孟英戒、走避他處、孟英正襟而坐、切脈既竟、迺言曰、僕前曾言、蝦蟆能伸縮其體、邇來一月中、所服之藥粉、均為縮小蝦蟆之品、今僕攜此小瓶、瓶中之水、服之可令蝦蟆躍出、然蝦蟆既縮小其體、其力極微、故必藉人嘔吐之力、助之上升、然此為治病之末著、僕慎之又慎、始敢出此、夫人須知此著、與生命攸關、蝦蟆得出、則病可霍然、蝦蟆不出、或鯁於喉間、則僕更無他法、今請子白君、從後扶持夫人之玉體、不可稍懈、僕當命僕婦、料理藥劑、僕則從旁監視之、以觀蝦蟆之躍出也、蕙丹聞言畢、迺愀然曰、生死果有定、妾當委命於先生、一聽施治、是時子白已起立於蕙丹身後、蕙丹迺倚子白之身、孟英啓瓶、注茗碗中、授之吳婦、令灌入蕙丹口、蕙丹猛飲之、須臾、胸際翻騰如沸、覺晨間所食之稀粥、粒粒鋒起刺人、哇然一聲、胸間物直冲喉間、如懸瀑、如弩箭、衝口而出、濺及於地、忽聞吳婦呼曰、蝦蟆、蝦蟆、孟英急言曰、速捕之、速捕之、吳婦轉身猛逐、適冲激孟英之肩、砰然震磕、兩人俱倒地、迨相起立、搴韓出視、則蝦蟆已躍入池中、不可捉摸矣、子白雖願相助、無如堅持蕙丹、迺不敢稍離、蕙丹忽吁氣曰、快哉、余疾瘳矣、孟英及吳婦、搴韓入室、蕙丹已起立、斂衽謝孟英、曰、先生良醫也、吳婦曰、所惜偌大之蝦蟆、余未能捕得、子白曰、聽之逃去可耳、捕得之、又安用哉、孟英曰、是誠可惜、蝦蟆既經生人氣血、以之合藥、亦一神品、惜余無福獲之耳、所喜夫人宿疾已愈、以後竟無須服藥、僕將去矣、子白曰、君何去我之速也、余將治酒賚金、以謝先生、且留三四日、以表下忱、孟英知不可卻、迺允之、

## 吊吸雅片文 （抱恨生）

（幷序）（仿李華弔古戰場）

雅片醉心、嗜者若狂、有志青年、遭其毒者、不知幾許、既將一生幸福喪去、甚至孑孑無依、妻離子散、家破產亡、東嘲西謔、南譏北誚、可勝言哉、爰於空中偸暇、誌其約略、序其梗概焉、

漫漫乎、煙氛無恨、迷不見人、斗室陋隘、幸客紜紛、密霧慘悴、燈黯光曛、槍長斗團、籤尖盤方、据首高枕、倚身斜睡、知者告予曰、此雅片館也、恆有諸人、時時灑、（癖雅片聲也）日夜常聞、開心哉、樂歟歎歟、延壽寳歟、吾聞夫癖痾難熬、雅片是抽、遺產饒沃、家業隆殷、盡日無事、臥榻吹簫、芙蓉增福、珍膏延壽、火非文火、光射牛斗、淸民而還、風蔓華夷、錢財耗穀、無人自知、今日神州、不知幾許、文亦嗜欲、武亦好奇、奇病有何乎可恥、朝吹暮吸我自爲、嗚呼噫嘻、吾想夫賓朋相留、接踵入室、一榻橫臥、洋煙開戰、癖解癮除、金錢爲賤、妻怨兒啼、不以爲意、家無宿餐、誰憶方寸、煙蘸觸鼻、心意震眩、情樂意濃、萬事拋心、至若財極產光、倒臥床隅、目定口呆、淚涕掛腮，轉輾反側、終夜踟躕、吸去多金、痛入肺腑、旁觀之人、竊哂嗤笑，處床盤算、垂頭喪氣、求借親戚、告貸友朋、借貸既得、復吐復呑、債高湖海之岸、沽去藏身之窟、此日此時、貧徹枯骨、孰加憐哉、解癮兮金盡、知已兮交絕、神疲憊兮銳氣折、妻求去兮恩義決、起矣哉、一身乏力、癮矣哉、腸中轆轆、家無人兮聲寂寂、夜正長兮風淅淅、呼將伯兮天沈沈、思奈何兮雲冪冪、柴米罄兮無餘、肚饑饉兮乏食、傷心慘目、竟如是耶、吾聞之印度進貢、始於明沒、盛于清廷、興極民國、蓋其初也、凭以醫痛、因而嗜之、其在此乎、爲之有效、遍逮中原、夫吸之者、流連忘返、抽煙之時、和樂且閑、上上下下、宿與之間、懵懂以過、莫知惡關、荼毒生靈、遺害華民、面黃肌瘦、骨削如柴、當其啜時、誰計後患、蒸蒸蒼民、似依慈母、一旦不食、命在尋俄、屢以兄弟、反目不親、輒將妻子、鬻若陌路、生也何甘、死也何苦、非吞非吐、不得而過、祖上遺產、將絕將盡、悁悁心懷、寢寐憂之、嗟彼浪子、竟至無涯、本爲治病、一吃上癮、惡癖難奈、衣食何依、及早戒之、倘不之遲、嗚呼噫嘻、禍耶害耶、折福精耶、痛術雅片、陷人苦海、

## 伏暑病 （蔣文芳）

夏天受了暑氣、立刻起病的、叫做霍亂、延久不發、深入體內、和別種病源混合起來、然後發生的、叫做痢疾、這是人人所曉得的、現在秋天到了、常常遇到一種病症、頭裏又暈又痛、身上一陣陣的發熱、四肢痠軟無力、有時出些微汗、胸口脹悶、不想吃東西、終日昏昏悶悶、熱得厲害、甚而至於昏厥、說他是溼溫、用些利溼藥下去、發熱發喝、反而格外厲害、說他是感冒風邪、用些發散藥進去、熱度反而增高、或者要手足牽動、他的舌苔、或有或無、脈象細輭無力、倘然認他虛症、用養陰退熱的方法、差不多是送他歸天、中醫注重六氣的、然而稍一不愼、還是要弄差、若然碰到專講病菌的外國醫生、眞是山東人吃麥冬了、這種就就叫伏暑、牠的病源、是在夏天受到的暑熱、深入營血裏去了、所以這種暑邪從血分到氣分慢慢地發出來、只消認定暑字、細細地淸解起來、病就可以好了、中醫往往把病源來定病名、狠有一長可取、因爲容易認識治療的途徑呀、

## 肺癆注重休養談 （楊志一）

肺癆爲流行最廣爲害最烈之一病症、諺云七分休養、三分吃藥、休養於肺癆、實居重要地位、故非努力休養工夫、徐進調理藥劑、假以相當時間、殊無以征服肺癆、而達全愈之目的、

考中醫有邪正之說、邪勝正衰則病、正勝邪衰則愈、疾病之消長全繫于邪正之勝衰、故內徑有云、邪之所湊、其氣必虛、所謂邪者如一切侵害正氣之細菌病毒六氣等是、所謂正者、如今云細胞抵抗力抗毒素等是、蓋肺癆者、卽細菌侵害肺臟所致也、故肺癆又名肺結核、又名肺尖加答兒、欲肺癆之治愈、非殺滅細菌不可欲細菌之滅除、非恢復細胞之抵抗力不可、欲恢復細胞抵抗力、固賴於藥石之效力尤賴休養之工夫、休養得宜、則藥石可收事半功倍之效、余有一比例以證明之、不觀乎一般淸道夫日與汙濁空氣相接觸、癆菌不免隨空氣而侵入之、然據事實上之調查、彼病肺癆而死者甚少、其死于肺癆者、反多在養尊處優之輩其故然他、以一則勞力不勞心、無形中得休善之工夫、維持固有之抵抗力、一則飽煖思淫、妄事斵傷、予癆菌可乘之機會耳、此殆孟子所謂生于憂患、死于安樂歟、

肺癆以休養爲第一要義、既如上述、然則休養之道如何、曰不外三端、（一）戒絕煙酒一切不良嗜好、屏除一切妄念、從精神上之休養、（二）肺爲呼吸機關、宜擇居淸潔空氣所在、以鼓舞其肺臟細胞、（三）脾胃爲後天之本、宜進富於滋養之食物、如牛奶雞蛋豆漿之類、助後天以恢復肺藏之組織、凡此皆休養之不二法門、至于醫藥治療、請參考本報十四十五十六各期肺癆之研究可也、

# 長篇小說　醫海燃犀記（二十一）

## 第五回　逛馬路黃漢强獵豔　灌迷湯王老四留賓

李健飛隨從衣袋裏取出二百五十元的票子、和五十個打傘司、送給王醫生、王醫生道、難爲老哥、這三百元、我們二人照常分用才是、李健飛道、老哥講這句話、有點看不起小弟了、小弟們來打不平、沒有受過人家一個小錢、那你不必客氣、我去了、改一天再會吧、說罷、竟自去了、王醫生送到門口、隨又問道、李大哥你住在甚麼地方、請你告訴我、恐怕我要找你的晨光、好有個地方找、李健飛道、我行止沒有一定的地方、你有甚麼事、需乎我的時候、你可在報紙的封面上、發一個簡單的啓事、或者就登『飛鑾、因有要事面談、乞速來、』等字樣、我見報便來了、王醫生見他忽忽的樣兒、只好聽他去了、再說王醫生自從治好了姜伯誠、醫名大噪、醫務也就日好一日、門庭若市、他因爲診務發達的關係、不能不請一位醫生幫助幫助、於是在新聞報、和老申報上、登了一個招請醫生的啓事、第二天、便來了一位廣東人、姓黃、名叫漢強、當下接談一番、才知道黃漢强是廣東一個教會醫院内畢業的、聽他一番談吐、

（平下余）

# 杏林談藪（一）　仲圭輯

**大蒜療病**　余家於苕水之鄉、與田夫野老相周旋、熟悉其習尚樸素、飲食簡約、尤嗜大蒜充餐、而陶陶自若、余初甚鄙之、乃聞東西洋之民、亦有偏嗜大蒜者、若歐洲之茄立西、朝鮮之國慶尚道、竟以食大蒜而罕有患肺結核之病、或患之而早治、而日本墿村博士、尤主持此味堪資藥用、考其性、含以脫油、有發汗利尿驅蟲諸效、余始悟吾鄉人之獲健康、乃由是而致歟、

（圭按）攷中士方書、治水腫溺閉、用大蒜田螺車前子等分杵爛、敷於臍中、效如桴鼓、蓋行水利溲、本品獨擅勝場也、

# 問病須知

（一）凡投函問病者、對于起病原因、現在病情、經過治療等等、均須詳細申述、如字跡潦草、以及所述不明者、恕不答覆、因病關生命、非同兒戲、

（二）凡屬本報定戶、來函詢問時、須將定報單上之號碼示知、以便從速答覆、或披露本報、

（三）非本報定戶、亦可詢問、惟每題須另納問病費、本埠半元、外埠一元、以示限制、

# 幸福之門

## 徐生君問

壯熱有汗不解、神昏譫語、脈洪數、兩進大承氣湯下後、熱不解、心下痛、以何法治之、請示

## 答徐生君問　朱振聲

壯熱有汗不解、神昏譫語、脈洪數、此乃正陽陽明之見證、顯然無疑、然而兩進大承氣湯之後、熱不解而心下反痛、此何故耶、[illegible]知大承氣一湯、攻下焦之燥屎則有餘、清上焦之邪熱則不足、今燥屎雖除、而邪熱未解、欲心下之不痛、其可得乎、若以黃連清心中之熱、大黃攻腸中之積、則心中邪熱既可消除、腸中之燥屎、又能下達、可一劑愈之、川黃連三分、生大黃一錢

介紹衛生方法　幸福三日刊　指導康健途徑

# 幸福報

紹儀署

◀第二十四期▶
（民國十七年九月二十日）
◁每份售洋二分▷
（館址上海浙江路洪德里四七八號）



本期要目



## ■陽强

（冰）

考諸方書、男女勞復舌吐出不收、謂之陽强、余之所謂陽强、卽陽萎之反面也、陽物軟化不振、謂之陽萎、陽物硬强不倒、則可謂之陽强、陽萎者腎精耗傷、不能作强、所謂精不充其力、未老先衰也、陽强者、由於妄服熱毒壯陽春藥、慾火內熾、中樞神經受異刺戟、使血液輸入陰莖、而一方更有强筋抑制其陰莖根部之血管、不使歸元也、總之陽强爲淫慾亢進之現象、苟不設法救治、大有油盡火滅之危險、救治之法、不外二種、(一)外以冷水摩擦、冷水沐浴、及局部冷罨法等爲適宜、內購知柏八味丸一兩、分數次吞服、

## 鴉片之害

▼能使
魁梧奇巍的壯士　痿靡不振
風流瀟洒的書生　骨瘦如柴
冰肌玉骨的女子　面黃齒焦

回憶、我國之有罌粟始於明、然此時民皆不知吸、在明前或上古已有、則亦不能考、因中國與外人通商、首爲葡萄牙、葡人於明嘉靖間入口賃居、想係此時、或由葡人帶入、亦未可知也、葡人斯時於西方歷史中、海線最廣、所佔値民地猶今之英吉利、由此推測、可證明鴉片必自西方傳到東方爲可靠、當明時卽有賢哲研究、認爲毒物、故一經禁絕、遂不復聞矣、初因覺之較早、遺毒尙未蔓、治之必易收效、後自清道光廿年、(卽一八四〇年)英人不道德、啓釁鴉片戰禍、訂立南京不平等條約、從此洋人得勢、又以淸政府腐敗畏事、從此鴉片大行特行、不敢言禁、幾至大家小戶、活人死鬼都染煙癖、程度已達極點、簡直不堪收拾、華人此時早被火炮、打得愁雲密煙、暗不見天、言念及此、痛心疾首、非但一般烟鬼永不超生、連我們許多親愛精神的好同胞、在鐵蹄下一蹶不振、其罪果歸英人、然我儕亦太無覺識、余對於鴉片研求、及社會心理、頗具感想、每有已吸宿癮、間或情尙可憫、而新習學吸、亦復不少、不得不稍主個人意見、並盼纖起諸老教正之、

(一)蓋東亞民族素弱、疾病確較西人爲多、而華人習慣、怠惰成性、凡事只求片刻安慰、於後患不顧、故一遇軟弱疾病、動輒以鴉片爲娛、況鴉片含有興奮毒性、初試必收奇效、此引吸者所以易、

(二)每有青春少齡、明知其毒、偏要犯之、余目擊不少、非造談虛話也、不知彼意何在、抑或以鴉片爲出風頭、是上等人所能有力吸者耶、

## 青年險關之研究

△天道　△早婚　△救護　△借鑒

（吳少和）

（早婚）男子三十曰壯、有室、女子二十笄、而字、此古禮之言也、斯言也、在古時即不能行、況今時乎、與其過時而抑遏自然之道、膺无妄之疾、或由父母之命媒妁之言、迫其志分、問題實多、或有怨女曠夫、會逢其適、不遂如石沉大海、憔瘁何堪、遂之則春生敝齋、法律可畏、無已、不如早婚之爲得也、當今之世、子女之自由、其程度高尚者、選擇極愼重也、否則易結易離者有之矣、父母之維持、得同意而琴瑟調和者有之、否則視同秦越者有之矣、然則必如何而後可、爲父母者、愛其子女、必不忍坐視而不理、覓得佳偶、必徵求子女之同意、無纖毫之勉強而後可、爲子女者、各須自愛、恐識見有不足選擇有未至、覓得佳偶、徵求父母之經驗無纖毫之疑慮而後可、如此、則父母之干涉、有干涉之益、無干涉之害、與舊式之包辦者迥別矣、如此則子女之自由、有自由之幸福、無自由之流弊、與尋常之自由者懸殊矣、此文明進化之一也、

## 戒煙靈方

凡染烟者、從速服此神效良方、此方一經解除、後吸必嘔吐頭眩、余因煉驗已久、百試百效、且不敢自祕盡我良心耳、生甘草（乾晒）三錢　粟殼（鹽水炒）一錢　雲茯苓炒熟三錢　陳皮炒熟三錢　川貝粉三錢　炒米粉（自備）三錢　烟炮粉（自備）二錢　食鹽（自備炒）三錢　按以上共八味、重二兩一錢五分、研爲細粉、置於瓷瓶不透風器內、比如君每日吸烟爲三次、即服藥粉三次、每次吸烟爲早二錢、中一錢、晚三錢、即服藥粉亦早二錢、中一錢晚三錢、隨癮之大小、以藥粉充之、無有不靈驗如神、所費不多、請一試之、方知余言不虛也、對於戒除淨盡、一星期後減少藥粉十分之〇五、

## 瀉痢簡易治法

痢初起、腹痛後重、黏滯不爽者、用炒麥芽生麥芽各五錢、杏仁三錢打碎、用水煎服、一二劑必愈、

泄瀉初起、因腹部着寒爲多、用炒神麴三錢、煨廣木香二錢，西砂仁八分、同煮服、即可痊也、（小田）

## 錦上添花

本報有幾件錦上添花的消息、報告於讀者、就是從下期起、已聘請楊徧初先生爲圖畫主任、對于插圖方面、當然出色不少、至於內容呢、我們簡直無時無刻不在那裏劃策、以後文字、務求簡短有味、而切合實用、假使讀者有這種稿件、那麼、請你們時常寄來吧、我們佔在這裏望着呢、

## 醫林點將　古今怪病奇治二則（續）

宋愛人

□一個吃小蝦蟆的女子……吐之即愈

□一個吃小紅虫的男子……瀉之即愈

吳興城南、有所謂碧浪湖者、水滲而清、風蹙微波、細洒如縠、南望則道場諸山、逶迤如屏幛、此吳興清遠山水所繇著也、驟雨初霽、碧浪河中、迺有一畫舫、緩緩而行、舫中人、即陳子白、及其至友李虹飛陸楚秋、兩人、上坐則王孟英也、孟英之治蕙丹、即虹飛所介紹者也、蕙丹癇疾既愈、子白感孟英彌深、苦留數日、相與徜徉於園林中、今將歸矣、迺作此碧浪之遊、酒殽既半、楚秋慨然曰、吾不意吳興城中、竟無一良醫、虹飛此舉、當與孟英同其功也、孟英曰、良醫不可必其無、惟不能善用其法耳、今且告諸君、余言子白夫人胸中之蝦蟆、及吐出之蝦蟆、皆僞語耳、胸中實未嘗有蝦蟆也、子白訝然曰、君不言蝦蟆能伸縮其體乎、孟英笑曰、吾果曰生人體中、能容動物自由呼吸乎、一言以蔽之、君夫人之疾、疑疾也、惟疑疾、迺不可以藥石治、吾初投藥、迺平肝舒氣之劑、後此所服、則藕粉加白糖耳、惟解疑之法、必使之深信不疑而後疾可以愈、吾故別令人侍君夫人、使之意氣鎬治、久久而後投以吐劑、彼時猶恐君之破吾法、敢請君堅持病者之體。而弗釋、使君不能識我之僞、至若兩人傾倒、奔逐追之弗及、皆吾預約者也、虹飛曰、不知子白夫人、究否誤食蝦蟆、孟英曰、是不必深論、人有食生蝦生魚者、未必見膨脹於腹中也、即使食之、彼雷丸使君子諸品、當已收其效矣、且當日蝦蟆因在磁盎中、盎已墜水、何從辨其食與否耶、惟有一語告子白、今日所談、迺不可告之夫人、使之致疑、則病不可爲矣子白曰、諾、夕陽在山、湖呈赭色、相與放歌鼓棹而返、明日孟英買舟歸、蕙丹會一花朝療病圖、幷繫以詩曰經年病困誤青囊、辜負青溪白藕塘、妙手沉疴看立起、吐痕留取記王郎、

第一卷　社會定期刊　第二十四期

## 俞曲園醫學筆記（四）

（秦又詞輯）遺稿

### 聖散子

武英殿叢書蘇沈良方第三卷、載有聖散子方共二十味、末附識陳無擇之言曰、此藥似治寒疫、因東坡作序天下通行、辛未年永嘉瘟疫、被害者不可勝數、今錄以備療寒疫用者、宜究審其寒溫二疫、無使偏奏也、國朝錢會讀書敏求記則云、聖散子方不過二十八味、諸病俱可治、東坡得之于眉山人巢穀、惜其方世罕之見、郭五常得之于都憲袁公、爲梓行于郿陽、

▲人參貴紅賤白

國朝吳振臣甯古塔紀略云、人參多如吾鄉之桃李、草本方梗、對節生葉、葉似秋海棠、六七月間開小白花、八月結子、似天竹子、生于深山草聚中、較他葉高尺許、以八九月間者爲最佳、生者色白、蒸熟輒帶紅色、紅而明亮者其精神足、爲第一等、今之醫家、以白色者爲貴、謂其土不同、故有此二種、大謬、凡掘參之人、一日所得、至晚便蒸、次日晒于日中、晒後有大有小、有紅有白、並非地之不同、總因精神足之不足也、故土人貴紅而賤白、按高麗參亦然、余親家翁鼓雪琴尚書、言有人贈以高麗參、大幾如小兒臂、一種紅、一種白、白者賤、而紅者貴、尚書不受、未知其功效如何也、

高麗人參

唐陸羽茶經云、人參上者生上黨、中者生百濟新羅、下者生高麗、則唐時已有高麗人參、但以爲下品耳、又云。有生澤州易州幽州檀州者、爲藥無效、則更可知唐時人參、出處甚多、

## 學醫捷徑

本報主筆楊志一朱振聲兩醫士、現擬招收醫學生二人、如有志研究醫學者、請注意、下列辦法、

（一）須中文清通而志向堅決者、

（二）不收學費、不供膳宿、如欲膳宿、其費另加、

（三）每日上午九時至下午四時、到診所研究、惟有暇時、須於文墨上時須相助、

（四）須有殷實店鋪担保、

（五）合意者、先將履歷書寄下、以便接洽、

本報館代啓

## 本報徵求插圖

本報每期所登之插圖、均由倪壽常君繪畫、今因倪君痛失愛兒、心緒不甯、無暇握筆、故本期插圖、暫付缺如、然本報出版迅速、劣難久待、不得已登報徵求、如蒙惠賜立意高尚、趣味濃郁之插圖、當即贈以相當之酬金、（分甲乙丙三種、甲種二元、乙種一元、丙種半元、（惟須附有郵票者、否則不退、））不取者原稿奉還、（惟須附有郵票者、否則不退、）至於願任常期插圖者、其價面議、

## 避免遺精法

（楊志一）

余自標「避免遺精法」一題後、知一般讀者必起而質疑問之曰、遺精果可避免乎、余曰、遺精非不可避免也、特不知其法耳、或知其法而不堅守其法耳、余於本報第三期曾撰遺精病與非病之研究一篇、關于遺精之治療與攝生、略述一二、愧未能盡其底蘊、余友圭仲君對于此症、頗有經驗、爰互爲討論避免遺精法數條、表而出之幸世之患者、勿以老生常識視之可也、

（一）每晚臨臥以冷水摩擦脊柱、鎮靜神經、蓋被宜薄、足部尤不可過暖、免慾火衝動、

（二）睡前可行柔軟體操、則肉體疲勞、一枕黃粱、自然無遺泄之患、

（三）睡前勿飲濃茶及咖啡茶、中夜如有尿意、務須起而排洩、以免膀胱尿滿壓迫精房、而致遺洩、

（四）禁食一切刺激助陽食物、以及不良嗜好、（如煙酒）茹素淡味、以淡化慾念、

（五）多讀休養書籍、及偉人傳記、勿閱言情小說及一切性書、以洗刷方寸、

（六）孔子謂非禮勿視、非禮勿動、非禮勿言、非禮勿聽、實遺精之對症良藥、

（七）睡時宜側臥屈膝、免陽物與被接觸、蔡季通云睡側而屈、覺正而伸、實止遺妙法也、

（八）厲行早睡早起、清晨一覺即起、切不可留戀衾中、因陽氣發動之時、易致遺洩、

（九）臨睡時一手兜外腎、一手擦臍下、左右換手、各八十一次、半月精固、久而彌佳、

（十）每日間時常以舌抵上腭、含津充滿、乃正體舒氣、以意目力、必遂至丹田、口復一口數十乃止、此所謂以眞水補眞陰同氣相求、必然之理也、

出版務求信用有切實保證　　又名社會醫學常識報　　主持者有學識經驗及人格

# 又名社會醫學常識報

## 長篇小說　醫海燃犀記（二十三）

（平不余）

第五回　逛馬路黃漢强獵豔　灌迷湯王老四留賓

也就知道他學問不壞、王醫生便請他幫忙、言明薪金五十元一個月、膳宿在院、原來這位黃漢強、他從廣東到上海、還沒有多日、因為他有個堂兄、在上海做生涯、又聽說上海這個地方、如何的繁華、便立定主張、到上海去頑一趟、那知到了上海、沒有碰到他的堂兄、也不知搬到甚麼地方去了、他一想如果弄到貂敝金盡的時候、怎麼了呢、偏偏看到王醫生招請醫生的廣告、所以便來接洽、不問將來怎麼樣、暫時的衣食住、總算有了、俗語說、騎在馬上找馬、是很容易的、他的宗旨、也是這樣、他既和王醫生一言作定、

## 本館代售靈驗藥品

丹方一味、氣煞名醫、我中醫治病之奇效、殊出人意料之外、每有數年沉痾、見効一旦、纏綿之症、愈於霍然、本館有鑒于比、是以有代售各地靈藥之發起、凡各埠之讀者、如有的確靈驗之方、而會經試驗有効者、製為丸藥、本館願代為推銷、大開病家方便之門、謀進人羣幸福之途、此本館發起此舉之微旨也、

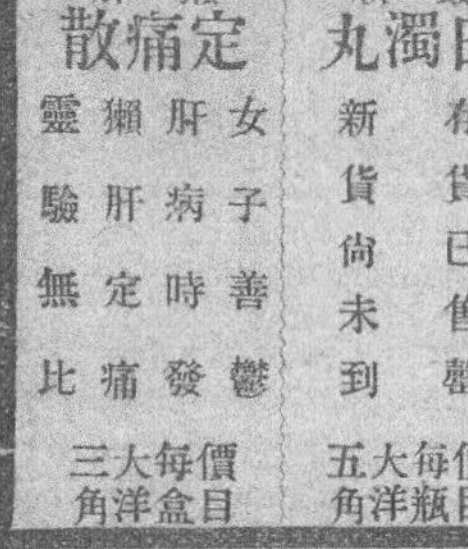


## 禁煙妙法

余意對於吸煙者、應早定了數種刑罰、雖數年內不致實現、但可以說如總理之革命、終必成功、就是定律為自民國元年生下的青年、吸食鴉片滿三年者、立卽宣佈其死刑、及沒收全部財產、充償國有、年凡二十歲、無病吸煙滿三年者、處以死刑、沒收財產、廿五至三十歲有病吸烟滿五年者、限六個月由政府各處設立醫院、勒令戒除、四十五歲吸烟滿念載、自行戒除、由地方紳仕給銀牌以示獎勵、六十外吸烟者、每人捐照一張、納費必昂、吸烟有限制、必須官買、但雲土至少每兩要念元、若如此只三十年後、國內無一人吸烟矣、於是民强國富、指顧間耳、深望我政府、急不可緩矣、但對於各位烟商、請速改行業、切莫作此生活、

## 贈送醫書

上海虹口萬國大影戲院後磨坊橋北中西醫藥社贈送中西醫藥指南一厚册精裝一百六十頁函索附郵一角二分卽寄以一分郵票為限

## 問病須知

(一)凡投函問病者、對于起病原因、現在病情、經過治療[illegible]、均須詳細申述、如字跡潦草、以及所述不明者、恕不答覆、因病關生命、非同兒戲、

(二)凡屬本報定戶、來函詢問時、須將定報單上之號碼示知、以便從速答覆、或披露本報、

(三)非本報定戶、亦可詢問、惟每題須另納問病費、本埠半元、外埠一元、以示限制、

## 幸福之門

### 許玉鳴君問

鄙人年介三十四歲於二十六歲時右眼先見黑花逾月左眼亦見黑花至今兩眼見黑花已逾八年所見之花或如飛塵或小圓形上下不定閉眼亦可見利害之時尚覺目昏頭痛兼患近視幸視線向覺清楚看物並無大礙服中西藥亦未見效請示治方

### 答許玉鳴君問

楊志一

內經云、目得血而能視、又云五藏之精、皆上注於目、可知目之光明、全恃精之灌注、精司於腎、血藏於肝、則精血之灌注、又賴肝腎之充實也、據述兩眼先後黑花、迄今八載、甚則閉眼亦見、頭目昏眩、則因肝腎不足也、無疑、蘇沈良方石斛夜光丸、實為此症良藥、共二十五味、中以石斛、二冬、二地、菟絲、枸杞、五味、牛膝、蓯蓉、蒺藜、甘菊、川芎、青箱、黃連、羚羊等為主、就地購服、久久自效、

介紹衛生方法　幸福三日刊　指導康健途徑

# 幸福報

鈕儀署

第二十五期
（民國十七年九月二十三日）
每份售洋二分
（館址上海浙江路洪德里四七八號）



## 本期要目



## 妙想天開之療病術

（仁心）

有某官之女、年及笄、因折花枝、忽覺痲木、手不下垂、諸醫屢治無效、延名醫曾某治之、曾審其由、請於官、須擇一內室、謹閉窗戶、俾與女共一室、袒裼相對、女不可、父母苦勸之、始允、曾囑某官曰、聞喊叫聲、可推門入來、曾注目視女、女羞急無地、怒氣勃發、曾忽逼女、若欲動手者、女狂叫以手自衛、而手已下垂矣、某官入戶、見女手展動自如、可知負治病使命之醫者、不可不明瞭心理學、心理學明瞭、則可隨機應變、無所不宜、所謂神而明之、存乎其人也、

## 不良的家庭

女兒任何放佚　父母多不肯斥言
媳婦任何賢淑　翁姑總不易滿意

『癩痢頭兒子癩花香』、這是中國人一種最惡劣的習慣、因爲他們的眼光、都是向外的、所以對於自己的女兒、無論如何放佚、做父母的多不肯斥言、而一方面對於自己的媳婦、無論如何賢淑、做翁姑的總不易滿意、唉、這種事情、在社會上簡直是家家如此、考他們的心理、以爲女兒是自己養的、媳婦是人家生的、殊不知你的女兒、就是將來他人的媳婦呀、至於現在你的媳婦、未嘗不是以前他人的女兒、假使你現在對於你的媳婦不滿意、那麼將來你的女兒、他人未必見得滿意呀、要曉得女兒將來的痛苦、就應當原諒現在的媳婦、但是話雖如此、人們那裏能夠覺悟呢、因此做女子的、沒有一個不覺得自己的家裏、比丈夫的家裏好幾倍、這就是父母放佚的明證、我從前有個同學、他自從娶妻之後、家庭中時生詬誶、他的二位妹妹、最喜撥弄是非、所以背後時常要發生暗戰、結果因姑媳不合而分居、那裏知道不多幾年、他兩個妹妹、亦受同等的待遇、所以我要奉勸一般爲父母者、對於自己的女兒、不要過事放佚、以免將來受她的翁姑的厭惡、一方面也要看自己的媳婦、當作自己的女兒一般、能夠這樣、我以爲家庭中的風波、最少可以減少一半、這不是家庭的幸福嗎、請家長們大家注意纔好、（涼月）

## 青年險關之研究(三)

(吳少和)

(救護)黃河奔海、有中流砥柱、大江東去、必江漢朝宗、儻佗自驕、竟遭波折、老子柔弱、終得安全、富有閱歷者、不有多方之救護歟、琴調瑟和、乃人生之幸福、恐有親愛太過者、宜設法以預防、或令尋師求學、或令擇業經商、使之無形暫離、自然熱度平均、為師友者、或正言以節制、或現身而說法、有所畏懼，自知精神寶貴、有小懲而大戒、內不固者、外感必深、幸遇回春妙手、不敢再蹈前轍、從此清心寡慾、一索而得、較之水流花放、空勞無補者、其苦樂相去、不啻天淵矣、又有方外畸人、侈談養生之術而出以正者、亦可以啓貽機而得樂境、以傳後嗣、以養天年、飲食男女、人之大欲存、應四焉、顧人又何所欲哉、天地之生人也、必俱五行之全時之變、乃得為人、人之腎屬水、猶大地之有何海也、水味鹹、鹹則作壅、水易動見微風則緣波、見大風則湧浪、春潮帶雨、何等猖狂、潮落夜江、乃得安靖、此救護之所以不可緩也、

燈草灰 共研細末吹孔鼻即嚏

(小兒虫食腹痛) 檳榔一錢 使君子三錢 鶴虱一錢 二劑痊愈

(盜汗) 內服糯稻根 碧桃乾 浮小麥各三錢 外用龍骨牡蠣各三錢 研粉撲之即愈

(脚蛀) 服三妙丸每服三錢 開水送下

(陰虛內熱) 服六味丸每服三錢 鹽湯送下

(脚痛) 用鮮虎耳草打爛敷痛處 即愈

(交骨不開) 服牛夕三錢 血餘一錢 龜版四錢 煎湯服

(兩目失明) 服桑麻丸每服三錢 鹽湯送下半月即明

## 俞曲園醫學筆記(五)

(秦又詞輯)遺稿

▲金汁鉛汁

國朝納蘭成德淥水亭雜識云、以藥汁蒸取黃金之汁、以治火病、其效如神、明末宿將曾有之、嘗以示客、狀如麻油、自云攻南方時、有大將被銑傷、垂死、與二匙即愈、鉛汁亦可用、噎隔者進之、直下無阻、按今西人以鐵汁治病、即此法也、明末已有之、則亦非出于西人矣、

▲金雞勒

國朝查慎行人海記云、上帝諭臣等云、西洋有一種樹皮、名金雞勒、以治瘧疾、一服即愈、用藥只在對症也、余同年勒少仲中丞極信此藥、云不止治瘧、兼可補胃、人或不之信、康熙時已入中國、且有聖祖此諭也、

## 簡易治療法

(朱鶴皋)

(婦女陰癢) 水銀一錢 杏仁五錢研爛用棉花包紮如陽物狀塞入陰中一日即愈奇效

(霍亂絞腸腹痛) 用元寸二分置臍中上鋪生姜一片艾絨火灸即愈

(七竅不通) 辛荑 白芷 蟾酥

## 醫林點將 怪病奇治(續)

宋愛人

一個吃小蝦蟆的女子……吐之即愈

一個吃小紅蟲的男子……瀉之即愈

愛人曰、天地一幻境焉、人生亦不過一場幻夢焉、然以幻作真者、此人世之愚也、惟愚者不自知以為愚、且以愚為智、而於是悲歡離合、衰老病死、所繇作也、若曰、雖真亦幻、此惟達觀者能之耳、故脩養之子、曠達之士、能以眼前之真為幻、而卒至天下事、竟無一非幻、明知幻既非真、視富貴如浮雲、榮枯若朝露、而心君從此泰然矣、此釋氏所謂大解脫者此也、苟能若是、固養生遐齡已有餘、何畏病魔之奄纏哉、然而芸芸衆生、誰具慧眼、以真為幻者、實百難選一、而以幻作真者、恐十居其八九、於是世人之病於疑幻作真者多矣、

士大夫以功名非幻、則雖至書空咄咄、老死牖下、而莫之悔、達官貴人、以居高官、博厚祿、為非幻、則雖至屈膝尊貴、昏夜乞憐、而莫惜其本來之天性、餘如商賈以財貨金錢為非幻、而或喪失其天良、婦女界有以珍珠華貴為非幻、而不惜屈身以事傖夫、有者求之、無者亦強以求之、卒至形神俱瘁、死而後已、噫、安有醫國手、出其靈心慧思、一一慰藉此等心病、而同證覺悟哉、若蕙丹之疑慮誤吞蝦蟆、猶疑幻作真之小也者耳、

顧天下事、竟無獨有偶、如余診王子侃梅者、與蕙丹一若異曲同工、惟蕙丹一慧心之麗姝、惟其慧心焉、故心細而善謀、若王子則一爽直之男子耳、然亦以目覩此可怖之狀、而竟致勇者為怯、此則可異也、蕙丹所吐出之蝦蟆、不惟蕙丹自身所未見、即子白當時、亦莫明其妙、而侃梅、則深知可怖之小紅蟲、前日固口口嚥入者、而今日亦親見此蠢蠢蠕動者仍從後陰而洩也、則此中自有異同、似不妨附述於後、為研究心理學者、作一公餘之談助也可、

第一卷　社會定期刊　第十五期

幸福三日刊

## 秋令公衆衛生注意

清華

暑熱漸退、時疫稍平、然秋令衛生、更其重要、人當起居飲食之際、往往不能謹小慎微、每於不知不覺之間、而疫病之媒介、已任其隱然潛伏矣、若欲預防各種疾病、必先啓發國民之衛生常識、當此自治恢復、地方事業、豈可苟且因循以自誤耶、我之望深負斯責者、對於公衆衛生、亟應改良者有四、以供採納、

一、廁所與尿池之取締、　內地之廁所與尿池、爲市政莫大之汚點、亦爲外人所詬病、街頭巷尾、棋市星羅、故屢經有識階級之提倡、而卒無纖毫之成效、然關於公共之利害、不得不愼重考慮、其急須施行者、先將各要處舊有廁所尿池、設法取締、規定處置方法、

二、飲料之清潔、　內地一遇旱歲、每苦無水、而水之所從來、亦皆汲取井泉、即挑用河水、舍此別無他圖、而老虎灶所售賣者、亦皆汚穢不堪之水、豈非有碍公衆衛生、甚願各地有識階級之提議、或開濬河道、或多掘自流井、亦防護之方法、

三、通俗演講之必要、　衛生常識、首推演講、切實力行、可獲效果、宜延請醫學專家、在公共地點、擔任輪流演講、使人人都能知曉、以養成衛生上習慣

同、出版之宣傳、　近年來地方公團、發印衛生週刊、往往限於經費、不易普及、可商諸當地日報、另闢衛生一欄、效用亦宏、藉可灌輸衛生之常識、

## 喉症治驗（二）

錫純

喉證大抵皆熱、而亦有涼者、愚在籍時、有姻家劉姓童子、年逾十齡、咽喉腫疼、心中滿悶杜塞、劇時呼吸頓停、兩目上翻、身軀後挺、然其所以呼吸頓停者、非因咽喉杜塞、實胸膈杜塞也、診其脈微而遲、其胸膈常覺發涼、有時其涼上衝、即不能息、而現目翻身挺之象、即脈審證、知係寒痰結胸無疑、其咽喉腫疼者、寒痰充溢於上焦、迫其心肺之陽上浮也、爲擬方生赭石細末一兩、乾薑、烏附子各三錢、厚朴、陳皮各錢半、煎服一劑、胸次頓覺開通、咽喉腫疼亦愈強半、又服兩劑全愈、

喉證可用溫藥者甚然亦間有虛而宜溫補者、在奉時曾治高等師範學生孫撫九、年二十、貴州人、得喉證、屢經醫治、不外白喉忌表抉微諸方加減、病日增重、醫者諉謂不治、後愚爲診視其脈細弱而數、粘涎甚多、須臾滿口即得吐出、知係脾腎兩虛、腎虛則氣化不攝、陰火上逆、痰水上泛、而脾土虛損、又不能制之、（若脾土不虛、不但能制痰水上泛、並能制陰火上逆、）故其咽喉腫疼、粘涎若斯之多也、投以六味地黃湯加於朮、又少加蘇子、連服十劑全愈、

附錄前哲治喉奇案一則　憶愚少時、出診鄰縣慶雲、見案頭多書籍中、有記事閒書、載有名醫某（書與醫皆忘其名）外出、偶歇巨第門旁、其門中人出入甚忙、迫詢之、言其家止有少年公子一人、患喉證[illegible]一息、危在目前、急爲[illegible]後事、故忙迫也、醫者謂此證我善治、雖至危亦能挽救、可爲傳達、其人聞言而入、須臾宅主出、肅客入視病人、見其頷項腫甚劇　閉目昏昏似睡、呼之不應、牙關緊閉、水漿亦不能入、詢其家人、知不食將周旬矣、醫者遂使其家人急煮稠粥一盆晾半溫、

（未完）

## 瀉痢的防禦

（蔣文芳）

要曉得瀉痢的發生、實在還是因爲腸胃的太覺薄弱、所以得到了一些外感、或者吃了些生冷油膩、就要發作起來、如果腸胃結實、消化機能強大的人、就是吃了生冷油膩當風睡着、也還是不會生出瀉痢的病來、所以在熱天吃的東西果然要注意清潔、摒絕所謂生冷油膩、提倡這消極的衛生、一方面還是要使得腸胃強壯、增進消化機能、提倡積極的衛生、怎樣才可以強壯腸胃、增進消化機能呢、這大概是閱者急急需要曉得的一個問題了、

腸胃強壯的人消化機能、一定迅速而有方、反轉來說、大凡消化機能迅速而有力的人、他的腸胃、一定強壯結實的、我人果然不能因爲自己腸胃薄弱、未[illegible]換上一個、然而儘可想出方法、促進消化機能、使得腸胃強壯、因爲消化作用、賴着胃壁和腸壁的蠕動、而後吃下去的東西、才能分析下去、這蠕動的速率增多、動力增大、這消化的機能、格外的增進、就此恭維這腸胃、稱他一聲強壯了、這種蠕動的速率和力量、和人身的動靜是極有關係的、大凡勞動、用力的人、胃壁和腸壁蠕動時比較用腦力的人、來得利害、消化力也就強大、腸胃自然結實了、勞工的吃量、比較文人增多幾倍、就是顯明的證據、

我們要防禦瀉痢的發生、自然要希望腸胃結實、希望腸胃結實、自然要注意運動、飯前和飯後、緩步十分鐘、是幫助消化、強壯腸胃、最好的方法、倘能做些用力的動作、出些汗液、那風寒自然排出體外、不致作祟了、一般文質彬彬的先生們、嬌弱的小姐奶奶們、你們要保護你的貴體麼、要免除肚皮和肛門的痛苦麼、快快努力起來做這防禦瀉痢的工作呀、

出版務求信用切實保證　又名社會醫學常識報　主持者有學識經驗及人格

幸福三日刊　一〇〇

## 長篇小說　醫海燃犀記（二十四）

（平不余）

第五回　荘馬路黃漢強獵豔　灌迷湯王老四留賓

隨去將行李取來，住下不提，再說上海有個著名滑白，名叫王老四、年紀也不過二十三四歲，但是他操這種營業，已非止一年，差不多老上海都知道的，不過上海的地方也突大，從外埠來到上海的瘟生也太多，那裏沒有上當的人呢，這一天，王老四正在南京路上、向外灘走去，沒有多遠，看見一個身着西裝的少年、迎面走來，看他那人樣兒到還不錯，不過初到上海的人，那種豬頭三的氣，總有一點的，逃得了別人的眼睛，總逃不了王老四的眼睛，這時兩人已挨到對面，王老四故意把肩臂兒碰他一下，黃漢強被碰得心房兒砰砰的亂動，回頭一看，見王老四身上着的海上新裝，鴨屁股，高跟鞋，走起路來，的獨的獨的響着，飄飄欲仙，正在看得出神、

## 杏林談藪（二）　仲圭輯

□羊屎代煙泡　某看守所得竊犯、有煙癖，一時癮大作，坐立不安，乞煙泡於看守者，無以應，再三哀求，時有牧羊者逐隊而過、遺屎滿途，看守者不得已，急取一粒，壓扁給與，詭以為真也、竊犯欣然服之，癮立解，稱謝不已，旁觀者見而大異，告以其實，而犯者猶以為詭，不之信也、此無他，心理作用也、

□癲女　某縣農家女，貌美而病癲，至不認其父母，與以衣不衣、一日裸而出，狂奔數十里，至一破廟，時已晚，廟有流丐，見女美，且乘其裸也，迫就淫之，女亦不拒，是夜與丐共宿草薦中、天明自歸，家中正以失女故相驚擾，見女無事而歸，大喜，問昨夜宿何處，女亦不知，然自此病竟若失，詢以前事，不復記憶、與丐同宿事、亦不之省、此事洵奇特也、

（主按）此女殆緣所欲不遂而癲、故春風一度、病乃霍然、

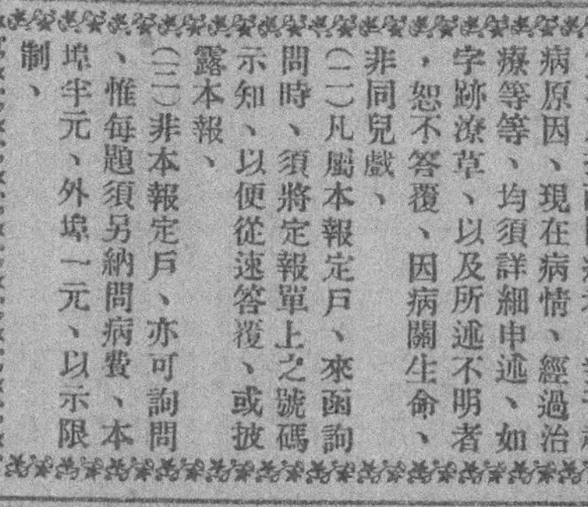

## □問病須知

（一）凡投函問病者，對于起病原因、現在病情、經過治療等等、均須詳細申述、如字跡潦草、以及所述不明者，恕不答覆，因病關生命、非同兒戲、

（二）凡屬本報定戶、來函詢問時、須將定報單上之號碼示知、以便從速答覆、或披露本報、

（三）非本報定戶、亦可詢問、惟每題須另納問病費、本埠半元、外埠一元、以示限制、

## 幸福之門

□本埠莊鶴齡君問　鄙人手患汗甚多天熱時雙手終日如下水後一般天冷時枯燥如柴皮皺膚裂請問治法

□答莊鶴齡君問　（楊志一）

此症因脾胃濕熱蒸騰、旁及四末、則手汗淋漓、血液衰少、不能營養肢體、則枯槁破裂、天氣與體氣相通、故手之汗燥、以天氣之寒熱為轉移、宜當歸飲治之、

全當歸三錢　何首烏三錢　大白芍二錢　大川芎八分　生甘草八分

介紹衛生方法　　幸福三日刊　　指導康健途徑

# 幸福報

銘儀署

◀第二十六期▶
（民國十七年九月二十六日）
◀每份售洋二分▶
（上海浙江路洪德里四七八號簡坤館）



## 本期要目



## ▣葉天士先生軼事

（知不足）

先生喜門蟋蟀、苦難得佳者、適有故友之子、因母病、家貧無力延醫、經過土地堂、輒禱曰、土地靈、先生來、一夕入廁、而所吸旱煙管銅頭脫落、以火燭之不得、得蟋蟀一頭、獻於先生、先生喜、遂為其母治病、病愈、一時聞先生至、求診者衆、所得診金、悉歸之以充藥資、先生得蟋蟀、門輒勝、先所負去、悉數珠還、此珍如拱璧之蟋蟀、一旦忽失所在、盆中惟一銅煙管頭耳、曾幾何時、忽傳先生死、惟氣未絕、故友之子聞之、夜禱於土地神、天明、購生薑一籃、至先生臥所、燃炭一盆、與生薑雜燒之、煙滿一室、薑氣衝鼻、人不敢近、先生遂甦、先生多食麥咏、月令云、（田鼠化為鴽）即此、麥咏以半夏為糧、生姜解半夏毒者、所聞如是、云某載籍有之、然未見也、世有博雅君子、請道其詳、傳為醫林佳話可乎、

## ▼大有亡國滅種之慘劇

嗚呼、慘莫慘於亡國、國亡則人為奴隸、作人牛馬、任人鞭撻、聽人驅使、痛不敢號、飢不敢言、人頭有特稅、居住失自由、波蘭印度高麗安南之裔、所受亡國之痛苦、諒我四萬萬同胞、早已熟聞之矣、今者我國政府自維新以來、事事崇尚西法、對於精良之國粹、無不出其全力而摧殘之、以為歐化即可強國、嗚呼、洋商滑客而已、代表列強實行其經濟侵略亡國之策而已、強國云乎哉、十七年來、恐精於數學者、難以統計也、愛國志士、莫不怒然憂之、近十年來、設工廠、挽利權、提倡國貨、振興工藝、目今巨大之漏卮雖多、日後終有不求外貨之供給、惟我醫藥二界、自政府派員留學以來、二三十年間、海外歸來之醫學博士、藥學博士、今已遍布國內、各種官守、概以西醫充之、中醫已在廢除之列、嗚呼、可怕哉、可痛哉、或曰西醫有何可怕可痛之處、曰可怕者亡國、可痛者鞭撻耳、或又曰西醫何以即致亡國、又曰西醫欲廢滅中醫、代西藥商推消西藥耳、或又曰西藥何以即致亡國、又曰吾心旌膽戰、齒震聲啞、不能答言矣、請看下列之預算表便知、

## 觸目驚心之西藥預算表

| 年號 | 預算（四萬萬同胞 每人每年平均藥費一元 每年四萬萬元） | 中藥費 | 西藥費 |
| --- | --- | --- | --- |
| 民國元年 | 四萬萬金 | 三萬九千五百萬金 | 五百萬金 |
| 民國念一年 | 同 | 三萬萬金 | 一萬萬金 |
| 民國卅一年 | 同 | 二萬萬金 | 二萬萬金 |
| 民國十一年 | 同 | 一萬萬金 | 三萬萬金 |
| 民國四十一年 | 同 | 無 | |
| 總計四十一年（照八口增加之比例） | | 消滅 | 八十二億萬零五百萬金 |

以上統計、中藥日減、西藥日增、四十一年間、已臻八十二億萬零五百萬、若照人口增加比例而統之、不止增加一倍、目今國內西藥仿製機關、毫無創設、即至民國四十年、亦未必能有此本領、漏卮之大、何可計也、由是觀之、國之不亡、烏可得哉、尤有險者、一

## □傷風之簡易治法

（王鎮華）

秋風已起、氣候轉涼、稍有不慎、每易侵受寒涼、或頭痛諸類之患感染患後若不積極設法診治、或、身體上之痛苦、如飲食不能多進、起居頗覺不快、或再傳染他症、最好在初受此患時、即設法治之，庶免贖大之廣、其法極簡易、即到浴堂在混湯池中、靜睡半小時即行、體質強者、睡一小時亦可，惟體弱者不能勉強此法、鄗人已屢試屢驗、誠作客他鄉者、不可不知之常識也、

且國際絕交、交通斷絕、國內藥材、毫無出產、仰給於國外者、又不能進口、吾恐五萬萬同胞不死於槍林彈雨之中、而死於呻吟床笫間之疾病也、吾同胞不憶歐戰時乎、日、美、英、法、等國、仍與吾爲友、海船往來未全阻絕、市上之石炭酸、漲至每磅十餘元、其餘他藥莫不一增數十倍、若彼時中藥已廢、無法挽救、恐吾同胞欲哭無淚矣、今則亟亟籌設製藥廠、動輒數千百元、如此民困庫洗之國家、能乎不能、縱曰能之、亦不過百什而已、況人才又將何覓之、悲乎痛哉、今之攻擊中醫不遺餘力者、何不三復思之、而慮及將來耶、恐諸君達完滿之目的之日、即吾黃帝之子孫亡國滅種之時也、故全國教育會議諸君有慮及此、曾有將中醫課程加入教育系統一案、不料竟被部中一二人之私見、以中醫無教育原理四字、一言破壞之、哀哉、吾民將來不知死所矣、悲夫、

（知死）

## □青年險關之研究（四）

（吳少和）

（借鑒）前事不忘、後事之師、前車之覆、後車之鑒、此自古之所以有歷史者、欲人知擇其善者爲法、其不善者爲戒也、今時之人則不然、於戒淫之書、則置之不顧、於誨淫之書則手不釋卷、此誨淫之書、所以亟宜厲禁也、況茲人類不齊、生性各異、當此身體發育、知識初開、若非有所提懼、則爲所欲爲、不知伊於胡底矣、欲節制之、恆視其膽量之強弱、如何耳、其膽氣弱者、不須警告、自知提懼、不失其循規蹈矩之常、其膽氣較強者、戒之而知懼、外貌則不失其常、暗中則愛情如命、注意關心、無非欲遂其鶯鶯燕燕之私而已、其膽氣糕強者、止知放縱其慾谿、而險象不計也、公論不計也、虛損不計也流毒不計也、所謂色膽大於天也、孔子云、少之時、血氣未定、戒之在色、若不借鑒、何知戒懼、恐演出無窮悲劇、或病入膏肓、或幽潛重泉、不可收拾、悔之晚矣、一失足成千古恨、再回頭已百年身、可不懼哉、

（完）

## □西藥中大半含有嗎啡

講究衛生者不可不嚴密選擇　不可不從速覺悟

（王鎮華）

輓近西藥盛行、究其實質、實不及中藥多多而其不及之原因、實由經驗得來、迥非泛泛徒託空言可比、如內子常服英藥房某藥品服後、不數日確係異乎從前，精神身體、並皆漸入佳境、惟自服此藥、飲食反因之減少異常、若稍間一日不服該藥、則又覺身體上有一部分不暢快處、三四日不食、則簡直不能作事、時刻須臥噎、其西藥之號稱補品者、諸君可以想而知矣、查飲食爲生命之源、俗之藥補不如食補、若僅恃藥品補身者、其人之見、至恐且隨、

西藥之所以能暢銷者、實緣於製造精良、裝璜美麗、不惜廣告費用、不吝鉅大資本、與向抱守拙主義之中藥相抗衡、故中藥總致一蹶不揭、非惟不能推銷外洋、恐再經十數年、在中國境內、抑且無相當之地位、

茲最後須忠告諸君者、即中國藥品實遠駕乎舶來之上、祇緣不事研究、不尚競爭、以至于此、諸君諸君、其毋忽略、而將偌之大金錢、供給外人、於身體無俾、而反受其害也、

## □醫林點將　怪病奇治（續）

朱愛人

時值夏午、榴華吐餘、余方揮葵扇、提冰壺、悠然怡然、若有所得、忽院僕捧卡片入曰、王先生有事來訪、請主人出見、余覼片曰、佯梅先生乎、固爲余之莫逆交、請進此書室、一談可也、言己、余卽正襟以迎、僕某導王子入、相見頗歎、惟王子頹色頗爲樵猝、余訝其有異、請入書室小坐、王子變新微然曰、僕不幸、得此宛祟、恐不獲保此身、與先生常往來、惟先生既國手、僕亦不廿失之交臂、而反委身庸妄、請賜我一龍宮方可乎、余請道其詳、

王子曰、此事亦殊了了、今春二月、東風沉醉、花事正酣、對此春光、悔殊難率、於是舉杯獨酌、藥且未炎、不知月移花影、而玉山頹矣、內子促余入、秉燭入幃、酣醉若泥、此身栩栩、如登太盧、酣夢醒來、奇渴難耐、意欲輕呼內子、而又不忍擾彼香夢、計無所施、惟強起索飲、時則燭已昏餘、案頭碧桃一株、含烟罷月、尚未睡去、而花磁膽瓶、高可尺之有半、余曰、得之矣、爲不以此清泉、潤我枯腸乎、遂投去花枝、傾以小杯、固不問其水之清濁而引杯狂飲矣、

飲已、掩衾重臥、東方已白、內子欠身起、僕亦披衣起坐、笑問昨夜事、則恍然若夢境、而不能自知其所以然、然夢中索水、尚能恍惚得之、笑謂內子曰、昨夜碧桃儼子殊有情、、輕縮倚余懷、然余不敢瀆、故雖親香澤、而未及亂也、子如不信、請覼此一捻花枝、已橫陳自玉杯中矣、

第一卷　社會定期刊　第二十六期

# 援助南洋僑胞之策略

□工廠急行倣造貨品　□振興實業機會大來

□政府予以出口免稅　□商戰矮奴志在必勝

邵紅桃女士

前讀報章「日資本家併吞南洋華僑之計劃」後、初甚憂慮、以為南洋僑胞、從此陷於危險時代、繼而熟思、亦未必困然、蓋吾國僑胞、忍苦耐勞、冒險異域、發展商業、未藉國家保護之力、但憑微末資本、而運天賦智識、力量雖淺、信用則著、又以赴南洋較先日人、所以除運銷國產外、兼經售日貨、一切貿易手續、非經華僑南洋土人、直接不可、故勢力頗大、獲利亦溥、最近更以華僑熱誠愛國、排斥日貨、因之矮奴商人停滯、要求政府協助、乃擬招集資本金千萬元、組織大規模之南洋貿易公司、冊借手華僑、直接販賣于土人、並期以十載苦心、能永遠驅逐華商、始為達到徹底解決也、縱上觀之、無非日人受損失而積怨如海、欲滅僑胞幸福乎、本報以幸福名、大之利國家、小之益身心、無微不詳、予雖弱女子、然血心未泯、敢為此事、略定小計而借露報端以進僑胞幸福焉、夫吾國地廣物博、出產豐富、甲于全珠、何患供不應求、祗希國內各工廠、增添資本、擴充規模、多聘技師、指點工友、務使出品精良、式樣新異、更須時與僑民特約通信、俾得明瞭南洋土人所嗜何物、急行製造、供給需要、則非但可抗日貨、且亦暢銷國產之唯一身機也、據日報載稱、其與南洋貿易、年額可達二億七千萬元之巨、如是吾華胞正當極力奮鬥、多施籌畫、以挽回利權為已其也、抑又進者、吾國新政府、亦宜資助資方、使合辦大輪船多艘滿載國貨、運輸外洋、出口類件、更予以免稅、則交通既便、惠商亦周、況僑胞在外、信用卓著、所缺乏者、惟本國工業品耳、今一旦有能如此、則暢所欲為、其貿易情況、我度其不在日人下也、世界競爭、優勝劣敗、近代商戰、豈容讓步、誠當亟起直追、圖萬全之計、願吾華胞、亦效日人期以十年苦志、籌備無遺、使操最後勝利在日人上也、

# 俞曲園醫學筆記（六）

（秦又詞輯）遺稿

▲風茄

風茄即小說家所謂蒙汗藥也、可以治喘疾、其法用吸烟之筒、即雜置煙內、吸而食之、初試頗有效、

▲霍去病

國朝陳錫路黃嬭餘話、引候甯極藥名譜云、霍香名霍去病、

▲治三蟲

唐柳宗元龍城錄云、賈宣伯有神藥、能治三蟲、止餐黃柏木、以熱酒沃之、別無他味、

▲癆蟲

唐段成式異疾志云、河南劉崇遠、有姊為尼、居楚州、常有一客尼寓宿、忽病瘵、瘦甚、且死、其妹省之、衆共見病者身中、有氣如飛蟲、入其妹衣中、遂不見、病者死、妹亦病、俄而劉氏舉院皆病、蓋即今俗所謂癆蟲也、

# 學醫捷徑

本報主筆楊志一朱振聲兩醫士、現擬招收醫學學生二人、如有志研究醫學者、請注意下列辦法

（一）須中文清通而志向堅決者、

（二）不收學費、不供膳宿、如欲膳宿、其費另加、

（三）每日上午九時至下午四時、到診所研究、惟有暇時、於文墨上時須相助、

（四）須有殷實店鋪担保

（五）合意者、先將履歷書寄下、以便接洽、

本報館代啓

# 外科自療法

（朱振聲）

□小引

中醫有內外之分、內科者、專治七情六氣之症，外科者，專治皮膚瘡瘍之疾、二者猶風馬牛之不相及也、然余以為業內科者、固可不知外治之法、而習外科者。獨不可不知內治之理、良以外症之起、每因臟腑之蘊毒、外發于腠理所致、若但治其外、而不清其內、均非治本之道也、內經云、高粱之變、足生大疔、旨哉斯君、然而今之外科醫生、有不知內治者、有妄施刀圭者、有故意敲詐者、有僞藥欺人者、余目擊心傷、故有外科自療法一文之作、用筆務求淺顯、說理務求明暢、雖屬婦人孺子、亦能一目了然、無論外治內服、均開誠佈公、以宣佈于世、俾病家讀之、能自療其疾、此乃本篇之宗旨也、

（一）疥瘡　世之患疥瘡者夥矣、今之售疥瘡藥者亦夥矣、然而患者來未嘗因之而減少、或恐更甚于前、何哉、彼但治其外而不治其內也、且疥瘡一症、考之古籍、種類繁多、如證治準繩有『大疥』『馬疥』『濕疥』『乾疥』『水疥』之分、外科心法有乾濕蟲沙膿之異、又有心肝脾肺腎五臟之發、風熱濕虛實五字之辨、觀此可知疥雖微疾、其原因亦在別矣、此外治法之所以不能見效也（未完）

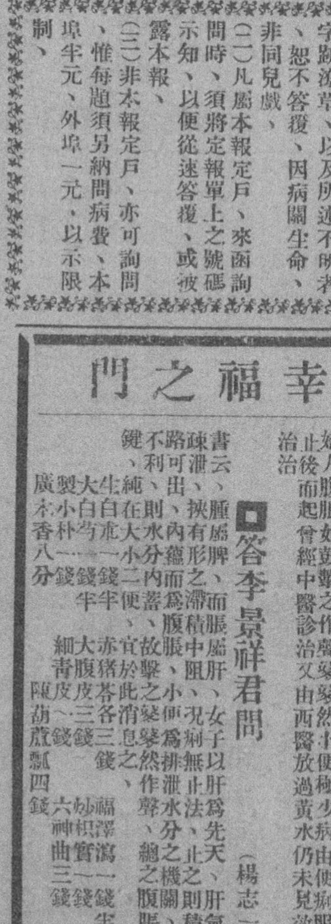

主持者有學識經驗及人格　又名社會醫學常識報　出版務求信用有切實保證

幸福三日刊　一〇四

## 長篇小說 醫海燃犀記 (三十五)

(平不余)

第五回 逛馬路黃漢強獵豔 灌迷湯王老四留賓

王老四回頭嫣然向他一笑、直弄得黃漢強神魂飛絕、兩條腿如軟脚蟹一般、一步也難行、這時他一想、此人很是多情、如我作客他鄉、能夠得他垂青、也算是一件幸福、這個良好機會、不可自誤、先前彼痲醉的狀態、這時候乃一變而興奮、回轉身來、尾着王老四、兩腿轉而起勁、那王老四見黃漢強尾隨在後、顯出他的身手、十步三回顧、黃漢強那裏經得起他這一番的賣弄、不一刻、已出了南京路口、到了外灘、王老四停步站在那路口的拐角兒上、不時的回首看着漢強、漢強知道他很有意思、便大着膽、口操不純粹的上海話道、喂、馬路上白相沒甚意思、還是一道去看看戲、好吧、王老四聽了、出神的向他一看、隨笑着道、好的、我看頂好到共舞台去看十三本宏碧緣、你看好嗎、漢強道、也好、於是一路回頭、才慢慢的談心、各自道了姓名、王老四忽地說道、看戲也太厭煩了、我想找一個僻靜的地方談談心、是最好的、我自己住的地方、

## 杏林談藪 (三)

仲圭輯

奇孕　吾鄉端木姓者、有一子、年十九而授室、吉日在隆冬、明年夏六月即產一女、且肥頭大耳、赫然正產也、一時人言嘖嘖、鄉人無不笑之、爲翁姑丈夫者、盡目其媳婦爲不潔身矣、幸端木家世甚富、該媳所生之女、另僱乳母哺育、未及一年、而又生一子、懷胎時期、亦僅六閱月也、

(圭按)孕六七月而產者、稽之於古、亦嘗有之、如魏書載黃牛羌人孕六月而生、博物志載男人孕七月而生、特月分不足、發育難周、輒致夭扎耳、

## 問病須和

(一)凡投函問病者、對于起病原因、現在病情、經過治療等等、均須詳細申述、如字跡潦草、以及所述不明者、恕不答覆、因病關生命、非同兒戲、

(二)凡屬本報定戶、來函詢問時、須將定報單上之號碼示知、以便從速答覆、或被露本報、

(三)非本報定戶、亦可詢問、惟每題須另納問病費、本埠半元、外埠一元、以示限制、

## 幸福之門

本埠李景祥君問　婦人腹脹、如鼓鼙之作聲、琴琴然、小便極少、病由便痢服中藥止後而起、曾經中醫診治、又由西醫放過黃水、仍未見效、乞示治治、

答李景祥君問　(楊志一)

書云、腫屬脾、而脹屬肝、女子以肝爲先天、肝氣失於疎泄、挾有形之滯積中阻、況痢無止法、止之則積滯無路可出、內蘊而爲腹脹、小便爲排泄水分之機關、小便不利、則水分內蓄、故鼙鼙然作聲、總之腹脹之關鍵、純在大小二便、宜於此消息之、

生白朮一錢半　大白芍一錢半　製小朴一錢　廣木香八分　赤豬苓各三錢　大腹皮三錢　細青皮一錢　陳葫蘆瓢四錢　福澤瀉一錢半　炒枳實一錢　六神曲三錢

介紹衛生方法　幸福三日刊　指導健康途徑

# 幸福報

鈕儀署

◀第二十七期▶
（民國十七年九月二十九日）
◀每份售洋二分▶
（館址上海浙江路洪德里四七八號）

定報價目
每三日出一張、外埠五個月一元、全年二元、定費在內、國外寄報照價加倍、郵票代現九五計值

廣告價目
每期每[illegible]（共[illegible]）計五方[illegible]五元、均排於新聞之旁、如嵌入新聞中縫、長期面議

## 本期要目

杏林談藪（四）
醫海燃犀記（二十六）
喉症治驗
外科自療法
一封藥名情書
怪病奇治
俞曲園醫學筆記（上）
記樂極生悲之青年
兩個有興趣的疑問
何謂醫生

## 藥肆的夥計　教書的學究　醫院裏的看護　藥房中的學徒　這也算是醫生嗎？

（朱良鉞）

醫生不是替人們祛疾病的嗎、不是替人們謀健康的嗎、但是病有輕重、醫生也有優劣、重病請良醫、或者還能挽救、輕病遇庸醫、何嘗沒有危險、那麼醫生的優劣、與病家很有密切的關係、所以我們對于醫生、一定要慎重考試、嚴密取締、將那不良份子、以及害羣之馬的中西醫生一律剷除、這纔是改革醫界內容的第一要義、

現在上海的中西醫、何等不齊、何等混亂、不論你是藥肆的夥計、教書的研究、祇要懂了幾味藥性、讀了幾首湯頭、就想懸壺問世，門前居然掛了一塊「中醫某某某」的招牌、唉、這也算是醫生嗎、

還有一般藥房中的學徒、醫院裏的看護、祇要知道幾種西藥、能打幾針注射、也就帶了皮包到處看病、那銅牌上却大書特書「西醫某某某」、甚至于還有自稱醫學士或博士、唉、這也算是醫生嗎、

這種似醫非醫的醫生、我們應當一致起來取締他、剷除他、爲民衆造幸福、爲醫界謀革新、不必去可憐他、姑息他、也不要顧着面情和交誼、因爲濫竽充數的醫生、一日不消滅、我們醫界的內容、就一日不能革新、而病家的受害、也一日不能免除、

我知道有些人們一定要說、這事未免太激烈太過分了、其實並不激烈並不過分、要知道、凡事不整頓則已、要整頓要革新、非從徹底改造不可、非從根本解決不可、古人說、「養癰貽患」這句話、眞是我們醫界的警省語了、

## ▣兩個有興趣的疑問

李壽芝

男子究竟能否吃其妻的乳汁？

華商交易所沈君及其同事、討論很久、有的說能吃、有的說不能吃、尤其是女性方面說絕對不能吃、據云老年人傳說下來、吃了要生一種病、但不舉出病名、我恐怕是女性方面說謊、特請閱本報的同志大家討論、

胎毛不剃還柔軟、剃後便變成剛性、而且愈剃愈利害、這是什麼原理？

中華郵政特准掛號認爲新聞紙類

民國十七年九月念九日　幸福三日刊　戊辰八月十六日

## 記樂極生悲之青年(上)

周永康

吾國人早婚之俗、沿習已久、其中之弊、層出不窮、有因此而鰥居守寡者、斷不乏人、爲家長者、祇圖子女早成家室以了事、殊不知弄巧反成拙也、知之者衆、無庸贅述矣、今以吾所聞見之事實、書之以告國人、同學屠君、年已十八、於十六歲時結婚、未婚前、向學尙殷、迨婚後託詞請假、曠課月餘、諸同學訝甚、吾意其必留戀于閨房之樂、而將校中功課置之腦後矣、不數日、屠君來校、覩之、身瘦不堪、面黃而灰、目光散渙無神、前後較之、判若兩人、詢其故、搖首不答、吾固疑者、以意度而直言之、彼頰頳不知所措、狀甚慚愧、吾見其已默認、乃進言曰、夫男女交媾、宜有節制、今之青年、誤解愛字、日長月久、縱樂于此、貽害身體精神、自戕人生幸福、豈不可嘆、君其慎之、彼頷之、但自此以後、仍或請假三日或一週、託詞虛飾、故不到校、苟到校精神較前疲乏更甚、讀書輒未能終卷而止、後竟釀成吐血之疾、每吐必有盈餘、想不納吾言故也、青年如此、良可慨焉、(未完)

明張萱疑耀云、昔晉盛彥之母、失明年久、嘗擬其婢、婢恨、以炙蠐螬噉之、每食之美、後以示彥、彥抱母痛哭、然母從此目復明、則陳仲子之目、旨而復見者、以食螬之理也、因閱本草、亦云蠐螬汁滴、目中、可去障翳、孟子之言不誣矣、

▲菖陽菖蒲

宋吳曾能改齋漫錄云、菖蒲菖陽、兩種物也、陶隱居云、生石磧上、細者爲菖蒲、生下濕地大根者爲菖陽、不可服食、而[illegible]之鍼、乃云菖陽、菖蒲謂之菖陽、[illegible]菖陽得泥土而生、[illegible]即死矣、東坡石菖蒲贊序、亦有菖蒲菖陽之辨、

## 俞曲園醫學筆記(六)

(秦又詞)遺稿

▲岐伯能詩

國朝周亮工書影云、短簫鐃歌、軍樂也、黃帝使岐伯所作、以建武揚德、風勸戰士也、右見古今注、岐伯醫外能詩、古聖無所不備、

▲玉環俞

國朝高士奇天祿識餘云、銅人鍼灸圖載藏府一身俞穴、有玉環俞、不知玉環是何物、張紫陽玉清金華祕文、論神仙結丹處、曰心下腎上、脾左肝右、生門在前、密戶居後、其連如環、其白如綿、方圓徑寸、包裹一身之精粹、此即玉環也、

▲末疾有二解

國朝俞正燮癸巳存稿云、左傳昭元年、風淫末疾、有二義、服虔云、末疾頭眩疾、古人目足曰跟、曰底曰賑、皆以在下爲根柢、故可以首爲末、杜預云、末疾四肢竅念、[illegible]樂記奮末廣賁之音注云、奮末動使四肢、素問繆刺論云、布于四末、管子內業篇云、氣不通于四末、是末疾四肢竅念也、按今人止知杜義、罕知服義、

▲禮

## 醫林點將　怪病奇治(續)

宋愛人

□一個吃小蝦蟆的女子……吐之即愈

□一個吃小紅蟲的男子……瀉之即愈

內子知余妄、然回視碧桃數株、離已攏置案頭、寡落殊甚、而所供之膽瓶、亦傾側異原狀、取近探視、注目良久、忽嬌聲顫語曰、瓶中水何往乎、豈郎君欲以解渴耶、若是、則……忽又轉其語曰、儂昨夜何曾憧憧若是、不然亦決不至此、儂驟領其言、一若有意外之變者、而遙睇粉靨、紅霞頰飲、儂亦宿酲全醒、急呼內子遠取瓶來、爲我一覩、內子不之許、儂固強之再、時儂已涉足至案頭、內子不獲已、曰視亦奚益、然不視亦不能釋君疑、而余則探瓶注視、頓覺心中苦泛、哇然作惡、蓋瓶中奮千累萬、蠕動若蟻之小紅蟲、悉緣瓶口而上矣、

而儂於是病矣、病之狀、心常邑鬱、胸殊恚悶、與之食則食亦不知味、不與之食、則腹亦不知饑、欲振足我精神也、則昏昏然無日不在疑慮恍惚中、欲安然入夢以休養我終日之勞也、則又輾轉不遂着枕席、儂於是病且殆矣、

病之因、即因此小紅蟲之在此瓶者、已萬千計、而儂既飲此瓶之水、則瓶中原有之紅蟲、隨水勢之傾出、而轉入儂之胃腸者、必超此數而倍之矣、西醫謂微菌、傳染人體、如結核菌之轉成肺癆、窒扶斯菌之足以造成傷寒、其言頗驗、其害亦殊劇、在中醫書籍中、則有『蛇瘕』『鼈瘕』『髮瘕』『米瘕』等、怪異之證、而大略藥之屢無效、致死尤速、儂今胃腸尺許地、竟爲此萬千紅蟲繁殖生長之區、一旦不能容、勢必穿腸破腹而出、此余之所以偶一閉目、則一若儂此萬千紅蟲、無不吮血吸脂、日變其肥大、夫人以飲食爲天、而儂之飲食、已五閱月(因今歲夏歷、有閏二月之故、)不爲甘矣、人以眠睡爲補充一日之勞、而儂則臥不安枕、夢境爲之顛倒矣、友有勸我以賑[illegible]、而慈[illegible]我之心病、惟先生醫國手、廬蒸同春、微先生治、儂其殆哉、王子言已、似候余之答復、

## 一封藥名情書

許弁靈

小憶去年、（細辛）姑蘇雅聚、（蘇合）牽星笑指、（牽牛）寶馬香迎、（車前）委以八駿之超才、（蘇子）得逐薰衫之袂、（香附）寄蘋蘭之帷帳（寄奴）訪聽玉笛之梅、（羌活）憑雪搴簾、（臘雪）花落天涯之夢、（續隨）胸襟白水（涼水）祝承堂上之歡、（鬱金）前程萬里、難免封候、（遠志）瘦影寒梅、猶思薄命、（獨活）問紅顏而誰主、栖翠松蒼、（女貞）怕花信之將期、驚殘蝶夢、（防風）誰付江郎、遊絲未老、（何首）寄萍浣浣、瀟洒茱萸（菊花）忽忽階前梧葉、秋風淅瀝之蒼涼、（續斷）獨對青燈、傺侘靜齋之寂寞、（安息）然而逕魂橋邊、姑仙傲骨、（款冬）碧欄杆外、暮柳含烟、（河柳）曾記一樽自持、（防已）泊醉崎嶇之壁（常山）江天水月、淋歌波浪之中、（流水）回憶昔日樽前、杯盤延席、（魯酒）充羹鼎味、報來藜藿之全消、（甘遂）翹首而今、殘年獨守、（經霜桑）屈指三五之將及、（當歸）此心明月之金燈、（夜明）書到君前、（白及）即希附答、（旋覆）五月望日、（半夏） 玉蟾蘼荏（白蘞）

## 喉症治驗（續）

錫純

侍其病[illegible]、服之、又令備細木棍數條、及斧鋸之屬、其家人皆竊笑以為斯人其瘋癲乎、醫者略不瞻顧、惟用鋸與斧、將木棍截短一端、削作鴨嘴形、且囑將所截之粥盛來、視涼熱可食否、遂自嘗之曰適熱、可少待、乃徐用所製鴨嘴之最細薄者、撬病人齒、齒少啓、將鴨嘴塡入、須臾、又塡以略粗略厚之鴨嘴、即將初次所塡者抽出、如此塡抽至五次、其口可進食矣、而驟以製鴨嘴所鋸之木屑投病人喉中、其家人見之大驚、欲加惡聲、病人遂大欬連連、須臾吐膿血碗餘、遂能言呼飢、進以所備粥、涼熱適口、連進數碗、舉家歡喜感謝、因問病至如此、先生何以知猶可救、答曰、病者六脈有根而洪緊、洪者為熱、緊者為毒、且其頷項腫熱、因喉生癰毒、爲日已多、又確知其癰已潰膿、然咽喉腫滿、藥不能入、以針透膿、不知自吐、亦所出有限、不能救眼前之急、故深思而得此法、嘗見欬之劇者、能將肺欬破吐血、況喉中已熟之瘡瘍乎、此所謂醫者意也、惟仁人君子、始可以學醫、爲其能費盡苦心以救人也、病家乃大歎服、 按此案用法甚奇、又若甚險、若預先言明病家、未必敢用、然診斷確實、用之自險而能穩也、

## 談眼之治療經過

萬志仁

予姨患眼疾數月、白珠紅絲滿布、發炎淚枯、痛澀難堪、服藥百數帖、無效、知予粗知醫道、詢予治法、乃授以石斛夜光丸、（大藥肆購）每日吞服三錢、以治愈為度、外以白螺一枚、去掩、用黃連末糝之、露空中一夜、早晨取之、肉化為水、用水點目、依法治之、係匝月已紅障全消矣、

## 幸福箴言

許弁靈錄

靜養以安神、閒閑以安志、（崇白山人醫錄）

題詩以娛意、作畫以表情、（靜坐醫話）

五志不可亂、失之則參差、（聽軒醫記）

潔衣以免垢、使微菌不得傳染、（幼懷醫話）

飲食不得偏隨、按時則宜、（碧梧醫談）

寒熱宜並度、飽餓不可偏一、（小齋醫略）

沐浴宜溫暖、不宜清涼、（臥甫醫紀）

## 白帶之治療

許弁靈

（原因）脾虛不健、濕乘困之、

（症狀）腹部疼痛、不思飲食、色白如涕之物、由陰戶頻頻外溢、

（治法）宜以健脾滲濕、如人參白朮雲苓甘艸、以補脾、佐以陳皮半夏車前苡仁之類、以滲濕、

## 外科自療法（續）

朱振聲

雖然、余以為疥瘡一症、雖不必如上述之詳分明辨、然祇少當分乾濕二種、若肌膚乾燥、瘦削養痛、搔破出血、或無血而起白屑、此乃血燥生風、風鬱化熱、經云、諸痛癢瘡、皆屬于心、心屬火、肝屬風、火微則癢、火甚則痛、惟風能消物、火能爍物、故肌膚乾瘦、而發癢痛也、治宜養血為主、熄風為佐、（如生地丹皮赤芍玉竹胡麻之類）蓋治風先治血、血行風自滅也、若肌膚腫脹、癢痛搔破、滋水淋漓、或釀膿窠、此乃風濕相搏、稽留化熱、經云、熱傷皮毛則痛、濕傷肌肉則腫、治之之法、宜用清熱利濕之劑、（如蟬衣茯苓通草銀翹六一散之類）與前者之宜養血、各不相同、以上所述、皆疥瘡之內治法也、至於外敷之藥、亦不可混用、如血少生風者、用摩風膏或黃連膏以敷之、風濕熱內蘊者、用解毒丹及皮脂散以敷之、（用麻油調）此皆外治法之大要也、讀者諸君、苟能按法治之、自能止痛退癢、惟起居飲食、亦不可不注意之、如暈腥之物、以及生水之洗沐、均非所宜、他如滋水之不宜延及他處、恐其蔓延、總之、此症之起、大都起於不潔、故其治療、亦以清潔為第一要義也、

出版務求信用切實保證　又名社會醫學常識報　主持者有學識經驗及人格

## 長篇小說　醫海燃犀記（二十六）

（平不余）

第五回　逛馬路黃漢強獵豔　灌迷湯王老四留賓

靠在西藏路一個弄堂內、地方倒僻靜、我又是一個人住的、沒有外人、到我那裏去談談心、你看好不好、黃漢強道、很好、便喊了兩輛黃包車、飛也似的拖了跑去、一刻的工夫、到了王老四家內、地方眞正僻靜、兩人坐了下來、娘姨送上煙茶來、於是促膝談心、黃漢強道、你怎樣一個人、住在這裏呢、老四道、我丈夫他娶我的晨光、他說他家裏沒有老婆、我跟他到了漢口、先娶的那個夫人、時常吵鬧、不容我安身、那知道他有個季常癖、也不能夠做我的保護者、我何能受這種瘟氣、我立定主張、捲逃到上海、獨是過活、虧我平常餘積幾文、才能衣食無虧、今天和你相遇、眞是我的幸福、我願和你訂白頭之盟、你以爲河如、漢強道、不知你是從心從口、王老四眉毛一皺道、我的話如不從心、叫我落在黃浦江裏死、於是兩人越談越覺得親熱、便留黃漢強在那裏過夜、這叫做酒不醉人人自醉、色不迷人人自迷、下回情節如何、請再細看、便知分曉、

## 杏林談藪（四）（仲圭）

□香暈　揚州富室子某、夜與一姬凝同寢、比曉、姬先覺、呼之不應、撫其體已冰矣、惟胸間微温、而肢體忽長數寸、不知以何疾致斃、急延某名醫療救、醫入其室、覺床帷香烈異常、審視良久、曰得之矣、此薰香過多、骨節鬆懈、因而暈絕、非死也、令舁濃糞十餘桶、圍繞臥榻、窗縫間密糊以紙、毋令氣泄、久之體縮如故、鼾息并出、投以酸斂之劑、一服而愈、（主按　因香而暈、治之以臭、甚契治理、至其甦后、復以酸劑斂之者、蓋香能開竅散氣耳、」

## 問病須知

（一）凡投函問病者、對于起病原因、現在病情、經過治療等等、均須詳細申述、如字跡潦草、以及所述不明者、恕不答復、因病關生命、非同兒戲、

（二）凡屬本報定戶、來函詢問時、須將定報單上之號碼示知、以便從速答復、或被露本報、

（三）非本報定戶、亦可詢問、惟每題須另納問病費、本埠半元、外埠一元、以示限制、

## 幸福之門

□張國初君問　鄙人發育時誤犯手淫、至今三載、雖已解除手淫、而時患夢遺、有時無夢而遺、連服芡實二月餘、終歸無效、

□答張國初君問（楊志一）　遺精頻頻、或有夢、或無夢、良由腎虧精關不固、封藏失司、心雖未動乎中、精不期馳於下、此爲滑精之漸也、宜恪守本報刊布之遺精攝生法、一方投益腎固精之品、始克有濟、

淮山藥三錢　抱茯神三錢　白蓮鬚一錢　鹽湯吞三錢
金櫻子包三錢　山萸肉一錢　三才封髓丹　厚杜仲二錢

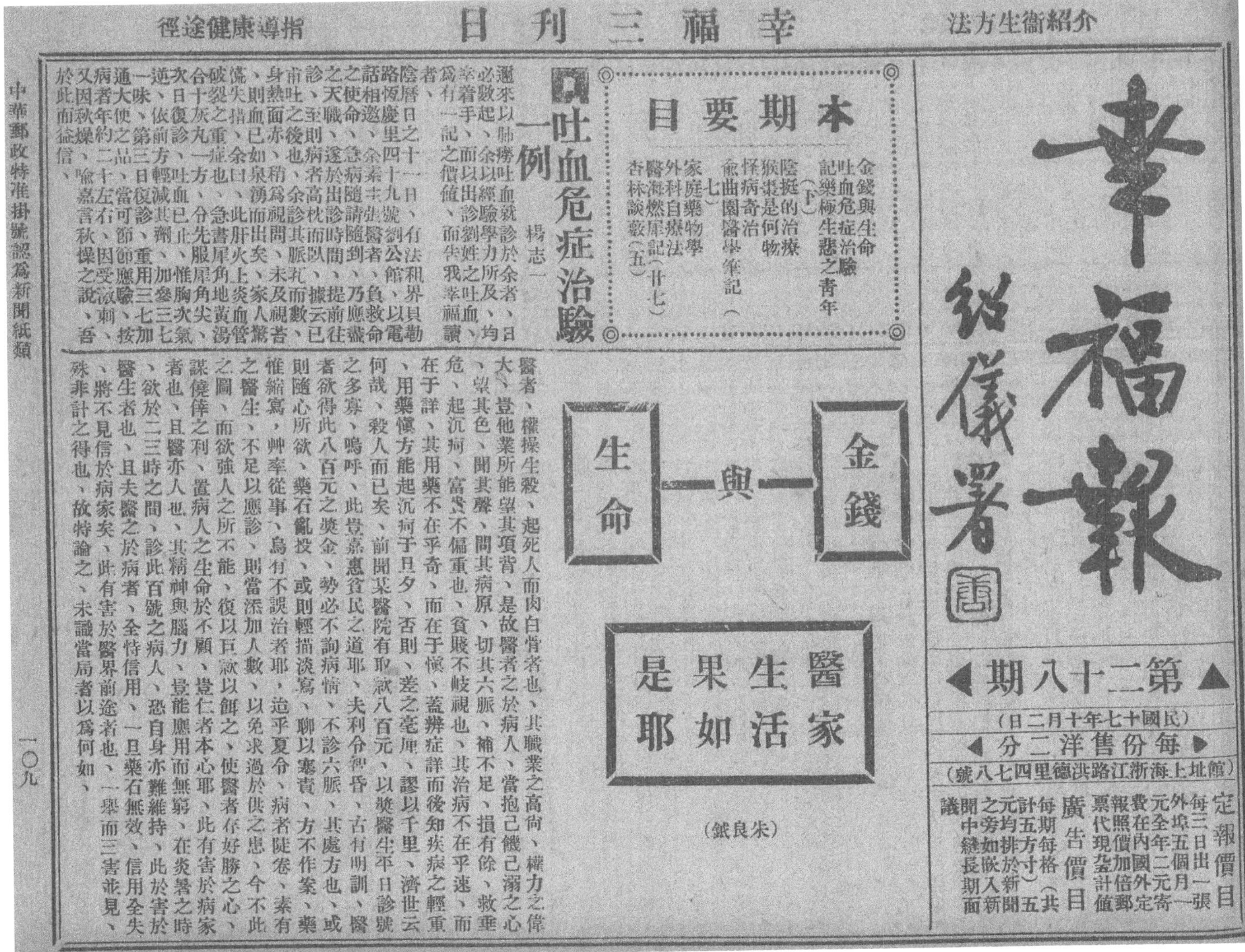

介紹衛生方法　幸福三日刊　指導健康途徑

# 幸福報

鈕儀署

▲第二十八期◀

（民國十七年十月二日）

▶每份售洋二分◀

（館址上海浙江路洪德里四七八號）

**定報價目**　每三日出一張、外埠五個月一元、全年二元、寄費在內、國外定報照價加倍、郵票代現盆計値

**廣告價目**　每期每格（共計五方寸）五元、均排於新聞之旁、如嵌入新聞中、繼長期面議

## 本期要目



## 吐血危症治驗一例

楊志一

邇來以肺癆吐血就診於余者、日必數起、余以經驗學力所及、均幸着手、而以出診劉姓之吐血、爲有一記之價値、而告我幸福讀者、

陰曆月之十一日、有法租界貝勒路恆慶里四十九號劉公館、以電話相邀、余素主張醫者、負救命之使命、急病隨請隨到、乃應盡之天職、遂於出診時間、提前往診、至則病者高枕而臥、據云已前吐之後也、余診其脈芤而數、身熱面赤、稍爲視問、末及視若、則血已如泉湧而出矣、家人驚潰失措、余曰、此肝火上炎血管破裂之重症也、急書犀角地黃湯合十灰丸一方、分先服犀角尖、次日復診、吐血已止、惟胸次氣逆、依前方輕減其劑、加參三七一味、第三日復診、重用三七加通大便之品、當可節節應驗、按病者年約二十左右、因受激刺、又因秋燥、喻嘉言秋燥之說、吾於此而益信、

## 金錢—與—生命

## 醫家生活果如是耶

（朱良鉞）

醫者、權操生殺、起死人而肉白骨者也、其職業之高尚、權力之偉大、豈他業所能望其項背、是故醫者之於病人、當抱己饑己溺之心、望其色、聞其聲、問其病原、切其六脈、補不足、損有餘、救垂危、起沉痾、富貴不偏重也、貧賤不歧視也、其治病不在乎速、而在于詳、其用藥不在乎奇、而在于慎、蓋辨症詳而後知疾病之輕重、用藥慎方能起沉痾于旦夕、否則、差之毫厘、謬以千里、濟世云何哉、殺人而已矣、前聞某醫院有取欵八百元、以獎醫生平日診號之多寡、嗚呼、此豈嘉惠貧民之道耶、夫利令智昏、古有明訓、醫者欲得此八百元之獎金、勢必不詢病情、不診六脈、其處方也、或則隨心所欲、藥石亂投、或則輕描淡寫、聊以塞責、方不作案、藥惟縮寫，艸率從事、烏有不誤治者耶，迨乎夏令、病者陡卷、素有之醫生、不足以應診、則當添加人數、以免求過於供之患、今不此之圖、而欲強人之所不能、復以巨款以餌之、使醫者存好勝之心、謀僥倖之利、置病人之生命於不顧、豈仁者本心耶、此有害於病家者也、且醫亦人也、其精神與腦力、豈能應用而無窮、在炎暑之時、欲於二三時之間、診此百號之病人、恐自身亦難維持、此於害於醫生者也、且夫醫之於病者、全恃信用、一旦藥石無效、信用全失、將不見信於病家矣、此有害於醫界前途者也、一舉而三害並見、殊非計之得也、故特論之、未識當局者以爲何如、

中華郵政特准掛號認爲新聞紙類

## 記樂極生悲之青年（下）

周永康

嗚呼、一堂堂青年、不思發奮求學、以宏造就、而自甘終歲盤桓于閨房之中、遂致縱樂過度、釀成種種疾病、直接貽害子孫、間接貽害國家、清夜思之、能不頓足而歎乎、樂極生悲、可憐亦復可歎、吾友前車已覆、後來者宜有以戒之、外人之嘲華人曰「東亞病夫」「不潔種族、」甚可恥也、願吾曹青年、羣起喚醒沈醉之青年而謀人生幸福、庶不致貽笑外邦、而爲國增光、亦青年應盡之義務、強種強族、庶乎近矣、青年勉乎哉，洞賓詩云、「二八佳人體似酥、腰懸利劍斬愚夫、雖然不見人頭落、暗裏教君骨髓枯、」讀之爲之毛髮欲豎、此雖寥寥數語、細讀之大有回味在、青年乎、宜注意之、

## 小腸氣簡效方

（袁民生）

將荔子核（向藥舖購之）二枚、焙灰研末、于臨睡時、和以陳酒冲服、至翌日、未有不霍然而告愈、其原因抑以毒攻毒歟、抑另有他故歟、誰云單方不靈、要在用之得當耳、

## 陰挺症的治療

萬烈功

民三之際、予鄉有一農婦、汪其姓、家道亦貧、日持耕耘度日、賃居破屋於予鄰右、予母見其寡苦困難、而誠實異常、是以輒資濟之、該婦每夜必來予家助理一切、既而數夜未來予家、飭僕往覘之、固病矣、詢以何病、則曰未知、母急躬往視之、聞呻吟聲甚急、問所疾苦、該婦徐徐對曰、予前日自田間工作歸、覺身體倍形勞頓、乃不食而登牀就寢、夜半、忽覺陰部作痛、乃驚起視之、見陰部紅腫發炎、有物突出如魚、長約寸許、按之疼甚、已而痛益劇、身熱大作、轉側爲難、迄今猶未稍愈、予母乃飭僕往市、爲之延醫診治、醫曰、此乃陰挺也、服藥後亦不過爾爾、（此時予年尚幼、不知病爲何名、）後該婦之姊輾轉得一祕方、方用死貓頭置在瓦上焙灰、麻油調敷、以法試之、不愈時而痛滅腫消、越日已能行動如常矣、追思顛末、

## 猴棗是何物

何幼康

（一）產別及形色　產南洋新加坡諸海島、及西藏、印度、其形若蛋、大小不一、打破、層層裹疊、中有仁、極堅韌、藏產者、顆粒甚小、而色青黑、印產者、大如雞卵、而色純青、惟藏產質地尤爲堅實、其力差勝、

（二）性質及效能　性涼質重、善能安神降逆、清熱開痰、

（三）用量及主治　輕則一分、重則二三分、專治小兒急驚、熱痰、痰厥、胎癇、瘰癧、痰核、橫痃、兼治癰疽、用醋磨塗、（未完）

## 醫林點將　怪病奇治（續）

宋愛人

□一個吃小蝦蟆的女子……吐之即愈

□一個吃小紅蟲的男子……瀉之即愈

余曰、此則確有此等事、前人亦有類似此等治案、筆之以爲書者、然要亦有脈色可診、余且爲君診之、良久、謂王子曰、脈則乍大乍小、色則黃白斑駁、此爲蟲病確候、然治之極不易、蓋屯積一處者易攻、而細小散漫者、轉難爲力、故俾恃藥力猛攻、斷難奏效、惟君之軀體、氣血已極衰憊、一經攻伐、恐增禍患、爲君之計、莫若靜觀忘我、以杜他變爲愈也、王子怫然曰、若是、是先生絕我也、要之蟲既入腹、不出則無有不死、擊之則或有可生、僕非畏死者、顧大丈夫生當有爲、死亦得所、我非殉於國、殉於情、而竟死於此蠢蠢小蟲、爲心有所未甘耳、先生如能治之、無患余之尪羸也、言已、若不勝其鬱鬱者、余笑曰、君毋躁、余爲君籌之熟矣、君以宿醒未醒、解渴求飲、而蟲入君腹、余則囊有奇方、可以使蟲之入君腹者、仍可從大便而出、今適無事、請爲君治之可乎、王子喜曰、是則烏乎不可者、僕之生死肉骨、固在先生一舉手間也、乞授僕以方、余曰、是又不然、頃切君脈、蟲勢正熾、若迎其鋒、勢必格鬥、而君則苦矣、不如先衰其勢、今授一方、約服半月、余當遲君於此室、再爲君誅滅此蟲類可也、王子迺受方道謝去、詎王子之來我舍焉、至今日已半月矣、余晨起、囑院僕備洗淨之淨桶一、并授以各種之設備、而余亦啓藥籠、檢藥圓子一枚、裹以金箔、承以寶壜、恭置案頭、以示誠敬、至午飯甫畢、而王子已匆匆來、速叩余以殺蟲之方、余曰、且爲君診之、曰、脈氣稍厚、蟲雖尚存、而正氣稍復、似可出此飛騎、以奪要塞、遂指案頭之壜、曰、個中藥圓、修合頗誠敬、故能通靈異、今且嗽君口、以白湯送之、王子唯唯、引頸吞入、

第一卷　社會定期刊　第二十八期

## □俞曲園醫學筆記（七）

（秦又詞）遺稿

▲心字

長樂陳修園著醫學三字經、說心字云、小篆心字、乃一倒火字、蓋心本屬火、不欲炎上、故倒之也、按此說前人已有之、然不甚似、余嘗謂古今心字、有生死之分、古篆書心字作[illegible]、其上兩筆、有包護之象、使心火不致上炎、其下一筆、有挹注之形、可以下交腎水、此生象也、今作心字、其下不通、則腎水不能交矣、其上不特上炎、而且旁溢、則火之為害烈矣、此死象也、然閱宋何蓬春渚紀聞云、吳興張有以小篆名世、嘗謂心字于篆文、只是一倒火字耳、修園之說當本此、

▲藥王廟

國朝高士奇扈從西巡日錄云、鄭州城東北、有藥王莊、為扁鵲故里、藥王廟專祀扁鵲、香火最盛、每年四月、河淮以北、秦晉以東、各方商賈、輦運珍異之屬、入城為市、如伎雜樂、無不畢陳、云賀藥王生日、閱兩旬方散、明萬曆間慈聖大后出內帑、增建神農軒轅三皇之殿、以古今名醫配食、自是藥王之會、彌加輻輳、

▲催生符

國朝施可齋閩雜記云、同鄉陳古梅、傳一催生符云、以黃紙調硃砂、用淨筆寫一車字在中、四周環寫馬字須遍、且須端楷、大小則不拘、燒灰和水令飲之、雖難產、亦立娩、

▲醫稱大夫

宋洪邁容齋三筆云、神宗立醫官、額止于四、及宣和中自和安大夫、至翰林醫官、凡一百十七人、直局至祇候、凡九百七十九人、三年五月、始詔大夫以二十員、郎以三十員、醫效至祇候以三百人為額、按今北人稱醫為大夫、南人稱醫為郎中本此、蓋宋制醫官、有大夫有郎也、

▲吳中醫價

明楊循吉蘇談云、金華戴原禮學于朱彥修、既盡其術、來吳為木客、吳人以病謁者、每製一方、率銀五兩、按此則吳中醫價之高、自昔然矣

▲稀痘

國朝董含蓴鄉贅筆云、安慶張氏、傳稀痘法云已三世、其法先收稀痘漿、貯小磁瓶、遇欲稀者、隨將黃豆一粒、傳以漿、按方位埋土中、取漿染衣衣小兒、黃豆三日萌芽、小兒頭痛發熱、五日豆長、兒豆亦發、十日而萎、兒病隨愈、按今種痘之法盛行、而張氏之法失傳矣

▲百一方

宋陳振孫直齋書錄解題云、肘後百一方三卷、晉葛洪撰、本名肘後救急方、率多易得之藥、凡八十六首、陶隱居併七首、加二十二首、共為一百首、取佛書、人有四大、一大輒有一百一病之義

## □家庭固有之藥物學

（仁心）

□豆油　咯血不止、（俗名血冒）最爲危險、往往不及救治、可亟以生豆油盈碗、頻服之、血可漸止、（按油性膩滯、能降龍雷之火、先服之以緩其勢、庶可再爲設法）、

□蚶子殼　蚶子殼（即瓦楞子）煅存性、研細末、開水送下、可治肝胃氣痛、

□烏賊骨　烏賊骨刮下細粉、止刀創出血、

▲黃魚骨　黃魚骨內之二粒骨、（俗名黃魚牙）煅存性、研細末、和梅片少許、吹耳中、治耳痔出膿、

□貓尾血　小兒急驚風、刺貓尾血、滴開水中、灌服、

□鏤花　患梅毒白濁、以新鏤花熬湯服、

□爛橘　冬月取多數爛橘、置甕中、封固、久化為水、敷湯火傷如神、又可治乳癰、

□小粉　小粉愈陳愈妙、眞小痲油調、敷湯火傷、

□櫻桃　亦櫻桃浸高粱酒、凍瘃未潰時擦之、即愈

□樟檬　樟檬切片、清水煎、加糖、治酒醉、及肝氣痛、頗驗、

□壺蘆鬢　三伏日、或中秋日、剪壺蘆鬢、如環子脚者、陰乾、于除夕夜煎湯滌小兒、可免出痘、

## □外科自療法（續）

朱振聲

（二）疔瘡　夫疔瘡之起、由乎恣食高粱厚味、或感受不正之氣、以致臟腑之火毒、蘊結于經絡皮膚之間、而後發生是瘡、初起之時、即高腫焮紅、或痛癢麻木、頂如釘粟、其形雖小、其根頗深、大都生於頭面四肢、有朝發而夕死者、而隨發而隨死者、有三五日不死、至一月半月後仍死者、亦有毒之輕着、可得自愈、蓋疔瘡一症、治貴乎早、設或延誤、則毒勢散漫、內攻臟府、雖歧黃再世、亦難以為力矣、自療之法、先宜辨症、辨症既明、然後用藥施治、辨症之法、可以生黃豆一兩、令患者食之、如無腥味、即為疔瘡無疑、速宜內外兼治、內服消散清解之劑、（如甘菊花地丁草京赤芍銀花連翹之類）若寒熱交作者、則先疏解其寒熱、（如荊芥薄荷之類）火毒盛者、則重用瀉清解毒之品、（如蟾酥丸五味消毒散化疔散之類）至於外敷則用蚤休如意、（蜜菊花露調敷）初起殭硬不消、可用釜墨膏上硃峯治疔瘡散、或酥料亦可、已潰則用太乙膏、上九仙九寶之類、走黃之後、可用立馬回疔丹、此皆為治疔之良法也、

幸福三日刊　　一一三

出版務求信用有切實保證　　又名社會醫學常識報　　主持者有學識經驗及人格

## 長篇小說 醫海燃犀記 (二十七)

(平不余)

### 第六回　黃漢強踏破工人腳　女醫生搖亂浪子心

話說黃漢強自從和王老四接識之後、無一天不到他家去、過那快樂園的生活、而王老四又故意賣弄情意、無一件事不奉承到十二分、說出話來、就是恰默克老牌糖精、也沒有那樣甜、弄得黃漢強個心相向、有幾個錢、都在老四那裏用了、這一天、黃漢強過了診病時間、又要到老四那裏去了、王大嫂一看、心裏有點不耐煩、暗暗道、他每天傍晚出去、夜裏都不會回來、一定在外邊胡調了、這樣一來、外邊有了不規矩的事體、一定要分心、看起毛病來、也是媽媽糊糊的、我請他來是幫我忙的、現在他反比我快樂了、便冷笑了一聲、問道、黃先生、你又到那裏去呢、黃漢強道、沒有地方、不過隨便去跑跑、王大嫂道、隨便跑跑到不關、不過在外邊過夜、我不贊成的、你知道嗎、上海這個地方、黑幕重重、很容易失足的、請你留神一點、我不能不告訴你、黃漢強聽了、心中一百二十分的不快活、臉兒一紅、話都不響、也就走了出去、一頭走着、一頭氣着、一頭想着、越想越氣、低着頭慢步的向前走去、只聽後面汽車喇叭波……波……兩響、他一嚇、急忙向旁邊一閃、不料踏在一個形似工人的腳上、只聽吱的一聲、那人一把抓住黃漢強的衣服說、你把我腳面上的皮都踏破了、你如何說法、

## □問病須知

(一)凡投函問病者、對于起病原因、現在病情、經過治療等等、均須詳細申述、如字跡潦草、以及所述不明者、恕不答覆、因病關生命、非同兒戲、

(二)凡屬本報定戶、來函詢問時、須將定報單上之號碼示知、以便從速答覆、或披露本報、

(三)非本報定戶、亦可詢問、惟每題須另納問病費、本半元、外埠一元、以示限制、

## □杏林談藪(五)(仲圭)

□鯨飲記　世謂酒有別腸、証以所見、其說信然、日昨余赴戚友壽筵、席間有陳姓少年、量似宏、數引巨觥、意態甚豪、座有兩戴姓客、叔姪也、大戴飲亦豪、與陳[illegible]向隅太敗人意、固嬲之、大戴笑曰、充君之量十倍、不足供渠一醉、勿強渠也、(未完)

## 幸福之門

□王左才君問受侮納言、中脘漸痛、久而益甚、脈弦乞示治方、

□答王左才君問 (朱振聲)

肝喜調達、而惡鬱遏、鬱遏則肝木橫、行而尅其所勝矣、據述受侮納言、肝氣之鬱遏可知、鬱遏則氣不調達、此中脘漸痛之所由來也、迨至日久、其痛益甚、則肝木勢已橫行、而尅其所勝矣、脈形帶弦、弦為肝木橫行、細察此證、不外乎木強尅土、氣鬱不宣、治宜食甘以緩之、苦以抑肝木而扶脾土、抑末也、

青陳皮各一錢　甘草炙三錢　白蒺藜一錢
白蔻殼一錢　廣鬱金一錢　佛手一錢
烏梅肉一錢　甜於朮二錢

介紹衛生方法　幸福三日刊　指導健康途徑

# 幸福報

紹儀署

◀第二十九期▶
（民國十七年十月五日）
◀每份售洋二分▶
（館址上海浙江路洪德里四七八號）

定報價目
每三日出一張、外埠五個月一元、全年二元寄費在內、國外定報照價加倍、郵票代現九五計值

廣告價目
每期每格（共計五方寸）五元、均排於新聞之旁、如嵌入新聞中縫、長期面議

中華郵政特准掛號認爲新聞紙類

## 本期要目



## 拒毒痛言

林則徐公

鴉片之毒、甚於洪水猛獸、天下萬世之人、斷無有以鴉片爲不必禁者、此禍不除、十年後無可用之兵、無可籌之餉、鴉片流毒內地、如癰疽流毒人身、癰疽生、則漸以成膿、鴉片來、則漸以致寇、必須將鴉片煙鏟除淨盡、乃爲杜絕病根

## 簡便戒煙法

此法卽於每吃烟後、遂食生雞蛋一枚、用以替茶、法簡易行、苟能日日行之、未嘗間斷、未有不絕跡芙蓉城矣、

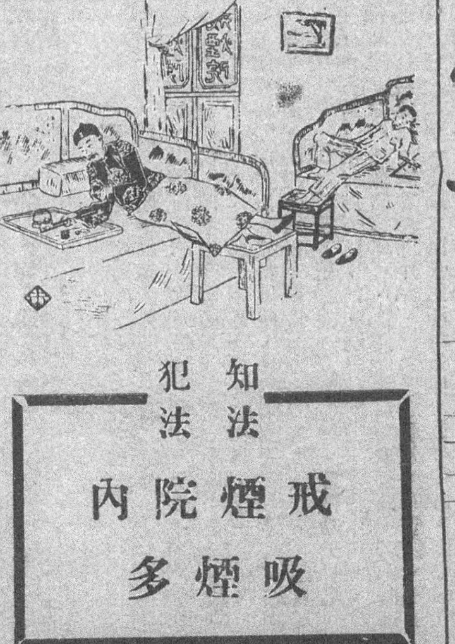


有的人說、『吸煙當然是不好的事情、但是其中也有幾種分別、有因疾病而吸上的、有因消遣而吸上的、有的不知其害、而盲從的、有的明知之而故犯之、這其中也應當有個高低、譬如開鎗殺人、當然犯罪、然而爲自衛而鎗死盜匪、就應當沒有罪了、所以禁煙一事、也應當擇人而施、不可一概而論、』普通人聽了他的言論、我知道一定有很多的人、以爲是不錯的、唉、照這樣說來、那麼吸煙的人、祇要推說有病好了、豈不是永遠沒有蕩清的時候嗎、所以我以爲吸煙的人、不論他如何上癮、都應當一律戒除、爲什麼呢、因爲一個人有了疾病、應當求醫服藥、纔是道理、何必定要去吸煙、我時常看見有些病人、他病還沒有好、煙癮到吸上了、這不是自作自受嗎、況且既不見效、就應當戒除他、爲什麼還要一榻橫陳、吞雲吐霧呢、因此我希望當局者、對於這般吸煙的病人、不可再去姑息他、也應當受同等的待過、或者限期戒除、不要使他漏網纔好、不過話雖如此、現在知法犯法的人、很多很多、像最近陳調元的大批煙土、居然藐視法律、胆大妄爲、以及一般口裏叫人家戒煙、他自己家裏的煙鎗、大小齊備、唉、這種人纔是拒毒運動前途的障礙呼、請拒毒會諸公、留意纔好、（涼月）

## 猴棗是何物（續）

何幼廉

（四）實驗發明　謝利恆醫學大詞典云、猴棗乃猿猴含於口中之物所結精者、猶如牛黃馬寶之類、故功用甚捷、而治效亦相類、據近世多數名醫經驗、此物爲治熱痰最靈捷之聖藥、較之西黃八寶散、不啻功勝百倍、張山雷中風斠詮曰、考猴棗不見於古書、按其形狀物質、蓋亦牛黃之屬、是氣血有情、精神所聚、所以其色青黑、正與肝腎二臟相合、故能攝納龍雷之火、而產於西陲、獨稟庚辛金氣、是以力能平木、以治肝膽橫逆、正合其用、故閉證之痰熱壅塞、得之足以泄降、而脫證之虛痰上壅、亦可藉以攝納、並不慮其鎮墜之猛、余嘗治類中虛脫證、痰塞喉間、欲咯無力、藥不能下者、以眞猴棗末煎石菖蒲根湯先服、暫平逆涌之勢、繼卽痰壅一開、神甦氣續、遂用滋液育陰、潛鎮攝納之藥、如人參阿膠雞子黃等之滋養、與龍蠣龜版鱉甲等、大隊潛鎮之品、濃煎頻灌、幸有效力、而厥疾乃瘳、沈奉江醫驗隨筆云、考猴棗古書所無、先師馬培之徵君首用此藥、屢投輒驗、今則人人皆知用此物矣、然惟風痰熱痰可用、若寒痰濕痰忌之、曾治鄒律師之子、病氣逆痰鳴、喘急不能平臥、邀余診視曰、此喉風也、用喉棗一分、同貝母製膽星各二分、研末調服、服後喘熱大定、得以安睡、呼之不應、家人以爲昏迷也、孰知竟愈矣、（完）

## 咳嗽

許弁靈

□外因

（病原）外感風寒、襲肺留連而成、

（症狀）寒熱氣急、鼻塞身重、

（治法）散風寒而解表、如蘇葉荊芥防風、薄荷、豆豉、遠志、杏仁、象貝、之類、

□內因

（病原）眞陰虛損、諸火旺甚、

（症狀）夜熱形羸、肌肉漸削、

（治法）滋陰清火、如二地二冬桑葉、通草、川貝、枇杷葉之類、

## 癲狂

張錫純

癲狂之證、亦西人所謂腦氣筋病也、其腦氣筋之所以病者、因其心與腦相通之道路、（心有四支血管通腦）爲痰火所充塞也、余恆用赭石二兩、佐以大黃、朴硝、半夏、鬱金、其痰火甚實者、間或加甘遂二兩（爲末送服）輒能奏效、誠以赭石重墜之力、能引痰火下行、俾心腦相通之路、毫無滯礙則腦中元神、心中識神、自能相助爲理、而不至有神明瞀亂之時也、

## 醫林點將　怪病奇治（續）

宋愛人

□一個吃小蝦蟆的女子……吐之卽愈

□一個吃小紅蟲的男子……瀉之卽愈

余遂呼院僕、出携淨桶來、故高聲曰、此桶洗淨未、僕亦應聲答曰、洗滌已三四矣、時王子亦回顧其首、見此淨桶、亦曰、清潔殊甚、此何爲者、余曰、特爲君用耳、君既服我藥、於一點鐘內、必瀉、瀉則蟲必隨瀉盡出、故特備此、且證明我言之不謬也、然此時不可早坐桶上、必緩步周行、以助藥力、待主裏急殊甚、忍無可忍時、然後傾此一瀉、則蟲無遺類矣、且靜無躁、以觀功效可也、王子如余言、周行四五匝、曰、腹中殊爆裂、勢將急登廁、僕似不能耐矣、余曰、此時尚未可、蓋此時藥氣尚未全到、若此時而解、藥氣反易走洩、請君再忍片刻、總之忍之愈久、則愈佳、王子直余言、復行如前、未及二匝、忽汗淋氣促、大聲呼曰、速取桶來、不則將汚及褲矣、余見其勢已不可再耐、且其神識已煩亂殊甚、余卽示院僕以目、僕亦秉王子煩亂之時、急啓桶蓋、時余已緊握王子臂、而院僕更從後環抱其腰、爲之解袴坐桶上、而排洩之聲勢、已如堤閘之崩決矣、時余與院僕、均掩鼻以靜待其旁、王子痛一陣則瀉、瀉未已則痛復作、神情殊頹喪、然余於半月內、已培養其脾胃矣、故可斷其必無意外之變端、歷半小時、瀉勢果衰、王子轉呻吟曰、僕累先生矣、先生乎、僕之肛門、何熱烈如灼也、余漫應之曰、此卽紅蟲不勝藥力、悉從大腸達肛門而出、惟此紅蟲、得人氣血久、故熱烈也、王子亦不置辨、久之、又曰、瀉勢已衰、僕可起立矣、遂勉強振衣而起、向余苦笑曰、瀉則已止、腹中紅蟲、其已盡之乎、余曰、試再切君脈、曰、君無慮、已盡此一瀉矣、君如有疑、或可去蓋以一觀其究竟也、王子點首曰然、

第一卷　社會定期刊　第二十九期

## 外科自療法

朱振聲

■痔瘡　諺云、十男九痔、十女九帶、旨哉斯言、然患者皆以其症爲尋常、忽而不治、初起時雖無所痛苦、日久每成漏管之症、雖治之適宜、亦難痊愈、惟世人未雨綢繆者少而臨渴掘井者多、直至髓竭骨枯、變成損症、悔何及哉、患者其可忽諸、玆將痔症之病原、症狀、診斷、治療、分列于后、諒亦爲斯病者所樂聞歟、

病原│內經云、因而飽食、筋脈橫解、房室勞傷、腸澼爲痔、故此症之起、皆由於色慾太過、以致精氣脫泄、熱毒乘虛下注、然亦有因於憂思太過、蘊積熱毒憤鬱之、氣致生風濕燥熱四氣相合而成、故婦女產後、用力太過、亦有生痔者、總之、乃腎水不足、相火內爍庚金、致大腸濕熱內蘊、皆爲此症之病原、（未完）

## 念曲園醫學筆記（八）

（滌又詞）遺稿

又云、是齋百一選方三十卷、山陰王璆撰、百一者言其選之精也、固以百一名方、而取義不同、

▲單方

宋陳振孫直齋書錄解題云、本草單方三十五卷、工部侍郎兗國王俁碩父撰、取本草諸藥條下所載單方、以門類編之、凡四千二百有六方、又云備急總效方四十卷、知平江府漢陽李朝正撰、大抵皆單方也、核今人稱單方本此、

## 仙方宜禁止

（趙天一）

世俗流傳草頭單方、其用力專、程功捷、治病險、藥性平和者無論矣、其性毒烈者、量有限制、不可任意加增、雖有方法、不宜妄爲調劑、故傳來單方草頭、必須詢於深知醫理之人、然後酌服、由少而多、庶可無誤、否則私相傳語、不問藥性之猛烈、不知份量之多少、冒昧從事、鮮不有誤、輕病致重、重即死矣、昔曹氏母誤服醉仙桃酒、以治風氣、一醉而逝、渾身青紫、其形甚慘、其餘用煙泡治河肚、服而死者比比、皆不省其量多寡之患也、顧世人深以曾母爲戒、而忽其爲全之道焉、至於仙方、病當危急之時、醫生各執己見、親友互爭寒熱、以致服藥、旦夕紛更、鮮不敗事、此時即當擯去一切、頂禮仙方、少少煎服、人心一定、迨藥氣盡、不死之病、自可漸安、謂爲神力亦可、俟大勢已轉、徐徐調護、多有愈者、然求仙方、必至有名之廟、切不可聽信靈娘裝神作怪、愚弄病家、遂其所欲得、其禍人斷斷可必、此尤爲託於鬼神造方僞病者所必誅也、

## 瘧疾之研究（上）

■日日瘧■間日瘧■三日瘧■瘧呼

瘧之種類多矣、有癉瘧、有牡瘧、有溫瘧、有寒瘧、有風瘧、有暑瘧、有痰瘧、有食瘧、有胎瘧、有疫瘧、有夜瘧、有瘴瘧、有勞瘧、有六經瘧、扼要言之、不外四種、曰日日瘧、曰間日瘧、曰三日瘧、曰瘧呼、玆特將四瘧之原因與治療、分別研究于後、爲我幸福讀者告焉、

■日日瘧　凡寒熱往來、發有定時者、謂之瘧、每日一發者謂之日日瘧、內經云、夏傷于暑、秋必痎瘧、此二語於瘧疾頗爲深切著明、蓋瘧疾他季雖有、莫不盛於秋令、發作他時雖見、每多發於亥時、推其致瘧之原、又與暑字有密切關係、暑爲濕熱之邪、其邪蘊襲少陽半表半裏之間、一旦復冒秋風涼氣、束於太陽膚腠之表、因是少陽樞機不利、榮衛循序失常、遂釀成寒熱往來之瘧疾、其所以一日一發者、因所感之邪淺、日與衛行相會故一觸即發也、使單冒秋涼而無伏邪、則爲太陽表病而已、何瘧之有乎、吾謂瘧與暑字有密切關係、即是此理、治法宜小柴胡湯合甘露消毒丹、和解少陽、而化濕熱、其久瘧滋甚者、淸脾飲主之、循序進治、未有不愈者、

■間日瘧　間日一發者、謂之間日瘧、與日日瘧稍異、日日瘧爲少陽樞機不利、間日瘧爲太陽陽明同病、太陽主表、陽明主裏、表寒裏熱、其瘧乃作、作瘧之狀、先戰寒而壯熱、熱盛之時、煩躁譫語口渴引飲、非小柴胡等湯所能治、惟金匱白虎加桂枝湯一方、乃爲對症良藥、余屢投斯方、莫不應手奏效、此無他、以桂枝解太陽之表寒、白虎淸陽明之裏熱、直搗病所、宜其神效、其間日一發之理、以所感之邪深、衛行失其常度、邪不能日與衛行相觸、故間日乃作也、（未完）

出版務求信用　切實保證　又名社會醫學常識報　主持者有學識經驗及人格

本報三日刊

## 長篇小說　醫海燃犀記（二十八）（平不余）

### 第六回　黃漢強踏破工人脚　女醫生搖亂浪子心

黃漢強一看、委實是皮破了、荳大的血珠、一個一個的冒了出來、自己也覺粗心、滿口說對不起、實在無意、那人只是不依、旁邊有人說、這位先生、不是有意的、前邊馬路拐角兒上有個醫院、請這先生花幾文、替你弄點好藥上上、算了吧、黃漢強一看、沒有幾步、那拐角上、有個小小的醫院、叫惠卿醫院、隨將那工人帶了進去、原來裏面是一位女醫生、漢強便告訴了原由、請女醫生弄點藥敷一敷、女醫生立卽先用藥水一洗、又用藥粉向上一敷、加上一方夾棉的消毒紗布、包紮好了、叫他去吧、兩三天就可以好的、那人也只得去了、黃漢強又說道、實在對不起、望你不要煩惱呀、隨又轉過身來、向女醫生一個請教、女醫生道、姓趙、叫惠卿、先生貴姓、漢強也一一說了、又說我們都是同道、我在大德醫院內當醫生、趙惠卿道、是不是王大祿開的那個大德醫院呢、漢強道、是的、惠卿道、你先生怎麼到他那裏去的、

## 杏林談藪（六）（仲圭）

少年大譁曰、不能飲、而作大言欺人、今日必一較深淺、死無悔、大戴舉壺示之曰、先令渠罄此百壺、然後再與君較、何如、少年以爲戲、小戴遽命酒、顧倉卒不得百壺、小戴曰、此易耳、取四戸缸、以壺洋酒傾缸中、滿其數、斯可矣、如其言、纔五十壺、缸已滿、小戴曰、姑先了此、乃引缸就唇、如長鯨吸水、喉間汩汩作響、須臾、四缸皆罄、時旁席酒已闌、狂花病葉、羣來作壁上觀、至是皆橋舌不下、視少年已遁去矣、主人猶欲呼酒、小戴曰、聊與陳君戲耳、卽此已費主人數十千矣、（未完）

## 問病須知

（一）凡投函問病者、對于起病原因、現在病情、經過治療等等、均須詳細申述、如字跡潦草、以及所述不明者、恕不答覆、因病關生命、非同兒戲、

（二）凡屬本報定戶、來函詢問時、須將定報單上之號碼示知、以便從速答覆、或披露本報、

（三）非本報定戶、亦可詢問、惟每題須另納問病費、本埠半元、外埠一元、以示限制、

## 幸福之門

### 冷冰女士問

余戚陳某家有婢名蘭梅者、雙十年華、貌亦娟秀、因是東丰頗愛護之、日經月久、兩人遂發生愛味、事乃于今春舉一男、身肥力壯、此固不足奇、所奇者蘭梅、自脫子母胎以來、雖如期發育、然終無經水、照內經所謂女子二七而天癸至、任脉通、太衝脉盛、月事以時下、故有子、然則蘭梅之有子、殆別具生理耶、幸希醫學家有以教我、

### 答冷冰女士問（楊志一）

月經爲排卵作用之表示、普通準二十八天一行、內經所謂女子二七而天癸至、任脉通、太衝脉盛、月事以時下、故有子、乃指月經之常也、或超前、或落後、乃月經之病也、又有兩月一行之謂之并月、三月一行、謂之居經、一年一行、謂之避年、乃生理之特殊、月經之變化也、今擬逝月經未通、而能孕育、此謂之暗經、卽一生亦是如此也、

介紹衛生方法　幸福三日刊　指導健康途徑

# 幸福報

紹儀署

第三十期

（民國十七年十月八日）

每份售洋二分

（館址上海浙江路洪德里四七八號）

**定報目價**

每三日出一張外埠五個月一元全年二元寄費在內國外定報照價加倍郵票代現九五計值

**廣告價目**

每期每格（共計五方寸）五元均排於新聞之旁如版入新聞中縫長期面議

## 本期要目

青年之陷阱
奇問
呵欠之益
水菓可爲藥
怪病奇治
胎教與人生之關係
外科自療法
飲白開水之利益
俞曲園醫學筆記
治遺尿症良方
流注症之治療法
醫海燃犀記（廿九）
杏林談藪（七）

## 奇問

甲問於乙曰、美術家以描寫曲線眞美之故、不得不以生人爲模型、何不率領學者向澡堂寫生而致受官廳之干涉、乙默想許久、乃徐應曰、彼官廳之干涉爲禮教耳、甲又問曰、禮教中人若絕對不可裸體、豈洗澡亦不去下衣乎、若終身無一時一刻之不穿衣、何以能生兒女乎、且何以我國自有禮教以來、人口之繁殖、獨冠全球乎、乙聞而大笑、曰奇問奇問、

余以爲問者之思想誠奇、而此事最奇之點、在一般號稱知識階級者、尙未知模特兒究爲何物、大率多呼爲裸體美人畫而不知其義爲模型也、今試有人口號於大衆曰、禁止模型、禁止模型、人不將笑爲瘋人哉、孔子繫易、有男女搆精語、而人不敢以爲褻者、一言以蔽之曰思無邪、（隨）

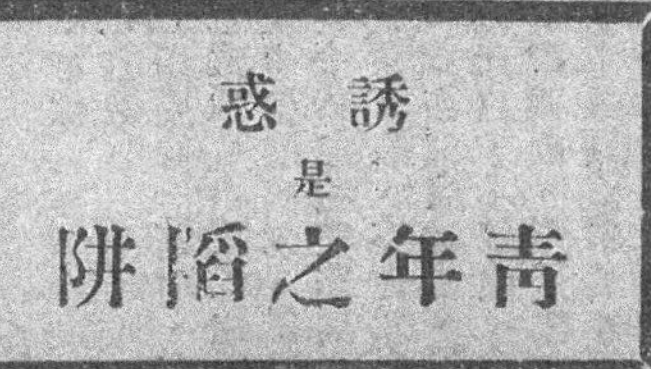


## 誘惑是青年之陷阱

中國人的心理、我眞有些不懂、爲什麼呢、因爲有種事情、明明是陷阱、他也知道是有害而無益的、但是他仍舊要走入其中、一些也不懊悔、唉、他不愛惜自己的身體嗎、他有厭世的觀念而故意如此嗎、但是觀他到了後來、也未嘗不懊悔、不過遲早些罷了、譬如淫書呀、裸體舞呀、以及手淫嫖妓種種事情、大家知道是有害的、然而大家歡喜去嚐嚐味兒、等到腎虧毒發、悔已不及、這完全是因爲受了一種誘惑的指使、所以在當時的時候一切都忘了、我從前有個同學、他是個杭州富翁的兒子、初來的時候、簡直是足不出校門一步、天天在那裏唸書、所以每次的考試、總是名列前茅、有一天、是星期日的下午、別的同學、勸他出去散散心、那知從此以後、他就天天想出去、不多幾時、居然認識了一個蜜司張、自然、他是一個富家郎、況且又有潘安宋玉般的面貌、在上海地方、要幾個女子、眞是易如反掌、但是他荒唐的功課雖然進步、學校的功課、卻因此而退步不少了、那次暑假的大考、就此名落深山、師長同學的待遇、也大不如前、他受了那次打擊之後、居然能覺悟了、懊悔了、從此懸涯勒馬、痛改前非、還復了他以前的生活、所以從前孔子說、『過勿憚改、』但是我以爲現在的青年、能夠改過的、卻寥若晨星、不可多得、像我那個同學、在現在時代、能有幾個呢、（涼月）

中華郵政特准掛號認爲新聞紙類

民國十七年十月八日　幸福三日刊　戊辰年八月念五日



**下期是……雙十節特刊……讀者注意**

下期本報准十月十號出版雙十節特刊、內容豐富、印刷精良、銅鋅版增加至七塊左右、開醫報之新紀元、幸讀者諸君、拭目俟之、

## 呵欠之益

（謝安之）

張口呼吸、謂之呵欠、故凡人於勞倦時、或沈悶時、因胸中養氣缺乏、所以呵入之氣、以補其欠缺也、由此觀之、呵欠乃天然治疾之良方、有益於身體、不可不察也、因人於呵欠之時、不但下頦之肌活動、卽胸中吸呼肌亦活動、目閉耳塞、鼻舉、舌變硬而彎上、頸伸而僵、呵欠之甚者、每歷時一秒或一秒半、耳不聽聲、卽如略距一鐘、呵欠之時、欲聽亦不聽焉、此皆證人當呵欠之時、多肌運動、其係非淺、人見雖非雅觀、而其已甚覺適意、而爲天然操練養肺之一法、故每人宜朝夕強作呵欠、不拘多少次數、能令肺痰瀦消、愼勿忽之、又耳痛喉腫諸症、每日能呵欠、則足助其痊愈、莫仲璵詩曰、覺來一呵欠、色澤神亦充、觀此呵欠之益早有人研究矣、

## 水菓可爲藥

（謝安之）

水菓一物、可稱爲天然良藥、所含之糖質、乃受日熱蒸熟者、性最滋補血液、且含水質酸質、二質頗善治病、食而覺爽、多因菓內含酸之故、凡合時而食、又細而嚼之、則不消化之病自無矣、間有患者、乃食水菓與菜蔬同時間及和有牛乳之食品等所致、雖然、獨宜與五穀之類合食、素問臟氣法時論曰、五穀爲養、五果爲助、（謂桃李杏栗棗也）、五畜爲益、五菜爲充、氣味合而服之、以補精益氣、若夫食之過多、及其生熟不均者、則又皆非所宜、嘗多費數文、購佳者鮮者、以免發痧、或泄瀉諸危候、食水果宜膳後、若無定時及膳間食之、仍有妨消化部運動、其汁蓋爲最要易之質、故用之必須合度、凡患寒熱往來之症時、及肝臟不張之人、食之最爲有益、頭風時食之亦效至於清瀉、尤其所長、惟無花果梅子葡萄與成熟之橄欖最神效、胆汁過多者、若數日內、食料專用水果、能見奇功、且其他各病、亦可依法以治之、祇須七日或十日之間、其酸質至胃而化成鹽質、可除血內之酸質、故患風濕病之人、可多食含酸之果、頭背痛者亦可、蓋其血含毒質、而水果足以敵之、至於堪爲小兒藥料、尤不少焉、總之、食肉者病多、食水果者病少、而腸亦滋潤、人能仿此行之、則無謂之痛苦自減矣、

## 醫林點將　怪病奇治（續）

宋愛人

一個吃小蝦蟆的女子……吐之卽愈
一個吃小紅蟲的男子……瀉之卽愈

余遂顧院僕曰、其速盥爾手、速取余自製之瑞霞香一炷來、在此玉鐘中敬燃之、然後取桶、置光線充足處、揭起桶蓋、請王先生驗之可也、僕一一如余言、時王子神情已定、起立俯身而視、忽掩目却走曰、此可怖之小紅蟲、蠕動一如舊狀、足令僕驚魂復碎矣、先生乎、此蟲旣出、僕之胃腸、從此清潔、而僕之怪病、亦從此良已、再生之恩、其何以報也、余曰、爾我知己、此亦無庸致謝、然君之心疾、確已痊愈、君果幸、亦余之幸也、惟此萬千小紅蟲、其吸君脂膏也、實已無算、君其見否、曾較春間爲肥碩否、王子笑曰、此蟲殊可惡、然依仗先生神術、今已不足爲我患、請貴价棄之可耳、一腔心病、從此全銷

傳曰、妖繇人興、諺曰、見怪不怪、其怪自絕、世人之病於疑神見鬼者、其卽繇於心地之不光明乎、不然神在何處、鬼爲何狀、吾人其知之切有見之眞否耶、若薏丹與[illegible]梅、亦不過杯弓蛇影、類於庸人自擾耳、然而病者、自必賴乎醫藥、而醫亦要有眞實工夫、司命之職、未可全賴乎巧騙、然亦間有實無其病、而竟有形影之疑、因疑致病、病實爲疑、則疑之爲病，甚於風寒暑濕之所傷、而斷非發表攻裏所能治、於是不得不出其巧騙、爲心理之慰藉矣、薏丹吐出之蝦蟆、僞也、而王子瀉下之小蟲、迺余預囑院僕、捕之池沼、匿之紬底、第王子殊敏銳、先時故使其目覩此淨桶之殊清潔者、所以絕其後日之或有所疑也、然此紅蟲、密藏桶中、亦殊不易、故必待其痛劇欲瀉、神識煩亂之時、而後可以一試、余之所以目示院僕者、正爲此著、則王子之小紅蟲、雖眞亦僞也、噫、心理治療、其神效有如此、誠壽世之靈芝者矣、（下期請壽芝先生續）

第一卷　社會定期刊　第十三期

## 外科自療法（續）

李振聲

症狀—痔者、即生於肛門之瘡也、方書有牝牡蟲血之異、醫宗金鑑更列二十四名、然皆以其形色之不同、致命名之互異也、此症初起、肛門腫滿、結如梅李核、甚者變而爲瘻、或生於肛門之內、或發於肛門之外、更有在肛門之兩傍者、名曰臟毒、在兩陰之間者、（即肛門之前、腎囊之後、）名曰懸癰、（又名曰海底漏）久則破潰而出膿血黃水、浸淫淋瀝、漏而不止者難治、故患此者、不可不預爲之防也、

診斷—患者多爲陰虧火旺、大便燥結、喜飲辛燥之品、（如煙酒等類）而大腸素有濕熱者

治療—寡色慾、節飲食、爲此症治本之策、其普通之治法、則內服六味丸如減、外用石菖蒲忍疼籐煎湯熏洗可也、惟此症亦有虛實之分、若唇白面色痿黃、四肢無力者、屬氣血兩虛、宜十全大補湯倍川芎參耆、外用童便洗之、其血自止、若勤苦勞役、負重遠行、或肛門圍遶摺紋破裂者、屬火燥症也、皆宜服止痛如神湯消解之、故雖同一痔症、而其治法則迥然不同、奈今之西醫、徒恃其手術之靈敏、器械之精良、不求其本、但齊其末、亦何怪其愈而復發也、完

## 治療遺尿症之良方

（一）用大甘草頭煎湯、每夜令其服之而睡、

（二）用赤小豆葉搗汁代茶飲之、

以上兩方日夜並服、未有不效、

## 流注症之治療法

清華

流注之症、塊核愈大、潰出膿漿、痛苦不堪、用久陳奶奶草、（又名乳草）洗淨二三莖、與針刺七孔之雞蛋一個、和水煮之、煮至熟時、去渣與湯、只喫蛋、二三次即愈、　再用露蜂房一個、愈大愈好、（大者力更大）和水煮之、煮至濃厚時、去蜂巢、取蛋和湯飲之、

## 俞曲園醫學筆記（九）

（秦又詞）遺稿

△呼氣治羸瘠

宋黃休復茅亭客話云、僞蜀眉州民、姓家氏、名居泰、中年惟一男、忽患羸瘠、父母日夜焚香、望峨嵋山告孫眞人、禱乞救護、後夢神告云、汝男生時受父母氣數歉少每日父各呵氣、令汝男開口而嚥之、如此三日當愈、夫婦依之、諸苦頓愈、按此法有理、每見少年尩羸者、醫家云、先天不足、此或可以治之乎

△高若訥

宋葉夢得避暑錄云、士大夫子天下事、苟聰明自信無不可爲、惟醫不可強、本朝公卿能醫者、高文莊一人而已、尤長于傷寒、文莊鄆州人、至今鄆多醫、尤工傷寒、皆本高氏、按文莊即若訥也

## 飲白開水之利益

（王鎮華）

茶葉是容易生濕氣的、而且有了飲茶的習慣、或茶癮、面皮一定要加黃、你看泡過茶的茶壺上、或者是過了一日的茶杯裏面、都有那茶汁的黃色、滯在上面、要洗掉他是很費事的、那就是一個極明白的證據啊、我勸諸君與其飲茶、不如飲白開水、既經濟又省事、而能解渴的效力、是一樣、好不好哩、

## 胎教與人生之關係

（楊志一）

吾人欲愛子孫賢　不可不注重胎教

胎教者、凡孕婦未生育以前、先修身節慾、勿使胎兒受惡影響是也、胎教一道、自古注重、考諸歷史、首推孟母、目不視惡色、耳不聽惡聲、心不妄想、非禮勿動、結果乃生孟子之偉大人物、則孟母則不可謂非女中堯舜也、降至近世、胎生學興、因知不但於賢愚善惡、發生密切關係、即於疾病上尤多遺傳性、則胎教人生關係、至爲巨大、實不可不及早注意者也、蓋子女與父母息息相關、未出世以前、謂之先天、既出世以後、謂之後天、先天之善惡強弱、全視父母之居心行事、起居飲食如何爲斷、後天之善惡強弱、全視父母之教育如何爲斷、是故有良善之父母、乃有良善之兒女、（如孟母之生孟子）有作惡之父母、乃有作惡之兒女、（如父殺人報仇、子則白晝搶劫、）有嗜好之父母、乃而嗜好之兒女（如父母嗜酒、兒女亦嗜酒、）有疾病之父母、乃有疾病之兒女、（如父母有梅毒癆病、兒女亦必有梅毒癆病、）此事實如此、毋可不認者也、又嘗觀古今豪傑有爲之士、多生於篇偪之家、淫蕩不振之子、多產於富豪之族、此固造物之平等待遇、惟推其原因。一由于出世以後的教育與環境之刺激、一由于胎兒時期感受母之憂鬱與悲傷的影響、早已種刻苦自勵之因、反之父母驕奢淫逸、其子未有不敗家者、吾鄉古巨商周扶九嘗有言曰、子孫賢、要錢做什麼、子孫不賢、要錢做什麼、此老商場健者、飽經世艱、亦了然于教育之重要也、

出版務求信用有切實保證　又名社會醫學常識報　主持者有學識經驗及人格

## 長篇小說　醫海燃犀記（三十九）

（余不平）

### 第六回　黃漢強踏破工人腳　女醫生搖亂浪子心

漢強道、我從廣東初到上海的時候、人地生疎、暫時在他那裏幫忙、現在意見不合、太概不久就要脫離的、我自己還有個三百二百、再寫信回去、叫家內再寄幾百元來、也來開一個小小的醫院、來維持生活、惠卿道、我這裏正想請一位醫生來合作、不過沒遇到一個性情相合的人、先生如不見棄、我們合作起來、將來定可發達的、說着、他上牙咬下嘴唇、凝眸向漢強注神的一看、漢強被他這一道無線電打來、渾身如觸電一般的發麻起來、心房兀自砰砰的亂動、一句話兒都說不出、再留神一看、他人材兒雖不十分美貌、但是長長白白的臉兒襯着兩個蘋果色的腮兒、蓬鬆的頭髮兒、曉星般的眼珠兒、倒還不差、身上的衣服、雖不十分豔麗、也還入時、漢強心裏想想、我如果和他合作起來、倒也是快樂極了、便回答說、恐怕我才不勝任、如果合作做去、總要望你的指導、惠卿說、先生講那裏話、大家互助、指導這兩個字、我是不敢當的、當下又說了些閒話、于是約定第二天、就搬到院內居住、

## □杏林談藪（四）（仲圭）

及進食、又嚼麵一巨碗、或叩其量能飲幾何而醉、戴曰、自亦不知、家貧酒貴、平生未嘗饜醉、如今日之飲、亦不多有、先君在日、家亦中貲、顧嗜酒、牀前常置巨甕一蓄良醞、晨興推枕、即滿引一瓢、三餐不食五穀、皆以酒、偶疾則以酒和飯食之、初不咀嚼、然亦不常病、坐是薄產皆化作杯中物、余兒時即習之、然余不奇在能飲、而奇在能飯、飲亦未嘗妨食也、（未完）

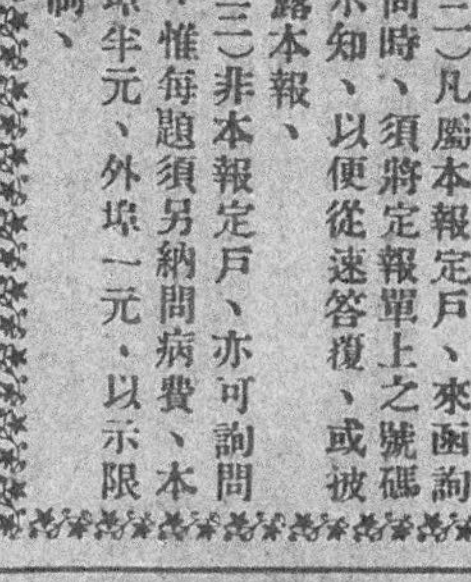

## □問病須知

（一）凡投函問病者、對于起病原因、現在病情、經過治療等等、均須詳細申述、如字跡潦草、以及所述不明者、恕不答復、因病關生命、非同兒戲、

（二）凡屬本報定戶、來函詢問時、須將定報單上之號碼示知、以便從速答復、或披露本報、

（三）非本報定戶、亦可詢問、惟每題須另納問病費、本埠半元、外埠一元、以示限制、

## 幸福之門

### □陳學海君問

鄙人前年五月間、肛門旁紅腫疼痛、後穿二個小洞、醫治無效、後經割治二次、亦是仍然、至今常常流水、有時且痛、請示治法、

### □答陳學海君問（楊志一）

據所述恙病狀、誠是痔漏、內經云、因而飽食、筋脈橫解、腸澼爲痔、又云、督脈生病爲痔、此由精氣脫泄、陰火流注所致、惟延久成管、血水淋漓、一切割治及外治、均難奏效、非內服[illegible]中兼消之藥不可、青龜丸實爲最妙之治法、該丸恐無現成者出售。特將藥品及製法開列于後、龜版一兩、茯苓八錢、黃耆八錢、當歸尾八錢、潞黨參六錢、苡仁六錢、穿山甲六錢、瓦松炭五錢、白芷二錢、槐米一兩、乾青苦六錢、羊蹄後爪（即野大黃根）五錢、柿餅八枚、以上共十三味、共研細末、白蜜四兩及爲丸如梧桐子大、早晚每服三錢、久久自效

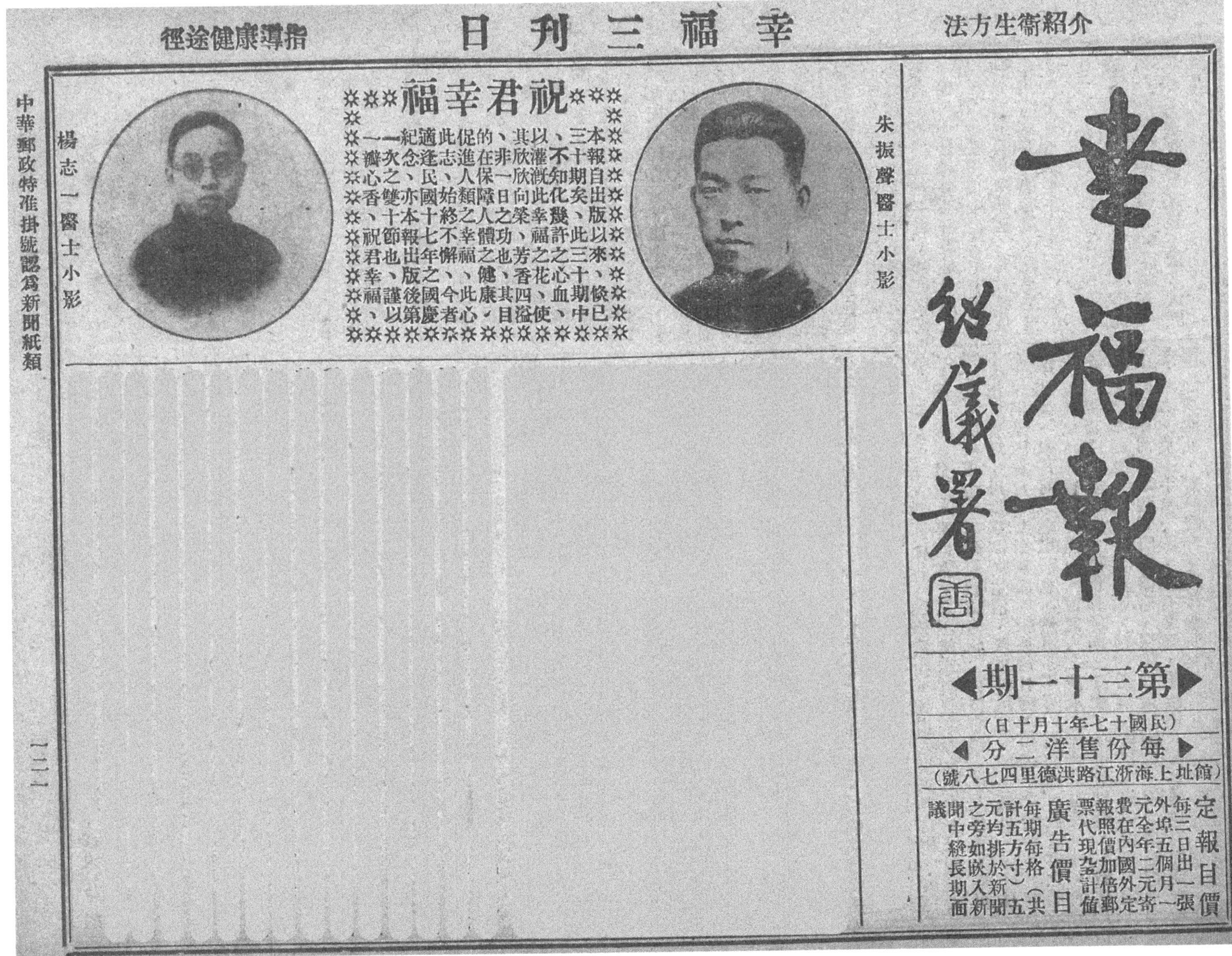

幸福三日刊

介紹衛生方法　　指導康健途徑

# 幸福報

紹儀署

◀第三十一期▶
（民國十七年十月十日）
◀每份售洋二分▶
（館址上海浙江路洪德里四七八號）

定報目價

每三日出一張、外埠五個月一元、全年二元、寄費在內、國外定報照價加倍、郵票代現九五計值

廣告價目

每期每格（共計五方寸）五元、均排於新聞之旁、如嵌入新開中縫、長期面議

## 祝君幸福

本報自出版以來、倏已三十期矣、此三十期中、不知化幾許之心血、以灌溉此幸福之花、使其欣欣向榮、芳香四溢、非一日之功也、其目的在保障人體之健康、促進人類之幸福、此心此志、始終不儕、今者適逢民國十七年之國慶紀念、亦本報出版後第一次之雙十節也、謹以一瓣心香、祝君幸福、

朱振聲醫士小影

楊志一醫士小影

中華郵政特准掛號認為新聞紙類

一三

# 談談子懸的笑話

宋文玠女士

吾嘗看見女科妊娠門中所載的奇怪病名、像那妊娠四五月發現心胸脹滿痞悶、一症、便叫做子懸、這不是奇怪極了嗎、講到懸字的意義、豈不是掛在懸空嗎、怪不得著書的人。就從懸字中鑽想進去、想出許多奇奇怪怪的論調來、最可笑的、要算趙養葵所說的「此因命門火衰、腹中寒冷、不得已上就心火之温」又有何松庵說的「懷胎近上、脹滿疼痛、名曰子懸、子懸者、濁氣舉胎上湊也」、但是胎是有形的東西、怎能跳過腸胃橫膈膜湊到上面來呢、還是腸胃橫膈膜立刻讓了地位、來容這四五月大的胎孕呢、那是萬萬沒有這種事情的、即使果有這種怪事、恐怕一切的機能、都要立刻停止工作了、那裏止患脹滿痞悶的這些小病、就可以罷了呢、况且趙養葵既說是命門火衰、爲什麼用理中湯去治中焦、何松庵既說濁氣舉胎、爲什麼反用川芎人參升他胎氣、豈不是自相矛盾嗎、其實這個病症、也不過是胎氣壅滯、濁氣上逆罷了、倘若認爲有形的胎孕上湊、方見這種病症、難道沒有胎孕的人、便沒有這種病狀、豈不成了大笑話嗎、

幸福報三日刊紀念

# 壽域同登

中華醫藥聯合會贈

中華醫藥聯合會章

# 家庭和醫學的關係

樊慧珍

家庭和醫學、是很有關係的、爲什麼呢、因爲一個人誰沒有家庭、又誰能免除疾病、那末有了病、又怎能不醫治、假使自己能夠懂醫、那就便當了、這是家庭和醫很有關係的一層、况且現在的人、往往不講究衛生、嗜欲多端、愛好橫生、像內經說的、以妄爲常、以酒爲漿、醉以入房等、所以常生疾病、倘使自己家裏的人、能夠明白醫道、那就可以曉得怎樣是有礙衛生的、又怎樣攝生、可以使身體強健、倒也是衛生的一法、這是家庭和醫學很有關係的第二層、再如家庭裏的人、不幸生了重病、就要請別的醫生醫治、那末對於病人的虛實很明瞭、對於醫生用藥的得當與否、可以辨別和參酌、不致爲庸醫誤了、這是家庭和醫藥很有關係的第三層、就這樣三層着來、可見得家庭和醫學的關係、是很重大了、

# 幸福眞諦

朱振聲

余望讀者諸君自今年雙十節後享受眞正幸福

知之矣、今人之所謂幸福者、不過於衣食住三者中、能滿其慾而已、否則、不得謂之幸福、出斯言者、果爲世人所公認、想者之中、亦有爲然者、噫、此皆未知眞幸福者、求幸福之眞諦、不在乎華服、不在乎美食、不在乎洋房、而在乎精神也、昔先生曰、富人未必皆幸福、窮人未必皆不幸福、旨哉斯言、諸可謂知幸福眞諦矣、彼豪富者、營運其腦力、以求致富之術、朝至暮、持籌握算、姑不論其妻妾之要求、及兒孫之浪費、在日世風日下、盜匪橫行、綁票叢生、故出入反失其自由、若遇關、更屬危險、是則富翁之不能享眞正幸福也明矣、反觀夫婦雙、共居田舍、不知憂愁爲何物、日出而作、日入有息、全賴指之耕織、以度其快樂生活、雖世外桃源、不是過也、每逢佳、則飲酒賞月、其樂無窮、較彼終日處於煩惱中之富翁、其苗相差、果不可以道里計也、然事亦不可一槪而論、彼富翁之能幸福者、未嘗絕無僅有、而窮人之能享幸福者、亦難一致、惟者無論其爲貧爲富、要皆有健康之身體、活潑之精神、方能享正之幸福也、然欲身體健康、精神活潑、非從事研究醫學、宗岐黃不可、本報以研究醫學、保障健康爲宗旨、故欲享受眞正福者、莫不手執一紙、愛不忍釋、此無他、蓋本報確有促進幸之功能也、賀諸讀者、以爲然乎、

第一卷　社會定期刊　第三十一期

## 醫林點將　怪病奇治

（李壽芝）

### （一）一個借劍治噎之奇案

病有發于內因者、有發于因識者有發于不內外因者、察其因而定其治、處方用藥、經藉可得而尋也、若乃出乎三因之外、而醫藥有時窮者、則奈何、是不能不別出手眼於無治法之中求治法、如吾聞謝利恆先生借吞劍之法、愈糰窒咽喉事是。武進一老者、頗孤傲、好爭勝、一日食糰于肆、主人稔其性也、戲之曰、能不咀而吞者、願毋付值、老者吞、此易事耳、頃盡四五、肆主人曰、斯不足異、能許我擇堅實者而並吞之、一任若食、老者嗤曰、是何難、盡而器來、須知乃翁剛亦不吐者也、肆主人乃以堅若鐵丸、且蘊肴菹者、兩兩聯之、進與食、老者一咽而吞其二、再咽而吞其四、三咽、而吞其六、三咽之後、食管脹、氣管狹、呼吸遂微、纖一息、不絕如縷、肆主人大恐、急延數醫、有曰痛在上焦、可吐之、有曰病爲食積、可下之、適先生有事返常、見狀遂闢衆議曰、疾不可爲也、在咽之下、脘之上、吐之不得、下之不能、糰以滯而難下、氣以塞而難道、堅窒于上、故藥不能入而涌之、未糜于中、故藥不能攻而蕩之、如溝渠之壅、非決之排之、不能濬瀹、藥石不能爲力也、方躕躕間、或聞鼓譟之聲、則羣兒擁一猴戲者來前、先生頓觸靈機、因召猴戲者、問能吞劍否、曰固所能也、先生曰、病者糰梗于咽、藥不能下、若試使吞劍之法推之、俾糰入中脘、則可救也、猴戲者辭、強之始可、遂以一細柔籐、截其端、磨去稜、塗脂其上、如法而漸下、覺有物阻其前、已而推之、果移、再進復下、三進而至底、戲者曰、至胸部矣、不可再進、探之果歷歷梗于中脘之間、復按摩之、灌以姜湯、有頃、氣蘇、前醫曰、此可吐可下矣、先生曰、猶未也、糰方入胃、何從而吐、食仍未糜、何從而下、當與運脾消積之藥、如麥芽、神粬、雞肉金、山楂等、外以皮硝貼胸間、蓋變通之法也、夜間覺化而至腹、翌日進攻下之劑、晚得大瀉、加以調理遂痊、

李子曰、醫之爲道難矣、存乎心、通乎神、識超智卓、不可以臆斷而旨從、讀古書貴能變通、觸類引伸、因利置便、斯可謂神而明之矣、若謝先生之治此疾焉、見事眞、論理確、處治妙、尤能于倉卒之間、出法外之法、其智識詢高人一等、然老者獲遇先生、更得値猴戲者、其不死殆有天也、抑吾聞之郭子曰、凡糯食之梗塞者、以酒藥少許灌之、須臾便消、蓋酒藥一勺、可以醞一甕之釀、是亦一法焉、貢之幸福、竭誠領承忠實之批評（下期請承忠先生續）

## 俾壽而康

幸福三日刊　千秋

上海中醫學會題

## 瘧疾之研究（中）

（楊志一）

□日日瘧　□間日瘧　□三日瘧　□瘧母

□三日瘧　瘧者虐也、瘧而三日一發、以常理衡之、似輕淺之症、實則乃瘧疾之最重最深者也、蓋瘧疾一日一發者、邪淺而正氣未衰也、間日一發者、邪猶在三陽爲病也、若夫三日一發、則正氣已虛、邪深伏三陰之裏、胃失健運之責、營衛先調和之機、其人衛陽不足者、則必寒多而熱少、其營陰不足者、則必熱多而寒少、救治之道、惟扶正達邪一法是尚、方以六君子湯爲主、其寒多不退者、六君子湯加乾薑、附子、桂枝、鹿角霜等溫陽之品、其熱多不退者、六君子湯加銀柴胡、青蒿梗、何首烏、炙鱉甲、當歸、牛七等益陰之品、其脾寒兼痰濕甚者、六君子湯加常山草菓二陳等運脾之品、以此權衡出入、無不得心應手、惟須詳辨脈症、如陽虛者、脈必沈細、苦必白膩、陰虛者脈必弦數、苦必薄或絳或剝、其脾寒濕甚者、苦必滑膩、脈必濡遲、此辨症之大要也、因此可知先賢所定小柴胡一方、所以必用人參者、蓋欲扶其正氣、杜防邪入三陰、而免三日瘧之變其意大可深長思之也、（未完）

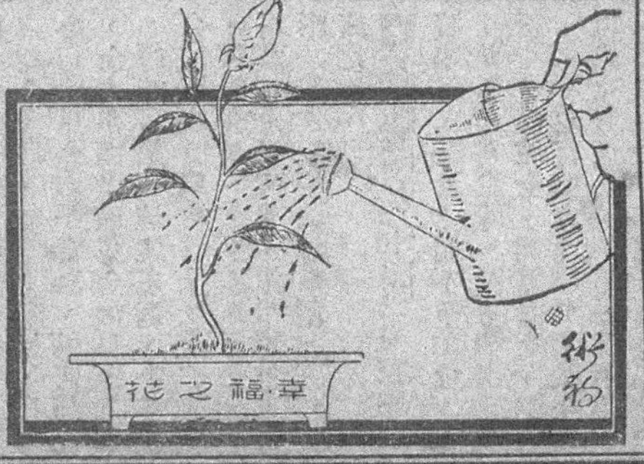

主持者有學識經驗及人格　　**又名社會醫學常識報**　　出版務求信用有切實保證

## 雙十之會

朱良鉞

有一天的下午、陡然間由僕人送進一張請帖、但見上面寫着、

謹擇於中華民國十七年十月十日下午十時請駕臨中華大禮堂討論中醫界改革及發展事宜對於將來前途之幸福頗鉅倘希撥冗光臨爲盼　上海中醫醫報公會謹啓

當晚所到的都是海上名醫、如夏應堂、丁仲英、謝利恆、楊志一、丁濟萬。吳克潛、張汝偉、陳存仁、祝味菊、陸士諤等等、在下到的時候、但見一堂濟濟、正在那裏預備開會、等到鈴聲一響、衆人都恭恭敬敬向國旗黨旗行三鞠躬禮、當時公推祝味菊先生爲主席、報告開會宗旨、略云、**中醫界**迄今數千年、素抱秘守主義、不知公開研究、所以中醫的學說、祇有退化、沒有進步、至於報章雜誌、更屬罕聞、那知到了**今年**、好像雨後春筍、頗覺發達、但是物多必濫、不可不加以審查、所以敝會今天請諸位駕臨、互相討論、希望從今天**雙十節**之後、吾中醫界**同**人、萬衆一**心**、破除意見、一方面聯絡中藥界、互相**合作**云云、此後各位名醫、都有言論發表、結果議決如下、

(一)醫藥雙方共同合作、

(二)雙方均不准罷工、

(三)宣傳方面、由『幸福』『康健』『衛生』等報負責、

(四)各醫報均須加入上海中醫醫報公會、

(五)新出各醫報、須經中醫醫報公會審查合格、方准出版、

(六)本案自雙十節起、即發生效力、

正在這個時候、忽聽得外面有人叫道、『中醫花報、』剛剛出版、在下張目一望、原來是南柯一夢、手裏那株禿筆、還是握着不放、原來方纔想做篇雙十節幸福報特刊的稿子、正而無從落筆、現在不妨一紀錄、名之曰『雙十之會、』

定閱幸福報全年之贈品

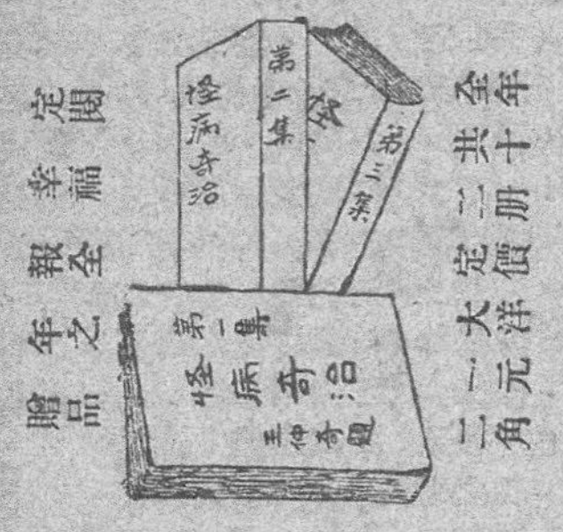


全年共十二冊　定價大洋一元二角

本報每期所載之怪病奇治、現已印成單行本、贈送全年之定戶、（每月出版一冊、全年共十二冊、）不取分文、如非本報定戶、欲單獨購買者、每冊售大洋一角、而不折不扣、存書無多、欲購從速、

幸福報出版紀念

# 幸福之花

神州醫藥總會謹祝

## 幸福之門

### 瘦蘭女士問

余年纔二九、已不幸而爲棄婦矣、其被棄之理由無他、即不能生育是也、然余性好醫學、雖未從師入學、然對於海上各醫報、無不購閱、知女子之所以不育者、其原因甚多、有由于月經之不調、有由于白帶之太多、有由于子宮之不正、凡此種種、均能使婦人不孕、然余自問月經固每月一臨、不先不後、不緊不讒、白帶雖有、並不甚多、況姊妹間、亦未聞有因少許之白帶、而致不孕者、致于子宮之是否不正、余固不能自知、然嘗一度求治於本埠某西醫、據云、並無歪斜不正之態、然則余何以而致不孕、豈天之絕余後耶、彼堂上翁姑、抱孫心切、見余之不育也、恨何如之、余夫亦因之而視余如眼中之釘、嫖妓宿娼、流連忘返、今竟促余歸甯矣、嗚呼、余受莫白之冤、何從告訴、與其上訴于公堂、曷若請求于醫界、俾明眞相、而斷是非、倘能破鏡重圓、不勝感謝之至、

### 答瘦蘭女士問

朱振聲

讀來函、悉女士因不孕之故、竟至被逐而爲棄婦、誠可憐矣、況女士身體健全、並無暗疾、則女士之有生育能力也明矣、然今竟以能生育之女子、而變爲不孕、則其中必另有他故、余讀至『嫖妓宿娼、流連忘返』句、乃知女士之所以不孕者、非女士之咎、乃尊夫之過也、要知良田沃土、不生空殼之稻、尊夫既喜嫖妓宿娼、則腎陰之虧損、可以知矣、（至於是否有『陽痿』『精遊』等症、因女士並未論及、亦不敢臆斷、）要知生育一事、於夫婦雙方、均有密切之關係、非女子個人之職也、經云、兩精相搏、合而成形、兩精者、男精女卵是也、若女卵雖健全、而男精不足、或男精雖足、而女無健全之卵、均無生育之望、今尊夫自不能節慾以保精、而反責女士之不育、[illegible]、有重圓之望、花謝有再開之日也、

介紹衛生方法　　幸福三日刊　　指導健康途徑

# 幸福報

銘儀署

◀第三十二期▶

（民國十七年十月十四日）

◀每份售洋二分▶

（館址上海浙江路洪德里四七八號）


**定報價目**　每三日出一張、外埠五個月一元、全年二元、寄費在內、國外定報照價加倍、郵票代現洋計值

**廣告價目**　每期每格（共計五方寸）五元、均排於新聞之旁、如嵌入新聞中縫、長期面議


## 本期要目



## 不藥療病法

粲府丰洞泄不已、日夜數十行、身倦神疲、更數醫治之罔效、賓朋有以山東楊先生薦者、因延楊先生入、暢談日月星辰躔度、及風雲雷雨之變、口講指畫滔滔數萬言不絕、自辰至未、病者聽之竟忘其困、楊笑曰府丰病愈矣、何藥爲、衆人咸異之、請其故、楊曰、治洞泄久不已之人、先問其所好、好棊者與之棊、好樂者與之樂、使意專注與所好、忘其所苦、洞泄久者、十九日以爲每隔數分鐘、必泄一次、於是心理上即有習慣性的暗示、雖無泄物、亦必登圊強泄、故投其所好、暢談不止、則破其習慣性的每隔數分鐘必泄一次之心理、而洞泄自止、其病自愈、余謂府丰好天文五行家學、投之所好、聳其聽聞、即所以治其病也

## 接吻

是

傳染病唯一之媒介

我並不是反對接吻、一個人在情感衝動、愛情熱烈的時候、誰不要接吻呢、所以接吻可說是男女雙方愛的表現、但是我們拿醫學上的眼光來觀察起來、接吻是一件很危險的事情、各種疾病的微菌、往往借那接吻爲媒介、而傳達到對方、這種因接吻而傳染的病人、要算上海最多了、我這句話、並不是說外埠人不接吻、也不是說上海人天天要接吻、實在是因爲上海地方、煤氣太重、人口太多、所以空氣亦非常渾濁、患肺病的人很多、這是一種關係、況且上海社會、淫風太熾、加以青年男女、智識早開、所以性的方面、也比較外埠人容易衝動、譬如遊戲場呀、影戲院呀、處處地方、都可以使男女青年發生情感、所以接吻這件事、在上海人眼光中看來、簡直是不算一會事、因此不論你是患梅毒的、或者是患肺病的、祇要在情感熱烈的時候、能夠忘去一切、而與對方接吻、這不是很危險的事情嗎、我寫到這裏、有個朋友在旁邊說道、照你這樣說來、豈不是永遠不可接吻麼、他這句話未免太過分了、我的意思、並不是不可以接吻、不過希望接吻的男女、慎重一些罷了、從前古人說、『病從口入、』或者就是指此而言吧、

（涼月）

中華郵政特准掛號認爲新聞紙類

幸福三日刊

民國十七年十月四日

戊辰年九月初二日

**讀者福音**

本報自銷路激增後、以前所存各期、均已銷售一空、以致發來購者、不免抱殘守缺、實屬抱歉、本報為深慰讀者期望及圖全信用起見、不惜巨本、將所缺各期重行出販、現在印刷期中、缺報諸君、幸稍待焉、

## 憂鬱不已便成勞瘵

（樊須欽）

俗語說道、傷風不已變成勞、據我看來、傷風咳嗽、雖然有製造癆的可能、卻沒有比那憂鬱不已、容易變成勞的利害、何以故呢、因為傷風究竟是很輕淺的外感、只須輕輕地發表、便可以安好、或者不服藥也可以痊愈的、何致于遽成勞病呢、今年五月裏、我也偶爾不慎、感冒風邪、起初寒熱咳嗽、後來咳嗽延長、卻有兩個月、但從沒服過一湯一藥、現在竟安然無恙、不過我逍遙自得、不成勞病罷了、可見得遇到傷風、決不是便有成勞的傾向、講到那憂愁鬱悶、久久不已、那就要造成勞病哩、什麼肺結核呀、骨蒸勞熱呀、氣虛膨脹呀、馬刀挾瘿呀、那一樣不是由憂愁而結、抑鬱不伸的起因嗎、為什麼憂鬱不已、會成這許多病呢、因為臟腑的氣血津液、要他流通才好、如果一鬱結、那氣血便停滯了、素問裏說『心有所存、神有所歸、正氣留而不行、故氣結矣、』就是這個意思、所以淋巴液、不能流通、就變成結核挾瘿、血管裏的血液、不能流通、就變成骨蒸勞熱、三焦裏的水液、不能流通、就變成氣虛臌脹、臟腑裏的精微、不能流通、就變成形瘦骨立、終至于一命嗚呼、真是可哀呢、像我的亡妹就是因憂鬱不已、患結核勞瘵而死的、現在說來、還有些餘悲啊、從前孔北海先生說得好『憂能傷人、則此子不永其年矣、』內經說道『脾愁憂而不解、則傷意、意傷則悗亂、四肢不舉、毛悴色夭、』又有一段說『二陽之病發心脾、女子不月、傳為風消息賁者死不治、』可見憂鬱的確有致人死命的可能、何等危險呢、所以我以為古人所說的傷風不已、便成勞、應當改為憂鬱不已、便成勞、那才確切哩、

## 簡易治心痛方

徐祝三

法購刺參三五（向南貨店去買）剖之、取其腸、焙乾研末、[illegible]發時以紹酒吞下、隱痛頃刻可止、屢試屢驗、較特報紙吹牛之名藥、真不可同日語、且刺參仍可供酒席之需、於經濟上並無損失、世之患斯症者、盍嘗試之、

## 急救誤吞碎玻璃

徐祝三

小兒喜玩碎玻璃、有時戲含口內、誤吞腹中、腹即大痛不止、急取赤豆煮粥、使小兒儘量飲之、再服瀉藥一劑、赤豆能包玻璃而瀉出、實驗之談、願吾閱報諸君、緊記在心、切勿既已知之、而又疑而不信也、

## 記用白翠治目之功

許君弁

余友江君雅卿、少與余同學、相愛甚篤、而江君以求學懇摯、終日閱書、纖靡不厭、後數年、竟兩目昏花、不能見物、乃請名醫診治、服以決明、青葙、青黛、木賊、蒺藜、菊花、桑葉、等類、終無一效、後遂蹉跎不能自失、心甚惆悵、去年余在里、曾得江君手書、云起目疾之事、託余代為選擇一單方、余細思之、曾記吾鄉黃山有白翠之艸、可以明目、不日即訪之數柯、先將根節刪去、後將苗揀入釜中蒸之、待熱氣出、即將病人之眼向釜中薰蒸、每日數次、調理匝月、竟目明自矣、

## 醫 點將林

## 怪病奇治

（吳承忠）

### 一個中蜘蛛毒的老人

有余姓老人者、因疝氣病服蜘蛛、後遂習以為常、嗜之成癖、每日非服不快、如見牆陰屋角、有大蜘蛛結網、則心喜欲狂、必千方百計、取以供食、其食法、乃以黃烟裹蜘蛛入旱烟管內吸之、此老人家頗富有、趨附者眾、以是親友中常有饋蜘蛛當禮品者、而在老人視之、因以蜘蛛為勝參燕萬倍也、其後、遂得一症、遍身奇癢、而嗜蜘蛛亦愈甚、久之癢[illegible]而暈、奄奄一息矣、諸醫莫能治、有友言於予、予曰、此中蜘蛛毒也、速取羊乳頻灌之、並塗敷周身、果漸而愈、此等治法、古籍未載、予係在舊書攤上購得鈔本無名醫書十餘頁、中有羊乳可解蜘蛛毒語、因此悟出、可見開卷有益、破爛書正有奇文芳品也、

（下期請文芳先生續）

第一卷　社會定期刊　第二十三期

## □俞曲園醫學筆記(八)

(秦又詞)遺稿

▲婦人之脈

朱儲詠祛疑說云、夫所謂脈者、此皆知王叔和之詩訣矣、婦人之脈、惟以尺脈之常盛常弱與男子爲相反、而脈訣謂反此背看、竊疑其有說也及觀褚澄尊生經、而荷之疑者、始以自信、尊生經曰、男子陽順、自下生上、故極下之地、右尺爲受命之根本、既受命矣、萬物從土而出、惟脾爲先、故尺上之關爲脾、脾土生金、故關上之寸爲肺、肺金生水、故右手之寸越左手之尺爲腎、腎水生木、故左手尺上之關爲肝、肝木生火、故關上之寸爲心、女子陰逆、自上生下、故極上之地、左手之寸爲受命之根本、既受命矣萬物從土而出、惟脾最先、故左手寸下之關爲脾、脾生土金、故關下之尺爲肺、肺金生水、故左手之尺越右手之寸爲腎、腎水生木、故右手寸下之關爲肝、肝木生火、故關下之尺爲心、男子右手尺脈常弱、初生微妙之氣也、女子右手尺脈常弱、心火之位也、褚澄倘主爲宋駙馬都尉察脈如神、著書十篇、曰尊生秘經、此其一也、按此所言亦鑿鑿有理、而醫家皆不用其說、

▲論語

崇文總目、醫書類有法家論語一卷、不著撰人是醫家亦有論語也、

▲爾雅

絳雲樓書目、道書類有康眞彪藥石爾雅、此必服餌之方也

▲醫藏

國朝朱彝尊靜志居詩話云、殷仲春字方叔、秀水人、慕王績爲人、亦自號東皋子、以醫爲業、得錢卽入市買斷爛書讀之、念浮屠道士之撰述、皆編入藏、乃蒐收醫書、號爲醫藏、岐黃家以爲總龜焉、

▲張仲景治猿病

明李日華亦硯齋二筆云、張仲景入桐柏山采藥、過一病者求治、仲景診之云、子腕有獸脈何也、其人曰、我嶧山穴中老猿也、仲景出囊中藥畀之、輒愈、明日其人肩一巨木至、曰此萬年古桐也、聊以爲報、仲景斲爲二琴、一曰古猿、一曰萬年、

## □瘧疾之研究(下)

楊志一

□瘧母　瘧久不愈、脇下結塊者、謂之瘧母、仲景金匱原文謂爲癥瘕、後人釋之曰、邪假血依痰、結爲癥瘕、僻處脇下、幾成負固不服之勢、余謂瘧邪伏於營血之中、衛氣會而始發、留連表分、久而不解、始則衛受邪之薰蒸、水液不清、故小溲多赤、繼則營受邪之醞釀、血液不清、濁質之血、循血管輸入脾藏、逐漸積累、日以益大、脾藏因之腫大、況瘧每夾痰夾濕痰濕從而助桀爲虐乎、其癥塊多見於左脇下者、以脾位於左、與胃相抱也、仲景設鱉甲煎丸一方、提邪退熱、破血散結、行氣化痰、無所不備、實爲脾藏腫大之瘧母無上良藥也、

附考鱉甲煎丸方

鱉甲　射干　黃芩　紫胡　鼠婦　乾薑　大黃　桂枝　石葦　厚朴　紫葳　半夏　阿膠　芍藥　牡丹　蟅蟲　葶藶　人參　瞿麥　蜂窠　赤硝　蜣螂　桃仁　以上共二十三味、藥性猛烈、未知用法、萬勿輕投、

考金匱瘧病篇所論癉瘧、完全與內經瘧論相同、惟金匱本條未出治法、按就陰氣孤絕、陽氣獨發而言、則撤熱存陰、自是正法、唐容川曰、治少陰宜雞子黃湯、治陽明宜白虎陽、後世如淸瘟敗毒飲一方、可以兼治、其說是也、金匱又云溫瘧者、其脈如平、身無寒但熱、骨節煩疼、時嘔、白虎加桂枝湯主之、按內經以先熱後爲溫瘧、仲景自言撰本素問、此說與素問不符、恐有錯誤、查此節承上節癉瘧之後、上節既未出治法、此溫瘧蓋癉瘧之誤、承上節而推廣之、並出治法也、

## □妊娠期內逐月養胎法

(王岐山錄)

妊娠一月、名始胚、此時係足厥陰經脈養胎、稱爲幾正、足厥陰內屬於肝、主筋及血、故血宜流暢、勿過用力、寢必安靜、飲食宜精熟酸美、頻飲大麥、毋食腥辛、毋令恐畏、若卒驚舉重、則腰痛、腹滿胞急、宜用烏雌雞湯預安之、

(烏雌雞湯)　烏雌雞　茯苓　阿膠　吳茱萸　麥門冬　人參　芍藥　白朮　甘草　生姜

妊娠二月名始膏、百節皆痛、是爲胎始結、此時足少陽經脈養胎足少陽內屬係於膽、主精、當愼護胎元、不可驚動、居必靜處、勿勞房事、毋食辛燥、若有寒熱、則胎卽萎悴、若中風寒、或有所動搖、則心滿、臍下懸急、腰背強、或卒有所下、或爲寒熱、宜艾葉湯、若前曾墮二月胎者、宜預服黃連湯、

(艾葉湯)　艾葉　當歸　人參　甘草　生姜　丹參　麻黃　阿膠　大棗

(黃連湯)　黃連　人參　吳茱萸　生地黃　阿膠　生姜

出版務求信用有切實保證　又名社會醫學常識報　主持者有學識經驗及人格

## 長篇小說　醫海燃犀記（三十一）

（平不余）

### 第六回　黃漢強踏破工人脚　女醫生搖亂淚子心

漢強出了那醫院、連王老四那裏都不想去了、再想想、王老四那種慇懃太過、恐怕總有虛假羼在其中、而且他近幾天、常常的要我的錢、心腸更是靠不住了、今天旣遇到這趙女士、我們合作起來、大家都是生利的、豈不很好嗎、免得將有用的錢、花在老四身上、主意旣定、當晚便在院內住了一宿、第二天起來、便對王醫生開談判道、我在貴院、自愧未能盡職、現在我情願脫離貴院、千萬望你包涵、不必見怪、王醫生聽了、知道他一定要去、也只好把照給他的薪金把他去了、漢強叫了一輛黃包車、把行李包箱等等、一車子拉到惠卿醫院、趙惠卿見漢強到了、表示出一百二十分熱烈的歡迎、把李行都一一搬上樓去、那知房間早已預備好了、是和惠卿對房、房內倒也十分清潔、當時安排好了、讀者諸君、他們房間是兩個相對的、究竟他們倆、是不是各守疆域、那可不得而知了、要知後事如何、請看下回分解、

## 杏林談藪（七）（仲圭）

□噉糞趣聞　本埠西門仁壽里、有小學教員張某、性嗜佳餚、每聞人言、河豚味美、饞饑涎欲滴、日前因事赴江陰、得一嘗河豚滋味、快甚、（按河豚爲魚名、產於水之鹹淡相交處、小口大腹、無鱗、背淡蒼色而有濃黑斑紋、腹白色、有物觸之、則張大如球、浮於水面、烹熟食之、其味甚美、然漂洗不得其法者、食之往往致死、因含有毒質之故也、）後携數尾回滬、其家人皆不諳烹煮之法、張乃倩得一隣婦代庖、婦雖係熟手、然已來滬多年、久未烹煮、在漂洗時、未能將其血洗淨、致張某食後、偏體酥麻、竟中其毒、時全家驚惶失措、隣婦復進言曰、今可速飲糞汁、

## 問病須知

（一）凡投函問病者、對于起病原因、現在病情、經過治療等等、均須詳細申述、如字跡潦草、以及所述不明者、恕不答覆、因病關生命、非同兒戲、

（二）凡屬本報定戶、來函詢問時、須將定報單上之號碼示知、以便從速答覆、或披露本報、

（三）非本報定戶、亦可詢問、惟每題須另納問病費、本埠半元、外埠一元、以示限制、

## 幸福之門

□康志健君問　余在三年前吸風一口即吐血後屢發屢止醫生及單方服後無效至今每晨咳喘有痰色黃而凝多咳覺熱乞治

□答康志健君問　楊志一

肝氣犯肺、肺失治節之權、前經吐血、近來清晨咳嗽痰色黃而凝、此肺陰不足、痰熱內蘊也、宜潤肺法、

冬桑葉三錢　赤茯苓三錢　冬瓜子三錢

大白芍二錢　光杏仁三錢　側柏炭錢半

瓜蔞皮三錢　川象貝三錢　茜艸根錢半

清炙枇杷葉三錢去毛包

介紹衛生方法　幸福三日刊　指導康健途徑

# 幸福報

紉儀署

第三十三期

（民國十七年十月十七日）

每份售洋二分

（館址上海浙江路洪德里四七八號）



## 本期要目



## ◎異胎兩則

仲圭

產蛇　一婦懷孕三年、一旦將娩、穩婆見產門中一大蛇、頭向外而不出、但見蛇舌時伸縮、穩婆懼而束手、及邀十餘穩婆至、亦皆面面相覷、無策可籌、後延一老婦、經驗甚富、乃命婦家取猪肝腸雜葱炒之、其氣其香、置產戶前、外以粗麻布數尺裹手、防蛇身滑、麻布澀滯、握之令不能縮、且無嘴手之處、少頃、蛇聞香氣、頭出取食、老婦急捉之、用力拔之、其婦乃安、蛇形長不足一尺、大如臂、尾如鼠尾、不知感何氣而生也、子大母常迹此事、第不記懷其姓氏及件處耳、

形異　里有談姓者、生一子、有外腎而無溺器、類女子陰、初不知其爲男也、及至七八歲、溺器忽生、在腎囊之後面、睪丸乃垂於上、令已十歲、尙不能立、惟尻行、有強姓產一子、頭細如優首、無七竅、餘皆若足月而生者、此誠人類之異也、

## 上海女子之手腕——常以男子爲玩物

一笑傾城、再笑傾國、女子魔力之偉大、可以知矣、迨至今日、雖無城可傾、然而拜倒於旗袍高跟之下者、不知幾許人也、余嘗聞之、昔日之男子、恆以女子爲玩物、女子欲求男子之歡愛、於是乎研究服裝、美其容、華其體、古人所謂『女爲悅己者容』蓋指此而言也、故重男輕女之說、自古以來、相傳已久、楊貴妃之後、始有『不重生男重生女』之嘆、然亦不過借重帝王之勢力而已、今之女子則不然、有顛倒衆生之能力、迷惑男子之本領、借男女平等提高女權之學說、以侮辱男子、一般懦弱之丈夫、於是惟命是聽、莫敢違背、將血汗所入之金錢、以供給其消耗、往往有男子一月之收入、不敷女子一日之支出、爲女子者、既不知節省個人之費用、而反責男子之不能贍養妻子、嗚呼、一生爲粧台之奴隸、而不知覺悟者、幾觸目皆是、有王某者、一小學校之教授也、取妻陳氏、性好裝飾、見戚友中有新奇之服裝者、必令夫購置而後已、因之入不敷出、債台高築、而妻之本性、依然不改、其夫屢勸不悛、、後竟憂鬱而死、雖然、上海之女子、固不乏優秀明達者、然謬解男女平等、而實行其雌老虎主義、以操縱男子者、實什百倍於明達者、故余作此篇以警之、

（涼月）

## 戀愛之樂境與險關

邵紅桃女士

近來風氣開通、什麼自由啦、戀愛啦、好洋洋盈耳呀、我且舍以上二事、專談戀愛、戀愛的名目、到是勿少、有雙戀、單戀、三角式戀愛等等、雙戀是出于兩方心投意合的愛，單戀是男戀女而女不愛男、或女戀男而男不愛女、三角式戀愛是男甲戀乙女、而丙男亦愛她、或甲女愛丙男而乙女亦愛他、或無愛可言之未婚夫婦、不甘明受舊禮教之束縛而暗中另結情侶、

照上述的三種推想起來、未免其中有樂境與險關了、戀愛本是一樁興趣無窮、甜蜜神祕的妙事、何以分「樂」和「險」呢？讓我稍稍撥開櫻唇、略表一下、披露于此、諒閱者也樂聞的嗎？戀愛假使用之適度、自然心曠神怡、快感無比、一不的當、因之喪身送命、悲苦莫名哩、

惟有雙方戀愛、正是心心相印、無投不入、即一舉一動、一言一笑、沒有勿博兩者心喜、若逢有事、暫別幾時、就會發生相思、繚繞夢寐、這是出于心窠中的真情、委實好算精神上的愛、再由性情之愛、進一步爭勝品、學、體格的愛、而促成新小家庭、互助合作、光耀社會、收得美滿佳果、這樣、難道還不是樂環嗎？

單戀實是乏味、好比如水投石、一方縱使用盡心計、熬完血液的愛慕；但一方終置之不知不聞態度、徒使單戀者焦悴精神、罹致疾病、迫入險關罷了、

說起三角式戀愛、尤其是險、你瞧醋海風波、釀成命案、那一件不是多為了這個原因嗎、他如誤會發生戀愛、也是很危險、追想馬黃兩姐事實、無非錯認了人、一已犧牲性命、一倘抑鬱憂懷、那麼、為了誤會發生戀愛、弄到結果、也須挺走險關了、

總之、戀愛可登樂境、增進幸福、不外乎詳細審察對方性情、品行、學問、體格如何、切不可為勢力壓迫、或金錢誘惑、親近戴假面具之戀愛家、即墮其騙術、以致失身才好！所說性情和合、乃能講到戀愛、但沒有優良品行、高深學問、健全體格、這也不成可靠問題、恐怕容易越出神聖戀愛的真軌而轉進險關咧、

據上所述的、也不過一點皮毛、至於精詳處、未見退徹、還請戀愛能手、繼續發表、共同討論、好使青年兄弟姊妹們、一齊免蹈險關、安抵樂境罷！

## 血崩不要怕

董志祥

血崩是什麼呢、就是婦女月經的變態、忽然血水崩下、好像山崩的水冲的樣子、所以人們患了血崩、都要大驚小怪的嚇壞了、其實血崩乃是不要緊的病、何必恐怕呢、要曉得血崩的血、並不是好處、多是子宮不乾淨的緣故、或者有瘀血、或者有潰瘍、所以內經有通因通用的古訓、明明說他這種不好的血、應該要他出去、那何必恐怕呢、況且內經還有一句說、心主血、倘然起了恐怕的心、一定是心悸亢進、血崩愈加劇烈了、所以我希望諸姑姊妹們、倘有患了血崩、千萬不要怕、只要安心靜養、請一個素來信仰的女科醫生來診治、那就可以全愈的、或者一時不及請醫生、可用香附炭研末、和淡溫的紹興老酒、調服二錢、倘若血崩太劇、致於昏迷、可用蓮蓬炭研末米湯調服二錢、必定可以止崩、那就不必怕了、

## 癲瘋

（張錫鈍）

癲瘋之證、千古難治之證也、西人用麻醉腦筋之品、日服數次、恆可強制不發、然亦間有發時、且服之累年、不能除根、而此等藥常服、又有昏精神減飲食之弊、庚申歲、在奉天立達醫院、因診治此等證、研究數方、合用之、連治數人皆愈、一方用赭石六錢、於朮酒麴（用神麴則無效、且宜生用、）半夏、龍胆艸、生明、沒藥各三錢、此係湯劑、一方用真黑鉛四兩、鐵鍋內鎔化、再加硫黃細末二兩、撒于鉛上、硫黃燒煉、皆成紅色、因拌炒結成砂子、取出晾冷、碾軋成餅者、（係未透之鉛）去之、餘者再用乳鉢研極細、摻硃砂細末與等分再少加蒸熟麥麪（以俾可作丸為度）和水作丸、半分重、（乾透足半分）、一方用西藥臭剝臭素安母紐謨各二錢、抱水過魯拉爾一錢、共研細、摻蒸熟麥麪四錢、和水為丸、桐子大、右藥早晚各服西藥十四丸、午後服鉛硫硃砂丸十二丸、日服藥三次、皆煎湯劑送下、湯藥一劑、可煎三次、以遞送三次所服丸藥、如此服藥、月餘癲瘋可以除根、內經云、諸風掉眩、皆屬肝、肝經風火挾痰上衝、遂致腦氣筋頓失其所司、周身抽掣、知覺全無、赭石含有鐵質、既善平肝、而其降逆之力、又能協用黑鉛硃砂以墜痰鎮驚、此其所以效也、而必兼用西藥者、用臭剝臭素諸藥、皆能制腦筋、以治病之標、俾目前不至反覆、而後得徐以健脾利痰祛風清火之藥、以剗除其病根也

## 治肺癆之神方

每日清神起身時、服豆腐漿一碗、（加糖或不加糖功用相等）晚間臨睡時、開水冲服清炙枇杷膏二錢、至愈為度、不可一日間斷、是方靈驗如神、患肺病者、請注意及之、

第一卷　社會定期刊　第三十三期

幸福三日刊

## 俞曲園醫學筆記

▲檳榔

政和本草圖經云、檳榔有三四種、小而味甘者、名山檳榔、大而味澀、核亦大者、名豬檳榔、最小者名蒳子、又云、尖長而紫文者曰檳、圓而矮者曰榔、檳力大、榔力小、按此則檳榔乃二種也、

▲威靈仙

宋錢易南部新書云、貞元初、山大鄧思齊、獻威靈仙草、出高州、能愈諸疾、禁中試有效、特令編付史館、是威靈仙唐時始出、前此所無也、

▲金星草

宋宋祁景文集、有金星草贊、註云、生峨嵋青城山、葉似萱草、其葉皆有點、雙行相偶、黃澤類金星、人號金星草、亦云金劍草、醫家用傳疽甚良、按國朝趙學敏本草綱目拾遺、有鴨腳金星、小者名七星草、俗呼骨牌草、即此也、

▲綱目考訂

錢涉園先生名選、字枚一、安徽懷甯人、著綱目考訂一書、其書成于康熙戊寅年、刊版行世、而四庫未收、人舉知者、亂後原版發于兵火、其鄉人楊君鳳儀、邵君景雲重刻之、會問序于余、

## 醫林點將　怪病奇治

### 一個氣喘發狂之霍亂症

（蔣文芳）

故上海防守司令榮道一氏之家屬、旅居滬瀆、無意回藉其家人有病、必延余診、即或其同袍故舊、舉薦醫生、所處藥方、必交余審定而後進、且其家人既多、故病無希月、余不甯一常年醫生也、去歲夏季、其妻舅驢君、猝然叶瀉交作、自汗氣喘、肢厥神昏、急足延余、時余適出診於楊樹浦之底、追往則闔家追遽至泣、見余大慰、謂久候先生、迫不及待、會延西醫打針一次、不三分鐘、汗瀉即止、惟氣喘反急、聲如拽鋸、不時蹤趄、如欲攫人、探之並無痰誕、滴水入喉必吐、脈伏、吹藥不噬、是殆一針之後、署熱斂附中宮、由霍亂而變爲怪病、余雖從病家之堅請、兒擬一方、苦藥下咽、榮君款余別室、以資討論、叔故代邀醫生、絡驛於門、藉中昂首而入、搖頭而出、最後具減獲號介紹一理髮匠至、謂病倘可救、只須于舌下刺一刀、心口針一針、榮夫人請余一決、余謂病已至此、才如先於舌下一試之、理髮匠出小刀、輕輕一刺、出血少許、嘔吐立止、且可飲水、治法之奇異、洵可壓倒一般科學醫交、並謂心口用針刺入五寸、神志可清、病家不敢、急灌余所勝之湯藥、喘亦漸平、不三日、行走起臥、一如平人、嗣後亦無他異、是病之可怪者矣、榮夫人每臨月縱時、胸前起二三紫塊、疼痞難忍、經淨則塊平痛止、是症起於天癸初至時、十餘年來、迄未間鬮、不失爲怪病之一、榮司令生前、曾費醫藥萬金、終無效朱、此耳怪病而才逆奇治者矣、世之博雅十三彥、（幸垂教之、）（下期請十三彥先生續）

## 妊娠期內逐月養胎法（續）

妊娠三月名始胎、見物而化、未有定儀、此時係手太陽經脈養胎、手太陽內屬於心、欲生男者、宜操弓矢、欲生女者、宜弄珠璣、欲子美好、則數視璧玉、欲子賢良則端坐清虛、母悲哀思慮驚動胎元若感寒則大便青、受熱則小便難、或黃赤、七即傷、即腹滿、繞臍痛、、或卒有所下、宜雄雞湯、若前曾墮三月胎者、宜預服茯神湯、

（雄雞湯）雄雞　芎藥　甘草　生姜　黃芩　阿膠　人參　麥冬　白朮　茯苓

（茯神湯）茯神　丹參　龍骨　阿膠　當歸　人參　甘草　赤小豆　大棗

妊娠四月、始受水精以成血脈、此時係手少陽經脈養胎、手少陽內屬於三焦、當靜形體、和心志、節飲食、食宜稻粳、羹宜魚雁、使血氣盛、以通耳目、而行經絡、若感寒則心下嘔嘔欲嘔、胸滿不欲食、感熱則小便難數如淋、臍下苦緊、卒風寒、頸項強、寒熱、或驚動身、軀腰背腹痛、胎上迫胸、心煩不安、或卒有所下、宜服菊花湯、若前曾墮四月胎者、宜預服調中湯、

（菊花湯）菊花　乾姜　麻黃　大棗　麥冬　生姜　阿膠　人參　當歸　半夏

（調中湯）白朮　枳實　芎藭　烏梅　白芍　柴胡　甘草　李根白皮　厚朴　續斷　當歸　生姜

## 中風之研究

楊志一

### 中風須分閉脫二種治法、一宜開、一宜固

雜病之所謂中風、非傷寒之中風、乃卒然昏仆之中風也、金匱分中絡中經、中腑中臟四層、口眼喝斜、絡病也、肌屬不仁、身體重痛、經病也、卒然昏厥、不省人事、腑病也、唇緩失音、吐涎遺尿、臟病也、然余以爲中風之病、與其分絡經府藏、失手穿鑿、不若分真中類中、分真中類中、不若分閉脫之爲愈也、夫中風同、卒然昏仆不省人事也、閉之與脫、巢何別乎、蓋閉症爲實、實則痰涎壅塞、神昏不能言語、口眼喉斜、不仁不用、兩手握固、牙關緊閉、脫症爲虛、肢則唇緩不收、痰涎流出、神昏不語、開口眼合、撤手遺脈、甚至四肢厥冷、額汗如科、絕無喝斜偏癡之症也、西醫稱此爲腦充血、謂係血充入腦、血管破裂、神經錯亂所致、此言其已然之病狀也、素問云、血之與氣、并走於上、則謂大厥、氣復反則生、不反則死、此言所以然之病源也、（故中風病人宜高枕頭部、萬勿平臥或動搖）中西醫理互相發明、今更以閉脫虛實四字爲卒辨中風病之綱領、庶幾閉而實者、知施其通閉滌熱之法、脫而虛者、知用其固脫降逆之法、而病無適情矣、

## 長篇小說 醫海燃犀記（三十一）

（平不余）

### 第七回　逛戲場巧遇情人　敲竹槓威逼醫生

話說黃漢強自從和趙惠卿合作起來、過這互助的生活、自然比和王老四那樣往來的更加親密了、平常連門都不大出、還肯到王老四那裏去嗎、老四見漢強幾天沒有來、心中兀自狐疑、不知是甚麼道理、心裏暗想、今天等到天晚、他如再不到我這裏來、我便到他醫院裏去找他、那知到了天晚、漢強依然不去、老四耐無可耐、立即叫了一部黃包車、直拖到老北門大德醫院、老四把門兒一推、向號房問道、黃先生在家嗎、號房說、幾天前走了、現在不在我們這裏了、老四道、他到甚麼地方去了呢、號房道、不曉得、他走的晨光、一字也未提、不知他到那裏去了、老四道、他爲甚麼忽然脫離這個醫院呢、號房道、我也不大清楚、好像黃先生在外邊軋了姘頭、天天夜裏不回來、王先生勸他幾句、他不快活了、第二天一早、就收拾走了、像黃先生在我們這裏、有吃的、有住的、事體也不忙、拿五十塊洋錢一個月、眞正寫意極了、就被女人家身上一個扁扃貨、把他飯碗都打壞了、

## 杏林談藪（續）

仲圭輯

疾可愈也、張以命在危急、出於無奈、乃牛飲糞汁數碗，飲後移時、狂嘔一空、疾果愈、後在校與人談及此事、有輕薄若問之曰、河豚之味固屬佳甚、未知米田共之味亦佳否、張赧顏不能答、時聞者莫不捧腹云、

主按河豚味美絕倫、且能治痔殺蟲、惟有大毒、調理失宜、往往殺人、說者謂去其肝、子、血、三物、洗滌極淨、食之無害、中其毒者、以大紅降香爲末、用綠豆一升、煎湯調服錢許、吐出毒物、卽愈、

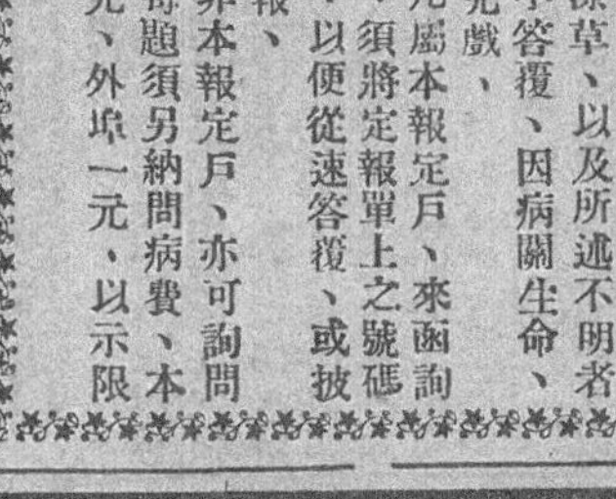

## □問病須知

（一）凡投函問病者、對于起病原因、現在病情，經過治療等等、均須詳細申述，如字跡潦草、以及所述不明者、恕不答覆、因病關生命、非同兒戲、

（二）凡屬本報定戶、來函詢問時、須將定報單上之號碼示知、以便從速答覆、或披露本報、

（三）非本報定戶、亦可詢問、惟每題須另納問病費、本埠半元、外埠一元、以示限制、

## 幸福之門

### □張中和君問

有一婦年四十餘于舌根盡處咽喉間發生一物類小舌狀視不見以中指探之其物與中指兩相接觸于飲食頗有阻碍以何方治之乞賜答覆

### □答張中和君

（楊志一）

據述病狀、誠是重舌症、乃心脾熱毒蘊蒸所致、治惟淸熱解毒法、

鮮生地三錢　粉丹皮一錢　大白芍一錢　京元參八錢　生甘艸一錢　上川連六分　鮮竹葉二錢

### □陳克溶君問

敬問小兒除睡與吮乳外終日口流涎水請示治法

### □答陳克溶君問

據述小孩口流涎水乃脾虛不能攝涎而然可購龍眼肉三錢　剪芡實三錢　煎湯常服

介紹衛生方法　幸福三日刊　指導健康途徑

# 幸福報

紉儀署

第三十四期
（民國十七年十月二十日）
每份售洋二分
（館址上海浙江路洪德里四七八號）

定報價目
每三日出一張、外埠五個月一元、全年二元、寄費在內、國外定報費照價加倍、郵票代現坌計值



## 本期要目



## 人身兩種奇怪的聲音

一種是鼾聲
一種是耳鳴

人們熟睡的時候、自然會鼾聲如雷、或者是陰虛肝陽上冒的體子、耳朵裏自然會嗡嗡响鳴、沒有什麼奇怪的、但是一比較起來、就覺奇怪極了、鼾聲如雷、人家聽得厭惡、自家反不知道、耳鳴嗡嗡、自家聽得很清楚、叫人家完全聽不到他一點聲音、這是何故呢、固然是鼾聲因熟睡的緣故、耳鳴是生理變化的緣故、也可見造物弄人的手段了、古語說得好、陰德似耳鳴、說修德積善、像耳鳴一般的自己明白、不要人家知道、方是真正德人君子、真是妙喻、

## 圖書館與遊戲場

圖書館者、提倡教育之機關也、遊戲場者、墮落青年之陷阱也、故一國之教育事業發達與否、全視於圖書館設立之多寡、一國之人民荒唐與否、全視於遊戲場之盛衰、今者我國之上海、開化最早、文明先進、然而環顧社會、遊戲場幾觸目皆是、圖書館反寥若晨星、雖有一二閱書報社、亦足跡寥寥、門可羅雀、較之萬頭鑽動之歌聲盈耳之游戲場、殊有天壤之別、此風俗之所以日下、而道德之所以不修也、

嗚呼、傷身敗名、陷阱四佈之地、非吾人所宜涉足者、反趨之若鶩、而修身益智、增加學問之處、正吾人所宜流連者、反絕足不入、是則我國教育前途之黑暗、可以知矣、蓋上海者、中國之大都會也、人才薈萃之區、教育發達之地、而有此傷心慘目之現狀、則各縣各鄉之人民、其教育程度之幼稚、更可想見矣、

余願上海之熱心教育者、從事提倡、多設圖書館於交通便利之地、使青年子弟、便於觀摩、更願世之青年、勿為聲色所誘惑、勿為利欲所引動、抱堅忍之志向、求切實之學問、以此有用之身、為國家効力、為社會服務、弗沉溺於遊戲場中、非特足下將來之幸福、抑亦我國教育前途之光輝也、

（涼月）

# 女子經閉一症

## 有是病與非病一種

楊志

婦人經閉、有是病、有非病、室女亦有是病、有非病、果何別乎、蓋婦人經閉、其病者、有積塞風冷、凝泣氣血、胞絡不通之經閉、有火邪熱結、血分耗枯之經閉、有脾胃欠運、精血不能化生之經閉、有積瘀汚血、凝滯胞門之經閉、外此一無所苦、而獨經閉、或三月一行、謂之居經、或一年一行、謂之避年、或一生不行而受孕、謂之暗經、此體質之特殊、非病者也、如經閉於下、泛嘔於上、脈滑而大、又爲有孕之徵、亦非病者也、至若室女經閉、殊非佳候、其病者有先天不足、血脈未充、有思慮傷心、鬱抑傷肝、後天失調、脾不運化之經閉、外此飲食如常、身無所苦、則亦如婦人之非病、所不同者、婦人有孕、室女則否耳、總之、無論婦人室女經閉爲病者多、非病者少也、

# 婦女陰瘡治法

學醫

婦女陰瘡曰䘌、由七情鬱火、損傷肝脾、氣血凝滯、溼熱下注、久而生蟲、蟲蝕成瘡、膿水淋漓、時痒時疼、一若在內行走、少腹脹悶、溺赤頻數、食少體倦、內熱晡熱、經候不調、赤白帶下、宜分別治之、腫痛者用四物湯加味逍遙散、若重墜者、宜補中益氣湯、外用硫黃蛇牀子等藥、煎洗之、如陰中生小碎瘡、如痱子者、即以花椒煎湯洗之立效

# 葡萄非佳菓賦

（邵紅桃女士）

葡萄爲蔓生之木本植物、種類甚多、大概以形色鑑別、可分爲四、其色赭黑者爲紫葡萄、白者爲水晶葡萄、形圓如珠者名草龍珠、實長如馬乳者名馬乳葡萄、春時折藤壓於地下、培以豆料、最易生長、傍地搭架、引之上棚、可延蔓數十丈、葉分裂作掌狀、頗平滑、似括蔞葉而五尖、生有卷鬚、夏初又從葉腋抽穗、開細花、顏色黃白、至秋實熟、多汁液、味極甘美、生啖(水葡萄)滋養肌肉、熟食(葡萄乾)健脾開胃、考其功能、強筋燥溼爲肝脾交補之品、其形屈曲蔓延、冬藏春舒、與筋無異也故能補益肝主之筋而味甘入脾、乃秉中正土氣、故又得營養脾土之肉也、予素來嗜啖鮮菓而尤喜葡萄、當今秋令、葡萄上市、纍纍滿筐、我未嘗一日離間此友、濡筆記之、以饗同好者、

# 秋燥病的預防法

丁仁

現在已到秋燥的時候了、那可怕的咳嗽病呀、喉痛病呀、皮膚燥裂呀、大便燥結病呀、都要來纏擾我們了、倘使能夠未雨綢繆的預防、就可以免除這種疾症的痛苦、平常所吃的食物、應當戒除辛熱炙煿的東西、時常吃點蘿蔔和生梨香蕉等、清熱潤燥的果品、那末天空中雖然有燥邪、便不能侵害我們、還怕什麼燥病呢、

# 醫林點將　怪病奇治

（湯士彥）

## 一個患肛癢三年的少婦

丁卯之秋、予始役於中醫界刊物、深霄鐙窗、如雲亂紙、亦嘗以身心作寄托、而日繁榮爲鵠的、有所持論、頗抱樂觀、模楷先進、良多憑藉、今則流光如駛、又忽忽一年矣、迴顧此一年來中醫界刊物之狀況、乃愈趨於蓬勃、鴻篇鉅著、尤數數多覯、其欣幸爲何如、乃者幸福報復以醫林點將、徵文海內、並及芻蕘、自慚不文、曷以應命、然辱承敦促、又未可竟付闕如、無已、願就生平臨證所得、有足當乎怪病奇治而述之、孱見陋聞、則更求其最篤者、命筆紀之、以實本報、

夏夜苦熱、晨興較早、朝曦初上、即有一緋衣革履截髮時裝之少婦、方攜其藁砧來就予診、趣之坐、詢所苦、囁嚅若難宣、蛾眉頻蹙、似膺深痛、因笑曰、醫生之前、詎容諱疾、不則、徒自苦爾、旋由其所天代訴個中隱曲、蓋此婦患肛癢、已逾三載、晝輕夜重、無間虛夕、作時奇癢難堪、反覆懊憹、如徹心肺、痼疾糾纏、滋可痛恨、初亦嘗求治於所諗著名西醫處、檢視之頃、謂有蟯患、期以旬日、當可根治、於是洋蘇冰 Thymol、山道年 Santonin 也、瓜沙水 Quassia Water 也、病竟勿爽、意必功可立見、孰料雖得瀉下、終鮮効果、更遍覓中外名醫施治、又迄不驗、至是、芙蓉之臉、日漸憔悴、寒暑迭更、已非復當年嬌豔矣、言下唏噓、又曰、先生能爲若瘳之、感且不朽、因思此症、重在外治、除囑日服槐花蕊代飲外、用豬膽一枚取汁、以濾清開水兩倍和之、加入甘油數滴、調勻貯瓶中、另以食水棉一小團、紗布包紮成小球形、繫一長縠線、浸藥汁令漲、隨洗患部、淨塞入肛門括肌深處、日夜二次、照法使用、未半月而三年痼患、竟告霍然、病者狂喜、舁匾來踵謝、顏曰學道愛人、過蒙獎譽、殊覺愧不敢當也、(下期請宋愛人先生作)

第一卷　社會定期刊　第三十四期

## 妊娠逐月養胎法　續

王岐山錄

妊娠五月、始受火精以成其氣、兒四肢皆成、此時係足太陰經脈養胎、足太陰內屬於脾、臥必晏起、毋大勞倦、勤沐浴、勤浣衣、居處宜深、衣服宜厚、朝吸天光以避寒氣、食宜稻麥、羹宜牛羊、和以茱萸、調以五味、毋過飢、毋過飽、毋食乾燥辛熱、是謂養氣、以定五臟、若感熱則苦頭眩、心亂、嘔吐、感寒則苦腹滿痛、小便數、卒有恐怖、則四肢疼痛、胎動、腹痛悶、卒有所下、宜阿膠湯、或安胎當歸湯、若前曾墮五月胎者、宜預服安中湯、

（阿膠湯）　人參　阿膠　當歸　芍藥　甘草　黃芩　旋覆花　吳茱萸　麥門冬　生姜

安胎當歸湯　炒當歸　阿膠珠　川芎　人參　艾葉　大棗

安中湯　黃芩　當歸　川芎　乾地黃　人參　甘草　芍藥　麥冬　生姜　五味子　大麻仁　大棗

妊娠六月、始受金精以成其筋、兒口目皆具、此時係足陽明經脈養胎、足陽明內屬於胃、宜出遊於野、觀犬馬馳逐、食宜甘美、羹宜鷙鳥猛獸之肉、毋過飽、毋過勞動、是謂變腠理、堅筋力、以強背膂、若過勤勞、則胎不安、寒熱往來、身體腫、若受驚怖、則卒有所下、腹痛如欲產、手足煩疼、宜麥門冬湯、或旋覆花湯、若前曾墮六月胎者、宜預服柴胡湯、

（麥門冬湯）　麥冬　人參　黃芩　生姜　乾地黃　阿膠　甘草　大棗

旋覆花湯　旋覆花　製厚朴　白朮　炒枳殼　炒黃芩　茯苓　炒半夏　芍藥　生姜

紫胡湯　紫胡　茯苓　白朮　芎藥　甘草　麥門冬　川芎　乾地黃　大棗　生姜

## 朱同方君問

內人二十九歲、於今年元旦產一女、未旬日孩即殞殤、內人悲憤憂鬱、于此種入病因、其惡露至二月初始清潔、自後停止兩月餘、直至五月初四日、腹部忽疼痛如絞、午後忽血來如崩、勢甚可怖、當即面色灰白、昏昏暈去、呼吸短促、人事不清、約一小時始甦、即自此日後、無一乾淨時矣、不過時多時少、每來之時、腰腹酸痛、血多時色紫成塊、少則淡紅而散、每日來十次五次不等、後忽背脊疼痛不堪、繼及腰部、次日幾遍全體、甚有疼痛、至不能寸步行動者、至前晚（自八月十四起恰一星期）忽疼痛消滅無形、而下部却又血流如注矣、血仍紫色成塊、惟不若前時之多耳、現在全身少力、瘦弱不堪、面唇潔白、寢食不常、惟大小便尚利、不過小便時覺有熱痛、今晨血尚多、午後稀少、夜則又欲腰痛、究不知此名何病、尚希示以良方、不勝感謝、

## 答朱同方君問

朱振聲

血生於心、統於脾、藏於肝、肝脾藏統失司、衝任攝納無權、以致經行崩漏、面色恍白、始則成塊、繼則淡紅、久病後氣血大虧、骨失榮養、所以腰背痠痛、不能行動、加以身體瘦弱、寢食不常、小溲熱痛、此乃血去太過、肝筋橫逆、氣有餘便是火、衝任虧損、熱迫血而妄行不止、經脈錯亂、愈漏愈傷、若再遷延、恐有亡血之象、至於血紫成塊者、乃熱極血瘀、非寒凝而紫也、觀其小溲熱痛、可以知矣、惟症屬纏綿、非一時所能奏效、今擬荊芩四物合歸脾震靈、參入開鬱之品、複方圖治、以覘進止、

炒黑荊芥炭八分　側柏炭三錢　厚杜仲三錢　震靈丹一錢　條芩炭一錢　生白朮三錢　川斷肉三錢　十灰丸（包）三錢　生地炭四錢　大白芍二錢　桑寄生三錢　吉林人參（煎湯沖服一）錢　當歸頭二錢　活管仲炭三錢　硃茯神三錢　清炙芪三錢　廣橘白一錢

## 腦疽與發背

外科自療法

朱振聲

腦疽與發背、外科中之重症也、腦疽生於腦後玉枕下、有正偏之分、發背生於脊背、有上中下之別、二症均有生命之危險、故對于治療、更當審慎、否則根脚散漫、毒氣內陷、必致不救、今將二症之原因治療種種、分述于後、

**原因**　昔華元化曰、流水不腐、戶樞不蠹、人身何獨不然、營衛運化有度、氣血周流不息、何癰疽之有哉、其所以發生此症者、皆由于氣血凝滯、營衛不從、致於氣血之所以凝滯、營衛之所以不從、皆由於陽氣之不能鼓運也、故治療之法、全賴溫通、濟陽光普照、則陰霾自散、即此意也、

**偏正**　書云、腦疽發背之偏者尤重、此何故耶、蓋腦後背中、為督脈所司、主藏陽、而通於命門、故雖發此症、猶在陽氣通達之地、所以治療較易、若患偏者、即在太陽之界、太陽為寒水之經、氣血得寒則凝滯、津留液聚為痰、互相錮結、不易溫通、故治療反較正者為難治、

**初起**　二症初起、或有寒熱、或無寒熱、必須硬紫腫、頂起如粟、當斯之時、切忌寒涼遏抑、須用荊防敗毒散、（即荊芥、防風、羌活、獨活、前胡、柴胡、桔梗、川芎、枳殼、茯苓、人參、甘草、生姜）或桂枝湯（即桂枝、芍藥、甘草、生姜、大棗）或仙方活命飲（即穿山甲、皂刺、歸尾、甘草節、金銀花、赤芍藥、乳香、沒藥、花粉、防風、貝母、白芷、陳皮）等方、溫以散之、經所謂汗之則瘡已也、（未完）

出版務求信用有切實保證　又名社會醫學常識報　主持者有學識經驗及人格

## 長篇小說 醫海燃犀記 (三十二)

(余不平)

第六回　黃漢強踏破工人脚　女醫生搖亂浪子心

我說上海灘的女人家、眞正總是害人精、他這一番高論、隨口說來、也不知他是有意、還是無意、把個老四說得面紅耳赤、只得轉身而去、再說漢強有一天和趙惠卿、正在大世界內白相、只聽二層樓一聲招呼道、黃先生、怎樣許多天不見你呢、黃漢強仰面一看、正是王老四、漢強心裏十分爲難、說是答應他吧、又怕趙惠卿吃醋、說是不答應他吧、老四一定要不放鬆、他在這裏發楞、王老四只是連二連三的問他、隨又沿着樓梯、的踏的踏走了下來、一把拉了漢強的手、漢強回頭向惠卿一看、惠卿又不住的向老四瞟着、老四向黃漢強一看、再向惠卿一看、只弄得六隻眼珠兒亂打轉、你望我、我望你、望個一圈、一言不發、末了、漢強問老四道、你幾時來的呢、這樣吧、停一會兒、我到你那裏去吧、老四把漢強向旁邊拖了兩步、附耳低聲問道、那是誰人呢、漢強道、他是惠卿醫院裏趙惠卿醫生、你快點去吧、我定到你那裏去、說罷、漢強和惠卿轉身去了

## 大脚病之治法

李慰農

脚氣病、水濕之鄉甚多、故昌黎祭十二郎文曰、「彼得軟脚病、往往而劇、」吾曰、是疾也、江南之人、常常有之」、足徵此症、唐時已有之矣、古稱大脚病、腿脚腫大數倍、余曾見腿脚者數人、初皆未曾治療得法、有以成也、王孟英云、此症有丸方甚靈驗、用黃柏酒焙一斤、海蜇一斤勿漂、煎烊加葱鬚搗汁和丸、日服三錢頗效、余曾叫某鄉人服、惜彼不之信、今已腫勢成矣、故特登諸本報、以告世之治此病者、

## 問病新章

(一)近接讀者詢病函件、日多一日、幾使本報同人、無從答覆、故自本期起、另印問病紙一種、分送定戶、如非用此紙詢問者、概不答覆、

(二)此種問病紙、每定戶各發一張、請勿隨意亂用、如再欲索取、每張收費半元、

(三)非本報定戶、而欲訊問疾病者、亦須用此種問病紙、可預先向本館購買紙、本埠每張半元、外埠每張一元、以示限制、

## 幸福之門

### 唐金聲君問

余嫂年二十九歲、素患吐血、屢發屢止、今秋七月、忽吐傾盆、血色鮮紅、至八月中旬、復吐、旋經西醫更生治療、方能止血、惟迄今身軀衰弱、不能側臥、時咳黃白濃痰、右肺部作痛異常、每至傍晚、身熱發汗、夜午方退、每日正午、身冷如冰、至晚復原、脉弦、乞治、

### 答唐金聲君問

秋燥當令、最易發生血症、令嫂吐血之後、右胸部作痛甚劇、不能側臥、是血雖止、而離經之瘀血、留而未去也、傍晚身熱汗出、正午身冷、乃失血後、營衛失調之虛熱虛寒也、肺陰不足、痰熱留戀、故時咳黃痰、宜養肺化痰降氣、理瘀、

冬桑葉三錢、赤茯苓三錢、青蒿梗錢半、大白芍二錢、廣鬱金錢半、瓜蔞皮二錢、全福花(包)錢半、光杏仁三錢、旱蓮草三錢、眞新絳八分、川象貝各二錢、參三七三分冲服

介紹衛生方法　幸福三日刊　指導健康途徑

# 幸福報

紹儀署

◀第三十五期▶

（民國十七年十二月三十日）

◀每份售洋二分▶

（館址上海浙江路洪德里四七八號）

定報價目

每三日出一張、外埠五個月一元、全年二元、寄費在內、國外定報照價加倍、郵票代現九五計值

廣告價目

每期每格（共計五方寸）五元、均排於新聞之旁、如嵌入新聞中縫、長期面議

## 本期要目

愛情之障碍
上海病家之負擔
產後行房
產後大小便血
陰囊奇癢治法
補益身體之良藥
一個發花癲的小姐
腦疽與發背
妊娠逐月養胎法
喉蛾之不藥療法
醫海燃犀記（三十三）

## 愛情之障碍

仁心

生殖器微細
無丈夫資格

晶報載太原通信云、太原人民自加入此次國民革命軍戰線以來、受新潮流之衝動、進步甚速、男女間之婚姻問題、更每因此起不滿而發生離異者、某女士控其夫於地方法院、要求離異、其理由則指其夫爲無丈夫之資格、法官以無資格之說何指、則曰其具太微細耳云云、按因生殖器微細、不能滿足對方之慾望、提出離異、無怪其然、則生殖器微細於愛情上幸福上均發生莫大影響、是亦醫學界所當汲汲研究之一重要問題也、

## 上海病家之負擔

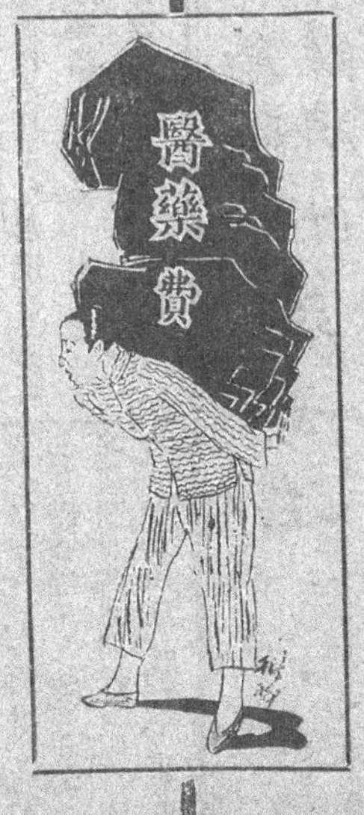


未免太重

人家說上海的生活、實在太昂、什麼房租呀、飲食呀、沒有一件不比別處來得貴、我以爲其餘的都可以節省、譬如住不必定要洋房、食不必定要山珍海味、至於出外應酬、也可以極力節省、惟有生病這件事、實在不能夠節省、因爲一個人有了毛病、假使也要節省、不請醫、不服藥、那麼輕病就要變重、重病就要不救、所以家庭中對于一筆醫藥費、不可不另外提出、但是我知道上海人除了衣食住之外、所餘的恐怕也有限吧、在此米珠薪桂的時候、再要加上幾十元的醫藥費、這不是很困難麼、假使窮人生了富病、豈不是祇好坐以待斃嗎、我們要想解決這個問題、不得不從事改革、一方面減低藥價、一方面減輕診金、藥價由上海藥業公會議決、印成價目單、通告上海各藥鋪、無論大小、均須一律、診金由上海醫界公會議決、無論那個名醫、都不准超過定例、假使有違背此例者、一經查出、藥肆則不准營業、醫生則禁止診察、能夠這樣辦法、那病家的醫藥費、就可以減輕不少了、不知當局諸公、以爲如何、（有心人）

中華郵政特准掛號認爲新聞紙類

## □產後行房與夾陰傷寒同樣之危險

（楊志一）

□產後行房是造成腹痛之利器

□肉桂炮姜是靈效非常之良藥

女子腹痛、有若家常便飯、如抑鬱傷肝、肝氣橫逆、則見腹痛、經行不暢、瘀血留滯、則爲痛經、然未有若產後行房發生腹痛之劇且烈也、蓋生產之後、人身一大變也、氣血告虧、百脈空虛、一切飲食起居、惟溫暖是尙、故古人用藥有胎前宜涼產後宜溫之訓、良不誣也、

若未待產婦恢復原氣以前、或惡露未盡之時、而犯房事之禁、夫子宮溫度本已不足、而外界寒氣、復乘機而入之、則氣滯血瘀、不得流通、腹有不作劇痛者乎、此與男子行房後感寒著冷之夾陰傷寒、有同樣之危險、

況女子甚于羞恥之心、不肯道其病隱、每予醫者以診斷上之難點、語云、甯醫十男子、莫醫一婦人、蓋基於此、考古人有生化湯一方、（當歸川芎炙甘草炮姜桃仁益母草）專爲女子產後血瘀腹痛而設、余治愈產後行房之腹痛多人、均依據生化湯加肉桂一味而效、以肉桂有直祛子宮寒氣之功能也

## □補益身體之良藥

管桂芬

世人皆知人參燕窩之類、足以補益身體、然每見富貴之人、朝啖燕窩、晚服人參、反致形容憔悴、飲食減少、此何故耶、蓋因補益之品、多屬粘膩、能礙脾胃之運化、能阻氣血之流行、運化失常、則氣血無資生之源、氣血不行、體工乏生長之能、是以百病叢生、而納少形瘦矣、余謂補益氣血、莫如運動身體、最爲有益、蓋運動則血脈流通、陽氣充足、臟腑得以營養、筋骨得以濡潤、內則痰瘀食滯、不能留戀、外則風寒客邪、不能侵襲、自然百病不生矣、試觀農工之輩、既苦終日之辛勞、又乏參茸之滋補、何其身體強健、反勝富貴之人、此非運動有益之明證乎、是則運動者、實爲補益身體之良藥也、

## □產後大小便血

產後尿血、小腹痛者、乃敗血流入膀胱、小腹不痛、惟溺時澀痛者、乃內熱也、用小薊湯主之、尊生用加味腎氣去桂附加生地髮灰治之、至於大便便血、或因飲食起居失宜、或因六淫七情、至元氣虧損、陰絡受傷、四君子加生地升麻歸身白芍髮灰治之小薊湯方、小薊根、生地、赤芍、木通、蒲黃、淡竹葉、甘草梢、滑石、燈心、有敗血則加、歸尾、紅花、兼內熱者、加黃芩、麥冬、服之即愈、（學醫）

## □陰囊奇癢治法

學醫

陰囊奇癢、本名腎囊風、又名繡毬風、已破者爲腎囊癰、治法用閹過公猪肉四兩、（取猪之腎囊處尤妙）胡椒十粒、煎湯洗之、一日數次、數日即愈、又方方用包鹽蒲包一只、漿水洗之、洗畢將水炖熱、再洗、一日數次、三日即效、

## □醫林點將　怪病奇治

### □一個發花癲的文明小姐

宋愛人

花癲、原非奇證焉、發之於禮教束縛、沉迷罔覺之愚夫愚婦、則不奇、而發之於社交公開、禮教盡撤之文明小姐、則奇矣、治花癲以養心、如栢子棗仁、安神、如辰砂金箔、瀉肝、如羚羊膽草、豁痰、如半夏膽星等套方、則不奇、而竟治以鋒利無比之劍、奇醜難狀之臉、則奇矣、里有交際花者、其芳名、余不便問、豆蔻年華、而又秀外慧中、其處交際、豁達大度、不可範以禮教、嘗謂男女愛情、凡求之愈切、則愈不可蘂、必於落落無意之間、則其愛情洒出於至性、而不可飾以虛僞也、其淡泊有如此者、顧有出人意料者、今春三月、女士病矣、病且奇、醫藥不可治、女士有兄、爲余莫逆交、就商於余、余往診之、則以女士跳踉不可制、已置木籠而加鍵矣、既入室、則不獨不獲診綮、且亦不忍逼視、余適退而外出、告以不能治之故、其兄固天倫情篤者、強余爲之設法、余亦雅不忍此如花美眷、而爲瘋魔所摧殘、於是靜以思之、知非出於心理的巧治不可、適謂其兄曰、君家有美男子而又勇敢誠樸者否、其兄躊躇曰、有則有之、未識何意、余曰、有則果佳、君且無開、僕當有以數之、翼日、果得一男子來、一一如余選、余曰、且備利劍一、啓鍵入籠、當勇敢爾精神、其無餧、男子既仗劍入、女見之、如渴驥怒貌、

第一卷　社會定期刊　第三十五期

勢甚猛厲、男子揮劍格之、厲聲斥曰、羞惡須避、爾其速退、不則余劍不情、當斷汝顱、女士若無覩聞、而奔仆益急、幾至血花濺劍、仍不稍爲退懼、余見勢不可當、急呼男子曰、爾速出此籠、且避其鋒、余當思有再進一層以對付之、男子躡余言、急反身出、而仍加以鍵、其兄知余計不售、益爲憂慮、余謂男子曰、其速備墨汁一壺、攜此再入籠、如仍不可禦、急將墨汁塗爾臉、愈醜則愈佳、此法或可有效也、男子啓鍵復入、女見此醜臉如鬼、頓爲退縮、余在外呼曰、其速揮爾劍、鼓氣前進、功成指顧間矣、女果大怖、繼之以號、情態極可憐、余子曰、其心已回、爾可暫出矣、嗣後一見男子、即觳觫不可以名狀、余曰、前日心有所思、思而不遂、則神經之知覺錯亂、而心靈不用、今則恐懼常存、心血轉虛、安神養血之劑、今而投之、則效如桴鼓矣、未匝月、病果若失、

夫以胸襟爽直之文明小姐而病花癲、果奇、而治法似亦出奇制勝者、顧內經本有七情巧治之法、而醫士朱丹溪先生云、『五志之火、鬱而爲痰、爲癲爲狂、宜以人事制之、』（見丹溪心法、）則余法之揮劍塗臉者、即以人事制之也、惟揮劍膠血、仍不足以殺其性慾、而對此奇醜黑臉、則瘋魔亦爲之退避、是則其有擇美惡醜之心理也明矣噫、色之爲害、其烈有如此者矣、（下期請擇明先生續）

## 腦疽與發背（續）

外科自療法　朱振聲

**將成**　未成者消散、已成者托毒、惟此將成未成之時、最爲難治、既不及消散、又無以托毒、故在此時期、惟有消托兼施一法、可以雙方並顧、如托裏透膿湯、（即人參白朮穿山甲白芷升麻甘草節當歸生黃芪皂角刺青皮）加入鹿角白茄蒂以溫之、一則消其未成之毒、一則托其已成之膿也、

**潰後**　潰後之治療、純宜溫托、蓋膿水爲氣血所化、一經潰後、氣血未有不虛者、故須着重氣血方面、如十全大補湯、（即人參白朮茯苓甘草當歸白芍生地川芎黃芪肉桂）加附子鹿角之類、若見神昏嘔噦、毒陷傷膜等象、則宜急用護心散、（即綠豆粉甘草硃砂）琥珀蠟礬丸（即琥珀黃臘白礬雄黃硃砂蜂蜜）以救之、

**外治**　外治之法、始終均黏陽和膏、初起上八將丹以消之、見膿用九黃丹以提之、毒盡用補天姚花生肌以斂之、四圍殭塊不消者、用沖和膏以散之、根腳散漫不收者、用金箍散以束之、甚則用鐵桶膏以裹之、

**順逆**　順者佳兆也、逆者惡象也、然何者爲順、何者爲逆、想讀者諸君、亦必欲預知者也、故特述之於後、以便自療、凡皮色紅活、潰後得腐脫新生、根腳收束者爲順、順者易治、以氣血能外出故也、如見紫黯塌陷、根腳散漫者爲逆、逆者難治、以氣血衰弱、毒氣內陷故也、

**辨誤**　昔之醫者、每根據內經『諸痛瘡瘍皆屬於心』之說、（故一見腦疽發背等症、恆喜亂投寒涼、以致引毒攻心、卒至不救、殊可悲也、要知此症發于督脈太陽兩經、故屬陰者十居七八、屬陽者十無二三、豈可不詳思明辨、而妄投藥石哉、如由酒毒濕火內蘊而發者、必見氣粗脈盛、便閉溲赤等證、否則、不可用絲毫寒涼之品、幸今之業外科者、注意及之、（完）

## 妊娠逐月養胎法（續）

王岐山錄

妊娠七月、始受木精以成其骨、此時係手太陰經脈養胎、手太陰內屬於肺、宜運動肢體、以流通血氣、居處必燥、避飲食寒、常食稻粳、毋大言號哭、貪涼沐浴、是謂密腠理、養骨以堅齒、若驚恐閃動、則腹痛卒有所下、手足厥冷、若傷寒則頻熱腹滿短氣、頭項及腰背強、宜葱白湯、若前會墮七月胎者、宜預服杏仁湯、

葱白湯

葱白　旋福花　甘草　阿膠　半夏　黃芩　當歸　生姜　麥門冬　人參　黃耆

杏仁湯

杏仁　鍾乳　吳茱萸　甘草　五味子　紫菀　乾姜　麥門冬

妊娠八月、始受土精以成膚革、九竅皆具、此時係手陽明經脈養胎、手陽明內屬於大腸、宜和心靜息、毋使氣極、毋食辛燥、毋過飢飽、是謂密腠理而光澤顏色、若中風寒、則身體盡痛、乍寒乍熱、胎動不安，常苦頭眩、繞臍寒痛、小便白如米汁、或青或黃、皮膚寒懍、腰背苦痛、目疏疏無所見、宜芍藥湯、或丹溪縮胎丸、若前會墮八月胎者、宜預服葵子湯、

芍藥湯

芍藥　生姜　甘草　當歸　白朮　人參　薤白　厚朴

縮胎丸

白朮　陳皮　黃芩　茯苓

葵子湯

秋葵子　滑石

妊娠九月、始受石精以成皮毛、六腑百節皆備、此時係足少陰經脈養胎、足少內屬於腎、毋處滋地、毋着灸衣、宜飲醴食甘、緩帶自持、是謂養毛髮致才力、若犯風寒、則下斛、腹滿、懸飢、胎上衝心、腰背痛、不可轉側、短氣、宜服半夏湯、或丹溪縮丸、若前會墮九月胎者、宜預服猪腎湯、

（半夏湯）

麥冬　阿膠　半夏　吳茱萸　乾姜　當歸　大棗

（猪腎湯）

猪腎　乾姜　白朮　麥冬　茯苓　乾地黃　附子　桑寄生　川芎　大豆

妊娠十月兒之五臟俱備、六腑齊通、納天地氣于丹由、關節人神悉具、但俟時而生矣、

幸福三日刊

出版務求信用有切實保證　又名社會醫學常識報　主持者有學識經驗及人格

## 長篇小說　醫海燃犀記（三十三）

（余不平）

### 第六回　黃漢強踏破工人腳　女醫生攪亂浪子心

老四也回身就走、再像眼看看他們並肩的走着、心中才明白黃漢強不上他那裏去的原因、也只獨自回去、黃漢強和惠卿頑了一回、也就回到醫院、惠卿對漢強少不得有一番忠告、但是漢強心中、倒有點不過意、暗暗說、老四他以身體委之于我、沒有甚麼惡意、我便疑他心地不好、這是我的不是、這老四我到底不能負他、主意既定、晚飯後、便獨自出來、一直到老四那裏去、把門兒一敲、娘姨開了門來一看、一聲哎唷、黃先生來哉、小姐想煞哉、老四聽說黃先生三個字、探頭一看、見漢強果然來了、冷笑的迎着問道、果然不失信、漢強道、說來就來、於是相偕到房中坐下、只聽老四叫聲娘姨、快點泡壺茶來、娘姨答應一聲去了、老四便把漢強一把抱住、向床上一推、兩個人一起躺了下來、老四很生氣的道、你見好愛好、你和那女醫士有關係、就拋棄我了、你這沒良心的東西、我今天和你把公理講一講、漢強道、你不是胡鬧的、我來慢慢告訴你、那女醫士趙惠卿、他是請我去、剛剛說到這裏、忽聽門外一陣腳步響、大踏步走進幾個男子漢、一擁進了房間、有一人上前將漢強抓住、一把捺倒地下、說你好你好、爲甚麼闖到我家房間裏來、（未完）

## 喉蛾之不藥療法

（半仙）

喉蛾一名乳蛾、生於咽喉之旁、狀如蠶蛾、紅腫疼痛、久延難愈、醫藥鮮效、余有一法、可以勿藥而愈、即每日清晨、未食早粥以前、用新鮮雞蛋一枚、入小銅鍋中、盛水半滿、置火爐上熱之、候鍋蓋已熱、而初開沸聲時、急速取去、開孔於一端、將蛋之黃白、俱傾入口中、分數口吞下、連食一百日、食雞蛋一百枚、不可間斷、無論單蛾雙蛾、皆可全愈、且雞蛋大有補身之功、非但可愈喉乳、兼能強健身體也、

## 問病新章

（一）近接讀者問病函件、日多一日、幾使本報同人無從答覆、故自本期起、另印問病紙一種、分送定戶、如非用此紙詢問者、概不答覆、

（二）此種問病紙、每定戶各發一張、請勿隨意亂用、如再欲索取、每張收費半元、

（三）非本報定戶、而欲訊問疾病者、亦須用此種問病紙、可預先向本館購買、本埠每張半元、外埠每張一元、以示限制、

## 飲食消化之原理

蘇州醫社女科主任　王慎軒

人之于飲食也、唇以攝收之、齒以明嚼之、舌以轉掉之、唾以拌和之、使之往復周廻、然後嚥入（會厭居食管氣管之間）氣出則張、氣入亦張、食入則掩蓋氣門、使食橋渡而過、由此入嗽、傳送至胃之上口賁門、以入于胃、胃液以消化之、胃壁以蠕動之、脾以運之、肝以疏之、而後蒸熟腐化、由胃旁細孔、泄出精微、而化津液、其餘由幽門傳入小腸、經所謂小腸爲受溢之官是也、於是由膵臟分泌膵液、由肝臟分泌膽汁、由腸壁分泌腸液、以助其消化、至小腸之闌門、又分泌水液、其水分皆由三焦傳腎及膀胱、由溺孔而出、經所謂三焦爲決瀆之官是也、是時食物已成糟粕、傳入大腸、經所謂大腸爲傳導之官是也、至直腸則結爲糞、由肛門而出、此腸胃消化之作用也、然腸胃中之水穀、若俾賴胃液膵液胆汁腸液之消化、尚不足以盡消化之能力、試取其液汁、和以水穀、豈能消化乎、蓋水穀之消化、猶賴命門之眞火、火氣蒸騰、則腸胃溫煖、膜壁蠕動、而水穀腐化矣、由此觀之、則消化之原理、當推命門眞火爲要素、而腸胃諸液、不過爲其副作用也、

介紹衛生方法　幸福三日刊　指導康健途徑

# 幸福報

紹儀署

◀第三十六期▶

（民國十七年十月二十六日）

◀每份售洋二分▶

（館址上海浙江路洪德里四七八號）



## 本期要目



## 兩無難事

覺

南方諺語、有所謂無難事者二、一曰天下無難事、只怕有心人、蓋勗勉之語也、一曰天下無難事、只怕老面皮、蓋鄙薄之語也、昔顧亭林先生嘗以論語兩難矣哉、評南北之學者、以為羣居終日、言不及義、好行小慧、為南方學者之病、飽食終日、無所用心、為北方學者之病、雖此等界畫、非絕對不可移易、而其切中我國人之劣根性、欲為南北之學者、痛下砭鍼、不可謂非苦口婆心矣、余謂兩難矣哉、為消極的、兩無難事、為積極的、而積極之中、其精神又有大不相同之點、吾人試潛心考察吾國之社會、孰為有心人、孰為老面皮、老面皮者多乎、有心人者多乎、

願天下為父母者注意

## 兒女早婚之害

牡丹含蕊　遽遭風雨之摧殘

梁木初栽　驟用斧斤以削伐

丈夫生而願為之有室、女子生而願為之有家、關雎詠好逑之詩、鳳凰效于飛之樂、視兩小交歡、籍了向平之願、締百年佳耦、念切抱孫之心、此固普天下為父母者、同此心理也、其有標梅尚未至迨吉、夭桃已早賦于歸、貌猶了角、信潮還未通行、必尚童稚、衾枕徒知取樂、泊乎肌瘦面黃、漸成乾血之患、反詢姙娠之有無、潮熱欬嗽、早具肺癆之形、徒乞靈效於藥石、吁嗟、牡丹含蕊、遽遭風雨之摧殘、梁木初栽、驟用斧斤以削伐、是何異揠苗助長而緣木求魚耶、往往空幃孤守、嘆薄命於紅顏、炊臼發夢、賦悼亡於早歲、斯則早婚適足以促其壽算、溺愛反致於增其慘傷、又豈為為父母者所及料也歟、古有男子三十而娶、女子二十而嫁、誠以發育未臻乎壯健、斲傷徒鑿其天眞、在時勢之潮流、必不能率由乎古例、權情理而斟酌、還須驗體格於雙方、期偕老於百年、增人群之幸福、亦多子孫強民強國之一助也、（盛心如）

中華郵政特准掛號認為新聞紙類

## 蔬食與肉食之比較（一）

六一居士

人莫不飲食、而能知飲食、所以養生之理者蓋鮮、講求食養者、當注重於滋養料之豐富、故華人好食豕、西人好食牛羊、以爲牛、羊、豕、皆血肉之體、富於滋養料也、是說也、吾嘗韙之、今乃知不盡然、蓋吾國中產之家、始常得肉食、下此則弗能也、然而富人之體質、每不若貧人強固、則肉食之之未必勝於蔬食明矣、議者又以西人食牛羊、體多強於華人、謂牛勤而豕惰、故食豕不如食牛之有力、不知西人之強、在乎運動、有常課、娛樂有定時、不在食牛羊也、牛羊性極熱、大便燥結不易、故西人每餐之後、必佐以水藥、適病必先瀉大便、不如是、西人之病、嘗多於華人數倍、遑論強弱乎、再進一層考察之、即以牛、羊、豕、爲富於滋養料矣、然彼之滋養料、爲由食動物而來乎、無論中西、有以動物飼貓犬者、未有以動物飼牛羊豕者也、牛羊之食料、不過柴草、偶亦間以穀類、豕雖最肥、亦不過食豆餅而止耳、近世科學家、以爲植物富於滋養料者、莫如大豆、吾國舊說、亦以大豆爲百穀之王、補力之大無與倫比、顧吾國既首先發明大豆之有特殊補力、而其主要食品乃不以豆而以米者、此其中有足研究焉、竊爲常食之品、果不如蔬、蔬不如穀、而五穀滋養之力、黍稷不如米麥、食麥不如麻、麻不如豆、然豆之補力過大、而人之胃力有限、若以爲日常主要食品、足妨碍胃力、麻則油質太多、亦難常食、惟麥與米、最爲適宜、西人多食麥、華人多食米、北人多食麥、南人多食米、乃地氣關係使然、其足以爲日常主要食品、而鮮流弊則一也、（未完）

## 論嘔血原因及治法

丁武奇

屋之所以能久立而不傾圯者、在基礎之鞏固爲之也、樹之所以茂盛而不凋零者、根本之發達爲之也、人之所以致強健而不疾病者、氣血之灌溉爲之也、未有基礎不鞏固、屋能久立、根本不發達、樹能茂盛、亦未有氣血不灌溉、而身體致強健者也、然則氣血與人身有密切之關係、得之則生、不得則死、彰彰明矣、氣姑不論、但就血而言之、然血亦不可須臾離氣、不聞經旨云乎、氣爲血帥、血爲氣輔、又云氣載血而行、血依氣而流、循環不已、氣血調和、庶幾身體強健、若不調氣血、未免百病叢生、是故欲養身者、欲爲豪傑者、欲爲偉人者、珍之寶之、捨氣血莫若矣、夫血生于心、藏于肝統于脾、若政治上吏部房科而不少差者也、（未完）

## 醫林點將　怪病奇治

### 一個產生堅韌卵狀瘕塊的婦人

余擇明

吾鄉之西、有鳳谷村鎮、亦稱三界市、蓋其地爲淮安、阜甯、鹽城、三縣之交界處也、有趙姓女、適一陸陳船主爲妻、生（裝運米穀雜糧等爲貿易之船、謂之陸陳船、船主之名已忘却、）、子女各一、女六歲、春間、女羅痲痧而夭、夏末、男又落水而死、該婦痛不欲生、時常號泣、日復一日、搆成痼疾、先是月經不通、夜間燒炕、口渴特甚、飲料無時或缺、繼則食慾不振、身體瘦削、頭時暈痛、腹內覺有硬塊、捫之可得、睡時反側、塊即向下轉墜、經諸多中醫療治、服藥無效、此民國十年時也、延至十一年三月、始求余診、並云、仰先生家學淵源、且新自海上歸來、西藥之靈、必有甚於中藥者、余服中藥已多、迄未一效、現聞中藥兩字、（即欲作三日嘔）願先生爲余圖之、改服西藥可乎、余診察既畢、復念此人信仰西藥、但西藥中實無此症之特效藥、乃謂之曰、余有良方、當可瘳汝之疾、惟此種西藥、配製煩難、余將爲汝製成丸藥、服至兩月之久、必可獲效、可於五日後、來取此丸、病者諾之、余思此症因悲傷過度、抑鬱特甚、以至氣滯血搏、月經停止、當訪治瘕法治之、乃決以錦紋大黃、桃仁、當歸、乾姜、川芎、穿山甲、鼈甲、牛膝、元胡索、紫丹參、廣木香、巴豆霜、各爲細末、醋糊共製爲丸、如梧子大、五日後、果來取、余即告之曰、此西藥所製成者、每日早晚各一服、每服三四十粒、久之自效、期以兩月、愼毋中道而止也、病者如言、服至一月之久、不見有效、惟時覺腹內墜痛、小便赤、大便癒而已、又服十餘日、一夕、覺腹痛加劇、陰內墜痛、勢若將生產者、急起踞坐馬桶上、有頃、痛益劇、有物自內排擠而出、墜落有聲、無何痛減、腹內大快、起而視之、於紫黑色之血塊中、見一白色之物、約如鴿卵大、堅韌異常、取出、以刀刺之、亦不破、由是遂霍然而愈、其夫謹愼誠篤、爲余言如是、並云先生之西藥、靈妙出於軒轅範圍之外也、

（下期請愼軒先生續）

## 來函照登

幸福報館主筆先生大鑒、鄙人自去春患有遺精、醫以爲相火盛熾、治以知柏、加以斂陰等劑、豈其藥連投、而病仍增劇、變爲滑遺之患、後復投以龍牡、症仍依然、而人則力疲神倦、肌肉內消、於是向市上購就遺精藥品、均無效果、憂苦萬狀、固不待言、今於國慶後一日、讀新聞報快活林、載有北平王德仁堂、祕製遺精散一種、功效如神、不敢自秘、出而濟世、謙託　貴報館代售、云云、鄙人以爲北平運申藥品、諒不我欺、當倩人購服三盒、胃力日加、胸懷頓暢、而病已去半、連服五盒、寢食俱安、病覺若失、嘻、遺精散之功、眞不可思議也、鄙人感戴之餘、無以爲報、敬陳數行、請登貴報、並介紹患遺精之同胞者、幸勿觀望可也、上海愛爾近路高壽里許之安謹啓

第一卷　社會定期刊　第三十六期

## □下痢重在辨開闔說

徐相任

霍亂之初、中宮脹滿、故吐瀉以自尋出路、霍亂之末、重門洞開、脾腎元陽失守、故洩瀉無度、汗流形脫、是初病爲實爲閉、末傳爲虛爲脫、下痢、卽霍亂之變相、（濕令爲霍亂、燥令爲下痢、）曰寒曰氣曰血、俱不免於隔靴搔癢、其實亦一闔一開而已矣、

下痢有亦有白、有赤白相間、有腸癖下白沫、有痢成五色、下赤下白下白沫有實亦有虛、下五色痢則幾盡屬於虛、其實者乃絕無而僅有、吾以爲腹中脹痛、裏急後重、至圊多而所下極少、肛門收縮、如不許出者、闔證也、爲濕熱、爲暑濕、爲食滯、爲惡毒腐敗之物、其中必尙有燥矢、淸化消導、分利攻下、活血利氣可也、腹不脹痛、而但重墜痠楚、或竟如無所苦、所下較多、有不肯完、氣留不住、後者又續續欲下、或所下雖少、非肛門緊而爲氣送不下者、開證也、爲正虛、爲氣脫、爲五液注下、（卽五色痢之鐵板注脚）此證並無燥矢、但藏府爲燥氣所傷耗、健運升舉、培補滋塡、收濇可也、開闔之情形不同、而究其實、則皆屬於燥、闔證者、燥之實者也、開證者、燥之虛者也、實證不能開則死、虛證不能闔則死、死生反掌、可不辨之詳且審乎、語云、無濕不成霍亂、吾爲之下一轉語曰、不燥不成下痢、果不燥而濕勝者、當但洩瀉、至爲易治、何致命之有哉、

## □答李先生一個疑問

（江惠氏）

讀本報第二十七期李壽芝先生兩件有興趣的疑問、我來答複一個在下面、

靈樞經脈篇曰、「人始生、先成精、精成而腦髓生、骨爲幹、脈爲營、筋爲剛、肉爲牆、皮膚堅而「毛髮」長……」又本藏篇曰、「人之血氣精神者、所以奉生而因於性命者也、經脈者、所以行血氣、而營陰陽濡筋骨、利關節者也、衛氣者、所以溫分肉、充「皮膚」、肥腠理、司開闔者也、……」又柯韻伯曰、「水穀之精氣、行於經隧爲營氣、水穀之悍氣、行於脈外爲「衛氣」、……」由此觀之。毛髮之所以長者、豈非賴皮膚爲轉移乎、皮膚之所以堅者、非賴衛氣爲轉移乎、衛氣之所以生者、更非賴穀氣爲轉移乎、噫、毛髮之長也、明矣、今舉例再明之、（一）試觀渾渾噩噩、（未完）

## □四千年前之所謂天癸與新發明內分泌之印證

（楊志一）

□西醫發明□

內分泌者、無管腺之分泌物、西名曰合而孟、因合而孟之爲物、不可見、第將無管腺割去、則精神立呈萎縮之象、故知必有此種液汁、此蓋西醫最矜貴而最新之發明、近日盛傳換靑春腺之返老還童術、亦卽從合而孟推求而得、

□內經原文□

男子一八腎氣盛、齒更髮長、二八天癸至、精氣溢瀉、陰陽和、故能有子、女子七歲、腎氣盛、齒更髮長、二七而天癸至、任脈通、太衝脈盛、月事以時下、故有子、

□惲氏學說□

□關于關各注家之謬誤

惲氏曰王冰解釋此兩節文字、只能囫圇吞棗、至高士宗張隱菴等或以精血爲解、或云人身之元陰、若解爲精血則於文義爲不通、上文云天癸、至下文云月事以時下、是天癸與月事、明明是兩物、不能幷爲一談、若解爲元陰、在女子可謂元陰、在男子不當曰元傷乎、且元陰又是何物、又各家多云、天癸者天一所生之癸水、殊屬費解、試問天一所生之癸水、何故不與有生俱來、何故必待二八二七之年而後至乎、又曰、內經明明言男亦有天癸、則天癸與精、亦當分別、不得謂天癸卽男子之精、

□關于內分泌與天癸之印證

惲氏曰內經之爲此言、（指二八二七而天癸至）確實已知有內分泌、所以能知此者、是從體工之形能上看出、此種內分泌、乃由無管腺來、各無管腺中與男精女經有密切關係者、厥惟靑春腺、靑春腺成熟、然後有分泌、而此腺成熟之期、則男在二八，女在二七、常設想全身腺體、皆屬一個系統、卽以靑春腺論、有甚顯著之事、可得而言者、男子當發育期、音喉輒寬、若在十五以前、則爲童聲、蓋喉頭扁桃腺與音帶有密切關係、靑春腺成熟而喉音寬、是扁桃腺隨靑春腺而發育也、（未完）

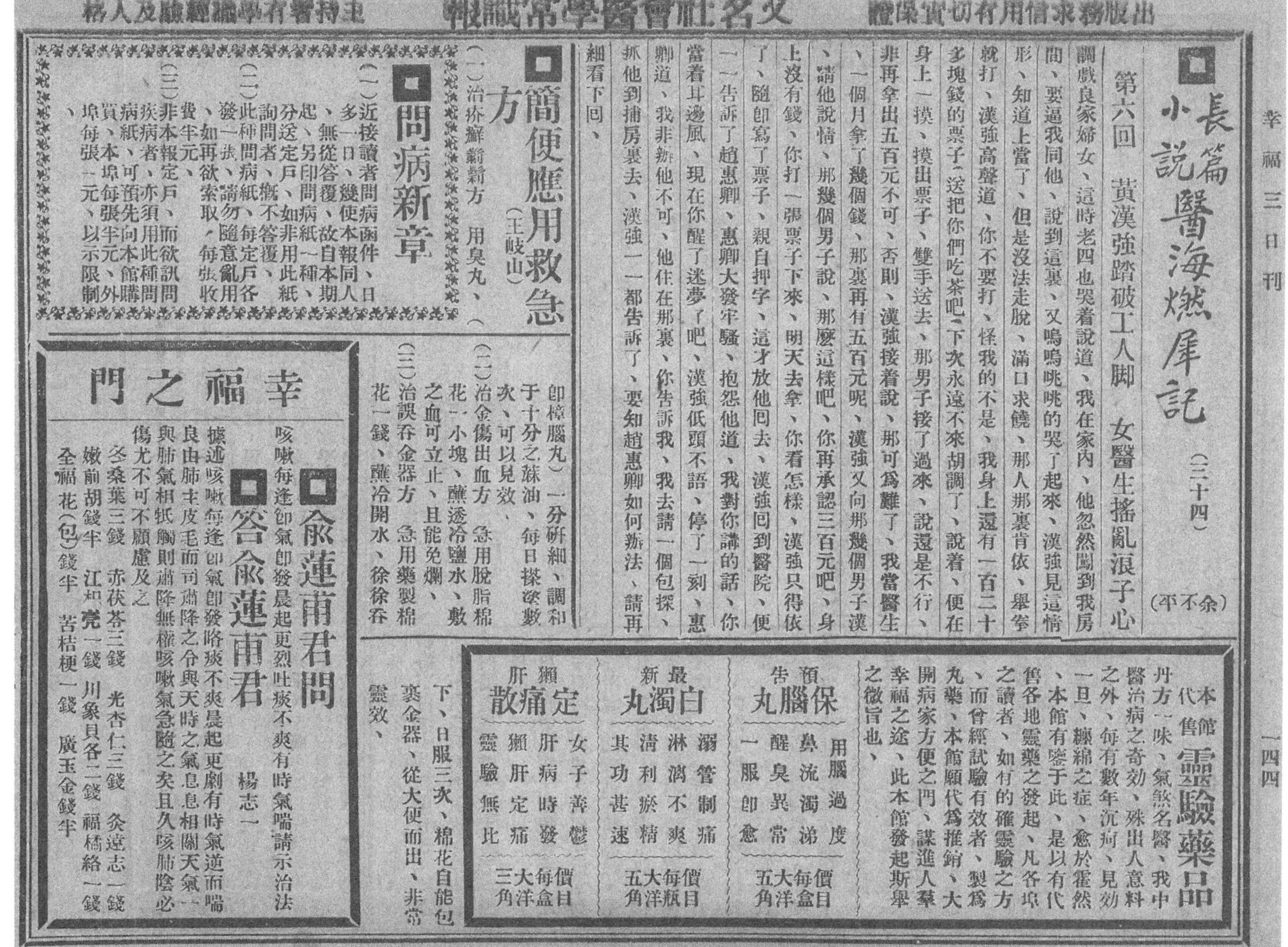

出版務求信用有切實保證　又名社會醫學常識報　主持者有學識經驗及人格

## 長篇小說 醫海燃犀記（三十四）

（平不余）

第六回 黃漢強踏破工人脚 女醫生搔亂浪子心

調戲良家婦女、這時老四也哭着說道、我在家內、他忽然闖到我房間、要逼我同他、說到這裏、又嗚嗚咣咣的哭了起來、漢強見這情形、知道上當了、但是沒法走脫、滿口求饒、那人那裏肯依、舉拳就打、漢強高聲道、你不要打、怪我的不是、我身上還有一百二十多塊錢的票子、送把你們吃茶吧、下次永遠不來胡調了、說着、便在身上一摸、摸出票子、雙手送去、那男子接了過來、說還是不行、非再拿出五百元不可、否則、漢強接着說、那可爲難了、我當醫生、一個月拿了幾個錢、那裏再有五百元呢、漢強又向那幾個男子漢、請他說情、那幾個男子說、那麼這樣吧、你再承認三百元吧、身上沒有錢、你打一張票子下來、明天去拿、你看怎樣、漢強只得依了、隨卽寫了票子、親自押字、這才放他囘去、漢強囘到醫院、便一一告訴了趙惠卿、惠卿大發牢騷、抱怨他道、我對你講的話、你當着耳邊風、現在你醒了迷夢了吧、漢強低頭不語、停了一刻、惠卿道、我非辦他不可、他住在那裏、你告訴我、我去請一個包探、抓他到捕房裏去、漢強一一都告訴了、要知趙惠卿如何辦法、請再細看下回、

## 簡便應用救急方

（王岐山）

（一）治疥癬新方 用臭丸、（卽樟腦丸）一分研細、調和于十分之蘇油、每日搽塗數次、可以見效、

（二）治金傷出血方 急用脫脂棉花、一小塊、蘸透冷鹽水、敷之血可立止、且能免爛、

（三）治誤吞金器方 急用藥製棉花一錢、蘸冷開水、徐徐吞下、日服三次、棉花自能包裹金器、從大便而出、非常靈效、

## 問病新章

（一）近接讀者問病函件、日多一日、幾使本報同人、無從答覆、故自本期起、另印問病紙一種、分送定戶、如非用此紙詢問者、概不答覆、

（二）此種問病紙、每定戶各發一張、請勿隨意亂用、如再欲索取、每張收費半元、

（三）非本報定戶、而欲訊問疾病者、亦須用此種問病紙、可預先向本館購買、本埠每張半元、外埠每張一元、以示限制、

## 幸福之門

### 俞蓮甫君問

咳嗽每逢節氣卽發晨起更烈吐痰不爽有時氣喘請示治法

### 答俞蓮甫君

楊志一

據述咳嗽每逢節氣卽發咯痰不爽晨起更劇有時氣逆而喘良由肺主皮毛而司肅降之令與天時之氣息息相關天氣一與肺氣相牴觸則肅降無權咳嗽氣急隨之矣且久咳肺陰必傷尤不可不顧慮及之

冬桑葉三錢　赤茯苓三錢　光杏仁三錢　炙遠志一錢
嫩前胡錢半　江枳殼一錢　川象貝各二錢　福橘絡一錢
全福花（包）錢半　苦桔梗一錢　廣玉金錢半

介紹衛生方法　幸福三日刊　指導健康途徑

# 幸福報

鈕儀署

◀第三十七期▶

（民國十七年十二月九日）

◀每份售洋二分▶

（館址上海浙江路洪德里四七八號）

定報價目
每三日出一張、外埠五個月一元、全年二元、寄費在內、國外定報照價加倍、郵票代現金計值

廣告價目
每期每格（共計五方寸）五元、均排於新聞之旁、如欲入新聞中縫、長期面議

## 本期要目

飲食問題
廣東食品奇異之比較
蔬食與肉食之研究
人身九竅
瘧疾說
一個產後半紅半白半
冷半熱之怪病
答李先生一個疑問
四千年前之所謂天癸
醫愈痲瘋藥之新發明
簡便德用救急法
醫海燃犀記（二十五）

## 廣東奇異食品

▲鼻涕蟲　鼻涕蟲產於卑濕之處、滑膩如鼻涕、蟲所過之處、即留光滑如涕之痕、捉之拌豬肉煮食、滑膩可口、能治哮喘、

▲柴蟲　柴蟲腐蛀之柴多有之、取之放油鍋煎烘、至蟲臟爆出、香脆可口、

▲偷鹽蛇　偷鹽蛇形如蝦蟆、身略長而有尾、於卑濕或藏鹽處常見之、患癩癱者捉之活吞下、厥疾可治也、

▲蛇　粵人多喜食蛇、以蛇與雞配合冬菇紅棗羹之、美味可口、且甚滋補、本埠天澹路廣東味雅酒樓之『龍鳳會』、即是食品也、

▲貓　貓肉頗能補益、烹製法亦以冬菇紅棗及鮮味品、間亦有以蛇肉配合羹者、謂之『龍虎鬬』、貓以純黑之毛者爲佳、若黃金色毛之貓、則不可食、據云、食之能患痲瘋云、

▲貓眼　患目疾者、每將活貓之眼剜出、和糖吞下、謂能令目光明「然須剜出趁熱即吞下」若稍延些時「冷後則堅如玻璃」不能吞下

▲狗　滬人於夏至日食酒釀、粵人夏至日則食狗肉、狗亦以純黑毛者爲佳「烹法亦如貓肉」（盧夢痕）

## 飲食問題

人身如一造糞之機器
當努力於造糞之工作
若不慎擇造糞之原料
足以損壞機器之本身

（蔣文芳）

我人飲食由喉入胃、經小大腸、漸次消化、取其精華、營養百體、棄其糟粕、洩爲二便、故靈樞經稱胃爲水穀之海、倉廩之官、大腸爲傳道之官、小腸爲受盛之官、統名曰器、（消化器）我人日將水穀化爲二便、不管一造糞之機器、既努力于造糞之工作、不得不慎擇造糞之原料、良以原料不佳、非特出品不能精良、且足損壞機器之本身也、撰擇之法、當以無毒清潔、多滋養料、而易消化者爲要件、食時須細嚼緩嚥、覺飽即止、臨睡尤戒過飽、酒固勿飲爲宜、即茶及咖啡亦以少飲爲是、二千年前之孔子對於吃飯問題、已有深切之研究、有市脯不食、臭惡不食、不飪不食、不時不食之戒、我人正宜步武先聖、奉爲吃科公例者也、倘或恣貪口腹、食食過度、自然胸腹作脹、甚或隱隱作痛、便宜口舌、難爲肚皮、變成積滯之症、急宜購買山楂神麯和靑陳皮各二錢煎湯熱服、或保和丸麥芽湯送下、刺激胃家、使之興奮、則食積自消、倘若貪安少動、則脾虛氣弱、消化機能、漸趨薄弱、飯量退步可購炒白朮懷藥茯苓各三錢煎湯常服、或常吞健脾丸、則食量自增、多用體力、注意運動、尤足助長食慾、胃病不生、良以飽食安坐、非但徒增人羣之担負、且足妨礙一己之康健也、屈文六氏謂飯後狗行匍匐五分鐘、可免胃病、語雖滑稽、却含至理、頗足耐人尋味也、

中華郵政特准掛號認爲新聞紙類

幸福三日刊　民國十七年十月二十九日　戊辰年九月十七日



## □蔬食與肉食之比較(二)

(六一居士)

太古之民、未知稼穡、茹毛飲血以充饑渴、神農氏嘗百草以辨性、知穀食之可以養生、藥物之可以已病也、於是敎民樹藝五穀、采取衆藥、衛生之學、始漸發明、夫食以養生、失中則病扶偏救弊、端賴藥物、中國醫學、創自神農所作、療病方書雖不廢金石之類、而實以草木之品、爲主治之要、故其經曰本草、故金石之類、得地氣多、其性多熱而烈、草木之品、得天氣多、其性較清而和、烈則見效雖速、而易滋流弊、和則奏功雖緩、而無廣遺害、西人不知此理、用藥偏信金石、往往暫用、則其效如神、久則終於傷人、不若吾國之以草木、爲主治品多矣、此神農之所以爲神也、總之治病、必須先知病理、養生必須先知生理、孟子言王政七十者可以食肉、不知者以爲節省物力經濟起見、而實不知養生之至理存焉、古之時以百年爲中壽、六十之後始衰、七十則血液漸枯、爲生理起見、乃有七十之食肉規定、未七十者、不得食也、今人自少至壯、以肉食爲常饌、所以口腹之累、十人而九、病從口入立爲大戒、加以人事日繁、嗜慾日增、詐僞無已、宜乎七十爲世所稀有也、不知此理、而但曰七十始、始可食肉、鮮不笑以爲妄矣(未完)

## □人身九竅之研究

王愼軒

人身九竅、上竅有七、卽兩耳兩目及口舌鼻也、下竅有二、卽前後二陰也、經曰心在竅爲舌、以心之本脈、繫於舌本、故心和則舌能知五味矣、然舌嘗五味、各走其臟、酸走肝、苦走心、甘走脾、辛走肺、鹹走腎、蓋因厥陰之脈絡舌本、少陰之脈繫於舌、太陰之脈散舌下、上焦之脈至舌下、皆爲五味之引導也、經又曰肝在竅爲目、以肝之經脈、上額交巔而通于目、故肝和則目能辨五色矣、然五臟六腑之精氣、皆上注於目、故骨之精爲瞳子、以瞳神屬於腎、筋之精爲黑眼、以黑睛屬於肝、血之精爲絡、以赤皆屬于心、氣之精爲白眼、以白睛屬于肺、肌肉之精爲約束、以眼胞屬於脾、經又曰、脾在竅是口、以口主納穀、脾主化穀、故脾和則口能知五穀矣、然口既能納五穀、尤能發五音、故內經曰、口唇者、音聲之扇也、舌者音聲之機也、懸雍垂者、(卽蒂丁)音聲之關也、會厭者、音聲之戶也、喉嚨者、氣之所以上下也、頏顙者、(卽上腭)氣分之所洩也、橫骨者、(卽聲帶)神氣所使、主發音者也、經又曰肺在竅爲鼻、以肺之氣管、上通于鼻、故肺和則鼻能知香臭矣、然挾鼻孔之迎香穴、又屬於胃、故肺受風寒之邪、則鼻塞而不聞香臭、鼻嗅臭惡之氣、則胃拒不受而作嘔、是則鼻之嗅覺、爲肺胃合成之功也、經又曰、腎在竅爲耳、以腦生於腎、耳通於腦、故腎和則耳能聞五音矣、然腎又開竅於二陰、蓋前陰爲膀胱下口、膀胱爲腎之腑、腎主分泌小溲、故前陰爲腎之竅、且前陰溺竅之旁、男子有精竅、女子有膣腔、尤爲腎之所屬也、後陰爲大腸下口、全賴腎液之充腴、腎氣之輸送、則大便易下、故後陰亦屬於腎也、

## □瘧疾說

張星舫

寒熱交爭、是爲瘧疾、爰攷岐伯仲景、以及歷朝醫家之著述、對於此項病症、議論崇閎、立法周備、世之學者、莫不奉爲圭臬、以作濟世活人之工具、要其治法、率以少陽爲主、而以小柴胡湯爲至當不易之劑、陽盛入陽明之經、則用白虎湯以清其熱、盛極者、必入陽明之府、則用承氣湯以瀉其實熱、至若半在少陽之經半入陽明之府、則用大柴胡雙解表裏、其寒而入於三陰之藏者、則用四逆眞武、及當歸四逆諸方、以溫之、患瘧之始、倘來三五次者、惟用小柴胡加常山以截之、患瘧日久而致脾虛者、須重用

## □醫林點將　怪病奇治

### 一個產後半紅半白半冷半熱之怪病

(王愼軒)

杭州陳少山君來函云(上略)舍妹素體肥盛、於上月二十四日產生一女、產後昏昏欲睡、狀如虛脫、幸服人參黃芪等藥得以挽回、惟近日變一奇怪之病、左半身極冷、右半身極熱、左面色青、右面色紅左舌苔白、右舌苔黑、少腹疼痛、小便不利、遍請名醫診治、均謂奇病難治、故特專函奉懇、乞賜靈方云云……余乃細究病情、答謂此由肥人痰濕留戀、產後惡露阻滯、痰瘀交阻、絡道不通、左右之陰陽不和、陰陽之旋轉不週、內經曰左右者陰陽之道路也、陰陽者水火之徵兆也、左右之道路窒塞、陰陽之水火偏勝、火勝於右則右面紅而右身熱、水勝於左、則左面青而左身冷、右苔色黑、陽盛之象、左苔色白、陰盛之徵、其陰陽水火之偏勝、實皆由痰瘀之內阻、少腹疼痛、尤爲瘀血凝阻之明徵、小便不利、更屬痰濕停蓄之礭據、深慮阻塞益甚、昏厥暴至、陰陽偏極、喘汗驟來、亟宜化痰濕而通絡道、祛瘀血以調陰陽、方用半夏麯、橘紅絡、茯神、赤芍、桂枝、血珀、紅花、桃仁、澤蘭、茺蔚、鬱金、玄胡、車前子、失笑散等……嗣據陳少山君來函致謝云、服此藥之後、忽覺全體均熱、繼而熱勢漸退、卽得安眠、再服一劑、下瘀血甚多、諸恙遂頓失矣、(下略)此卽通函治療、係於去年西風方勁、秋氣正高之時、迄今已越一載矣、(下期請勁秋先生續)

社會定期刊　第一卷　第三十七期

人參白朮及理中等方以補之、再久則結癥瘕、名爲瘧母、須用鱉甲煎丸、徐徐消磨之、立法至善、主張亦均相同、然往往有效有不效、或轉而加劇者何也、是因方劑中有宜於北不宜於南、宜於強而不宜於弱之故也、蓋人既有強弱之分、病卽有輕重之別、而尤貴乎因時制宜、因地制宜、南方卑濕、溫度較高、最易發生濕熱、滬上更甚、人於夏季勞動、暑氣中傷、則心中煩熱、以致食寒飲冷、停水不消、或飲食不節、食停胃脘、或暑蒸汗泄、浴於冷水、濕氣侵入、淺在經絡、深在臟府、迨交秋令、涼風驟起、一遭外感、濕溫迫而發動、於是寒熱交爭、瘧疾作矣、故此病以秋令爲最多、濕熱之在經絡者、須解之以汗、濕熱之在臟府者、須泄之於膀胱、其胃脘有宿食者、須略事消磨、其肝熱而鬱肺燥而滯者、則宜清潤而疏利、若胃熱薰蒸、君相飛騰、汗出過多、則宜清裏、不可發表、若中氣虛弱、心下澆跳、汗出亦多、則只宜

## □答李先生一個疑問

（江蕙氏）

狉狉榛榛之世、冬穴夏巢茹毛飲血之時、樹林滿佈、露宿風霜、夏與烈日爭、冬與霜雪爭、其皮膚必粗而糙、其腠理必緻而密者、皆以飽吸空氣、由寒暑風雨艱煉而成之也、當今之世、物質文明愈演愈進之時、砌屋以棲身、製衣以蔽體、耕耘以充飢、疏濟以求源舟車供代步、葛裘適寒溫、其腠理反因之而疎、皮膚亦因之而柔者、皆以未得風霜雨雪日光之艱煉耳、胎毛非髮乎、髮之用專爲護腦而生、胎兒待呱呱墮地、胎毛卻深而且長、不剃還柔與者、其髮根深隱、人又多忽視其根、此逮與當世砌屋以棲身、製衣以蔽體者、何異、其所以愈剝愈硬者、卽如卸衣棄宅、髮根直接得受天日與混滄之世者日處烈日之下常立風雨之中者又何異耶、（二）胎兒之墮地、其身體是否剛而直、目是否能看、足是否能行、經云、「……北方生寒、寒生水、水生鹹、鹹生腎、腎生骨髓、在天爲寒、在地爲水、在體爲骨、在藏爲腎、在氣爲堅、其性爲凜、其德爲寒、其化爲肅、其政爲靜、其變凝冽、……」又曰、「目受血而能視、足受血而能行……」又五運行大論曰「……大氣舉之也、燥以乾之、暑以蒸之、風以動之、濕以潤之、寒以堅之、火以溫之、故風寒在下、燥熱在上、濕氣在中、火遊行其間、故令虛而化生也……」腎藏精、肝藏血、「腎之氣爲堅、」且有「寒以堅之」諸明文、凡由稱入童之時、精血亦必漸充足、姑無論目能視、足能行、身體剛直、其毛髮自必長而且硬矣、（二）今再究之鬚髮、以爲結論曰、經云、「……女子之生、有餘於氣、不足於血、以其數脫於血、衝任之脈不榮口唇、故鬚不生焉、男子有傷於陰、陰氣絕而不起、然其鬚不去、宦者獨去者、何也、曰宦者去其宗筋、傷其衝任、血寫不復、皮膚內結、唇口不榮、故鬚不生、其有天宦者、爲任衝不盛、宗筋不成、有氣無血、唇口不榮、故鬚不生、」細玩經旨無非視衝任爲的據、鬚之生既賴衝任脈盛、鬚亦非愈剃愈硬乎、髮之生雖賴精血充實、書云、「八脈麗於肝腎」、且精藏於腎、血藏於肝、肝並主宗筋、總之肝腎旺盛、方可生血生精、榮鬚益髮、其長而且硬、自不待言矣、拙見如斯、敢望明達之士、幸而教之（却酬）

## □四千年前之所謂天癸！與新發明內分泌之印證

（楊志一）

□作者意見□

由此以觀、可知四千年以前內經所謂天癸、與最近新發明之內分泌同屬一物、先後發揮、前所謂天癸卽月事、近人所謂天癸卽男子之精女子之卵等說、至此撥雲霧而見青天、余更爲之推論曰、西人所謂無管腺之內分泌、非血非精、而爲人身最可寶貴之一種液汁、內經所謂天癸、在男子則與精氣並言、非精可知、在女子則與月事並言、非血可知、非精非血、證以功用之重要、體工之形能、與無腺管之分泌、如出一轍、則亦爲人身最可寶貴之一種液汁也無疑、然則西人曰合而孟、內經曰天癸、均此種液汁之代名詞、而此種液汁亦男女共有之發育原素也、此種液汁、在西人以爲最矜貴而最新之發明、考之內經、早有精確之論列、靈樞云、穀入氣滿、淖澤注于骨、骨屬屈伸洩澤、補益腦髓、皮膚潤澤、是謂液、此種液汁、得之則英華外發、失之則皮膚甲錯、其功能與內分泌不謀而合、自後世習焉不察、致經文精義湮失、妄稱天癸卽月經、近人亦覺其非、爲文駁之、頗不乏人、謂天癸爲男子之精、與女子之卵、實則常先身生是謂精、經有明文、月經爲排卵作用之表示、世所公認、天癸卽精與卵、亦非澈底之談也、

塡補、不可耗傷、但此等病象、尙易辨別、施治方針、隨可決定、惟眞熱假寒、或熱重寒輕、最難識別、應詳加審愼、蓋內熱甚者、必有心煩口苦、脈象弦數、舌苔黃厚、便難溺黃、大渴不止、四肢寒冷等現象、而瘧來之時、亦係寒慄戰搖、爲時亦短、頗似寒症、及內熱透出、汗出病去、此緣陽盛而奪陰位、陰氣退居四末、與皮毛及表裏關格、上下關格、故亦發寒戰、是宜重清內熱、輕散表寒、若忽其內熱、誤用溫補、則變生不測、總之上述諸症、只可輕描淡寫、蕭清表裏之濕熱、不可輒用重藥、然無論症之寒熱虛實、人之強弱、病之輕重、以及一日間日、或二三日作者、濕熱一去、病卽痊可、夫瘧與痢、其病源大致相同、故往往由瘧轉痢、上述諸法、非惟治瘧有功、且可不致轉痢也、

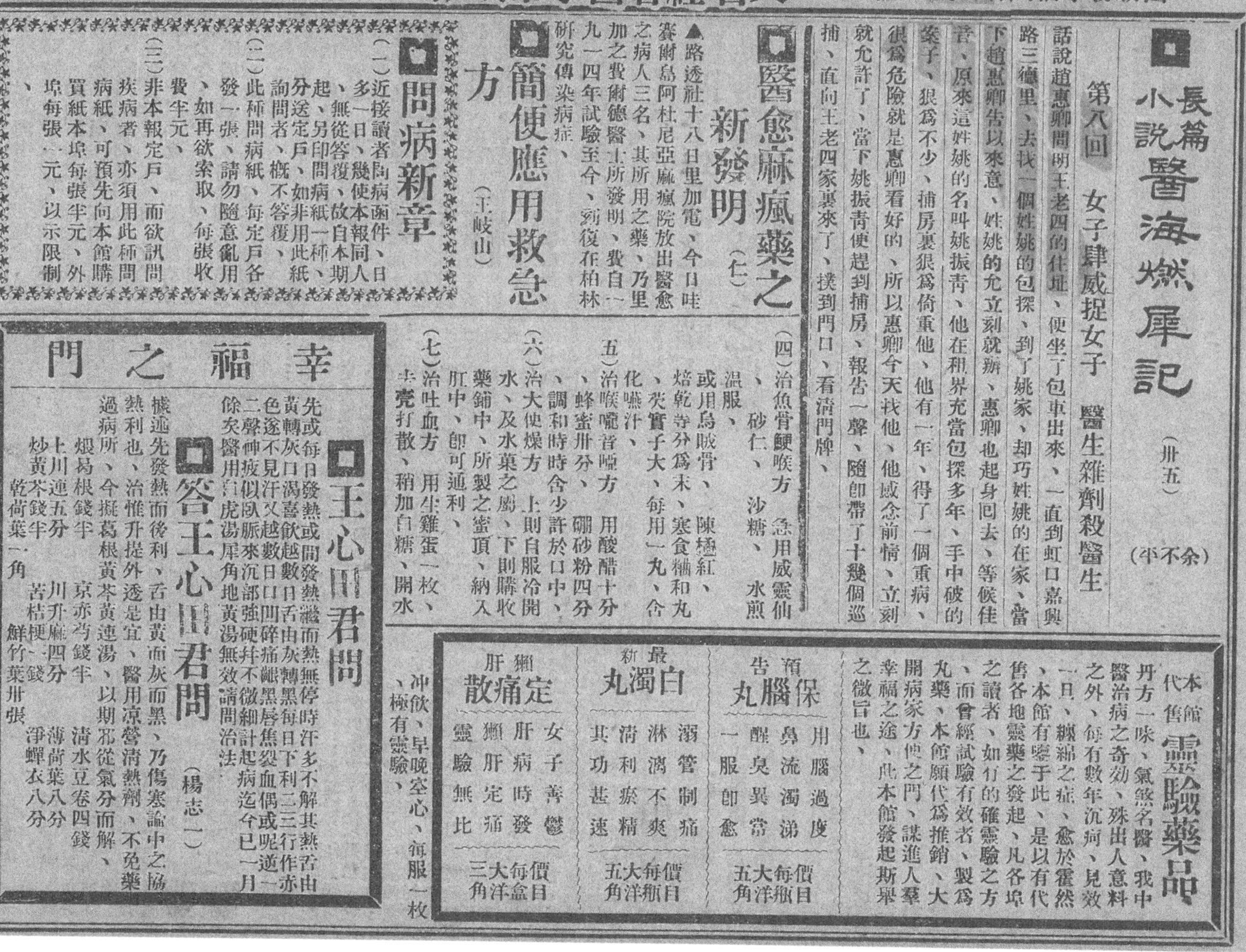

出版務求信用有切實保證　又名社會醫學常識報　主持者有學識經驗及人格

幸福三日刊　一四八

## 長篇小說　醫海燃犀記（卅五）

（余不平）

第八回　女子肆威捉女子　醫生雜劇殺醫生

話說趙惠卿問明王老四的住址、便坐了包車出來、一直到虹口嘉興路三德里、去找一個姓姚的包探、到了姚家、却巧姓姚的在家、當下趙惠卿告以來意、姓姚的允立刻就辦、惠卿也起身回去、等候佳音、原來這姓姚的名叫姚振青、他在租界充當包探多年、手中破的案子、很爲不少、捕房裏很爲倚重他、他有一年、得了一個重病、很爲危險就是惠卿看好的、所以惠卿今天找他、他感念前情、立刻就允許了、當下姚振青便趕到捕房、報告一聲、隨卽帶了十幾個巡捕、直向王老四家裏來了、撲到門口、看清門牌、

## 醫愈痲瘋藥之新發明（七）

▲路透社十八日里加電、今日哇賽爾島阿杜尼亞痲瘋院放出醫愈之病人三名、其所用之藥、乃里加之我爾德醫士所發明、費自一九一四年試驗至今、刻復在柏林研究傳染病症、

## 簡便應用救急方（王岐山）

（四）治魚骨鯁喉方　急用威靈仙、砂仁、沙糖、水煎溫服、或用烏賊骨、陳橘紅、焙乾等分爲末、寒食糯和丸、芡實子大、每用一丸、含化嚥汁、

（五）治喉嚨音啞方　用酸醋十分、蜂蜜卅分、硼砂粉四分、調和時時含少許於口中、

（六）治大便燥方　上則自服冷開水、及水菓之屬、下則購收藥鋪中、所製之蜜頂、納入肛中、卽可通利、

（七）治吐血方　用生雞蛋一枚、去殼打散、稍加白糖、開水沖飲、早晚空心、每服一枚、極有靈驗、

## 問病新章

（一）近接讀者問病函件、日多一日、幾使本報同人、無從答復、故自本期起、另印問病紙一種、分送定戶、如非用此種紙詢問者、概不答復、

（二）此種問病紙、每定戶各發一張、請勿隨意亂用、如再欲索取、每張收費半元、

（三）非本報定戶、而欲訊問疾病者、亦須用此種問病紙、可預先向本館購買、紙本埠每張半元、外埠每張一元、以示限制、

## 幸福之門

### 王心田君問

先或每日發熱或間發熱、繼而熱無停時、汗多不解、其熱苔由黃轉灰、口渴喜飲、越數日舌由灰轉黑、每日下利二三行、作赤色、遂不見汗、又越數日口凹碎痛、齦黑唇焦裂血、偶或呃逆一二聲、神疲似臥、脈來沈部強硬、幷不微細、計起病迄今已一月餘矣、醫用白虎湯犀角地黃湯無效、請問治法、

### 答王心田君問（楊志一）

據述先發熱而後利、舌由黃而灰而黑、乃傷寒論中之協熱利也、治惟升提外透是宜、醫用涼營清熱劑、不免藥過病所、今擬葛根黃芩黃連湯、以期邪從氣分而解、

煨葛根錢半　京赤芍錢半　清水豆卷四錢
上川連五分　川升麻四分　薄荷葉八分
炒黃芩錢半　苦桔梗一錢　淨蟬衣八分
乾荷葉一角　鮮竹葉卅張

## 本館代售　靈驗藥品

丹方一味、氣煞名醫、我中醫治病之奇効、殊出人意料之外、每有數年沉痾、見效一旦、纏綿之症、愈於霍然、本館有鑒于此、是以有代售各地靈藥之發起、凡各埠之讀者、如有的確靈驗之方、而曾經試驗有效者、製爲丸藥、本館願代爲推銷、大開病家方便之門、謀進人羣幸福之途、此本館發起斯舉之微旨也、

預告　保腦丸
用腦過度　鼻流濁涕　醒臭異常　一服卽愈
價目每瓶大洋五角

最新　白濁丸
溺管制痛　淋濁不爽　清利瘀精　其功甚速
價目每瓶大洋五角

獺肝　定痛散
女子善鬱　肝病時發　獺肝定痛　靈驗無比
價目每盒大洋三角

介紹衛生方法　幸福三日刊　指導健康途徑

# 幸福報

紹儀署

◀第三十八期▶
（民國十七年十一月二日）
◀每份售洋二分▶
（館址上海浙江路洪德里四七八號）



## 本期要目



## 解中蟹毒方 （仁心）

□姜汁可解

蟹為介類、味美而鮮、人樂食之、荷與柿子同食、或誤食蟹酥者、往往易中其毒、考本艸綱目云、蟹名橫行介士、鹹寒有小毒、考中醫大辭典云、有風疾及孕婦不可食、又云獨目獨螯。兩目相向、腹下有毛、腹中有骨、頭背有晷點、足斑目赤者、有毒不可食、如不幸中毒、則為寒毒內攻、胃腸抵抗無力。故必見腹痛便瀉等象、急用生姜搗汁、煎溫頻頻服之、可以挽救、

## 後母淚

願世之為後母者注意之

古人說『世間最毒婦人心、』吾以為應當改為『世間最毒後母心、』為什麼呢．因為世間的婦人、未見得個個是毒心腸、樂善好施之心、有時或者要比男子格外慷慨、況且女子的心腸最軟、容易感動、譬如看見了悲哀的戲劇、往往要代為流淚、因此可以證明女子的心腸、毒的究竟少數、古人說的話、也未見得十分可靠、那麼、照此說來、婦人的心腸、既然不毒、為什麼你要說『世間最毒後母心』呢、難道後母不是婦人嗎、既然是婦人、為什麼他的心腸不軟起來呢、我以為這完全是因為天性的關係、由母子之愛、而發生不平等的待遇、然而有的後母、因為要遮蔽社會人耳目起見、對於前妻之子、在人前不得不出其虛偽的愛、但是這種愛對於實際上是毫無裨益的、所以後母的心、可說是沒有一個不毒的、因此我常見有些前妻之子、受了種種不平等待遇之後、一旦長大、懷恨在心、視如仇人、有的竟不認其為母、而且對於後母所生之子、也要施以同等的報復、這種舉動、據我的眼光觀察起來、未免太過、最好用感化法、使其覺悟、像從前的閔子騫、就是一個極好的模範、現在拿他的事實、節錄在下面、以作本篇之結論、

閔子騫、孔子弟子、性孝、少為後母所苦、冬月以蘆花代絮、衣子騫、子騫寒、不能為父御、父知之、欲出後母、子騫曰、母在一子寒、母去三子單、遂止、後母悔、待三子如一、

中華郵政特准掛號認為新聞紙類

# 驚人之鼠疫

（楊志一）

據報載北平電、接太原西南五十哩之汾州來函、稱該處二十餘市鎮、現著有鼠疫症、死亡達二千餘人之多、防疫方法、未見效驗、前途可慮云云、其流行之廣、死亡之速、實有甚於虎烈拉者矣、則此症之眞相、與夫防範治療之法、想爲一般讀者所樂聞、尤爲晉魯方面讀者所宜先覩也、

□病狀 鼠疫之症、西人名百斯篤、大略分爲腺鼠疫、肺鼠疫二種、其爲狀也、先犯心臟、使心力衰弱、凡脈搏如絲、卽爲疫毒侵犯心臟惟一之確據、其次體溫速升、頭痛異常、或作嘔吐、漸漸神識朦朧、陷於昏睡譫語狀態、眼結膜強度充血、舌帶白色、或汚紫如熟李、頭頸腋窩大腿上近陰等處、起腫脹疼痛、

□防範 疫菌旣染、危險萬狀、劇烈者三日卽死、其神氣淸者、可多遷延數日、最易傳染他人、防範工作、實爲要圖、（一）嚴事隔離、以免傳染、（二）厲行檢疫、以杜其源、（三）積極治療、以治其本、

□治療 時賢張錫純云、鼠疫因少陰熱證至重而釀成疫毒者、宜坎離互根湯、生石膏三兩玄參八錢知母八錢野台參五錢生雞子黃三枚將前四味煎汁、分三次服、每次調入生雞子黃一枚、時賢吳錫璜云、鼠疫結核、脈道阻滯核痛甚者、宜解毒活血湯治之、連翹三錢柴胡二錢葛根二錢生地五錢赤芍三錢紅花五錢桃仁八錢川朴一錢當歸錢半甘草二錢蘇木一兩幷須多服羚羊角及犀角所磨之汁、二方累試累效、宜分別施治、

# 論嘔血原因及治法（續）

丁武奇

人臥血歸于肝、肝受血而能視足受血而能步、掌受血而能握、指受血而能攝、一言以蔽之曰、凡視聽言動、莫不以血爲主、益知氣血與人身如魚之于水、不可須臾離、所謂嘔血者、其病也暴、治則頗難、苟不愼思明辨、未有不失之毫釐、錯以千里者、或曰血逆妄行、而爲嘔血、原因安在、治法何從請試言之、曰肝爲乙木、腎爲癸水、先天眞陰素虧、水不涵木、木火刑金、久咳不已、肝火升騰、引動衝陽、少腹之間、衝氣時動、動則氣逆嘔血、血多鮮紅者、以衝爲血海、上隸陽明、陽明之脈、上通于口、血從氣火上逆、故滿口嘔血、所由來也、孟子又云、水性無不向下、所以在山過顙者、非水之性、風激之也、因知人身無倒流之血、逆而上行爲嘔者、豈血之性哉、痰火激動使然也、血絲由肺而出、血塊由腎而來、凡病嘔血者、其脈必弦細而數、陰虛陽盛、可想知矣、故唐純齋有木火刑金之論、趙戢庵有百合固金之湯、西人又謂嘔血者、肺管必斷、吾恐不確、肺管稍損、時或有之、因中醫有用白芨磨澱同阿膠煎服治愈者、取其膩補也、摘元又有試血治法、吐水內浮者屬肺、沉者屬肝、半沉半浮者屬心、治各隨所見以羊肺肝心蘸白芨末日日服之、此皆古人屢試屢驗、以管見所及、無論肺管斷與肺血從心肝肺、治之要皆不外養陰淸熱以制其焰、滋水制火交通心腎、兼之扶中培土、以平肝逆、如犀角地黃湯、人參養營湯、以及四生丸、養心湯等、皆可採用、其病初起、中氣未虛也、用之則宜少用、愼之又愼、庶幾無罣無礙、嘔血原因及治法、大略如此、功虧一簣、敢就有道焉、

# □醫林點將 怪病奇治

## □一個婦人的奇淋

（葉勁秋） 李壽芝代作

予不文、世故不深、知醫更淺、今述一婦人淋病、實未足云奇、然在予幼稚醫學之階段上、不可謂非新紀錄也、乙丑春、厠丁師廿仁門、郭友強赴勞勃生路爲其戚一婦人診、婦年三十許、流產後、尪羸不堪、面萎黃、居恆苦小便難、尿道時如冰結狀、窒塞不通、初猶點滴可下、繼則玉門關閉、儼若丸泥橫封、苦臉愁眉、艱難萬狀、必焉忍無可忍、徐以手探陰中、拔去冰狀之積體物、長可寸許、小溲始順流而下、如此數月、屢在北醫院（卽丁師主辦之滬北廣益中醫院）診治、未見效果、予診其脈沉細虛弱、左關微弦、兼見頭暈心悸等症、據述初由產後失調、園圃疏殖、稼穡辛勤、以致積勞成疾、怪病遂生、予旣驗其爲虛象、於是放膽用藥、製方爲十全大補合安神之品、又思其爲氣虛不能通調水道、濕熱瘀凝、尿道閉塞、不能有以通之、遂佐以八正散、另服滋腎通關丸、治之未久、依法加減、竟而獲愈、一日、隨丁師出診、飆輪飛轉、中舉請教益、云是不經見病、處方亦可、所用滋腎通關、尤爲有書有識、長者獎飾、竊沾沾自喜、及今思之、猶嫌製方太複也、無已、公之幸福、幸讀者錫以純實之批評、（下期請錫純先生續）

## 蔬食與肉食之比較(三)

六一居士

吾嘗就食補、食肉、食蔬、之三種人、可比較之、食補者恆無力、食肉者之胃力、常不如蔬食者之強、乃爲進一步之研究、則知生長氣血、發達生理、全賴消化器之作用神速、消化器者、胃是也、胃之爲狀、有似乎近年流行之熱水袋、內外兩層、一縱一橫、一厚一薄、外層薄而軟、內層厚而韌、文理顯然、組織之狀、與布無異、縱橫交互之間、細孔累累、亦與布無異、胃之作用、全在乎細孔、胃中津液由此而發生、食物精華、由此而吸收、所以胃體蠕動、飲食消化、完全爲細孔之作用、初生之兒、未經肉食、病後之人、脂膏枯竭、產後之婦、氣血兩虧、老年之人、血液缺乏、全身之於胃、求過於供、故宜乳汁與肉食、救其燃眉、乳汁血肉所化、故其能化生血肉、亦無殊於肉食、若少壯無病之人、血氣充足、本無需乎肉食、違反全體生長之理其害小、妨礙胃家消化之力其害大、依生理之原則言之、小兒自離乳以至成人、當七成蔬食、三成肉食、成人至五十歲、當完全蔬食、五十以後、半蔬半肉、如有不能照行者、尚有一法、可六日蔬食、一日肉食、蓋血肉濁膩、多食則胃之內層細孔、漸漸被其蔽塞、而消化無由、近年以來、胃病勢力速度大增、雖原因不止於肉食、而以肉食爲最甚、試看蔬食之人、絕少胃病、概可知也、蓋有始則病胃、因改蔬食而愈者矣、未有既改蔬食、而轉增胃病者也、

## 小兒斷乳後的注意

（文玠）

小兒斷乳以後、各種疾病常常增多、而且調養也難、所以兩歲到四歲的小兒、他的食物、必定要嚴重的注意、萬萬不可忽略從事、吾嘗看見世上爲父母的人、剛到小兒斷乳以後、好像育兒的事、已經完畢、對於他的食物並不注意、唉、這眞可謂不曉得育兒的方法啊、

## 簡易療治方法

（文芳）

（傷風頭痛）項強鼻塞而頭痛者、曰傷風頭痛、可用熱手巾揩拭項後、並以熱水袋熨之、或用荊芥防風蘇葉蘇荷煎水置茶壺內、去蓋、將太陽穴側近壺口、以受上騰之熱氣、則頭痛自愈

（腹痛）腹中疼痛不論有塊無塊、但喜揉按者、可用香附子用食鹽炒熱、包於巾內、隔單袴熨之其痛可止

（腳痠）小腿痠脹、多因着冷而起

、可用亂髮一把、醮高粱酒在腿彎揩拭之、

## 食蟹須知

石仲謀

秋風漸厲、蟹市轉盛、持螯賞菊、文人雅士及時之尋樂法也、然而食蟹之法、極鮮研求、致爲味絕美之橫行將軍、爲一般普通食法、所辜負、甯不寃耶、

曩年余客江淮間、居停主人饗我以煨蟹、其味之美、爲余生平所未嘗、叩以曷克臻此、居停言、厥名煨蟹、爲其夫人之創製、法以極細之木屑、浸於濃厚之酒醋混合液中、約三四小時、使木屑中吸液飽足、更以薑切成細末、和以胡椒等香辛類、攪入木屑中、使之勻和、乃以洗淨之蟹、縛其肢腿、使之不能行動、而以預備之木屑塗之、約一分厚、外更塗以黏泥一薄層、既畢、乃入火炙之、以外敷之黏泥龜裂爲度、去泥、更將炙乾之木屑刷去之、遂成煨蟹、乘其熱時、醮醬油食之、肥嫩鮮美、莫可比倫、

蟹味之美、以肥嫩爲倘、故切忌煮之過熟、過熟則脂肪溶解、味同嚼蠟矣、余聞某廚子言、煮蟹有其特別之羹蟹術在、法以醋和薑汁共一杯、和以箸量之水、調成半稀薄液、既畢、乃將洗淨之蟹一枚、緊一細線、持線之一端、將蟹投入沸水中、急曳出之、浸入調味液中約半分鐘、更投入沸水中、仍郎曳出之、浸入調味液、如是者六七來復、蟹已漸熱、更一二回、已可剖食、蟹體內已有薑醋、腥味盡除、而論其肥嫩、則遠勝醉蟹、余嘗如法泡製之、果如所言、爰介紹之、

粵人食炒蟹粉、其上每鋪以菊花瓣一層、和而嚼之、清香適口、余曾因其法、創一新食譜、法用白菊花瓣若干、搗成泥、和入蟹粉中、爲餡、而製餛飩、結果極佳、蓋非特清香適口、抑且無有絲毫腥膩之氣矣、邇者餛飩一事、風靡海上、砂鍋、翡翠、炫異爭新、我不知一般老饕、對此新發明之「菊泥餛飩蟹」、顧爲一試否、

## 陳鹹芥菜滷能治愈肺癰

原逢

今春家岳、曾患肺癰、咳嗽喉燥、胸脅刺痛、咯痰腥臭、呼吸不利、寸口脈滑數而實、於是即用陳年鹹芥菜滷、每早取半杯、以豆腐漿冲服、吐盡臭痰穢毒、遂愈、

（按）芥性辛溫、入肺經、發汗散寒、消腫止痛、痰在脅下及皮裏膜外、非此不能達行、蓋肺癰由感受風寒、未經發越、停留肺中、蘊化爲熱而成、或挾濕熱痰涎垢膩蒸淫肺氣而致、故頗宜於芥之發散也、

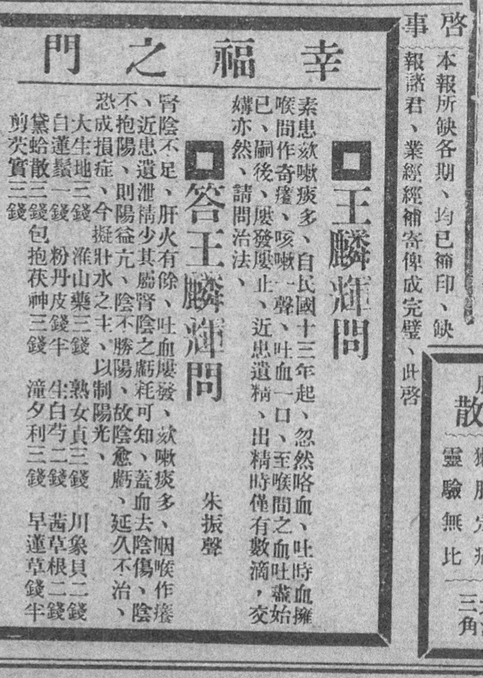



出版務求信用切實保證　**又名社會醫學常識報**　主持者有學識經驗及人格

## 長篇小說　醫海燃犀記（三十六）

（余不平）

### 第八回　女子肆威捉女子　醫生雜劑殺醫生

便將門敲了幾下、裏邊門兒一開、原來是娘姨開門、娘姨一看這十幾個荷槍的巡捕、倒嚇了一跳、姚振青便領了巡捕進內、四處尋找、連人影兒都沒有、再問娘姨、娘姨說、他們剛剛出去了姚振青道、到甚麼地方去了呢、娘姨道、不知到甚麼地方去了、姚振青心裏一想、隨又說道、娘姨、你不過在這裏當娘姨、一個月又能拿幾個錢呢、他們如果回來、你不要走漏風聲、我們來將他捉了、我定歸把一百塊錢給你、並且還介紹你到一家公館內去當娘姨、比在這裏好得多了、你情願不情願呢、娘姨道、我有甚麼不情願、但是望老爺不要騙我、姚振青道、那個自然、你一句不提、我們明天清大早來捉他、娘姨只是點頭說、是了、是了、姚振青去之後娘姨把門兒一鎖、飛也似跑到天蟾舞台、在人叢中找到了王老四、將方才的事、說了一遍、老四和那幾個男子漢、都站了起來、抽身便去、出了天蟾舞台、便叫娘姨如此如此、趕忙回去照辦、不要延遲、愈快愈好、娘姨回到家內、連忙把重要物件、細軟衣服、收拾起來、打了幾個很大的包袱、連同兩個皮包、和一個大藤箱、搬了出來、把門兒鎖好、叫了兩輛黃包車、一輛專拉衣箱和包袱、一輛他自己坐着、面前又擺了兩件東西、如飛也似的跑去、諸位、他搬到甚麼地方去了呢、因爲王老四同他說的話、十分祕密、不知搬到那裏去了、

## 問病新章

（一）近接讀者問病函件、日多一日、幾使本報同人、無從答覆、故自本期起、另印問病紙一種、分送定戶、如非用此紙詢問者、概不答覆、

（二）此種問病紙、定戶各每發一張、請勿隨意亂用、如再欲索取、每張收費半元、

（三）非本報定戶、而欲訊問疾病者、亦須用此種問病紙、可預先向本館購買、紙本埠每張半元、外埠每張一元、以示限制、

**啓事**　本報所缺各期、均已補印、缺報諸君、業經補寄俾成完璧、此啓

## 幸福之門

**王麟輝問**　素患欬嗽痰多、自民國十三年起、忽然咯血、吐時血擁喉間作奇癢、咳嗽一聲、吐血一口、至喉間之血吐盡始已、嗣後、屢發屢止、近患遺精、出精時偶有數滴，交媾亦然、請問治法、

**答王麟輝問**　朱振聲

腎陰不足、肝火有餘、吐血屢發、欬嗽痰多、咽喉作癢、近患遺泄精少、其肺腎陰之虧耗可知、蓋血去陰傷、陰不抱陽、則陽益亢、陰不勝陽、故陰愈虧、延久不治、恐成損症、今擬壯水之主、以制陽光、

大生地三錢　白蓮鬚一錢　黛蛤散三錢包　剪芡實三錢
淮山藥三錢　粉丹皮錢半　抱茯神三錢
熟女貞三錢　生白芍二錢　潼夕利三錢
川象貝二錢　茜草根二錢　旱蓮草錢半

## 本館代售　靈驗藥品

丹方一味、氣煞名醫、我中醫治病之奇効、殊出人意料之外、每有數年沉疴、見效一旦、纏綿之症、愈於霍然、本館有鑒于此、是以有代售各地靈藥之發起、凡各埠之讀者、如有的確靈驗之方、而曾經試驗有效者、製爲丸藥、本館願代爲推銷、大開病家方便之門、謀進人羣幸福之途、此本館發起斯舉之微旨也、

**預告　保腦丸**　用腦過度、鼻流濁涕、醒臭異常、一服即愈　價目每瓶大洋五角

**最新　白濁丸**　溺管制痛、淋濁不爽、清利瘀精、其功甚速　價目每瓶大洋五角

**獅肝　定痛散**　女子善鬱、肝病時發、獅肝定痛、靈驗無比　價目每盒大洋三角

介紹衛生方法　幸福三日刊　指導康健途徑

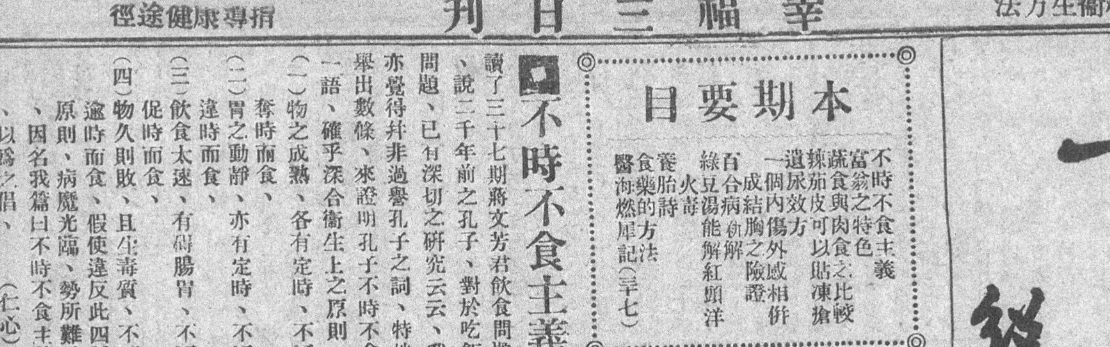


第三十九期
（民國十七年十一月五日）
每份售洋二分
（館址上海浙江路洪德里四七八號）

**定報價目**

每三日出一張、外埠五個月一元、全年二元、寄費在內、國外定報照價加倍、郵票代現九五計值

**廣告價目**

每期每格（共計五方寸）五元、均排於新聞之旁、如嵌入新聞中縫、長期面議

## 本期要目



## 不時不食主義

讀了三十七期蔣文芳君飲食問題、說二千年前之孔子、對於吃飯問題、已有深切之研究云云、我亦覺得幷非過譽孔子之詞、特地舉出數條、來證明孔子不時不食一語、確乎深合衛生上之原則、

（一）物之成熟、各有定時、不可奪時而食、

（二）胃之動靜、亦有定時、不可違時而食、

（三）飲食太速、有礙腸胃、不可促時而食、

（四）物久則敗、且生毒質、不可逾時而食、

假使違反此四種原則、病魔光臨、勢所難免、因名我篇曰不時不食主義、以爲之倡、（仁心）

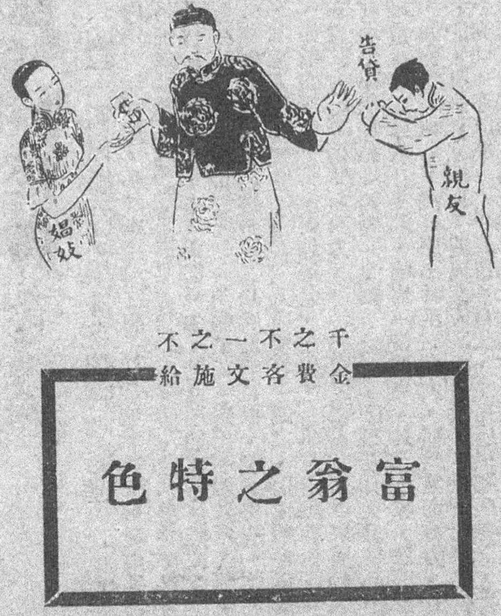


千金之費不吝　一文之施不給

## 富翁之特色

『滾、沒有、』一個兩眼朝天的富翁、因爲有個窮親戚在路上向他告借、他就這樣的說着、

『看親戚面上、請你借一次給我、以後決不再來、』他這樣的哀告着、

『沒有、我身上一個錢都沒有帶、』那富翁說後、就跳上街車、馳駛而去、

一間精美而雅緻的樓房、雪白的電燈、點得如同白日一般、在一張銅床的旁邊、從紅木梳妝檯的鏡子裏面、映見對面紗發上、有一男一女、並肩坐着、但見那男子手裏拿了一疊鈔票、向那女子道、這裏一千塊錢、請先拏去用罷、如其不敷、你可打電話來通知一聲、我明天就可送來、那女子聽了這話、將眼向他一瞟、謝也不謝、拿了一千塊錢的鈔票、向袋裏一塞、隨口問道、你昨天所說的鑽鐲、可打了沒有、他聽了之後、馬上將昨天的發票、在衣袋裏挪出來、證明已經去打了、

你道那男子是誰、原來就是『我身上一個錢都沒有帶』的富翁、咳、千金之費不吝、一文之施不給、像這個富翁的舉動、在這世態淡涼的社會裏面、正不知有多少呢、

中華郵政特准掛號認爲新聞紙類

## 蔬食與肉食之比較（四）

六一居士

凡殺害生命、雖細至魚蝦、其被殺時之驚氣怨氣、凝結不散、人食之亦無益而有損、此講求愼食衛生者、所由提倡蔬食也、夫人之生命、全恃乎胃力、是故有宜於胃、不必定須補力偉大、不宜於胃、補力愈大、傷胃亦愈甚、胃病恆由於多食、多食恆由於味美、不以胃之能否消化爲取舍、而以味之美惡爲從違、實爲根本謬誤、不知養生之通弊、西人愼食、實勝華人、名爲食牛羊、而泰半佐以果蔬、食又甚微、無有以貪饕爲事者、此所以病少而體強、非專食牛羊之功效也、吾國農工兩界、藜藿自甘、有終身不知肉味者、多力耐勞、實爲世界之冠、蔬食之功、豈不偉哉、近世士大夫、提倡蔬食、不遺餘力、蔬食之人日見其多　然多爲慈悲起見、於蔬食養生之理、尚有未能洞徹者、故余爲之反覆研究、求得一當、聊以貢獻於吾親愛之同胞、更將肉食之害、列舉乎下、願講求養生者三致意焉、

### 肉食之害表

一汨沒性靈　二令人好殺　三令人好淫　四令人貪鄙　五令人懶惰　六令人胃力減殺消化遲緩　七令人多痰　八令人氣血遲鈍　九令人多火　十令人肥重　十一令人多病　十二令人暴亡

肉食之人、最易招引外感、吾國外感病人、絕對禁止肉食、俗所謂忌口是也、堅壁清野、實爲治外感之第一前提、西人病中、喜食牛乳、雞汁、雞子、不知胃不得葷、氣血易通、外邪易退、識者每謂西人不長於外感、即不知忌口可見矣、大畫家清道人、文人而善啖、小有天菜館、無日不有其足跡、余素來無病、不知服藥爲何事、余於席見遇之、見其旁若無人之量、令人望而生畏、退而私語人道、人不病則已、病必無救、不三年道人以病故、得病僅七日耳、凡享大年之人、余必一一細問之、皆不主多食、又多不喜肉食者、人情莫不好壽而惡夭、何苦以貪嗜滋味而犧牲生命耶、

## 辣茄皮可以貼凍瘡

姚原逢

天寒之日、人之手足耳邊、易生凍瘡、如覺紅腫瘙痛、即剝辣茄皮貼上、即愈、（按）辣茄味辛、性大熱、能袪風行血、散寒導滯、故貼在凍瘡上、可使血不凝滯、但祇宜初起時

## 醫林點將　怪病奇治

### 一個內傷外感相併成結胸之險證

（張錫純）

內傷痰飲結胸、與外感寒溫結胸（皆習見之證也）至於內外傷感相併而成結胸者（誠爲證中所罕見）在奉天時、曾治警務處科長、郝景山、年四十餘、心下痞悶杜塞、飲食不能下行、延醫治不效、繼入東人醫院、治一星期、仍然無效、寖至不能起床、吐痰腥臭、精神昏潰、再延醫診視、以爲肺病已成、又兼胃病、不能治療、其家人惶恐無措、適其友人婁雲峯、視之、因從前曾患腸結證、亦飲食不能下行、經愚治愈、遂代爲介紹、迎愚診治、其脈左右皆弦、右部則弦而有力、其舌苔白厚微黃、撫其肌膚發熱、問其心中亦覺熱、思食涼物、大便不行者、已四五日、自言心中滿悶異常、食物已數日不進、吐痰不惟腥臭、且又覺涼、愚籌思再四、知係溫病結胸、然其脈不爲洪而有力、而爲弦而有力、且所吐之痰、臭而且涼何也、蓋因其人素有寒飲、其平素之脈必弦、其平素吐痰亦必涼、（平素忽不自覺、今因病溫咽喉發熱、遂覺其涼耳）、因有溫病之熱、與之混合、所以脈雖弦而仍然有力、其痰雖涼而爲溫病之熱薰蒸、遂至腥臭也、爲疏方用、蔞仁、生赭石、細末各一兩、玄參、知母、各八錢、蘇子、半夏、黨參、生薑、各四錢、煎湯沖服、西藥留苦、四錢一劑、胸次豁然、可進飲食、右脈較前柔和、舌苔變白、心中猶覺發熱、吐痰不臭、仍然覺涼、遂將原方前四味皆減半、加當歸三錢、服後大便通下、心中益覺通豁、惟有時覺有涼痰、自下發動、逆行上衝、周身即出汗、遂改用赭石、黨參、乾薑、各四錢、半夏、白芍、各三錢、川朴、五味、甘草、各二錢、細辛、一錢、連服數劑、寒痰亦消矣、按此證原寒飲結胸（與溫病結胸相併而成）而初次方中但注重溫病、結胸、惟生薑一味、爲治寒飲結胸之藥、因此二病之因、一涼一熱、原難並治、若方中之生薑、改爲乾薑、則溫病之熱必不退（若生姜之性雖熱）而與涼藥並用、實又能散熱、迨至溫病熱退、然後重用乾姜、以開其寒飲、此權其病勢之緩急、先後分治、而仍用意周匝、不至顧此失彼、是以能循序奏效也、足見治病貴乎經驗、蓋見識多然後能生死人而肉白骨也、

（下期請識生先生續）

## 遺尿效方

（方芹川）

按內經云、膀胱不約爲遺尿、西醫謂爲神經麻木所致、治法以固攝腎氣爲第一要義、茲有楊師志一驗方一則、錄刊本報、以利世之患此症者、

補骨脂八錢　覆盆子二兩
桑螵蛸三兩　兔絲子三兩
煅牡蠣三兩　清炙黃芪一兩

右藥一料共研細末水泛爲丸每服三錢早晚用淡鹽湯送下

第一卷　社會定期刊　第三十九期

## 百合病新解

（楊志一）

讀金匱有百合一病、各註家以其口苦小便赤脉微數、斷爲肺熱之留連、以其欲食不食、欲行不行、如寒無寒、如熱無熱、斷係肺魄肝魂之爲病、其言是則是矣、猶未中肯也、獨唐容川言爲腦衣發炎、雖未免過甚其詞、然發前人所未發、固有足多者、蓋腦神經主宰全身、大而肢體之運動、知覺之感觸、小而喉舌之言語、耳目之見聞、無不禀命於腦、（傷寒餘熱在肺、肺熱傳心、上及於腦、腦經受熱激刺、髓液不清、故其精神恍惚、失其常度、即今之所謂神經病也、）而口苦小便赤者、肺熱水道不清、津液爲之變苦、水液爲之變赤也、百合氣味甘平、色白入肺、爲補虛清熱之品、其形象與腦頗同、其液汁富有粘性、又與腦髓相似、尤有清腦補髓之功、仲景列爲主藥、並以名病名方者、良有以也、且因其陰虛熱甚也、助之以知母地黃雞子黃、（雞子黃富燐質善益腦）因其熱不下行也、佐以滑石代赭石、無非因證而施治焉、

## 綠豆湯能解紅頭洋火毒

俞步卿

近世生活程度、日見增高、社會情形、日趨複雜、無知之人、每圖自盡之下策、吞服紅頭洋火、宜急熬綠豆湯灌服、多灌即可立愈、

（按）紅頭洋火、內含燐毒、綠豆善於解毒、熬湯灌服、必有效也、但其性和緩、輕者果能立愈、重者宜先用桐油探吐之後、再與此湯、則無不效矣、

## 養胎詩

初月胎形如珠露、未入宮羅在雀戶、猶如秉燭在風中、風急之時難遮護、

初二月胎形北極中、桃蕊初綻怕遭風、分株未入宮羅內、氣受陰陽血脉通、

三月胎形似血凝、有宮無室味無恆、母思食味千般愛、苦辣酸辛屢厭嘗、

四月胎形入宮室、在母臍膀內相遝、兔獐炙物諸般忌、免教胎內受邪尅、

五月男女分四肢、入宮形隱始成兒、男酸女淡思飡味、分定陰陽預可知、

六月胎形在腹遊、男魂左手似絲抽、女魂右手輕搖動、却在臍中漸漸浮、

七月胎形身覺夸、男向左手動無差、女向右手時時動、艱于行步母咨嗟、

八月胎形漸見成、髮生毛長定元精、勉餐飲食難吞下、困難憂愁就病行、

九月胎形重似山、七情開竅轉機關、一夜一升三合血、母胎朝產陽顏歟、

十月胎形已定足、四肢鏻絡骨精開、產下即宜加謹慎、莫令兒下客風來、

## 吃藥的方法

蔣文芳

我人有了病、倘然要他快快痊瘉、自然應當趕緊吃藥、「良藥苦口利於病」這句話雖然人人曉得的、可是因爲「苦口」的緣故、往往使人們見藥生畏、」尤其是一般嬌娩的婦女們、格外來得怕吃、畏藥拒醫、祇少也足夠助長病魔的氣焰、妨礙人身的康健、

某次我出診到西華德路一家姓陳的府上、被診的是一位年輕的女郎、她患的是極平常的感冒症、我就替她定了一張藥方、「先生、我這病容易好麼、對於生命有甚妨礙麼、」她憂愁地睡在牀上這樣的問我、「不妨事的、你把藥乘熱吃下、微微地出了些汗、明天一定就可以好了、」我立刻忠實地回答他、從她微微一笑輕輕地說聲謝謝你的中間、可以見得她很滿意得到我這答案、很奇怪的、明天這陳姓的當差、又來請了、我就照例的問道、「你們大小姐還沒有好麼、今天聽說怎樣、」他很粗率的答道、「我們太太請先生立刻就去、」除外的話一概沒有知道、當時我的心中、不免起了一種狐疑、照例這種病吃了一服藥、就可以好的、爲甚麼今天還要來請呢、爲甚麼立刻要我去診視呢、我就把昨天方案的存根看了一遍、也想不出立刻要去的理由、覺得要打破這疑團、眞眞非立刻去診察一遍不可、踏進她的臥室、已經看見她起來了、坐在中間小圓檯旁的椅子上、那圓檯上擺了四只玻璃的盆子、中間置了什麼巧格力呀、陳皮梅咧、香瓜糖呀、櫻花糖呀、不少的食品、在四種食品的旁邊就是一玻璃杯的湯藥、她呆呆地注視這杯湯藥正在出神、見她母親起來招呼我的時候、她也微微的把身一抬、她的親親開始說道、「昨晚吃了先生的藥後、病勢已去了大半、但是她吃了一次之後、第二次抵死的不肯再吃、說要請先生來換些不苦的藥才吃、這豈不是痴話麼、」她聽她母親說話的時候、似乎也覺得自己的要求、太無情理、噗嗤地一笑、就開口說道、「我也知道先生的藥的效力是很好的、所以很願意吃、但是其味太苦、所以要請先生來想一法子把苦的藥品去掉、不知道先生可以容納我這非禮的要求麼、」（未完）

## □長篇小說　醫海燃犀記（三十七）

（平不余）

第八回　女子肆威捉女子　醫生雜劑殺醫生

第二天一大早、姚振青再來看時、門兒鎖了、把門弄開一看、裏面除幾個棹子椅子而外、可算空空如也、姚振青才知道那娘姨、還是王老四的忠臣、再問問房東和隣舍、都回不知、只得掃興而去、後來告知趙惠卿、無處破獲、也只得暫作罷論、再說趙惠卿這個人、他不但能做醫生、他在十七八歲的時候、便過着他那浪漫的生活、孑然一身、東飄西蕩、像上海漢口廣東天津、是他常到的地方、時而做賣珠寶的女客人、時而做女相士、時而做女醫生、他往來出入的、都是大門大戶、被欺被騙的、都是閨閣小姐、和富貴家的姨太太、他幹這生意經、已非止一年、這年在上海又開了醫院、却巧黃漢強遇到了他、他因漢強的品貌、倒還不錯、落得羈絆着他、來過他的浪漫生活、從王老四這問題解决之後、黃漢強更是被他絆得牢牢的、且而生理上的要求、也太狠了、一天一天、延長下來、漢強有點難於應付了、但是趙惠卿對於漢強生理上的要求、仍是有加無已、他本來視漢強如同玩物一般、怎能把這玩物閒着不用呢、於是漢強身體、一天虧一天、腰膂痠痛、四肢倦怠、頻頻咳嗽、時發寒熱、夜間盜汗、不到兩個多月、漢強便一病不起了、起初惠卿用對症療法、一連幾天、毫無寸效、於是又請兩位醫生診察、也沒有說出甚麼病原來、所用的方法、

## □問病新章

（一）近接讀者問病函件、日多一日、幾使本報同人、無從答覆、故自本期起、另印問病紙一種、分送定戸、如非用此紙詢問者、概不答覆、

（二）此種問病紙、每定戸各發一張、請勿隨意亂用、如再欲索取、每張收費半元、

（三）非本報定戸、而欲訊問疾病者、亦須用此種問病紙、可預先向本館購買、本埠每張半元、外埠每張一元、以示限制、

## 幸福之門

### □胡周氏問

小便頻數而短促、尿道疼痛異常、便後尤甚、日間微痛、至夜則其痛刺骨、澈宵不能安枕、便色帶黃、而略有紅血絲、或白色濃涎、於便時隨至尿道口、用草紙揩拭始見、本月初起、又加腰痛甚劇、乞賜治法、

朱振聲

### □答胡周氏問

經云、膀胱者、州都之官、津液藏焉、氣化則能出矣、肝火挾濕熱、下注膀胱、宣化失司、所以小便頻數、溺時疼痛、且熱盛則追血下注、濕盛則帶脈不固、考帶脈束於腰間、故腰痛之,今擬龍胆瀉肝湯、合滋腎通關丸加減、參以化濕束帶之品、是否有當、尚希明正、

龍胆草八分　黑山卮錢半　肥知母錢半　川黃柏一錢　生草梢六分

赤茯苓三錢　粉萆薢三錢　海金沙三錢　飛滑石三錢　滋腎通關丸三錢

小薊根二錢　紛丹皮二錢　生芨仁三錢　烏賊骨三錢　包煎

介紹衛生方法　幸福三日刊　指導健康途徑

# 幸福報

鈕儀署

第十四期
（民國十七年十一月八日）
每份售洋二分
（館址上海浙江路洪德里四七八號）



## 本期要目

保牙須知
最簡便的戒烟良方
闢鼻淵爲腦漏之誤
一個不語之奇症
白開水功能利便
治雀斑丸
腎囊癢簡效方
治痛瘋秘方
蔬食託名葷菜可怪
吃藥的方法
醫海燃犀記（三十八）

## 最簡便最經濟無比的戒烟良方

（王鎮華）

雅片之毒、幾遍全國、値茲提倡淸毒之際、凡我同胞、亟宜猛醒、鄙人不揣譾陋、將親友歷試歷爽之良方一種、公諸本報以貢黑籍諸大君子揀擇、想亦大雅所樂聞者歟、其法卽每吃烟後、飲鹽開水一杯、同時切勿飮茶、並須永遠戒茶、緣煙後飲茶癮愈大、煙最忌鹽、飲後則逐漸銳減、不須二三月、則見煙自惡矣、

## 保牙須知

工欲善其事　必先利其器
人欲善其食　必先利其齒

人體生存、必賴飲食、飲食進口、須先經過牙齒、蓋牙齒爲消化食物上第一次之工作機關也、故食物若非先經牙齒咀嚼、必不易於消化、且脾胃亦歡迎經過咀嚼之物、如不經過咀嚼而嚥、則脾胃亦難担任磨消重職、然牙齒既爲消化器官之首、則吾人必須先行保護牙齒、庶得日進健康也、茲將保護牙齒、簡便良法十則、述明於左、

（甲）每日晨起、須用良質牙紛、或細鹽、以牙刷蘸而刷之、漱口須用溫開水、

（乙）刷牙必須內外橫縱皆刷、牙刷宜略軟而稀、

（丙）每次餐後、必須用溫開水漱口、且以牙刷刷去牙垢、以免齲齒及牙臭、

（丁）食後勿使一切細屑、容留於齒縫中、須用軟木牙籤挑去、

（戊）過硬或過韌之物、不宜咀嚼、恐損琺瑯磁質、以致齒損而蛀、

（己）嗜糖菓者牙齒易蛀而痛、芝蔴糖更劇、食過卽須用牙刷刷去、勿食最佳、

（庚）酸醋、酸梅子、桃子、楊梅等、一切酸物、切宜少食、若多食常食、則牙易浮而損、再食過酸物、不可卽飲熱水熱茶等流質

（辛）若有牙患、勿拔爲妙、如將患牙拔去、則牙部肌肉必鬆、日後易致他牙浮動、

（壬）每次小便時、緊閉其牙、勿使張口談笑、雖有操鬬罵咒在傍、亦只得暫抱置之不聞主義、其他應答更無論矣、如能遵守此條、則可以少患牙痛、

（癸）睡時不可張口、若張口而睡、則呼吸由口出進、由口出進、而臟腑之氣、薰於牙齒、亦能損齒、且易流口涎而生嘴角瘡、更有微小毒蟲、易於進口、

上列十則保牙須知、雖云老生常談、因爲作者行之多年、確有特效、故敢撰投幸福報、普告國人、（曹朗生）

中華郵政特准掛號認爲新聞紙類

幸福三日刊　一五八

民國十七年十一月八日　幸福三日刊　戊辰年九月念七日

## 關於鼻淵爲腦漏之質疑

（嚴郁斌）

鼻淵之名、見於內經、由來最古、其病狀、則經所謂鼻淵者、濁涕下不止也、其名義則王注謂濁涕不已如水泉、故曰鼻淵、斌按經文明言濁涕、則與鼻流清涕者、顯然不同、其涕濃濁、即不得謂如水泉、啓玄之說、不過望文生義、豈是確解、但中古之世、既有此名、則後人習而稱之、相沿成例、亦不復問其取義之何若矣、其病由、則皆緣肺有積熱、鬱久不宣、上蒸清竅、故鼻中之液、熬成濃厚、窒塞隧道、蘊鬱不已、其色或黃或綠、甚至腥穢異常、治法必清肺金、化痰垢、輕而淺者、應手可效、其積之日久者、緩緩圖治、亦無不應、但病雖積於內熱、亦必有外感風熱、壅遏絡脈、所以氣塞不通、歷久不已、如其僅與涼降、不知宣通、則抑塞益甚、爲害良多、故必於清熱泄降之中、兼佐以辛涼疏達、宜展肺金之鬱、則鬱遏既解、裏熱亦通、標本兩和、斯爲盡善、嘗見俗手治此、大劑寒涼、反助其壅、甚且有不知泄化痰熱、而反用膩滯甘寒、如玉竹二冬地黃知母之屬者、則非徒無益、而又害之矣、若宋金以來治此證者、多雜用辛溫解表之方、如防風通聖散之類、凡百醫書、無不如是、試研究其所以用此溫散辛升諸藥之始源、蓋本於千金外臺、自鼻鼽鼻齆諸方、不知彼二書之用此類藥方者、明言肺臟爲風冷所乘、肺寒鼻塞、鼻流清涕云云、故芎芷細辛、俯拾即是、甚者且有吳萸附桂、然彼二書中、並未治用鼻淵之名、何則、以內經既言明鼻淵爲濁涕不止、則鼻塞而流清涕者、當然不能混稱鼻淵兩字、以此知隋唐之世、醫理病理、自有涇渭、奈何金元以降、既知病是鼻淵、而藥則羌活防風川芎白芷、恬不爲怪、徒知套用六朝唐人舊法、遽謂吾亦效法古人、竟不覺悟其北轍南轅、自矛自盾、豈眞古今人之不相及耶、

（未完）

## 白開水功能利便

（金少陵）

讀第三十期幸福報、王鎮華君、「飲白開水之利益」一稿、附有見到之處、蓋飲白開水、不特節經濟、省麻煩、且有滌臟利便之功、倘於每日晨起、未進食以前、先飲白開水一大盅、日日不怠、則大便自通利無滯矣、即便燥者、亦毋庸服消導藥品、不佞行之有年、方敢值告、謂予不信、請嘗試之、

## 治雀斑丸

考醫宗金鑑外科方載犀角升麻丸、有除去雀斑之功能、方用犀角五錢、升麻一兩、羌活一兩、防風一兩、白附子五錢、生地黃一兩、川芎五錢、紅花五錢、黃芩五錢、甘草二錢五分、各研細末、合均蒸餅爲小丸、每服二錢、臨臥用開水送下、（方芹川錄）

## 驗方四則

許半龍

治瘧疾單方

方用露蜂房三錢、再加入冰糖二錢、二味和勻、先一日燉起、至次日瘧作之前一個時辰、再加生姜三片、燉二次、將姜取出服之、倘胃不能納、即止啜其湯亦可、若一劑不愈、則再至二劑、無不可愈也、

治夏日生痱方

本方以蚌粉等擣研細末敷之、若無效、惟以隔夜之熱湯水、擦之即瘥、

治食生冷致胃痛方

先以陳萊菔五六十粒、用水一大蓋煎之、取汁去滓、入官局平胃散三四錢、再煎熱一服即止、

治腎虛腰痛方

用杜仲酒浸透炙、乾擣羅爲末、用無灰酒調下、三服而愈、

## 醫林點將　怪病奇治

### 一個不語之奇症

（包識生）（江少菁代作）

葉瑞抑素無疾病、一日忽昏迷不能言語、延西醫至、不辨何症、父邀諸醫商驗、究亦不明病之所在、余診其脈三部浮沉正等、非寒非熱、非虛非實、若謂中風、而無痰氣上逆、若謂邪陷心包、神明亦不昏亂、余甚奇之、良久不決、及細詰病因、始知偶患目疾、誤藥之發、蓋肝開竅於目、因誤服藥、機竅被蒙、絡脈阻閉、遂以天麻、甘菊、桑葉、鉤藤、川貝、石斛、炙草、阿膠等、一晝夜進三劑、共服二日、不應、又以前法加減、如法再服、二日又不應、余亦無可如何、細思設仍照此法續行施治、又恐病家信而不篤、或有延殺無功之疑。不如婉辭却之曰、吾學識不及、另商高明爲妥、病家曰、吾不喜改弦更張、仍懇先生極力施救、即無效果、亦委諸天矣、余思舍此藥別無他法、仍以前方加減、囑其如前服法、五日連進十五劑、病者始得少有呻吟、後以此方十日復進三十劑、方能言語、前後共服此方五十劑、而病霍然、但恐病家漫無主持、轉輾更醫、則其一誤再誤、不至於死不止、吾故曰、葉君之病、不至貽誤、實幸其家人、信余治法之篤耳、至於中風眞正之證治、閱者求之於山雷君所著中風斠詮可也（下期請山雷先生續）

## 蔬食記名菜之可怪

六一居士

從儒家天地好生、萬物平等、共張人道、消弭殺刼、佛家戒律慈悲、因果輪廻、種種方面論之、皆當蔬食、而不當肉食、已有先我而言之者矣、玆特專從飲食、與生理衛生關係言之、以上種種、故不再及也、又蔬食之有益生理、全在乎所含之汁水、富於清氣、尤與吾輩操心之人、體內熱度亢盛者、有無上之功效、然宜用鮮菜、則方有汁水、及特別鮮味、若近來之素菜館、及庵觀寺院、則多用蔴菇冬菇等、乾菜並無汁水、其利益已遠、不逮鮮菜之偉大、祇可謂之素食、不能謂之蔬食、愚意素食決不如蔬食、此層意義、尚未有人道及也、且各種園蔬、風味天然、富有獨立性質、而鄙夫必欲令其依傍葷菜之名目及形色、匪特耗費、許多無謂之手續、并且戕殺固有之風味不少、習俗相沿、竟不可改、殊可怪也、

## 醫腎囊癢簡效方

（芹川）

腎囊搔癢、俗名繡球瘋、因內有肝經之濕熱、外有風邪之侵襲、腎囊浸淫作癢、搔爬難忍、玆有一法、可能除之、法用苦參片蛇床子各三錢煎湯乘熱熏洗之、隨可奏效、

## 治痛風秘方

（周忠富）

酒客洗手飲者、因醉而失血之新陳代謝之機能、迨至年齡稍高、每多血枯成風、爲局部不仁、變之則痛、名曰痛風、頗不易治、今有秘方一則、百服百驗、余爲打破秘方不宣之惡習、特錄之以實讀者、此爲患痛風者之福音、亦余之一片婆心耳、幸勿輕視之、

黨參四錢、炙鼈甲一錢五、杜仲四錢、甘杞子六錢、白芷片二錢五、真川牛膝二錢五、左秦艽二錢五、羌活二錢五、炙虎脛骨二錢五、蒼耳子五錢、油松節片二錢五、原蠶砂二錢五、防風二錢五、白茄根一兩、川萆薢二錢五、加大生地一兩、白歸身二兩、

右藥入有蓋磁罐內、加老酒浸滿封固、飯鍋上先蒸數次、裝入夏布袋內、入酒瓶真陳酒五斤、即將瓶內浸十四天、隨意酌服勿慣、取飲時不可面向瓶口、恐其藥酒氣衝面、飲時不可間斷、切忌發風動氣等食物、

按高年血枯而兼風濕者宜之

## 吃藥的方法

蔣文芳

我說、「昨天的藥方裏、並無難吃的藥品、不過有些藥的氣味罷了、藥的所以能夠治病、全靠這一點藥氣藥味、要是把它無藥氣藥味的藥物給你吃、那末藥的功效就沒有了、」她似乎領會我的意思、擎起杯來放在唇邊微微的喝了一口、連忙抓些糖食送入口內、看她的臉上雙眉蹙蹙、因爲神經感覺太靈敏的緣故、兩腮起了一陣淺淺的紅暈、我見了這種吃法、正在又氣又好笑的時候、她便說道、「我的口胃不好、有一次喫着了外國藥水的味道、整整的嘔了一天呢、」我接着說道、「你這種吃藥方式、差不多像喝酒一樣、「淺斟細酌、」苦味格外的延長、與糖果夾食、苦味格外的顯明、這決不是吃藥的好方法、發散藥要熱吃的、這藥已經涼了、快些把開水隔杯燉熱、另外倒一杯溫水過來、」我就監督在旁邊、請她心中不要存着以爲這是難吃的湯藥、未吃之前、不要先把鼻子去嗅他、鼓着勇氣、一口氣灌下去、就把溫水給她漱口、不消二十秒鐘、藥也吃下了、口也漱過了、然後請她咀嚼些糖果、問她現在還苦麼、她說、「剛入口時覺得些苦味、連續吃下、舌上反無感覺、漱口之後、覺得藥氣、吃些糖食、苦味已經消失了、」她的母親在旁邊望着她心愛的女兒、也嗤嗤地笑了、

讀者看了上面的一段記事、就可以明白湯藥並不難吃、不過不曉得吃藥的方法罷了、湯藥是治病的東西、並非是一種供人品玩的飲料、所以不必像吃茶喝酒般的細細地辨別他的味道、只要鼓着勇氣一口呑下去就行了、還有應當熱吃的飯前吃的飯後吃的種種吃法、一定要服從醫士的吩咐、那才可以收「事半功倍」之效、更有一種人吃了藥常要嘔吐的、可以先拿一片生薑放在舌上擦上幾擦、然後吃藥、包管可以不嘔不吐、因爲生薑的味是麻辣的、可以麻醉舌上的感覺、而且薑的功效、原來是止吐的、這一些吃藥常識、是人人應該知道的呀、

（完）

出版務求信用有切實保證　又名社會醫學常識報　主持者有學識經驗及人格



## 長篇小說　醫海燃犀記（三十八）

（余不平）

### 第八回　女子肆威捉女子　醫生雜劑殺醫生

也不過頭痛治頭、脚痛治脚、漢強見自己毛病難于轉機、叫惠卿替他去請歐羅醫生、說、他是德國科實羅醫科大學畢業的、或者手段好點、惠卿隨着人去請歐羅、不一刻、歐羅來了、先用體溫表驗一驗體溫、又用聽診筒聽一聽呼吸和心動、又略的問了幾句、隨卽說道、這毛病狠重、能于服藥有效、尙可有望、蜜司趙、我看夜間虛汗、要服樟腦酸、身吐寒熱、要服愛爾邦、咳嗽要內服嗎啡、可地因、或海落英、腰臀痠痛、要吃拜耳阿司必林、或被拉蜜洞、你看用得罷、惠卿道也只好這樣辦法、歐羅去了之後、惠卿便如法炮製、一會兒愛爾邦、一會兒阿司匹林、一會兒可地因、到了晚上、又叫他服了樟腦酸、可笑可笑、就從歐羅醫生的總攻擊令一下、那趙惠卿便和前敵總指揮一樣、調兵遣將、忙個不住、實行他的總攻擊、那知攻了兩天、毛病依然不退、有增無減、胃口更加敗了、一點也不想吃、咳嗽更加利害、咳出痰來、帶有幾條鮮紅的血絲、胸肋疼痛甚劇、呼吸短促、惠卿無法、替他又請張大篪醫生來診治、張大篪醫生一看說、他毛病到這樣危險了、會吃過甚麼藥呢、惠卿一一告訴了、張大篪道、歐醫生看病、他每次都是見兔逐兔、一點道理沒有、他這毛病、現在沒有別法、胃口也敗了、藥也不能再服了、只有注射滅菌鹽化鈣、應手則吉、否則不必再請醫生看了、

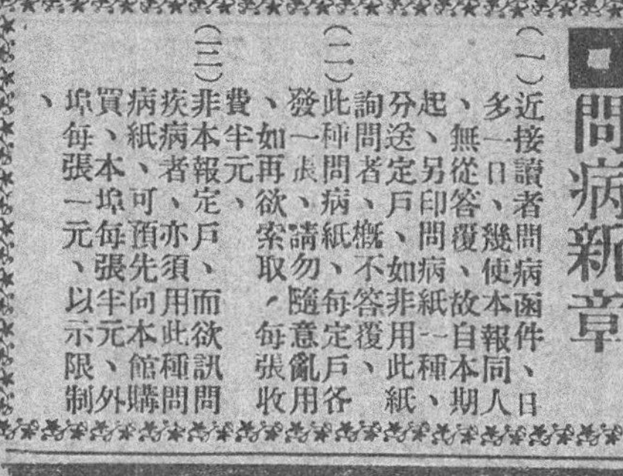

## 問病新章

（一）近接讀者問病函件、日多一日、幾使本報同人、無從答覆、故自本期起、另印問病紙一種、分送定戶、如非用此紙詢問者、概不答覆、

（二）此種問病紙、每定戶各發一表、請勿隨意亂用、如再欲索取、每張收費半元、

（三）非本報定戶、而欲訊問疾病者、亦須用此種問病紙、可預先向本館購買、本埠每張半元、外埠每張一元、以示限制

## 幸福之門

### 朱一諤君問

鄙人患鬱癰之後每夜睡覺醒來必腰間痠痛旋延至脊骨循脊骨而上及腦筋乃腦漲腦脹後竟不能眠轉側床褥間竟坐以待旦後經醫治腦脹不寐等症已去腰脊痠痛之症依然如是請示治法

### 答朱一諤君問

（楊志一）

按腰爲腎腑、脊屬督脈、腎虧督脈空虛、風濕餘邪乘虛而入、腰脊痠痛、所由來也、邪在深處、輕藥無效、宜進一層治之、

肉桂心六分　左秦艽三錢　酒炒防己錢半
大白芍二錢　川續斷三錢　生苡仁三錢
川獨活一錢　厚杜仲三錢　絲瓜絡錢半
桑寄生三錢　川牛膝二錢　忍冬藤三錢
金毛狗脊三錢

介紹衛生方法　幸福三日刊　指導健康途徑

# 幸福報

紹儀署

第四十一期
（民國十七年十一月一日）
每份售洋二分
（館址上海浙江路洪德里四七八號）



本期要目



## 蕩子之妙語

有蕩子家富資財、妻美而賢、又豐於奩贈、顧蕩子揮金如土、性好治游、祖遺之產罄盡、行且蝕及妻之奩贈、妻叩以妓館之樂趣何在蕩子云、汝貌雖美、而一切飲食起居及侍奉之周到、迥非妓館比、余是以樂舍汝而就彼耳、妻云、信若是、我能效之、子姑以妓館之酬金酬我、可乎、蓋其妻別有苦心、欲爲之保留一部分之資產也、蕩子諾之、妻竟易其家庭爲妓館式、一切摹仿惟肖、按日索酬金、不久而蕩子金盡、妻亦復具家庭之舊式、而蕩子乃向妻索資，將重尋妓館之生活、妻不之允、蕩子怒誓曰、汝既效妓女、妓女之錢、非烏龜所享用乎、妻無以應、飲泣而已、或曰、此孔氏所以惡佞、而孟氏所以好辯也、彼蕩子夫婦之笑談、夫佞而妻乏辯才、故其妻雖抱一片之苦心、而終至飲泣、無如其夫何、蓋肉慾熾而夫婦之道苦、物質重而男女之愛僞、彼蕩子夫婦、實足怪哉、（覺）

## 哺乳問題

婦乳爲人類生命之源泉

哺乳乃爲母應盡之天職

第一次生產之婦女、對于哺乳之經驗、既極缺乏、對於護乳之方法、每不講求、乳瘍之發生、極爲易易、在哺乳時、乳房或覺作脹疼痛、或見乳孔不通、可將熱手巾按摩脹處、更將乳頭浸入溫水中約五分鐘、然後以潔淨之簪脚、將乳孔中之積垢及薄膜輕輕剔除、庶乳流爽快、脹痛自愈、對於脹痛之乳、更宜格外多吃、務使出空、勿予停積、若一覺脹痛、即行停哺、則乳汁不出、愈積愈多、勢必成膿、成人食物、已知講求清潔、納入嬰兒口中之乳頭、尤宜格外注意、良以嬰兒體質嬌弱、汚穢物質、侵入口腔、腸胃更易致病也、我人肌膚與外界接觸最繁者莫如兩手、故十指之上、最爲不潔而一般男子多撫摸婦人之乳以資取樂、不知一切人目不見之穢物、已由男子十指之介紹而染于婦人之乳頭、小兒吮之、即經口腔而入腸胃、其危險爲如何、且也研弄乳頭、極足引起女性之衝動、交後哺乳、尤非所宜、更有一般無識之男子、每於性的行爲之後、揑乳以當餘興、直使己之子女、由十指之介紹、沾嘗此種異味之餘潤可笑可歎、故婦女在哺乳時期、宜常注意乳頭之清潔、而一般爲父者亦須顧全子女之幸福、萬勿玩弄正爲「生命源泉」之婦乳。以取快于一時也可、

（蔣文芳）

中華郵政特准掛號認爲新聞紙類

# 闢鼻淵證爲腦漏之謬說

（嚴郁斌）

從此可知金元明人之醫學、不逮六代隋唐、蓋遠甚矣、且也流俗諸書、多以此證、名曰腦漏、初亦不知此病此名、果是何所取義、且復不譎始於誰氏之書、然遠溯其源、實即本於內經之意、蓋經文明言、膽移熱於腦、則爲辛頞鼻淵、是上古聖經、指稱爲腦病之確據、況乎時流濁膩、如膏如脂、徒以庸俗之理想推之、直謂此是腦髓、加以天庭間鬱悶閉塞之狀態、病者又自知之、而皆能自言之、則腦汁之漏、頗覺信而有徵、那不造成此怪誕病名、大駭物聽、此宋金以後、俗書之陋、亦何莫非經文始作之俑、究竟腦最可貴、必無滲漏之理、如果或漏、其病安有可癒之望、而其人亦何能久存、斌愚竊謂素問此言、蓋亦周秦之間、生理直相、彼此懵懂、乃有移熱於腦之說、羼入內經、須知腦未受熱、爲病必不止此、在今日生理之真、昭然大白、固已夫人而知腦之不可傷、則醫經此說確是讆言、蓋亦無庸復辨、雖欲強爲古書護法、而勢亦有所不能、此在上古之世、病理醫理昌明時代、當必無此駭人聽聞之奇語、蓋內難諸經、皆集成於秦漢之際、其時醫學實已遠不逮古、是以不可盡信之處、所在多有、而爲之法者、猶謬認以爲果是三千年前神聖手筆、每每曲爲之解、卒之愈說而不可通、是爲篤信好古之一弊、所望善讀古書之彥、隨在自具隻眼、證以真理、信其所可信、而疑其所可疑、庶乎醫學之真、自有出人頭地者在、亦何貴乎徒作古人之應聲蟲耳、（完）

# 辨產後忌用白芍

汪錦珍

醫之用藥、貴乎隨機應變、不宜膠柱鼓瑟、當用則用、當忌則忌、豈可拘于古說而誤人性命哉、即如朱丹溪產後忌用白芍之說，謂白芍酸寒、伐生生之氣、今人每執此說而不敢用、是亦由於膠柱鼓瑟也、若產後陽虛有寒、痰瘀如內阻症、則白芍固當忌用，如產後虛熱多汗、浮陽外越之症、則白芍正屬相宜、烏可偏執古說乎、況仲機治產後腹痛煩滿不得臥、用枳實芍藥散、張璧治產後虛煩不得眠、用芍藥梔豉湯、先聖立方用藥、未嘗產後禁忌白芍、由是觀之、則丹溪之說、非確論矣、何以世人尚執其說而不悟耶、要之治病當先識病、而後議藥、庶幾無誤于病家矣、

# 醫林點將　怪病奇治

## 一個頭上生頭的奇案

（張山雷）

光緒季年、先業師嘉定黃墻內外科世醫、朱閬仙先生、治一蘇州鄉人、年三十餘、初起頭頂堅塊、漸大漸高、不癢不痛、亦不頑木、相安無事者五年餘、乃浮皮漸腐、稍有膿水、亦不甚痛、而飲食起居、諸無所苦、百里內外醫家、幾於遍試、莫識何症、乃詣蘇垣天賜莊美國醫生柏樂文處就醫、柏謂外雖腐而內則大堅、若用割法、血出必多、且內是腦蓋、堅塊附著腦蓋骨、割之必有流弊、宜以腐爛之藥、漸漸摻之、使蝕去堅塊、方可收功、而西法則無腐化之藥、聞中國治瘍家、有腐蝕惡肉之法、能不傷好肉、汝可訪求中醫之長於外科者、請其用藥、將滿頭塊硬頑肉、漸漸腐脫、則余當以西法爲汝收口、其人乃訪得黃墻治瘍、素有聲譽、始挐舟來閶師處、則外形儼於頭上另有一頭、高逾二寸、徑三寸有餘、其帽搖搖不揜、其髮、使登龍山、必效孟生故事、視其腐處、確在浮皮、但有滋水、而無膿無血、按之則堅如石、亦不作痛、確不能識是何病、抑必不能言其病理若何、初亦止用普通化毒之藥、無甚進退、後病人述柏醫生說、乃摻以枯痔散、（此散即外科正宗舊方、但不用天靈蓋、方見後、）果漸漸蝕去堅硬、並無痛苦、乃放膽用之、積半年餘、堅硬已盡、露出腦蓋、完全光滑乾燥之骨、四圍毫無餘硬、直徑至四寸餘、師謂如此光滑、無絲毫肉質、雖無變症、飲食起居、俱如無病、（潰口亦不流血、但微有膿水、蓋骨中合縫如犬牙相錯者、微微按之、稍有稀膿、幸毫不痛癢、腦中亦不覺有病誠以腦蓋之骨

# 牙痛奇方

劉夢濤

牙痛一症、病雖小而甚可厭、鄙人常患牙疾、復得此方、屢試甚驗、因不敢自秘、以告讀者、用茶杯一只、以布或白紙、用力揩之、使他裏外皆淨無水氣，然後用白沙紙一張、蓋其杯面以白沙（即廣東餅等）（做餅之沙糖）鋪其面、後再買樟腦（藥店有賣）二十文、加在此沙面上、用微微火燒之、不久待此二物溶化、撤去沙紙、則杯中有白毛如棉絮狀，則以火酒盪之、入於瓶中，如牙痛時、以棉花少許、浸此水入牙中、則立可止痛矣、（不受酬）

、雖不甚厚、而兩面硬骨、中夾一層、如海絨之質、天然生理、所以保護腦髓者、本極周到、所以外皮蝕盡、而腦不受傷、此症之所以終獲安全者、亦正在此、）然收口必難、彼美醫柏氏、既謂蝕去之後、彼能收功、姑且令其求治於彼、則西法治外、素以神妙見稱、當必視吾家舊學、較易一籌、於是囑其再往柏處、以踐曩日之約、乃不數日而其人又來、述見柏之後、歷敘一路用藥之法、并陳中醫收口必遲、請其施展妙腕、早竟大功、詎柏一見頑肉果盡、俯首沈思、謂中國醫學、確有殊功、汝既遇此能手、則渠既有此術、蝕盡惡腐、渠亦必有收口妙藥、以成全績、固無待余之越俎代庖、此亦君子不奪人功之意云云、所以復來求治於我公、柏醫之言、婉轉得體、大是善於辭令、闓師乃以自製之象皮膏與之、（此藥方見山雷編輯之瘍科綱要）復於四圍接連皮肉處、加用生肌藥末、初則漸漸有新肉絲絲、逐次蔓延骨上、而四旁緩緩收縮、但巔頂光滑之骨如故、積一年許、收至闊二寸餘、前後尚三寸許、則常貼此膏、而絲絲之新肉不復上延、更摻生肌藥粉、亦復不應、授以補劑內服、又隔多時、形仍如故、師乃謂此正頂光骨、歷久不收、藥力無效、則欲收全績、殆已難之、而病者必再四敬問、是否別有法子、雖費稍巨尚可勉辦、師因憶及古人有天靈蓋入藥一層、意此症部位相合、或能收效、乃告以此症有此一法、但攫及枯骨、天良說不過去、理所必不忍為、無已、則試以狗骨代之、當能有濟、又閱數日、其人竟持片骨來、請以合藥、乃烘焦以和入生肌末藥中、囑摻在四周、仍以象及膏蓋之、竟漸以漲滿、甫二三月而全功就緒、初則新肌光滑、不能生髮、遲至年餘、乃新髮漸布、不復如牛山之濯濯、此人往來於黃墻邨上者、前後凡三年餘、儼如舊友、山雷時至師處、曾三四見之、厥後病愈而歲時饋問不絕、此是大奇之症、雖不能洞矚病機、說明真相、而前後治驗、確有可傳、象皮膏之效、亦可概見、爰為追述始末、附識簡端、可見吾師家法淵源、固自有加人一等者、黃墻醫學、壽世濟人平生、自製藥品、甫及患處、功效捷見、家傳至今已及七世、洵非浪得虛譽云爾、（下期請濟平先生續）

## □簡易良方（方芹川）

茲有楊師志一、驗方數則、今刊諸本報、以餉讀者、

□烟方

雲苓（烘）三兩炒米粉三兩陳皮（烘）三兩生甘草（生曬）三兩罌粟殼（炒）一兩五錢川貝（炒研）一兩食鹽（炒）三兩

右藥各製研為細末、加煙泡粉一成、如烟癮一錢、服藥粉亦一錢、每日吸烟幾次、服藥粉亦幾次、須早五分鐘時服，服過十日後，減去一成，按次遞減、則烟癮自除矣、

□移花散

輕粉　桃丹　研末絹包、塞入耳中、左則右耳、右則左耳、去翳退星、功效如神，

□火傷藥

陳小粉不拘多少腫則蔴油調敷、破則乾摻之，功能深熱消腫、生肌止痛、

□腕痛方

馬兜鈴一枚煨、存性研末、溫酒調服、不論男女多効、

（楊志一）

## □患瘧之禁條

（楊志一）

余近在本報發表瘧病之研究一文、關於日日瘧間日瘧三日瘧瘧母四種之辨別及異治、略為敘述、際此瘧疾流行、則其禁條尤不可不知也、

（一）西藥金雞那霜、可為近今治瘧之普通藥品、但凡熱熾時、脈洪大、舌苔厚膩、耳鳴熱無往來者、均不宜服、服之令人嘔吐不止、脈變洪大而數、耳聾煩悶、甚至長熱不退、

（二）瘧疾初起、切勿早服截瘧之藥、須待三發之後、已曾出汗者、方可截之、

（三）瘧來之時、不可服藥、須在未發以前一二時服之、否則當瘧發甚盛而服藥、反致藥為邪拒、有害無益、

（四）患瘧之人、忌食雞鵝鴨蛋、食之則成瘧母、

（五）不可食油煎麵食、及一切葷腥油膩發氣之物、食之則難全愈、雖至全愈、猶宜禁忌七日、以免後發、

（六）患瘧之人、熱甚口渴、不可恣食生冷水菓、食之致傷脾胃、邪氣不達、綿延難愈、宜淡生薑湯適寒溫飲之、

（七）患瘧之人、其氣必餒、不可疑有瘧鬼作祟、宜壯膽氣以止瘧、

（八）中醫之所謂瘧母、即西醫所謂脾腫、鱉甲煎丸及市售套藥、不可妄進、宜經正式醫士審症施治、

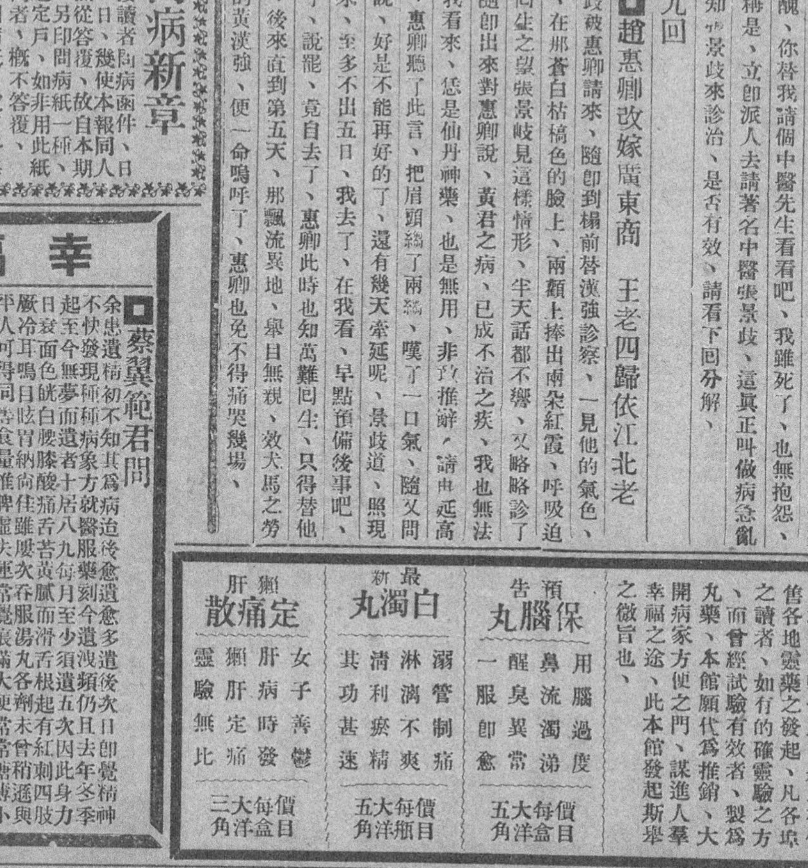

出版務求信用有切實保證　又名社會醫學常識　主持者有學識經驗及人格

幸福三日刊

## 長篇小說　醫海燃犀記（三十九）

（平不余）

當時取得漢強同意、張大䑛便替他注射一針鹽化鈣、第二天又注射一針、第三天又注射一針、一連三天、毛病雖未減退、但是也未增劇、那知病人望治心切、向惠卿磋商道、西醫看了許多、依然無效、不問好醜、你替我請個中醫先生看看吧、我雖死了、也無抱怨、惠卿點首稱是、立卽派人去請著名中醫張景歧、這眞正叫做病急亂投醫、要知張景歧來診治、是否有效、請看下回分解、

第九回　趙惠卿改嫁廣東商　王老四歸依江北老

話說張景歧被惠卿請來、隨卽到榻前替漢強診察、一見他的氣色、面如白蠟、在那蒼白枯槁色的臉上、兩顴上捧出兩朶紅霞、呼吸迫促、已無回生之望、張景岐見這樣情形、半天話都不響、又略略診了一回脈、隨卽出來對惠卿說、黃君之病、已成不治之疾、我也無法下手、在我看來、恁是仙丹神藥、也是無用、非敢推辭、請再延高明一診吧、惠卿聽了此言、把眉頭縐了兩縐、嘆了一口氣、隨又問道、這樣說、好是不能再好的了、還有幾天牽延呢、景歧道、照現在情形看來、至多不出五日、我去了、在我看、早點預備後事吧、不必延遲了、說罷、竟自去了、惠卿此時也知萬難回生、只得替他預備預備、後來直到第五天、那飄流異地、舉目無親、效犬馬之勞於趙惠卿的黃漢強、便一命嗚呼了、惠卿也免不得痛哭幾場、

## 問病新章

（一）近接讀者問病函件、日多一日、幾使本報同人、無從答覆、故本報自本期起、另印問病紙一種、此種紙分送定戶、如非用此紙問者、概不答覆、

（二）此種問病紙、定戶各每發一張、請勿隨意亂用、如再欲索取、每張收費半元、

（三）非本報定戶、而欲訊問疾病者、亦須用此種問病紙、可預先向本館購買紙本埠每張半元、外埠每張一元、以示限制、

## 幸福之門

### 蔡翼範君問

余患遺精、初不知其爲病、迨後愈遺愈多、遺後次日卽覺精神不快、發現種種病象、方就醫服藥、刻今遺洩頻仍、且去年冬季起至今無夢而遺者十居八九、每月至少須遺五次、因此身力日衰、面色㿠白、腰膝痠痛、舌苔黃膩而滑、舌根起有紅刺、四肢厥冷、耳鳴目眩、胃納尙佳、雖屢次吞服湯丸各劑、未曾稍遜、與平人可得同寐、食量惟脾虛失運、常覺脹滿、大便常溏薄、小便時而帶黃、小便後常滴滴不休、謹述病狀如此、請賜治方

### 答蔡翼範君問（楊志一）

據述遺洩、始則有夢而遺、繼則無夢而遺、其有夢也、乃相火之妄動、其無夢也、乃精關之失固、觀腰痠乏力等、無一非腎虧之象、病勢由輕而重、圖治亦非易易、鍥而不舍、其效易奏

炒潞黨參二錢　抱茯神三錢　煎芡實三錢
清炙黃耆三錢　金櫻子三錢　山萸肉一錢
大熟地三錢　桑螵蛸二錢鹽水炒　左牡蠣四錢
淮山藥三錢　熟女貞二錢　大砂仁八分研
白蓮鬚錢半

附告　如有外感停止服藥

介紹衛生方法　幸福三日刊　指導康健途徑

# 幸福報

紹儀署

第四十二期

（民國十七年十一月十四日）

每份售洋二分

（館址上海浙江路洪德里四七八號）



## 本期要目



## 二百五十歲老翁之長生術

（仁心）

據中報自由談清癯君云、四川萬縣有名李慶雲者、年事達二百五十歲、已歷十四代、蓋猶在清康熙十七年所生也、吳佩孚以爲此希世之老人、非具有長生之術、不能享此遐齡也、遂往謁焉、迨見、老人自謂吾以采藥謀生、得以垂百數十年之久、未嘗稍變其素志耳、并歷舉史事之變遷、津津道來、謂「世界自亂、吾心自治、」八字以結之、吳乃大服、叩以延壽法、老人曰、枯坐須如老僧入定、提行須如怒馬奔馳、睡眠須如夢入黑甜、臻此三者、厥心乃靜、志不旁騖、不特可益壽、而事亦有濟云云、嗚呼際此世風澆薄、性慾橫流、人人有生命短促之慮、若此老者誠可以風矣、

欲知煙、賭、嫖三毒害人之劇烈者

請看本篇字字血淚句句沉痛之懺悔語

是拒毒之暮鼓……是救世之晨鐘

足以警醒沉緬迷途之青年

一間破漏小屋中、半圮的牀上、臥着一個形容憔悴、鶉衣百結的病者、涕淚交流、哭泣不住、和屋上淅瀝雨聲、若相唱和、旁邊坐一位年約古稀、容貌和藹的老人家、側身問道、汝因何事如此悲痛呢、我雖過路之人、與汝素不相識、但惻隱之心、盡人同具、汝若有難處之事、不妨給我細講、或可爲汝稍竭綿力、須知事在人爲、總不是哭泣所能了的、病者聞言、張目視之曰、承你老人家陌路相逢如此垂憐、感激無地、繼復長嘆一聲道、唉、我今懊悔已遲了。我家本邑中巨富、我父晚年得子、珍若拱璧、我生四歲而喪母、我父顧我復我、出入腹我、愛之無微不至、年九歲、延一塾師教讀、顧我已嬉戲性成、不受約束、稍加扑責、即哭訴我父、責以酷虐、師因辭館去、繼之者、知我爲主人之愛子也、任我所爲、不加夏楚、我乃時與家人小子、出外遊蕩、流水駒光、轉瞬年已十七、是時心胆亦壯、時時竊我父藏金、與無賴少年作摴蒲戲、輸輒盈千、我父雖知之亦不稍加責、戚友有規之者、我父輒笑曰、耗費區區黃白物、乃足以責我愛兒耶。我聞之、益無忌憚、呼朋引類、日夜大賭、合家爲之不甯、我父始憂之、我輒反唇相罵、不稍假借、我父無可奈何、急爲完姻、想期閨中人婉轉規勸、或可頓改前非、結婚之初、伉儷篤好、厮守閨中、如影如形、我父因而大喜曰、果不出我之所料、今可高枕無憂、他日抱得一孫、足以慰吾老境矣、無如我本性難移、一月後故態復萌、夫婦間漸致反目、於是酷嗜賭博之外、復與諸少年問柳尋花、纏頭一擲、動輒萬千、家因是中落、而精神遂致

中華郵政特准掛號認爲新聞紙類

萎頓、每值瘾之時、輒吸雅片藉以稍振、久而久之、遂與阿芙蓉結不解緣矣、時年僅二十有三也、是秋婦染疫而逝、去一眼中釘、奚作鼓盆戚、我父風燭餘年、迭遭失意事、中懷鬱結、是冬漸成膈症、延至仲春、遂致不起、彌留時猶諄諄相囑曰、我以愛汝故、事事姑息、義方失訓、悔恨已遲、汝今及早回頭、謹守遺產、尚堪溫飽、否則破家極易、死無葬身之地矣、汝其識之、毋介我九原之目難瞑也、我此時正時沉淪于苦海中、毫不覺悟、七中守制、賭與益豪、無如連戰連北、髹頭金盡、繼之以典屋賣田、祖宗辛勤締造之遺產、不三年而揮霍殆盡、僮僕婢妾、風流雲散、孑然一身、無業自活、而煙癮尤難支持、無奈乞假於戚友間、輒遭白眼、冷嘲熱笑、一毛不拔、始知飢寒固難忍、人言更難受也、近則復患瀉痢、粒米不沾者已旬日、自知病入膏肓、決難久存、如此不肖、死有餘辜、自恨幼時、不讀破萬卷、致入迷途、遺產由我而敗、宗祀由我而斬、生則貽羞於鄉里、死則無顏以見祖宗於九原耳、言時、氣喘音斷、哭不成聲、老人慘然曰、事已如此、悲亦無益、我請醫士來、一視汝疾可乎、病者止之曰、謝君美意、但病已至此、卽和緩亦將束手、何必多此一舉、我所以縷述生平罪惡者、一則自作懺悔、一則冀世人鑑我前車、庶免自貽候戚耳、是時雨聲漸小、病者氣息漸微、汗出如珠、面色陡變、老者知不免、急攝雨具而出、喟然曰、失教之害、……姑息之害……遙聞小屋中喘息而言曰、早……知……今日……悔……不當……初……（完）

## 葉天士先生軼事

（石倍雲）

葉天士能醫致富。性好嬉戲、懶出門、人病頻危、亟請、不往、由是獲謗、然往輒奇效、故謗不能掩其名、以高壽終、

葉嘗徒步自外歸、驟過大雨、不能行、有與人負以渡水、葉云、明年是日當病死、及今治、猶可活、與人勿信、至期瘍生於頭、舁至葉門求治、予金遺之歸、曰、不能過明日酉時也、已而果然、

木瀆富賈兒病痘閉、念非葉莫能救、然去城遠、度不肯來、聞其好鬭蟀蟋、乃購蟀蟋數十盆、賄其葉所親者、誘以來、因出兒求治、葉初不治、所親者謂曰、君能治兒、則蟀蟋皆贈公、葉大喜、促具新漆大桌十餘、裸兒臥於上、以手展轉之、桌熱卽易、如是殆徧、至五更、痘苗怒發、得不死、

葉外孫甫一齡、痘不出、抱歸求治、葉難之、女憤甚、以頭撞曰、父素謂痘無死症、今外孫獨不得活耶、請與俱死、持剪刀、欲自刺、葉不得已、俛視兒、良久、裸兒雞置空屋中、自出與博徒戲、女欲視兒、門不可開、遣使數輩、促父歸、博方酣、不聽、女泣欲死、至夜半歸、啓視兒、痘出粒粒如珠、蓋空屋多蚊、賴其嘬膚以發也、

隣婦難產、他醫業經立方矣、其夫持問葉、爲加梧葉一片、後有摹仿之者、葉笑曰、吾前用梧葉、以值立秋故耳、今何益、其因時制宜、不拘古法、多類此、雖老於醫者、莫能測也、

相傳葉年十二、至十八、凡更十七師、聞某人善治某症、卽往執弟子禮、甚恭、既得其術、輒棄去、故能集衆美以成名、雖其聰慧過人、然苦心好學、亦非常人所能幾及矣、

## 醫林點將　怪病奇治

### 一個前陰出大便的婦人

（蔡濟平）

去歲有王姓婦患奇症、其夫與余善、卽求余診據云前陰能出大便、余書五苓散以分利溺道、並囑以車前子煎湯代茶、不數日病卽霍然、今年秋初、有陸姓婦亦患此症、登門求治、據云遍請中西醫診治均無效、忽憶去年有遠戚王氏、曾經先生治愈、故特來診、余診畢云症屬不治、病者不信、後果三日而死、病家奇之、以爲同一病、何以有愈有不愈、余卽以亡友費澤堯君之遺著、借本報尺幅之地、書之以告同病者、（以下皆費君遺著）

致是病爲女子僅有、而男子絕無、蓋關乎生理上有特殊也、原夫女子前陰、具有二竅、在前上方者曰溺孔、（又名尿道口）內連膀胱、小便所由下也、在後下方者曰廷孔、（又名膣口）內通子宮、經帶所由下也、廷孔之後、卽鄰接後陰、距離甚近、而直腸前壁、與膣腔後壁、更爲密接、其間端賴一層骨盤結締組織之薄膜爲之中隔、若此中隔薄膜、一旦穿孔或結締質疏鬆、因不緻密、其直腸中之稀糞、卽能由廷孔而下、故在西醫有膣性非自然肛門 Anuspraeternaturalis Vaginalis 之名、是屬於外陰部畸形病 Bidlungsfehler Der Vuca 也、我國內難等書、未見有此病名、其爲秦漢後人所造無疑、而

## 貝母栽培法

（佚名）

貝母亦爲根瘤植物、栽植法大致與元參相同、亦以砂質壤土爲宜、惟播種時期頗長、自立夏起至霜降止、皆可、逢春苗芽、播種量每畝需種五十斤左右、清明前花開如鬧、卽時摘去、施重肥一次、其根部乃漸次長成、俗謂種貝母爲子母利、其收量恆較種量倍之、故種大收獲之貝母大、種小收獲之貝母亦小也、

社會定期刊　第一卷

## 冬令飲食之衛生

（丁友仁）

冬令飲食之量。較為饒旺。但食物入胃。反不如夏日之易消化。故是時宜多食含有脂肪蛋白質之食物。取其滋養富而消化易也。寒冬日短。普通人九時進早餐。十二時進午餐。五六時進晚餐。然自晚餐至明日早餐。相隔十五時之久。未免餓時太長。飽時太短。飢飽不調。甚非相宜。故莫若調勻其時刻。七時進早餐。一時進午餐。七八時進晚餐。則三餐之時間。各距六時。夜間飢時。亦不太長。庶合衛生之道矣。冬令飲食。以熱為貴。蓋熱物入胃。既易消化。又能增加體溫而禦寒涼也。但亦不可過熱。勿食未離火爐之物。食之則易患目赤口瘡咽痛之害也。粥易消化。且不易冷。冬令食之。最為相宜。

酒能禦寒。但不宜多飲。多飲反能發散體溫。易受寒冷之害。故宜少飲或不飲為善。

身體虛弱之人。冬令宜食補品。補品之最相宜者。莫如膏滋藥。但膏方須請醫生擬之。以合乎本人之體質為最佳。

命名之不通、實屬可笑、惟其未悉生理、所以不明病理、而特造此不通之病名耳、要知存溺者膀胱、而非小腸、稀糞出前陰者廷孔、而非溺孔、且也膀胱與直腸、中隔子宮、何能飛渡、故小便出後陰、決無是理、亦斷無是病、徵諸前人治驗、如石頑治詹嫗陵女兩案、及回春所載一案、均足以證明、其他間時傳會之辭者、要未可信也、按金匱婦人雜病篇中有『胃氣下泄、陰吹而正喧、此穀氣之實也、豬膏髮煎主之、』一節、鄙意仲景之所謂陰吹一症、即今日之西醫所謂之膣排氣響Garrulitas vulcae歟、實為該病之流耳、惟其腸中糞燥、結不能下、故倖泄放屎氣、若腸糞稀溏、潤流而下、豈非即為此病乎、然則仲景雖不明言是病、而立陰吹一條、不啻為是病張本也、縱此攷古證今、是病之眞理、可以瞭然、其他因命名之非、而轉生謬會、立為無稽之說者、悉可付之刪汰、（惟前人竟有誤會此病、誣為膀胱之確有上口者、可笑孰甚、要知膀胱在胎兒時、固有上口、胎生後則下口通而上口閉塞矣、）至於治療、考前人不外分清利濁一法、如用五苓散及單方車前子之類、蓋將水分導向小便而出、俾腸糞減少稀度、自不流出矣、惟撥意察之、惟則處於質疏鬆、薄膜穿孔獨小者、此法或有見效、若穿孔已大、則恐非以手術縫補不為功、而今西醫對于斯病、幷無方劑治療、惟有行手術一法、似處一偏、……（下略）讀此一文、可知王氏之所以愈、以及陸氏之所以不愈、全在於穿孔之大小也、蓋一則病處初起、一則病已延久、不治之故、諒必由此、今諸以費君之說理、更為明顯、費君學說淵博、故見解亦不與庸俗者雷同、惜乎天不假壽、遽歸道山、吾不禁歎中醫界又少一健將也、（下期請陸淵雷先生續）

## 診斷胎兒男女之新法

（楊星垣）

分別胎兒男女、中醫憑脈理診斷、往往失其真相、蓋脈理強弱遲速、由胎母之體質而定、懷胎百餘日、欲從脈上證明其男女、誠屬至難之事、西醫用聽症筒貼胎母胸前、聽胎兒之心音、每分鐘一百二十四至一百卅二跳者為男胎、一百卅八至一百四十四跳者為女胎、然而懷孕三四個月之胎兒、形體未具、心音微弱、兼之厚隔胎母之肌肉而聽之、亦難憑信、現在有一種用藥物診斷法、於受胎兩月後、用兩個玻璃瓶、各盛少許胎母之尿、一則用散克新（西藥）投入尿中、若現紫紅色、便是男胎、如不現紫紅色、用派拉散克新（西藥）投入另一盛尿瓶中、若尿現紫紅色、便是女胎、此等有形診斷法、絕不損傷母體、而手續亦甚簡單、堪稱診斷男女之唯一善法、況非內服外敷藥、用量重輕、隨尿之多少而定、雖有錯誤亦無問題也、

## 詠吸鴉片

（宋菁蔭）

一榻橫陳小閣前、側身隨意吸雲煙、白紗帳裏消香滿、賽過人間快樂仙、

終日昏昏睡小樓、煙雲吞吐度春秋、青燈一點星星火、燒盡田園未肯休、

一枝枯竹一盞茶、時吸時眠興味嘉、縱燒烟雲騰滿榻、消香遠透碧窗紗、

面目如同鬼與囚、聳肩縮頸淚橫流、世間多少英雄漢、墮入牢籠不自由、

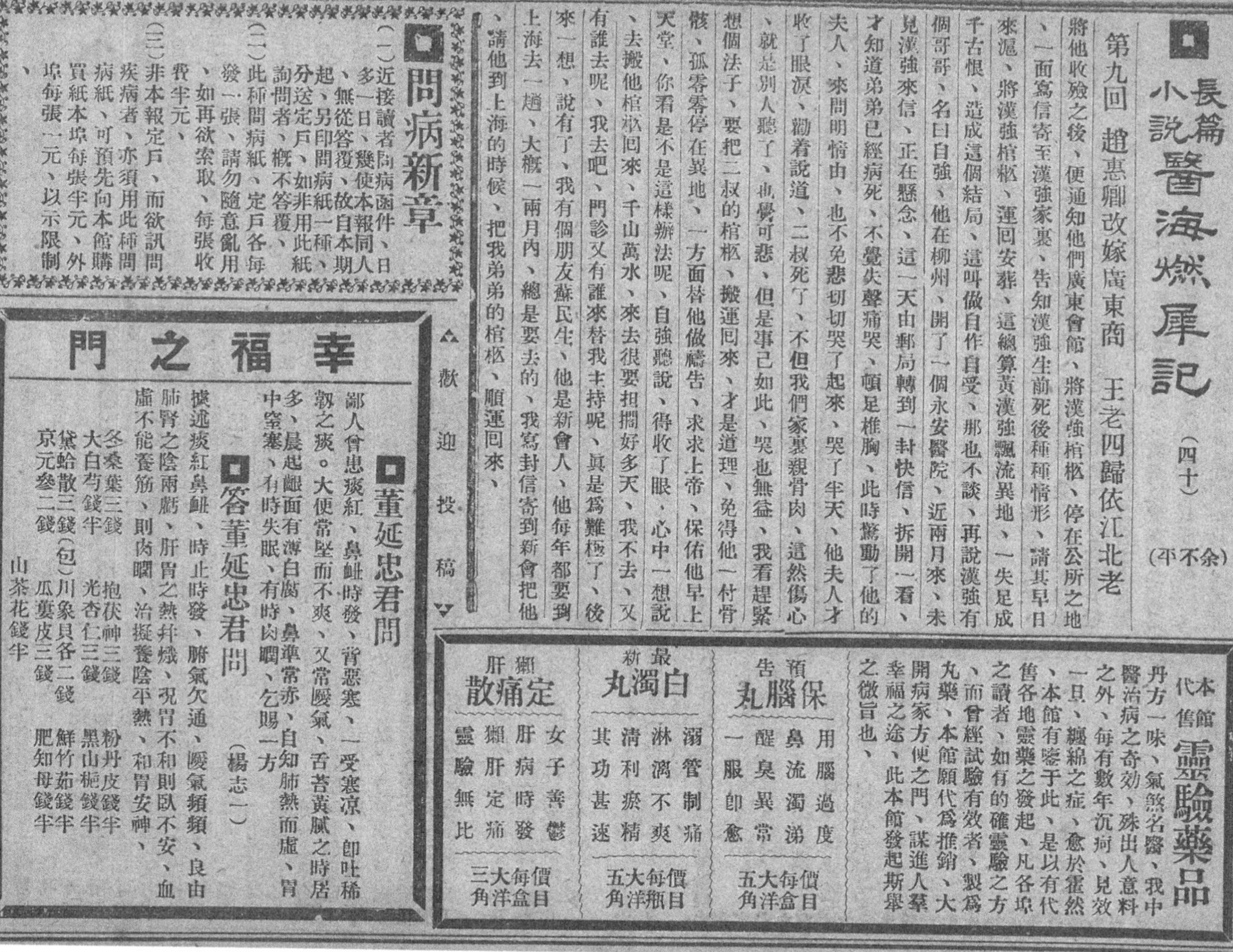

出版務求信用切實保證　又名社會醫學常識報　主持者有學識經驗及人格

## 長篇小說　醫海燃犀記（四十）

（平不余）

第九回　趙惠卿改嫁廣東商　王老四歸依江北老

將他收殮之後、便通知他們廣東會館、停在公所之地、一面寫信寄至漢強家裏、告知漢強生前死後種種情形、請其早日來滬、將漢強棺柩、運回安葬、這總算黃漢強飄流異地、一失足成千古恨、造成這個結局、這叫做自作自受、那也不談、再說漢強有個哥哥、名曰自強、他在柳州、開了一個永安醫院、近兩月來、未見漢強來信、正在懸念、這一天由郵局轉到一封快信、拆開一看、才知道弟弟已經病死、不覺失聲痛哭、頓足椎胸、此時驚動了他的夫人、來問明情由、也不免悲切切哭了起來、哭了半天、他夫人才收了眼淚、勸着說道、二叔死了、不但我們家裏親骨肉、這然傷心、就是別人聽了、也覺可悲、但是事已如此、哭也無益、我看趕緊想個法子、要把二叔的棺柩、搬運回來、才是道理、免得他一付骨骸、孤零零停在異地、一方面替他做禱告、求求上帝、保佑他早上天堂、你看是不是這樣辦法呢、自強聽說、得收了眼、心中一想說、去搬他棺柩回來、千山萬水、來去很要担擱好多天、我不去、又有誰去呢、我去吧、門診又有誰來替我主持呢、真是爲難極了、後來一想、說有了、我有個朋友蘇民生、他是新會人、他每年都要到上海去一趟、大槪一兩月內、總是要去的、我寫封信寄到新會把他、請他到上海的時候、把我弟弟的棺柩、順運回來、

## 問病新章

（一）近接讀者問病函件、日多一日、幾使本報同人、無從答覆、故自本期起、另印問病紙一種、分送定戶、如非用此紙詢問者、概不答覆、

（二）此種問病紙、定戶各每發一張、請勿隨意亂用、如再欲索取、每張收費半元、

（三）非本報定戶、而欲訊問疾病者、亦須用此種問病紙、可預先向本館購買紙本埠每張半元、外埠每張一元、以示限制、

歡迎投稿

## 幸福之門

### 董延忠君問

鄙人曾患痰紅、鼻衄時發、背惡寒、一受寒涼、即吐稀穀之痰。大便常堅而不爽、又常噯氣、舌苔黃膩之時居多、晨起齦面有薄白腐、鼻準常赤、自知肺熱而虛、胃中窒塞、有時失眠、有時肉瞤、乞賜一方

### 答董延忠君問

（楊志一）

據述痰紅鼻衄、時止時發、腑氣欠通、噯氣頻頻、良由肺腎之陰兩虧、肝胃之熱并熾、況胃不和則臥不安、血虛不能養筋、則肉瞤、治擬養陰平熱、和胃安神、

冬桑葉三錢　抱茯神三錢　粉丹皮錢半
大白芍錢半　光杏仁三錢　黑山梔錢半
黛蛤散三錢（包）　川象貝各二錢　鮮竹茹錢半
京元參二錢　瓜蔞皮三錢　肥知母錢半
山茶花錢半

介紹衛生方法　幸福三日刊　指導健康途徑

# 幸福報

銘儀署

第四十三期

（民國十七年十一月十七日）

每份售洋二分

（館址上海浙江路洪德里四七八號）

定報價目

每三日出一張、五個月一元、全年二元、寄費在內、本外埠一律、國外加倍、郵票代現、九五計值

廣告價目

每期每格（共五方寸）五元、計排於新聞之旁、均如嵌入新聞中、長期面議

## 本期要目

借債結婚
龜溺能消萎積
肺痿食梨而愈
肝氣病的不藥療法
一個不可思議之慢驚
奇治
玄參栽培法
忠告中國藥界
臨診須知
腰痛
醫海燃犀記（四十一）

## 現金徵求病奇治稿件

□甲等每篇三元
□丙等每篇二元
□丙等每篇一元

本報每期所載之怪病奇治、頗受讀者之歡迎、良以病愈登愈怪、治愈出愈奇、况根據實理、並非空談謊造者所可比擬、茲者爲求普遍起見、特出現金徵稿、想海內名醫、不乏佳著、倘蒙惠稿、一經登載、篇篇有酬、甲等三元、乙等二元、丙等一元、惟稿末務須蓋印、在該稿登出三日後、憑印領酬、決不失信、如不蓋印者、作却酬論、

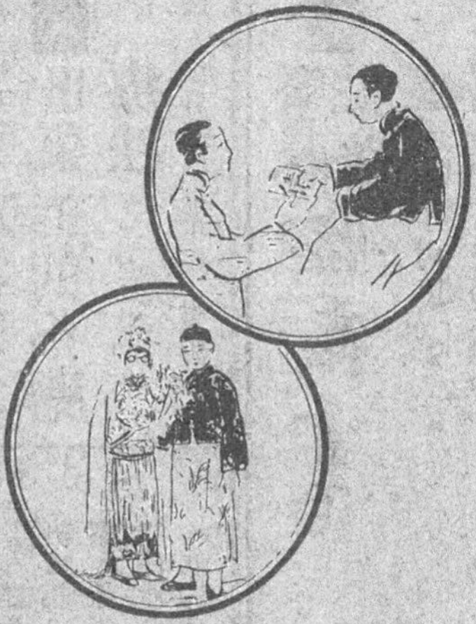

## 借債結婚

是

## 煩惱的開場

結婚、是人生快活的事情、然而亦是人生煩惱的開場、因爲一個人的生活費、究屬有限、一個家庭的開支、無論如何的節儉、總要比個人增加數倍以上、所以雖然結婚之後、可以得到異性的安慰、以及閨房的樂趣、但是據已經結婚者說、彼此相抵、每覺得不償失、何況愛情熱烈之後、就要產生結晶品、將來兒女成羣、什麼『生活費』『教育費』『醫藥費』等等、不知要多少、這不要人生煩惱的開場嗎、

有的人說、這種製造國民的事情、是人類應盡之天職、並不煩惱、上海人因結婚而生煩惱的事情正多呢、那最顯明的、就是借債結婚、他們祇貪圖一時的場面、甯願出重利、借巨債、以表示闊綽、他那裏知道結婚後的生活費、要增加幾倍以上、假使再要加上巨債的重利、在個人的經濟上、豈不要受重大的打擊嗎、所以上海人因結婚之後、受生活上經濟之壓迫、而出于自盡者、時有所聞、

現在我要奉勸一般愛場面、好闊綽的朋友、在結婚的時候、切不可以借巨債、排空場面、假使家裏沒有錢、甯可節省些、或者延遲結婚期間、一俟經濟寬餘、然後再結婚、那麼就可以免去將來的煩惱、而增加家庭的幸福了、

中華郵政特准掛號認爲新聞紙類

民國十七年十一月十七日　幸福三日刊　戊辰年十月初六日

## 編輯者言

報紙之成立、在乎精神與毅力、有精神、有毅力、則報紙亦隨之而發達、固不在乎出版期數之多寡也、際此訓政開始、百事維新、後來居上者、觸目皆是、本報應社會之需要、謀人羣之幸福、自出版以來、銷數日增、於是先進者妒、而後進者效、竟有倚老賣老、自居太上者、殊屬可笑、試問申新二報、日銷數十萬份、亦未藐視同業、且新聞報之銷數、亦能與老申並駕齊驅、足見事在人爲、非倚老卽能久立也、本報自下期起、改變格式、精益求精、請讀者注意、

## 龜溺能消菱積

（石岱雲）

光陰荏苒。又入高秋。正芡熟菱香之時也。惟菱最難消化。食之太多。每易生病。幼時嘗聞人云。曩昔有一鄉人。因食菱過多。胃腸阻滯。上不能吐。下不得瀉。終日脘腹脹痛。飲食不進。卽延醫診治。用消導之藥。多方不能見效。乃求診於葉天士。葉用藥亦難奏效。歸乘小舟。正在懷思救濟之法。適過菱塘。忽見一龜。泄尿於菱葉上。卽化水。葉大悟。拆舟返。告鄉人。多捉龜來。以鏡照之。龜見本來面目。懼而泄尿。遂和消導之藥以進。連得大便而愈云。

## 肺痿食梨而愈

（石岱雲）

近當秋令。天久不雨。氣候乾燥。人於此時。肺臟每易受傷。前聞鄰叟述。昔有一少年。久咳不愈。以致肺痿。迭經醫治。均謂病入膏肓。藥石難以奏效。必成肺癆而死。少年憤甚。至一山上。擬投繯自盡。忽有一老僧出。睹狀大驚。問其故。少年一一爲具言。僧云。無礙。速卽下山。時啖生梨。吃滿三百擔。當可見痊。不必另服他藥。少年感甚。遵示而行。梨吃完。而病亦霍然矣。

## 肝氣病的不藥療法

（康无我）

婦女患肝氣病的最多、發時甚致坐臥不安、寢食都廢、人生的痛苦、再沒有像這樣的了、然而服藥療法、苦水一杯、也非常難吃、據經驗所得、有不用藥的醫法、錄在下面、

一、用蘋菓穿一個孔、使兩面貫通、插一支紙烟在孔的一端、患病者從孔的那一端、徐徐吸烟、病便可以全愈、這是屢試屢獲效驗的、

二、取大的荸薺幾個、放在旱煙袋裏、經過一二年後、煎湯服下、那病就可全愈、

三、雞蛋糕一塊、用火燒焦存性、（過性沒有效的）趁熱時用開水冲下、就是遠年的肝氣、也可以奏效的、

四、用生雞蛋殼、置瓦上焙焦、研成細末、再用鮮佛手片泡茶、送下蛋殼末、（沒有佛手開水也可）祇多服了二次、那病必定可以斷根、

## 醫林點將　怪病奇治

### 一個不可思議之慢驚奇治

（陸淵雷）

鄰居幼孩方週歲、患病甚劇、招余診治、面色青黃、顖門及眼泡俱已低陷、昏睡不省、大便溏泄、日三四次、身微熱、無汗、舌萎色淡、惟兩手脈尙有胃氣、云滬南稍有名望之醫、俱經延治、而病則日劇、余索視其方、淡豆鼓清水豆卷焦山梔鮮石斛、不可勝數、卽謝不能治、病家堅索方藥、乃用烏梅丸加養血之品與之、不知其果服否也、明日入西醫醫院、醫治一星期、了無進步、病家絕望、乃出院回家、不復醫治、靜待命期、又一星期許、有鄰家乳嫗無意中見之、曰、此慢脾驚、易治也、奈何坐視其死而不救、命取雞矢、溏如飴、奇臭者、與服、云是慢脾驚必效方、病家既無他法、卽亦不嫌穢惡、覓溏雞矢、塗病孩口中、灌之以湯、竟日有起色、不半月、已悉跳如常矣、此病用雞矢後並未服藥、不可謂非雞矢之功、慢脾驚本是險症、而雞矢能愈之、不可謂非奇方、此種治法、實屬少見、從此堂上椿萱、笑口常開矣、（下期請江少萱先生續）

## 臨診須知

朱振聲

天下最痛苦者病也、而治病者醫也、蓋病雖百變、有醫藥以療之、則病可愈而苦可免、但醫士有良庸之分、良醫活人、庸醫殺人、固人人知之、不待贅言、然究其良醫之所以能活人、庸醫之所以能殺人、則在乎臨診辨症之明否而已、欲辨病症、須先知表裏虛實寒熱邪正八字、夫百病之生也、不外內因、外因、不內外因三種、然其病之所在、非表即裏、非虛即實、非寒即熱、非邪即正、當臨診之時、施何法以知之、厥惟望聞問切、望者看其形色也、聞者聽其聲音也、問者訪其病情也、切者診其脈息也、形色可以察虛實寒熱、聲音可以知爲邪爲正、病情可以斷係虛係實、脈息可以悉在表在裏、故四者爲臨診時之必要、而不可缺少者也、

## 腰痛

（哈同壽）

八九月後、胡桃成熟、採藏家中、惜其不能曆久不敗、若患腰痛、與白酒同食、其效無比、按本草謂胡桃可以補肝腎、白酒可以溫通陽氣、此方吾鄉人皆知之、未悉全國人能知否、故寫出以載貴刊、

## 芋之栽培法

（佚名）

夫芋爲塊根植物、培植以砂質壤土爲宜、其栽植時期、分爲兩季、一在上年冬至前後、一在本年驚蟄前後、上年種者產量豐而子芽少、本年種者反是、栽植之時、先將地翻掘起、使土化風、越旬日以翻鬆碎爲土、做成闊五尺高一尺長適宜之畦、用點播法於畦面、每隔一尺、掘一小孔、選色白頭壯之子、芋一枚直插其中、然後覆土、使畦面成鱗背形、覆土深淺、大致視天時爲斷、氣候寒冷、則宜深至五寸許、以防凍損、如天氣溫和、則三寸斯可耳、每畝種芽約需一擔、迨至發芽、則施人糞尿一次、以後見草滋生、即行中耕芟除、如遇立枯病發見、即宜撒石灰於土上、以消毒、在初苗時、每有青蟲食葉、尤宜於拂曉捕之、四月上旬、施肥培土、至秋霜降後、枝葉萎枯、即可收獲矣、收獲時以直刀起出、敲去其泥、將莖枝剪去、子芋拿下、以備留種、次將根部以刀劈開、旬餘燥乾、即可售於市上、其價以芋之大小爲判、大者每擔五六元、小者二三元不等、產量豐者、每畝可收六擔以上、較之其他植物、價倍蓰矣、

## 忠告中國藥界

（吳耀明）

人們害了毛病、大概注意在醫的方面、藥的方面、能夠理會的很少、所以請了有名的醫生吃了他的藥方、有不見功效的、祇得推托天命罷了、其實兌來的藥、是不是靠得住、還多疑問哩、有的以假冒真、有的缺少分量、或者店員大意、多少一味、還有炮製不合、發生變化的、其中關係、也還多哩、病家也要留心呀、

記得十年前、淞滬護軍使某、他的妻害了病、請醫開了方子、到某藥店去兌藥、這家的店員、很是大意、把一味包好的藥、掉在地上、沒有知道、兌的拿了回去、待病的照方檢對、少了一味生地、立刻報告軍使、把這家藥舖封閉了、這也不能說軍閥的專橫、罪有應得呢、少了一味、對于病人還沒有多大變化、假使是主要的藥、那麼雖然是輕病、也不易就好、倘然弄錯了別方的藥、加在裏邊、這還了得、

講到做鬼、再沒有像藥舖裏的神通廣大了、看他仿單上、沒有不說功效怎樣怎樣、秘製呀、道地呀、虔修呀、雖無人見呀、誠心是有天知呀、說得官面堂皇、但是他的良心主張、終究敵不過利欲心的主張、所以常常把假替真、分量不足、霉過蛀過的東西、捨不得拋卻、弄到丸散膏丹裏去、誰也看不出來、也有嫌不光潔不起看的藥物、拿硫黃烟來薰他、或者上色澤鮮明的藥汁、附子汁染人參、不過裏邊一種罷了、

你看附子硫黃、都是熱性有毒的藥物、尚且勝弄、別的不要說了、所以藥性因此發生變化、結果或者有反比例的、醫生的名譽不必說、病人的痛苦怎樣呢、這樣祇知圖利的藥舖、他們的心裏、以爲藥歹吃不好病、病家不責備我們藥品的不道地、終是說醫生的本領沒有到把、所以對於他們的信用、到反不成問題呢、

但是病家怎能都有鑑別的能力、即有不過飲片和沒有製過的原料、配成了丸散、不要說醫生看不出來、就是仙人也不能辨別了、

沒了、所以還是要請你們藥業界、自動的覺悟、不要外界來監察、更不要官廳方面來脅迫、才行、否則惟有聽憑人們申請檢查、抽取化驗的法子了、

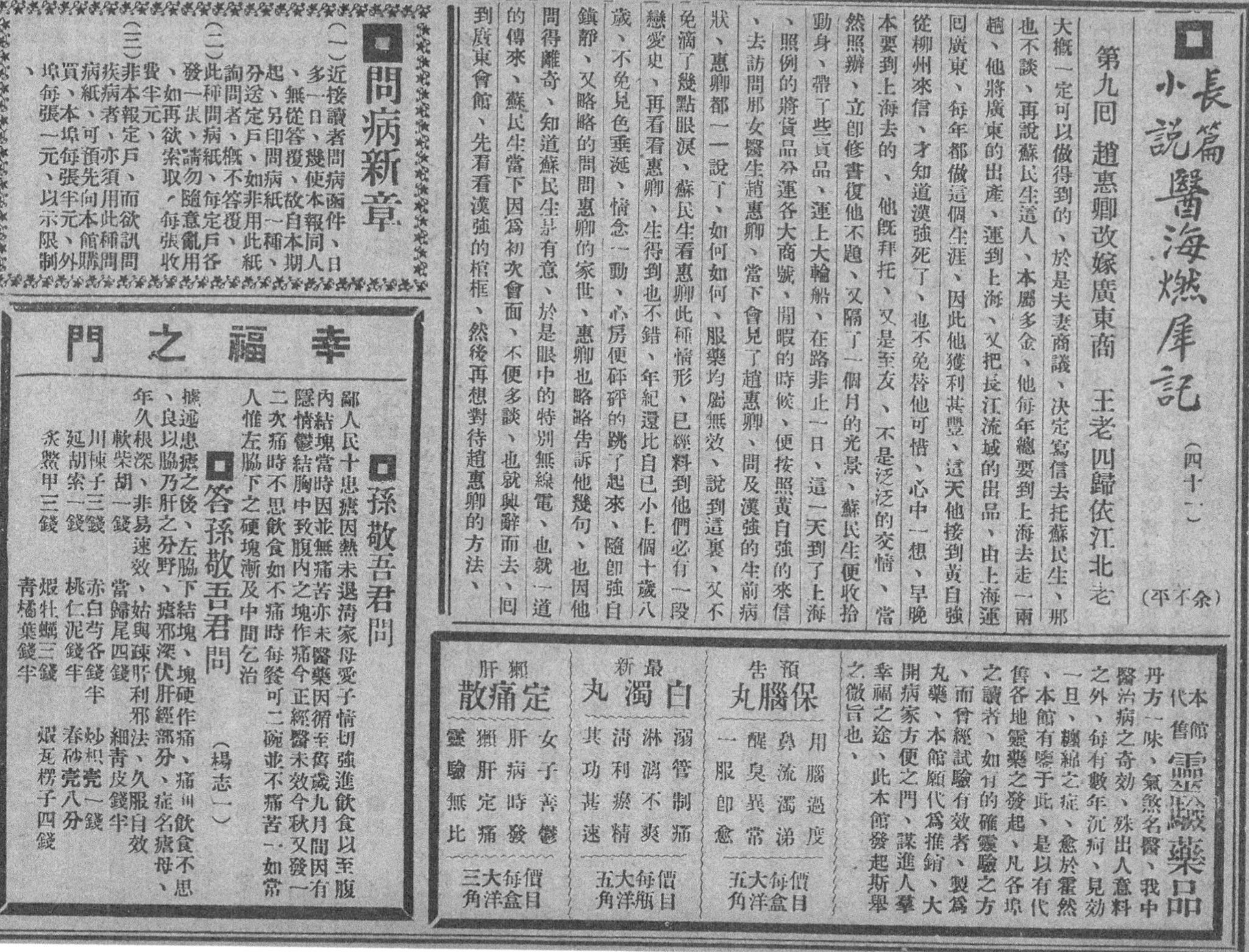

主持者有學識經驗及人格　又名社會醫學常識　出版務求信用有切實保證



## □長篇小說 醫海燃犀記（四十二）

（余不平）

### 第九回　趙惠卿改嫁廣東商　王老四歸依江北老

大概一定可以做得到的、於是夫妻商議、決定寫信去托蘇民生、那也不談、再說蘇民生這人、本屬多金、他每年總要到上海去走一兩趟、他將廣東的出產、運到上海、又把長江流域的出品、由上海運回廣東、每年都做這個生涯、因此他獲利甚豐、這天他接到黃自強從柳州來信、才知道漢強死了、也不免替他可惜、心中一想、早晚本要到上海去的、他既拜托、又是至友、不是泛泛的交情、當然照辦、立卽修書復他不題、又隔了一個月的光景、蘇民生便收拾動身、帶了些貨品、運上大輪船、在路非止一日、這一天到了上海、照例的將貨品分運各大商號、閒暇的時候、便按照黃自強的來信、去訪問那女醫生趙惠卿、當下會見了趙惠卿、問及漢強的生前病狀、惠卿都一一說了、如何如何、服藥均屬無效、說到這裏、又不免滴了幾點眼淚、蘇民生看惠卿此種情形、已經料到他們必有一段戀愛史、再看看惠卿、生得到也不錯、年紀還比自已小上個十歲八歲、不免見色垂涎、情念一動、心房便砰砰的跳了起來、隨卽強自鎮靜、又略略的問問惠卿的家世、惠卿也略略告訴他幾句、也因他問得離奇、知道蘇民生是有意、於是眼中的特別無線電、也就一道的傳來、蘇民生當下因爲初次會面、不便多談、也就與辭而去、回到廣東會館、先看看漢強的棺柩、然後再想對待趙惠卿的方法、

## □問病新章

（一）近接讀者問病函件、日多一日、幾使本報同人、無從答覆、故自本期起、另印問病紙一種、分送定戶、如非用此紙詢問者、概不答覆、

（二）此種問病紙、每定戶各發一張、請勿隨意亂用、如再欲案取、每張收費半元、

（三）非本報定戶、而欲訊問疾病者、亦須用此種問病紙、可預先向本館購買、本埠每張半元、外埠每張一元、以示限制、

## 幸福之門

### □孫敬吾君問

鄙人民十患痞因熱未退淸家母愛子情切強進飲食以至腹內結塊當時因並無痛苦亦未醫藥因循至舊歲九月間因一有隱情鬱結胸中致腹內之塊作痛今正經醫未效今秋又發一二次痛時不思飲食如不痛時每餐可二碗並不痛苦、如常人惟左脇下之硬塊漸及中間乞治

### □答孫敬吾君問（楊志一）

據述患痞之後、左脇下結塊、塊硬作痛、痛則飲食不思、良以脇乃肝之分野、痞邪深伏肝經部分、症名痞母、年久根深、非易速效、姑與疏肝利邪法、久服自效

軟柴胡一錢　當歸尾四錢　細青皮錢半
川楝子三錢　赤白芍各錢半　炒枳殼一錢
延胡索一錢　桃仁泥錢半　春砂殼八分
炙鱉甲三錢　煅牡蠣三錢　煅瓦楞子四錢
青橘葉錢半

介紹衛生方法　幸福三日刊　指導康健途徑

# 幸福報

銘儀署

◀第四十四期▶
（民國十七年十一月二十日）
◀每份售洋二分▶
（館址上海浙江路洪德里四七八號）



## 本期要目



□妙手回春□



朔風起矣　萬物藏焉

## 吾人應及時而進滋補

然而市上補品指不勝屈
有膩補有清補有補陽
有補陰有補先天有補
後天……等等

（凉月）

## 冬令補品究以何者為合宜？

世界物質愈文明、則人類壽命愈短促、何則、嗜慾戕之也、勞勛賊之也、思慮擾之也、是故欲修其壽命者、不可不培補其身體、況時屆冬令、萬物潛藏、尤宜培補、惟市上補品、指不勝屈、究以何者為合宜、此問題極有研究之價值、今將各種補品、一一臚列于后、說明其性質功效、俾世人不致誤於購服也、

【百補全鹿丸】此丸係用鹿肉與補藥製合而成、性溫、專補命門之火、凡老年陽虛、精神衰憊者宜之、年幼與熱體之人忌服、

【阿膠】此膠以黑驢皮與山東東阿縣阿井水煎熬、故名阿膠、在魯省營此業者甚多、今阿井已湮沒、大半皆用珍珠泉與馬蹄泉之泉水、江浙兩省之藥店、於無錫惠泉山及杭州西湖邊、均設有煎膠廠、此膠年代愈久愈佳、至少在三年以上、須擇其黃透如琥珀色、或光黑如鑿漆者為佳、以其清而不膩、入藥易化、有清肺、養肝、滋腎之功、惟邇來人心不古、每有偽藥欺人、用馬皮舊革之類相替、味腥臭、性燥烈、不但無益、反而有害、

【哈士蟆】哈士蟆產於吉林、喜食參葉、故滋補力極強、食時將其腹內形似米粒者剝出、另加陳冰糖、燉至成糊漿為度、其殼則不可食也、多食太膩、恐礙脾胃、

【豆乳】黃豆一物、據化學家研究、謂所含滋養分甚富、較之牛馬乳等、有過之無不及、惜滬上業此者、多混以開水、故功效極薄、祇能清胃熱、因其中有石羔質也、

【牛肉汁】市上所售牛肉汁、其價殊昂、欲求經濟吃法、惟有自製、如能淡食尤補、凡消化不良者、脾胃有熱者、均非所

宜、

〔猪油嵌棗〕將上等南棗、去核、內嵌猪油、在飯鍋上蒸之、大約一星期後、即可就食、不宜多吃、否則易脹、且能生痰、

〔雞蛋〕雞蛋爲各種補品中之最佳者、惟代價頗貴、且收藏不慎、每易變壞、

以上各補品、爲吾人冬令所常服者、然各有流弊、或遍於溫補、或功效薄弱、欲求適合個人之體質、而一無流弊者、惟有膏滋藥一種而已、蓋人之體質、有剛柔寒熱之分、有陰虧陽虛之別、故雖同一補劑、而其用藥則各各不同、補其不足、損其有餘、惟膏滋藥有此功能、此非余之過甚其詞、要知以藥合病、決不及以病合藥之有效此也、想明達如讀者、諒不河漢斯言、

## 編輯者言

近接定戶來函、要求本報所贈之怪病奇治月刊、改爲年刊、裝訂一大厚册、以免散佚云云、惟此事同人等不能代決、因本報有五千餘定戶、決不能以數百人之意見、遽而改變初衷、然亦不忍違背讀者之要求、不得已、惟有付諸公決、望本外埠之定戶、發表意見、以定取舍、如能過半數以上、即可實行、否則、作爲罷論、

## 止小兒鼻衄法

（謝利恆）

血上行者、多由於熱、陰不涵陽、鼻衄最多、此宜養血清熱、固無疑義、亦有陽虛者、宜四君子湯、然實少數、又聞有外治法、不須服藥、如左鼻出衄、舉其右手、右鼻出衄、舉其左手、理不外乎脉絡流通、血不上犯、此法爲一美醫向余言者、再或衄來時、用冷水浸額、亦可遏制、茅花每爲鼻衄主藥、但余曾用茅根、其效頗勝、又有服生豆油即止、亦無非取清涼之意、如用麻油亦可止衄、其理相通、

## 痘症用藥大法

痘有天花時痘之不同、天花由於先天之蘊毒、其發甚重、在元氣虛者、初宜透托、陽虛宜益氣、熱毒重者宜清泄、當觀其脈症之陰陽、至時痘余所見正多、唯以清疏立法、表熱退而痘亦愈、此治痘之大要也、

## 瘧疾丸之害

（徐祝三）

鄰人王某、家道小康、生兒甫週歲、發胎寒熱、鄰婦憂之、因感小孩灌藥之不易亦不請醫審治、發至一星期、即購服瘧疾丸、服後寒熱雖止、而發生嘔吐不寐等症、求神請醫、藥石罔效、面黃體瘦、延月餘而夭、噫、世之死於非命如鄰兒者、諒亦不乏其人、故特貢諸幸福、願爲父母者、鑒鄰兒前車之已覆、對於小兒疾病、設非經醫診治、切弗輕舉妄動、有如鄰婦之以兒命爲試驗品也可、

## 急救瑣話

（高郵李寒吻）

▲半夏解毒法、—用生薑搗汁飲之、即愈、

▲杏仁解毒法、—取鹽化汁飲之立效、

▲藜蘆解毒法、—用葱煮汁服之即愈、

▲誤吞針治法、—用蠶豆煮熟、同韭菜食下、針可從大便而出、

▲礬石毒解法、—用菉豆研汁服之立解、

▲砒霜水銀毒、—用膽礬一分、研爛和清水一盞、和勻時、服之立效、

## 醫林點將　怪病奇治

### 一個患單腹脹之婦人

（江少萱）

從來腫病、遍身頭面俱腫、因風因濕因氣因熱、尚易可治、若單見腹脹、每由病後轉虛、或誤服悍毒攻刧之藥、耗傷元氣、虧損脾胃而成、最爲難治、惟江西喻嘉言先生、辨論甚詳、大意以中焦之地、久窒其四運之軸、而清者不升、濁者不降、互相結聚、牢不可破、專理脾陽一法、再考羣書、獨未見有下焦奇經之治也、余治森梭戚婦、年已四旬、平時無病、惟經水不調、未幾旬日、腹大如鼓、硬如鐵石、脈息極微而弱、腰膀脊髀俱痛、臥床不起、必使兩人以手掖之、余思若果脾陽不運、步履定必如常、豈有腰膀脊髀俱痛、臥床不起哉、想必傷及血海奇經也、蓋腰爲腎之腑、膀爲胆之穴、脊屬太陽夾督脈之部位、而髀又屬陽明之部也、今俱見痠痛者、由陰絡傷及奇經也、遂以鹿茸五錢、洋參一兩、從蓉八錢、當歸五錢、肉桂三錢、小茴三錢、遠志一錢、一劑稍愈、二劑全愈、開此二劑之藥、款用四百元、此症若在貧人、且將束手待斃、余亦無可如何矣、（下期請志一先生續）

## 各種水果之利益

（高郵李寒吻）

水果之其物、爲天然之提神劑和助胃物、且能清潔血液、更能使血液強壯、茲特將各種普通之水果、其效能及性質分別書明於後、不卜能邀大雅諸君之一顧否、

一　桃子、桃性含有糖質、且能消化食物、

二　楊梅、楊梅含蘋果酸、及檸檬酸、補膽汁、

三　櫻桃、食之能提神、且能助胃、

四　蘋果、蘋果含糖質、鐵質、及青性鈉鹽、能消食、

五　柑子、柑可調制檸檬酸、

六　葡萄、含檸檬質最多、能補膽、

七　香蕉、富含澱粉、且能治便結症、

八　瓜類、含糖質、能新血補身、

九　棗子、含糖質、補身、

十　無花果、含糖質最多、能助消化、

十一　葡萄乾、含燐酸、糖質、鐵質、及青性鈉鹽、

## 急慢驚風之分別

（王鞠坪）

急驚實熱慢驚虛寒、急驚驟發、慢驚漸成、急驚生於壯實之體、慢驚因於不足之軀、急驚之熱、如火燒、必面赤口渴喜冷飲、聲壯氣粗、大便或閉結、或洞泄、小便短赤而熱、甚至四肢厥冷、面色轉青、熱極似寒之象也、治宜瀉火爲急（莫妙於夏禹鑄之幼科鐵鏡）慢驚之寒、是真陽告竭、醫如隆冬氷合、末易凝、非用附桂薑椒、斷難挽救、況虛陽上浮、亦必發熱、其熱夜盛朝淡、溫和而烙手、面色桃紅、或白或青、口鼻中無莽莽之熱氣、舌必滋潤、苔必淡白、或微紅、口不作渴，即飲必不多、喜熱不喜冷、是謂虛熱、甚至有唇裂出血、寒極似火者、治宜引火歸原大劑扶正、庶乎有濟、（莫妙於莊在田之福幼編）若誤認實熱爲虛熱、而投以溫補、誤認虛熱爲實熱、而投以寒涼、皆必死之道、誤人不淺矣、

## 楊梅毒治療大要

（丁仲英）

**世人祇知六〇六九一四爲治楊梅毒之不二法門。不知中醫對於梅毒一門。尤擅治療上之特長。審治貴乎分經。愈後自無流弊。此篇將萬試萬驗之花柳治方。公開發表。利人濟物。實難能而可貴也**

楊梅毒所包者廣、今就大略言之、有近於楊梅毒者、白濁橫痃下疳是也、此三種有不發楊梅瘡者、以其非從花柳處得來、即是花柳處得來、亦甚輕、故不一定發楊梅瘡、有確是楊梅毒者、如楊梅瘡楊梅疳楊梅結毒楊梅瘋、此數種雖有氣化精化之不同、但所受之毒必重、若白濁橫痃下疳單發者、不必定是楊梅毒也、如白濁而下疳、由下疳而橫痃、或白濁下疳橫痃、同時並發者、爲楊梅毒無疑、但所謂確是楊梅毒者、如楊梅疳、則有喉疳舌疳口疳下疳等症、楊梅結毒則有破頭損鼻結核等症、楊梅瘋則遍身骨痛手足不用、楊梅瘡則發於皮膚、形如赤豆、如風疹、或發斑點、或發紅圈、歷久不治、則入血入筋骨入臟腑、以致不救、險矣、大凡楊梅毒症、一時不能速愈、非輕劑所能奏功、瀉之亦屬無益、余治楊梅毒、不過數方、輕者飲食起居如常、以二子消毒飲加減守服、重者疼痛不止、大劑二子消毒飲、如不見效、則服楊梅一劑散、在咽喉口鼻者、服硫黃不二散、（未完）

## 我之隱病談

（淑芳女士）

我爲什麼要學醫呢、因爲在十八歲的時候、我生了隱病、經已故名醫丁甘仁先生治愈的、所以我很信任中醫、至於我的隱病、說來很奇、就是那月經問題、從小到十八歲、沒有來過、照醫書上說起來、女子二七而天癸至、太衝脈盛、月事以時下、那時我自己知道身體太虧、所以就請醫生診治、一連請了十幾個西醫、可笑他們的藥、喫下去好像滴水投石、絲毫無效、於是他們都說要成血癆、嚇得我讀書也無心了、幸虧後來請了丁甘仁先生、共喫十二帖藥、那月經就來了、據說因爲榮血虧耗、無以下注衝任的緣果、祇要養血、血足則經自行、他們一味通經、有什麼用呢、所以我的學中醫、可說自隱病介紹的、

## 治喉蛾又一法

（高郵李寒吻）

頃閱本報第三十五期載半仙君之「喉蛾之不藥療法」讀之頗獲我心、不佞尚有較簡便之治法、書於后、仍希半仙君指教焉、當喉間作痛、發現紅點時、可即取雞蛋（惟必以黃色雞所生者爲有效、）一枚、去蛋殼盛碗中、加葷油（即猪油）少許、置沸水中煮熟、取出食之、至多三日、立見功效、且不論何時食之均可也、

出版務求信用切實保證　又名社會醫學常識　主持者有學識經驗及人格

幸福三日刊　一七六

# 長篇小說　醫海燃犀記（四十二）

（余不平）

第九回　趙惠卿改嫁廣東商　王老四歸依江北老

想了半天、心裏說、有了、倒不如恭恭敬敬去上一封信、去徵求他的同意、我看他今日對我的情形、這封信一定發生效力的、於是將書修好、粘上郵票、投到郵筒中去了、第二天趙惠卿接到此信、心中暗喜、說此人雖爲商人、書生氣却還未脫、况且他既多金、我也沾得着利益、想罷、立卽回信、請他到院、面談一切、蘇氏生接了這個佳音、隨卽來到醫院、雙方暢談衷曲、談到情濃之時、不免我我卿卿、以下情形、小說家的筆懶、也就難於深說了、從此蘇氏生便做了趙惠卿親滴滴的黑漆板櫈、後來趙惠卿便隨蘇氏生、回到新會、黃漢強的棺柩、也被他們帶回去了、這是後話不題、再說王老四、自從被姚振青嚇走之後、便在法界唐家灣、秘密的住了下來、本來是暫避其鋒、那知住不幾天、便發了一身楊梅瘡、偸偸的請了兩位醫生、誰知不過高明、治了幾天、沒有見效、那時附近又沒有好的醫院、又加之不敢出頭、於是愈來愈很、後來又請一個外科中醫、看看、那醫生叫他吞服三仙丹、吃了之後、大吐大瀉、張口流涎十分難受、如此有兩三天的光景、身上瘡都漸漸收了、不到一個禮拜、再要一個瘡看看都沒有、眞算神驗已極、那知瘡是好了、兩腿筋骨、却又疼痛起來、連服了好幾斤土茯苓、也是無用、後來兩腿雖疼痛輕減、但是覺得痲痺、於是一天一天、牽延下去、



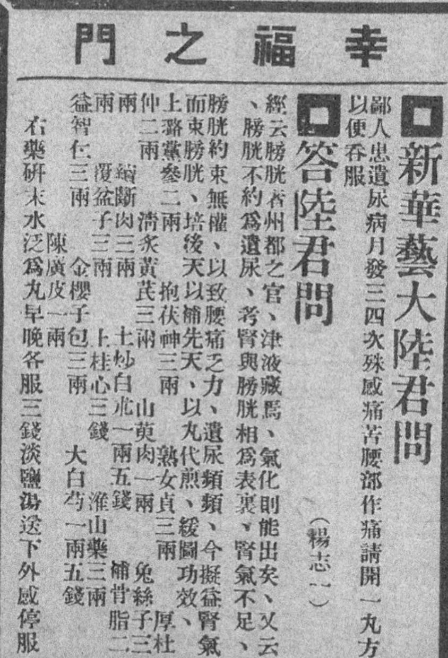

## 幸福之門

### 新華藝大陸君問

鄙人患遺尿病月發三四次殊感痛苦腰部作痛請開一丸方以便吞服

### 答陸君問

（楊志一）

經云、膀胱者州都之官、津液藏焉、氣化則能出矣、又云、膀胱不約爲遺尿、考腎與膀胱相爲表裏、腎氣不足、膀胱約束無權、以致腰痛之力、遺尿頻頻、今擬益腎氣而束膀胱、培後天以補先天、以丸代煎、緩圖功效、

上潞黨參二兩　抱茯神三兩　熟女貞三兩　厚杜仲二兩　清炙黃芪三兩　山萸肉一兩　兔絲子三兩　續斷肉三兩　土炒白朮一兩五錢　補骨脂二兩　覆盆子三兩　上桂心三錢　淮山藥三兩　益智仁三兩　金櫻子包三兩　大白芍一兩五錢　陳廣皮一兩

右藥研末水泛爲丸早晚各服三錢淡鹽湯送下外感停服

介紹衛生方法　幸福三日刊　指導健康途徑

# 幸福報

紉儀署

◀第四十五期▶

（民國十七年十一月念三日）

◀每份售洋二分▶

（館址上海浙江路洪德里四七八號）

定報價目
每三日出一張
五個月一元全
年二元寄費在
內本外埠一律
國外加倍郵票
代現九五計值
廣告價目
每期每格（計
五方寸）五元
均排於新聞之
旁如嵌入新聞
中長期面議

## 警告！今年冬令凍瘡盛行之預卜

## ▼最新流行之跳舞絲襪 是釀成凍瘡之最大原因

上海時髦女子

欲免凍瘡之痛苦者 請注意本篇之內容

凍瘡未起之預防法

凍瘡已起之消散法

凍瘡潰後之治療法

（月涼）

人之疾病、每由起居飲食不慎而發、如泄瀉之由於多食生冷、傷風之由於少穿衣服、諸如此類、不勝枚舉、凍瘡一症、亦何獨不然、回憶數年前上海之女子、愛穿絲襪、後果凍瘡盛行、況今年之跳舞絲襪、較普通者更長、今年之新式旗袍、較普通者更短、因此可知今年患凍瘡者比往年更甚、自可不言而喻矣、今將凍瘡之『預防』『消散』『治療』各法、報告於讀者、雖不能將今年之凍瘡、完全消滅、然亦不無小補云爾、

**凍瘡之預防法**

預防凍瘡之法甚多、方書所載、以及鄉間土法、不下數十餘種、然皆無效者多、而有效者少、惟在秋後取紅辣茄一枝、浸入高粱酒中、待其變色、用酒擦洗患處、則至冬日可免凍瘡之患、然此法現已過時、不及實行、除此之外、惟有保持溫度、不使太暖、亦不宜太冷、因人身之血液、每因一熱一冷而致凝結爲凍瘡、故冬天穿絲襪、實爲釀成凍瘡之最大原因、

**凍瘡之消散法**

若不及預防、或因愛好時髦、而凍瘡已發者、則惟於從速消散、不使破潰、當斯之時、遇熱必癢、若再不治必致破潰、消散之法、種種不一、有敷凍瘡藥者、有貼陽和膏者、然皆不及余法之簡便、且已經實驗、靈效無比、其法即在臨睡時，用熱開水在患部洗之、使其發紅而生癢、然後即以碘酒（西藥房購）頻敷患處、乃蓋被而睡、至天明則凍瘡已無形消滅矣、

**凍瘡之治療法**

凍瘡已破潰、則其治法與未潰者、迥然不同、蓋一則宜溫散、一則宜提毒收口、故潰後治法、須分二

## 本期要目

□新陳代謝□

今年冬令凍瘡盛行
種牛痘之保護法
凍瘡之論治及預防
一個睪丸腫大之男子
乳兒抱寢之害
美容之根本法
臨產經驗談
楊梅毒治療大要
醫海燃犀記（四十三）

中華郵政特准掛號認爲新聞紙類

民國十七年十一月念三日　幸福三日刊　戊辰年十月十二日

幸福三日刊　一七八

## 編輯者言

同人等對于本報之格式、亟思改革、如讀者另有高見、不妨賜教、蓋本報為讀者之所有、而同人等特為讀者之公僕、故對于本報一切改革事宜、亦以讀者之意見為歸宿、至於報紙之顏色、如讀者發見更美麗而悅目者、亦可通知本報編輯部、以便更易、

## 種牛痘之保護法

（高郵李寒吻）

種牛痘一事、關係至大、切不可忽略之、茲將種痘後之保護法、書明於下、以為有孩種痘者告焉、

一　在未種痘以前、身體必須沐浴清潔、而種痘之部、尤宜格外清淨無垢、

二　既種以後、衣服必需常常更換、以免細菌侵入痘部之故、

三　衣袖宜寬大、以防擦破痂皮耳、

四　痘部當用繃帶、以防痘部著污、

五　污穢之手、不宜觸痘部、且種痘兒童指甲不宜長、免搔破之虞、

六　房屋宜明爽清潔、不宜多食、更不食不消化之物、

七　不宜與病人接近、更不宜入有天花及痲疹等病之家、

八　倘痘部浮腫、或高熱、以及痘破爛時、可速延痘科醫生診治、

## 凍瘡之論治及預防法

徐健民

血之為物、得熱則流通、遇寒則凝結、動則行、不動則滯、此自然之理也、凍瘡之病、皆因天氣嚴寒、或不運動而起、風寒中於肌肉、則血凝結而不流通、始而焮紅癢痛、繼而肌肉腐爛、癢痛時、以夜間入床暖溫為猶甚、甚至終夜不能安寢、余去冬於友人處、得一良方、且價廉而易取、確有效驗、法以胡椒末少許、或加入硫黃末少許更佳、以膏藥蓋於痛癢患處、臥一夜則痛癢自殺、紅腫自消、蓋二味辛溫而熱、能通達肌膝、血自流行、至治腐爛者、不外提毒排膿等法、人體易罹凍瘡者、以耳鼻手足為最、故當嚴寒出外、宜裹厚棉、或絨織物、加添溫度、入室時、亦不可、因少熱而即脫去之、其他手足等、宜繼續保其溫度、於洗濯後、苟有水痕、宜以乾布充分拭乾、再裹以棉布等物、不使受冷、每日宜行適當之運動、以強盛血脈、即戶外嚴寒、亦當為室內之運動也、

期、初潰用煅石羔五錢、海螵蛸錢半、青黛八分、大梅片五分、共研細末、麻油調敷、若潰瘍期已過、則用煅石羔五錢、炒廣丹錢半、冰片四分、（研末）以凡士林少許調成膏、塗之自愈、或用藥粉乾摻亦可、以上各法、皆根據醫學、實地試驗之後、而確有功效者、世之患凍瘡者、幸注意及之、

## 醫林點將　怪病奇治

### 一個睪丸腫大之男子

（楊志一）

廣東林溪祥君來函云、茲有友人某君、現年二十四歲、於十餘歲時與人拋石、致傷睪丸、雖經醫治、而兩丸仍有大小、十八歲時為魔所附、狀若癲狂、妄言亂語、或亂打人、或自搥心胸、或數日不食等、至魔離身時、一若好人、但體質軟弱、畏寒多痰、如是數年、至二十歲時、始娶妻、吾友為人誠樸、而少性慾之衝動、雖性交而不覺快樂、反且疲倦、但不久又起奇症、奇症維何，即每月非性交一次、睪丸即覺腫漲、而極痛苦、甚至痿痺不能行路、其苦非筆墨所能形容、一經性交、不日而愈、否則該症又復發矣、況友為學藝之人、居家不能謀生、出外又未敢尋花問柳、將奈之何、請示治方云云、細玩函中所述、最奇特者、始則既少性慾之衝動、又鮮性交之快感、繼則非行性交、其睪丸腫脹之痛苦、非筆墨所能形容、何前後之相反、一至於此、審思良久、恍然悟曰、蓋腎主藏精、作強之官、肝主宗筋、其脈下循陰器、人體之能作強、全賴腎精之充足、宗筋之能健全、專賴肝經疏泄之調節、所謂既少性慾、又鮮快感者、腎精不足、作強之官失司也、非性交則睪丸腫痛者、肝經疏泄之大過也、圖治之道、調節肝經之疏泄為主、補益腎精健運脾胃為使、方用柴胡梢八分、全當歸四錢、赤白芍各錢半、金鈴子二錢、延胡索一錢、山萸肉一錢、硃茯神三錢、淮山藥三錢、土炒白朮二錢、竹瀝製半夏錢半、廣鬱金錢半、炒枳殼一錢、金櫻子包三錢、熟女貞三錢、荔枝核五枚、絲瓜絡錢半、囑其用文火煎服十劑、藥就廣東名鋪購取、自有相當效果、至於此病之前、復有癲症、乃神經受病所致、非有魔附身也、（下期請文東先生續）

## 乳兒抱寢之害

徐健氏

吾國習慣、恆以乳兒抱寢、最甚者、以衣服被褥蓋兒頭面而臥、或使含乳頭而臥、小兒體力未充、不知所苦、往往起呼吸困難、而致窒死、輕則欬嗽氣促、蓋其吸入炭酸濁氣、肺氣爲之不清、或致傳染他種疾病也、凡負襁褓之任者、宜留意焉、

## 美容之根本法

（沈仲圭）

人無中外、世無古今、莫不喜妍惡醜、而以女性爲尤甚、蓋天性也、但造物弄人、或豔如西施、或醜若嫫母、相形之下、能毋悵然、於是美容法尚矣、特塗脂抹粉、已非時尚、市肆出售之美容諸霜、雖無鉛粉擦入、然敷之日久、汗腺杜塞、廢物排洩不暢、血質因以變濁、大非衛生之道也、爰本所知、臚列根本美容法於后、青年士女、盍嘗試之、

（一）每日晨夕、於潔淨之空氣中、行深呼吸法二次、每次十餘息、習以爲恆、能使血液清潔、肌膚雪白、

（二）蔬果能使血液變清、飲食多取植物、飯餘佐以水果、不惟美容、其於健康經濟均有莫大之裨益、

（三）暇時以兩手摩拭面部、令有光澤、斑點不生、行之五年、色如少女、此法載孫思邈攝養枕中方、蓋按摩則血液流通、而肌膚自變紅潤矣、

（四）用生雞卵打勻、擦於面上、移時洗去、絹帕細拭、是法行之一年、肌膚便白如雪、此因蛋黃有吸收塵埃之性質、蛋白又略有脂肪、能使皮膚潤澤故也、

致容之不美、多係血液不清、循環不暢所致、上列四法、都從根本着想、用克轉媸爲妍、巧奪天工、且其效不僅及面部、遍身却病、可操左券、世人何樂不爲耶、

## 楊梅毒瘡治療大要（續）

（丁仲英）

如毒氣鬱結者、須服金蟾脫殼酒、五寶丹亦可、外治藥珠黃散最佳、鳳衣散點靈丹、亦可與珠黃等分用之、以上諸方、俱見醫宗金鑑外科心法發無定處中卷、研究用之、自然奏效、二子消毒飲（二子消毒梅毒消、土茯豬脂杏彌盞、蟬膝荊防皂角子、銀花、肥皂、豬芽煎、）楊梅一劑散（楊梅一劑、元氣壯、上部生毒氣化痰、麻黃羌茈、威靈刺銀、北風甲蟬、大黃、）琥黃不二散（琥黃不二毒攻喉、腐臭爛蝕痛不休、涼水調服疼立止、蘿北少兒不須憂）五寶散（丑寶散茯鋪乳診、冰珀飛羅麵細勻、楊梅指甲結毒證、土茯湯調服鼎神、）金蟾脫殼酒、醇酒五斤、大蝦蟆一個、土茯苓五兩、浸酒內、酒口封嚴、重湯煮二炷香時、取出、待次日飲之、以醉爲度、無論冬夏、蓋被出汗爲要、餘存之酒、次日隨量飲之、酒盡痊愈、又治諸毒筋骨疼痛、諸藥不效者、更妙、服後避風忌口、無不應效、以上治法、雖皆載在金鑑、余屢用而驗、又有楊梅結毒大症、脈爛數處、或頭面、或腿足、縱年累月、久不收功、當內服靈砂黑虎丹、每日服一粒、數月之症、祇服三四十粒自愈、數年之症、服一百五六十粒自愈、外貼陽和膏、摻治癬結毒靈藥、必可有效、此皆得自家傳、不敢自秘、[illegible]靈砂黑虎丹方、及治癬結毒靈藥方、容續發表、

（完）

## 臨產經驗談

（梅影女士）

讀者諸君、余非產科女醫士、故對于本篇所述之臨產經驗談、或有不合之處、蓋余所云云、非從書本中得來、悉由經驗而得、換言之、余之一字一句、均由痛苦換來、蓋余初次之臨產、既無臨產之智識、又乏適宜之看護、故痛苦有不堪言者、余今提筆至此、回憶當時之情形、不禁毛骨悚然、猶憶此年爲民四年之冬季、朔風凜烈、寒氣侵人、大雪紛飛、滿地皆成白色、一老年之醫婆、默坐床前、時余腹大如斗、輾側不便、然因初次臨產、亦不知如何是好、幼時嘗聞長輩言、生產有生死之憂、如「橫生」「倒產」「盤腸」等名、因之惡焉心憂、雙眉深鎖、忽覺一陣痛腹、余以爲臨產之時已屆、急急臨盆、何如久久不下、當斯之時、余以爲此難產也、命將休矣、而腹部則愈痛愈劇、余又以爲此盤腸生矣、豈知此乃試痛之時、非臨產之時也、

（未完）

出版務求信用有切實保證　久名社會醫學常識報　主持者有學識經驗及人格



## 長篇小說 醫海燃犀記（四十三）

第九回 趙惠卿改嫁廣東商 王老四歸做江北老

（平不余）

兩腿便動轉不得了、一個好好的美人、陡然變成了癱瘓、以今比昔、怎叫王老四不心中難受呢、一天一天、過長下去、所有幾文、能夠幾用、直弄得貂敝金盡、難於維持生活、這天老四忽然想起他有個舊時的姘友、現在永安公司做櫃友、他也沒有老婆、我把他請來、求他照顧照顧、想他總可念念舊情、隨叫娘姨去請、娘姨去了半天、方才回來、說他說今天沒工夫、要到後天禮拜、方才有功夫來呢、老四無法、只得等他兩天、到了禮拜那一天、果然來了、原來這人姓高、名叫心培、他是揚州人、幾年前曾同老四有過關係、後來也就漸漸疏遠了、這一天、見老四特地着人去請他、說得情情懇懇、不容不來看看他、一見了面、老四便拉他下來、順便倚在他懷裏、不由得痛哭起來、將他病的情形、怎麼來、怎麼去、從頭至尾、竹頭木屑、說上一遍、並且要求他追念前情、照顧照顧、高心培半天不語、心中籌思了一會、說他也走到這步田地、無以為生、我也沒有妻室、不若把他承受過來、我也不多他一個人吃飯、我到晚上、也有個歸宿、況且他已成截癱、不見得再有從前的那樣野心、我也落得弄個半截美人要要、隨即向老四說道、你放心罷、只要一心無二意、肯跟我過日子、我豈有不照顧你的嗎、但是我是個眞正的江北老、你可不要惡厭我▲要知老四怎樣回答、且聽下回分解



## 幸福之門

### 丁芹生君問

鄙人年五十八、常時口渴、每飲必須濃茶、飲後旋即小便、飲多溲多、飲少溲少、每逢大寒、喉內則有一股粘液、咯而不出、歷逢春夏兩季、諸患則好、若當秋冬各症即發、再極寒之日、間有氣囊鼓起、痛不可忍之患、痛五六分鐘之久、漸漸消散、食羊肉夜則無有小便、凡食酸冷之物、體不舒暢、即發氣喘痰閉、每觸香烟油烟之氣、即發咳嗆、請賜良方

（楊志一）

### 答丁芹生君

金匱云、男子消渴、小便反多、以飲一斗、小便亦一斗、據述口渴引飲、飲多溲多、飲少溲少、蓋即此症也、良以高年之體、眞陽不足、飲入於胃、不能遊溢精氣、上輸脾肺、而致失潤作渴、與火灼陰液之消渴不同、況春夏則安、秋冬則劇、食溫則愈、食冷則發、尤屬眞陽不足之明證、至咳喘症、亦火衰土弱、寒痰戀肺所致、宗金匱腎氣丸法進治、上

炙肉桂八分　茯神三錢　旋覆花錢半包　覆盆子三錢

遠志肉一錢　大白芍一錢半　熟附片二錢　淮山藥三錢

仙半夏一錢半　巴戟肉一錢　大砂仁八分研

大熟地四錢　山萸肉一錢　陳廣皮一錢　熟女貞三錢

介紹衛生方法　幸福三日刊　指導康健途徑

# 幸福報

沈儀署（印）

◀第四十六期▶

（民國十七年十一月念六日）

◀每份售洋二分▶

（館址上海浙江路洪德里四七八號）

定報價目
每三日出一張　五個月一元　全年二元　寄費在內　本外埠一律　國外加倍　郵票代現　九五計值

廣告價目
每期每格（計五方寸）五元　均排於新聞之旁　如欲入新聞中　長期面議

## 法國五十萬女子

因爲缺乏男子……竟致獨身無夫

## 從此

對鏡而眉不開　撫枕而夢無來路

然而環顧吾國之情形……究竟如何？

## 請全國老小姐從速猛省

『流光如逝、日見其年齡之增長、而徒呼奈何、不論其工作如何勤勉信實、不論其切望於家庭與兒童之若何熱烈、不論如何能犧牲一切以博男子之憐惜、終之、爲人妻室、非若孺今日所能夢想者、』此法國婦女過剩之情形也、觀此足見其求夫心之急切矣、何如求過於供、此五十萬之法國女子、竟度其淒涼之歲月、而失去終身之幸福、此中況味、固不足爲外人道也、

環顧我國今日之情形、究男多于女耶、抑女多于男耶、此四萬萬人民之中、是否男女之各居其半、此問題尚無切實之調查、殊難預決、然而以今日各地老小姐之人數觀之、我國女子之過剩問題、雖不及於法國、倘經政府下以切實之調查、我知其數目之可觀、恐不亞於法國、

雖然、此同一過剩問題、而其所以過剩之原因、則迥然不同、一由于男子之缺乏、一由於眼界之太高、試看今日女子、對於終身之婚姻、其奢望之高、無以復加、普通男子、幾有不敢娶妻之勢、恐此奢華無度之嬌妻、力不足以贍養、以致蹉跎佳期、而成老小姐者、不知幾許人也、

此無數之老小姐、果能困守閨房、而無動於中乎、余以爲此中流弊、當分二派、一爲貞嫻者、一爲浪漫者、前者必自戕其身體、而暗疾叢生、甚則釀成乾血癆等證、（參觀本報十一期所載之乾血癆原因一篇）後者必有越軌行動、如『馬振華』『黃慧如』……等輩、觀此則老小姐生活之難度、可以知矣、余每見世之女子、初則左選右揀、終覺不合、繼則無人顧問、焦急萬分、遂至饑不擇食、而所適非人、古人所謂『天長地久有盡時、此恨綿綿無絕期』、不啻爲此輩寫照也、

欲挽救以上之流弊、惟有請全國之老小姐、從速覺悟、對於畢身幸福所關之婚姻問題、切勿奢求太過、以致錯過了佳期（涼月）

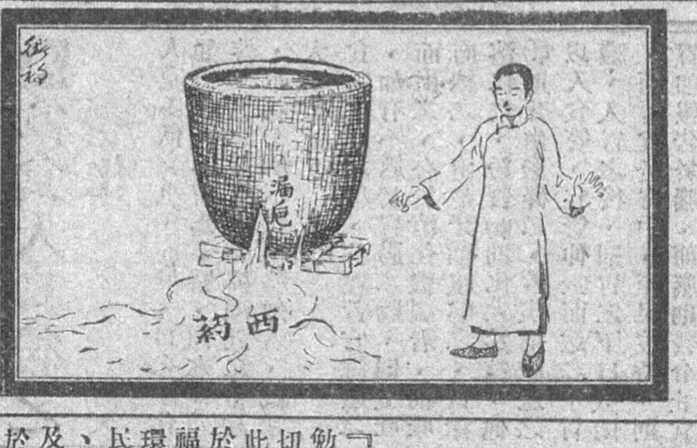


□驚人之漏卮□

## 本期要目



中華郵政特准掛號認爲新聞紙類

一八一

民國十七年十一月念六日　幸福三日刊　戊辰年十月十五日



## 編輯者言

下列二事、請讀者注意、

(一)補報　本報為優待定戶起見、恐每期所寄之報、偶為郵局遺失、以致殘缺不全、所以有補報之章程、惟缺報者每期須付郵票一分、以作寄費、豈知近來竟有不附寄費、而欲全份補寄者、因此不得不另訂新章、凡欲補報者、不得過四期之後、(如三十五期出版、不補三十期、三十六期出版、不補三十一期、)且每期均須附郵一分、否則不補、

(二)問病　本報所發問病紙、每定戶全年祇有一張、每張祇問一次、其代價每張一元、望各定戶鄭重保留、萬勿隨意詢問、為要、

## □飲食入口後之變化

鈞天

人莫不飲食也、而於入口之變化如何、每多習焉不察、問之而莫答、比比然也、此種淺近之常識、亦我人所不可不略知者、試舉大要言之、

食物入口之後、首經舌官試驗之、如有不適於胃腸之物、則立吐而出之、合於消化機關者、則味而納之、由是牙齒咀嚼之、口津溶化之、粉質物則化之為糖、他物則牙齒磨碎之、舌尖捲而送之以入食管、食管伸張而送之下胃臟、入胃之後、則胃之下口立閉、而蓄食於胃中、至足度時、則胃卽報告於腦、而腦則發令止食、我人覺之、名之曰飽、此胃臟作用之一、所以定人身所應需食料之多寡也、

食物蓄滿於胃之後、胃津則和化肉質、如口津之化質焉、而胃肌則伸縮搖磨、將食物化為細糜、始開下口而送之於小腸、至小腸上部時、則細糜與甜肉汁和合、凡口津胃津所不能化之物、甜肉質可以補而化之、分悉成為糜漿、而經過二十餘尺之小腸、輾轉迴施、而為其適於養身之料、則由肝管而導入心臟、由心臟鼓之出脈管、以分配於百體、為生命之養料及燃料也、其不適於身體之物、則由肝臟淘汰之、不使入血、而導之入膽囊、再由膽管導之出小腸、而為利大便之津液、其小腸所吸餘之物、則為渣滓而入於大腸、在大腸時仍有收吸機關、補吸小腸所遺之養料、遂由大腸而推入直腸、則純為渣滓、不適於身體之用矣、直腸積滿渣滓之後、則逆之出肛門、而為大便、此飲食之歷程也、

## □小常識

(馬郵李寒吻)

去除蚤法、一將芸香置於席下、蚤卽避去、去除鼠法、一鼠子雖小、其害極大、可用黑狗之血、和蟹殼燒之、鼠皆避去、

## 醫林點將　怪病奇治

### □一個用雞血治病之新發明

(黃文東)

產後十餘朝、惡露未清、因於鬱怒、復以兒病、陪養辛勞、體虛氣滯、瘀惡停留、結為有形癥塊、先在腰部攻痛、卽兩腿足牽掣不能伸、一經針治、腹痛止、足亦和、而癥塊由腰至腹、腹脹悶不痛、胸膈亦悶甚、呼吸短促、入夜更烈、但坐不得眠者、已五十天、漸至飲食卽吐、面黃浮腫、肌肉消瘦、大便自通、色黃帶溏、舌底絳、苔薄膩黃、脈象沉細如絲、前醫皆言氣塊、專用福赭紫石英等鎮逆之品、兼用養血理氣、如四物之類、分兩甚重、服數十劑、毫無影響、束手無策、蓋此症除上述方藥外、固無別法可圖、體虛病久、不能攻散、重鎮所以暫緩其勢、病不減而上攻之勢愈劇、延余往診、診脈時觀前所用方均合治法、當時亦一籌莫展、窮思既久、思憶張氏醫通噎膈門中、有生雞血治愈血結似膈之症、取以血行血、同氣相求之意、而無傷中之弊、屬彼姑試之、當有益無損也、適肆中賣雞肉者、宰雞、立購乃血一碗、先以一匙開水沖服、乾噎而未吐出、後連飲數次、遂不吐、稍進穀食、亦不吐、是夜卽稍能臥、胸悶較寬、次日大便紫血甚多、乃宿積之血、與雞血一并下行、其靈驗竟如此、是日方中用歸鬚赤芍旋覆代赭金鈴玄胡烏梅安胃丸等、並飲雞血、得奏奇功、現在癥塊攻脹之勢、已減至六、其塊下至少腹、按之仍然有形、然病退而正虛乃愈著、神疲汗出、諸虛叢生、實以五十天中、不寐不食、胃氣元神、已傷殆盡、故此病之能否向愈、乃不可必、蓋已發生第二層問題矣、惟雞血確有奇效、於今益信、倘遇此等病而正氣尚可支持者、當可收全功也、張氏醫通言無雞血、可以鴨血代、均宜生服、以其血凝、故用開水沖、至雞血見效之原理、實有待於學者之研究與發明也、(下期請學明先生續)

第一卷　社會定期刊　第四十六期

## □談談葡萄酒（一）

暉

葡萄酒爲以葡萄醱酵所釀成之酒、西人視爲酒中之第一佳釀、最有益於衛生、較之啤酒、更易暢銷、蓋葡萄本爲一種富滋養之果物、以之釀酒亦甚滋養、醫療上用爲興奮劑、凡人疲倦時飲之可以恢復元氣、按本草綱目亦云、暖腰腎、駐顏色、耐寒、調中、益氣、消痰、破癖可見我國古時、亦以葡萄酒爲醫療之用也、然葡萄釀酒始自何時、李時珍曰葡萄作酒、古者西域造之、唐時破高昌始得其法、又草木子云、元朝於冀甯等路造葡萄酒、八月至太行山辨其眞僞、眞者下水即流、僞者得水即冰凍矣、是葡萄釀酒之法、始自唐時、盛於元代、迄夫近世、其法反爲不彰、雖有新法傳入、而葡萄產額、除陝西、甘肅、天津等外、幾不多見而國人又復嗜好、故每年輸入外國葡萄酒、爲數甚鉅、據民國十五年海關貿易報告册、輸入紅白葡萄酒、瓶裝者四萬八千四百餘打、桶裝者十八萬九千餘桶、兩種價值合計三十七萬二千海關兩、則國人之嗜葡萄酒、可以證明矣、

## □陽痿症之研究（上）

（楊志一）

本報接患陽痿者之來函。達數百封之多。其流行之廣。可見一斑。致令本報幸福之門。有答不勝答之概。此篇關于腎藏與陽痿之關係。以及陽痿之原因治療。并服熱藥之貽害。可靡不精詳論列。如水銀瀉地。無孔不入。可作數百函詢讀者之總答復。亦可稱世人患者之大救星。

陽痿一症、以作者平日診視上及答病上之觀察、其流行性殊可驚人、際此冬令、病者莫不欲求助藥品、以冀補益身體、而一般利慾薰心之藥商、得以乘機施其騙人之術、吾固不能以「有土皆豪無紳不劣」之思想、以諸藥商、但病者不事審擇、貿然購服、鮮有不羅其害者、此篇文字之動機、蓋基於此、

### □腎臟之作用

欲研究陽痿之原因、須先了解腎臟之作用、蓋腎主藏精、作強之官、生命之源、其作用之重要、可以知矣、西醫謂僅司排泄、不主收藏、僅司行水、不主化精、不知腎爲封蟄之本、先天元眞、即默默藏於其中、蓋所排者有形之水質、所藏者無形之元氣、任督交會胞中、化精排卵、均賴於此、精生髓、髓生骨、腎系着脊骨第十四椎下、是爲命門、爲入脊最深之竅、即輸髓入腦之路、人第知腦足則才智、精力以生、而不知所以生之者在腎、經云腎者作強之官、伎巧出焉、由此可知腎之生精、精之化髓、髓之注腦矣、尤可知陽痿一症、實以腎經一臟、關係最爲密切矣、

### □陽痿原因

腎臟之作用、既如上述、今復言致病之原因、所謂陽痿者、男子受色情之引誘與衝動、而生殖器仍痿疲不振是也、其原因除先天不足、睪丸患疾等少數外、而弱於慾海、斲喪太過者、實居多數、夫天生我身、自願葆精齋神、以期享受人生健康之幸福、然後或效力國家、服務社會、方不虛此生、若乃孳孳於情慾、女愛畢席、男歡畢輸、未婚者恣行手淫、已婚者房事過度、始則精關廢弛、遺洩頻仍、繼則精喪太過、不能充實涵養、以致痿疲不舉、所謂精不充其力、未老先衰也、然則遺精爲陽痿之過程、陽痿爲遺精之結果、如能及早回頭、尚可從事藥力上之補救、否則、雖有神醫仙丹、亦無能爲力矣、余更爲大聲疾呼、警告於一般青年之前曰、與其竭身中之至寶、而借助於藥餌、責效于肩睫、何如懸崖勒馬、保身如玉之爲上策乎、（未完）

## □日光可以強身治病

錢模著

日光對於人體之功效、在昔希臘羅馬時代、已有發見、近世醫學大昌、多數醫家、咸致力於日光之研究、經無數實驗之結果、確定日光之功用、偉大無倫、既可強身、復可治病、今試詳述於後、

一、使皮膚充血、營養改良、排泄旺盛、

二、使皮膚之色素增加、以強大其抵抗力、

三、使赤血球及血色素增多、以促進血液之養化作用、

四、使淋巴管擴張、流動、旺盛、以利有害物質之輸運、

五、使筋肉之運動機能活潑、

六、使神經末梢之感覺機能靈敏、

七、使增進骨組織之形成、

八、使羸瘦者制限其熱力消耗、以增加其體重、

九、使肥弱者組織起分解、而成瘦健、

十、可以撲滅病菌、而以結核菌爲尤著、故用以治肺癆、肋膜炎、腹膜炎、腺結核、狼瘡結核。性關的炎骨髓炎、膀胱炎等、俱有特效、

十一、可以鎮痛制臭、及促進肉芽與表皮之形成、如各種創傷潰瘍等、無不奏效、

十二、可以強大血清之治療能力、

由此觀之、日光誠爲衛生上無上之要素、且能不費一文、隨時隨地、俱可利用、我國人幸勿忽之、

## 長篇小說　醫海燃犀記（四十四）

（平不佘）

### 第十回　景歧命子兼學西醫　大篪識症初用中藥

且說老四聽了此言、十分感激、隨即說道、你說那裏話、江北老是你自己說的、我何敢說你、只要求在你家內吃碗閒飯、還敢有別的大欲嗎、請你放心好了、從此王老四歸依高心培、安分守已、反享着清湯之福、若照他從前那種手段、現在這種結局、還算是他的造化呢、了却一頭、再講一處、且說大篪自從口頭戰勝了歐羅之後、對於西醫、愈加懷疑、覺得科學的醫學、未必是萬能的、對於老腐敗的中國醫學、倒反生了信仰、覺得中醫也有多少地方、却非西醫所能及的、便想僱點工夫、研究研究中醫、他便買了些中醫書籍、不時的看看、但是少人指點、也是一件困難事、後來他打聽得張景歧的醫學、實在不錯、在中醫界中、很負盛名、於是這一天、他便來訪張景歧、告以來意、張景歧見一個身着西裝的洋先生、要來從他學中醫、也覺得受寵若驚、當即問道、先生是新醫界中的名流、爲何要跟老拙學這陳腐的中醫呢、張大篪道、老先生爲何這樣說、中醫書我也看過好幾種、我認爲中醫的陳腐、在陰陽、五行、五運、六氣、至於從實驗而來的傷寒、金匱、諸書、的確是有點道理、況且有多少地方、含有哲學的意味、神而明之、存乎其人、如拿現在科學的眼光看他、當然是腐敗了、然而科學的醫學、（未完）

## 保腦丸出世

**發明**　發明保腦丸者、非醫家乃病家也、病家無醫藥知識、何以能發明、曰、病家從實驗中得來、當其患腦病、劇烈之時、中西名藥、百治無效、病後無意中服此藥、竟效、于是有此丸之發明、

**功效**　余戚某氏、亦患腦病、始則鼻流濁涕、腦目昏糊、繼而記憶薄弱、精神不振、以此藥試之、不數日而愈、其功效之神速、非他藥所可比擬、

**服法**　保腦丸之服法、極爲簡便、既無煎煮之勞、而且攜帶便利、祇須在飯後用白開水吞服三錢、小兒減半、

**價目**　保腦丸祇有一種、每盒大洋五角、不折不扣、每打五元、

廣東鄭震發明

上海幸福報館代售

## 幸福之門

### 毛星海君問

內子產後約兩星期餘、陰部膣道內、似有物下墜、初以爲產後必經之狀態、不以爲異、迨一月後、下墜如故、以手捫之、知陰唇內、四週有軟骨、如肛門狀、中有孔道、僅容一小指出入、迄至今日、已歷兩年、未甞稍變、狀態、病象既如上述、顧兩年中、飲食、經期、小便、勤作、一如常人、且並無內病發生、僅於夫婦之間、不能行房事耳、

### 答毛星海君問（朱振聲）

此症因臨盆時用力太過、以致氣虛不能收納、症名陰挺、痛者屬濕熱下注、龍膽瀉肝湯加減、不痛者、屬氣虛下陷、補中益氣湯加減、今既一一如常人、諒不痛楚、況症延二載、且屬氣虛下陷、更無疑義、今擬補中益氣湯加減、以覩進止、

炒潞黨參三錢　清炙艸六分　赤茯苓三錢　清炙黃芪四錢　青陳皮一錢　懷山藥二錢　土炒白朮二錢　白歸身二錢　黑山巵一錢　川升麻五分　苦桔梗一錢

## 本館代售靈驗藥品

丹方一味、氣煞名醫、我中醫治病之奇効、殊出人意料之外、每有數年沉疴、見効一旦、纏綿之症、愈於霍然、本館有鑒于此、是以有代售各地靈藥之發起、凡各埠之讀者、如有的確靈驗之方、而曾經試驗有效者、製爲丸藥、本館願代爲推銷、大開病家方便之門、謀進人羣幸福之途、此本館發起斯舉之微旨也、

**新出　保腦丸**　用腦過度　鼻流濁涕　醒臭異常　一服即愈　價目每盒大洋五角

**最新　白濁丸**　溺管制痛　淋濁不爽　清利瘀精　其功甚速　價目每瓶大洋五角

**獅肝　定痛散**　女子善鬱　肝病時發　獅肝定痛　靈驗無比　價目每盒大洋三角

介紹衛生方法　幸福三日刊　指導健康途徑

# 幸福報

紐儀署

◀第四十七期▶
（民國十七年十一月念九日）
◀每份售洋二分▶
（館址上海浙江路洪德里四七八號）

定報價目
每三日出一張、五個月一元、全年二元、寄費在內、本外埠一律、國外加倍、郵票代現九五計值

廣告價目
每期每格（共計五方寸）五元、均排於新聞之旁、如嵌入新聞中、長期面議

## 本期要目



□可惜他無力釘在一處□

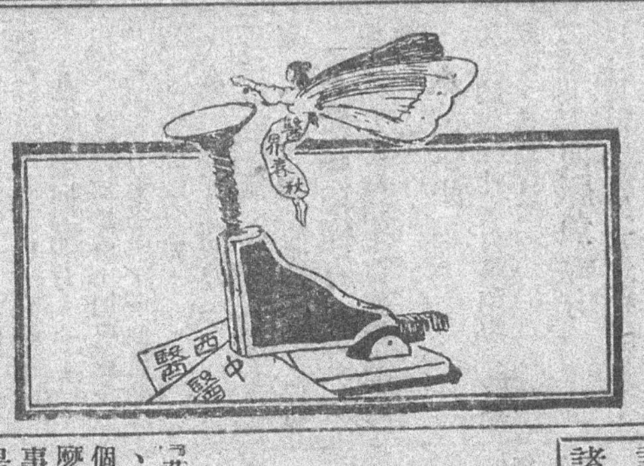


讀者諸君

## 欲知延年益壽之秘訣乎？

讀此一篇　勝服補藥百劑

爲什麽昔日強壯今日衰弱？
爲什麽日進補藥無濟於事？
敢問先天衰弱有法補救乎？
敢問少年斲傷有法挽回乎？

欲解決此問題者更不可不讀

『蔣介石的命令、決不及醫生的吩咐』爲什麽呢、因爲醫生所說的話、若不遵守、對於自己身體的強弱、有莫大關係、於是可知沒有一個人不愛惜自己的身體的、但是既然個個人都愛惜自己身體、爲什麽虛弱的人如此之多呢、吾們要知道延年益壽的祕訣、不得不先從事研究人體所以虛弱的緣果、考人體之所以虛弱、可分二種、一種是由於先天不足、一種是由于後天失調、先天不足、權操父母、當然無法使他不弱、但是吾以爲也有法子可以補救、譬如一只桌子、他的木料並不堅固、而用的人卻異常留心、那麽雖然是一只不堅固的桌子、未始不能耐用、一個人壽命的修短、全在乎自己平日之保養、否則、就是先天很強、假使你天天斲傷、也要轉強爲弱、吾寫到這裏、有人問道、話来不錯、但是我天天吃補藥、爲什麽身體不強呢、哈哈、這問題不但他要問、恐怕連讀者也要問呢、要明瞭此中原因、我先要問無底的桶、天天加水、爲什麽不見滿呢、吃補藥而不見功效、也是這個道理、不過斲傷二字、並不單指色慾而言、大凡一切能消耗人體之精力者、都可謂之斲傷、至於房事過度、手淫意淫等等、那更不須問了、有些人自知幼年斲傷太過、現在想法補救、這好比富家子弟、從前揮霍無度、現在已覺悟、謹守餘產、到也可以溫飽度日、獨怕始終執迷不悟、或者明知其害、而不能言行一致、那就很危險了、結果、我敢大聲疾呼的說道『延年益壽的秘訣、全在乎自己的保養、否則、何論你有強壯的先天、參茸補品、也是無濟於事的』、（涼月）

中華郵政特准掛號認爲新聞紙類

## 編輯者言

近又接到幾位讀者來函、要求每篇文字中、加插圖一張、如說凍瘡、則例以凍瘡的插圖一張、如某報之內容、每期必有插圖三四張云云、此事經本報同人之討論、于編輯方面、雖屬便利、而於讀者方面、實無裨益、蓋某報之所以出此者、實因稿件缺乏之故、此種編輯常識、實爲辦報者所不可不知、本報稿件充足、何用出此、幸讀者諒之、

## 家庭應用良方

（馬壽徵）

▲喉痹口緊方

用馬蘭頭根擣汁、入米醋少許、急灌喉中、式鼻內、取痰自開、

▲喉嚨腫痛方

用燕子窩泥加雄黃、同研細末、燒酒調敷外面痛處、立即吊痛外出、少頃腫消自愈、

▲治目紅腫方

用生明礬一塊、浸水中、移時取出、渣以口涎、時點眼角、即愈

▲眼起白障方

用烏鰂骨研極細末、白蜜調均點眼角、半月即效、

▲治癬法

土牛膝根杵汁、白糖和均、時糊癬上、久久自愈、

▲中河豚魚毒方

可急用田中新鮮元麥連根帶葉、搗汁數碗灌之、即愈、神效之至

## 去痣法

（高郵李寒吻）

吾人身體內之血管、恆有一種黑色素、當血管破裂時、黑色素即由此而出、於是皮膚上就現出斑點、是謂之痣、頗不雅觀、茲特書治法於后、

取糯米三份、生石灰二份、洗衣用之灰鹼二份、全浸入清水中、作糊狀、在冬日浸一晝夜、夏時則浸一日即可應用、用時以針撈藥、點於痣上、覺微痛、立止點、俟一星期後、即可去跡矣、

（附註）點時藥不可過多、點後切勿用手去抓、痣大者不宜用此法、）

## 戒煙方

南瓜開花時、連根葉籐、洗淨、搗汁、常服、不數日夙癮可除、若甫結瓜者、連瓜搗之亦可、（按）素有煙癖者、大抵精神萎靡、陽氣不振、呵欠連連、神情不安、此蓋耗傷氣血、脾胃衰弱之故也、南瓜有補益脾土之功、中土健旺、則氣血精神自足、故除癮有效、目下煙禁雷厲、生命危于旦夕、何不毅力除、此大簡便有效、有煙癖者盍不試之、（徐淑欽）

## 耳閉方

細辛　木通　石菖蒲各一分　麝香二厘　共爲細末、綿裹塞耳中、即愈、

（按）此方惟體豐痰盛、以致兩耳失聰者、頗有奇效、因諸藥化痰開竅、辛香走竄故也、但體虛者、則忌用、恐耗散正氣耳（愈步卿）

## 病胃新談

（廷揚）

胃爲人身之消化部、胃強則體強、胃弱則體弱、故近來醫學上之研究、對於胃部諸病、貢獻漸多、如西醫克路特發柏、新著一文、論慢性胃液缺乏之原因、與馬爾提烏斯主張有所不同、其故、馬氏以慢性胃液缺乏、爲生理構造之變則、彼則認單純之胃液缺乏、與由胃膜萎縮而成之胃液缺乏、完全立於反對地位、其意以爲慢性胃液缺乏之原因、共分兩種、

（一）胃之表面、屢受直接激刺、此激刺由食物中含有毒素、如酒精及他種毒物、與夫常食敗胃諸物、或食時咀嚼不足之類是、

（二）毒物方面之血液影響、即我人在傳染病所得、如傷寒痢疾及瘰癧諸症是、要之胃病頗不易治、故對於胃炎胃癌、其原因最難明、而臨診之時必須、取助於顯微鏡及愛克斯光之觀察、較爲可恃也、

## 醫林點將　怪病奇治

一個口內吐出紅虫的奇怪病

一個陰莖長出八九寸的病人

（吳學明）子家丹代作

家嚴（學明）商務繁重、惟暇輒窮研醫學、雖不行道、然嘗應親友請、爲人極危候、以是醫名藉甚、某年、道出饒州、曾見一人、口內吐出紅虫一條、扯之不出、觸之痛徹心髓、當時醫均不知何症、家嚴曰、此翻喉症也、切不可妄用剪刀割斷、若誤斷之立死不救、蓋此物非虫也、乃心肺氣虛、致喉管吹出、似乎蟲耳、治宜人參湯大補元氣、服之果愈、據家嚴云、此症治出自某醫書之眉批、批者失其姓氏、家嚴又云、一人勞役、忽手足癱瘓、昏暈不省人事、渾身黑色、陰莖長出八九寸、一醫用參三錢、和藥治之、一劑輒效、能轉側、語言清亮、後以參芪調理而安、此症未汗可治、莖長未弱可治、家伯父近治一英人病、亦與此症相彷云、（下期請伯英先生續）

第一卷　社會定期刊　第四十七期

## 談葡萄酒（三）

瞬

世界上造葡萄酒最盛者、厥爲法蘭西、其种植葡萄之方法、與葡萄產量之豐富、亦以法國爲最著名、其出產葡萄既佳、釀法又精、故製出之酒、爲世界所樂用、果法國全國有八十餘縣、而製造斯業者、多至七十餘縣、至葡萄之種植、則遍地皆是、法人又酷嗜之、每餐必具、如吾國之飲茶然、此其所以盛也

葡萄酒有紅白二種、白葡萄酒、爲以葡萄之實、搾取汁液爲原料、紅葡萄酒、則使用全果實、果皮中含有色素使之充分溶解、至醱酵完了爲止、尚不搾取、同時核中之單甯質、亦被液解、故帶澀味、葡萄汁中、普通百分中有二〇乃至二十四分之糖分、且有少量酸味、糖分之多少、因种植之方法、及季節之順否而有差異、糖分過少者、則醱酵不完全、須由人工的再添加糖分、

葡萄汁盛入大桶放置之、其附着於葡萄果皮上之一种天然葡萄酒酵母、（即葡萄皮上之白粉）自然繁殖、起醱酵作用、經過七日至十四日、主醱酵終結、後移入貯藏桶內、放之窖中、於低溫度下、使之繼續有緩慢醱酵、四個月乃至六個月、是謂之後醱酵、由斯所成熟之新酒使其酵母及酒石酸、充分沈降後、移入貯藏室、最少二年以上、最久數十年乃至百年間貯藏之、然後賣諸市場此貯藏期間、可得起極緩之醱酵、而其香味之成熟、亦於此期間內行之、

## 隱君子題詞

（高郵李寒吻）

終夜不寢宿於晝、朝朝晏起斜陽後、紅日當頭午不知、午餐約近黃昏後、和盤托出理重衾、一榻橫陳來故舊、故人有約話連床、其臭如蘭方入彀、香於墨汁黑凝膏、剔開燈燄紅如豆、輕攏漫撚抹復挑、泡成圓潤剛相逗、嗜痂有癖與都濃、一時尚左還更右、細聽叟叟斷續聲、相思入骨情濃厚、茶鼎鑪煎活火烹、迢遙那覺更長漏、神清氣爽又朦朧、芙蓉帳裏氤氳透、顛倒晨昏夢未醒、拋棄光陰眞謬誤、吐霧吞雲不解緣、戒之在吸功難奏、今年呼吸到明年、憔悴容顏太枯瘦、

## 臨產經驗談（續）

（梅影女士）

然而余在當時、固不知此爲試痛、且每一痛陣、必曲身以遮閉、因此久久不下、據當時之隱婆云、小兒已在產門、惟因余曲身之故、以致兒又縮身向裏、如是再三、兒已不再下矣、而余亦全身無力、昏昏欲睡、嗚呼、此生死關頭之時、余反茫然不知、幸此片刻之安睡、而此可憐之嬰孩、復鼓其餘勇、向前進攻、此一瞬時間、余之苦痛、猶如刀割、覺余身飄飄然、如在雲間、及余蘇醒、則頭目昏花、不能展視、但聞耳中人聲嘈雜、以及孩兒之啼聲、鼻邊則有酸醋之味、意者必因余昏沉不醒、故家人以此薰余鼻耶、後問之果然、此余第一次臨產之情形也、

## 陽痿症之研究（中）

（楊志一）

### 至善治療

陽痿以言治療、實難、治療以言至善、尤難、將取其躁效如神乎、則藥性峻烈、有刼陰消髓之虞、將取其藥性平淡乎、則如石投海、有效等于零之嘆、惟能有如響斯應之功、而無刼陰消髓之害、方可謂至善之治療、內經云「凡陰陽之道、陽密乃固、兩者不和、如春無秋、如冬無夏、是故因而同之、是爲聖度」、此論陰陽貴乎平均之理、可作陽痿用藥之借鏡、茲與朱振聲先生經數度之研討、舉可充至善之治療者、發表如下、以饗讀者、

（一）時賢張錫純云、愚曾擬一強腎方、用建蓮子去心爲末、焙熟、再用猪羊脊髓、和爲丸、桐子大、每服二錢、日兩次、常服大有強腎補精之功、

（二）用猪羊之睾丸、而生吞之、不用煑熟、其功亦著、即近世醫學借助於內分泌之藏器治療也、

（三）鹿角所熬之膏、神農本經謂之白膠、其性陰陽俱補、故本經列爲上品、日用鹿角膠三錢、含化服之、大有益腎助陽之效、與鹿茸專補腎陽久服亦能生弊者不同、

（四）加味金剛丸萆薢、杜仲、肉蓯蓉、（酒浸）兔絲子、（酒浸）海狗腎、（酒浸）各等分、研爲末、酒煑猪腰子搗和丸、如梧桐子大、每服五錢、空腹溫酒吞下、

（五）雞子黃含有副腎髓質之分泌素、可日用生雞子黃兩三枚、開水調服、勿令熟、熟則無效、

（六）麻雀肉、冬月煑食、功能溫腎助陽、或用麻雀蛋煑食、更爲神妙

（七）白鴿肉用酒煑食、不可用水、用水則效力薄弱、可爲冬月溫補下元之無上妙品、

（八）用胡桃肉補骨脂二味、煎汁常服、以治腎經虛寒、陽痿不振者、確有神效、（未完）

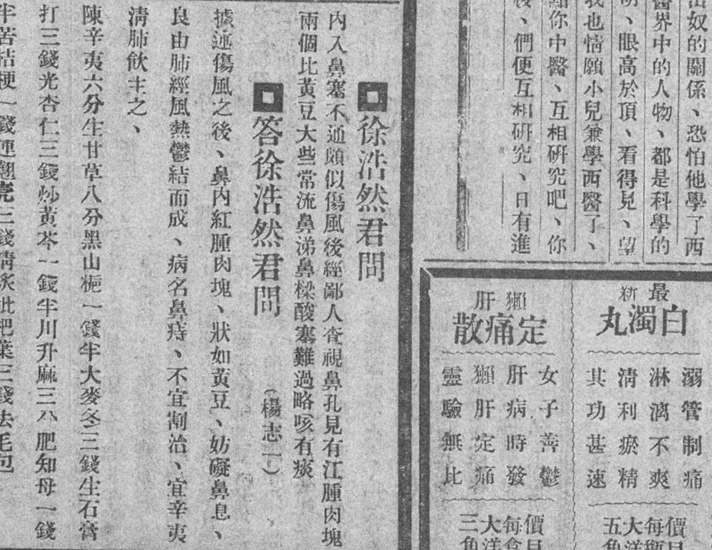

幸福三日刊　一八八

出版務求信用有切實保證　又名社會醫學常識報　主持者有學識經驗及人格

# □長篇小說 醫海燃犀記（四十五）

（平不余）

第十回 景歧命子兼學西醫 大箎識症初用中藥

絕對不是萬能的、醫學一道、似乎有多少哲學的原理、包含在其中、也不是科學所能範圍的、所以我本了這个主張、便決定要從老先生學中醫、以期科學哲學、一爐熔治、中西學說、博采並搜、捨所短以取其長、取其長以補所短、總之不問中西學說、有長處我們皆當取、有短處我們皆當棄、老先生以爲然嗎、張景歧道、話倒不錯、不過我要問你一句、天下事總有个誰是誰非、誰黑誰白、你認爲新醫是、則舊醫非、舊醫是、則新醫非、新醫白、則舊醫黑、舊醫白、則新醫黑、你倒底認爲誰是誰非、誰黑誰白呢、張大箎道、老先生問的這句話、實在道地、但是我認爲是非自有是非、黑白自有黑白、我們的眼光、當以是非爲是非、不能以新舊分是非、當以黑白爲黑白、不能以中西分黑白、這幾句話、把个張景歧說得五中拜服、擊節稱是、說道、閣下這番高論、開我茅塞、小兒錫祺、久經想學西醫、我都沒有答應、因爲入主出奴的關係、恐怕他學了西醫、要置中醫於不顧、當初我總以爲西醫界中的人物、都是科學的醫學之孝子順孫、不料還有閣下這樣高明、眼高於頂、看得見、望得到、眞算難得、閣下旣願學習中醫、我也情願小兒兼學西醫了、閣下不棄、叫小兒從你學西醫、我來指點你中醫、互相研究吧、你以爲何如呢、張大箎滿口答應、從此以後、們便互相研究、日有進益、、

# □保腦丸出世

**發明** 發明保腦丸者、非醫家乃病家也、病家無醫藥知識、何以能發明、曰、從實驗中得來、當其患腦病、劇烈之時、中西名醫、百治無效、後意中服此藥、竟效、于是有此丸之發明、

**功效** 余戚某氏、亦患腦病、始則鼻流濁涕、腦目昏糊、繼而記憶薄弱、精神不振、即以此藥試之、不數日而愈、其功效之神速、非他藥所可比擬、

**服法** 保腦丸之服法、極爲簡便、旣無煎煮之勞、而且攜帶便利、祇須在飯後用白開水吞服三錢、小兒減半、

**價目** 保腦丸祇有一種、每盒大洋五角、不折不扣。每打五元、

廣東鄭震發明

上海幸福報館代售

# 幸福之門

□徐浩然君問

內入鼻塞不通頗似傷風後經鄰人查視鼻孔見有江腫肉塊兩個比黃豆大些常流鼻涕鼻樑酸塞難過略咳有痰

□答徐浩然君問（楊志一）

據述傷風之後、鼻內紅腫肉塊、狀如黃豆、妨礙鼻息、良由肺經風熱鬱結而成、病名鼻痔、不宜割治、宜辛夷清肺飲主之、

陳辛夷六分生甘草八分黑山梔一錢生大麥冬三錢生石膏打三錢光杏仁三錢炒黃芩一錢生川升麻三八肥知母一錢生苦桔梗一錢連翹殼三錢清炙批杷葉三錢去毛包

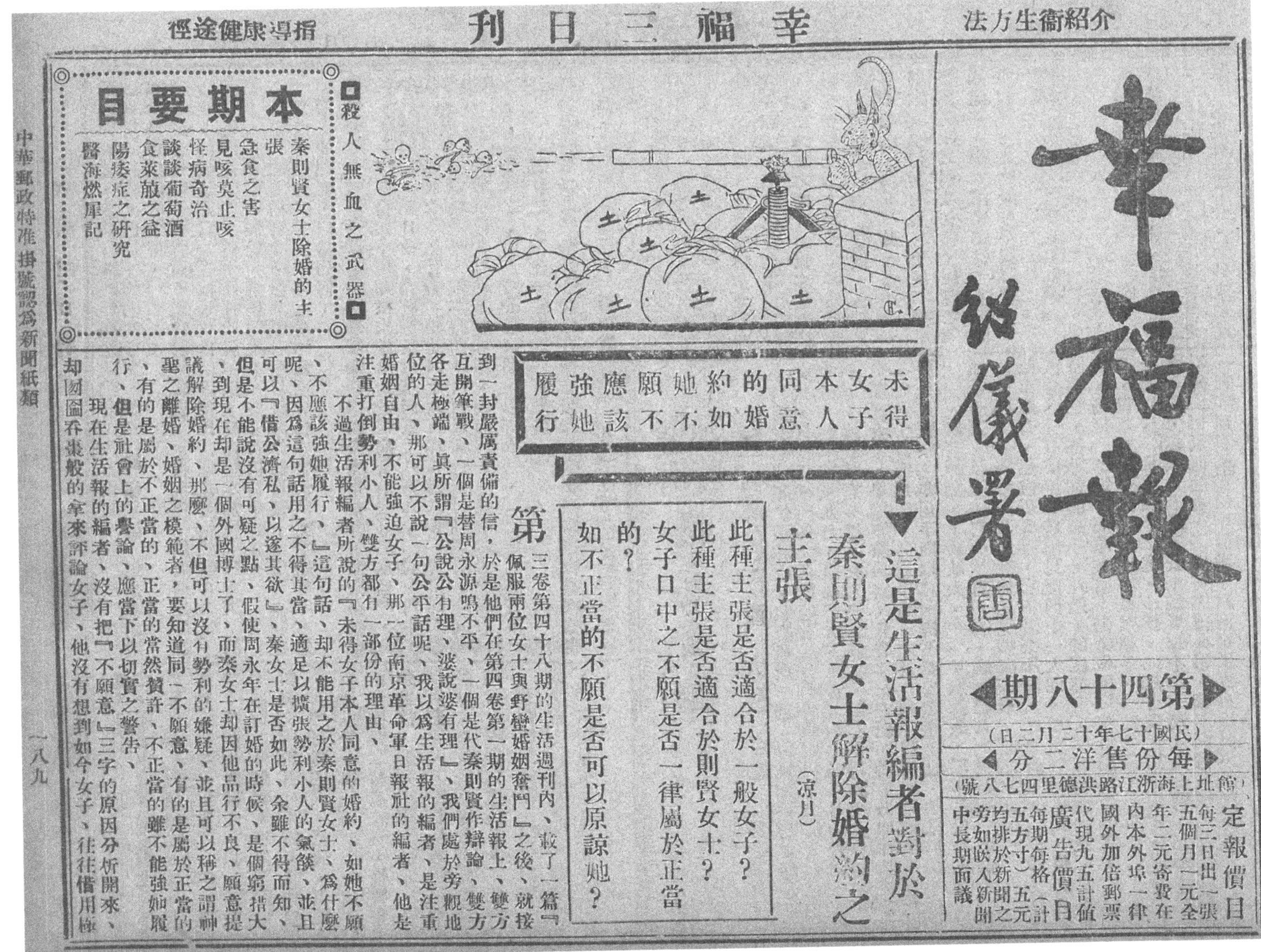

介紹衛生方法　幸福三日刊　指導康健途徑

# 幸福報

紹儀署

第四十八期

民國十七年十二月二日

每份售洋二分

館址上海浙江路洪德里四七八號

定報價目
每三日出一張
五個月一元全
年二元寄費在
內本外埠一律
國外加倍郵票
代現九五計值

廣告價目
每期每格（計
五方寸）五元
均排於新聞之
旁如嵌入新聞
中長期面議



本期要目

秦則賢女士除婚的主張
急食之害
見咳莫止咳
怪病奇治
談談葡萄酒
食萊菔之益
陽痿症之研究
醫海燃犀記

未得女子本人同意的婚約如她不願不應該強她履行

## 這是生活報編者對於秦則賢女士解除婚約之主張

（涼月）

此種主張是否適合於一般女子？
此種主張是否適合於則賢女士？
女子口中之不願是否一律屬於正當的？
如不正當的不願是否可以原諒她？

第三卷第四十八期的生活週刊內、載了一篇『佩服兩位女士與野蠻婚姻奮鬥』之後、就接到一封嚴厲責備的信，於是他們在第四卷第一期的生活報上、雙方互開筆戰、一個是替周永源鳴不平、一個是代秦則賢作辯論、雙方各走極端、眞所謂『公說公有理、婆說婆有理』、我們處於旁觀地位的人、那可以不說一句公平話呢、我以爲生活報的編者、是注重婚姻自由、不能強迫女子、那一位南京革命軍日報社的編者、他是注重打倒勢利小人、雙方都有一部份的理由、

不過生活報編者所說的『未得女子本人同意的婚約、如她不願、不應該強她履行、』這句話、却不能用之於秦則賢女士、爲什麼呢、因爲這句話用之不得其當、適足以擴張勢利小人的氣燄、並且可以『借公濟私、以遂其欲』、秦女士是否如此、余雖不得而知、但是不能說沒有可疑之點、假使周永年在訂婚的時候、是個窮措大、到現在却是一個外國博士了、而秦女士却因他品行不良、願意提議解除婚約、那麼、不但可以沒有勢利的嫌疑、並且可以稱之謂神聖之離婚、婚姻之模範者，要知道同一不願意、有的是屬於正當的、有的是屬於不正當的、正當的當然贊許、不正當的雖不能強她履行、但是社會上的輿論、應當下以切實之警告、現在生活報的編者、沒有把『不願意』三字的原因分析開來、却囫圇吞棗般的拿來評論女子、他沒有想到如今女子、往往借用極

中華郵政特准掛號認爲新聞紙類

一八九

正當的名義、來實行她魑魅魍魎的狡計、像自由呀、平等呀、都是極正當的名義、但是一到他們手裏、就弄得一場糊塗、這是我們所認爲最可痛心的事呀、

還有一層、我所說不正當的不願意、是指現代一般愛情建築在金錢上的女子而言、從前朱買臣的妻催氏、便是愛情建築在金錠上的女子的總代表、假使今日此風不戢、反而變本加厲、那末天下的女子、必盡變成催氏、離婚的案子、必多百倍於今日了、

最後我要勸告生活報的編者、以後請你們貴報上、最好少載些『爲虎作倀』的評論、多登些『爲弱者鳴不平』的文字纔好、不知生活報的編者、以爲如何、

## 編輯者言

本報自四十四期徵求讀者對於怪病奇治改訂之意見後、在此數日中、共收到讀者來函五千八百九十二封、內中要求改爲年刊者、竟達四千六百零九封之多、實出同人等意料之外、惟本報前已發出怪病奇治月刊兩册、今既改爲年刊、勢必重行排印、合而爲一、故讀者對於以前所贈之二册、可分送親朋、以聯感情、（附告、該書出版日期、須在本報出至一百期後、）

## □急食之害

楊和綏

食物務宜細細咀嚼、緩緩嚥下、不可急食、急食之害、約有五端、第一唾液難與食物拌和、則食物不易消化、第二咀嚼不全、則食片粗大、與消化液之作用相抗、第三急食之時、必用多量之飲料、而胃液爲之稀薄、并妨其作用、第四不自知其食量、必充其胃而後已、第五不及感覺食味、則雖有味如無味然、于是不得不多用調味之刺戟食物、使胃之作用過甚、終成消化不良之基、由此觀之、食物豈可不細嚼哉、

## □見咳莫止咳

曹三省

經云、五臟六腑、皆令人咳、不獨肺也、故善治欬者、當分五臟六腑也、且其中又有虛實寒熱之異、內傷外感之分、治外感之法、宜用辛藥以散之、輕藥以開之、治內傷者、宜用甘藥以養之、潤藥以濡之、虛者補之、實者攻之、寒者溫之、熱有清之、不治其咳、而咳自能止也、烏可不明其由、而妄止其欬乎、若一見咳嗽、便用清降補斂、以止其欬者、每致內外俱塞、邪留不解變成肺勞、所謂引盜入室、認賊爲子、其害可勝道哉、諺云、傷風不醒便成勞、未幾而果成勞病、實由于醫藥之所造成者、惟醫家不知其故、病家致死未悟耳、豈不深可悲乎、其或風邪痰濕、方盛於肺、早投清降補斂、其害尤不堪言、輕則氣逆痰升、不能着枕、甚則呼吸短促、驟至閉厥、欲求立愈、反致立斃、甚可懼也、先哲謂見咳莫止欬、豈虛語哉、

## 醫林點將　怪病奇治

### □一個懷孕三年產一大蛇之孕婦

（徐伯英）

余月前見新聞報快活林中、載有怪產一則、曰無顱缺唇之嬰、其原文云、杭州草橋門外大通橋塘上八號門牌鹽販楊某之妻、年已四十有餘、懷孕將及九月、腹部奇大、狀如五石之瓠、日前臨盆、經久不下、該婦叫痛不絕、家人惶恐無措、鄰人告以濟生產科醫院院長吳陳懿女士、學識經驗均富、且肯多行方便、楊某乃即往請吳院長、吳女士診察以後、即施手術、未及片刻、隨將胎兒取出、蓋此胎兒久死腹中、非用手術取之、決不能安然產下也、胎兒形狀、殊足怕人、顱頂全無、上唇缺去、衆人見狀驚異、環叩其故於吳女士、據女士云、該婦子宮中生有一瘤、逐漸龐大、現在瘤之地位、已佔宮體過半、逼窄非凡、致將胎兒擠成畸形、非他故也、

此事雖奇、然尚屬人形、究不若余所聞者之更奇也、有一婦、懷孕三年、一旦將娩、穩婆見產門中一大蛇、頭向外而不出、但見蛇舌時伸縮、穩婆懼而束手、及邀十餘穩婆至、亦皆面面相覷、無策可籌、後延一老婦、經驗甚富、乃命婦家取猪肝腸雜忽炒之、其氣甚香、置產戶前、外以粗麻布數尺裹手、防蛇身滑、麻布澀滯、握之令不能縮、且無嚙手之虞、少選、蛇聞香氣、頭出取食、老婦急握之、用力拔出、其婦乃安、蛇形長不足一尺、大如臂、尾如鼠尾、不知感何氣而生也、予大母常述此事、第不記憶其姓氏及住處爲憾、此亦產科中所罕聞者、召南癸亥五月旅滬、聞江灣有一婦、產一和合兒、觀者如市、惜余未之覩耳、（下期請中和先生續）

## □談葡萄酒（三）

（瞬）

甜葡萄酒　西班芽產之白葡萄、糖質最多、所釀之酒、稱甜葡萄酒、若普通生葡萄酒中、約含百分之六乃至九之酒精、比較的多量之酸、故多加入砂糖而得甘味葡萄、酒亦稱甜葡萄酒、

混成葡萄酒　由人工的混合酒精、酒石酸、砂糖等、再用人造色素着色之者稱混成葡萄酒、試驗法、取葡萄酒百竕、加以太振動之、次使之吸收安母尼亞後、再以太加入振動之、以白毛絨浸入此兩樣以太溶液中、再加熱蒸發之、天然葡萄酒之色素、則不染色、若合人造色素、則毛絨染紅色、頗容易檢出、

香檳葡萄酒　爲含炭酸之氣葡萄酒、釀酒時半醱酵完了、後即裝瓶密閉使之起第二醱酵、然後瓶內所生之炭酸氣、（即泡）遂溶解於酒中、蓋與製啤酒時同、於是將瓶倒置、使沉澱物悉集於瓶之頸部、將木塞拔出、除去沉澱物、添加香酒、（lgueur）再將木塞緊閉、至少需貯一年以上、方可出售、

白蘭地酒　葡萄酒蒸餾後所得之酒、含半量以上之酒精、故其强也、

葡萄蜜酒　產葡萄極少之地方、所收葡萄、不敷釀酒、多加蜜水造之、蜜水過半、仍以蜜濾、少則曰葡萄蜜酒、葡萄酒之簡單製法、爲以蜜類酒浸葡萄、溢出其色味、如桑子葡萄酒、係以桑子浸於葡萄酒者也、然此等酒、僅可稱爲混成葡萄酒之一種、非由葡萄原料所釀成者、吾國北方一帶、多產葡萄、近據日本人調査、滿洲產葡萄亦頗著、倘能精其種植、廣其用途、參考西法、製糖釀酒、不但可供吾國人之飲用、且亦可爲出口之大宗也、願吾國人之提倡農業者有以致意之、

## □食萊菔之益

徐澂欽

孫中山先生謂我國清茶淡飯豆腐菜蔬之習尚、可爲世界人類之導師、此等食料、爲今日衛生家所考得爲最有益於養生者也、予讀斯語、不禁嘆中山先生之注重民生無微不至也、蓋以清淡之食、菜蔬之類、性質和平、滋養豐富、既合脾胃之消化、且無一切之毒害、非若牛乳牲畜之物、肥甘膩以、魚蝦鱗介之類、腥羶穢汚、皆不合于養生也、試觀窮鄉僻壤之人、飲食不及酒肉、常多上壽、富貴驕奢之人、飲食必求滋厚、反多夭折、此何故耶、無非爲宜于清淡而不宜于滋厚之明證也、余嘗研究清淡菜蔬之中、其最有益於人者、厥維萊菔、其物雖賤、其益甚大、常服之可以消防喉症、中煤毒而昏厥者功能解散、亦爲藥物之上品也、且其性味辛甘、辛能行氣消痰、甘能補脾健胃、內含纖維質及糖質甚富、若患脾胃虛弱、痰滯交阻、中焦之氣機失宣、大腸之傳導無權、不得下通、勢必上逆、以致變成痰咳氣喘、胸悶納少、嘔吐噯呃、脹滿疼痛、二便不利等症、皆宜常食萊菔、則脾胃日强、痰滯自消、氣機流通、傳導有權、非但其疾自愈、且能强健身體、實爲有益于人之良物也、

## □陽痿症之研究（下）

（橘志一）

### □壯陽熱藥之害

喩嘉言云、……「以峻烈之藥、劫盡其陰、以爲培陽、益以房幃重耗、漸至髓消肌瘦、神昏氣奪、毛瘁色夭、尚不知爲藥所誤、可勝道哉、」……又云、「聞徐鴻一孝廉、以進紅鉛傷腦、而日夜精流不止、蓋腦爲髓海、腦熱而通身之髓盡奔、究竟熱未除、而髓先竭、一宵痿先行矣、」……又日、「又有用蒸臍之藥、名茸副接命之法者、夫臍爲人之命根、以麝香硫黃附子等大熱散氣之藥、加艾火而蒸灼、幸而不中、眞氣尙無大害、若蒸動眞氣、散越不收、擾亂不寧、有遂斃耳、」壯陽熱藥之流毒、自昔已然、於今爲烈、壯陽種子之藥、充斥橫行、患者不惜以可貴之身、作爲試驗之品、其爲害實有甚於喩氏所言者、余所以引喩氏之言、欲使讀者目觸而心驚、不致爲僞藥所愚、不致爲毒藥所害、至方書載陰痿、用鳳仙花子三錢、雅片煙一錢、蟾酥八分、麝香二分、共爲一大丸、外用葱白搗爛包裹、再加紙一二層、用水泡濕、放炭火中煨熱、換紙再煨、煨至七次、去葱紙、將藥改爲小丸、如綠豆大、每於將睡前一二時、取二丸用潤化開、敷頭上、半時後、陽物舉起、衝動慾念、將藥除去、如此壯陽之藥、可靈則靈矣、即方書所載海馬、獺腎、蛤蚧、淫羊藿類、爲壯陽之品、然偏補命門、不但無益、反有害焉、萬不可輕試、非正式醫士之配合、與夫審察身體之宜否、亦不可貿然進服、否則、壯陽則不足、傷腎則有餘、可不愼哉、（完）

出版務求信用有切實保證　又名社會醫學常識　主持者有學識經驗及人格

幸福三日刊　一九二

## 長篇小說　醫海燃犀記（四十六）

（平不余）

### 第十回　景歧命子兼學西醫　大篪識症初用中藥

再說張大篪有個朋友胡祖銘、他開了個華洋百貨公司、他們公司裏有個職員、名叫李繼州的、得了一個病、其他也不覺怎樣、只覺肚子裏疼痛、非常利害、且覺肚內氣機阻塞、上下不通、先請德國科實羅大學醫科畢業的歐羅來診治、歐醫生診察一回、見他肚子疼痛、便斷定他是腹膜炎、認爲很兇險的症候、病者李繼州聽了此言、心中倒害怕起來、隨卽問道、先生、我肚子內能用瀉藥下一下嗎、歐羅說、動也動不得、你是腹膜炎的病、要是下藥一用、恐怕就有性命的危險了、我來替你打一針藥水針、或者可以能止痛、但是此症很爲難治、只好先打一針看看吧、於是便打了一針、打了之後、疼痛止了三四小時、藥性一過、復又疼痛、胡祖銘沒法、又聽說腹膜炎這症候很爲利害、何敢担擱、立卽叫人再請張醫生、不一刻張大篪來了、胡祖銘說、今天勞駕了、張大篪笑道、知己朋友、那裏來的這客氣話、胡先生眞正胡鬧胡鬧了、這句話、把一屋的人、都說得笑了起來、張大篪接着問道、是誰有病呢、祖銘道、是我們公司內李先生、便把病情告知大篪、大篪隨卽替李繼州診察、先診了一回脈、覺得脈來硬實、再看看舌苔、黃膩得了不得、身上微熱、按了胃口和肚子、也覺得硬實、且而重按的時候、病人便格外呼疼





▲歡迎投稿▼

## 幸福之門

### 王國芳君問

鄙人年六十五二手脈數有力而不沉、觀舌底紅苔白而不厚、胃口每次食粥一小盌或半小盌、面火時升、小便如常、大便燥、二足浮腫、稍臥則喘急非常、中藥如小青龍湯、六安煎、三子養親湯、葶藶等、西藥如報上宣傳止喘藥、遍服無效、乞方治

### 答王國芳君問

（楊志一）

據述脈數而有力、舌絳而苔薄白、面時火升、小便如常、足腫、得臥則喘、此高年之體、陰虛於下、陽浮於上、症屬腎虛不能納氣、治肺無益、法當治腎、并切忌食鹽爲要、

七味都氣丸二兩早晚用甘杞子三錢煎湯吞服每服三錢多服自效

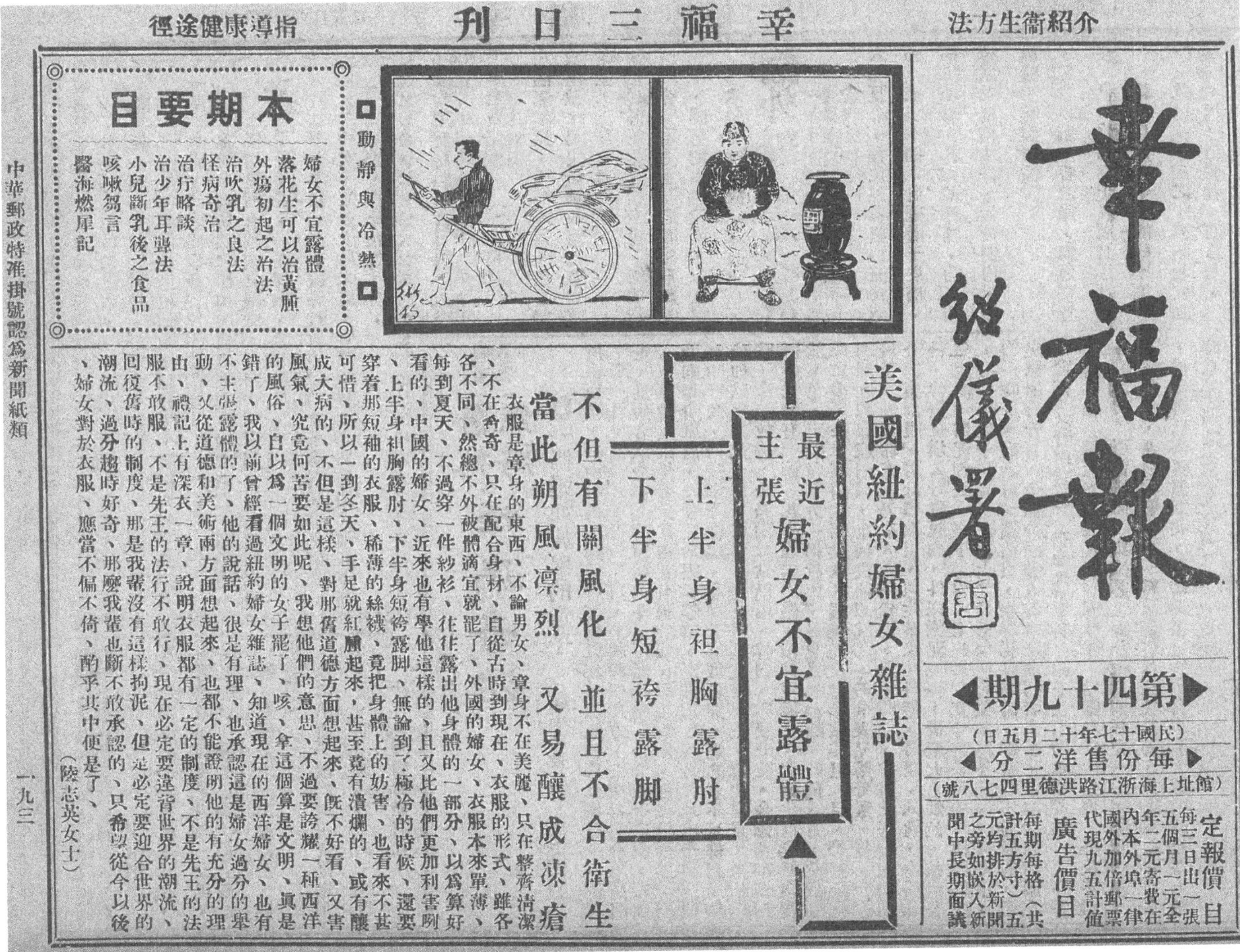

介紹衛生方法　幸福三日刊　指導健康途徑

# 幸福報

紹儀署

◀第四十九期▶
（民國十七年十二月五日）
◀每份售洋二分▶
（館址上海浙江路洪德里四七八號）



## 本期要目



動靜與冷熱

## 美國紐約婦女雜誌 最近主張婦女不宜露體

上半身袒胸露肘　下半身短袴露脚

不但有關風化　並且不合衛生

當此朔風凜烈　又易釀成凍瘡

衣服是章身的東西、不論男女、章身不在美麗、只在整齊清潔、不在奇奇、只在配合身材、自從古時到現在、衣服的形式、雖各各不同、然總不外被體適宜就罷了、外國的婦女、衣服本來單薄、每到夏天、不過穿一件紗衫、往往露出他身體的一部分、以爲算好看的、中國的婦女、近來也有學他這樣的、且又比他們更加利害剛、上半身袒胸露肘、下半身短袴露脚、無論到了極冷的時候、還要穿着那短袖的衣服、稀薄的絲襪、竟把身體上的妨害、也看來不甚可借、所以一到冬天、手足就紅臃起來，甚至竟有潰爛的、或有醜成大病的、不但是這樣、對那舊道德方面想起來、既不好看、又害風氣、究竟何苦要如此呢、我想他們的意思、不過要誇耀一種西洋的風俗、自以爲一個文明的女子罷了、咳、拿這個算是文明、眞是錯了、我以前曾經看過紐約婦女雜誌、知道現在的西洋婦女、也有不主張露體的了、他的說話、很是有理、也承認這是婦女過分的舉動、又從道德和美術兩方面想起來、也都不能證明他的有充分的理由、禮記上有深衣一章、說明衣服都有一定的制度、不是先王的法服不敢服、不是先王的法行不敢行、現在必定要違背世界的潮流、回復舊時的制度、那是我輩沒有這樣拘泥、但是必定要迎合世界的潮流、過分趨時好奇、那麼我輩也斷不敢承認的、只希望從今以後、婦女對於衣服、應當不偏不倚、酌乎其中便是了、（陸志英女士）

中華郵政特准掛號認爲新聞紙類

民國十七年十二月五日　幸福三日刊　戊辰年十月念四日

## 編輯者言

本報同人在診餘之暇、無時無刻、不思改良之方法、務使一句有一句之實用、一字有一字之價值、俾讀者所得之代價、必能超過報價數十倍以上、惟同人等尙恐識見有限、倘蒙賜以敎言、不勝歡迎、

本報每期所載之插圖、自本期起、徵求造意、若讀者有極深奧而有趣味之圖意、可函告編輯部、由本報請圖畫主任繪畫、一經採取、另有贈品、

下期本報特載朱振聲君所作之『女子陰痿症之新研究』一文、道前人所未道、實爲婦科中之新發明、准在下期披露、特此預告、

## 治吹乳之良法

丁永年

吹乳爲乳腺之分泌、失其功用、宿乳壅聚而腫痛、以葱一大把、搗成餅狀、攤貼乳上、再用灰火一罐、覆于葱上、須臾汗出、腫痛立消、

(按)葱性辛散溫通、復覆以灰火、則溫通之力尤甚、故乳汁行通而腫痛能消也、

## 落花生可以治黄腫

席時玉

凡陽氣不運、水溼停留、久鬱則爲溼熱、易患黃腫、可任意食落花生二三斤、則愈、

(按)落花生其性辛香、旣能行氣、且其質油潤能補脾潤肺、脾足則健運、肺足則水氣自行、故食之有效也、

## 外瘍初起之治法

孔任平

人當夏令、往往滋毒蘊結而成瘡癤、或冬季則氣血凝滯于皮膚、而患凍瘡、凡初起腫痛、均可用樟腦及皮硝少許、置膏藥內、貼患處、其腫卽消、

(按)樟腦辛香溫燥、能通竅行氣、故能達于皮膚而行氣消腫、且皮硝辛鹹能軟堅塊、故瘍症初起之、無不相宜也、惟已潰爛者、則忌之、

## 醫林點將　怪病奇治

### 一個頭如玻璃的童子

(張中和投稿)　(丙等獎)

庚申仲秋、余由哈爾濱歸、行經句容縣下蜀鎮西鄉蘇家莊、訪姨兄王壽仁君、據云其子得一怪病、千祈賜一良方、余聞言遂令導至病室、見病者臥於榻上、頭腫如斗、不能起坐、余令以燈照視、頭皮若玻璃般、最怪者、皮內若有蟲游狀、以手按之、則皮軟如綿、余乃詢起病原因、及曾經治療、答曰、三月前、病者言耳內奇癢、似有物行動、乃請剃師檢視、剃師云耳底已穿、蠕蠕者不可辨視、嗣後卽臥床不起、終日喊叫不安、於是東至海上、西至南京、求治名醫、毫無效驗、余乃詢及常臥處、答曰、常隨我睡、余忽然觸機、因姨兄素有烟癖、凡嗜煙者必惰、惰則汚穢生、汚穢生則臭虱亦當然不免、至彼寢室方一揭枕席、見臭虱果如蟻、時值八月、竟然如此之多、余思該病定係臭虱入腦無疑、然此症非但未見、抑且未之前聞、以親戚關係、奈何設法以試之、乃令表兄購野雞一隻、螃蟹若干、表兄聆言、乃令人四下覓取、數小時間、卽俱已齊備、余卽令剖頸剖腹、將肚臟取出、以生薑米、料酒、時蘿、八角、全份作料、伴蟹黃塡入野雞腹內、外以滋泥包裹、置炭火上烘炕、炕至香氣出時、將泥剝去、盛于盤內、上以竹片寬寸許長尺餘、橫擔盤上、令其子枕于竹片之上『上以被掩之』使香氣不得外透、直入耳中、約一時許、病者曰、腦清矣、余等揭被看時、誠令人不勝驚訝、蓋臭虱出有升許、余卽令避薰入聲、恐驚病者之慮、當卽投以補腦塡精之劑『(野山別直　肥知母『玉竹　柏子仁　鹽水炒黃柏　天麥冬　紫丹參　黑元參　酸棗仁　五味子　當歸身　生熟地　染茯苓神　遠志肉　引胡桃肉　染燈芯　而胡桃肉則日食一兩)服廿餘劑、其病霍然、復以右藥合丸一料『未兩月』余復往訪、據其弟振華云、彼精神已恢復原狀矣、言時聞書聲出自東閣、蓋其時正在上課時也(下期請振聲先生續)

## 治疔略談(一)

(姚夢石)

疔瘡火毒也、由恣食厚味、及感四時疫癘之氣而生、發在頭面四肢爲多、或由搔掐擠破而中毒者、或由火毒上攻而陡然起者、始必痲痒、且疼、繼即腫而板滯、根盤堅硬、漿水杳無、寒熱相爭、若不早治、則毒必橫走、內陷心營、神昏譫語、難以施療、旦發夕死者有之、切弗可忽略也、擬治驗數則、錄奉閱者一笑、

凡疔瘡初起、用萬年青(又名千年藴)取根搗汁一茶杯許、飲之過二三時、必寒戰而噤、毒從大小便出、其色必黃、便後即服姜汁一茶盃、過身腫毒全消、而疔可漸平復矣、

一似疔非疔者用太乙紫金錠磨涂患處、

一用活蟑螂一隻、去頭、將頸粘在疔瘡上、吸毒、俟螳腹脹滿、再換一只、使毒盡而止、

一用菜油一大盃、將生雞蛋一個、搞破傾入油內、飲之、肥甘可口、確是疔毒無疑、重者服二次可愈、不者油蛋入口、即嘔吐、此法簡易明辨、活人無算矣、

## 小兒斷乳後之食品

(周生一)

小兒斷乳之後、食慾亢進、頻欲食物、切勿妄與、蓋此時新換食品、腸胃機能、異常虛弱、須擇易于消化而有滋養者、如稀粥雞湯牛乳等類爲宜、勿多食鹽、鹽能傷肺、走血、滲津、恐患哮喘、貧血、消渴等症、勿多食糖、糖能釀濕、成痰、生蟲、恐患疳積、蚘蟲、痰厥等病、並忌一切生冷辛酸香炒等物、食宜有時、食毋太飽、世人對于小兒食物、往往任其所欲、雖似愛之實即害之也、試觀貧苦之食之小兒、反多強健、富貴多食之小兒、反多疾病、三思其理、便可恍然憬悟矣、

## 治少年耳聾法

董志祥

嘗觀方書治耳聾之法、每以補腎爲主、其意以謂耳屬腎竅、耳聾屬于腎虛也、然每見愈補愈聾、其故何耶、蓋由於不明其治法耳、夫年老之耳聾、固由于腎虛、即內經所謂年五十體重、耳目不聰明者是也、然屬先天漸虧之症、非藥石所能治療、惟少年耳聾、尚可醫治、蓋與高年之耳聾不同、非由于腎虛、實由于痰火也、若投滋補之藥、勢必助紂爲虐、益加耳聾、甚至終身與聾爲伍、失盡人生之樂、殊可惜也、夫耳爲淸竅、非淸不聰、苟有痰火上衝、阻其淸竅、必致耳聾、況少年膏脂充盛、易釀成痰、相火內熾、易於上衝、故治少年耳聾者、當以淸降痰火爲主也、觀夫張仲景治少陽耳聾、以半夏祛其痰、以黃芩淸其火、葉天士治風溫耳聾、用山梔以淸火、用貝母以化痰、雖二者之用藥各異、而其淸火祛痰、莫不同出一轍、是則治少年之耳聾者、豈可不治痰火、而妄投補藥哉、

## 咳嗽芻言

秦丙乙

肺如華蓋、專司呼吸、以覆臟腑、凡五藏六府所受之邪氣、皆足以上干肺金、而爲欬嗽、有聲無痰曰欬有痰無聲曰嗽、欬嗽者、有痰而亦有聲也、

咳嗽一症、不外外感內傷二因、所謂虛實表裏是也、外感屬實而在表、內傷屬虛而在裏、外感者、風寒暑濕燥火六淫之發自外也、故多見傷風流涕、內傷之症、其來也徐、其去也遲、

治外感欬嗽、宜宣散肺氣、疏通肌腠、俾邪達於外、輕者用桑葉荆芥前胡桔杏蘇子之品或二陳、湯加防風紫蘇、重者用金沸草散、(旋覆花　荆芥　前胡　麻黃　白芍　半夏　甘草)治內傷欬嗽、宜補陰斂陽、培水保元俾肺氣得以充實、輕者宜保和湯、(天門冬　知母　馬兜鈴　五味子　貝母　當歸　紫菀　桔梗　百合　百部　天花粉　蘇子　款冬花　杏仁　阿膠　薄荷　苡仁　甘草)重者宜八味湯、補中益氣湯、

治外感欬嗽、雖主宣散、然苟中氣薄弱、形病俱虛之人、恐過分宣發肺氣益弱、腠裏愈疎、邪乘間而入、病反增劇矣、是以於表散之中、宜兼溫補、佐以和解、治內傷欬嗽、雖專主養陰然苟外邪正盛、或命門火熾之人、則抱薪救火、難保無變生肘腋之慮矣、故宜於滋養之中、兼事淸疏、固不容執一而論也、

凡咳嗽延久不愈半邊不得臥者、或欬至脫形身熱脈疾者、或腹滿而嘔吐便瀉者、皆必死不治、

今當隆冬、咳症盛行、患者亟宜治愈、不則轉輾因循、苟且坐誤、必入虛損之途、彼時治之必更棘手、愼毋爲無足重輕、而介然視之也可、

出版務求信用有切實保證　又名社會醫學常識報　主持者有學識經驗及人格

## □長篇小說 醫海燃犀記（四十七）

（余不平）

第十回　景歧命子兼學西醫　大篪識症初用中藥

大篪問道、大便有幾天未解了、李繼州道、連今天十天了、大篪道、十天前你吃過甚麼葷腥麵食的嗎、李繼州把眼兒一翻、縐眉一想說、吃的、大篪道、你覺得受涼的嗎、初得病那兩天、你覺得惡寒的嗎、李繼州道、受涼不受涼、我自己可不知道、不過初得病的時候、的確有幾天惡寒、刻下倒反不覺得了、大篪道、你這病非服溫散通下之劑不可、胡祖銘在旁邊插嘴道、唉、奇了、為什麼歐羅醫生說不能服下藥呢、大篪道、他怎樣說的呢、祖銘便將歐羅的話、詳細說了一遍、大篪冷笑一聲道、他真算胡說博士了、這種病是腹膜炎嗎、他也認不清症候、胡說亂道、他打了那藥水、一定是嗎啡、在他以為打一針嗎啡、可以止痛了、這種病不能下嗎、混賬混賬、隨即取筆立書備急丸四粒、五個字、叫人快到藥店去買來、不一刻果買來了、大篪叫取開水和好酒各半、送服此丸、胡祖銘問道、這丸藥有何功效呢、大篪道、這丸藥溫散寒結、攻實導滯、是對症的不二良方、等他大便解下些燥結的團子、肚內疼痛、自然停止了、張大篪說罷、便興辭而去、後來沒有兩三個時辰、李繼州果然覺得肚裏作響、向下行動、要有便意、立即蹲坐便桶上、解下了燥糞甚多、都堅如鐵球、色黑異臭、他肚裏這些大宗貨物出來之後、



## 幸福之門

□王慕錢君問

身體虛胖、丙寅丁卯兩年、均在秋季、發腿軟病、步履維艱、中醫云、陰虛濕熱、西醫云、係腳氣病、缺乏維他命所致、宜多服米糠、兩年均至冬令即愈、今年因操勞過度、發頭昏症、未愈、即牽動腿軟本症、至今數月、頭昏稍好、腿軟仍舊、精神短少、間有遺滑、總因下元虛弱、房事過度、自下陽痿不舉、水火雙缺、屢進升清降濁、運脾補腎之劑、效驗附見、仍難行步如常、脈象弦濡無神、遍屆冬令、擬服參桂鹿茸丸以補之、可否能服、祈示知、并賜治方、

□答王慕錢君問（楊志一）

腎十[illegible]、作強之官、腎虛骨痿、不能作強、據所述見症、純係骨痿無疑、內經云、腎者水藏也、今水不勝火、則骨枯而髓虛、故足不任身、發為骨痿、西醫斷為腳氣、實屬去趣千里、參桂鹿茸丸、似嫌燥熱、宜金剛丸合青娥丸進治、

粉萆解　補骨脂　肉蓯蓉（酒浸）　菟絲子（酒浸）

厚杜仲　海狗腎（酒浸）

右藥各二兩、胡桃肉三十枚、酒煮豬腰子搗和為丸、如桐子大、每服三錢，空腹、溫酒送服、

▲歡迎投稿▼

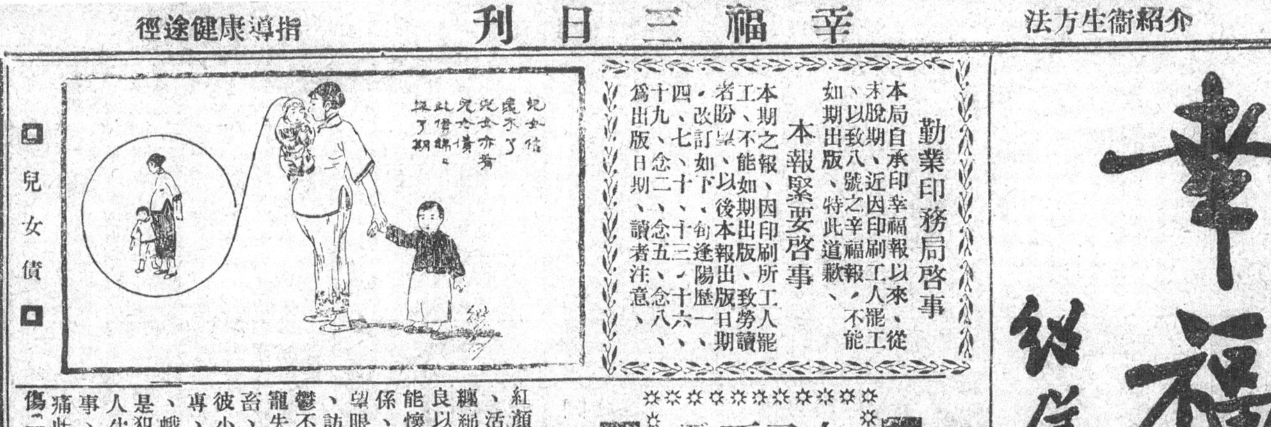

中華郵政特准掛號認爲新聞紙類

介紹衛生方法　幸福三日刊　指導健康途徑

# 幸福報

鈕儀署

第五十期

（民國十七年十二月十日）

每份售洋二分

（館址上海浙江路洪德里四七八號）

定報價目

每三日出一張、五個月一元、全年二元、寄費在內、本外埠一律、國外加倍、郵票代現、九五計值

廣告價目

每期每格（計五方寸）五元、均排於新聞之中、旁如嵌入新聞、長期面議

勤業印務局啓事

本局自承印幸福報以來、從未脫期、近因印刷工人、不能工、以致八號之幸福報、不能如期出版、特此道歉、

本報緊要啓事

本期之報、因印刷所工人罷工、不能如期出版、致勞讀者盼望、以後本報出版日期、改訂如下、逢陽歷一日期、四、十、十三、十六、十九、七、念二、念五、念八、爲出版日期、讀者注意、

兒女債

## 女子不孕

三年不育五載杳如豈女子獨負其責耶

納彼小星雀巢鳩占豈男子應有之舉動耶

翁姑寵失夫壻愛衰痛舊女子含冤莫訴

蒲姿柳質玉殞香銷悲舊家庭慘無人道

（秦丙乙）

紅顏薄命」雖自古而云然」少婦善愁、亦環境之相迫、蓋如深閨庭子、活潑青葱、初無所謂憂鬱、逮夫作嬪他家、含苞乍放、更春意之纏綿、然樂且未央、雖新婚之燕爾、而畢生不幸、恆潛伏於此時、良以生爲女子、既賦于歸、舅姑則含飴情殷、父母又抱孫望切、果能懷麟早示、一索得男、定博堂上歡心、賢婦美譽、徒如生理之關係、每致有愿而莫償、布穀諧勞、稷成惟渺三年不育、五載杳如、望眼欲穿知親上之睠顧、問訊頻使、見戚友之關懷、時寄聲乎邇遐、訪醫覓藥、宣寸心於腦臆、問道祈神、期望之殷、形諸夢寐、抑鬱不已、寢食無心、寖假而夫壻愛衰、頓見秋扇之恨、寖假而舅姑寵失、亟遭白眼之加、勃谿時起於閨中、詬厲每聞乎戶外、指畜詈畜、痛儂心之剮刲、熱刺冷譏、歎此生之蹇舛、其或良人心厭、納彼小星、無後無辭、飲恨飲泣、雀巢鳩占，奪愛幸乎深帷、篋室情專、枉綢繆於束芻、忿瞰丈夫之迷溺、忍氣吞聲、愁聽隔幃之笙歌、蛾眉狐媚、其或姑悍無理、夫悻薄情、雖四德兮無虧、而七出之是犯、誘謂無後、乃頑嚚而寡恩、藉口嗣承、竟屏離而休棄、極盡人生之至慘、那逾出婦之酸辛、回溯前塵、詎無南柯之想、追懷往事、倍增悽戚之思、呼地搶天、偷生無望、錐心泣血、之死靡他、痛此生之娟妍、蒲姿柳質、哭彼姝之蹇澀、玉殞香銷、不佞目擊心傷」間嘗推求其理」以爲婦女不育、其責實在雙方、經行之不調、子

一九七

宮之不正、雖屬主要不易之因、精氣之不盛、腎水之不充、亦爲題中應有之理、其所以諸醫罔效、百藥無功、固無非捫燭扣槃、含本逐末、乃非難讖起、竟螭集於一身、瘵治百般、獨鴻溝乎兩性、遂令鏡分莫合、偕老無望於百年、冤屈難伸、自憐恆切於孤處、天長地久有時盡、此恨綿綿無絕期、嗚呼、人實爲之、謂之何哉、

## 編輯者言

歲月不居、時光若流、本報自出版以來、倏已五十期矣、此五十期中、不知費幾許之心血、幾許之精神、培養而成、幸讀者共負保護之責、務使此幸福之花、日益茂盛、則同人等實願犧牲個人之幸福、而爲讀者謀無量之幸福也、

再者、本報四十六期所載之編輯者言、所云補報一事、乃指本埠之定戶而言、凡屬外埠之定戶、請勿誤會、爲要、

## 覆盆子補腎之原理

沈仲圭

甘溫之性、皆有補益之功、籐蔓之子、皆能下入肝腎、覆盆子甘酸而溫、屬蔓草類、此其所以有溫腎縮小便、補肝烏鬚髮之效也、惟吾謂覆盆子之溫補腎陽、實由古人試驗而得、何則、本草昉自神農、神農之本草經、但述某病治某病、極鮮某藥補陽、某藥補陰、某藥解表、某藥攻裏之概括語、蓋由後賢由其所列主治、推闡而知、是以吾人研究藥物、功用固宜熟記、主治尤當詳究、如桂枝本經云主吐吸、故治喘(外感風寒之喘)有效、遠志本經云主咳逆、故化痰有功、而後世本草、皆未云此有功用也、

按覆盆子中含油質、而性甘溫、既能生精、又堪溫腎、以治陰虧及陽之症、允稱上品、

## 三陰瘧特效方

周岐隱

高士宗先生醫學真傳一書、於瘧疾一症、頗有發揮、其言治三陰瘧曰、有瘧病虛寒久用參朮姜桂、總不能愈者、參朮姜桂之內、須加常山更加穿山甲、使經絡疏通、瘧邪外出、未有不愈者也、陸定圃先生冷廬醫話、載治三陰瘧二方、其一得之震澤沈詒亭、用山查、檳榔、枳殼、甜茶各三錢、於瘧發前二時、水煎服一劑、立愈、試多子皆驗、其一爲朱竹垞先生所傳、用生首烏八錢、生黃耆佩蘭各四錢、水煎、臨發前服三次立愈、按二方用意、後方尤平淡出奇、大約體實邪實者用前方、久病元虛用後方、均無不效、而佩蘭一味、於膏粱之體、脾有伏邪、尤爲相宜也、

## 不寐驗方

(趙立人)

交泰丸　肉桂一分　黃連一分　研末飯丸吞

甜眠法　臨睡溫水洗足、先睡心、後睡眼、

寤寐如意散　炒棗仁研末服之、令人睡、生棗仁研末服之、令人清醒、

## 醫林點將　怪病奇治

### 一個腹內鐘鳴之孕婦

(朱振聲)

余在十年前、見某書載有奇症云、一婦有異疾、每腹脹則腹中有聲如擊鼓、遠聞於外、人行過其門者、皆疑其家作樂、腹脹消則鼓聲亦止、一月一作、百醫皆莫明其疾、更有一孕婦、腹內如鐘鳴、一貧士用鼠窟前春土、研細爲末、每服二錢、麝香湯調服、其疾即愈、俄國託穆塞克府某醫院、有一英國少婦就醫焉、自云病狀稀異、每食麵包諸物之後、腹中隨唧唧有聲、儼如鼠鬪、若更飲牛乳咖啡等物、則腹中之聲愈大、有時聲聞戶外、恍若鼓鐘並奏、必經十餘分鐘之久、腹中食物、已漸消化、厥聲始止、聞者莫不稱奇、即院中諸醫生、亦不知其爲何病云云、

余在當時、以爲此乃作者之信口雌黃也、天下決無此奇怪之病症、後肄業於海上中醫專校、偶於婦科書中見有子啼一症、與上述第二症相髣髴、始知天下果有此種不可思議之奇症也、雖然、余自設診以來、終未一遇、去歲冬有一王姓婦者、召余往診、至則見一大腹便便之孕婦坐於一隅、餘者或立或坐、莫不面有戚容、方余在診脈之時、而鳴聲作矣、當斯之時、衆人均屏息靜氣、以聆其聲、聲雖不揚、而頗清澌、余曰、此即子鳴症也、古書雖載其證、然不經見、古方本有用空房中鼠穴土同川黃連煎湯、服之自愈、姑與試之、明日復診、亦無大效、在此無可設法之時、忽憶一法、法以銅元百枚、散擲於地、命孕婦折腰一一俯拾、約半小時即愈、且可不必服藥、後即如法泡製、試之果效、此種不可思議之治療、余非自鳴其盛、猶欲我同仁復研究其原理也、(下期請鳴盛先生續)

# 女子陰痿症之研究（上）
（朱振聲）

## 小引

夫男子之陽痿症、本報已論之詳矣、或有問曰、女子亦有陰痿症乎、余曰有之、特前人未之道耳、其流弊之大、殊不亞於男子之陽痿、惟一則顯而明、一則隱而晦、顯與明、人之所易知也、隱而晦、人之所難明也、惟其難明、故歷代名賢、均未論及、今者不揣譾陋、將此中原理、詳爲論列、俾世之醫家、亦知陽痿之外、又有一陰痿在也、

## 女子生殖器內部之構造

欲知女子陰痿之病狀、不可不先明女子生殖器內部之構造、蓋部位不明、則作者雖言之諄諄、而閱者必致茫無頭緒、况此種生理的解剖、在歐西各國、莫不盡人皆知、而我國除少數醫生外、大致皆莫名其妙、以致女子患隱病者甚衆、陰痿症卽其中之一也、夫女子生殖器、可分二部、卽腹外與腹內是也、自『大陰唇』進而爲『小陰唇』、再進而爲『陰核』、更進而爲『處女膜』、此腹外之部位也、若由此而再進、卽爲腹內之部位矣、首先所經者、如一肉管、名之曰『陰道』、由『陰道』經過『子宮頸』、卽可直達『子宮』、『子宮』之兩旁、有管分列者、爲『輸卵管』、其管之端曰『繖』、在輸卵管之旁、另有一囊形者爲『卵巢』、卽所以出卵者也、其旁爲『副卵巢』、其下爲『子宮帶』、此腹內之部位也、

（此圖在下期本報刊出、讀者注意）（未完）

# 保護小兒之要條
董廷瑤

（一）衣—切勿厚衣過暖、過暖則筋骨軟脆、不任風寒、多易致病、並須隨天時之寒熱、加減其衣服、內經所謂『寒傷肺熱更傷肺』者是也、

（二）食—乳食不宜過飽、過飽則嬌嫩之腸胃、不易消化、徒令積於中州、而變瀉痢、腥膩之類、更不宜多食、陳氏所謂『忍三分寒喫七分飽』、旨哉斯言、

（三）住—宜數見風日、切勿藏於重幃密室、並須起居有時、則血氣調和、肌肉緻密焉、

（四）乳母—宜擇乳汁清白者、又須預愼六淫七情、厚味炙煿之類、如小兒痰多、更兼乳母乳汁不清者、可常用橘餅橄片、令乳母泡服、既可清乳汁、又可化兒痰、較之妄投市上所售之回春丹、保赤散一類香燥之品、隱當多焉、

（五）藥餌—小兒臟腑薄弱、氣血未充、切勿屢用藥餌、更勿雜藥亂投、旣不對症、反損陰分、致變壞症者、比比皆是、愼之愼之、

（六）飲食偏好之除法—小兒飲食有任意偏好者、均不致病、所謂『爽口味多終作疾也』極宜愼防、昔王隱君曰、余幼時酷嗜甘飴、忽一日見飴中有蚣蚯頭而出、自此不敢食飴、至長、始知乃長上爲之、此可爲戒之妙法也、

# 冬溫與風溫
（楊志一）

## 天氣愈冷熱度愈高

## 夏令霍亂可證其理

內經云、冬傷於寒、春必病溫、春傷於風、夏生飧泄、夏傷於暑、秋必痎瘧、秋傷於濕、冬生咳嗽、此言六氣之邪、久客於人身、經長期之潛伏、然後因其體氣變化、發而爲病也、天寒病寒、天熱病熱、此天氣與人身息息相應、爲病之常也、若天寒而病不寒、反病熱、卽冬令流行之「冬溫」、春令流行之「風溫」是也、夫二症均爲反應之病、天氣之冷度愈高、病之熱度愈高、風溫則熱蘊於肺、故爲咳嗽痰多、爲氣逆胸悶、爲苔白膩、冬溫則熱蘊於胃、故爲大便不通、爲腹脹、爲苔膩黃、而其身之熱度率、則無二致也、治之之法、風溫不外辛涼以解其風熱之氣、清潤以養肺經之陰、辛涼之品、如薄荷、蟬衣、前胡、牛蒡、桔梗、萊菔子等是、清潤如杏仁、川貝、桑葉、桑皮、南沙參、馬兜鈴等是、冬溫其便秘腹脹者、爲有形之熱、宜大黃、枳實、厚朴、元明粉、番瀉叶、攻之、但身體潮熱、汗出溱溱者、爲無形之熱、宜石膏、知母、銀花、連翹、茅蘆根清之、

按風溫之症、卽西醫所謂肺炎、冬溫之症、卽中醫傷寒論所謂陽明症、其所以天寒病溫之理、可引夏令霍亂爲之證、當夏令炎熱之際、霍亂接踵而起、吐瀉也、腹痛也、肢冷脈伏也、直投以溫熱之劑、打以強心之針、應手而愈、且天氣益熱、則霍亂益多、可爲冬溫風溫作一反證也、

出版務求信用切實保證　又名社會醫學常識報　主持著有學識經驗及人格

幸福三日刊　二〇〇

## □長篇小說 醫海燃犀記（四十八）

（平不余）

第十回　景岐命子兼學西醫　大篪識症初用中藥

覺得異常舒服、痰也漸漸止了、心裏也覺餓了、於是吃了一碗稀粥、心裏格外舒服、到了第二天、復請張大篪來復診、並請再弄點藥調理調理、張大篪又略略診察一回、說病已十去其九了、無須服藥、只要慎戒口腹、飲食調理、就是了、胡祖銘忽地一想問道、唷呀、我到忘記了、你是西醫、向來是用西藥、昨天你不是叫在中藥店裏買的丸子嗎、你是甚麼時候、學得中醫的方法呢、大篪笑了一笑道、我們西醫用中藥、惹得你大驚小怪、難道西醫就不能用中藥嗎、便告訴他如何如何、已從朱景岐研究中醫多日了、並說明學習中醫的理由、祖銘聽說、也很贊成說、實在不錯、西醫看內症、的確有看不到的地方、歐羅他純是一個西醫、所以他才莫名其妙的、認為腹膜炎、假使再請他醫治、那末老實不客氣、定要送命的、幸虧遇到了你、轉危為安、大篪接着說道、這症候那裏有甚麼危險、那裏談得到轉危為安、不過歐羅他頂着博士的頭銜、連症都不識、無怪盲人騎瞎馬、治不好毛病、我想他這種害人精、幾時有機會、非痛痛快快的、罵他一頓不可、要知張大篪如何對待歐羅、且見下回分解、

## □保腦丸出世

**發明**　發明保腦丸者、非醫家乃病家也、病家無醫藥知識、何以能發明、曰、從實驗中得來、當其患腦病劇烈之時、中西名藥、竟百治無效、後無意中服此藥、效、于是有此丸之發明、

**功效**　余戚某氏、亦患腦病、始則鼻流濁涕、腦目昏糊、繼而記憶薄弱、精神不振、即以此藥試之、不數日而愈、其功效之神速、非他藥所可比擬、

**服法**　保腦丸之服法、極為簡便、既無煎煮之勞、而且攜帶便利、祇須在飯後用白開水吞服三錢、小兒減半、

**價目**　保腦丸祇有一種、每盒大洋五角、不折不扣、每打五元、

廣東鄭震發明
上海幸福報館代售

## 幸福之門

□王旭初君問

心悸火盛、終日陽強、小便須逾三十分之久、大便一星期只通一次、飲食如常、且常無夢遺精、遺後困憊異常、請問治法

□答王旭初君問　楊志一

據述終日陽強、小便淋澀不爽、心悸便閉、乃心榮與腎陰交虧、君相之火妄動、其便閉者、陰虛失潤也、其無夢而遺者、腎關不固也、宜宗王太僕壯水之主以制陽光之法進治、

知柏八味丸四兩、用鹽湯吞下、每早晚各服三錢、

▲歡迎投稿▼

介紹衛生方法　幸福三日刊　指導健康途徑

# 幸福報

紹儀署

◀第五十一期▶

（民國十七年十二月三十日）

◀每份售洋二分▶

（館址上海浙江路洪德里四七八號）



□請猜畫迷□

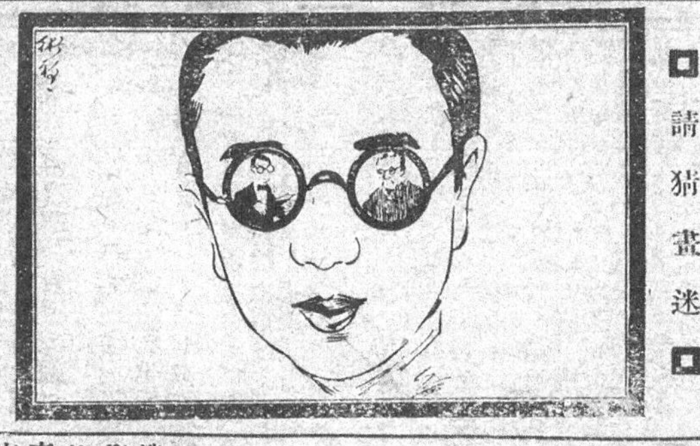

□優待老定戶

□每元可定七十期

□且有一元二角之贈品

本報爲優待老定戶起見、凡將舊號碼示知者、每元可續定七十期、凡與新定戶受同等待遇、贈閱怪醫奇治年刊厚一册、（定價一元二角、）不取分文、否則、不得享受此等權利、惟以一月爲限、過期每元祇可定閱本報五十期、作新定戶半年論、且無贈品、孰得孰失、幸注意之、

## 女子口中之清潔運動

## □是骯髒女子的當頭棒

## □是時髦女子的照妖鏡

□打倒洗臉洗手不洗身之惡習

□提倡愛清潔勤洗澡之美德

在上海住的姊妹們、多數不愛勤快的洗澡、我以爲不愛洗澡的原因、完全不合道理、（一）熱天因出汗而洗澡、冷天不出汗、所以不必洗澡、（二）多洗澡、要洗去身上的精華、（三）冷天洗澡、容易受寒傷風、以上三條、其欠一點知識、用不着辯駁、誰也知道無理（四）住屋太窄、不能設備浴室、這一條倒有商酌的餘地、可是臥房裏、亭子間、都可以用、至多費四個銅版的熱水、十個銅板木炭生起火來、便可以說一個舒服澡了、（五）有些人的修飾、只限於臉蛋、耳根後、頭頸、手腕以上、都髒得狠、有時簡直有不高妙的氣味漏了出來、他們倒一點香水在身上就算遮掩好了、這是多麼可笑的事呵呵、我這一篇文字、就是注重在這第五項、第一、先講美觀、一個女人的臉只要費五分或十分鐘便可收拾好、（梳與髻的工夫不在內）、若連帶收拾腦後和頭頸、至多也不過加十分鐘吧、不要以爲你自己看人、只看見人家的臉蛋、假如你從側面看人、便可看見人家頸上的黑色污斑了、有的人得到這種經驗、於是在洗臉洗手之外、加了一門「洗頸」的功課、於是露在外面的部分、都可以見人了、但是沒有露出來的大部分、因爲別人看不見、自己也不去看他、便媽糊糊混過去了、就沒有想到別人的鼻子、也和眼睛一樣的靈、雖然你「美觀」了、卻是不能「美嗅」、再加上一點不耐久的香水、那種氣味竟比不打香水還難聞、中國民族身上的氣味、上中階級的人很小比西洋女人的狐騷氣、日本女人的羅葡氣好得多、可是一個秋冬不洗澡的人、身上決不能無氣味、所以最好的方法、每天洗臉時帶洗頸、每天洗手時帶洗臂、每星期至少必連頭帶脚洗一次澡、

幸福三日刊　二〇一

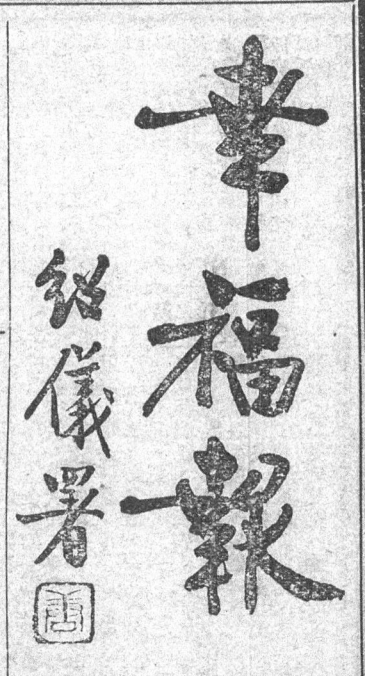

那麼、包你放心得多第二、再說衛生吧、可是關於浴身的利益、在小學校、三年級以上念書的都明白、請向你的小弟弟和小妹妹、似乎不用我來多說了、總之有浴室的人家、不妨常請客洗澡、有錢的姊妹們、不妨合股來開一個女澡堂、至於不愛洗澡的姊妹們、不妨自己看看身體、先是髒的、未免有點「自慚形穢」洗一個澡、那末、又淨又白又嫩、就自然「顧影自憐」了、這樣「觸目驚心」的自治方法、或者狠有益處、至少可以使你養成一種愛清潔的好習慣、（黎明暉女士）

## 編輯者言

做翁姑難，做媳婦更難，因為翁姑的性情不同，辦報難，做編輯更難，因為讀者的心理不一，我們在前幾期〃經說過，從五十一期起要改變格式，徵求讀者意見，那知讀者意見紛紛，有的要改為直排，不要與目下之小報雷同，有的要求不必改變，因為便於裝訂，有的要求放大，因為篇幅大小，有的要求多載短篇，有的要求多登長篇，我們做編輯的人，究竟聽那一個的話好呢，依從了甲方，違背了乙方，這不是比做媳婦更難嗎，因此本期的格式，祇得大同小異，長稿短稿，彙收兼蓄，一方面還請讀者原諒纔好，

再者、我們這期的插圖、請讀者一猜、猜中者第一名獎金一元、第二名半元、第三贈閱本報一月、以來稿先後為憑、在下期本報披露、

## ▣西法治痢之我見

（林友沅）

古之所謂滯下、所謂腸澼卽今之痢也、顧名思義、痢之一症、未有不夾滯者、故欲下而復塞滯也、滯則宜消導疏通、此一定之正法、然色有紅白、積有寒熱、病有痢卒、症有虛實、病情既殊、治法當異、張路玉論之詳矣、且言西法、夫西法治痢之初起也、不辨其紫白休息、挾寒挾暑、（炳南按西法治病者如此不獨痢疾為然、此是西醫所短處）、必用甘藥蕩滌之、草蘇油滑潤之、此何異吾中法之枳實導滯丸、木香檳榔丸之法哉、積去之後、則用次硝蒼、鴉片末、單那爾並以濇斂之、丹亦何異吾中法之烏梅、石榴、龍牡等之法乎、至於熱則用苓連以清之、寒則用桂附以溫之、氣虛血乏則用歸地參朮以補之、屬虛屬實、宜補宜瀉、屬寒屬熱、宜溫宜清、以及水沖帶凍、凍後帶水、夾感外邪、胎前產後、種種病態、吾中醫則能察其面、驗其舌、隨症施治、應用無窮、則西法之所未備者、鳴呼、刻舟求劍、究學皮毛、孰謂西法果勝吾中法也哉、

## 反脣疔之治驗

葉華林

反脣疔之初起、形如粟米、色紫、堅硬腫甚、麻癢不痛、寒熱交作、煩悶作嘔、甚則令唇外翻、證很迅速、療貴乎早、否則毒氣散漫、內攻臟腑、令人昏潰惡、故初起卽療、十可全活、稍遲者十全五六、失療者十僅一二、其致此之由、大抵乃係恣食厚味、卒中飲食之毒所致、經云膏梁之變、足生大疔、是已、或因感受四時不正之氣、以放脾胃二經之火毒、〔按上唇屬脾、下唇屬胃〕、蘊結於唇、移偏裏之間、而後發校是瘡、余每用消熱解毒之劑、若兼挾寒發熱者、并加荊防卜荷解毒之品、甚效、令春余友患左口唇上疔、其初如小猶、甚麻癢、未幾則高突燃熱、腫痛而翻、連面俱是、來尋余、適備有千金蒼耳末與服、並敷以馬錢〔會毒狗的〕油蟲燒酒磨塗、搽加白凡少許、漸消、其瘡之四圍紫黑處、與砭去惡血、最後更以池菊、銀花．甘草連翹、蒼耳、紫地丁、山慈菇等藥、全癒、

## ▣醫林點將　怪病奇治

### 一個女子的奇怪隱病

（顧鳴盛）

瀏陽郭子卿、業儒而賈、新婚彌月、卽客金陵、三年不還、離鳳別鵠、兩地相思、商諸居停、薄言旋歸、久別重逢、喜可知也、今夕何夕、三星在戶牀第之樂、匪可言喻、豈知兩性相觸、會未雲雨、子卿忽大叫一聲而亡、其妻駭極、亟捫为陰、詎已無有、覓火燭之、血流如注、已身亦在血泊中、不明所以、但擗踊號咷、家中老嫗、聞聲趨視、鄰舍亦欵關來詢、嫗皇遽間以所見對、東鄰痞棍癩皮阿三聞悉、卽以郭氏婦謀殺親夫鳴於官、邑宰高鳳鳴、賢令尹也、立命駕蒞驗、時子卿猶無以斂、妻則撫屍哀慟、願以身殉、令細審情狀、察言觀色、知子鄉之死、必有他故、隨諭里正速將死者棺斂、其妻併一干人證、俱帶案訊辦、回署升堂、先訊阿三、供稱確是謀殺、姦夫頃已在逃、續訊其他鄰人、僉云郭婦向無不端事、續訊里正、供如諸鄰、最後訊郭妻、則云早擬從夫地下、特求一明而死耳、官溫言諭之曰、爾夫之死、必為爾明之、爾之冤、必為爾白之、遂命里正退、諸鄰及阿三俱暫行羈押、俾帶郭妻赴內堂聽審、郭妻見審問者、乃縣官太夫人也、始赧顏具白情狀、因密傳官媒、就內堂屏人驗郭妻私處、果獲子卿陰具、盡力扯之、乃出、則有一物緊囑龜頭不放、四足蛇身、狀如守宮、長二寸許、色若渥丹、太夫人曰、是矣、命持以示令、時已三鼓、再呼升堂、立笞阿三千板、荷枷三月、治其誣告之罪、諸鄰無干省釋、郭妻之冤遂由是得白、然究不知是何怪病、余學未周、愧未能明其病理、立其治法也、（下期請學周先生續）

第一卷　社會定期刊　第五十一期

# 女子陰痿症之研究（中）

（朱振聲）

## 女子陰痿症之原理

女子生殖器內部之構造、既如上述、則陰痿症之原理、亦可瞭然如鏡矣、夫女子生殖器中最重要者、厥惟子宮、子宮為受孕之處、固盡人皆知、然其隱匿在內、男子之精、決不能直射其中、若子宮之上、既有輸卵管以傳遞卵珠到子宮之中、則子宮之下、固復有子宮頸以任接受男精外來之職、蓋非此輸卵管、則卵巢中之卵細胞、何由傳至子宮、若不有子宮頸、則男子之精蟲、將何由而傳至子宮、觀此則女子子宮頸之一伸一縮、於生育原理上有極大之關係也明矣、

上圖為女子生殖器之全部、特將內陰部與外陰部連接續出、以使易於認識轉延那別位置、此為一少女之生殖器係原其式、然大小稍出下而方形物下、之外皮即是為外陰部、K為大陰唇L為小陰唇M為陰核N為處女膜以上皆在陰外、上係內陰部之各器官、J為陰道、為道也宮一肉管圖中所見乃管之外方ABC乃子宮古稱者名、D為輸卵管繫子宮之兩旁E為輸卵管端之傘F為卵巢所以出卵者也G為副卵巢H為圓子宮帶

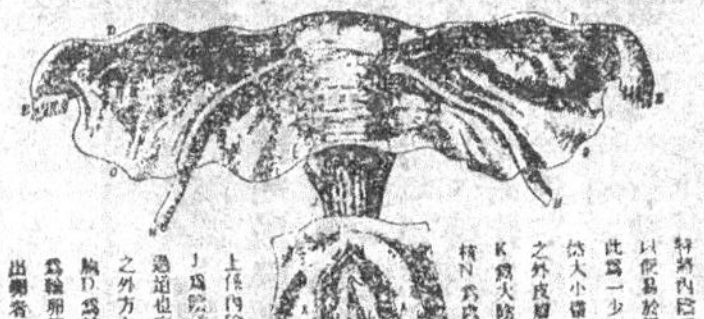

## 女子陰痿是不孕之特種原因

人皆知男子陽痿（不能生育）而不知女子陰痿、亦不能得孕也、考生育之道、在乎男子之精蟲、與女子之卵子、兩相融洽、乃能成胎、然子宮在膀胱之後、骨盤之中、去陰道實遠、其間全賴子宮頸作雙方之媒介、當淫情衝動之時、子宮頸能蜿蜒而下降、至膣腔之口、與男莖適相接觸、乃能兩情環抱、而成胎孕、此生育之情形也、若女子而患陰痿，則子宮頸勢必不能下降、既不下降、則男精卻不能傳達子宮、兩精何由而翕合、胎孕何由而孳生、故女子不孕、實與陰痿症有莫大之關係、（未完）

# 黃疸病之原因

（姚偉本）

黃疸者、以全身皮膚面目皆呈黃色、故名之也、內經分穀疸、酒疸、女勞疸等數種、穀疸色黃如橘、女勞疸色黃而深黯、酒疸若火熏灼、隨其症之因而異其色也、綜其病源、未有不因濕熱蒸鬱者也、女勞疸雖因腎臟有傷、亦難免濕邪之為患耳、金匱云、趺陽脈緊而數、數則為熱而消穀、緊則為寒而中滿、趺陽胃脈也、消穀是胃熱、中滿是脾寒、脾寒則生濕、而失轉輸之功、向之消穀、反為生濕之助、於是濕熱鬱合蘊釀而發黃焉、夫胃為中州而司納、脾為胃運津液而四佈、故餘臟皆受其資養、一旦脾胃失權、不得消化健運之功、而軀幹各臟亦相繼敗矣、故少氣乏力、精神疲頓、亦黃疸病之一證也、然傷寒而患黃病者、或以為寒久不治、鬱而化熱、熏灼不已、隨之發黃、是熱遏熱相得不解、雖有至理、吾不敢信、熱不解不過增高熱度而已、若未有濕邪為助、何得而成黃疸乎、經曰、脈浮而緩、手足自溫、繫在太陰、當身發黃、蓋脈之所以為浮為緩、知體內之有熱與濕也明矣、故救陰養津、去濕利水、是治黃疸之上策也、有發汗而愈者、有消瘀清熱而愈、有攻下而愈者、種種治法、隨邪之何任、見講施治、不可合混率爾從事也、

# 糙米與白米之比較

鍾鳳

世人多貴白米而賤糙米、以白色澤潔白、而糙米不雅觀瞻也、米其實米之貴賤、須視其營養價值而定、若以其外觀而分、則大謬矣、考白米所含之成分、糙米皆有之、而糙米中所有之乙種維他命、白米無之、蓋維他命存於米之表皮中、白米以會經精製、表皮脫落殆盡也、據最近學說東方食米諸國、往往發生腳氣病者、以多食白米所致、如以精製白米、時所除去之物、煮而食之、可治腳氣、乃知糙米中之維他命、有抵抗腳氣之功、而糙米之價值、實遠勝於白米、〔未完〕

# 大可注意之傷風症

（竹珊）

秋冬之季傷風者甚多、若不善攝養、每成損症、茲聞醫大教務長某先生、述此症之現象、及防護之方法數則、以其皆可莬之談、謹錄於後以告讀者、

傷風乃人生生理的適應機能、有防止溫熱消失、及增加溫熱之作用、吾人每至秋冬、以氣候寒冷、皮膚血管必收縮、故皮色每形蒼白、若遇驟冷、則立即毛肌收縮、皮膚生粟、（若在動物則其毛直立、凡此所以防止溫熱消散之現象也、自外表收縮後、血液充聚內臟、促進運動、如過寒、則肌肉痙攣、凡此所以增加溫熱之作用也、可知傷風之初、乃生理的正當適應機能、而非病症也、惟吾人平日養尊處優、保護太密、反失其天然作用、故血液充聚內臟後、不能抵抗、遂致呼吸器及消化器腫脹、內分泌增多、細胞膨化、於是傷風病菌乘間繁殖、（人口鼻中固有細菌發明者已有二十七八種、傷風病菌其一也、）此則乃完全為病症矣、（未完）

出版務求信用有切實保證　**又名社會醫學常識**　主持者有學識經驗及人格

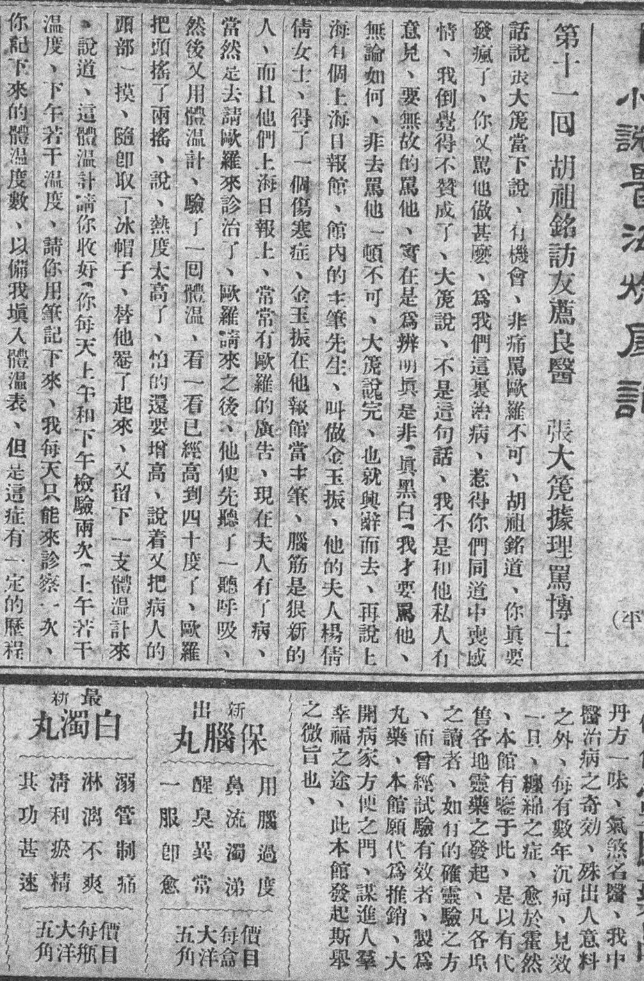

## 長篇小說 醫海燃犀記

（四十九）　（平不忿）

### 第十一回　胡祖銘訪友薦良醫　張大德攄理罵博士

話說張大德當下說、有機會、非痛罵歐羅不可、胡祖銘道、你真要發瘋了、你又罵他做甚麼、爲我們這裏治病、惹得你們同道中幾位惱、我倒覺得不贊成了、大德說、不是這句話、我不是和他私人有意見、要無故的罵他、實在是爲辨明眞是非、眞黑白、我才要罵他、無論如何、非去罵他一頓不可、大德說完、也就興辭而去、再說上海有個上海日報館、館內的主筆先生、叫做金玉振、他的夫人楊倩倩女士、得了一個傷寒症、金玉振在他報館當主筆、腦筋是很新的人、而且他們上海日報上、常常有歐羅的廣告、現在夫人有了病、當然是去請歐羅來診治了、歐羅請來之後、他便先聽了一聽呼吸、然後又用體溫計、驗了一回體溫、看一看已經高到四十度了、歐羅把頭搖了兩搖、說、熱度太高了、怕的還要增高、說着又把病人的頭部一摸、隨即取了冰帽子、替他罨了起來、又留下一支體溫計來、說道、這體溫計請你收好、你每天上午和下午檢驗兩次、上午若干溫度、下午若干溫度、請你用筆記下來、我每天只能來診察一次、你記下來的體溫度數、以備我填入體溫表、但是這症有一定的歷程、請你不要發急、第一週、第二週、第三週、能夠慢慢的過去、就可無事了、不過熱度很高、在此期內、（未完）

### 本館代售 靈驗藥品

丹方一味、氣煞名醫、我中醫治病之奇効、殊出人意料之外、每有數年沉疴、見效一旦、纏綿之症、愈於霍然、本館有鑒于此、是以有代售各地靈藥之發起、凡各埠之讀者、如有的確靈驗之方、而曾經試驗有效者、製爲丸藥、本館願代爲推銷、大開病家方便之門、謀進人羣幸福之途、此本館發起斯舉之微旨也、

**新出 保腦丸**

用腦過度、鼻流濁涕、腥臭異常、一服即愈

價目 每盒大洋五角

**最新 白濁丸**

溺管制痛、淋濁不爽、清利澀精、其功甚速

價目 每瓶大洋五角

**獨肝 定痛散**

女子善鬱、肝病時發、獨肝定痛、靈驗無比

價目 每盒大洋三角

## 保腦丸出世

發明　發明保腦丸者、非醫家、乃病家也、病家無醫藥知識、何以能發明、曰、從實驗中得來、當其患腦病、劇烈之時、中西名醫、百治無效、後無意中服此藥、竟效、于是有此丸之發明、

功效　余戚某氏、亦患腦病、始則鼻流濁涕、腦目昏糊、繼而記憶薄弱、精神不振、即以此藥試之、不數日而愈、其功效之神速、非他藥所可比擬、

服法　保腦丸之服法、極爲簡便、既無煎煮之勞、而且攜帶便利、祇須在飯後用白開水吞服三錢、小兒減半、

價目　保腦丸祇有一種、每盒大洋五角、不折不扣。每打五元、

廣東鄭震發明

上海幸福報館代售

▲歡迎投稿▼

## 幸福之門

**華九星君問**

民國十三年冬鄙人就職於吉林、斯時極寒、未及一月、忽覺下部酸脹而微痛、睪石邊的腎囊發大、且硬、囊皮縐緊、并在小肚地位、經過熱水一洗即愈、鄙人因寒而發、但是一到春天、即可恢復原狀、以前與洋錢大、則近年以來大不如昔、不分四季、或勞或寒、隨時即發、最利害之時、竟有鵝蛋大、平時較雞蛋小一些、祇是右邊一個、請賜良方、

**答華九星君問**　（楊志一）

厥陰之脈、下循陰器、外界寒氣直中厥陰、厥氣失於疏泄、以致偏而墜脹、腫硬疼痛、宜宗寒者溫之之旨進治、

茴香丸一兩

每服一錢、荔枝核三錢、煎湯吞下、

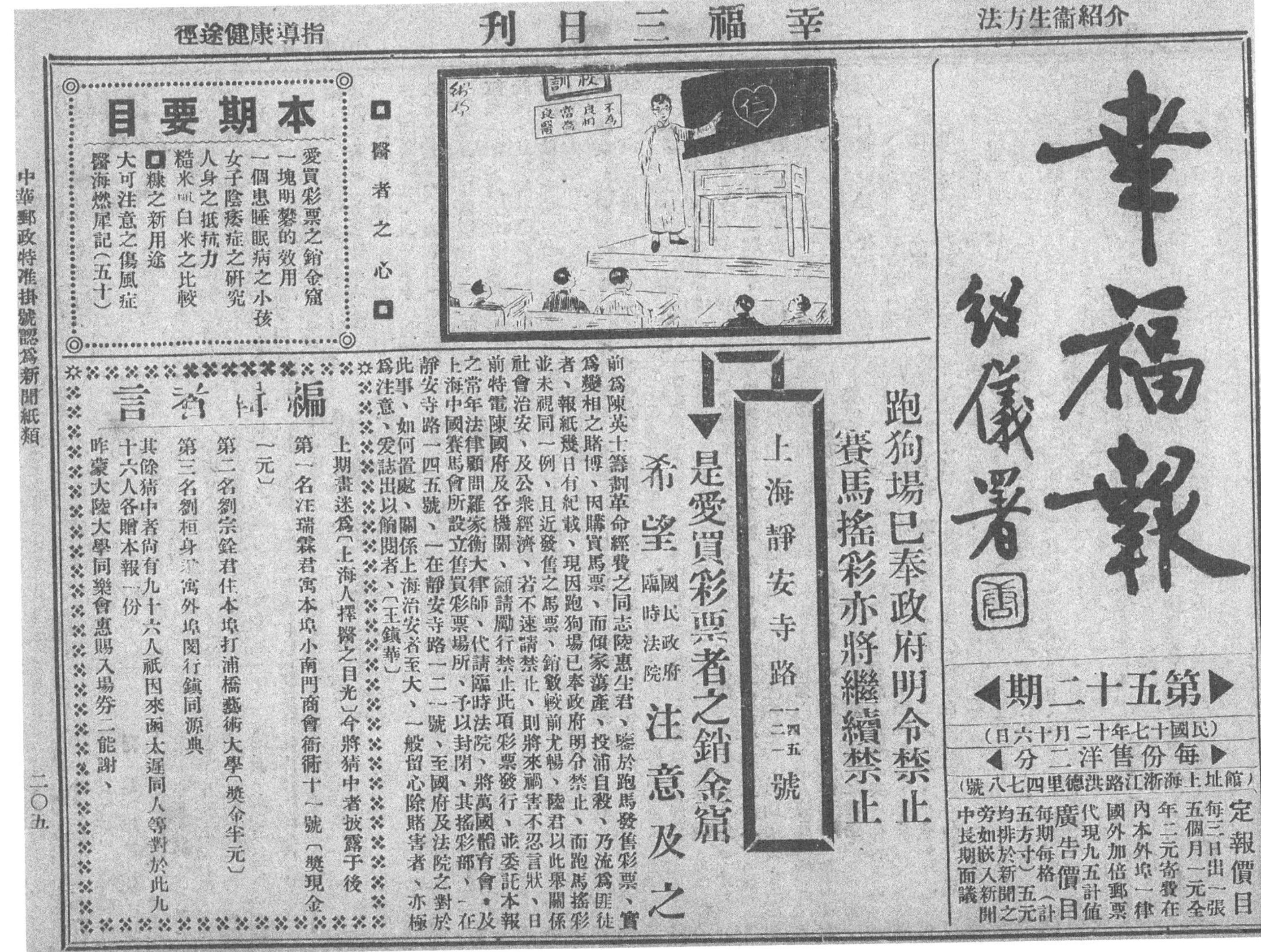

介紹衛生方法　幸福三日刊　指導健康途徑

# 幸福報

紐儀署

第五十二期
（民國十七年十二月十六日）
每份售洋二分
（館址上海浙江路洪德里四七八號）

定報價目
每三日出一張 五個月一元全年二元寄費在內本外埠一律 國外加倍郵票代現九五計值

廣告價目
每期每格（計五方寸）五元 均排於新聞之旁 如嵌入新聞中 長期面議

## 本期要目



□醫者之心□



## 跑狗場已奉政府明令禁止
## 賽馬搖彩亦將繼續禁止

上海靜安寺路一四五號 一二一號

### 是愛買彩票者之銷金窟
### 希望國民政府臨時法院注意及之

前為陳英士籌劃革命經費之同志陸惠生君、鑒於跑馬發售彩票、實為變相之賭博、因購買馬票、而傾家蕩產、投浦自殺、乃流為匪徒者、報紙幾日有紀載、現因跑狗場已奉政府明令禁止、而跑馬搖彩並未視同一例、且近發售之馬票、銷數較前尤暢、陸君以此舉關係社會治安、及公衆經濟、若不速請禁止、則將來禍害不忍言狀、日前特電陳國府及各機關、籲請勵行禁止此項彩票發行、並委託本報之常年法律顧問羅家衡大律師、代請臨時法院、予以封閉、將萬國體育會及上海中國賽馬會所設立售買彩票場所、其搖彩部、一在靜安寺路一四五號、一在靜安寺路一二一號、至國府及法院之對於此事、如何置處、關係上海治安者至大、一般留心除賭害者、亦極為注意、爰誌出以餉閱者、（王鎮華）

## 編輯者言

上期畫迷為〔上海人擇醫之目光〕今將猜中者披露于後

第一名汪瑞霖君寓本埠小南門商會衙衙十一號（獎現金一元）

第二名劉宗銓君住本埠打浦橋藝術大學（獎金半元）

第三名劉桓身君寓外埠閔行鎮同源典

其餘猜中者尚有九十六人祇因來函太遲同人等對於此九十六人各贈本報一份

昨蒙大陸大學同樂會惠賜入場劵二紙謝謝、

中華郵政特准掛號認為新聞紙類

二〇五

民國十七年十二月十六日　幸福三日刊　戊辰年十一月初五日

幸福報三日刊　二〇六

# 一塊明礬的效用

（湯士彥）

明礬屬石類藥品之一、狀爲透明之結晶體，價廉效宏，乃一實用良藥也。惟吾人對之、因其微賤、殊多忽視、以致功能湮沒不彰、甚爲可惜、今試述其簡單用法、凡二十則、手續不繁、效力準確、衛生治療、兩有裨益、而對於醫事常識、或不無小補云爾、

〔一〕打水　此法爲家常習用者、即以明礬研細、撒於水中、用杵急轉而攪和之、則水中一切腐敗不潔物質、互相結合、而沉澱於缸底、使上層之水、頓變清澄之飲料、且明礬又能撲滅微生物及防臭、故於衛生至理、頗相吻合、宜常行之、

〔二〕便血　以明礬三厘、白糖半調羹、溫水冲服、日四次、

〔三〕腋臭　以明礬末二分、硼砂五分、溫水一百分溶化、頻洗、或加冰片少許、滑石粉五錢、共爲細粉、撲腋下、

〔四〕足汗　足汗多者、可用明礬二分、溫水一百五十分濯洗、

〔五〕白帶　明礬二分溫水一百分、用水節射洗宿部、或用印度棉花一小團、外包紗布、紮成一小球形、緊以一長線、浸上藥塞入宿內、約五分鐘、取出、日三次、

〔六〕鼻血　明礬水百分之三、以棉花醮、塞鼻孔、

〔七〕汗斑　明礬末一分、滑石粉五十分撲之、

〔八〕爛瘡　爛瘡久不斂、可用煅礬二分、溫水八十分洗之、

〔九〕腫毒　無名腫毒、可用明礬末三分、雄黃七分、對研、以菊花汁調搽、

〔十〕牙血　以明礬水百分之一含漱、

〔十一〕凍瘃　明礬二分、鷄蛋白調和日搽、

〔十二〕赤眼　赤眼紅腫、用明礬二分、溫水八十分、以棉花浸敷、

〔十三〕火丹　火丹瘡、患於腰際、俗呼蛇纏、用煅明礬一錢五分、大黃末二錢黃柏末二錢、蒼朮末一錢煅蛤殼一錢、雄黃一錢、輕粉一分、青黛一分、共爲細末、麻油調敷、

〔十四〕服毒　服火柴頭鴉片圖盡者、急用明礬一錢、白糖少許、冲服取吐、一面並速請醫士救治、

# 醫林點將　怪病奇治

## 一個患睡眠病之小孩

（上）（尤學周）（湯士彥代作）

稔友林源卿少君、年祇四齡、於霧後患症、他無所苦、惟昏迷沉睡永日不甦、呼之不應、推之不醒、醫者以積滯挾痰論治、凡三劑、渺効越日、乃逆彥趨視、曾反覆診察、了無異證、指紋苔色、一似常孩、身既不熱、便亦通暢、無痰而不咳、口潤而不飲、呼吸平勻、能食知飢、睬視之、蓋與正式之睡眠、無以異也、每日惟在侵晨、略有一句鐘短時間之清醒（在清醒時、固一毫無疾病之小兒也、呼父喚母、一如平常）過此、則熟睡如泥、雖巔簸震撼、多方逗引、終無法使之清醒而不睡矣、證狀如是、治之奈何、予意此必濕濁爲祟（阻礙機竅所致）蓋濕本陰晦之邪得穢濁則彌漫散佈、蒙蔽神明、既失清展於初起、更無形質之可攻、淹綿不去、至爲糾纏、法當開上鬱、佐中運投藿香木香蘇葉薄荷石菖蒲鬱金川朴廣皮焦冬朮茶塊。送服神香蘇合丸半粒（外更以桂心附子淡萸軍薑白芷陳艾等）爲末、炒熱交換以布包熨於腹際上下、取其溫香通暢、以助藥勢、果不須臾、微聞腹中轆轆作鳴、移時、竟徐徐甦來、家人覩狀、均欣然色喜、該兒亦咿唔笑語、頓復常態、時方夜午、坐伴天明、亦不欲睡、聞街有喚賣食物者、且欲購食、因進焦飯煮化之稀粥與之、交午猶張眸無寐意。詎下午二時後、又頹然入睡鄉去矣、再施前法、効稍減、翌日施之、亦然、彼家親友、俱竊竊相告、衆口嘵嘵、僉曰魅祟、因就卜焉、聆日者言、鬼凡三、二大一小、小者弱、叱之可去、惟大者悍耳、且皆新市場之梟首鬼也、婦嫗聞之毛骨悚然、亟焚帛致祭夜相送、不獲也、乃倩變相羽士數輩、（指陰陽生）作保福（俗稱拜斗）而禳解之、鑼鼓喧天、齋壇潑地神斗室中、居然給主事之法師請得杭城盡有之土地尊神而來（蓋法師必跪念偏城之土地廟及神名）循序朗誦（鐃鈸相答（音調別具、亦頗悅耳（最後並以八仙桌高擱而架於二桌之上（作橋形（上更置有預製之紙糊城門）是爲關、法師前導、家人抱病孩隨之、俛首繞桌下凡三匝（卒破其紙門（大呼一切災難盡消滅而去、是役也所費凡十餘袁老、歷時可三小時、而病者瞿然起、能言矣、羣方詫爲神技、詎不旋踵、復如故、蓋小兒亦因方才之驚擾使然也、豈眞驗乎、時予固在旁、方默籌愈之之道、對於此等胡鬧、祇一笑置之、蓋勢然也、習然也、亦無可如何也、（未完）

第一卷　社會定期刊　第二十五期

## □女子陰痿症之研究（下）

（朱振聲）

### □女子陰痿與暗產之關係

夫女子之陰痿不降、猶男子之陽痿不舉、故女子陰痿、即不能吸收外來之精、男子陽痿、即不能射達精虫于子宮、二者均無生育之望、前已論之詳矣、雖然、太過與不及、均非中庸之道也、若子宮頸時爲淫情所衝動、每易釀成暗產、蓋子宮頸一再伸突、則上次吸入之精蟲、勢必爲二次之伸突力而外洩、遂成暗產、此多慾者之所以不孕也、至於患陰痿之女子、間或能吸收精蟲、然因其縮力之薄弱歟、每致留戀於子宮頸之間、而不能送入子宮、況此種女子、體質必虧、一旦因帶下之潤滑、亦能將女子頸內之精蟲泄出、故患陰痿之女子、雖偶能吸精、亦不過成爲暗產而已、決無生育之望也、

### □結論

觀此則女子陰痿症之貽害、概可知矣、然則世之患者、亦有法以挽救乎、曰、太過者遏制其性慾、不及者增加其興趣、則子宮頸伸縮得當、自能得懷麟之慶矣、夫寡慾之法、在乎清心、心無所動、其慾自制、至於求歡之術、各有巧妙、愧余拙筆、果不形容其萬一、是在讀者之隨機應變也、幸世之求嗣者、注意及之、（完）

## □人身抵抗力之研究

葉星樓

近世醫云、人身自已抵抗力、能挽救一切疾病、吾人之所以能生存地上者、幸有強固之抵抗力、外界之事物、無一非吾人之敵、例如強烈光線、空中炭氣、不潔食物、乃至喜怒哀樂、日常舉動、皆足以害及人類、苟吾人對於此等外物、無力抵抗、則人類早已滅絕矣、世人往往以飽暖得宜、爲衛生唯一條件、實大誤也、人苟逸居暖食、過於保護身體、則人類之抵抗力、漸漸失去、而身體益變爲衰弱、故最良之健康法、在加增人體之抵抗力、如何而可以加增人體之抵抗力歟、今述於左

抵抗力者、即免疫素也、對於一切病菌之侵襲、咸能抵抗、而不令其發生生殖機能、且有撲滅之要素。但如何而能具此抵抗力、則須實行攝生要旨、如勤運動早起節慾愼食、常在清新之空氣中營深呼吸等是也、若能遵行不怠、則體中之抵抗力、自然加強、舉凡一切之病菌、即使侵入體中、非但不能發生、且可從而撲滅之、故講求攝生條件、即製造自身之免疫素也、如血清痘苗、亦係抵抗病菌之元素、一則出諸臨時之防止、一則儲諸自身永久不絕、其比較優勝（爲何如哉）願同胞深明此理、則強種強國、庶乎近矣、

## □糙米與白米之比較

鍾鳳

科學家亞克孟氏、研究糙米與白米、會以白米飼雞鳩等動物、二三周後、即顯減其體重、終至瘦弱而垂斃、乃飼以米糠或糙米、則日見恢復其瘦弱之病體、而重獲健康、蓋白米中缺乏動物生活上必要之維他命、故致瘦弱、人亦動物、何獨不然、由是觀之、糙米貴於白米之理、彰明矣、且多製糙米則米量可以增加、謂非救濟民食之一法乎、（完）

## □糠之新用途

憶碧

吾人食米、恆以愈白爲愈佳、然考其實則大不然、米之外皮、即「糠」、富含「維他命」、於大身有大益」、顧知者頗鮮、故取而爲日常之食料者、非無之且恥之焉、要知糠有補血理滋等種種作用、他如患脚氣病者、食之且可立愈、其功之大、筆難盡舉、然世人不察、多輕棄之、實屬可惜、予友沈君、患貧血病、醫囑多食富含「維他命」之食料、遂深加研求、近覺得一物、其物爲何、即糠是也、服食數月、病已漸失、因不願自秘、廣勸親友、詳述製法、僕見明效已證、爰述製食法於後、俾世人取焉、

法以不加白粉之糠、磨細成粉、置鍋中焙之、至香燥爲止、食粥及可以攙入此粉之物時、加一二瓢於內、既香且膩、味殊可口、價既低廉、益更宏大、願閱者一試之、

## □大可注意之傷風症

（竹珊）

其在呼吸器之病（最初爲呼吸鬱悶）其次爲鼻炎）其次爲發熱咳嗽）其在消化器之病、爲胃中無味、食欲不振、其後則腹痛或下痢、甚者延爲秋溫諸症、久咳則有肺病之虞、故傷風之第二時期、確是危險病症、不可不極力防止其法、第一宜常漱口、保持口腔清潔以免細菌之繁殖、第二如鼻中分泌過多、可以絮或布礁硼酸水或稀碘酒拭之、第三少高聲言語、蓋喉頭振動、細菌每乘機入氣管中、則成咳嗽、危險滋多、蓋喉頭爲肺臟之第一門戶、傷故風者不可不靜養之也、第四口中分泌增多、飲食無味切不可再食有刺激食物、第五消化不振、故當少食以保護胃腸、免致腹痛下痢、以上諸法、不過爲抵抗力弱者說法、究非上乘工夫、最好要使吾人抵拒力增加、爲天然之適應、則細菌不能爲虐矣（欲抗拒能力之增加）除常時鍛鍊體力外、無他法也、

出版務求信用有切實保證　又名社會醫學常識報　主持者有學識經驗及人格



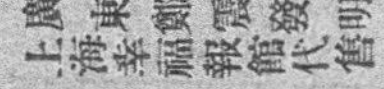

## 長篇小說 醫海燃犀記（五十）

（余不平）

第十一回　胡祖銘訪友薦良醫　張大篪據理罵博士

是否能沒變動、那可不能預卜、玉振道、可有相當的內服藥、減減熱度嗎、歐羅道、有是有的、不過退熱藥、不能亂用、必至萬不得已時、方可少用一點、最忌多用、但是無論如何、決對不能縮短病期、要想今天服藥、明天見效、是辦不到的、說罷、與辭而去、到了第二天、楊倩倩的病勢、依然如昨、只有加重、未見減輕、寒熱特甚、大渴引飲、唇舌燥裂、　金玉振見此情形、心中如何不焦不急、正在家中納悶、忽然門外鈴響、開門一看、原來不是別人、就是華洋百貨公司裏的主人、胡祖銘、玉振道、原來是祖銘兄、請裏邊坐、祖銘道、我們是無事不登三寶殿、今天來有件事、要相煩相煩、請老哥幫個忙、玉振道、甚麼事呢、祖銘道、我們公司裏、舉行十週紀念大廉價、要登一種新奇動目的廣告、在各家報紙上、今天特來找你、請你向貴館接洽、打個特別折扣、你看能不能幫個忙呢、玉振道、這有甚麼不能、你廣告樣子呢、你把我帶到館內、替你登載就是了、說看、祖銘已跨進屋內、鼻子一嗅、隨即回頭、向外就走、玉振道、這是甚麼頑意呀、祖銘道、唷呀、這臭藥氣味、眞正難聞、向腦子裏直攢、我生平頂怕聞這樣氣味、玉振道、

## 保腦丸出世

**發明**　發明保腦丸者、非醫家乃病家也、病家無醫藥知識、何以能發明、曰、從實驗中得來、當其患腦病、劇烈之時、中西名藥、百治無效、後無意中服此藥、竟效、于是有此丸之發明、

**功效**　余戚某氏、亦患腦病、始則鼻流濁涕、腦目昏糊、繼而記憶薄弱、精神不振、即以此藥試之、不數日而愈、其功效之神速、非他藥所可比擬、

**服法**　保腦丸之服法、極爲簡便、既無煎煮之勞、而且攜帶便利、祗須在飯後用白開水吞服三錢、小兒減半、

**價目**　保腦丸祗有一種、每盒大洋五角、不折不扣、每打五元、

廣東鄭震發明
上海幸福報館代售

▲歡迎投稿▼

## 幸福之門

**問**　王德山問

內子經停一年屢治不效咳嗽氣急痰多今年九月請某女科治之投以旋覆代赭石及六君子湯十餘劑以藥不中病而止目下形寒脉沉滑當以何法治之請示知

**答**　答王德山君問　〔朱振聲〕

經停一年、屢治不效、咳嗽氣急痰多、今年九月請某女科治之、因其咳嗽氣急痰多、誤認胃虛氣逆、治以旋覆代赭石湯、補虛宣氣、滌飲鎮逆也、服數劑而病證依然、蓋藥不中病、安能望其痊耶、後易六君子湯、以補氣祛痰、服數劑而反見形寒、乃請余往診、按其脉沉而滑、考內經脉要論曰、滑者陽氣盛而有熱、沉主蓋少陰而在裏、是必血分瘀熱內結、陽氣不能外達所致、蓋血瘀則月不事不行氣衰則表虛形寒、且女子以衝任爲主、衝爲血海、任主胞胎、其脉皆上循胸腹、而會於咽喉、今瘀熱鴟張、上衝肺胃、津液被灼而爲痰、氣機被逆而失降、此咳嗽氣急痰多之所由來也、前醫不知其病源所在，而專治其標、此病之所以不愈也、法當用抵當湯原方、以攻其瘀血、蓋病已至此、非至峻之劑、不足以抵其巢、而當此重任也、未識台端以爲何如、

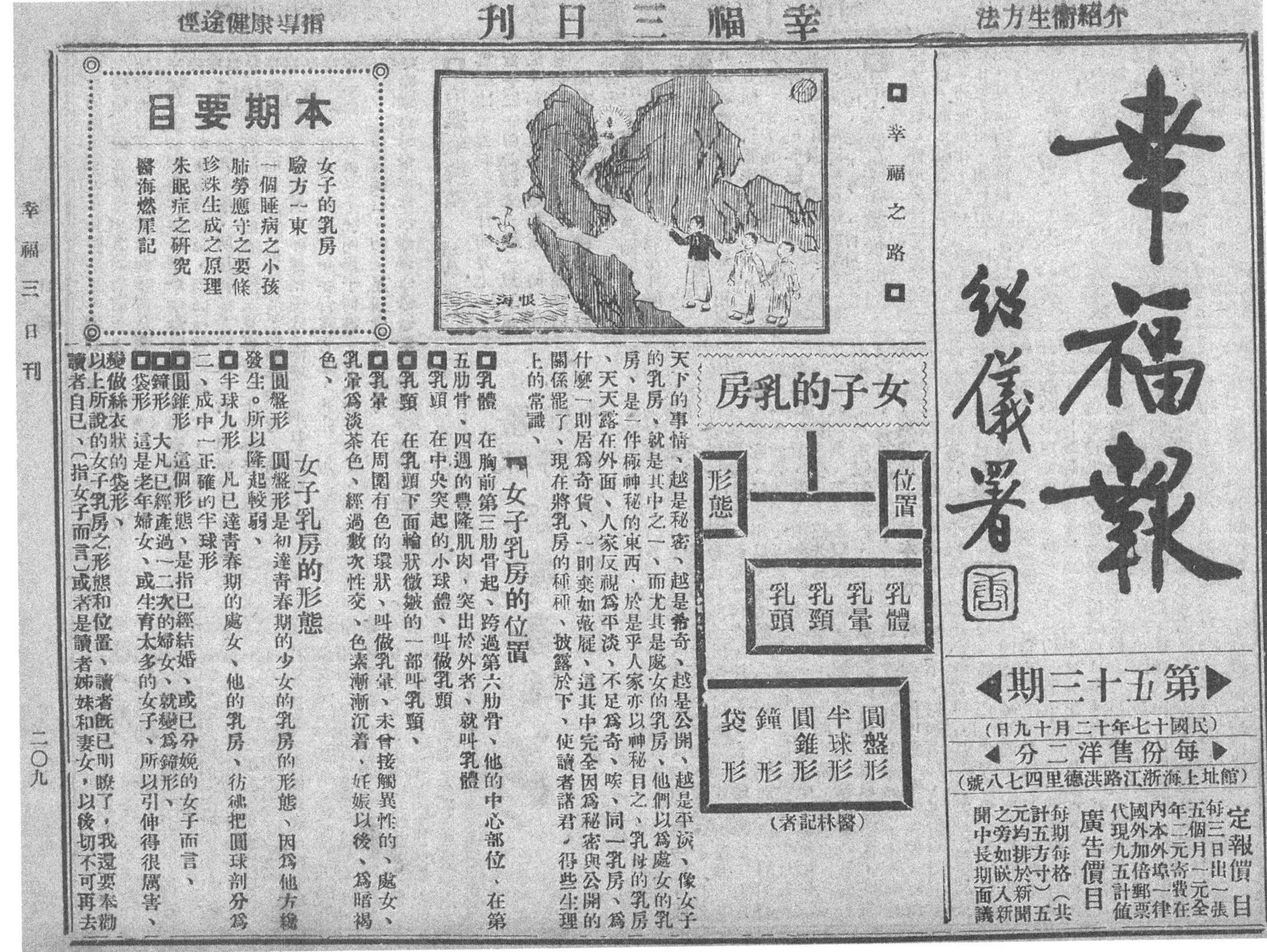

介紹衛生方法　幸福三日刊　指導康健途徑

# 幸福報

鈕儀署（印）

◀第五十三期▶
（民國十七年十二月十九日）
◀每份售洋二分▶
（館址上海浙江路洪德里四七八號）

**定報價目**
每三日出一張、五個月一元、全年二元、寄費在內、本外埠一律、國外加倍、郵票代現九五計值

**廣告價目**
每期每格（共計五方寸）五元、均排於新聞之旁、如欲入新聞中、長期面議

## 本期要目

女子的乳房
驗方一束
一個睡病之小孩
肺癆應守之要條
珍珠生成之原理
朱眠症之研究
醫海燃犀記

□幸福之路□



## 女子的乳房

位置——乳體　乳暈　乳頸　乳頭

形態——圓盤形　半球形　圓錐形　鐘形　袋形

（醫林記者）

天下的事情、越是秘密、越是希奇、越是公開、越是平淡、像女子的乳房、就是其中之一、而尤其是處女的乳房、他們以為處女的乳房、是一件極神秘的東西、於是乎人家亦以神秘目之、乳母的乳房、天天露在外面、人家反視為平淡、不足為奇、唉、同一乳房、為什麼一則居為奇貨、一則棄如蔽屣、這其中完全因為秘密與公開的關係罷了、現在將乳房的種種、披露於下、使讀者諸君、得些生理上的常識、

### 女子乳房的位置

□乳體　在胸前第三肋骨起、跨過第六肋骨、他的中心部位、在第五肋骨、四週的豐隆肌肉、突出於外者、就叫乳體

□乳頭　在中央突起的小球體、叫做乳頭

□乳頸　在乳頭下面輪狀微皺的一部叫乳頸、

□乳暈　在周圍有色的環狀、叫做乳暈、未曾接觸異性的、處女、乳暈為淡茶色、經過數次性交、色素漸漸沉着、妊娠以後、為暗褐色、

### 女子乳房的形態

□圓盤形　圓盤形是初達青春期的少女的乳房的形態、因為他方纔發生。所以隆起較弱、

□半球形　凡已達青春期的處女、他的乳房、彷彿把圓球剖分為二、成中一正確的半球形

□圓錐形　這個形態、是指已經結婚、或已分娩的女子而言、

□鐘形　大凡已經產過一二次的婦女、就變為鐘形、

□袋形　這是老年婦女、或生育太多的女子、所以引伸得很厲害、變做絲衣狀的袋形、

以上所說的女子乳房之形態和位置、讀者既已明瞭了，我還要奉勸讀者自己、（指女子而言）或者是讀者姊妹和妻女，以後切不可再去

縛束他因爲我近來在醫院裏、看到很多的女子、因爲縛束胸部而成肺癆病，或者乳疽和乳癌病的很多，可見束胸是很不合衛生的、希望全國的女同胞、大家起來解放啊、

## 編輯者言

頃接讀者來函、詢問精靈威靈二穴、按此穴不在十二經兪穴之中、所以普通之言經穴者、俱無是名、查古人本有所謂奇兪者、然未見專書、不能奉答、虞君投稿爲小兒而言（似是推拿專家經驗手法）考之商務新編之中國醫學大辭典、亦無精靈穴、而威靈則有之、在上册一七七五頁云、威靈穴在手背高骨處、止此一句、部位太混、而其書又不注明出于何書、令人無從查考、同人等已函詢作者虞君、約下星期當可答覆、

（此方不寒不熱、亦補亦消、最爲穩善、）

## □迅風掃籜散（吳子嘉）

治發背癰疽一切無名大毒、以及瘡癤等症、屢試不爽、穿山甲七片蜈蚣（七條去頭足）蟬退（五錢洗）殭蠶（二錢炒去絲）乳香（二錢半去油）沒藥（二錢半去油）全蝎（七個頭足腰全酒浸去腹內腸）斑毛（七個去翅足炒米炒）明雄黃五錢麝香一錢冰片八分五倍子一兩半共爲細末、曬乾、勿令見火、摻於毒上、再以尋常膏藥蓋之、有效如神、若遇大毒、須加升丹少許、和藥末同摻、其升丹必須自製、（沈仲圭錄）

## □治痰氣壅塞（幼幼集成）

雪梨汁一盃、生姜汁四分之一、蜜半盃、薄荷細末一錢、以上四品、和勻器盛、重湯煮一時、任意與食、降痰如奔馬（趙晴初曰、此方甘寒辛潤、邪襲於肺、洩肺降痰、試用良驗）

## ■治羊肉積（趙晴初）

栗殼湯飲之立效、（殼用外層有毛刺者）

## ■雪羹湯（王晉三）

凡肝經熱厥少腹攻衝作痛、用以熱止痛、捷爲影響、海蛇一兩大地栗四個水二鍾、煎八分、（王夢隱曰、海蛇妙藥也、宣氣化瘀、消痰行食、而不傷正氣、故哮喘、胸痞腹痛、癥瘕脹滿便閉、滯下等、皆可量用、）

## □治大便燥結糞後便血（吳渭泉）

生豆腐漿七分地栗汁三分約共一茶盌、將豆腐漿熬滾、和冰糖少許、冲地栗汁、空心溫服（二按地栗甘寒而滑、開胃消食、除積止血、豆漿清熱散血、下大腸濁氣、）

## □治女子帶下屬濕盛者（雞鳴錄）

松石猪肚丸、每早淡豆腐漿送服三錢、

## □集聖丸　治小兒疳病

人參　蟾蜍　川連各三錢　歸身　川芎　陳皮　五靈脂　莪朮　夜明砂　使君子肉　蘆薈　砂仁　木香各二錢以公猪膽一個和藥末爲丸、如龍眼大、每服一丸、

## 醫林點將　怪病奇治

### ▲一個患睡眠病之小孩（下）（尤學周）

（湯士彥代作）

翌日、病猶是、復懇設法、乃重聚其家人、更商治策、予曰、迷信種種、殆試遍矣、今請爲約、嗣而後、惟餌藥是爲、在證測之、實無大害、當可挽救、且鬱久蒸發、漸占佳象、有由募原中道、烟霧瀰漫及於中下之勢、濕甚生熱、氣窒不宣、脈滯苔黃、更衣不行、縈繞中樞、可望展舒、無形變爲有形、因輕宣以開鬱、芳香而通神、溫運中樞、滲導穢濁、用蘇葉、薄荷、連翹心、石菖蒲、鬱金、木香、枳殼、冬朮、炒黃川貝、元明粉、六一散、一劑而大小解瀉如醬色狀、再劑而昏睡兼旬之症、豁然矣、後在六君加減、調治半月康復、彥按、是歲午夏、淫雨地蒸、潮穢縱橫、在人氣交之中、濕蒸穢濁之氣、由口鼻吸受、上焦先病、漸及中下、河間所謂三焦病也、治與風寒食積迥異、蓋薰蒸氣墜之間、正如奄麴之比、斯時病全在氣分、無形質之可求、氤氳迷漫、阻礙清竅、滯閉神昏、因以致睡也、觀前醫攻滯、乃有形治法、宜其不效、靈樞云、上焦如霧、非輕揚芳香之氣、何以開之、爰本斯意、啟上鬱、佐中運、劑凡四投、迄鮮功效、病家更徨徨不可終日、祈神問卜、保福禳解、可謂無美不陳、當時蓋已睡越旬矣、予以衆口囂雜亦難置喙、姑聽之、旋仍不效、再商於予、此時已停藥三朝、醞釀蒸發、證候漸有外呈之象、乃守溫運逐濕、芳香袪穢、佐滲導、以冀撥動靈機、疏瀹濁垢、果爾一杯見效、續劑而甦、綜上所述、孩病凡二旬、自六月三十日迄七月二十日止、計清醒時平均每日可一時半、合計約三十小時、以小兒睡眠十時爲衡計、每日越睡時凡十二時半、二十日共越睡時凡二百五十小時、試有一趣之睡眠病記也、又偶於報端見日本非洲等處、盛行睡疫、死亡率甚高云、意亦茲類病乎、附錄之、以資參考、友人自非洲來、述康古一帶睡眠病流行頗盛、此病原因、爲一種錐虫、其媒介爲采采蠅、蠅體較瓜子爲小、嘴尖銳、能刺入人體、日夜無間、雖隔帆布、亦可置喙吮吸、一染此症、死亡甚多、去年九月間日本亦流行此症、據仲圭君報告、謂患者二百人、死六十一人、其中尤以老幼居多數、染後、卽睡眠不醒云、（下期請仲圭先生續）

社會定期刊　第一卷　第五十三期

## 肺癆極應遵守之要條

（楊志一）

不佞於本報第十四期發表肺癆之研究一文、及念三期刊登肺癆注重休養談一篇之後、因肺癆而就診于余者、日不乏人、謬探虛聲、諸多慚愧、爰將平日諄諄告誡肺癆患者應守之要條、刊諸本報、作一普遍之警告、

（一）烟酒辛辣等富于刺戟性之食物、首宜戒除、

（二）筋制慾念、培養精神、使元氣充足、足以殺滅癆菌

（三）日光有穿透組織之性、能使新陳代謝之機能旺盛、肺臟爲日光所照、則足以障碍細菌之發育、故日光療法之爲近世矜貴之發明、

（四）避免市城生活、移爲田園生活、早睡早起、呼吸新鮮空氣、爲治病之聖藥、

（五）宜進流動液體而富滋養之食物、如牛乳半熟雞蛋稀粥之類、助脾胃以恢復肺臟之組織、堅硬難化之物、概勿入口、

（六）休息快樂、保持身體健康、爲防免肺癆之唯一良法、厲行不懈、

（七）坐立行走、不可俯曲身體、逼窄胸部、無論何時、

（八）臥室之內，宜流通空氣、溫度亦宜平溫、不可過冷過熱、

（九）衣服宜寬、不宜緊迫、被宜輕鬆、臥宜安靜、

（十）不合病機之單方、不可妄服、市上流行之治肺藥品、亦宜慎服（如半夏消痰、而不宜于肺癆、）以免求益反損也，

## 電燈治療凍瘡之經驗衛生

（青青）

凍瘡一名死血、當隆冬天氣、手足面類、爲嚴寒所侵、則血液凝阻滯、漸致潰爛、痛癢受累、綿延不易速愈、治療之法、最妥於初起之時、注意和暖、使血液暢流、其患卽能消滅、市上出售之藥膏等品、無非牟利欺人、殊少效驗、惟將熱電燈泡徐徐熏熨患處、日夜數次、兩三日後瘡塊卽消（碎爛者無效）予家偶有患者、如法行之莫不痊愈、既不費錢法又簡便故公諸本刊、俾讀者試驗之、

## 珍珠生成之原理及其種法

（心）

考珍珠生成之原理、因貝類常息於砂中、其闢殼移動之際、砂偶竄入、外套膜受其激刺、遂分泌與殼內面相同之質以包之、久之漸積漸厚、堅實光輝、遂成美麗之珍珠、試取珍珠一顆、先驗其光澤、則見其與殼之內面相同、次解剖之而驗其內部、則見有砂、用化學分析之、則知其外層之質是炭酸石灰、與殼質同、惟偶然竄入之砂、未必大且圓、若以人工種之、則巧合人意、可隨意作種種佛像形之珍珠、且可操多得之劵、凡類及蠔等殼之內面、有珍珠光澤者、皆能種珠、然以珍珠貝爲最佳、種珠之法、先捕蠔一連「因蠔生俱連屬、而不能解爲個體、故取必成連、」隨意以作何形像之砂或圓淨之砂、納於各蠔之外套膜與殼之間、投於池塘中、飼養至五年以後、卽得

美珠、恰與原納入砂同形

## 失眠症之大研究

歷舉古人理論

發明治療大法

王一仁

內經邪客篇云、厥氣客于五臟六腑則衛氣獨衛其外、行于陽不得入于陰、行于陽則陽氣獨盛則陽蹻陷、不得入于陰（陰虛故目不瞑、又大惑論、衛氣留於陽不得行於則陽留陰於盛、陰氣盛則陰蹻滿（不得入於陽則陽氣虛、故目閉矣、又營衛生會篇曰、壯者之氣血盛、則肌肉滑、氣道通、營衛之行、不失其常、故晝精而夜瞑、老者之氣血衰、其肌肉枯、氣道濇、五臟之氣相搏、其營氣衰少、而衛氣內伐、故晝不精、夜不瞑、又評熱病曰、不能正偃者、胃中不和也正濇則欬甚上迫肺也、又逆調論曰、胃不和則臥不安、又曰、不得臥、臥則喘者是水氣之客也、又曰肺者臟之蓋也、肺氣盛則脈大、脈大則不得偃、舉此諸端、內經論寤寐原因、既極詳盡、而不寐之故、亦有虛實之不同也、

李東垣云、脈緩怠惰嗜臥、四肢不收或大便泄瀉、此濕勝也、邵新甫書臨症指南不寐門後云不寐之故、雖非一種、總是陽不交陰所致、若因外邪而不寐者、如傷寒瘧疾等暴發後、營衛必然窒塞、升降必然失常、愁楚呻吟、日夜難安、當速去其邪、攘外卽所以安內也、若因裏病而不寐者、或焦煩過度、而離宮內燃、從補心丹及棗仁湯法、或憂勞憤鬱、而耗損心脾、宗養心湯、及歸脾湯法或精、不凝神、而龍雷震盪、當壯水之主合靜以制動法或、肝血無藏、而魂搖神蕩、有鹹補甘緩法、胃病則陽蹻穴滿有靈樞半夏秫米湯法、膽熱則口苦心煩則有溫膽湯、本論又用桑葉丹皮山梔等輕清少陽法營氣傷極、人參人乳並行、陽浮不攝、八味可選。餘如因鬱宜鎮因怒宜疎、飲食痰火爲實新臥產病後爲虛也、

## 長篇小說 醫海燃犀記（五十一）

（平不余）

第十一回　胡祖銘訪友薦良醫　張大篪據理罵博士

不是、我也不喜歡喜酒他因爲我們內人得了傷寒症、傷寒是能傳染的、不能不洒點臭藥水、祖銘道、請那個醫生治的呢、玉振道、請歐羅醫生治的、他也沒有相當澈底的治法、昨天請他來、他就弄一個冰帽子給他……祖銘不等他說完、搶着道、糟了、歐羅雖是掛着博士的頭銜、他那裏治得好毛病、况且西醫治內症、簡直不敢奉承、我看你不要擔擱、趕快去請我們朋友張大篪、他是中西兼通的醫學家、又將前次張大篪治愈李繼州的話、說了一遍、歐羅怎樣不識症、張大篪怎樣立刻回春、從頭至尾一說、方才提醒了玉振的迷夢、隨着僕人去請、不上一刻、大篪已到、少不得有一番客氣、胡祖銘便告楊倩倩女士的病情、怎樣請歐羅來醫治、復由金玉振詳細說了一遍、才請大篪到塌前診察、大篪先診了一回脈、覺得脈來浮緊、體溫甚高、惡寒無汗、而手足微厥、隨又問道、你頭痛嗎、倩倩答道痛的、大虎道、腰部和脊背痛得很吧、倩倩道、是的、大篪道、你覺得惡寒嗎、倩倩道、惡寒的狠利害、大篪看他神情、面色慘而不舒、身體拘急、决定替他對症下藥、便走到書案前坐了下來、開了一張單子、是麻黃湯、隨即說道、此方服後、一定要出汗、出汗之後、自然寒熱減退、漸就痊可、不至再有傳變、（未完）

▲歡迎投稿▼

## 保腦丸出世

發明　發明保腦丸者、非醫家乃病家也、病家無醫藥知識、何以能發明、曰、從實驗中得來、當其患腦病、劇烈之時、中西名醫、百治無效、後無意中服此藥、竟效于無腦病、有此丸之發明、始余是效、後無之、亦患腦病、功效　菜氏戚有、之發明、則鼻流濁涕、精神、腦目昏糊、繼而記憶薄弱、不振、即以此藥試之、非他藥所可比擬、其功效之神速

服法　保腦丸之服法、極爲簡便、既無煎熬之勞、而且攜帶便利、祇須在飯後用白開水吞服三錢、小兒減半、

價目　保腦丸祇有一種、每盒大洋五角、不折不扣。每打五元、

廣東鄭震發明

上海幸福報館代售

## 幸福之門

□陳秀芳問

舍妹年二十餘歲、懷孕七月寒熱間日輕夜重則面浮咳嗽痰內帶紅甚則氣急熱甚時汗出則減大便治濇時硬小溲熱赤口渴而不多飲苔薄膩脉濡數請問時法

□答陳秀芳女士問（楊志一）

按懷孕七月太陰陽明司胎時也、伏溫濕熱蘊鬱於少陽爲寒熱痰濁留戀於肺經、則爲咳嗽、少陽樞機不和、則爲間日輕重、甚肺絡受損、則爲痰紅、邪熱上蒸、肺夫肅降、則爲面浮、爲氣急、大便時濇時硬者、太陰濕與陽明之熱、交相爲病也、觀其小溲熱赤、渴不多飲、其故可知矣、宜小柴胡湯加肅肺化痰清熱降氣之品、

柴前胡　雲茯苓　酒炒黃芩　光杏仁　白茆花

仙半夏　川象貝　水炙桑叶桑皮　溫滋鈴　茜草

藕節四枚　枇杷叶去毛

## 本館代售靈驗藥品

我中醫治病之奇效、殊出人意料之外、每有數年沉疴、見效丹方一味、氣煞名醫、一旦、纏綿之症、愈於霍然、本館有鑒于此、是以有代售各地靈藥之發起、凡各埠之讀者、如有的確靈驗之方、而曾經試驗有效者、製爲丸藥、本館願代爲推銷、大開病家方便之門、謀進人羣幸福之途、此本館發起斯舉之微旨也、

新出　保腦丸
用腦過度、鼻流濁涕、醒臭異常、一服即愈
價目每盒大洋五角

最新　白濁丸
溺管制痛、淋濁不爽、清利瘀精、其功甚速
價目每瓶大洋五角

獺肝　定痛散
女子善鬱、肝病時發、獺肝定痛、靈驗無比
價目每盒大洋三角

介紹衛生方法　幸福三日刊　指導健康途徑

# 幸福報

紹儀署

第五十四期
（民國十七年十二月念二日）
每份售洋二分
（館址上海浙江路洪德里四七八號）

定報價目
每三日出一張、五個月一元、全年二元、寄費在內、本外埠一律、國外加倍、郵票代現、九五計值

廣告價目
每期每格（計五方寸）五元、均排於新聞之旁、如嵌入新聞中、長期面議

## 緊要聲明

本埠上期誤將樣報發出、不勝抱歉、此乃因送報者誤送所致、並不出售、況此項報紙、乃分送各埠之函索者、故紙張與平日不同、讀者諸君、幸勿誤會、特此聲明、

## 請猜畫迷

第一名獎現金一元　第二名半元

三名至十名各贈怪病奇治一册

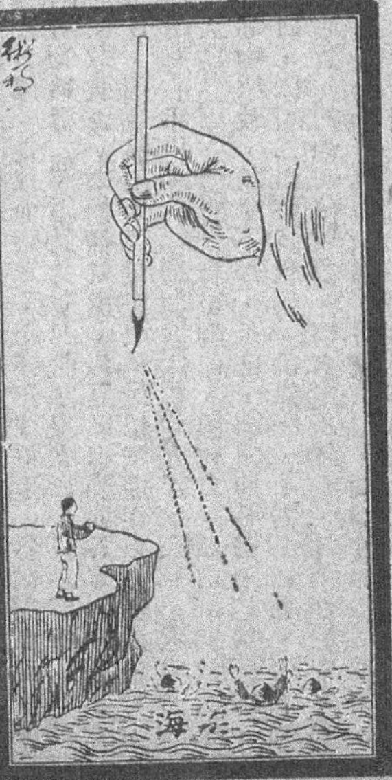


## 上海最近實事　因燃燒煤球以致中毒斃命

昨夜猶在人間　今晨遽歸地府

可憐　四個兒女　一個傭婦　同歸於盡

事實昭彰　前車可鑒

冬令衛生　其可忽諸

前蕪湖中國銀行行長常州人劉沓石、現住於本埠公共租界卡德路一千另四十七號門牌、育有三子一女、長子名阿強年七歲、次名小猛六歲、幼名小木年甫二齡女名小獅年八歲、雇用阿媽朱氏、每夜偕該四孩、同睡一室、近因時交冬令、天氣洌寒、故阿媽於前晚臨睡時私將火爐一只、燃燒煤球（置於房內、以增溫度（詎因門窗皆已緊閉、煤氣無從發洩、致朱媽與四孩俱中煤毒、知覺全失、祇因時在深夜、故無人得悉、直至昨晨九時，始經劉之廚司張喜生察覺、奔報於劉、急往探視、則除阿強尚氣息奄奄外、其餘朱媽小猛小木小獅等四口、均已氣塞斃命、挽救無術云云、讀者諸君、看了上面的一段事實之後、就可以知道冬令燃燒煤球的危險、並且希望通知自己的家庭中、切勿再用這種危險品以取暖、因爲取暖之法很多、大則像熱水汀、小則如熱水袋等等、都可以使人體增加溫度、爲什麼一定要去用煤球呢、假使讀者一定要用、那麼請注意下面的二種避免中毒法、

（一）必須把火爐炭盆等物、裝一煙囱使煤氣從煙囱中透出、方保無虞、

（二）如不裝煙囱、則門窗切忌緊閉、使空氣流通、亦能減輕煤毒、

中華郵政特准掛號認爲新聞紙類

## 一塊明礬的效用（二）

（湯士彥）

（十五）創傷　刀傷出血、煅凡一分、兒茶一分、敷能止血、

（十六）痢疾　明礬一分、紅糖三錢冲服、

（十七）頑癬　用明礬末一錢、柳酸一錢凡士林八錢、調敷、

（十八）風痰壅塞可用百分之五明礬水、以鵝翎蘸之、掃喉探吐、

（十九）喉痛　用明礬一分、月石二分、冰片三釐、青黛三釐、研細頻吹、

（二十）臁瘡　各種臁窠瘡、可用煅礬一錢、兒茶一錢、凡士林八錢、調和敷之、（完）

## 西瓜霜治喉症

（主治）一切喉症

（藥品）西瓜　朴硝

（製法）秋涼後、預藏西瓜、擇不大不小者、俟過霜降節、選瓜之不壞者、頂開小孔、挖去瓜肉、留薄者青瓜皮、約一錢厚薄弗破、另以提淨朴硝、（火硝不用）貯滿瓜中、即以所開之預蓋上、麻線做絡子、絡瓜於中、懸簷下透風、不見日晒雨淋之處、瓜下離一二寸、另絡一磁盆承之、過冬至節、瓜皮外結霜極厚、掃取研細、磁盆中如有瓜汁流下、天寒凝結為霜、亦可取用、瓜中未化之硝、取出留存明年、仍納瓜中、再令成霜、

（用法）如遇喉症用此藥吹之甚効

## 治喉簡效方

衛中

玆有經驗治喉二則錄呈於下以嚮讀者（一）如遇喉症發見時、即用食鹽研細、置手心內、雙手合搓、搓至熱不可當、稍憩、加鹽面再搓、如此重則減輕、輕則即愈、屢驗不爽、一搓之後、即見效誠輕而易舉之一良治法也、（二）無論何種喉症即用雷允上六神丸十粒開水化開徐徐嚥下（不要一氣服下為要）輕則十粒重則再進十粒即愈矣此亦屢試屢驗毫不欺人但六神丸須真的方有效（店在與聖街口民國路）敬祈刊登以濟他人之危急是感

## 醫林點將　怪病奇治

### 一個喜吞壁虎幾成痼疾之農夫

（沈仲圭）

日來無事、偶閱幸福報以消遣、見怪病奇治湯子士彥、點及賤名、僕雖習醫、未嘗以醫為業、所謂怪病、愧未遭逢、惟曩年嘗為廣濟醫刊編纂杏林談藪一卷、其中所載、多有與本欄類似者、摘錄一則、聊以塞責、

浙西張某、業農、一日早起、見有壁虎伏於檣上、戲謂同伴陶某曰、汝本饕餮者流、盍取而啖之、陶亦年少好事、答謂與汝賭一東道、苟以阿堵物為壽、何不可食之有、張隨出袁頭一枚示之曰、我非妄言、第問汝敢食否、陶即捕壁虎、以豆腐衣裹而吞之、初亦了無他異、不旬日、面黃肌削、食量銳減、始悟壁虎作祟、療之無效、某日、街衢中有右手持銅環、搖之聲琅琅然、左手執布招、大書專治疑難雜症、即古所稱之鈴醫也、行至陶前、熟視之、問曰、察汝面色、必係誤食毒物所致、及今不療、殆已、陶聞而心動、乞為施治、并問其值、曰、祇須二銀幣為代價、設無驗、不需一錢也、旁人咸慫恿陶勿吝此費、乃如其值與之、醫者索小鍋一、注菜油於中、爇之、囑陶張口嗅油味、俄頃油沸、香氣四溢、陶謂喉間奇癢殊甚、醫乃取小箝、持而伺之、忽有一物自口中躍出、即以箝挾之、則淤血盈塊、中有蠕蠕者、則向所食之壁虎也、兩眼已作緋色、醫曰、此物至毒、夜間常遺矢于茶杯中、人若誤飲此餘瀝、必至斃命、現雖吞入腹中、仍日飲血液、得以不死、幸藉油香而誘之出、否則、益難治矣、於時觀者如堵牆、莫不驚其技之神、自後陶亦漸復原狀云、

仲圭曰、胃呈囊狀、其上為食道、其下為十二指腸、食道與胃上口毗連之處曰賁門、十二指腸與胃下口毗連之處曰幽門、食物在胃、必經胃酸之消化、成為糜漿、方出幽門而至腸、今以龐然巨物、（指壁虎）何能通過此關、壅塞胃中、妨害消化、精微（食物經胃腸消化後之菁華、內經謂之精微）之供結不足、全身之營養、即起恐慌、此面黃肌削之所由來也、今欲恢復胃力、必先去毒物、而以補中之藥善其後、欲去毒物舍、涌吐外別無他法、鈴醫一見陶之面色、即知腹中有毒虫、而以香油誘之、診斷之確、治療之巧、方諸海外歸來之博士、有過之無不及也、可見一藝之長、即能愈病、固不必盡求於藥圃中也、（下期請藝圃先生續）

## 編輯者言

本報自發表畫迷後、蒙讀者不棄、紛紛函猜、惟因時間匆促、以致外埠函猜者、均不及發表、歉甚、本期所載之畫迷、准在元旦特刊發表、俾外埠讀者、亦得參加、再以後函猜者、須將詳細地址示知、並於函末蓋章、於領獎時庶不致誤、再者本報上二期、被手民所誤、以致錯訛頗多、不勝抱歉、嗣後校對當、益求精密、以副雅望、

冬令可怖之流行病

# 猩紅熱治療擷要（上）

（楊志一）

## （一）猩紅熱與風疹不同

章氏太炎云、今世有猩紅熱者、即陽毒至劇者也、西醫以為病在大腸不在肺、余驗一切斑疹、日晡必潮、以潮熱為陽明候、此為手陽明大腸病無疑、（大腸發疹勢必延及小腸、然當以大腸為主）夫風沙之作也、不徹則已、徹則見於皮毛、中國無留於肌肉者、又其候必兼欬嗽、是乃陽明為主、而上行旁達、以干於肺、疏其肺導其腸可也、夫猩紅熱之作也、咽喉必爛、爛起於咽與腫泉、以鄰近蔓延及喉、斑疹隱軫於肌肉、而後外達膚表、斯知專以陽明為主、夫肺猶其次也、（陽毒雖不關咽喉、亦皆隱軫於肌肉下、手風斑小病、亦然、此為異於風沙、）

## （二）猩紅熱與爛喉痧同治

夫所謂猩紅熱者、其見症與昔賢所稱陽毒、固甚脗合、與近醫所稱爛喉痧、尤若合符節、時此痧乃咽喉爛腐隱軫肌肉之疹、非現於皮毛之風痧、因世俗稱習、故統名爛喉痧耳、蓋爛喉痧初起、寒熱無汗、咽喉爛腐、中醫謂感受時氣不正之邪、蘊於肺胃之經、先宜發表、輕則荊防敗毒散、重則麻杏石甘湯、往往一汗之後、不必治其喉、而喉腫爛自衰、有汗則生無汗則死、此丁師甘仁治喉經驗有得之言也、西醫謂喉症真確病源、純是微菌、以血清殺菌為喉症第一治法、亦往往施之而有效、一以殺菌見效、一以發汗而愈、治各不同、取效則一、推原其故、無非用血清治喉症者、是增加抗毒素之能力、以殺微菌也、用發汗治喉者、是使汗腺得發泄、腺體不病、抗毒之力強盛、以制微菌之侵、其理一也、故於喉症治法除陰虛伏熱之白喉症、宜滋陰清肺湯切忌表散外、其餘若喉風喉痧各種、未有不宜發表者、若拘於溫病忌表之說、當汗不汗、勢必不為外解、轉而傳裏、或口渴舌絳、甚則神昏譫語、此乃熱毒由氣入營、宜黑膏湯、清營解毒、佐以疏透、仍望邪從氣分而解及舌色紫絳、痧疹布齊、轉發斑斑、氣分之邪已透、不可再行表散、當宜大劑犀角地黃湯清營解毒、不可紆潤觀望也、（未完）

# 公開一個梅毒驗方

（方芹川）

自本報第四十四及四十五兩期發表丁仲英君梅毒治療大要後、頗受一般讀者之歡迎、其篇中「靈砂黑虎丹」及「治梅結毒靈藥」二方、尤為讀者所欲先睹為快、今將該二方公開發表、

（一）靈砂黑虎丹

（主治）梅毒愈後、頭痛如破、筋骨拘攣不可忍、或起發泡、膿水淋漓、兼治陰結毒一切滋爛久延、陰寒不收口之瘡、凡結毒頑瘡、先服五寶或八寶不效、遂服此藥收功、永不復發

（藥品）金頂砒三錢用綠豆水煮過、入罐內、升五柱香取出、以白鄭灘同煮入藥內、寒水石、百草霜各三錢、大黑豆一百二十粒、金頭蜈蚣三條、煅臍香一分、冰片一分、

（製法）將右藥研極細末、和勻、用紅棗肉搗爛為丸、如菉豆大、若加西黃三分尤妙、（紅棗肉之製法、先將生黑豆用冷水泡軟去皮、再將紅棗四兩加入煮熟、去皮核同搗、）

（本篇接二一六頁）

# 長篇小說　醫海燃犀記（五十二）

（平不余）

## 第十一回　胡祖銘訪友薦良醫　張大龐據理罵博士

即如這種病、西醫實在沒有辦法、還是中醫的方子來得妙、不相信、請你家服服看、語罷、興辭而去、胡祖銘隨後也就走了、金玉振看他說話、很有把握、心中十二分的信仰、立即叫人到藥店配藥、不多一刻、藥已配好、又叫煎好、把倩倩服下、服藥之後、一刻功夫、倩倩身上來汗、後來越來越猛、覺得毛竅開張、周身普遍、處處都有汗液、約有一兩個鐘頭的光景、汗才漸止、倩倩周身舒暢、頭目也清醒得多了、熱度也退了、也不覺得畏寒了、當晚吃了淺淺一小碗稀粥、到了第二天、就更覺得好多了、於是又請了大龐復診一次、由此一天一天、便復常態了、單說張大龐、這天接着一張傳單、原來是西醫學會招集開會的、到了第二天張大龐便準時到會、計到會者共有三十餘人、首由主席歐羅起立、報告開會宗旨、只聽他說道、我們西醫學會、自組織成立以來、直到如今、並未有甚麼建樹、一者是我獨力難持、二者是大家未能一致、諸位要知道、現在是科學世界、我們醫學、是科學產生一種新的學術、有萬古不滅的精神

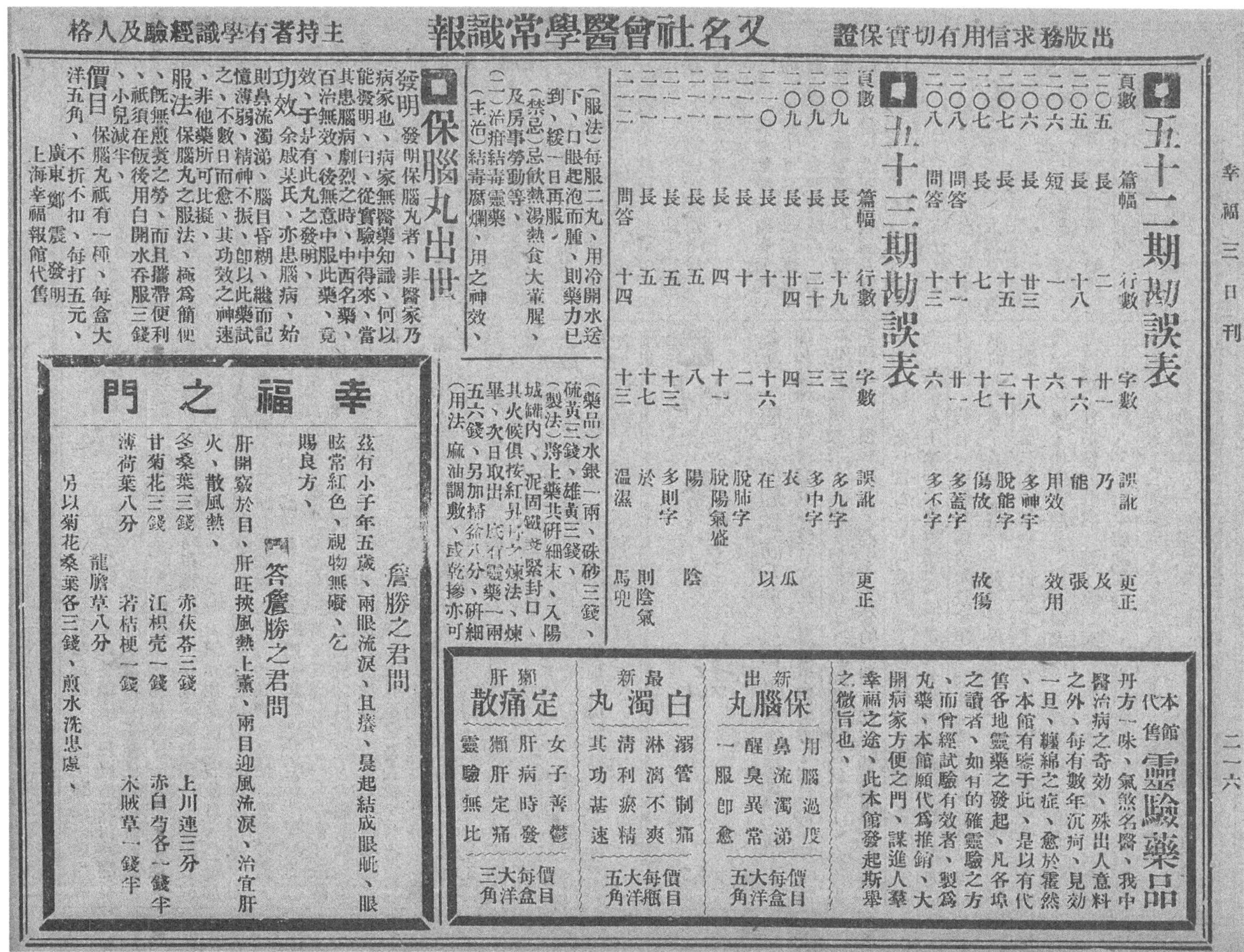



主持者有學識經驗及人格　**又名社會醫學常識報**　出版務求信用有切實保證

## 五十二期勘誤表

| 頁數 | 篇幅 | 行數 | 字數 | 誤訛 | 更正 |
|---|---|---|---|---|---|
| 二〇五 | 長 | 二 | 廿一 | 乃 | 及 |
| 二〇五 | 長 | 十八 | 十六 | 能 | 張 |
| 二〇六 | 短 | 一 | 六 | 用效 | 效用 |
| 二〇六 | 長 | 廿三 | 十八 | 多神字 | |
| 二〇七 | 長 | 十五 | 二十 | 脫能字 | |
| 二〇七 | 長 | 七 | 十七 | 傷故 | 故傷 |
| 二〇八 | 問答 | 十一 | 廿一 | 多蓋字 | |
| 二〇八 | 問答 | 十三 | 六 | 多不字 | |

## 五十三期勘誤表

| 頁數 | 篇幅 | 行數 | 字數 | 誤訛 | 更正 |
|---|---|---|---|---|---|
| 二〇九 | 長 | 十九 | 三 | 多九字 | |
| 二〇九 | 長 | 二十 | 三 | 多中字 | |
| 二〇九 | 長 | 廿四 | 四 | 衣 | 瓜 |
| 二一〇 | 長 | 十 | 十六 | 在 | 以 |
| 二一一 | 長 | 十 | 二 | 脫肺字 | |
| 二一一 | 長 | 四 | 十一 | 脫陽氣盛 | |
| 二一一 | 長 | 五 | 八 | 陽 | 陰 |
| 二一一 | 長 | 五 | 十三 | 多則字 | |
| 二一一 | 長 | 五 | 十七 | 於 | 則陰氣 |
| 二一二 | 問答 | 十四 | 十三 | 溫濕 | 馬兜 |

## 保腦丸出世

**發明**　發明保腦丸者、非醫家乃病家也、病家無醫藥知識、何以能發明、曰、從實驗中得來、當其患腦病劇烈之時、中西名藥、百治無效、後無意中服此藥、竟效、于是有此丸之發明、

**功效**　余戚某氏、亦患腦病、始則鼻流濁涕、腦目昏糊、繼而記憶薄弱、精神不振、即以此藥試之、不數日而愈、其功效之神速、非他藥所可比擬、

**服法**　保腦丸之服法、極為簡便、既無煎煮之勞、而且攜帶便利、祇須在飯後用白開水吞服三錢、小兒減半、

**價目**　保腦丸祇有一種、每盒大洋五角、不折不扣、每打五元、

廣東鄭震發明　上海幸福報館代售

(服法)每服二丸、用冷開水送下、口眼起泡而腫、則藥力已到、緩一日再服、

(禁忌)忌飲熱湯熱食大葷腥、及房事勞動等、

(二)治指結毒靈藥

(主治)結毒腐爛、用之神效、

(藥品)水銀一兩、硃砂三錢、硫黃三錢、雄黃三錢、

(製法)將上藥共研細末、入陽城罐內、泥固鐵盞緊封口、其火候俱按紅升丹之煉法、煉畢、次日取出底有靈藥一兩五六錢、另加梅片八分、研細

(用法)麻油調敷、或乾摻亦可

## 幸福之門

**詹勝之君問**

茲有小子年五歲、兩眼流淚、且癢、晨起結成眼眦、眼眩常紅色、視物無礙、乞賜良方、

**答詹勝之君問**

肝開竅於目、肝旺挾風熱上薰、兩目迎風流淚、治宜肝火、散風熱、

冬桑葉三錢　赤茯苓三錢　上川連三分

甘菊花三錢　江枳殼一錢　赤白芍各一錢半

薄荷葉八分　苦桔梗一錢　木賊草一錢半

龍膽草八分

另以菊花桑葉各三錢、煎水洗患處、

## 本館代售靈驗藥品

丹方一味、氣煞名醫、我中醫治病之奇効、殊出人意料之外、每有數年沉疴、見効一旦、纏綿之症、愈於霍然、本館有鑒于此、是以有代售各地靈藥之發起、凡各埠之讀者、如有的確靈驗之方、而曾經試驗有效者、製爲丸藥、本館願代爲推銷、大開病家方便之門、謀進人羣幸福之途、此本館發起斯舉之微旨也、

**新出 保腦丸**

用腦過度、鼻流濁涕、醒臭異常、一服即愈

價目每盒大洋五角

**最新 白濁丸**

溺管制痛、淋濁不爽、清利瘀精、其功甚速

價目每瓶大洋五角

**獺肝 定痛散**

女子善鬱、肝病時發、獺肝定痛、靈驗無比

價目每盒大洋三角

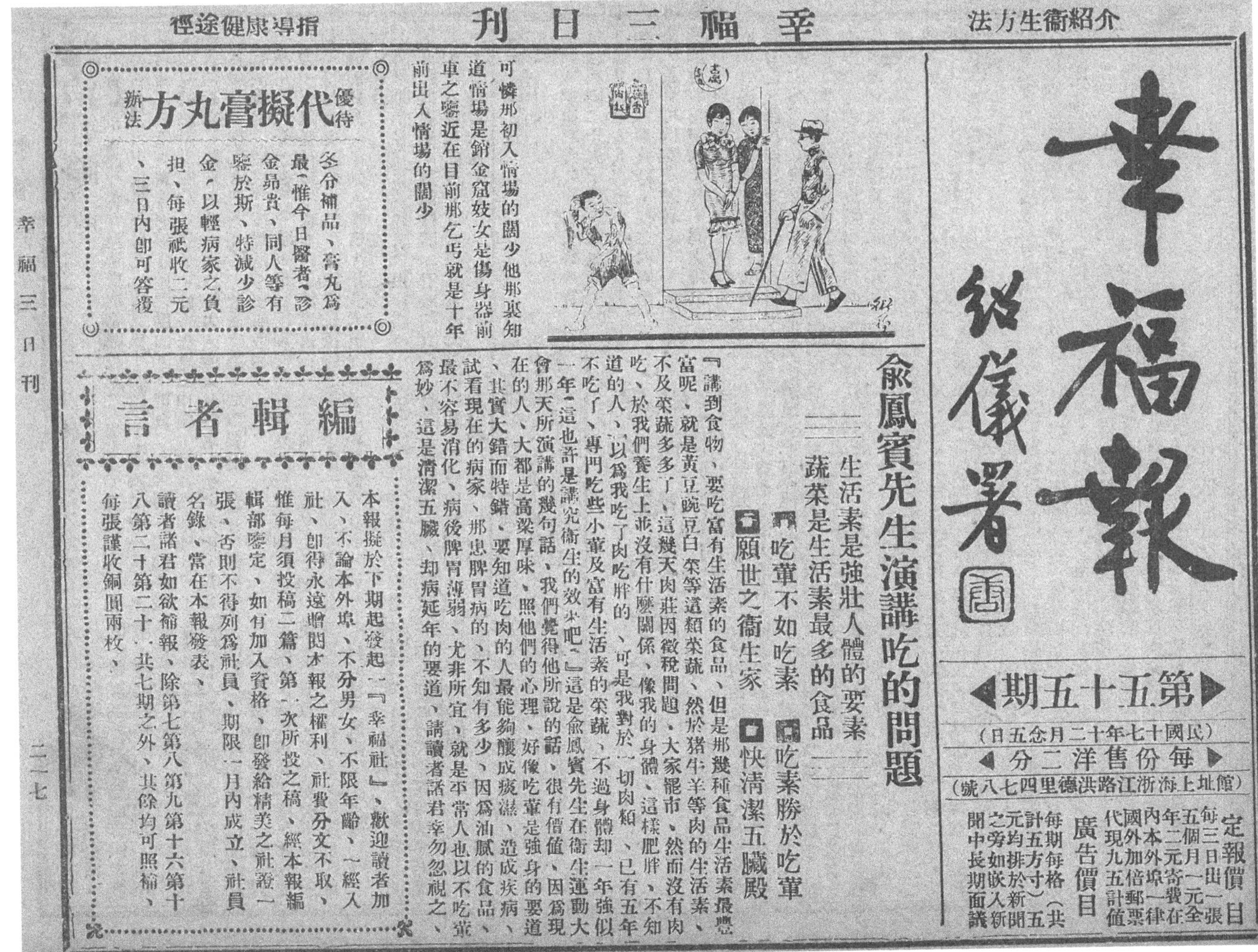

介紹衛生方法　幸福三日刊　指導康健途徑

# 幸福報

鈕儀署

◀第五十五期▶

（民國十七年十二月念五日）

◀每份售洋二分▶

（館址上海浙江路洪德里四七八號）

定報價目

每三日一出一張、五個月一元、全年二元、寄費在內、外本埠一律、國外加倍、郵票代現九五計值

廣告價目

每期每格（共計五方寸）五元、均排於新聞之旁、如嵌入新聞中、長期面議

## 俞鳳賓先生演講吃的問題

生活素是強壯人體的要素
蔬菜是生活素最多的食品

吃葷不如吃素　吃素勝於吃葷
願世之衛生家　快清潔五臟殿

『講到食物、要吃富有生活素的食品、但是那幾種食品生活素最豐富呢、就是黃豆豌豆白菜等這類菜蔬、然於豬牛羊等肉的生活素、不及菜蔬多多了、這幾天肉莊因徵稅問題、大家罷市、然而沒有肉吃、於我們養生上並沒有什麼關係、像我的身體、這樣肥胖、不知道的人、以爲我吃了肉吃胖的、可是我對於一切肉類、已有五年不吃了、專門吃些小葷及富有生活素的菜蔬、不過身體却一年強似一年、這也許是講究衛生的效果吧』這是俞鳳賓先生在衛生運動大會那天所演講的幾句話、我們覺得他所說的話、很有價值、因爲現在的人、大都是高粱厚味、照他們的心理、好像吃葷是強身的要道、其實大錯而特錯、要知道吃肉的人最能夠釀成痰濕、造成疾病、試看現在的病家、那患脾胃病的、不知有多少、因爲油膩的食品、最不容易消化、病後脾胃薄弱、尤非所宜、就是平常人也以不吃葷爲妙、這是清潔五臟、却病延年的要道、請讀者諸君幸勿忽視之、

可憐那初入情場的闊少他那裏知道情場是銷金窟妓女是傷身器前車之鑒近在目前那乞丐就是十年前出入情場的闊少

## 優待代擬膏丸方 新法

冬令補品、膏丸爲最、惟今日醫者、診金昂貴、同人等有鑒於斯、特減少診金、以輕病家之負担、每張祇收二元、三日內即可答覆

## 編輯者言

本報擬於下期起發起一『幸福社』、歡迎讀者加入、不論本外埠、不分男女、不限年齡、一經入社、即得永遠贈閱本報之權利、社費分文不取、惟每月須投稿二篇、第一次所投之稿、經本報編輯部鑒定、如有加入資格、即發給精美之社證一張、否則不得列爲社員、期限一月內成立、社員名錄、當在本報發表、讀者諸君如欲補報、除第七第八第九第十六第十八第二十第二十一共七期之外、其餘均可照補、每張謹收銅圓兩枚、

幸福三日刊　二一七

## 治疔略談（二）

（姚夢石）

諸瘡毒宜散、而疔毒宜聚、聚則毒歸原處、其根可拔、初起顯大麻木而癢者、用礬吊一粒（如米大）用刀在疔上劃破十字、將吊藥插入、外以膏蓋之、次日再用刀以疔頭之腐肉上、再劃十字形。摻擒王散、便見膿水、其臍約二三日、可去落矣、用擒王散收功甚速、

一失治走黃、毒邪內攻、面目腫大、發寒壯熱者、瘡必塌陷、以走黃處、按經尋有芒刺直豎、即是疔苗、刺出惡血、急在疔盤堅硬處劃數刀、插二三粒礬吊、內服煎劑、

小川連五分　連翹三錢　淨銀花四錢　丹皮一錢　綠豆衣三錢　野菊二錢　大力子三錢　蚤休錢半　提毛菇二錢　黑山梔三錢　紫地丁二錢　竹心廿根

如頭目腫大毒甚者、加犀尖四分　辰茯神三錢　陳金汁一兩　扁金斛四錢

或漫腫悶亂、不知人事者、用生大黃五錢　元明粉四錢　菉豆衣一兩　生甘草八分

以上數則治法、皆妥當穩良、但疔名不一、有肺經火毒、發爲白刃疔者、有脾經火毒、黃皷疔者、有心經火毒、發爲炎餘疔者、有肝經火毒、發爲紫燕疔者、有腎經火毒發爲黑臍疔者、在乎臨症變通、施治、亦醫者意也、（未完）

## 血液

（漸）

同濟大學醫科教授梁君伯強、嘗試驗我國二十省千餘人之血液、其結果以北方人與南方人比較、血液以南方爲純粹、按之我國歷史，蓋有可信其不誣者、

我國自有史以來、凡不同之種族、向不以通婚爲禁、直至遜清、而始有滿漢不通婚之制度、實亦間有違反制度而爲妾媵者、自遼金元以上溯兩漢魏晉六朝之間、春秋之世其異種族之通婚、載籍極博可考而知、而東晉南宋兩時代、漢族大率南遷以避禍、宜其南方人之血液、較純粹於北方人也、

試驗血液之方法、以德人蘭斯泰匿發明最早、而美人麝斯始有大規模之試驗、今梁君之試驗、已及於二十省之人、雖尙未徧試五族人之血液、而於漢族之血液、則已有考之歷史、信而有徵之發明、是則我國人對於世界、有所貢獻之權與矣、

## 足坼之治法

冬日治足坼之法、先用湯洗淨拭乾、將黃蠟五錢、松香一錢、以火溶化、滴入坼裂之處、此法簡便而極有效、近今愛時髦者、冬季足部、穿着極少、每患足坼可牢記此法一試之、

## 手套新用途

手套人知其可以禦寒而已、乃近得一新用途焉、余家小孩有嚙指之習、至六七歲、尚不愈、睡眠之際尤甚，聽之則屢其因手指不潔而致病、禁之不勝其煩、近閱謝利恆家用良方、云、可於臨睡之際、爲其套一手套、如法行之、不及十日、而嚙指之習竟改矣、

## 座右銘

喻嘉言云、人有性分之樂四時皆春、萬物同體、雖環堵蕭然、而樂在也、雖五官弗備、而樂在也、谿山風月、有我便是主人、木石禽魚、相親悉爲好友、何取溺情枕席、肆志淫佚也哉、

## 醫林點將　怪病奇治

### 一個患脫陽的男子

吳鑑圃（未蓋章）

余家三代醫傳、世籍徽州（乃祖晚村公）以治血症寒熱病、得負盛名、家嚴夢鶴公、爲治濕溫大熱病、而名噪於一時（故自祖業沿傳）遠近莫不接踵而來、誠能謂門庭若市矣、一夕、隣居同族某甲、而立其年素擅風流、娶妻某氏、恰與同庚、妖嬈鬢影、所謂半老徐娘、依存風韵、氏體質素健、平日以妖媚勝、隨夫何可一日離、見之者、即曉其爲淫蕩者流、某夕、更漏三響、天呈曉白、夫妻倆、以猥褻事、而竟好事多磨、樂極悲生、正壘股間、將交洩精之候、其夫忽以不省人事、宛若暴死者、聞某氏駭汗、狂呼出聲、其姑氏年邁衰頹、不知何所、奈何、匆匆扣扉直入、詢以其故、惟不明此等病由、舉家惶恐、莫知所措、適余應數武相距、其姑氏女流之輩、設思莫可、急此余門、家嚴夢寐中爲之驚動、余時方幼稚、心靈活躍、聞聲速披衣、出而啓門、嚴君問以故、來人舉以上情告、家嚴即云、症屬脫陽、以其命危頃刻、一時非藥力可救、速促回家、囑令伊媳、嚙病者鼻端唇際等部、使之覺痛而出聲息、急如法試行、不移時，果見蘇甦、病起病去、幸急治時間短促、得可挽回生死關頭、後經家嚴診脈視色投藥（數劑而痊）、藝按脫陽急治法、以此爲最妙、屢經試驗、皆能挽回於千鈞一髮之間、殊非謬語、前曾閱本報毛南松君、編述脫陽急治一則（略同）更可想見此病之不得不於斯法先而着手矣、偶憶往事、走筆記之、雖不足爲罕有之怪病、然此症千鈞一髮、死裏逃生、成一千古之奇治可也、（下期請成之先生續）

冬令可怖之流行病

# 猩紅熱治療舉要（下）

（楊志一）

## ■猩紅熱與白喉異治

考爛喉痧（卽猩紅熱）、見惡寒發熱、咽喉腐爛、白喉亦見惡寒發熱，咽喉腐爛、二症狀象、頗爲相似、細辨自有不同、蓋白喉一症、乃陰虛之體、適値燥氣流行、或多食辛辣煎炒、熱伏於胃、而失下降之令、上逼於肺、陽明有餘、而少陰不足、初起惡寒發熱、頭疼骨楚、喉中或極痛、或微痛、或不痛、而覺介介如梗狀、有隨發而白隨現者、有二三日爲始現者、或白點、白條、白塊、甚至滿喉皆白、然其惡寒也、乃火極似水之象、其發熱頭疼骨楚也、乃鬱勃之火、集於肺胃、熱毒內甚，氣化不宣、迥非爛喉痧之外寒侵襲體溫、奔集表層之惡寒發熱可以同語、試觀白喉之症、喉中一白寒熱自除、猶足證明、是故言治白喉、非滋清爲主不可、如便閉者、可稍佐導下、庶幾水主得壯、陽光可制、釜底無薪，湯沸自止、觀白喉忌表一書、滋陰清肺湯之設、實宗仲聖豬膚湯之遺意也、設或妄投辛散、引動伏火、是猶亢旱之天、不以雨露潤之、而反煽之、以兵助冠、以風炎勢、更增肺陰告竭、腎水乾涸致音啞氣喘、病成不救、諺云，救病如救火、走馬看咽喉、救治不可不速也、總之爛喉痧以暢汗爲第一要義白喉以滋清不二法門、鑒方枘圓格不相容、古人治喉疾一則曰升陽散火、一則曰滋陰降火、外因應表、內因忌表、毫厘千里、不容少混、

## ■猩紅熱誤治之救濟

尤不可不辨者、爛喉痧汗法、非辛温發表乃辛凉發表、若誤用辛温表散、則火炎愈熾、傷津刼液、肝火內動、神經失養、發爲急驚之變、後半寒凉治法、亦須投得其當、使早用寒凉、則邪遏在內、熱向裏攻、必至泄瀉神昏等逆症、救急之法、急爲宜瀉青丸導赤散、泄瀉神昏、宜升麻葛根湯、託裏舉斑湯、或可挽救萬一、嗚呼、醫操生殺之權、其審治先後緩急之分、間不容髮、醫豈易言哉、

（完）

## ■服阿斯比林者注意

今有稍知識之人、均知阿斯比林爲解熱劑，家庭中往往有購備者、此藥爲調整發生温熱之中樞、且使皮膚血管擴張、故服之得以發汗解熱、用於尋常之輕感冒、固無不可、若用於腸熱病（傷寒）等熱性傳染病、則極危險、因其熱爲病人本體對於微生物之反應作用、若用此解熱、不但熱退後少時卽復高、於解熱仍無效、而且適足以減弱身體之抵抗力、助長病勢、又因受本體副作用之刺激、易引起幷發症之腎臟炎、此篇文字係西醫某君對病家之警告、余見國人擅服阿斯比林若家常便飯、錄之俾知愼審焉、

## ■身體強弱之眞諦

（彭祖壽）

人體之所以強弱、約有兩種理由分述如下

（一）屬於先天者―吾人秉賦父精母血、於胎息中逐漸長成、爲瓜熟蒂落、則人生矣、若所秉之父精母血、達於充分之點者、其子必強、否則反是、若於母胎時營養缺乏、或過於勞心勞力、波動胎經、子於胎中、每感激刺或弛張之患、則其子必弱、反之則強、此其一也、

（二）屬於後天者―分爲三種如左

「甲」看護　吾人呱呱墮地之後、猶如嫩芽初萌、故看護爲最重要之事、於此時若不加意小心，則偶爲風寒暑溼所侵襲、雖永天年、感不快、或至于夭折、縱不夭折身體必多羸弱、

（乙）運動　運動爲強健身體第一要義、凡於淸晨晚間或適宜時間行之久久不惰、皆可收裨益之效果、若日間兀坐或睡眠筋肉因之疲憊、血脈隨之停滯、則爲身體健康之大阻碍、

（丙）制慾　酒色財氣、貪嗔癡愛、人之大欲也、如犯其一、非徒爲伐性之斧、抑亦爲殺身之刃也、『吾人眞元有限、物慾無窮、以有限之眞元、支配無窮物慾、其不轉強爲弱、釀成疾病者幾希矣、故善體其眞元、葆育其眞如、不爲外物所動、不爲欲望所搖、則天君泰然，百體從令、所謂心廣體伴者是也，身不待強而自強矣，此又其一也、

總之、吾人欲謀身體上之強健與安康、於上列事項、可不注意之乎、

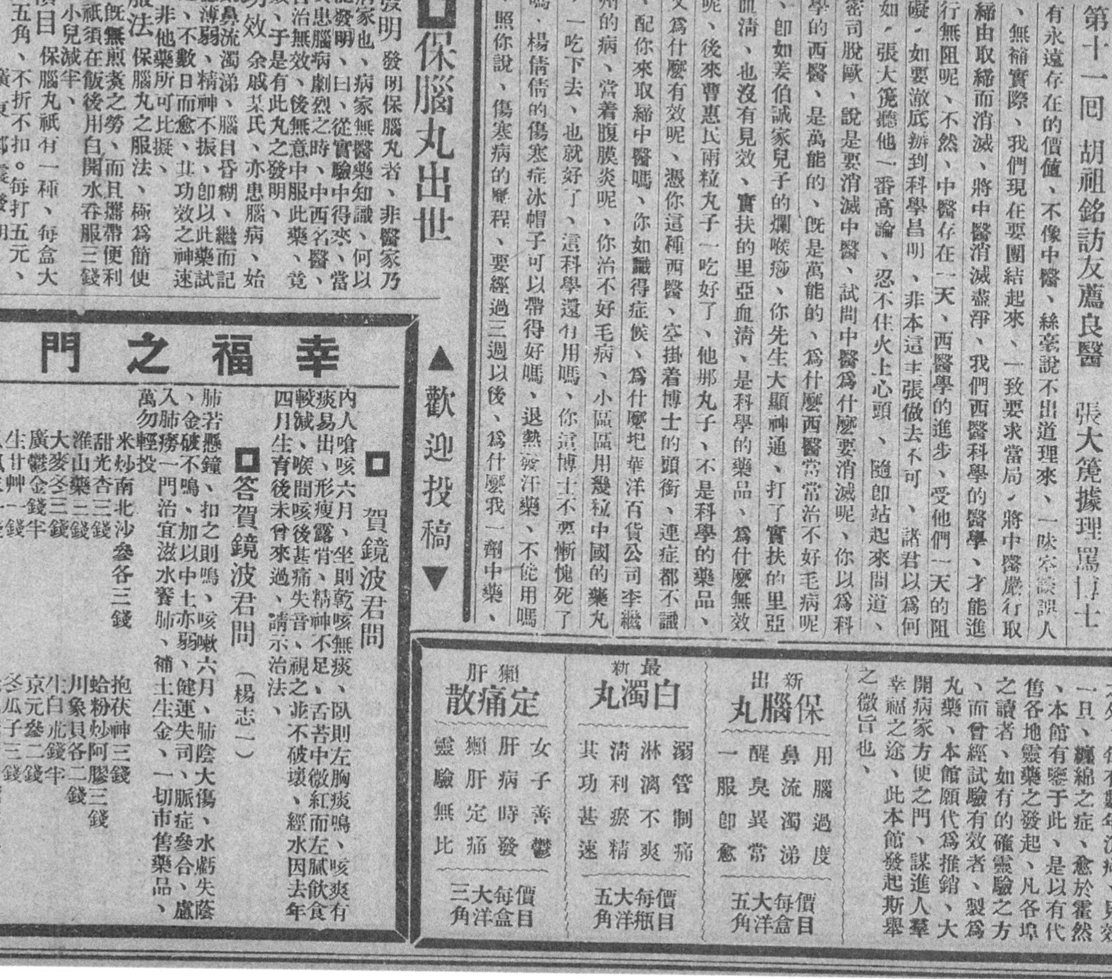

出版務求信用有切實保證　又名社會醫報常識　主持者有學識經驗及人格

幸福三日刊　二一〇

## 長篇小說　醫海燃犀記（五十三）

（余不平）

第十一囘　胡祖銘訪友薦良醫　張大篪據理駡博士

有永遠存在的價值、不像中醫、絲毫說不出道理來、一味空談誤人、無補實際、我們現在要團結起來、一致要求當局、將中醫嚴行取締由取締而消滅、將中醫消滅盡淨、我們西醫科學的醫學、才能進行無阻呢、不然、中醫存在一天、西醫學的進步、受他們一天的阻礙、如要澈底辦到科學昌明、非本這主張做去不可、諸君以爲何如、張大篪聽他一番高論、忍不住火上心頭、隨卽站起來問道、密司脫歐、說是要消滅中醫、試問中醫爲什麼要消滅呢、你以爲科學的西醫、是萬能的、旣是萬能的、爲什麼西醫常常治不好毛病呢、卽如姜伯誠家兒子的爛喉痧、你先生大顯神通、打了實扶的里亞血淸、也沒有見效、實扶的里亞血淸、是科學的藥品、爲什麼無效呢、後來曹惠氏兩粒丸子一吃好了、他那丸子、不是科學的藥品、又爲什麼有效呢、憑你這種西醫、空掛着博士的頭銜、連症都不識、配你來取締中醫嗎、你如識得症候、爲什麼把華洋百貨公司李繼州的病、當着腹膜炎呢、你治不好毛病、小區區用幾粒中國的藥丸，一吃下去、也就好了、這科學還有用嗎、你這博士不要慚愧死了嗎、楊倩倩的傷寒症冰帽子可以帶得好嗎、退熱發汗藥、不能用嗎、照你說、傷寒病的歷程、要經過三週以後、爲什麼我一劑中藥、

## 保腦丸出世

**發明**　發明保腦丸者、非醫家乃病家也、病家無醫藥知識、何以能發明、曰、從實驗中得來、當其患腦病、劇烈之時、中西名醫、百治無效、後無意中服此藥、竟效、于是有此丸之發明、

**功效**　余戚某氏、亦患腦病、始則鼻流濁涕、腦目昏糊、繼而記憶薄弱、精神不振、卽以此試之、不數日而愈、其功效之神速、非他藥所可比擬、

**服法**　保腦丸之服法、極爲簡便、旣無煎煮之勞、而且攜帶便利、祇須在飯後用白開水吞服三錢、小兒減半、

**價目**　保腦丸祇有一種、每盒大洋五角、不折不扣。每打五元、

廣東鄭震發明　上海幸福報館代售

▲歡迎投稿▼

## 幸福之門

**賀鏡波君問**

內人喉咳六月、坐則乾咳無痰、臥則左胸痰鳴、咳爽有痰易出、形瘦露背、精神不足、舌苔中微紅而左膩飲食較減、喉間咳後甚痛失音、視之並不破壞、經水因去年四月生育後未曾來過、請示治法、

**答賀鏡波君問**（楊志一）

肺若懸鐘、扣之則鳴、咳嗽六月、肺陰大傷、水虧失蔭、金破不鳴、加以中土亦弱、健運失司、脈症參合、慮入肺癆一門、治宜滋水養肺、補土生金、一切市售藥品、萬勿輕投、

米炒南北沙參各三錢　甜光杏三錢　淮山藥二錢　大麥冬三錢　廣鬱金錢半　生甘艸一錢　鳳凰衣一錢

抱茯神三錢　蛤粉炒阿膠三錢　川象貝各二錢　生白朮錢半　京元參二錢　冬瓜子三錢　枇杷葉膏一兩冲服

## 本館代售　靈驗藥品

丹方一味、氣煞名醫、我中醫治病之奇效、殊出人意料之外、每有數年沉疴、見效一旦、纏綿之症、愈於霍然、本館有鑒于此、是以有代售各地靈藥之發起、凡各埠之讀者、如有的確靈驗之方、而曾經試驗有效者、製爲丸藥、本館願代爲推銷、大開病家方便之門、謀進人羣幸福之途、此本館發起斯舉之微旨也、

**新出　保腦丸**

用腦過度　鼻流濁涕　醒臭異常　一服卽愈

價目每盒大洋五角

**最新　白濁丸**

溺管刺痛　淋濁不爽　清利瘀精　其功甚速

價目每瓶大洋五角

**獺肝　定痛散**

女子善鬱　肝病時發　獺肝定痛　靈驗無比

價目每盒大洋三角

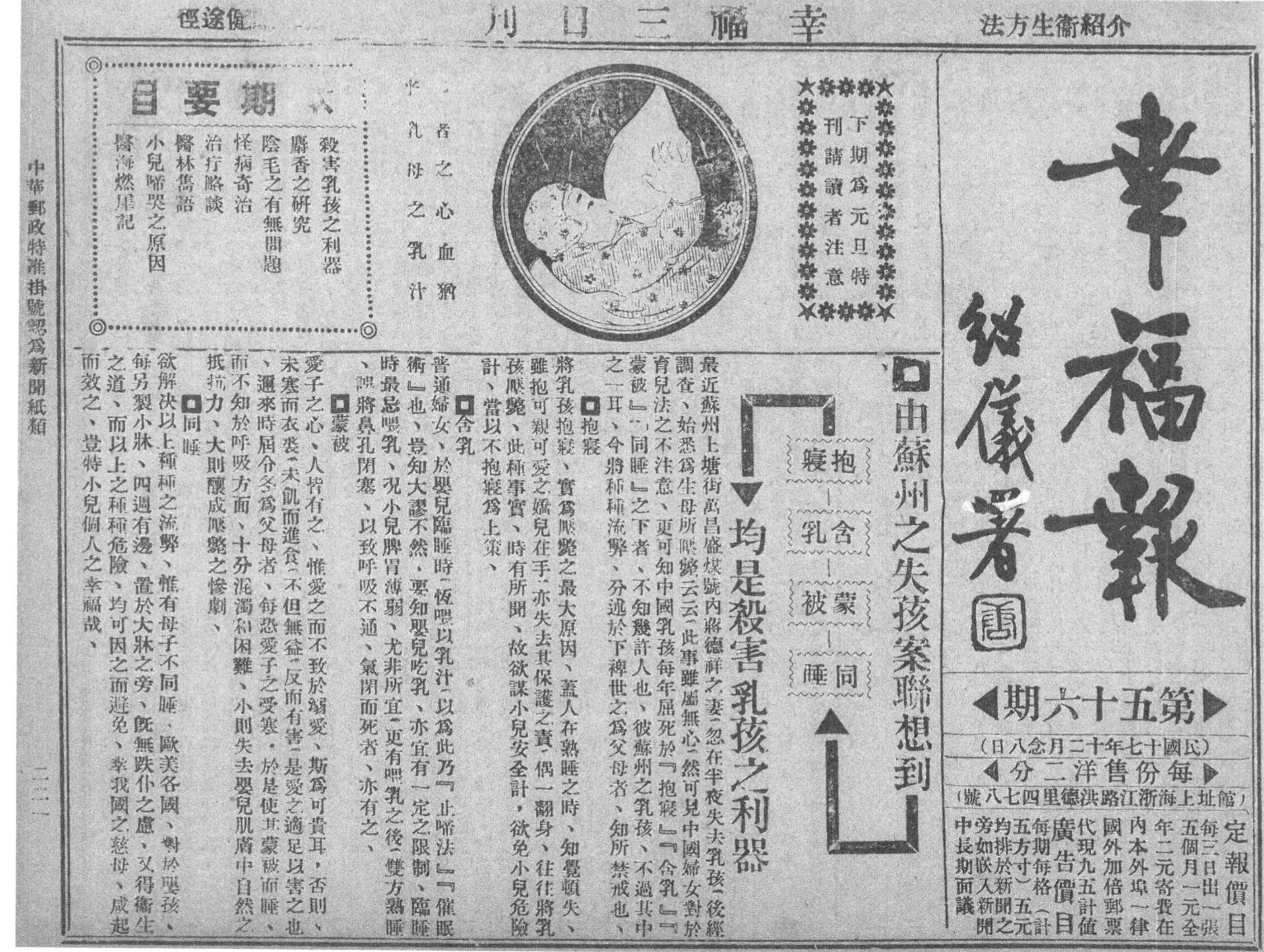

介紹衛生方法　幸福三日刊　健途徑

# 幸福報

鈕儀署

◀第五十六期▶
（民國十七年二月念八日）
◀每份售洋二分▶
（館址上海浙江路洪德里四七八號）

定報價目
每三日出一張
五個月一元
全年二元
寄費在內
本外埠一律
國外加倍
郵票代現
九五計值

廣告價目
每期每格（計五方寸）五元
之新聞
均排於新聞中
旁如嵌入
長期面議

★下期爲元旦特刊請讀者注意★

香之心血，猶乳母之乳汁

## 本期要目

殺害乳孩之利器
麝香之研究
陰毛之有無問題
怪病奇治
治疔略談
醫林雋語
小兒啼哭之原因
醫海燃犀記

## 由蘇州之失孩案聯想到

抱寢——含乳——蒙被——同睡

## 均是殺害乳孩之利器

最近蘇州上塘街萬昌盛煤號內蔣德祥之妻，忽在半夜失去乳孩，後經調查，始悉爲生母所壓斃云云，此事雖屬無心，然可見中國婦女對於育兒法之不注意，更可知中國乳孩每年屈死於『抱寢』『含乳』『蒙被』『同睡』之下者，不知幾許人也，彼蘇州之乳孩，不過其中之一耳，今將種種流弊，分述於下，裨世之爲父母者，知所禁戒也、

### ▣抱寢

將乳孩抱寢，實爲壓斃之最大原因，蓋人在熟睡之時，知覺頓失，雖抱可親可愛之嬌兒在手，亦失去其保護之責，偶一翻身，往往將乳孩壓斃，此種事實，時有所聞，故欲謀小兒安全計，欲免小兒危險計，當以不抱寢爲上策、

### ▣含乳

普通婦女，於嬰兒臨睡時，恆喂以乳汁，以爲此乃『止啼法』『催眠術』也，豈知大謬不然，要知嬰兒吃乳，亦宜有一定之限制，臨睡時最忌喂乳，況小兒脾胃薄弱，尤非所宜，更有喂乳之後，雙方熟睡、誤將鼻孔閉塞，以致呼吸不通，氣閉而死者，亦有之、

### ▣蒙被

愛子之心，人皆有之，惟愛之而不致於溺愛，斯爲可貴耳，否則、未寒而衣裘，未飢而進食，不但無益，反而有害，是愛之適足以害之也、邇來時屆令冬，爲父母者，每恐愛子之受寒，於是使其蒙被而睡、而不知於呼吸方面，十分混濁和困難，小則失去嬰兒肌膚中自然之抵抗力，大則釀成壓斃之慘劇、

### ▣同睡

欲解決以上種種之流弊，惟有母子不同睡，歐美各國，對於嬰孩，每另製小牀，四週有邊，置於大牀之旁，既無跌仆之虞，又得衛生之道，而以上之種種危險，均可因之而避免，幸我國之慈母，咸起而效之，豈特小兒個人之幸福哉、

中華郵政特准掛號認爲新聞紙類

# □麝香之研究（二）

（謝富蘭）

我國所產之麝香、乃牡麝鹿臍上之分泌物，按麝鹿屬動物學中之小有蹄類、大都產於青海西藏之高原、及沿四川一帶之山澤間、然此項分泌物、不僅麝鹿有之、歐洲印度之一種麝鼠、中美之一種麝蟲、以及南美之一種特殊植物、均能分泌此物、現在我國及世界各處所消費之麝香、共分三類、中國之麝、普通統稱西藏麝香、列爲最上等，以其香力充足、經久不散也、次之爲那不勒斯麝香、產於意大利之那不勒斯、其品質與香力、均難與我國所產者相較、至目下世界市場上最普通之一類、是爲俄國或西比利亞麝香、其分配地點、集中於中歐及歐洲大陸諸邦、雖品性香力、礙難與上二種相比擬、然性地純粹、無贋品混入、則其特色也、

在今日之麝香貿易中、我國產品需要之旺、達於極點、已成求過於供之勢、自歐戰終止以來、所有出口輸至各國之量、歲見增加、惟麝香銷路既佳、價值又昂、於是每年捕殺之麝鹿、不知凡幾、當地土人、對於麝鹿之蕃殖、絲毫不加保障、達賴喇嘛嘗頒布一禁令、不准殘殺此類珍獸、顧禁者自禁、犯者自犯（卒無效力可言）蓋西藏麝香之價、較之二十年前、已貴至五倍以上、無怪大利所在、趨之若騖也、

捕殺麝鹿、若在平時、爲害猶淺（最甚者往往當其生殖季節）肆意屠戮（不知限制）遂致其種日少一日不久恐有滅絕之虞、據各種商業團體估計、我國西部、每年所殺麝鹿、在六千頭至一萬頭之間、而被藏人殘殺之牝麝鹿、及幼麝鹿、食其肉而寢其皮者、尚不在內、

麝鹿善居高地、於喜馬拉雅山及我國西部一帶高原、性情煩躁、極難馴服（日間匿伏叢林）於夜間出外、尋覓食物、又尋常獸類、每喜結羣遊行、麝鹿則獨行踽踽、鮮有見其二頭同行者、彼等以野草、苔蘚花子、樹葉及一種櫟樹之枝幹爲主要食料，凡麝鹿之專以此項櫟樹之枝幹爲食料者、據稱分泌之麝香較富、而品質亦較優、藏人相傳、更謂麝鹿之食蛇者、較不食蛇者易於捕獲、因中蛇之毒（以致呆拙）不善走避也、麝鹿雌雄均無角、撲朔迷離、驟視之、不易分辨、追細加檢察、則見雄者有巨齒向前直出、後端略有彎曲、雌者無此項顯異特徵、麝鹿之足、殊覺堅固有力、後足尤甚、生性活潑、雖兩處山巒相距甚遠、亦能縱躍而過、兩耳特大（惟尾奇短）毛作灰褐色、有時亦見有被硃碟色或其他雜色者、大抵光滑堅密、彌可珍視、

獵取麝鹿之法有三（一）置餌於彼等洞穴之前、誘其出而捕之（二）於彼等往來要道置網伺之（三）置鐵籠於洞穴之前，以開啓一面向穴（然後高聲嗁呼）使彼等驚惶外竄、齊投籠中、隨即緊閉籠門、首法最切實用、故獵者多採用之、（當彼等發現麝鹿匿居所在後）即置餌於近旁（誘之外出）掩而捕之

亦有別開生面者、有等獵人、短笛橫吹、自遠至近、及臨獸穴、仍一面吹笛、一面圍攻、俾驅之外出（而後捕之）此法似以魔力制勝、但良宵雅樂、轉足使聽者神往、未易驅麝鹿外出也、

# 醫林點將　怪病奇治

## □一個患重舌症之病人

（章成之）（中和代作）

今春閏月初六日距診所十里之程、有一男子來詢余重舌症能醫否、余猶憶數年前在首都業師處、曾見此症、余即答曰可、彼曰既如此、請先生至舍下一診、余遂檢點診具、步至該宅、詢悉病者爲龔姓、年三十七、云前月念八日發生此症、曾就治薛埠鎮某醫士、內則服藥數劑、外則以元寸膏藥貼於患之外部、患處以冰朋散擦之、不但不見功效、反而湯水難下、言畢余診其脈象、兩寸洪數左關洪弦、視其舌、舌尖上頂於上腭、舌下重舌長約寸許、頗類熟豬肝狀、而舌之周圍均有此現象、余思外科諸書、雖有治法、莫過內投瀉心湯、外擦冰朋散、余因先大父有專製喉科化毒丸、於喉科大見功效、余乃以此丸投之數粒、復投以增液瀉心加生軍一劑、外以烙法烙之、次晨病頓失、再以原方重川連山梔、又一劑、霍然全愈、已精神煥發、談吐文雅矣、（下期請煥文先生續）

# □陰毛之有無問題

（彭祖壽）

余不敏、對於生理醫道、素鮮研究、故於身體結構組織上、常發生疑義、即以陰毛有無一問題論之、疑團之未釋者久矣、就普遍言、男女達到發育年齡後、陰毛即逐漸生長（萋萋然茸茸然）佈滿陰部、然有少數男女、以生理特殊故、一毛不殖、童山濯濯、俗謂之白板、據一般人云、男稱青龍、女稱白虎、如雙雙交配、則吉、反之則凶、此則陰毛之有無又波及至命運矣、世有精深之生理研究、及醫道詳明者、請釋余之疑團、幷懇對此問題、作切實可靠之答復、茲幸福矣、

## 治疔略談（三）

（姚夢石）

丁名不同、與其部位關係、而毒者一也、處方療治、各隨所宜、發在何經、當用何藥、察形辨色、在乎心得、非一定也、其外療手續、總不外去腐拔毒、生肌而已、

疔瘡不吊此方極靈

犀角尖五分　硇砂五分　耳衣五分　紅升二兩　寒水石一兩

杜蟾酥六分　麝香八分　硃砂一兩　沒藥五分　淨銅綠五分

白丁香五分卽雀屎須尖頭雄者可用、蜒蚰三十條在烈日中化開焙炭

右藥各研細末、和勻水泛爲丸、或條、用磁瓶收貯弗令走氣、如遇疔毒者、不論大小、用刀撥開、將此丸似粒大、插入、便能化毒消腫、萬無一失、（二）立馬回疔丹（方載外科金鑑）用法同前、予素向杭州胡慶餘購之、每粒價一分二

（一）蟾吊在昇藥鋪購辦、（如浙之新市（周光通）練市（葉生堂）均有）

愈陳愈佳

（二）玉樞丹卽紫金錠（藥鋪均備）塗一切無名腫毒加蟾酥少許

太乙回生丹

硍硃六錢　射香五釐　輕粉三錢

西月石三分　腰黃六錢　寒水石三錢

冰片五釐　製乳香五分

右藥各研極細末、俟天氣晴爽之日、合併一鉢和勻、收藏弗使洩氣爲要、凡手指多骨少肉、每患疔毒、在指節羅紋等處、誤用吊藥、腐肉翻出甚難收縮、延長時日、有脫節之慮、此方最爲適宜

## 醫林雋語

（許醒氏）

余非醫也、亦不解醫道、姑以區區之意、言人所共知之經驗、余也姑妄言之、讀者亦姑妄聽之也可、

無良醫、毋寧不醫、不醫或可自愈。而誤於庸醫者、正不少耳、

傷風咳嗽、不可漫不經意、亦不可大驚小怪，漫不經意，固足以釀成大疾、我亦見有大驚小怪而釀成大疾者矣、

貧兒少疾病，富兒多疾病，貧兒葆視之而多生，富兒珍護之而多死，

我人當略識藥性醫理、不致盲無見地、見惑於庸醫、

所謂名醫者、名耳、其眞學識之有無、不敢必、而非名醫者、我正恐其多良醫也、

西醫徒知攻遏、不探病原、熱也

癥、豈西醫之所得知乎、

北地產植物名紅姑娘者、色紅、皮如棉紙、實大於頂珠，紅澤可愛、味甘多汁、性淸涼、便秘喉痛、食一二枚卽可愈、皮苦、煮飲之、尤效、

聞有鄉人、患咳、至醫院求診、曰、不可藥矣，肺已爛、鄉人歸、日啖菠菜豆腐湯、加鹽甚微、一年而咳止、詣院詰之、且具以告、醫生疑且詫、誘醉以藥、剖腹驗之、則肺爲菜所補矣、此說信乎、不敢知也、

蒙婦產兒、衡兒之重、食羊肉如之、曰跌肉補肉、足見其體質強悍焉。

、加以冰囊、瘡也、施以局部之手術、卒之、熱減而病增，瘡痂而毒蘊生內、危及一身、偏方流傳於窮鄉荒村、婦嫗口相告語、奇僻出人意外、而每獲神

## 小兒啼哭之原因

（朱灊）

嬰孩自母腹中產出、受外界之冷氣、及光線之刺激發生、始有啼聲、呼吸、可知啼哭殆如生理自然之作用、功能擴張肺部、運動呼吸、增數血行、發育身體者也、故小兒天然之啼哭、不必速止之每次啼哭之時間　以十五至二十分鐘爲適度、小兒天然之哭狀、聲大有力、且有呼號之狀、此乃康健兒之哭狀也、小兒啼哭有數種、原因如下、

一、太冷或太熱、二、饑餓或口渴、三、糞布尿濕、四、衣服太緊、五、有所痛癢、六、疾病、七、習慣性、小兒啼哭既有如上述之多種、故其啼哭之聲音與狀態、亦隨之而不同，須詳細審視，按其原因而治之、

一，若因太熱、察其是否出汗、蓋孺子易出汗、汗後受冷、易致感冒、故須緩緩使凉、勿可驟令受冷，若防因寒、察其手足冷熱如何，以加溫暖，嬰兒之足，嚴寒時、宜用熱水袋暖之、冬季宜穿絨綫襪、則換尿布時、亦不受冷、

二、饑哭之狀、頻哭不斷而無力、且有厭煩之狀態、其口常作咀嚼狀、以物觸唇、卽開口就吮、此乃饑餓之表示也、須察看乳婦身體如何、乳汁如何、酌量加增其飲料、

三、尿布濕污、下部不舒、亦欲啼哭、更換潔淨、卽安靜無事矣、如臀部洗滌不勤、致紅腫或傷而痛、則亦常欲啼哭、

四、因痛而哭之狀態、聲音尖利、哭時斷續無定，（因痛止後、哭亦停止，復痛則再哭，故其哭斷續不定）屈曲兩腿、雙手掉動不安、雙肩緊縮、淚液甚多、此乃有痛之表示也、須察看其內衣、有否針蚤毒蟲等……嚙咬、並當察其大便顏色與次數如何，腹部與胃部有否滿脹、因小兒饑飽、自不知憏、易患腸病，引起腹痛甚多，

出版務求信用有切實保證　又名社會醫學常識報　主持者有學識經驗及人格

## 長篇小說 醫海燃犀記（五十四）

（平不余）

### 第十一回　胡祖銘訪友薦良醫　張大箎據理罵博士

就治好了他的毛病呢、你這種醫生、配稱醫生嗎、你是奴隸性的醫生、是亡國化的醫生、天天抓起來、做外國藥的推銷員、將來一旦鬧起國際交涉來、抵制外貨、你們沒有外貨用、那中國人不是就要非死不可嗎、你不把你自己屁股摸一摸、人不來取締你、就算好事了、你還要來取締中醫呢，中醫有數千年的歷史，憑你這個當今醫界，想把他銷滅了，就如此容易嗎、你這種東西、傷心病狂、滿口含着糞球子、噴出話來、不怕臭氣難聞、我把眼睜燈盞大、看你來銷滅中醫吧。說罷抽身就走。要知有無衝突。且看下回分解。

## 患赤遊丹不藥可愈

沈思伯

赤油丹之症。全血熱之故，發時大熱不退，無論何方均不能退熱，須察看週身必有：紅塊（大如銀洋）往往求之於西人、西人即打清血針，後服退熱劑即將該紅塊用小刀割一圓形，使不再傳他處，割後用牛或猪肉一塊，用加波力酸原質（西名）（AcidLarbolic）浸之二分鐘後取出、敷於割處、而見效者少矣、由此殞命者、殊屬可嘆，鄙人習西醫所目覩者，今驗得一方頗為省時、而免金銀之耗費，百試百驗、敢請同人效之，用破磁一塊，洗去垢泥，即將紅塊處刺以長條，少見血可也，此乃以毒滅毒，後用芭蕉根，用冲筒杵之去渣用其原質水，用鴨或鷄毛一根，調之擦於紅處，此乃涼性故能見效、此方較諸他方，稱便多多矣，農民往往患此症居之鄉間，苦無金錢，焉有良醫診視、言之心痛故特投之幸福報，請閱者注意，以作口頭方便，則功德無量矣、

## 保腦丸出世

發明

發明保腦丸者、非醫家乃病家也、病家無醫藥知識、何以能發明曰、從實驗中得來、當其患腦病、劇烈之時、中西名藥、百治無效、後無意中服此藥、竟效、于是有此丸之發明、

功效

余戚某氏、亦患腦病、始則鼻流濁涕、腦目昏糊、繼而記憶薄弱、精神不振、即以此藥試之、不數日而愈、其功效之神速、非他藥所可比擬、

服法

保腦丸之服法、極為簡便、既無煎煮之勞、而且攜帶便利、祇須在飯後用白開水吞服三錢、小兒減半、

價目

保腦丸祇有一種、每盒大洋五角、不折不扣、每打五元、

廣東鄭震發明

上海幸福報館代售

## 歡迎投稿

## 幸福之門

### 江西丁文峯君問

鄙人常年每夜九時入睡、睡至十二句鐘、口內會干燥、即醒、須飲熱茶數口、始能入睡、睡後一二句鐘復醒如是多至數次、少至一二次、逐日如是、兼之鼻流清涕數次、鼻孔時塞、醫治無效、惟服清燉鴨及野參則夜稍安、請示治方、

### 答丁文峯君問

（楊志一）

據述失眠與消渴并作乃陰虛不能斂陽、陽亢不入於陰、心腎不得交通、坎離失於互濟、加以虛火灼津、津少上承、治宜育陰潛陽交、通心腎、

川雅連一分　抱茯神三錢　大白芍一錢半　五味子三分
肉桂一分　炙遠志一錢　北秫米錢半　琥珀多寐丸一錢吞
大麥冬三錢　酸棗仁三錢　左牡蠣四錢　阿膠珠三錢　柏子仁三錢　青龍齒三錢（按雅連肉桂．分（飯丸吞（不入煎））

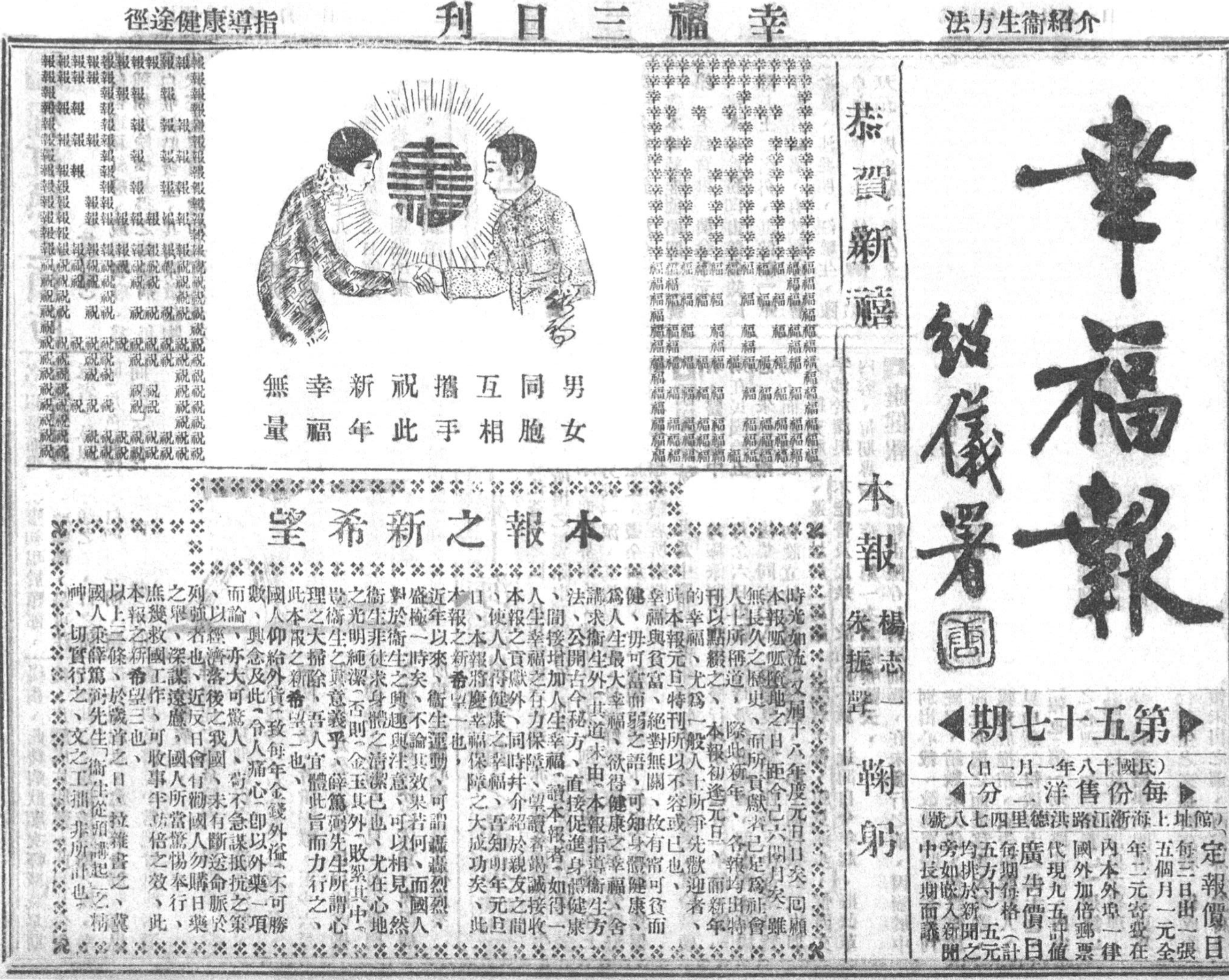

介紹衛生方法　幸福三日刊　指導健康途徑

中華郵政特准掛號認為新聞紙類

# 幸福報

鈕儀署

◀第五十七期▶

（民國十八年一月一日）

◀每份售洋二分▶

（館址上海浙江路洪德里四七八號）



本報
恭賀新禧
楊志一
朱振聲
鞠躬



## 本報之新希望

時光如流、又屆十八年度元旦日矣、回顧本報呱呱墮地之日、距今已六閱月矣、雖無長久之歷史、而所貢獻者、已足為社會人士所稱道，際此新年、各報均出特刊以點綴之、本報初逢元旦、而新年的幸福、尤為一般人士所爭先歡迎者、此本報元旦特刊所以不容或已也、

幸福與貧富、絕對無關、故有富可貧而健、貧可富而弱之語、可知身體健康、為人生最大幸福、欲得健康之幸福、舍講求衛生外（其道末由）、本報指導衛生方法、公開古今秘方、直接促進身體健康、間接增加人生幸福、讀本報者、如得一人生幸福之有力保障、望讀者竭誠接收本報之貢獻外、同時并介紹於親友之間、使人人得健康之幸福、吾知明年元旦日、本報將慶幸福保障之大成功矣、此本報之新希望一也，

近年以來、衛生運動、可謂轟轟烈烈、盛極一時矣、不論其效果若何、而國人對於衛生之興趣與注意、可以相見、然衛生非徒求身體之清潔已也、尤在心地之光明純潔（否則、金玉其外、敗絮其中）豈衛生之真意義乎、辟篇蔣先生所謂心理之大掃除、吾人宜體此旨而力行之、此本報之新希望二也、

國人仰給外貨、致每年金錢外溢、不可勝數、興念及此、令人痛心、即以外藥一項而論、亦大可驚人、苟不急謀抵抗之策、以經濟落後之國、未有斷送命脈於列強者也、近反日會、有勸國人勿賭日藥之舉、深謀遠慮，國人所當驚惕奉行、庶幾救國工作、可收事半功倍之效、此本報之新希望三也、

以上三條、於識音之日、拉雜書之、冀國人乘辟篇蔣先生「衛生從頭講起」之精神、切實行之、文之工拙、非所計也、

三二五

## 猩紅熱之預防

（曾立羣）

猩紅熱或稱紅痧、或稱喉痧、爲一種極危險極易得之傳染病、每與白喉同時發生、其病原微生物尙未完全證實、確知其有久長之生活能力、蓋數閱月後、尙能間接傳染焉、

潛伏期約半星期乃至一星期、病初、戰慄、寒感、頭痛、嘔吐、體溫驟增、達三十九度以上、咽喉紅腫漲痛、於第二日寒熱更高、發現紅疹、爲極小圓點所聚、融成一片、其色鮮艷異常、猩紅之名、以是而得、是疹初現於頸部、延及顏面胸背四肢等部、最可注意者、鼻以下、頦之止、口之周圍、皮色如恆、紅白顯然分明、頸間淋巴腺每腫漲、舌紅多刺、形似楊梅、此後病狀順次輕減數星期後、皮鱗成片脫落、此皮片含微生物甚富、爲間接傳染之媒、幸毋等閒視也、愈後終身鮮有再患者、以是醫院中常選曾患此者看護此等病人、

併發症之最危險者、爲腎炎、當於第二星期時得之、滿身浮腫、尿量減少、不早注意、每致不救、

預防之法、首重隔離、至少六星期之久、爲公衆起見、是以防直接之傳染、爲病人起見、可得專門之療護、與充分之休養、俾因病所損之腎臟心臟、早日復原矣、

## 畫迷揭曉

本報第五十四期之畫迷、爲一諺語『筆滴生死』是也，今將猜中者姓名列下、

第一名徐曰安　獎金一元

寓本埠辣斐德路四二二號

第二名孫寶琳　獎金半元

寓本埠商務印書館發報處

除以上二名外、其餘猜『筆下超生』者、有沈福源、曹淞濊、沙兆明、汪曉生、陳卓如、楊昌梅、錢訓佩、譚天五、周忠富、趙生至、馬仲英、金滋樵、丁美鴻、裕源和、管永年、王鳳閣、吳子誠、倪書鳳、劉紀綺、黃文彩、楊樑杜、倪歐波、顏唐熙、黃松年、聯源、周良訓、彭存義、孫穎川等、二十八人、因意思相仿、各贈第一集怪病奇治一册、當即付郵寄閱不誤、

## 一年來上海醫報突飛之進步

醫林記者

上海爲全國文化薈萃之區、是以報紙之發達、亦可執全國報界之牛耳、然歷年來所出之報、除申新等報外、而欲求一有益身心者、實不多見、近年以來，我醫界同人、咸出其餘力、創辦醫報以問世、在上海報界中、另成一派、其造福人羣、豈淺鮮哉、際此新年、爰將海上各醫報之歷史、盡余所知、一一臚列於後、下公正之評論、無偏袒之私見、想亦讀者所樂聞歟、

### 醫界春秋

此爲中醫界新青年刊物中之資格最老、言論最硬者、醫不論中西、均極筆削之能事、發行以來、已有二年餘、第一期在民國拾五年五月念六日出版、當時最初發起者、即本報主筆楊志一朱振聲兩君、後集同志七人、復蒙夏應堂丁仲英王仲奇諸君贊助，而社乃成立、初設立於法租界霞飛路、至第十期得張君贊臣加入、擴充社務、遷地址於二馬路、由張君主幹、頗見進步、惟因文字涉於深奧、不能普及民衆，故銷路不廣、近聞自今年起、擬改革內容、每期專論一症、第一次爲咽喉號云、

### 康健報

此報由陳存仁君所創辦、在未發行之前、因鑒於中醫界所出之刊物、均銷路不廣、於是別出心裁、改爲單張之七日刊、一方借乃師丁仲英先生名義、以資號召、銷數果大佳、初設館於四馬路、一年後即脫離丁師而自立、館址亦因之而遷移至大馬路、其銷路之廣、除本報外、可稱獨一、該報善於推銷、廣告頗能驚人、故外埠函定者、反超過於本埠之上、足見申新二報廣告力之偉大也、

### 醫藥新聞

繼康健報而起、即此報也、第一期銷路甚廣、內容尙豐富、惜太沉悶、不能迎合社會人之心理、如『修養』『煅鍊』等欄、歡迎者甚少、故銷數因之不及康健報、於此可知深奧之學理、決不能爲一般人所了解、嗚呼、曲高和寡、我爲醫學新聞惜、我更爲讀者悲也、

### 衛生報

辦此報者爲孟河丁廿仁先生之文孫濟萬君、促成此報出版者爲本報主筆朱君振聲、當此報未出之前、西醫界氣燄高張

## 計算吾人入於睡鄉之時間

唐名成

人生之壽命、不過數十寒暑、前經內務部調查公佈吾國人之均壽、爲四十五歲、此乃合全國四萬萬人之年齡平均計算而得者、世間無論貧富貴賤、除吞雲吐霧之鴉片鬼外、咸日睡八小時則合其一生、（四十五歲）計之、爲睡十二萬九千六百小時、即五千四百日、即一百八十個月、即十五年、觀此則吾人入於睡鄉之時間、占去一生之三分之一、其爲時之久、誠可驚哉、惟吾人日處於名利場中而弗嘗一計算耳、

、無以復加、故此報之使命、於宣傳醫藥常識外、更有爲中醫界揚眉吐氣之文、後因西醫亡國化一文、引起西醫界之注意、一場筆戰、不亞於醫界春秋初辦之時（西醫之勢、因之稍殺）自五拾期後、與趙公尙合辦、改變初衷、中西並重、不分界限、既得黨國要人題詞、復注重推銷方法、大有後來居上之勢、亦醫界之健將也

**中國醫學月刊** 此報之大小格式、完全與醫界春秋相彷、惟宗旨略有不同、蓋一則注重評論、而一則偏於研究、故此報雖不能推銷於病家、頗能見重於醫林、一般喜研究醫理者、莫不人手一編、該刊爲丁仲英先生之長子濟華君、與惲鐵樵先生之門人陸君合辦、實爲中醫界中不可多得之刊物、

**上海醫報** 此報祇出一期、內容尙佳、倘能努力奮鬥、未嘗不可於醫報中占一席地也、

**健康報** 此報取稿太爛、說理尤太淺、以後尙希該報編者加以注意、

**清潔報** 此報對於內容及印刷、均欠妥善、望該報好自爲之、以上所述、乃一年來上海各醫報之情形也、雖最後兩報略有不善、然均無礙於大體、所謂小疵不能掩大瑜是也、余與各醫報之編者、共同努力、以求盡善盡美、不特醫界之光輝、而亦民衆之幸福也、

## 幸福報元旦特刊催稿甚急賦此戲贈

（余不平）

光陰忽忽又新年。生活而今感變遷。獨怪楊朱催稿急。年關文債甚於錢。

余初設院於阜寧、（擇明醫院）、今忽從軍於蚌埠、（革命軍二師）、人事變遷、生活隨之、獨恨今之楊朱、（非戰國時之楊朱）、快函催稿、且限期甚迫、年關文字債、甚於金錢債矣、有是理耶、

幸福呱呱纔六月。不才早與訂三生。倘教大衍余週日。彼美方交二十春。

幸福自呱呱墮地以來、纔六閱月、在伊出世之時、拙作燃犀記、即開始登載、一似三生石上舊因緣也、倘余至五十歲時、彼美人兮之幸福、芳齡才交二十、余之艷福、似乎不淺、但屆時余雖欲買吾餘勇、恐彼美將笑余毛錐之無力、而欲與余宣告離婚矣、此事將來、殊爲可慮、

醫海燃犀在寫眞。拼將禿筆助孤軍。不平鳴出難平事。志一何愁不振聲。

余之醫海燃犀記、重在寫眞、不啻一醫界現形記、其所以爲此文者、蓋欲追隨於中醫界諸戰將之後、以期中醫國粹、立於不敗之地耳、上海中醫界、與西醫戰甚烈、然戰將不多、故余曰孤軍者、以此、余今作此不平之鳴、與大家心同志一、何愁中醫界不振聲於全球耶、（解釋已明、莫怪冒犯尊名）

先從陽歷過元旦。下月重過舊歷年。千里愧余無饋贈。詩來聊抵幾文錢。

民國十七年來、不獨民衆過年兩次、即各大機關亦莫不皆然、爲環球各國所未有、彼美幸福、欣逢盛世、當亦過兩次年矣、但余既與伊緣訂三生、千里遙隔、愧無贈送、殊不自安、諺云、寒士人情紙半張、今寄來小詩四首、聊抵幾文押歲錢、可乎、

出版務求信用有切實保證　又名社會醫學常識報　主持者有學識經驗及人格

# 幸福之門

## 一索即得

（李健民）

余一小學教授也、月薪所入、祇十餘金耳。在此生活程度日高之秋、一己之費用、尙虞不足、豈能贍養妻子哉、然而彼蒼者天。偏薄於彼而厚於此、世之伯道無兒。求子心切者、仰穀雖勤、一無所獲、而余則一索即得。毫不費事、一而再、再而三、年未三十、已兒女繞膝、生活費也。醫藥費也、敎育費也、試問以一窮措大、焉能肩此重任、今者內子又已大腹便便矣。余念當此以往、勢必受累無窮、再四思維、除避孕一法外、決無良策、想貴報專爲讀者謀幸福而設、可否示我以避孕之法、不勝感謝。至於絕慾一事、則余年方壯（自問尙無此能力）、（下略）

## 答李健民君問

（朱振聲）

在此米珠薪桂之時、世之因兒女太多、而受累者、不知凡幾。李君不過其中之一耳、惟生育一事、出乎自然、往往求之不來。避之不去、決非人力所能左右、昔袁子才先生云。行乎其所不得不行、止乎其所不得不止、遂生乎其所不得不生、旨哉斯言、故避孕一法、雖有種種　恐未必見效也、或雖有效、率皆有妨于身體、今列舉數種、以備問者之參考可也。

（一）禁交接、最爲有效、無論如何之良法、皆無有及之者、蓋交合者、其本來之目的、非徒以鼓吹情慾、而在於繁衍人類者也、旣人滿矣、卽避而不行、亦庸無傷、特恐忍俊不禁、作法自斃耳、

（二）殺精虫、卽將雅羅哥兒、酢。石炭酸（揮發油等、注入膣內、以殺之也、然此等藥品、如投以淡薄之汁、僅能使精蟲一時痺麻、而無甚功効、如欲確具功効、而以濃厚之汁投之、則生殖器又因之糜爛毀傷、而成至急極險之症候、是決不可冒昧而行之也、

（三）精射於陰門外之法、卽將射精時、而抽出其陰莖是也、然此亦能言而不能行、卽能行矣、而其精液之一部份、或有遺留於尿道內者、久之、必致遺精、或且不能交接、蓋無益而有害也、

（四）子宮口塡塞法、卽以海棉、橡皮、撒克、綿球等、塡入膣內、閉其子宮之口、以防接觸陰莖而輸入精蟲之法也、此法較爲有効、然旣失交媾之快感、且易致外傷而成他症、故不可不愼之、

（五）交接後洗滌法、卽交接後、用五十倍之規泥涅水、洗滌膣內之法是也、然精液旣經吸入子宮膣內、且易粘滯於膣之皺襞中、無從盡滌、亦不能無弊焉、

（六）膂鐵撒克、及大和衣等、（卽風流如意帶之類）男子用之、時復奏効、然屢易破裂、且精液外溢時、精蟲往往藉其運動之力、進行於子宮之內、故其効用、亦不能盡實也、

以上數法、均有流弊、幸讀者勿輕嘗試、然則究竟如何能解決此問題耶、曰、惟有努力於事業之發展、以謀生活之寬餘、則此極難解決之問題、自能解决于無形之中、質諸李君、以爲如何、

介紹衛生方法　幸福三日刊　指導健康途徑

# 幸福報

紹儀署

◀第五十八期▶

（民國十八年一月四日）

◀每份售洋二分▶

（館址上海浙江路洪德里四七八號）

**定報價目**

每三日出一張、五個月一元、全年二元、本外埠寄費在內、國外加倍、郵票一律代現九五計值

**廣告價目**

每期每格（共計五方寸）每格五元、均排於新聞之旁、如嵌入新聞中、長期面議



**畫謎**　他在吃些什麼東西

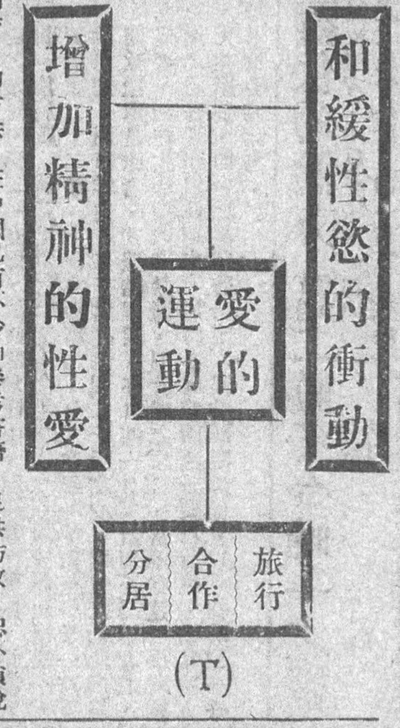

頭獎一元、二獎半元、三獎至十獎各贈第二集怪病奇治一冊

# 愛的運動（下）

和緩性慾的衝動　增加精神的性愛　旅行　合作　分居

節育、的方法、在中國已有不少的參考書藉、足供彷效、恕不瑣說、我以為實行節育的方法之外還應該作一個「愛的運動」愛的運動是什樣呢、就是減少生理上的交接、增加精神上的愛、性欲的衝動、雖然由於生理的要求、但如果能刻意的追求精神上的愛、也未始不可和緩性的衝動、關於性愛的增加、我以為有下列的幾種方法、

（甲）旅行　蜜月旅行、盛行於國外、其實何以要有蜜月的旅行呢、難道是婚後的擁抱、還不能滿足兩性愛的要求嗎、原來這蜜月旅行真是一個增加性愛的極好方法、本來人的理智是高於一切、人類愛性的追逐、決不能像貓狗一樣的簡單、應該極力去提高性愛、所以密月旅行、似乎還嫌日期的短促、其實旅行、固不必很遠的去跑、就是村舍徘徊、不豈棚密語、多有兩心融洽的旨趣呵、

（乙）合作　因為人類的生活太煩繁了（男女兩者之間）只得各治其生活、他們晤會之時、或者多在晚間、人間的也只能在晚間輕吐、自然性欲衝動的機會也就多了、否則如果兩人其日間共同工作的時間較多、或者多少可以減少性的衝動、

（丙）分居　分居不是異室的意思、是指分睡、因為人的性欲期律、雖有所謂「婦女性欲循環的周期」、但究竟沒有一種生理上的安息期、人是隨在可以發揮性慾的要求、如果能減少他發揮性欲的機會時、也是一種節育的自然方法、那末分睡也是一種適當方法了、

其餘類於這種方法、卻也很多、不過這種方法、總不易拒絕性欲的要求、最後還得注意到科學的方法上去、才是、

幸福三日刊　二二九

## 麝香之研究(二)

（謝富蘭）

次法用者頗多、顯不能如首法之得力、且祇能行於夜間、因日中不易窺見麝鹿之蹤跡也、惟彼等口常竊行要道、殊難確定、即使被索絆倒、欲將其網住、更非易事、然獵人對於此獸之習慣性情、素有研究、故較他處獵人、較易得心應手、

三法殊簡、獵者既躡足至獸穴後、即於穴口置一大鐵籠、一面有門、啓之、緊貼穴口、於是衆人大聲呼嘯、麝鹿受驚、向前狂奔、其奔走之方向、常成一直線、故適落於籠中、隨將籠門緊閉、用繩索捆紮、售於麝商、每頭得價二十元至三十元不等、據稱每麝香一斤、須麝鹿二十二頭、上海方面市價、每斤在銀一千兩至一千一百五十兩之間、門市零售、每斤常在銀圓二千元左右、價值既如此之昂、遂致獵取是獸者、其殘酷程度、亦日甚一日、若再不聽其蕃息、尤要者、如在生殖期內之禁獵、則此獸之末日、當不在遠、而我國珍產之麝香、亦自此絕矣、屆時不特我國萬千藥材行號、醫家病人、受其影響、即今世界之香料業、亦當同現恐慌、以此物爲製合香料之重要元素也、

## 保幼簡方

（楊垣生）

兒夜啼方、小兒夜啼、大都因襁護太過受熱所、即一用犀黃飛硃砂各五釐、塗舌上、立止、一用雞屎塗臍中、男用雌、女用雄、亦效、

走馬牙疳方、用石首魚中白骨菜油沸透、調敷患處、即愈、

孩兒勞方、陳酒童便各一種、先煎、再入人乳白蜜各一鍾共煎成膏、病重者多煎服幾次即愈、

## 過肛毛與脫陽之關係

（彭祖壽）

嘗聞之男子有過肛毛，交媾可免馬上風(按即脫陽)之危險，所謂過肛毛者，即陰毛蔓延至肛門之謂也，否則房事過度或身體尪弱與受種種原因時，難免不發生脫陽險症，其然豈其然乎、非愚所逆睹也，願世之明達，有以教之，

## 冬令唯一之補品

（彭）

每屆冬令、我人常以膏滋藥及其他補品來補我們身體、今余有一補品、吃之可以勝過一料膏滋藥、法以猪油十兩、棗子肉十兩、胡桃肉十兩、雞蛋十個、冰糖十兩、先以猪油冰糖放在鍋內烊化、再放棗子肉及胡桃肉、(兩肉當切小如米)放入、然後把雞蛋打碎放內、再加水少許、恐其太乾、在煮時須以筷在鍋內攪均、煎成膏狀 即可、吃時祇須把他燉熱或冷吃均可、味既可口、且能滋補、誠冬令唯一之補品也、

## 關於生理學上的幾個雜題

（逵年）

問、眼淚有何功用、

答、可以洗淨眼球上之塵埃、是以每遇塵埃或沙灰等飛入眼內、即覺有淚水自淚管流出、

問、鴉片及一切興奮劑、爲何能提精神 並此所謂精神者、究屬來自何處、

答、興奮劑及雅片等、均含有刺激性、是以能提精神、至於精神之來自何處、則可以謂之曰預支、即今日提明日之精神、明日提後日之精神是也、所以一日不提、便無一日之精神、雅片等之所以能成癮者爲此、

問、我人日常之食品中、何者能使發生體溫、

答、油類最能發生熱力、即所謂脂肪是也、植物則反是、因多含水炭素之故、是以夏際食品、以穀類爲宜、冬際以肉類爲宜

## 醫林點將　怪病奇治

### 一個吐白血之小說家

（楊煥文）

傅青主醫說有吐白血之辨、謂久病之人、吐痰皆白沫、乃白血也、若將所吐白沫露於星光之下、一夜必變紅矣、此沫出於腎、腎火沸騰於咽喉、不得不吐、怪雖是白沫、實腎中之精也、吾考諸經文、足少陰腎脈、其直者從腎上貫肝膈、入肺中、循咽喉、其支者從肺出絡心、隱庵註云、腎臟之精、奉心神化赤而爲血、是腎精化血、內經有明文、隱庵有註釋、青主有治法、何世之醫者不明先後天氣化之理、一誤爲痰飲、再誤爲肺病、頭痛治頭、腳痛治腳、遂使吐痰如白沫者無已疾之望、良可慨也、吳門小說家患此症、百治不效、聞余名、遠道求治、余思此症既屬腎經爲病、當先補眞陰、以攝先天之元氣、青主以六味丸加麥冬五味(即八仙長壽丸)以之固腎健脾、蓋以精生於腎、血統於脾、腎爲先天、脾爲後天也、余即書原方與之、聞連服十餘劑、病大減、仁者之心慰矣、(下期請大仁先生續)

社會定期刊　第一卷
第五十八期

## 治疔閒談（四）

（姚夢石）

且云、疔瘡先刺血、內毒宜汗泄、禁灸不禁針、怕灸不怕鍼．發在項以上者、用刀刺入疔頭四五分、挑斷其根、捻盡毒血、將鑿吊、或回疔丹插入、以白膏蓋之、發在項以下者、用艾灸之．不痛、將針以毒頂焦皮刮開刺之、以硬如鐵者爲順、綿軟浮散者爲逆、挑去紫血、使見鮮血知痛爲止、隨填不吊丸或拔疔散、以萬應膏蓋之、過三四時、換、四五時後、瘡頂枯燥、外更琥珀膏、令疔根托出、摻九一丹抹黃連膏、蓋白膏生肌斂口、

拔疔散

硇砂白礬硃砂食鹽以鐵鏽刀燒紅將白礬食鹽放刀上煅之各等分擣丁日午時研細收藏力能化堅拔根

九一丹

石膏九錢黃升一錢共研細摻患處拔膿除根

黃連膏

黃連三錢歸尾五錢生地一兩黃柏三錢姜黃三錢香油十二兩將藥熬枯去渣、入黃蠟四兩鎔化以夏布濾淨、傾入碗中、用柳枝攪勻、外治潤燥之主要、

琥珀膏

血餘八錢花椒十四粒麻油十二兩熬枯去渣、入黃蠟四兩化開濾淨、入磁器內、先用定粉銀朱輕粉各三錢琥珀五分、各研極細合一處、徐徐入油中、攪勻、以冷爲度、用紙攤之專貼瘡癤、功能活瘀解毒、化腐生新、

白膏

巴豆草蘇子去殼、各用十二兩、香油二斤浸三日、蝦蟆五隻浸一宿、臨熬時入活鯽魚十尾、共熬焦去渣、再熬加官粉二斤乳香五錢攪勻攤用一名巴膏、貼一切無名腫毒、

## 小兒宜診虛里穴

（李慰農）

大凡身體、氣血虛者、虛里穴跳躍震盪劇烈、而以小兒爲猶甚、世之治幼科者、類多喜用剋伐攻積之品、殊不知小兒臟腑未充、氣血多不足、而施之於虛里穴跳躍者、猶不可也、虛里穴在左乳下、動甚者、往往應衣見動象、

## 獨睡丸

戊辰新秋、偕友朱君遊公園、娶若閒談、彙帶衛生書一冊且讀且談、朱君性豪放不羈、身瘦弱、乞余爲按脈以占身體之盛衰、余曰兩尺細軟、其腎陰不足乎、朱君曰、余抱出精主義、日必出之、安得不虛、兹以贊余診脈之神、適聞朱君服獨睡丸三十年、余曰此中病良藥也、擬以持贈君可乎。

## 小兒啼哭之原因（下）

（宋濬）

五、因病而哭之狀態、煩躁力弱、哭聲悲哀而無力、此爲疾病之表示、須察其致病之原而治之、

六、習慣性哭之狀、聲厲而帶怒容、頻踢雙足、或身體強硬、顯有強猛之勢、從其所欲、哭即定止、此乃習慣性之哭也、成習慣性之原因、大人太溺愛、小兒一哭即搖動或抱起、或即哺乳、以久而久之、遂成習慣、故小兒初生、宜令安臥、勿可抱而玩弄、以免釀成習慣之弊、若欲改正小兒習慣之哭、須任其號哭、大約哭一小時之久、自能停止、習慣深者、哭之時間愈長、惟第一次大概能減少時間、三四次以後、漸漸能改好矣、小兒哭之時間太長、或次數過多、亦屬不宜、如欲頃止其啼哭之方、則可抱而散步五分至十分鐘、在稍長之兒、宜以善言喻之、或唱歌謠以止之、切不可以乳止頭、釀成哺乳不規則之習慣、雇乳備者、更宜注意、

## 警告食肉者

（劉仁咳）

世人以肉類滋養分充足、多喜肉食、而肉類最易腐敗、苟腐敗而食之、必受其毒、發生中毒性之疾病、以急性胃腸黏膜炎證爲最多、起時、必上吐下瀉口渴心躁、頭痛身熱、皮膚發疹、赤色而僂、甚則現重篤之神經痲痺、如此不治、遂至於死、是故欲杜危險、其以免疾病、對於可疑之肉類、自應禁止勿食、又有病斃物之肉、其中亦多含有毒素、亦宜自慎、大凡馬肉質柔軟而色暗赤、表面乾燥、發藍色或素色之光者佳、牛肉色褐赤、筋纖維粗而潤澤、白色脂肪、夾雜于筋肉間者佳、豬肉精者紅赤、肥者白淨、無異臭者佳、鷄肉以肥白而精者赤、無黃色之斑點、及無他稱之色素、或臭氣者佳、其他獸肉以肉質乾燥強固、嗅之無不快之氣味者佳、反是、皆非良品也、但無論肉類之有毒與否、均宜以六十度至七十度之溫度沸煮之、始可進食、

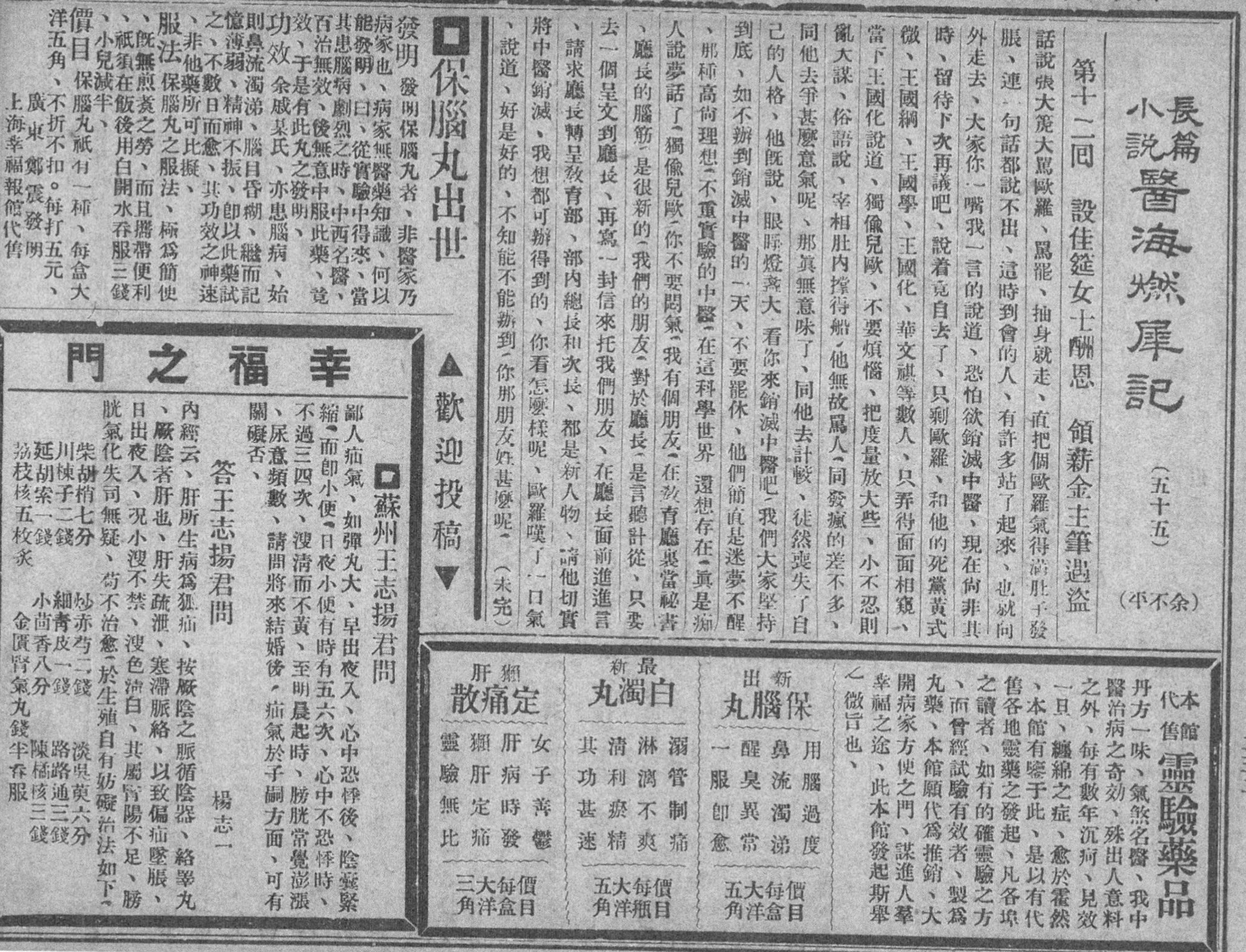

出版務求信用有切實保證　又名社會醫學常識報　主持者有學識經驗及人格



## 長篇小說　醫海燃犀記（五十五）

（余不平）

### 第十二回　設佳筵女士酬恩　領薪金主筆遇盜

話說張大箎大罵歐羅、罵罷、抽身就走、直把個歐羅氣得滿肚子發脹、連一句話都說不出、這時到會的人、有許多站了起來、也就向外走去、大家你一嘴我一言的說道、恐怕欲銷滅中醫、現在尚非其時、留待下次再議吧、說着竟自去了、只剩歐羅、和他的死黨黃式微、王國綱、王國學、王國化、華文祺等數人、只弄得面面相窺、當下王國化說道、獨倫兒歐、不要煩惱、把度量放大些、小不忍則亂大謀、俗語說、宰相肚內撐得船、他無故罵人、同發瘋的差不多、同他去爭甚麼意氣呢、那眞無意味了、同他去計較、徒然喪失了自己的人格、他既說、眼睛燈盞大、看你來銷滅中醫吧、我們大家堅持到底、如不辦到銷滅中醫的一天、不要罷休、他們簡直是迷夢不醒、那種高尚理想、不重實驗的中醫、在這科學世界、還想存在、眞是痴人說夢話了、獨倫兒歐、你不要悶氣、我有個朋友、在教育廳裏當秘書、廳長的腦筋、是很新的、我們的朋友、對於廳長、是言聽計從、只要去一個呈文到廳長、再寫一封信來托我們朋友、在廳長面前進進言、請求廳長轉呈教育部、部內總長和次長、都是新人物、請他切實將中醫銷滅、我想都可辦得到的、你看怎麼樣呢、歐羅嘆了一口氣、說道、好是好的、不知能不能辦到、你那朋友姓甚麼呢、（未完）

▲歡迎投稿▼

## 保腦丸出世

**發明**　發明保腦丸者、非醫家乃病家也、病家無醫藥知識、何以能發明、曰、從實驗中得來、當其患腦病、劇烈之時、中西名醫、百治無效、後無意中服此藥、竟效、于是有此丸之發明、

**功效**　余戚某氏、亦患腦病、始則鼻流濁涕、腦目昏糊、繼而記憶薄弱、精神不振、即以此藥試之、數日而愈、其功效之神速、非他藥所可比擬、

**服法**　保腦丸之服法、極為簡便、既無煎煮之勞、而且攜帶便利、祇須在飯後用白開水吞服三錢、小兒減半、

**價目**　保腦丸祇有一種、每盒大洋五角、不折不扣。每打五元、

廣東鄭震發明
上海幸福報館代售

## 幸福之門

### 蘇州王志揚君問

鄙人疝氣、如彈丸大、早出夜入、心中恐悸後、陰囊緊縮、而即小便、日夜小便有時有五六次、心中不恐悸時、不過三四次、溲清而不黃、至明晨起時、膀胱常覺澎漲、尿意頻數、請問將來結婚後、疝氣於子嗣方面、可有關礙否、

### 答王志揚君問　楊志一

內經云、肝所生病為狐疝、按厥陰之脈循陰器、絡睾丸、厥陰者肝也、肝失疏泄、寒滯脈絡、以致偏疝墜脹、日出夜入、況小溲不禁、溲色清白、其屬腎陽不足、膀胱氣化失司無疑、苟不治愈、於生殖自有妨礙、治法如下、

柴胡梢七分　炒赤芍二錢　淡吳萸六分
川楝子二錢　細青皮一錢　路路通三錢
延胡索一錢　小茴香八分　陳橘核三錢
荔枝核五枚炙　金匱腎氣丸錢半吞服

## 本館代售　靈驗藥品

丹方一味、氣煞名醫、我中醫治病之奇效、殊出人意料之外、每有數年沉疴、見效一旦、纏綿之症、愈於霍然、本館有鑒于此、是以有代售各地靈藥之發起、凡各埠之讀者、如有的確靈驗之方、而曾經試驗有效者、製為丸藥、本館願代為推銷、大開病家方便之門、謀進人羣幸福之途、此本館發起斯舉之微旨也、

**新出　保腦丸**
用腦過度　鼻流濁涕　醒臭異常　一服即愈
價目每盒大洋五角

**最新　白濁丸**
溺管制痛　淋濁不爽　清利瘀精　其功甚速
價目每瓶大洋五角

**獺肝　定痛散**
女子善鬱　肝病時發　獺肝定痛　靈驗無比
價目每盒大洋三角

介紹衛生方法　幸福三日刊　指導健康途徑

# 幸福報

鈕儀署

◀第五十九期▶

（民國十八年一月七日）

◀每份售洋二分▶

（館址上海浙江路洪德里四七八號）



## 喉症表解

傳染最速　（王慎軒原稿）（楊志一改作）　流行最廣

| 症治／種類 | 喉風 | 喉痧 | 白喉 | 乳蛾 |
| --- | --- | --- | --- | --- |
| 病原 | 前人有十八稱喉風之別然扼要言之不外風火痰熱壅阻上焦肺胃不宣所致如喉痺喉癰卽喉風之重者也 | 春應溫而反寒冬應寒而反溫非其時而有其氣釀成疫癘之邪邪從口鼻而入蒸騰於咽喉漫佈於三焦故上而咽喉腫痛腐爛外而發現丹痧也 | 白喉一症乃陰虛之體適值燥氣流行或多食辛辣煎炒熱伏于胃而失下降之令上逼於肺陽明有餘而少陰不足與喉痧之純然感受外邪者大有冰炭之殊 | 多食辛熱酒肉等物熱毒蘊于肺胃兩經結于厥陰之絡復感風寒凝結而成輕者爲單乳蛾重者爲雙乳蛾若其火毒更甚則爲喉疔 |
| 診斷 | 咽喉紅腫焮痛咳嗽痰多呼吸不利甚則咽喉閉塞湯水難下語言不出謂之喉痺若其腫偏在一偶痛引耳根腮下牙牀者爲喉癰 | 初起寒熱嘔咳胸悶心煩遍身背楚繼則外發丹痧粒者爲痧紅暈成片者爲丹近世名爲猩紅熱然亦有受邪本輕不發丹痧僅咽痛而已寒熱退咽痛自愈 | 初起亦見寒熱頭疼骨楚等象但喉中一白寒熱自除其白腐之狀或白點白條白塊甚至滿喉皆白其寒熱與喉痧之外寒侵襲肌溫奔集表層之寒熱不同 | 乳蛾生於帝丁之旁形如乳頭或如蠶蛾紅腫疼痛妨阻嚥飲喉疔與單乳蛾相類但蛾圓而大疔尖而小形如釘尖色紫堅硬初覺麻癢旋卽大痛 |
| 傳變 | 喉風於喉症中隨爲重要若不早治或誤治有傳變直視反張面青唇黑六脉糢糊之危候 | 是症由于疫毒極易傳染看侍者服青龍白虎湯可免傳染其傳變之次序由衛而氣由氣而營而血而入神經凡神識不清或自利不止或音啞氣急者皆爲險症 | 此症既因陰虛伏熱首宜清養若誤用辛散引動伏火致肺陰告竭腎水枯涸變成音啞氣喘之危症 | 此證若兼痰湧氣急者險急用三稜針刺少商穴或厥陰之火乘勢大升手足厥冷頭目昏沉者用吳茱萸末醋調敷足心引火下行若熱毒內陷胸高面黑神昏譫語者死 |
| 治法 | 治法表實者荆防敗毒散裏實者雄黃解毒丸或利咽涼膈湯表裏俱實者清咽利膈湯痰盛者以土牛膝汁和荸薺粉爲丸吐之熱甚者貼巽功散幷吹玉鑰匙 | 初起卽宜表散如解飢透痧湯麻杏石甘湯是若熱盛漸由氣入營以黑膏湯仍佐透表之品必待氣分之邪盡透丹斑齊佈宜大劑犀角地黃湯胸悶甚者先服玉樞丹再服前藥 | 白喉治法非清養爲主不可滋陰清肺湯是爲聖品如便閉者可加通潤之味庶幾釜底抽薪湯沸自止也 | 乳蛾宜青咽利膈湯吹冰硼散日久不潰者烙之膿熟者針之便閉者下之喉疔宜三黃涼膈湯外貼巽功散內吹金不換 |
| 調理 | 忌食寒涼酸斂之物慮其痰火閉鬱不去忌食辛熱厚味慮其餘燼復燃更宜再服清火化痰劑以杜後患 | 喉痧之症最易傷陰愈後調理之法以陰養爲第一要義如西洋參實養陰妙品宜常服之忌食厚味與前同 | 白喉爲陰虛矣調理之法自以養陰爲當務之急 | 此證愈後仍宜多服清火之藥以養其後然火盛者陰必虛壯水之主以制陽光亦此症調理之妙法也 |

中華郵政特准掛號認爲新聞紙類　二三三

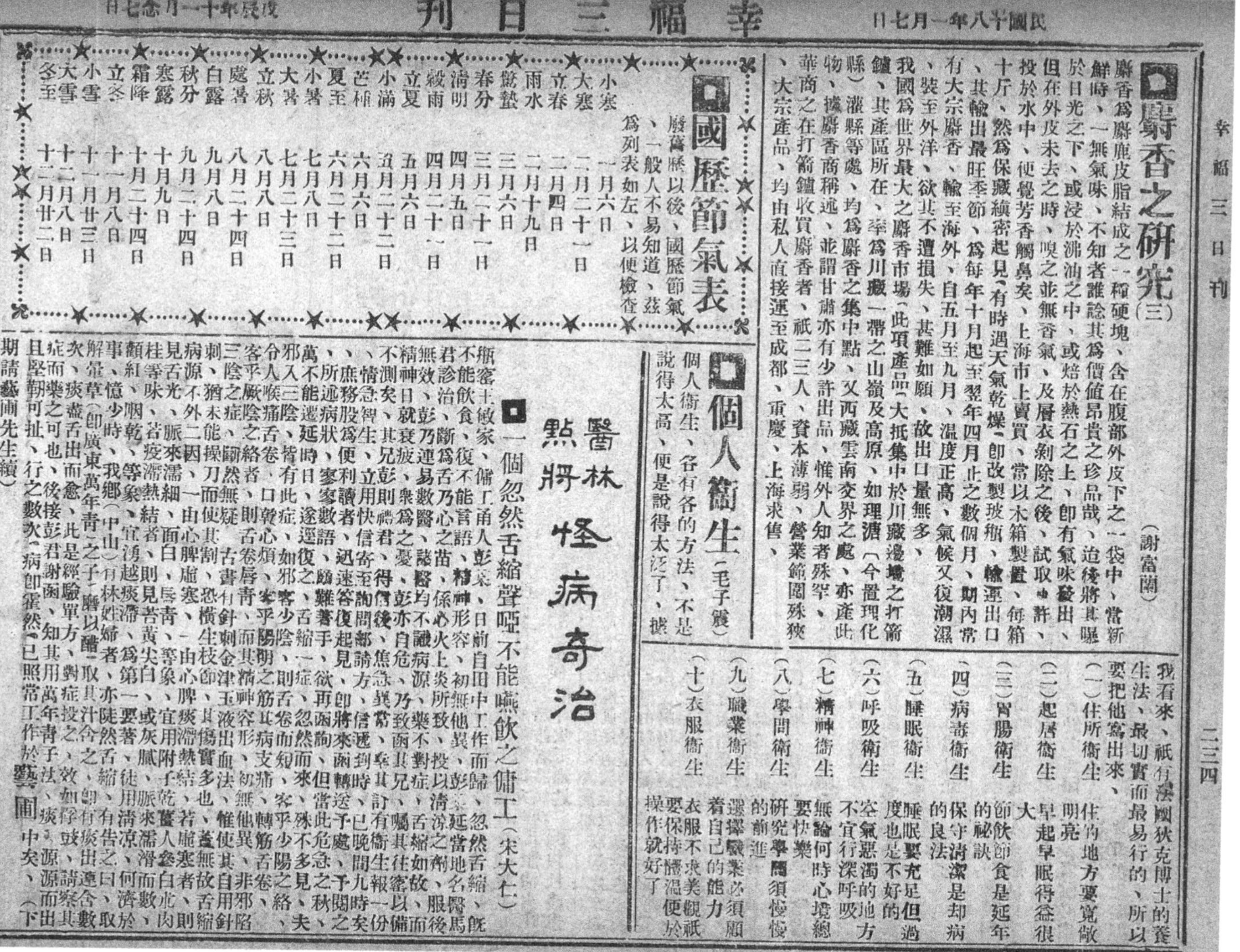



## 麝香之研究（三）

（謝富蘭）

麝香爲麝鹿皮脂結成之一種硬塊、含在腹部外皮下之一袋中、當新鮮時、一無氣味、不知者誰諗其爲價值昂貴之珍品哉、迨後將其曝於日光之下、或浸於沸油之中、或焙於熱石之上、即有氣味發出、但在外皮未去之時、嗅之並無香氣、及層衣剝除之後、試取些許、投於水中、便覺芳香觸鼻矣、上海市上賣買、常以木箱製置、每箱十斤、然爲保藏縝密起見（有時遇天氣乾燥）即改製玻瓶、輸運出口、其輸出最旺季節、爲每年十月起至翌年四月止之數個月、期內常有大宗麝香、輸至海外、自五月至九月、溫度正高、氣候又復潮濕、裝至外洋、欲其不遭損失、甚難如願、故出口量無多、

我國爲世界最大之麝香市場（此項產品（大抵集中於川藏邊壤之打箭鑪、其產區所在、率爲川藏一帶之山嶺及高原、如理濟（今置理化縣）灌縣等處、均爲麝香之集中點、又西藏雲南交界之處、亦產此物、據麝香商稱述、並謂甘肅亦有少許出品、惟外人知者殊罕、華商之在打箭鑪收買麝香者、祇二三人、資本薄弱、營業範圍殊狹、大宗產品、均由私人直接運至成都、重慶、上海求售、

## 國歷節氣表

廢舊歷以後、一般人不易知道、國歷節氣、茲爲列表如左、以便檢查

| | |
| --- | --- |
| 小寒 | 一月六日 |
| 大寒 | 一月二十一日 |
| 立春 | 二月四日 |
| 雨水 | 二月十九日 |
| 驚蟄 | 三月六日 |
| 春分 | 三月二十一日 |
| 清明 | 四月五日 |
| 穀雨 | 四月二十一日 |
| 立夏 | 五月六日 |
| 小滿 | 五月二十二日 |
| 芒種 | 六月六日 |
| 夏至 | 六月二十二日 |
| 小暑 | 七月八日 |
| 大暑 | 七月二十三日 |
| 立秋 | 八月八日 |
| 處暑 | 八月二十四日 |
| 白露 | 九月八日 |
| 秋分 | 九月二十四日 |
| 寒露 | 十月九日 |
| 霜降 | 十月二十四日 |
| 立冬 | 十一月八日 |
| 小雪 | 十一月廿三日 |
| 大雪 | 十二月八日 |
| 冬至 | 十二月廿二日 |

## 個人衛生

（毛子震）

個人衛生、各有各的方法、不是說得太高、便是說得太泛了、據我看來、祇有法國狄克博士的養生法、最切實而最易行的、所以要把他寫出來、

（一）住所衛生　住的地方要寬敞明亮

（二）起居衛生　早起早眠得益很大

（三）胃腸衛生　節飲節食是延年的秘訣

（四）病毒衛生　保守清潔是却病的良法

（五）睡眠衛生　睡眠要充足但過度也是不好的

（六）呼吸衛生　空氣惡濁的地方不宜行深呼吸

（七）精神衛生　無論何時心境總要快樂

（八）學問衛生　研究學問須慢慢的前進

（九）職業衛生　選擇職業必須顧着自己的能力

（十）衣服衛生　衣服不求美觀祇要保持煖溫便於操作就好了

## 醫林點將　怪病奇治

### 一個忽然舌縮聲啞不能嚥飲之傭工（宋大仁）

瓶窰士敏家、傭工甬人彭某、日前自田中工作而歸、忽然舌縮、既不能飲食、復不能言語、精神形容、初無他異、彭某延當地名醫馬君診治、斷爲舌乃心之苗、係心火上炎所致、投以清涼之劑、服後無效、彭乃連易數醫、該醫均不識病源、藥不對症、舌縮如故、而精神日就衰疲、衆爲之憂、彭亦自危、乃致函其兄、囑其往窰以備不測矣、其兄彭則禱君、得信後、焦急萬當、牽其訂有衛生報一份、情急智生、立用快信寄至詢問鄰、請方、信遞到時、已晚間九時矣、庶務股爲便利讀者、迅速答復起見、即將來函轉送予處、予閱之、所述病狀、寥寥數語、臨難書手、欲再函詢、但當此危急之秋、萬不能遷延時日、遂逕復之、舌縮一症、忽然而來、殊不多見、夫邪入三陰、皆有此症、如邪客少陰、則舌卷而短、客乎少陽之絡、令人喉痛舌卷、口乾心煩、客乎陽明之筋、其病支痛、轉筋舌卷、客乎厥陰之絡者、則舌卷唇青、而其精神容形、初無他異、非邪陷三陰之症、歸然無疑、古書有針刺金津玉液出血法、惟使其自用針刺、猶未能操刀而使其割、恐橫生枝節、其傷實多也、蓋無故舌縮病源不外二因、一由心脾虛寒、一由心脾痰滯熱結、若屬寒者、則見舌光、脈來濡細、面白、唇青、等象、宜用附子乾薑人參白术肉桂等味、若痰滯熱結者、則見舌黃尖白、或灰膩、脈來濡滑而數、額紅、咽乾、等象、宜湧越痰滯、爲第一要著、徒用清涼、何濟於事、憶少時、我鄉（中山）有林姓婦者、亦陡然舌縮、有告之曰、取解暈草（即廣東萬年青之子）磨以醋、取其汁合之、即有痰出、適合數次、痰盡舌出而愈、此是經驗單方、對症投之、效如桴鼓、請察其症而藥之可也、後接彭君謝函、知其用萬年青子法、痰、源源而出、且堅靭可扯、行之數次、病即霍然、已照常工作於**藝圃**中矣、（下期請藝圃先生續）

## 育嬰常識（上）

（幸福社社員徐祝三）

（一）嬰兒初生、口含血塊、此血甚毒、急宜去之、免致吞下、

（二）、嬰兒初生、肛門常有薄膜、若生後經日不見大便、卽係肛門薄膜未裂、（常人多能自裂）急宜用人功裂之、

（三）嬰兒飲茶湯、不宜多攙糖類、每見人家嬰兒飼茶灌湯、取其不哭貪食、於茶湯中多攙糖類、（如紅糖白糖）不知糖能弱胃、能損齒、又能致疾、故以少放糖爲宜、且一次用糖、下次卽非糖不可、是養成其嗜糖習慣、於脾胃殊不相宜、

（四）嬰兒衣服、以質輕而柔軟者爲適宜、若毛糙粗硬、易致嬰兒啼哭、

（五）嬰兒抱在懷中、不宜口向嬰兒之面、冬季尤絕對避忌、因大人吐炭氣甚多、口向嬰面、是不啻灌以炭氣、冬季呼氣成冷風、故猶宜避忌、

（六）嬰兒夜睡、爲母者、常擁之腋下、在蓋被天氣、大有妨害、蓋深藏彼中必致肺窒、或渾身出汗、

（七）嬰兒須避狂叫突響之猛烈聲、否則立卽受驚、

## 勞嗽多死于洩瀉論

（繆康壽）

虛勞久嗽一症、治之最難奏效、如補脾保肺、法當兼施、然脾喜香燥、肺喜清潤、保肺則礙脾、補脾則礙肺、倘燥熱甚、能食而大便乾結者、潤肺爲先、而補脾之藥、亦不可少、如虛羸甚、食少便溏者、雖喘嗽不安、須以補脾爲急、而清潤之品爲大戒矣、因脾有生肺之能、肺無助脾之力、故保脾之藥、猶重於保肺也、嘗見虛勞久嗽之死多死於便瀉、洩瀉之後、卽淹纏床第不起矣、而究其便瀉之因、多由於誤投清潤之品、先哲有云、土旺而金生、勿拘拘於保肺、水壯而火熄、勿汲汲於清心、旨哉言乎、管窺之見、未識高明以爲何如、

## 熟眠法之經驗談

（楊健民）

人不熟眠、必多幻夢、稍觸便覺、故雖眠臥八時、其結果與四時者等、且不睡眠則心思煩亂精神日耗、而百病將因之而叢生、其害之大、曷可勝言、數年前余有此患、雖常服安眠之藥、亦不過取效一時、及後幾至非服此藥不可、儼成習慣、由此身體日趨衰弱、後因閱醫學叢書、有熟眠法一節、甚善、乃照法試行、不一月而此患霍然、一得之愚、敢以貢諸讀者、

（一）居住宜擇閑靜之地、則五官不受外界刺激、易於安臥、

（二）寢室不宜過於溫暖、亦不可過於寒冷、總以常度稍冷爲適、室中空氣必須充足、早晨窗戶宜開、晚間亦不可全閉、庶空氣得以流通、

（三）被蓋不宜過重厚、取其不致冒寒可耳、褥厚無妨、軟者尤佳、

（四）晚餐食物、宜避絕刺激性食品、當取易消化者爲佳、然亦不可過量、飲食時間、當離就寢時三時之前、

（五）作事、宜適度爲之、每作事二時間、以休息二十分爲度、晚餐後或事務畢後、宜撥冗一二時間、爲諧稀愉快之談話、以代償身心之疲勞、

（六）運動因人而異、總宜量力適度行之、或朝食前散步半時間、晚餐後約一時間、或演習八段錦甚佳、

（七）沐浴能使血液循環、清潔身體、除卻皮膚生疹等效、每日事畢後、一度行之最宜、

（八）睡眠者所以使腦完全休息、思想愈複雜、則愈難寢、然以何法息腦乎、余每際此時、輒靜聽時辰鐘之行動聲、使能眠、非常效驗、

## 小兒急驚之由來

（黃玉麐）

小兒病之最危險者、莫若急驚、古方不載、但曰陽癇、然則其症何以成、蓋皆由保養失宜、有時汗出抱於當風、或逼近於烈日之地、亦有因食時厚味太多、睡時多蓋衣被、邪熱鬱蒸於心、心傳於肝、加以外感驚觸、神經承受載刺、故其病之發也、夜臥不甯、睡中或哭或笑、身熱煩躁、便秘溺赤、痰嘶氣喘、咬牙咬乳、忽爾悶絕、目直牙閉、四肢搐搦、而紅脈浮數洪緊、足證內有實熱、外挾風邪、鬱蒸於心、心受熱而發驚、肝生風而發熱、二臟交爭、風火相搏、痰涎壅塞、關竅不通、風氣蓄盛於內、而無所發泄、故暴烈而爲急驚也、由此觀之、凡愛護小兒者、豈可不愼於平日間之飲食起居乎、

出版務求有用切實保證　又名社會醫學常識報　主持者有學識經驗及人格

## 長篇小說　醫海燃犀記（五十六）（平不余）

第十二回　設佳筵女士酬恩　領薪金主筆遇盜

國化道、娃錢、叫錢能運、那你放心、准可辦到、歐羅道、那麼也好、就請你今晚修書、明天把我看一看、到教育廳的呈文、我來起稿、用我們西醫學會的名義、辦成之後一齊附郵、寄到南京去、國化說、很好、就是這樣辦法、於是分頭而去、預備各辦函件、寄到南京不提、再說上海日報主筆先生金玉振、自從他夫人楊倩倩毛病好了之後、心中感激張大筦、自不待言、無奈張大筦不肯受謝、他們夫婦、怎麼過意、兩個人商量商量、決定一方面在上海日報上、替張醫生登個常年廣告、替他宣傳、一方面備辦一桌酒席、請他聚聚、以表敬意、當天便下了一個請帖、約張大筦明日晚餐、到了第二天晚上、楊倩倩在家裏照料酒席、並招待來客、約在七點鐘的辰光、大筦已到、倩倩一見、深深的一鞠躬、大筦立即脫帽還禮、到了屋內坐定、僕人送上茶、隨又送上一支香烟、大筦道、不吃、倩倩道、蜜司脫張、眞正不愧爲醫學家、連煙都不吃、講究衛生得很、大筦笑道、生來不喜吃他、實在是性之所不近、隨又問道、蜜司楊、蜜司脫金、還未回來嗎、倩倩道、沒有呢、大概回來也快了、今天請客、同來一定早的、在平常總要到十點鐘以後、

## 本報特別啓事

本報向用之紅報紙、近因來源缺乏、以致不克應用、今從權之計、特於本期起、暫用白報紙、俟該項報紙一到、即當仍行購用、以副雅意、惟刊物之精采、全在內容、紙章之紅白、讀者諒不深責也、

## 幸福之門

□嘉興張幼勤君問

表兄前患吐血、現在血已全無、惟尙有咳嗽、咳時帶喘、略痰不爽、呼吸短促、氣機不舒、近日大便帶溏、懇求至善治法、

□答張幼勤君問（楊志一）

吐血之後、肺陰大傷、肅降失司、則咳嗽氣急、中土不足、健運失常、則納少便溏、勢入肺癆一途、治宜養肺化痰、培土生金、如便實能食則吉、

桂枝炒白芍錢半　抱茯神三錢　生苡仁三錢
米炒白朮錢半　廣鬱金錢半　扁豆衣三錢
淮山藥三錢　杏仁霜三錢　全福花包錢半
炙甘草一錢　川象貝各二錢　廣橘白一錢
冬瓜子三錢

## □上海國貨製藥公司宣言

溯自我國西醫代興以還、國產藥物之用途遞減、每年經濟上之損失、頗足漸人、設再莫然罔覺、無動於中、病愁我國人民之經濟狀況、將愈益不堪問聞矣、原夫我國藥物之所以大受打擊、窮厥有數因、業此者祇圖厚利、不問改良、字招上雖曰虔修、雖曰道地、試問事實上能否若此、再我國方藥、頗有奧妙之處、例如取氣藥麻少煎、取味藥應多煎之類、一或失度、效用頓減、兼之煎袞需時、倉猝間不能立辦、手續麻煩、尤其旅居客地者極感不便、其次如藥味強烈、下咽欲嘔、有此多因、因有自中醫官料飲片、尤如昔日之弓矢、西醫藥丸藥粉、猶如今日之鋒炮者、不爲過也、於是挾弓矢而與鎗炮相角逐、縱士卒勇武絕倫、其能免於血肉黃飛哉、勝負之數、昭紹在人耳目中、固無需乎強辯矣、同人等有感於此、爰有本公司之組織、將我國藥物加以科學之化驗、或爲丸、或爲散、或配數味以成方、或改舊有丸散之碼亂、中藥西用、務求簡便、必實事以求是、須精益以求進、不誇張、不欺忘、此同人等所敢自信者也、

經理上海中國醫學院教授葉勁秋

藥部主任巴黎大學藥學士葉山陀

## □益肺片

□上海國貨製藥公司出品之一

益肺片、保肺病專家歷代之經驗方、頗著奇效、本公司復用科學方法、加以化驗、證明內含阿米東、維他命、對士脫林、石灰鹽等療治肺病、壯稱特效、且有殺菌防膈之功、而無傷正氣、掊固本元而無滋膩滯隔之弊、誠不易得之良方也、功能扑殺癆菌、補益肺氣、定咳化痰、開胃壯神、主治肺癆咳嗽、痰中帶紅、飲食少進、面色姜黃等症、每飯後服二片、每日三服、開水送下、毎瓶五十片、實售大洋一圓四角、外埠函購、郵匯郵票通用、寄費加一、經售處、中一醫院（上海浙江路清和坊對面）人壽醫藥室（上海山西路二百廿五號）幸福報館（上海浙江路洪德里）大成書店（上海北四川路寶興路口）青祿書室（上海東寶興路鐵路旁）總發行所中國醫學院（上海小西門外黃家闕路）

介紹衛生方法　幸福三日刊　指導健康途徑

# 幸福報

彩儀署

第六十期
民國十八年一月十日
每份售洋二分
（館址上海浙江路洪德里四七八號）



## 本期要目



## 請猜詩謎（藥名）

高堂白髮漸龍鍾。
煩寄豚兒信一封。
急水扁舟帆勿掛。
山行雨過步從容。
旅居猶念在鵬程。
疊疊家書阻客旌。
況過小陽將歲臘。
迴腸百轉故鄉情。

此詩如能完全猜中者、奬金一元、猜中四句者、奬金半元、不論來函遲早、均尉一律待遇、如不滿四句者、恕無贈品、又五十八期之書謎、准在下期發表、特此通告、

## 女子經水變色一覽表

（朱振聲）

或問余曰、女子經水之顏色、當以何者爲最正、余曰、以紅而微帶赭色者是也、因月經非純粹之血、乃係子宮內之排泄物、故與平常之血色略異、或又問曰、然則每月所下之經水、其前後亦有深淡之分乎、余曰然、大約可分爲三期、初潮之色、多作淡紅、繼則漸漸殷紅、迨將盡時、則又見淡紅、此乃經色之常也、否則太紅太淡、均屬有病之明證、其中寒熱虛實、各不相同、今特列表於後、以便病家之鑒別、

### 經水變色一覽表

淡色

- 經淡而少一二日卽止者……血虛
- 經淡而多七八日不止者……氣虛
- 經色淡而清冷者……虛寒
- 經色淡而穢濁者……濕熱
- 經色淡而稠粘者……痰濕
- 經色淡而成塊者……氣滯

深色

- 經色深紅而濃厚者……實熱
- 經色鮮艷而清薄者……虛熱
- 經色紫黑而帶深紅者……風熱
- 經色紫黑而帶腐色者……濕熱
- 經色紫黑而多兼見潮熱者……鬱熱
- 經色紫黑結塊而兼見少腹痛者……瘀血

附註　凡女子經色紫黑者、有大寒大熱之分、若紫黑而光亮、兼見舌絳脈數、大便燥結者、屬熱、若紫黑而黯淡、兼見面白脈遲、少腹疼痛者、屬寒、其中失之毫厘、謬以千里、爲醫者不可不細辨之、

# 麝香之研究（四）

（謝富蘭）

麝香用途殊廣、我國醫家、認爲辛温通竅、用以治胃病、温瘧、驚癇凡配合丸散、莫不需用此物、富貴之處、更有用以保藏珍貴皮裘、以除虫蛀、每遇天中佳節、閨中姊妹、競製香囊、置麝香少許於囊中、佩之襟側濃香馥郁、經久不散、此類之消費量、積少成多、亦頗可觀、

麝香之輸至海外者、類供配合香料之用、運來巴黎之香料製造廠、自己派有代理人、駐在打箭鑪、收買麝香、直接運往法國、

麝香之輸出貿易、在歐戰時、曾受打擊、現在已恢復昔日盛況、玆將過去十四年中、海關貿易册中之出口數字錄左、

# 咳嗽簡易經驗秘方

（顧惠民）

此方係家嚴臨診、經驗秘方之一、專治男婦童孺、外感一切傷風咳嗽、鼻塞氣喘、肺風痰喘等症、輕者一二服、重者四五服卽愈、屢試屢驗、百發百中、其效如神、洵堪謂外感咳嗽中之最簡易者、最有效驗之聖藥也、余素抱公開主義、不敢自秘、特書之、以投本報、想讀者諸君當亦不嫌煩厭、而樂閱歟、

方用 眞川貝母（或象貝母亦可）一角 密炙麻黃二十文 冰糖三錢 嫩豆腐一塊

服法 取中碗一只（卽不大不小之碗）先以豆腐一塊洗凈、放在碗中、再以冰糖與貝母、散放豆腐面上後乃取密炙麻黃、一根根插在豆腐中、置飯鍋上燉熟、約歷一刻鐘取出、逼其碗中所剩之水、（除水可服外、其餘一概不可食、食則恐有害、宜注意）俟睡後、空心熱服、

方又 生梨一只（須不大不小者最佳何以因大則恐不熟小者防太熟變焦之故）眞川貝母或象貝母亦可一百文 冰糖三錢 冬桑葉三張

服法 生梨一只、切去蓋卽梨之有瓣處約四五分）以刀在梨中剜空放入貝母冰糖等、取蓋蓋好（外包桑葉、結以細繩、或細鉛絲、俟飯熟後、留數段灰炭於灶中、取梨放入、約一小時後、始取出、放在地上、候其消冷吹去灰葉連梨等物、一併食下、

# 牙痛之治法

（高郵李寒吻）

牙痛爲最難受、飲食不便、諸多痛苦、筆難盡述、不佞試得一方、靈驗異常、且簡便而又經濟、并永遠除根、特錄之如下、以爲患者之參考、

大黃末（藥店購買）和皂角屑（原蛀者爲佳）各一兩、極好之醋、飛麵（佩坊購買）各半茶杯調勻、於晚間睡覺之先、敷於腮上、至次日洗面擦去立愈、（按輕者一日、卽愈、如重者至多三次必愈）

# 桑葉可治盜汗

（沈仲圭）

桑葉近世只用於辛涼解表法、以治風温、實則於盜汗、效驗甚著、從新載嚴州有僧、每就枕汗出遍身、比旦、衣被皆透、二十年不能療、監寺敎采帶露桑葉焙乾爲末空心米飲下二錢、數日遂愈、考盜汗一症、以火逼津液外出者爲多、涼血分之火、卽是止皮膚之汗、桑葉味甘寒、善涼血、此廿載沉痾、以數日而瘳也、

# 醫林點將 怪病奇治

## 一個吃小蝦蟆的腰痛病

（幸福社社員吳藝圃）

余於上春于役漢中、附伴至友黃君賓日於鹽舟中、自十二圩拔椗、（十二圩、名）一路瀏覽長江景緻、怡然雅賞、暢所欲爲、顧友人與余於杯中物、素稱同好、談詩論字、欣欣自得、抱檜對酌、樂至陶然、或作圍棋戲、藉破沉寂、長行拾餘日、遇風帆上、不覺無聊、反增遊興之樂趣矣、本船船主、湘人、粗識文字、略通筆墨、談鋒殊健、侃侃說湘狀、娓娓動聽、誠操船業中難得者矣、該船夥伴數輩、同隸湘藉、其中有一王姓者、年事二八、體本偉健、一日偶因操作之勞、而罹腰痛疾、艱於坐立、呼痛不已、舟泊西梁、（西梁山地名）始促人配藥以治、投之罔驗、余示以單方、亦難臻效、復瞥同夥某、急舉一治法告、云以田畦中小活蝦蟆、和水活吞、每服三數只、不移時、可望痊可耳、患者惟不堪苦痛、勉依法治、隨屬該夥代趨岸畔、田圻中尋提、果獲十數頭而歸、貯一磁缸中、尙躍跳不止、病者見而無生恐怯、勿投入口、厭以涼水而下、約咽服二四頭、未閱一對週病宛若失、余目擊其狀、不禁咋舌、殊奇其以吞活動物、而竟治愈劇烈之腰痛病、事非奇特、堪值一紀、後余止湖北省界、行將數日、固未略該夥腰部之復痛矣、治法之妙、誠非學而未周者、所能設思矣、（下期請學周先生續）

社會定期刊　第一卷　第十六期

## 育兒常識（下）

（徐祇三）

（八）嬰兒飼乳、每日須有定時與定數、每見人家嬰兒稍一啼哭、爲母者、卽將乳頭塞入兒口、以止其哭、不知既養成嬰兒食乳頻數之習慣、且將減弱乳汁之來源、予嬰兒以失乳之患、可不慎哉、

（九）嬰兒晝寢、以側臥爲宜、蓋仰臥恐致塵垢入目、

（十）養育嬰兒、最當注意保溫、

（十一）吾國嬰兒之腋下腿間各陰部、多搽以藥舖出售之紅丹、鄙意以爲不如用牙粉、或爽身粉、搽之更佳、

（十二）吾國土風、謂嬰兒於百日滿後、哺以肉油或葷肴、鄙意以爲不盡然、應該以嬰兒體力強弱爲標準、

（十三）嬰兒喜觀光、然強烈之太陽光、暗淡之燈光、或顫顫之燭光、均宜切避、

（十四）吾國婦女、有因乳汁不夠、每用胡桃製成濃汁、直接以灌喂嬰兒、惟胡桃汁甚油膩、嬰兒消化不易、不如乳母多食鮮雞鮮肉、藉營乳食品、促成源源滔滔之乳汁、以哺嬰兒、蓋此爲間接的、較之直接哺嬰兒以補品者、爲無慮也、

## 養腎可致益壽延年

養腎莫善於清心寡慾、蓋腎爲先天一身之根本、藉陰精以資營養、水火既濟、營衛調和、則諸邪難侵、苟吾人色慾過度、略不節制、眞陰因之而虧損、水火不濟、火炎刑金、繼則咳嗽吐血癆瘵萌矣、若再不清心寡慾、火愈熾盛、陰愈虧耗精液爍枯、雖華陀扁鵲再世、莫能挽治、性命豈得不休哉、試述數端譬之、草木有根則榮、根絕則枯、魚有水則活、水涸則死、燈有油則明、油盡則滅、以上數則猶如人之有精則壽、精竭則亡、可不惜乎、幸世之求幸福者注意之、（曹子棋）

## 葉天士先生軼事

（許醒民）

本報載葉天士之軼事亦多矣、余不敏、亦記其一則如下、

江蘇藩台某以京職外簡疆吏、方蒞任而喪明、聞天士名、遣使延之、天士問使者曰、大人歷官何處、曰、初膺外任、曰、然則焉得如此請我、須以藩台之全副儀仗求、使者回告、藩司微慍、左右婉言、天士平日治症之神、藩司曰、姑如其言、治而不效、當下其罪、遂迎以儀仗、及至、天士曰、如此請我、我仍不去、須官太太親來方可耳、又復叮嚀、囑使者稟如其言、倘見罪則有我在、使者不得已、具以面稟、藩司大怒、左右股慄、方咆哮間、目忽復明、天士亦踵門謝罪、曰、非敢無狀、是即所以治病也、喜樂無極者、神蕩散而不藏、目者、心之使也、心者、神之舍也、今大人榮任外疆、過喜神散、目故喪明、經曰、暴喜傷陽、暴怒傷陰、陽傷則陰愈盛、故必得大怒、怒則氣逆上、方可抑陰而伸陽、非敢無狀、舍此別無良方也、藩司聞之、優款備至、

## 婦人病之自然療法

（顧實）

婦女與男子生理上構造不同之點、全在生殖器、故婦科之治療法不同於男子者、亦在生殖器方面、子宮者、婦女生殖器之幽深而極端者也、婦女患子宮者極多、其治之也、不外醫藥或洗滌、要皆不自然之方法耳、

大抵子宮病、由於種種原因、致子宮發生障害、其侵入內膜者爲內膜炎、甚者出血、顏色蒼白、身體衰、百病叢生、致成不治者、往往而有也、

子宮病本爲難治之症、非若他種疾病之易愈、加以醫生用不自然之醫藥及手術、遷延日久、愈難收效、蓋逐日服藥、既久由其中毒作用、而身體愈弱、病勢愈熾、至於用手術以洗滌子宮、猶之患淋病者之洗滌尿道、使其病毒愈入而愈深、其害可勝言哉、

凡婦女之患子宮病者、應採用自然療法、此爲至當至要之事、自然療法之大要如下、（一）絕對不用醫藥、（二）不用洗滌及其他不自然之方法、（三）注意於營養、（四）靜養、（五）時常洗澡、（六）安靜以保精神、（七）病甚者、則用溫泉浴、就中尤以注意營養、及安靜以保精神爲必要、此外房事有節、亦宜注意及之、苟能如是則子宮病決無可慮、雖其全愈稍需時日、要當忍耐而已、若欲速行治療、而飲有害之藥、施不自然之方法、轉致其病加甚、惟用自然療法、雖屬少需時日、得益究屬良多、果能安靜守互、取適當之營養、確可保其病之全愈也、

惟是婦女宜以何等食品爲適合於營養乎、則勿食通行之牛乳雞蛋等、亦勿妄主張現代之肉食主義、凡食物中如豆溜、如餅、如甘薯及芋等、凡爲本人所嗜好者、卽無上之營養品也、彼牛乳及雞蛋、決非營養品、向來言營養者、專尚此等多含蛋白質之物品、實謬誤之甚者、故實際上效不著也、

要之依營養之方法、以堅實胃、食自己所嗜好之物、從事靜養、卽爲最良之自然治法、且速愈之方法也、至於房事隨己之所欲、要在有節、若強制斷絕、反爲有害無益、蓋禁慾者、適所以害及身體也、但應於人之年齡及境遇而適宜行之、卻爲健全子宮之道也、

出版務求信用有切實保證　又名社會醫學常識報　主持者有學識經驗及人格

## 長篇小說 醫海燃犀記（五十七）

（余不平）

### 第十二回 設徃延女士酬恩 領薪金丰筆遇盜

才可回來、因爲到那時候、報上稿子編好附印了、才能夠回來、今定天歸回來早的、正在談着、一陣脚步聲、到了門口、把門一推、一擁進來、原來正是金玉振、和四個生客、只見金玉振面色發黃、燈光下愈加難看、氣息不寧、方才坐定、隨強笑問道、張先生來了、失迎失迎、今天兄弟促霉頭、險些兒把命都殞掉了、倩倩接着道、甚麼事體呢、玉振嘆了一口氣、接着說道、促霉頭、促霉頭、今天家內請客、正要錢用、却巧又是大月底、所以我向館裏、付了一百廿塊洋鈿剛剛出來（沒有幾何路）拐灣到了祥雲弄、我便走到弄裏去解小使、恭事還沒有完畢、突然來了三個強盜、一個站在弄堂口保水、兩個上來抓着我兩隻手、手槍抵在我胸口、叫我快點拿出來、我嚇得魂都飛了、那敢說一個不字、性命要緊、我隨即取出把了他、兩個強盜、把手一鬆、同保水的一個、分頭逃去、我再出來喊巡捕、他已不知去向了、徒然惹了多少人來熱鬧、反叫我怪難爲情、只得回來、明天再去報告捕房吧（離家不遠）剛剛碰到四位來客、倩倩接着道、破財是小事、所幸人沒有危險、是天大的造化、不要懊惱了、快點收拾收拾、陪客吃酒罷、大宠道、密司楊、這話不錯、不要再懊惱了、那四個來客、也一齊說道、這話是的、我們也餓了、拿飯來吃罷、玉振站了起來、向大宠道、張先生、

## 保腦丸出世

**發明**　發明保腦丸者、非醫家乃病家也、病家無醫藥知識、何以能發明也、曰病家從實驗中得來、當其患腦病、劇烈之時、中西名醫、竟百治無效、後無意中服此藥、效、于是有此丸之發明、

**功效**　余戚某氏、亦患腦病、始則鼻流濁涕、腦目昏糊、繼而記憶薄弱、精神不振、即以此藥試之、不數日而愈、其功效之神速、非他藥所可比擬、

**服法**　保腦丸之服法、極爲簡便、既無煎煮之勞、而且攜帶便利、祇須在飯後用白開水吞服三錢、小兒減半、

**價目**　保腦丸祇有一種、每盒大洋五角、不折不扣。每打五元、

廣東鄭震發明　上海幸福報館代售

▲歡迎投稿▼

## 幸福之門

### 湖州任昌海君問

我在拾四歲的時候、不知怎的、患了遺精、大概是素體孱弱的緣故、如此、隔了二日一遺、三四日一遺、七八日一遺、半個月一遺、全都是無夢的、至後又來了、且間亦有夢（並不是夢行性交）仍是極少數、這樣過了二年、拾六歲一年、今年拾七歲（原是三四七八拾多天的樣子、我想長此以往、恐成癆瘵、請示治法、

### 答任昌海君問（楊志一）

精藏於腎、而主於心、精生於氣、而役於神、腎虛難藏、心虛易動、神馳於中、精馳於下、而貴恙之來、殆由於此、治宜育陰固泄（補氣安神）幷須注重攝生、始克有濟、

潞黨參三錢　大熟地三兩　明天冬三錢　山萸肉一錢　廣橘白一錢

抱茯神三錢　淮山藥三錢　熟女貞三錢　川斷肉三錢　砂仁八分

金櫻子包三錢　剪芡實三錢　桑螵蛸三錢　川黃柏一錢

介紹衛生方法　幸福三日刊　指導康健途徑

# 幸福報

紹儀署 〔印〕

◀第六十一期▶
（民國十八年一月三十日）
◀每份售洋二分▶
（館址上海浙江路洪德里四七八號）

**定報價目**

每三日出一張五個月一元全年二元寄費在內本外埠一律國外加倍郵票代現九五計值

**廣告價目**

每期每格（共計五方寸）五元均排於新聞之旁如嵌入新聞中長期面議

## □詩謎揭曉

上期之藥名詩謎發表如下

（一）高堂白髮漸龍鍾（知母）
（二）煩寄豚兒信一封（附子）
（三）急水扁舟帆勿掛（防風）
（四）山行雨過步從容（滑石）
（五）旅居猶念在鵬程（遠志）
（六）疊疊家書阻客旌（梗通）
（七）況過小陽將歲臘（天冬）
（八）迴腸百轉故鄉情（當歸）

今將猜中者姓名列后

費志清猜中七句獎金半元　寓閘北義品里一號
吳劍心猜中七句獎金半元　寓法界喇格納路錦繡坊一號
周寄梅猜中七句獎金半元　寓油頭路一號
楊望梅猜中七句獎金半元　寓大東門內篆嘉路一四八號
萬玉慈猜中七句獎金半元　寓大沽路錫安坊
楊義方猜中七句獎金半元　寓老西門口同興米店
曹如生猜中七句獎金半元　寓小東門內天官坊一三五號
馬六舟猜中六句獎金半元　寓四川路物品交易所計算科
周永康猜中五句獎金半圓　寓老西門石皮弄中醫專校
田菊杰猜中六句獎金半圓　寓跑馬廳張家浜八一號
黃景周猜中六句獎金半圓　寓辣斐德路玉振里十二號
潘鶴高猜中五句獎金半圓　寓老西門石皮弄亦仁里四號
言金聲猜中六句獎金半圓　寓新疆路南林里九號
游世珩猜中四句獎金半圓　寓長浜路濊水路朱衣里三號
此外有陳卓如呂燦庭余鉞森周振甫四人均無地址各獎金半圓

## 處置庸醫問題

應當呈請當地醫會公正評論其處方之失當然後宣佈罪狀不准懸壺問世以免到處殺人切不可公然用私刑處置及一切穢濁之物以自輕人格

（醫林記者）

本月十號新聞報快活林內、有『醫生被害記』一文、因徐某之子、為庸醫所誤治、舉家忿怒、遂有下列之舉動、其原文云、（上略）「由徐歎入客室、即以茶進、甲接呷之、覺味異於常、嗅之微臭、知人溺也、擱置不飲、見徐淚痕界面、容色慘然、心知有異、忐忑不安、旋徐反身出、即見徐婦率多人、各手馬桶帚闖入、見甲舉帚便擊、哭謂汝枉殺我兒、特來拚命、甲知不妙、奪門欲出、而門反扃、衆帚齊下、痛不可堪、衆並謂如此庸醫、便該殺却、縱不殺亦須送官、甲聞言大窘、伏地求恕、語失聲、經衆集議之下、念其狀至可憐、且人死亦不能再生、遂罰其於屍前叩首一百、以謝死者、甲極口稱願、乃由徐婦導至屍前、如數叩訖、始釋之歸、沿途復命人焚錠蹤出數里外云云』、夫庸醫殺人、果屬可恨、然如此處置、未免失去病家之人格、要知庸醫之所以殺人、非有意如此、乃其學問與經驗之不足耳、今不禁止其懸壺問世、使其再下帷發奮、研究醫理、而反出其卑鄙之手段、以逞快於一時、既不能為一方之病人除害、又無益於已死之愛兒、徒令雙方成為仇恨而已、殊非計之得也、今不揣譾陋、將處置庸醫之辦法數條、列之如下、

（一）以所有醫方、呈請當地醫會、以評判其是否誤治、
（二）如屬誤治、即當將其罪狀宣佈公衆、以免其他病人受害、
（三）由醫會取締其醫生資格不准其懸壺問世、
（四）或訴諸法庭、以判決其應得之罪、

## 麝香之研究(四)

（謝富閣）

| | 兩數 | 海關銀 |
|---|---|---|
| 民國元年 | 二一、三二八 | 三七七、七三六 |
| 民國二年 | 二一、五七六 | 五一一、五二七 |
| 民國三年 | 一七、四九八 | 三七三、五九七 |
| 民國四年 | 一九、七七五 | 四三〇、三三四 |
| 民國五年 | 一八、八九三 | 五一五、九四一 |
| 民國六年 | 一五、九五四 | 五三三、九一四 |
| 民國七年 | 二四、〇〇七 | 四四六、六五五 |
| 民國八年 | 二七、五四八 | 六一二、六八四 |
| 民國九年 | 二四、四四七 | 四七七、〇七九 |
| 民國十年 | 二三、三六九 | 五六八、五七六 |
| 民國十一年 | 二六、二二三 | 五五三、八八六 |
| 民國十二年 | 二八、〇八一 | 六三七、五五二 |
| 民國十三年 | 二六、九三四 | 六四一、七七九 |
| 民國十四年 | 三一、四五七 | 八一〇、三八一 |

## 冬令簡易補品

（吳藝圃）

入冬、按日清晨、須食豆漿一碗、乘熱打入新鮮雞蛋一枚、攪勻、食之、宜每日無間、身體健康、必操左券、閱幸福報衆君、求一身幸福者、盍不一試乎、

## 畫謎揭曉

第五十八期之畫謎、為『仙吃的是民脂民膏』、今將猜中者列后

第一名　張少波　獎金一圓
寓本埠武定路祥興里二五六號

第二名　黃維煥　獎金半圓
寓本埠天津路四十三號

第三名至第十名為邵興梓、顧松青、顏唐熙、徐復興、葉增齡、姚天一、程景平、劉伴是也、各贈第二集怪病奇治一冊、現已付郵、

附啟、邵葉兩君之地址、請即示知、以便將贈品寄奉、

## 醫林點將　怪病奇治

### 一個患走馬牙疳之小孩

（尤學周）

丁卯三月、余偕友數人、偶至仁塘觀優、有潘氏子、年四歲、患走馬牙疳、起纔三日、牙齦腐化、門牙已脫數枚、下唇亦潰穿、其勢甚劇、問有可救之理否、詢其由、則在發痳之後、其為邪熱入胃、毒火猖狂、一發難遏、證情危險、路人皆知、告以止有白馬乳汁涼飲、并不時洗之、塗以(人中白)內服大劑白虎湯、或有可救、但勢已穿唇、效否不敢必耳、因書生石膏、生知母、生打寒水石、象貝等為方與之、其時同遊者、有老醫倪君景遷、因謂之曰、牛黃研末、外摻腐爛之處、亦或可治、遂彼此各散、後數日、則此兒竟已痊瘉、但下唇缺不能完、因詢其用何物療治、乃得速效、若是、則曰用倪先生說、亟購藤黃、屑而摻之、果然一摻則腐勢即定、滋水不流、漸以結靨落痂、止三日耳、內服石膏等一方、亦僅三服、此兒獲瘉、誠二位先生再造之恩也云云、因知鄉愚無識、誤聽牛黃為藤黃、然以此一誤、而竟治瘉極重之危證、開藥學中從古未有之實驗、確是此孩有福、病不當死、得此意外之良藥、然從此可知藥物功力、未為古今本草所發明者、數亦何限、余無意中經此見聞、則藤黃確能速瘉走馬牙疳、足為藥學史中闢一新紀元、是胡可以不誌、嘗考李氏綱目蔓草類中、曾載藤黃、而功用甚略、至趙恕軒本艸綱目拾遺、言之甚詳、雖曰有毒、而可為內服之藥、則本非大毒之品、趙引粵志、且謂其性最寒、能治眼疾、又謂性酸澀、治癰疽、止血化毒、止斂金瘡、亦能殺蟲、又同麻油白蠟熬膏、敷金瘡湯火等傷、止疼止血、收口、取效如神、而其餘消腫圍毒之用、又甚多、可知此藥竟是外科中絕妙良品、而世多不知用者、誤於李氏海藥本艸有毒之兩字、而張石頑更以能治蟲牙蛀齒、點之即落、而附會為毒能損骨傷腎、於是畏之甚於蛇蝎、實不知石頑不可信、今之畫家、常以入口、雖曰與花青並用、可解其毒、余以為亦理想之談耳、既曰性寒、毒於何有、然後知能瘉牙疳、正是寒涼作用、且味酸性澀、止血止疼、收口殺蟲、皆其所以能治牙疳之切實發明、然乎否乎、請讀者諸君錫以純實之批評、(下期請錫純先生續)

## 治鼻衄法

（幸福社社員）（李寒吻）

鼻衄一症、與吐血等同一危險、易傷身體、僕將患此症之預防法及治療法、分別書明於后、以實幸福、并為患者之參考焉、

甲、預防法、(一)夏日不宜在烈日下行走、(二)人多廣衆的地方、不可到、(三)頭髮不可留長、

乙、治療法、(一)如鼻中出血時、宜仰臥、用冷水洗淨血跡、再用手巾潤冷水放額、可止、(二)用中國紙蘸以墨汁、塞鼻孔、亦效、(三)車前草葉、馬蘭頭葉、菊花葉塞鼻尤佳、

# 管見錄（一）

幸福社社員姚夢石

## 頭風

（一）正頭風數日一發、或數月一發、此乃風毒客於髓海、服藥難達病源、故年深不愈者用瓜蒂五分皂角二分細辛一分麝香二厘蜜小丸綿裹塞鼻中、涕濕則易之、得嚏、或出濁涕竅通、而痛自解、一方用肉桂一分人言（待考）一厘麝香二厘辛荑細辛各五厘白川椒十粒研末棗肉爲丸、如青豆大、以一粒放膏中心、準太陽穴貼之、一日見効、此因風而起者更妙

（二）眞頭痛、須灸百會穴數壯、再用參附各二錢加姜濃煎、呑黑錫丹三十粒、非此猛劑不足以追失散之元陽、而散其外中之寒邪、凡遇急痛、其勢彷彿眞頭痛證、以眞頭痛方投之、此皆三陰直中之危證也、

## 心痛

實由胃脘痛也、以苦辛通降法、通則不痛、金鈴子散百合芍藥（名百合湯）丹參砂仁榜香（名丹參飲）麥冬佛手香附治之絕效

眞心痛之方、出王肯堂醫鏡此乃祕要爲法

# 烏鬚黑髮方（仲圭）

熟地四錢　何首烏三錢　人參二錢　麥門冬二錢　旱蓮草三錢　南燭子三錢　牛膝錢半　枸杞子三錢　山藥四錢　沒食子一錢　桑葚四錢　黃柏一錢　川椒一錢　蓮鬚一錢　女貞子三錢　煎服，照方十劑、亦可熬膏、

（主按）髮乃血之餘、血充則髮秀、血衰則髮萎、此定理也、內經云、人年四十陰氣自半、言人至四旬以後、漸入衰老之境、氣虛血虧、無以上榮鬚髮、遂枯萎斑白、而呈頹唐之態、此自然之老象也、世界愈文明、人事愈繁劇、操身膺要職、日處萬幾、神機之勞過度、氣血之供給不敷、髮無血養、漸化爲白、此人造之老象也，老象之成因雖不侔、其爲血枯則一、皆可以本方治之、熟地、首烏、杞子、山藥、麥冬、南燭、旱蓮、女貞、桑葚、諸味質潤、塡下焦之眞陰、蓮鬚沒食，性濇能收、固腎家之元氣、經云、陰平陽祕、其人壽、復何患髮之不黑、鬚之不美哉、惟滋陰之品、頹多滯膩呆胃、故以人參、牛膝蓮氣活血、川椒綏胃消食、又陰虛者火必旺、故稍佐黃柏、以淸相火、細察全方面面俱到、不俾烏髮之要藥、亦屬滋陰之良方、若去牛膝之之達下、並可治無夢之遺精、」當此巖冬、進補最宜、讀者諸君盡一試之、必勝於百齡機生殖靈等藥也，

# 免凍瘃法（逸）

冬令嚴寒、寒氣侵襲、血不流通、發爲凍瘃、故凍瘃又名死血、雖屬小恙、患者頗受痛苦、若求助於市上之流行之凍瘃藥、既不經濟、又乏效果、茲有一法、既簡且效、即於每晚臨睡時、以熱水洗脚、洗後其癢紅處、擦以礁酒、即可免凍瘃之患、其詳情請參閱本報第四十五期

# 肺癆問答

（楊志一）

問　今之患肺癆者多矣、其病狀若何、

答　大凡病見潮熱顴紅、咳嗽氣急、形體羸瘦、脈象虛數、食慾不振者、即可斷爲肺癆也、內經關于肺癆、頗有精密之論文、謹錄一段如後「顴赤唇紅、陰虛逼陽於上也、咳嗆喘急、肺虛氣不歸腎也、音瘖、腎氣竭也、咽痛、眞水涸也、不眠恍惚、血不養心、神不能藏也、時多煩躁、陽中無陰、柔不濟剛也、盜汗時出、陰不能攝也、自汗不止、陽不能固也、肌肉漸消、脾元敗也、骨痛如折、腎陰竭也、筋急酸痛、水虧木燥、肝失養也、足心如烙虛火爍陰、湧泉涸也」、

問　肺癆往往有寒熱之現象、其與外感之寒熱何以異、

答　外感之寒熱、因感風寒之邪、表分受病、營衛均起反射作用、故現形寒發熱頭痛骨楚之象，一經發汗、寒熱自解、至若肺癆之寒熱、乃虛寒虛熱也、陽虛則寒、陰虛生熱、往往陰陽並虛寒熱互見、其寒也、爲陽虛之假寒、不似外感之洒洒惡寒、其熱也、爲陰虛之內熱、不似外感之蒸蒸發熱、且必與盜汗骨蒸咳嗽咯血面無華色百脈空虛等象並見、此其辨也、治法非培補脾胃、不能強其營衛、非育陰配陽、不能退其寒熱、

問　肺癆以見何種症候、最爲危險、

答　肺癆之危症有三、一曰浮腫、一曰不食、一曰便洩、三者一見、每致不救、而以見腫爲尤甚、此不佞所經歷不爽者、按浮腫不食便洩、均爲脾敗之象，脾胃爲後天之本、氣血生化之源、且脾胃衰敗、則後天根本搖撥、氣血化源告竭、其命未有不危殆者也、惟肺癆末期始見之、

問　治肺癆是否以補肺爲急務

答　肺虛成癆、自然以補肺爲急務、然余謂更有急於補肺者、即保持脾胃之健運也、蓋脾有生肺之能、肺無助脾之力、實藏府自然之作用、使脾失健運、則一切補肺之藥、均失效用、倒如咳喘夜熱、肺虛極矣、但見食少便濇、則即以補脾爲急務、而沙參麥冬桑皮瓜蔞杏仁桔梗一派養肺之品、均在禁忌之列、否則、補肺不足、傷脾滑腸有餘、鮮不陷人於危、此中醫所以有培土生金之大法、而肺癆所以貴乎能食便結也、

出版務求信用有切實保證　又名社會醫學常識報　主持者有學識經驗及人格

## 長篇小說　醫海燃犀記（五十八）

（余不平）

第十二回　設佳筵女士酬恩　領薪金主筆遇盜

不認識這四位先生罷、這一位是劉菊影先生、是我們館裏訪員、這一位是張丹雲先生、也是我們館裏訪員、這一位是杜明華先生、這一位是趙鐵樵先生、都在商務印書館當編輯、都是知己的朋友、大家隨即取出名片四張、各人送上一張、客氣一番、便一同入席、席間因主人心中不大樂意、也就隨便吃了幾杯、席終各自散去、第二天早晨、玉振便到捕房去報告、當下捕房得報、便差特別包探姚振青、探訪此案的匪徒、設法捉拿、姚振青得了這個命令、期在必獲、但是摸頭不着、摸尾不着、這幾個匪徒、既然得手、還不是遠走高飛、嚴守秘密、從那裏探訪得着呢、便問金玉振道、你可留意那幾個匪徒、講話是甚麼地方口音呢、玉振道、好像是清江浦一帶口音、姚振青道、穿的甚麼衣服、甚麼樣兒臉、你詳細告訴我、我好留意去打探、玉振道、動手那兩個、一個是短打、灰色的夾襖褲、三料的身個兒、扁扁的臉、黑面皮、有兩個金門牙、一個是栗殼色的夾袍、灰色的呢帽子、手槍就是他拿出來的、臉稍為長一點、黃白色臉堂兒、也有兩個金牙齒、保水的臉子、沒有看清、因為遠了一點、所以……、振青接着道、好了、我有數了、你回去罷、我替你探訪就是了、有消息再告訴你、我也去了、說罷、分頭而去、

## 幸福之門

**問　黃愼山君問**

小兒患風溫七天、身熱汗出、至頸而還、咳痰帶血、投以清解不效、至十五天、熱勢更甚、兩耳失聰、口乾齒垢唇焦、便血色紫、苔糙尖絳、脈細數、請求治法、

**答黃愼山君**（楊志一）

風溫七日、身熱汗出不澈、風邪自外而入、伏邪自裏而發、不從外解、反蘊於上也、咳痰帶血、邪熱戀肺、肺絡損傷也、投以淸解不效、非不效也、病重藥輕也、延至旬餘之久、熱邪已漸入於榮分、陰液已傷、觀其齒垢唇焦、苔糙尖絳、脈細數、可得而知奏、其熱勢更甚者、溫邪化熱、氣分之熱仍燥也、其兩耳失聽者、熱邪灼少陰之眞陰、無以上營於耳而失聰、較少陽不和之耳弊、更深一層也、其便血者、血破熱迫、陰絡損傷、血乃妄行也、其色紫者、乃熱極血瘀、非陽虛血瘀之比也、所幸肝風未動、神識尙淸、急宜犀角地黃湯加甘寒生津之品、

犀角尖磨冲四分　天花粉三錢　金銀花五錢　京元參三錢
粉丹皮二錢　京赤芍二錢　冬瓜子三錢　帶心連翹三錢
鮮生地四錢　鮮石斛三錢　川貝母二錢　鮮竹茹二錢
活蘆根一尺去節



## 介紹僞藥條辨

上古藥由醫備、故治病帶十全其九、不若近世醫自為醫、藥自為藥、分道揚鑣、豈有進步哉、亡友鄭君肖嚴、有藜於斯、炭將重要中藥之良疏、分條辨正、復經曹君炳章、將每種實物之名稱、形態、性質、之優劣、加以實驗之發明、俾藥界採辨藥物、有所標準、而醫家亦得有辨驗之考證、實為當今中西醫藥競爭時代之傑作也、每部二册、定價六角、茲定舊歷年総止、聲明由本報介紹、直接向紹與大街和濟藥局購書者、特價六折、十部以上、加贈一部、每部附贈白喉忌表抉微駁議一册、郵費外加、寄售處恕不附贈、概售七折

分售處　上海　大東書局　千頃堂書局　周

介紹衛生方法　幸福三日刊　指導健康途徑

# 幸福報

紉儀署

◀第六十二期▶

（民國十八年一月十六日）

◀每份售洋二分▶

（館址上海浙江路洪[illegible]里四七八號）



## 本期要目



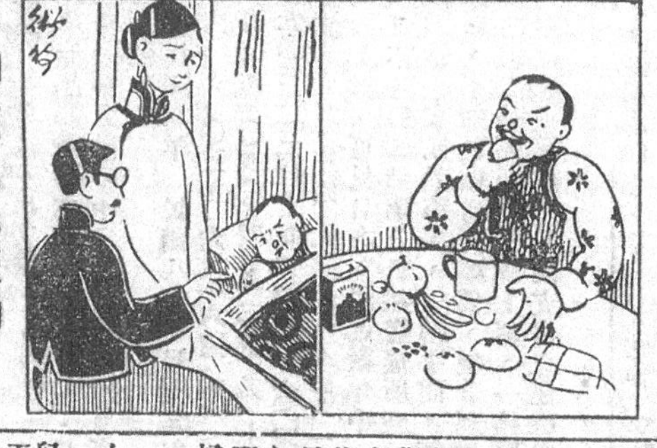

□造成疾病之元素□

## 中國社會可異之習慣（星實）

中國社會之不良、日甚一日、是非顛倒、善惡混淆、人心世道之壞、於是已極、偶就所憶及者、拉雜書之不過管中窺豹、略見一斑耳、吾無以名之、名之曰中國社會可異之習慣、如左所述、

過有廉隅自重、守正不阿、不肯作絕無廉恥之事者、羣目之爲拘執不通、過有鑽營奔競、趨炎附勢、作種種反道敗德之行爲者、則美其名曰善於運動、可異一、

社會交際、以誠懇篤實爲主旨、嚴取與、慎然諾、則羣以爲頭腦迂腐、翻雲覆雨、爾詐我虞、行其權謀術數、用其機械巧僞、以謀個人之利益、則崇拜其饒有手段、可異二、

布衣蔬食、力崇樸素、習勞作苦、屏絕僕從、則羣以爲舍田翁、小家氣、四體不勤、五穀不分、鮮衣美食、浪費無度、頤指氣使、一呼百諾、則旁人目爲闊少、不敢正眼視、可異三、

貧苦親鄰、借貸一二元、則惡聲相報、或享以閉門羹、過絕無關係之現握權勢者、則殷勤款待、餽遺豐厚、費千百元而不惜、可異四、

作一論文、偶有引用中國古典、及古聖賢之言論者、輒斥爲思想陳舊、腦筋簡單、若能稱引無足重輕之西人一二言或抄寫西文一二名詞、則亟稱爲歐化少年、學界鉅子、可異五、

小民無知、偶干法紀、必按律懲辦、若盜犯、殺人犯、猶罪不在赦、軍民長官、及一切有權力者、則任意破壞法律、侵盜國幣、濫殺無辜、乃可逍遙法外、可異六、

倡修廟宇、舉行賽會、則傾囊出資者、不乏其人、辦理教育事業、慈善事業、則雖苦口勸募、亦多掉頭不顧、可異七、

茶樓酒肆、娼寮戲館、奔走恐後、戶限爲穿、圖書館閱書報社、則足跡寥寥、門可羅雀、可異八、

中國慈善家、喜修來世之福、不願修當世之福、中國宗教家、不究耶佛真理、但知媚事鬼神、可異九、

婦人再醮、習俗以爲不貞、妻在置妾、及鰥夫續娶、則視爲當然、夫死、妻報三年之喪、妻死、夫僅爲之服期、不平之事、莫甚於此、可異十、

女兒任何放佚、父母多不肯斥言、媳婦任何賢淑、翁姑總不易滿意、可異十一、

兒女偶有違忤、往往曲予寬容、父母一有責言、則常懷怨於中、甚至惡聲相報、此種情形、十人而五、可異十二、

以上所舉、特就所憶及者錄之、願社會有心人、共謀改革此不良之習慣也、

## □麝香之研究（五）

（謝富蘭）

此項產品之重要主顧、爲法、美、日三國及香港一埠、在民國七年至十一年之五年中、所有出口運至各該口岸之數量如左、（以一兩爲單位）

| | 民國七年 | 民國八年 | 民國九年 | 民國十年 | 民國十一年 |
|---|---|---|---|---|---|
| 香港 | 六、〇三九 | 六、八六四 | 五、一八四 | 二、〇六八 | 二、三三六 |
| 美國 | 四、〇四〇 | 四、九二五 | 八、七〇三 | 四、八三九 | 四、七三九 |
| 日本 | 三、三四一 | 四、八五二 | 六、四九七 | 七、四〇八 | 八、二四五 |
| 法國 | 六、一三四 | 九、二三八 | 三、一四八 | 六、六九三 | 八、一九九 |

觀於上表、可見日本在最近數年中、輸入麝香之量、大見增加、此緣日本香料製造業之日益發展所致、顧彼等製成香料之後、仍以中國爲惟一之銷售市場、一轉手間、獲利倍蓰、夫我國有如此之珍貴原料、不知設廠自行經營、坐令利權外溢、可慨孰甚、麝香自產地運至重慶或上海、一路除照章繳納厘金外、沿路關卡、又須徵收種種捐稅、故支出之運輸費及捐稅、合併計之、爲數頗巨、（完）

## □驗方一束

（沈仲圭錄）

□升丹方製法

水銀一兩白礬一兩二錢牙硝（一兩二錢皮硝不可用）先將礬硝二味研細再入水銀、用小廣鍋（一隻、盛藥、再以粗盌一隻、覆於鍋上、用細白紙搓作紙索、醮水微濕、築於盌口另用細礬末摻紙上、再用生石膏粉、滿蓋盌底以鐵秤錘壓盌上畢、以大釘四枚，釘入泥地用硬炭燒三炷官香（四圍須用磚護住、火方有力）第一炷火文、第二炷火武（三炷香間須防走漏）第三炷火大武、當以扇拂之、冷定開視、而丹成矣（丹在盌上、藥渣棄去不可用、）

□治勞傷失血痿軟（冷廬醫話）

十大功勞數斤去刺、紅棗二三斤、熬膏蜜收、

□治泄瀉少進飲食（劉天和方）

糯米一升、水浸一宿、瀝乾、慢火炒令極熱、磨細羅過、如飛麵、將懷慶山藥一兩碾末、入米粉內、每日淸晨、用半盞再入砂糖一茶匙、胡椒末少許滾湯調食（、此方大有資補之力、久服之、精寒不能成孕者亦孕）

## 醫林點將　怪病奇治

□怪病奇治三則

（張錫純）

余外祖族家表妹劉蕙姑、適同邑王姓、因夫妻反目、怒吞鴉片、經醫救愈、繼得奇疾、喘息迫促異常、須臾喘息頓停、並呼吸亦隨之而停、張口呼氣外出、而氣不上達、約半分鐘許、病人異常躁急、手足忙亂、氣息忽通、甫呼吸兩三口、喘逆又作、迫促如前、若是循環不已、延醫數人、皆不知爲何病、用藥亦分毫無效、時當中秋節後、愚鄉試甫還、急來迎爲診治、時病已三日、寢食俱廢、龍憊已甚、細診其脈、左關弦硬、右寸無力、當其呼吸停時、弦硬稍愈、而無力者益甚、精思良久、恍然悟曰、此必怒激肝胆之火、上衝胃氣上逆、（胃氣以息下行爲順）衝脈上隸陽明胃腑、原有連帶關係、因胃氣上逆、衝氣亦隨之上逆、於是衝胃之氣相併挾肝胆之火以上迫肺氣、致肺氣有升無降、此喘息迫促、所由來也、內經謂宗氣（卽胸中大氣）積於胸中、以貫心脈、而行呼吸、是肺之所以能呼吸、實賴宗氣爲之主宰、迨其逆氣上干之極、塡塞滿胸、排擠宗氣下陷、則肺臟失其主宰、其關闢之機必頓停、（西人謂呼吸關於延髓然延髓實在宗氣包舉斡旋中）此又呼吸不通之所由來也、迨宗氣蓄極而通、仍上達胸中、鼓動肺臟、使能呼吸、逆氣遂仍得施其衝激、此又病勢之所以循環也、神農本經、載桂枝主上氣欬逆吐吸（吸入卽速吐出，以爲喘之代名詞）是桂枝善降逆氣可知、其性溫而條達、後世諸家本草多謂其能助氣化上升、是桂枝降逆氣、又善升宗氣可知、遂單用桂枝尖三錢、俾煎湯服之、至將藥煎好將服、病人謂從前服藥、必先吸鴉少許、不然服後必將藥吐出、愚曰、此藥對證、下咽卽愈、必不吐出、無需鴉片也、果服後須臾、氣息調和如常、夫桂枝能升、業醫者無不知之、至桂枝又善降、未細讀本經者、多有不知、卽知之亦不多信、然仲師苓桂朮甘湯、治短氣有微飲、非用桂枝以升宗氣乎、桂枝加桂湯、治奔豚上奔、非用桂枝以降逆氣乎、惟仲師用藥皆遵本經、故能製方盡善也、（未完）

□治大脚風（陸定圃方）

海桐皮防己片薑黃原蠶砂各三錢蒼朮二錢煎湯薰洗、日三四次、（此方治愈多人）

## □下疳特效藥

（愛人）

下疳初起、玉莖腫痛毒未深入者、卽用新鮮槐花蕊一味、揀淨生用、每次食前用淸酒吞下三錢許、每日三次、服至一月、則熱毒盡去、可免終身之患、誠特效藥也、

## 管見錄（二）

幸福社社員姚夢石

### 黃疸分陽黃陰黃

病後餘濕未清、而成此病者甚多、有陰陽之分、陽黃濕較深、目作金色、陰黃濕淺而晦、且顏色之澤、又不光彩、澤者為陽、晦者為陰、陽黃以茵陳湯為主、陰黃宜附桂干姜、而理中湯亦可斟用、除陰黃陽黃之外、尤有脾液外越、而發黃者、脈弱體倦無神、但面身黃、兩目與溺不黃、貧而勞苦者居多、蓋勞則傷脾、脾虛不能收攝眞氣故也、香砂六君加減治之、

### 濕熱黃疸痧

用金鱗黑脊活鯽魚七尾、剪取魚尾、貼臍之四圍、當臍而貼、乾則易之、未及四時、亦由臍出、黃乃漸退、如是旬餘、厥疾已瘳、內服茵陳梔子川柏大黃以洩濕熱、此法捷速、且屢試不爽也、昔李冠仙用之、效如桴鼓、不知始自何人、容當致證之、膽管窒塞、膽汁入血發黃、股溫膽湯及茵陳五苓散、若未效者加掃盆四厘分功而應、

## 慧心錄

（幸福社社員李寒吻）

聞人談論、但且虛受悅服、愼勿鋒起求勝、詳究取舍在在我而已、千言萬言、只實在、句句着實不脫空、方是謹愼、戲謔不惟害事、志亦為所氣流、不戲謔、亦是持志之一端、喜時之言多失信、怒時之言多失體、事非親見、切勿信口誤人、境未身臨、安得從旁論事、著作有禪世道、雖拙可觀、文章無補心術、雖工何用、

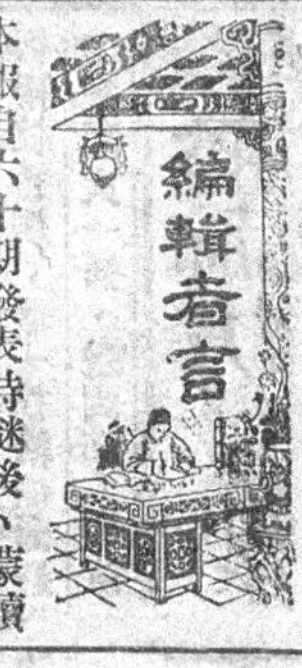


本報自六十期發表詩謎後、蒙讀者「不棄紛紛函猜「凡屬蓋章而猜中者、均已在上期本報發表矣、當在印上期本報時、忽又收到快函三封、（時在十二日晚間十一時）本擬排入『詩謎揭曉』、奈已不及、今特補刊於下、以重信用、

方洪川猜中八句獎金一元
寓吉祥街德銘里一號
姚天一猜中六句獎金半元
寓嘉善西門安橋大德堂藥號
楊尊賢六猜中句獎金半元
寓小南門縣商會弄內第四號

再者至十三日晨、又收到史慕康、章潤卿、陸燿明、劉桓身、芸香小築主人「馬善徵共六函「因已發表、恕不再贈、此外收到猜中而未蓋章者、共七十八封（作却酬論】以及雖蓋章而不能猜中滿四句者「共一百九十八封、（無獎金）恕不發表、此後函猜諸君「望各注意蓋章、為要、

## 肺癆聖藥

### 葛可久先生之白鳳膏

### 肺癆界惟一之大救星

（楊志一）

中醫治肺癆、主先健脾、脾健而肺自強、此實矜貴實驗邁越西醫之治法、其理已於上期拙作肺癆問答中詳之、先哲葛可久先生以善治肺癆聞名、十藥神書、傳誦醫林、其言曰、「萬病無如癆症之難、蓋因人之壯年、血氣充聚、精液完足之際、不能守養、惟務酒色、豈分饑飽、日夜躭慾、無有休息、以致耗散精液、則嘔血吐痰、骨蒸煩熱、腎虛精竭、形羸頰紅……醫者不究其源、不通其治、或大寒大熱之藥、妄投亂進、不能取效、不知大寒則愈虛其中、大熱則愈竭其內、」至當不易之言、堪作後世醫者用藥之標準、玆於先生書中得一聖藥焉、所謂聖藥者、卽非大寒大熱之藥、而能究源通治、健脾強肺邁越西醫之療法也、不佞會以此藥治愈者、頗不乏人、潤世人肺癆之患、恆河沙數、又乏至善之調治、爰表而出之、以饗讀者、

（方名）白鳳膏

（功效）治一切肺癆久怯、百脈空虛、欬嗽吐痰咯血、虛熱不退、為肺勞調理之聖藥、

（藥品）黑嘴白鴨一隻、大京棗二升、參苓平胃散一升、陳煮酒一瓶

（製法）將鴨縛定脚、量患人飲酒多少、隨量以酒盪溫、將鴨項割開、滴血入酒、攪勻飲之、直入肺經、潤補其肺、却將鴨乾淨去毛、於脇邊開一孔、取出腸雜、拭乾、次將棗子去核、每個中實納參苓平胃散末、塡滿鴨肚中、用麻紮定、以砂瓶一個、置鴨在內、四圍用火慢煨、將陳酒煮作三次添入、煮乾為度、然後取棗子陰乾、隨意用參湯化下、

（說明）用黑嘴白鴨為君、取其清補肺腎、最妙入京棗二升、取其甘溫補脾、平胃散一升、取其消導以轉胃、脾胃為五藏六府之本、脾健胃和、則藏府俱安、百虛日充矣、

（附方）參苓平胃散「人參「茯苓「厚朴「陳皮「蒼朮（請改白朮）炙甘草「

出版務求信用有切實保證　又名社會醫學常識報　主持者有學識經驗及人格

## 長篇小說 醫海燃犀記 （五十九）

（平不余）

### 第十二回 設佳筵女士酬恩 領薪金主筆遇盜

單說姚振青聽他一番告訴、心中一個度量、暗說道、這匪是清江口音、定然在江北人雜處的地方、江北人雜處的地方、第一是閘北多、第二就要數南陽橋、和唐家灣一帶了、今天先到南陽橋一帶、去探探看、於是帶了兩個便衣偵探、便到南陽橋去探訪、逢茶館也要坐坐、逢酒館也要談談、凡是五方雜聚的地方、都要逗留逗留、很訪了好幾處、都毫無影形、後來又到了南陽第一樓、這茶樓在馬路的拐角上、很是寬廠、吃茶的人也特別的多、姚振青便慢慢上樓、揀了一張空桌、三人坐了下來、茶博士連忙跑來問道、先生、紅的、淡的、振青道、淡的、茶博士一聲答應、一息息功夫、送上兩壺清湯龍井茶來，三人且吃且談、眼耳非常留神、聽了半天、並沒有甚麼影響、一會兒、樓梯響處、又來了兩個人、並肩的走了上來、却巧振青旁邊靠近欄杆、有一張空桌、二人便對面坐了下來、茶博士跑來、帶頑帶笑的問道、陸大爺中飯吃過啦、泡一壺頂括括好格葉子、把你吃吃、好叫中飯消化脫、那人笑道、小劉四、不要同我閒頑笑、快拿洋火來、說着、向衣袋一摸、取出香煙盒子來、開開取出兩枝香烟、送一枝給他對過坐的那人、一枝自己拿在手內、小劉四把洋火一插、送到那人面前、那人把香烟放在嘴內、



▲歡迎投稿▼

## 幸福之門

□侯榮發問

小兒康明、初病形寒無汗壯熱、蔣姓醫投以葛根湯、汗大出熱不退、後延殷姓醫、投以白虎承氣、大下而熱退、請問蔣醫之用藥、是否有誤、

□答侯榮發問　（朱振聲）

形寒為太陽之表邪、壯熱乃陽明之裏證、令形寒壯熱、二證兼見、乃表有寒邪而裏有實熱、加以無汗之證、表邪何由而解、設於斯時而用殷姓之白虎承氣、勢必引表邪而內陷、幸蔣姓以葛根湯大發其汗、裏熱雖未滌除、而表邪早已祛淨、此蔣姓之是、而非蔣姓之非也、迨表邪已解、而熱尚未退、若再以發汗之劑、則津液有外泄之慮、愈泄則愈熱、愈熱則愈枯、不將成熱極陰枯之證乎、此殷姓之用白虎承氣、適逢其時也、是證先汗而後下、先表而後裏、絲毫不亂、故均奏其效也、若無蔣姓之先發其汗、則殷姓亦不能奏效、無殷姓之後攻其熱、則蔣姓亦不能收功、此用藥之貴得其當、而治法之不可混亂也、仲師有言、先解其表、後攻其裏、可以見二人之相得益彰矣、

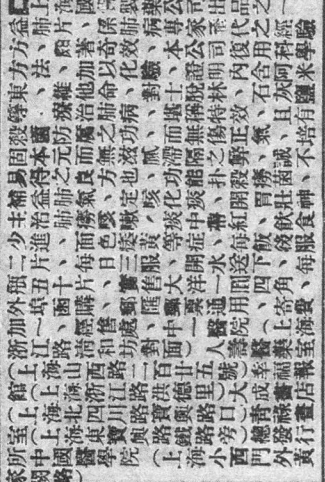

介紹衛生方法　幸福三日刊　指導康健途徑

# 幸福報

紐儀署

◀第六十三期▶
（民國十八年一月十九日）
◀每份售洋二分▶
（館址上海浙江路洪德里四七八號）

定報價目：每三日出一張、五個月一元、全年二元、寄費在內、本外埠一律、國外加倍、郵票代現、九五計值

廣告價目：每期每格（共計五方寸）五元、均排於新聞之旁、如嵌入新聞中、長期面議

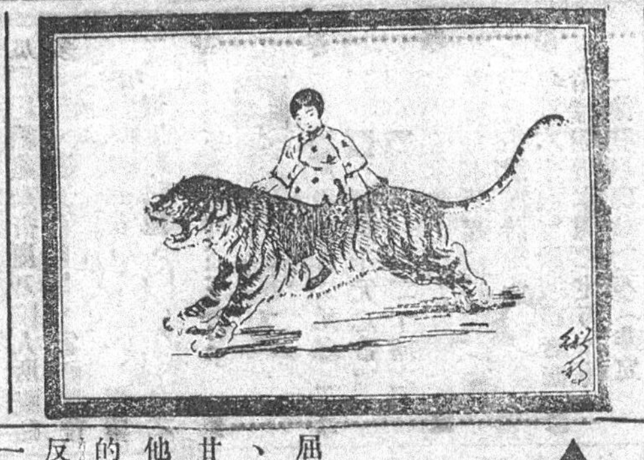

## △男同胞！快起來做個硬漢啊

### 打倒雌老虎的威權　洗去粧台奴隸的恥辱

屈服、屈服，世界上屈服的人、不知有多少、但是在屈服下的人們、我知道沒有一個不想反抗的、因爲屈服這件事、是人們心裏所不甘的、祇因一時間受了金錢或者勢力所壓迫罷了、一旦有了機會、他們就要反抗壓迫、不甘屈服了、惟有那屈服在女子高跟皮鞋底下的粧台奴隸、却死心踏地的情願屈服、雖然其中也有不少是想起來反抗的、但是我知道他們却沒有這個胆量、這就是中國人的奴隸性、

一個男子、爲什麼要被一個女子軟化呢、我記得從前生活報上、有一篇「我也贊成打倒雌老虎」者的無理取鬧、作者爲達馨女士、她的意思是說、一個男子是應當聽女子的命令的、雌老虎就是賢妻良母、唉、她心中祇有一個濫嫖濫賭的丈夫、何怪其要發牢騷、但是他祇悉其一、不知其二、祇看見苦妻子、不看見苦丈夫、試問一個男子、在外面一天到晚的東奔西走、拿血汗去換金錢來養活妻子、做妻子的、却一天到晚的坐在家裏、但知道吃飯、睡覺、甚而至於叉麻雀、看京戲、唉、男子是牛馬嗎、男女平等是如此的嗎、請問世之雌老虎、大家撫心自問、能夠對得起你的丈夫嗎、這種不能予丈夫以精神上的安慰、反而使他受無窮的愁苦與煩惱的女子、不去打倒她、去打倒誰呢、從前有的是軍閥學閥、我說雌老虎就是妻閥、那軍閥學閥都應該打倒、難道這妻閥不可以打倒的嗎、一般屈服在高跟底下的男子們、大家快起來做一個硬漢啊、（涼月）

## ▣請猜畫謎

此謎底准在六十五期發表、函猜諸君、均須一律蓋章、否則無獎、今將辦法列下、

▣甲組（須寫定單號碼）凡爲本報定戶、來函猜中者、一律獎現金一元、以十名爲限

▣乙組（須剪此幅畫圖）凡非本報定戶、來函猜中者、一律贈送極精美之醫藥雜誌「長壽」一冊、封面爲于右任先生題眉、極有價值、且一律待遇、不分前後並不限制、猜中者之姓名、均在六十五期發表、

三日刊　民國十八年一月十九日　戊辰年十二月初九日

## ？

（涼月）

世界上誰是好人、這個問題、恐怕沒有人能回答吧、我記得從前快活林上、嚴獨鶴、曾經說過、他道、世界上的好人、共有二個、可惜一個已經死了、一個還沒有產生、咳、照他如此說來、難道世界上竟沒有好人嗎、有的人說大慈善家、就是好人、這也恐怕未必、因為大慈善家未見得個個是好人、至於我愛他的人、就是好人、那更不成問題了、況且愛情隨時隨地可以增減、假使你明天不愛他了、豈不是就不好了嗎、所以這個好人、也不能成立的、那麼這好字、究竟有誰能夠稱之而無愧色呢、我現在就拿這個問題、來徵求讀者的意見、假使有人能夠解決此問題、而且有極充足的理由、在下極願將他的文字、在本報發表、並且贈送極有價值一元的書籍、使雙方結一個文字之交、

## 人工避孕之害

（劉仁達）

瓜瓞綿綿、螽斯衍慶、乃國人所祝頌多子者、是子孫繁衍、雲礽盛茂、固人人所喜樂、抑人人所期望也、惟近世以還、因生活問題之困難、或託身體不強、並及其他之關係、有創避孕之法、以期達其斷絕生育之目的者、此中方法頗多、其最通行者、即注藥於陰內之法也、行之者嘗以揮發油、酒精、硼酸水、或石炭酸水等、注入陰內、冀圖死滅精蟲、而不知用是類物品注入陰內、倘能令精蟲一時癱瘓、不能永久死滅、且尤危險者、如藥液過於濃厚、陰部必至腫爛毀傷、發生至急至大病證、故用是法以圖斷產、實不啻自戕其生也、

## 口氣臭惡治法

劉灼鑫

口氣臭惡者、皆因肝火胃熱、上升而致、於交際場中、最為不便、可用豆蔻、細辛、硼砂、山查灰各一錢、共研細末、加白糖製為小餅、日含數次、可以去臭生香、神効之方也、蓋用豆蔻者、取其芳香、用細辛、用以刺戟唾腺、而生新鮮之口津、用硼砂者、可以消滅其汚穢、用山查炭者、可以吸受其穢氣也、

## 意外收入

□所費祇有二元之數
□有得六十元之希望
□且有一百二十期之
本報　本期

本報自本期起、每隔一期、登載燈謎或詩謎一次、（全年計六十次）歡迎讀者、均函猜、惟對於本報之定戶、一律獎以現金一元、（非定戶不在此例、）試問所費祇有二圓、（全年報費連郵二圓、計一百廿期）若期期猜中、豈非有六十圓之希望乎、即不到此數、（偶或不猜中、）亦必能超過定費之上、故本報之定戶、不但可以自看全年報紙、且有意外之收入、機會難得、幸讀者勿交臂失之、

## 醫林將將　怪病奇治

□怪病奇治三則（續）

（張錫純）

友人毛仙閣第三子蔭棠年三十餘、素有痰飲於季冬得傷寒證、服藥調治而愈、後以飲食過度而復、三四日間、延為診治、其脈洪長有力、而舌苔淡白、亦不燥渴、食梨一口、即覺涼甚、食石榴子一粒、心亦覺涼、愚舍證從脈、投以大劑白虎湯、為其素有痰飲、加半夏數錢、其表兄高夷清在座、其人素知醫、因問曰、此證心中不渴不熱、而舌苔淡白、且心中如此畏食寒涼、以余視之、雖清解藥亦不宜用、某何所據而投以大劑白虎湯耶、答曰、此脈之洪長而實、原是白虎湯證、其不覺渴與熱、且舌苔淡白者、因其素有痰飲、濕勝故也、其畏食寒涼者、緣外感之熱與痰飲互相膠漆、致胃腑轉從其化、與涼為敵也、仙閣深曉醫理、且平素篤信愚、力主服之、兩日夜間、進藥四劑、每劑作三次服下、共用生石膏斤許、脈始平和、愚遂旋里、隔兩日復來迎愚、言病人反覆甚劇、形狀異常、有危在頃刻之慮、因思此證、治愈甚的、何至如此反覆、及自見其痰涎壅盛、連連咳吐不竭、精神恍惚、言語錯亂、身體顫動、診其脈甚平和、微嫌右關稍弱、此時殮衣已備、舉家環泣、急止之曰、此是餓出來的病、蓋前因飲食過度而復、此又因飲食過度而復也、飽食即可愈矣、其家人果謂有鑑前失、數日僅俾飲糠米稀湯有飯粒尚且禁止、然病已至此、其猶能進食乎、愚曰、病果由餓而得、與以食必然能食、時已屆晚八點鐘至黎明飲食三次、仍撙節與之、晨飯時再診視之、而病若失矣、

## □治疔略談(五)

(幸福社社員姚夢石)

疔之所發、原無定位、陡然疼痛者陽毒也、治難辨別、有以生黃豈、令病人口嚼、不知腥臭、便是疔瘡、此說不錯、嘗可效法、其瘡頭必起黃泡、或現紫黑之色、中間一絲、紅白不一、通出於泡外、發在足部、其絲由足而入臍、發在手上、其絲由手而走心、發在唇面、其絲由唇而至喉、如見之、於其盡處、刺出毒血、庶免毒攻心營、如現白絲者不必刺也、或仿內治法、以消毒瀉火爲主、用紫花地丁甘菊花、各一兩、水煎服、一劑而絲除、二劑而疔散、三劑全愈、且可廢去施挑刺之手續、如潰爛者加當歸二兩、當能毒盡新生、治療大旨、已見一斑、今分錄部位、抑係多事、不過備考而已、

□唇疔

此症發在口角之旁、或上或下、大小不一、皆係脾胃之火毒、愈小而其毒愈横也、宜速散、否則毒氣熾炎、必且艱於飲食、往往有腐爛而死者、急瀉其火毒、又不可傷胃之氣、是方最穩、紫地丁金銀花各一兩桔梗生甘草各二錢知母一錢白菓二十個、水煎服、一劑痛止、二劑瘡消、三劑而愈、如已腐爛者、五劑自然奏功、

此方治頭面部、俱可護效、而唇口反能建績、白菓桔梗、善及唇口、引金銀花紫地丁至於生疔之處以解其毒也、

## □驗方一束

(沈仲圭錄)

□治赤痢(陸定圃方)

白槿花五六朵、置瓦上炙研、白砂糖湯調服、陸氏在杭州學署時(庭植是花、用以濟人良效(採花晒乾)次年治痢、亦效、

□治噤口痢(冷廬醫話)

白臘方寸七、雞子黃一個、石蜜、苦酒、(即醋)髮灰、黃連末、各半雞子殼、先煎蜜臘苦酒雞子黃四味、令勻、乃納連髮、熬至可丸、乃止、二日服盡、神效無比、

□治耳聤(杭州金氏耳科秘方)

取大蚌殼全個、中裝人糞、千年石灰、野猪脚爪、(鳥臘店中有之)以鐵絲匝緊、蚌殼外用泥塗、炭火煆至青烟起、置地上、去火性、研細末、入磁瓶秘藏、凡耳中爛及耳流水等症、以此摻之、立效、(外症潰爛者、亦可酌用、)

□治目中起星(石室祕錄)

白蒺藜三錢、水煎洗目、日四五次、(惟宜初起即洗)

□治目起翳障(冷廬醫話)

按陸定圃曰、余二次目中起星、皆用此獲效、又一次用新橘子皮塞鼻中、不半日即退、

山茨菇以人乳磨汁、入冰片末少許、點之、並治目中起星、

□明目方(壽親養老新書)

取黑豆緊小而圓者、侵晨以井花水吞二七粒、謂之五臟穀、到老視聽不衰、

□治喉蛾(賢己編)

斷燈草數莖、纏指甲、就火薰灼、俟黃燥、將二物研細、更用火逼臭虫拾個、共搗爲末、置銀管、向患處吹之、神效、

★★★★★

## □通乳良方(逸)

哺乳爲女子之天職、本報早已言之、如新產無乳、雖欲盡其天職、不可得矣、本方通乳、確具神效、方用生西黨一兩生黃芪一兩、當歸一兩、正川芎二錢、川木通一錢、炒甲珠二錢、香白芷一錢、留行子十五枚、水酒各半煎服、乳通而不多者、用前方加七星猪蹄一隻、但以水濃煎、去面上浮油食之、數服乳即多矣、

## □女子經病之研究

(朱振聲)

女子經病、約分爲二、曰不調與不通是也、不調者、經期參差、或先或後、血量不準、或多或少、血色不正、或淡或濃、如血分有熱、則先期而至、芩連四物湯爲主、(血多色濃者、加阿膠生地、)血分不足、則後期而至、八珍湯爲主、(血少色淡者、加紅花肉桂、)若經前腹痛、多屬有餘之症、氣滯者延胡索湯、感寒者溫經湯、血積者通經湯主之、經後腹痛、皆爲不足之體、當歸建中湯主之、倘經前發熱、宜加味逍遙散、經後發熱、宜六神湯爲主、此月經不調之證治也、不通者、經閉不至、有血滯血枯之分、屬實屬虛之別、因血滯而經閉者、腹部脹滿疼痛、或兼發熱、逍遙散、紅花湯、澤蘭湯、玉燭散、大黃膏等方、均可選用、(如屬室女寡婦師尼、則宜通經散、或柴胡抑肝湯、)因血枯而經閉者、無脹滿發熱等證、有血乾成癆之慮、蓋此症由漸而來、故多屬內傷血虧之症、治之之法、以養眞湯、烏骨雞丸、柏子仁丸爲主方、餘如十全大補、人參養榮、補中益氣、八珍等方、亦可酌用、而破血行經之劑、最忌妄用、若室女患此、多屬不治、此月經不通之證治也、

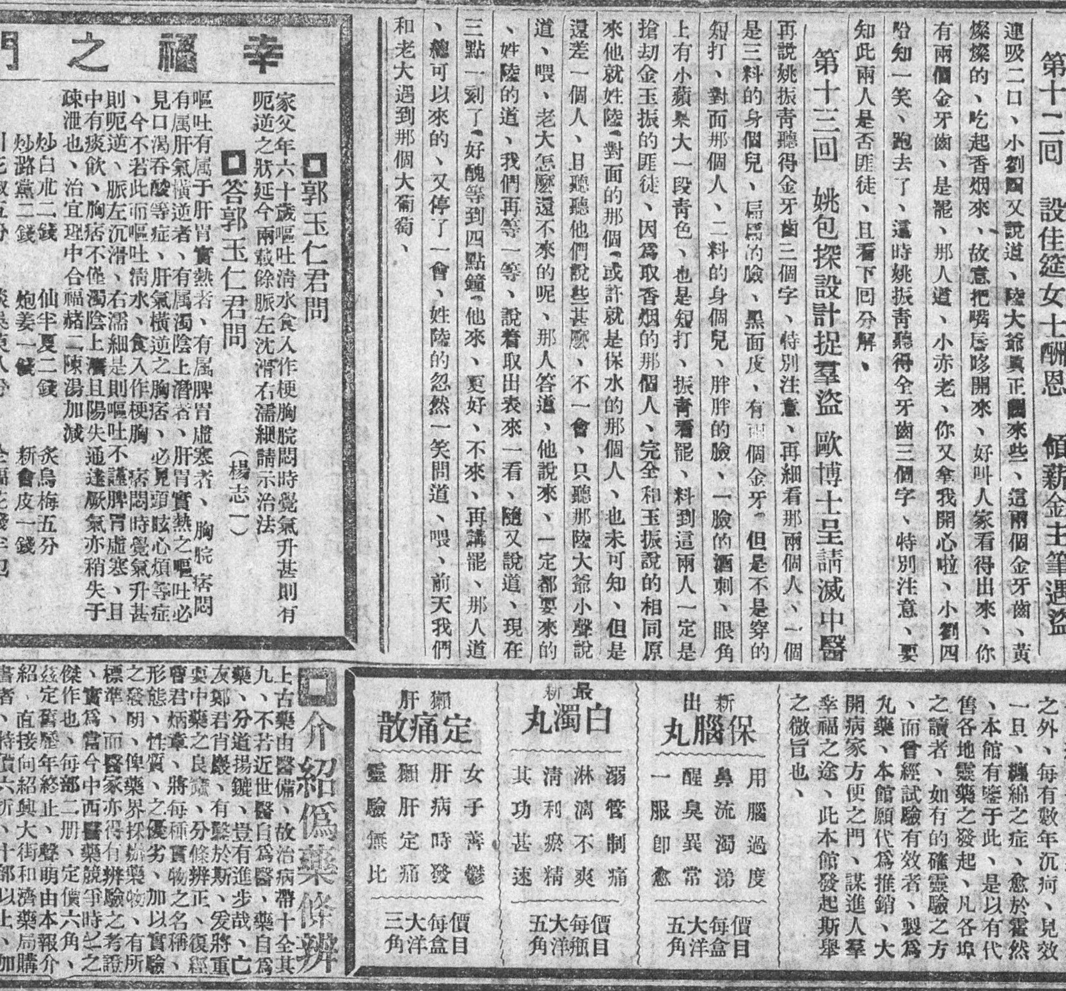

幸福三日刊

出版務求信用有切實保證　又名社會醫學常識報　主持者有學識經驗及人格

# □長篇小說　醫海燃犀記（六十）

（余不平）

## 第十二回　設佳筵女士酬恩　領薪金主筆遇盜

連吸二口、小劉四又說道、陸大爺真正會來些、這兩個金牙齒、黃燦燦的、吃起香烟來、故意把嘴唇哆開來、好叫人家看得出來、你有兩個金牙齒、是罷、那人道、小赤老、你又拿我開心啦、小劉四哈哈一笑、跑去了、這時姚振青聽得金牙齒三個字、特別注意、要知此兩人是否匪徒、且看下回分解、

## 第十三回　姚包探設計捉羣盜　歐博士呈請滅中醫

再說姚振青聽得金牙齒三個字、特別注意、再細看那兩個人、一個是三料的身個兒、扁扁的臉、黑面皮、有兩個金牙、但是不是穿的短打、對面那個人、二料的身個兒、胖胖的臉、一臉的酒刺、眼角上有小蘋果大一段青色、也是短打、振青看罷、料到這兩人一定是搶劫金玉振的匪徒、因爲取香烟的那個人、完全和玉振說的相同、原來他就姓陸、對面的那個、或許就是保水的那個人、也未可知、但是還差一個人、且聽聽他們說些甚麼、不一會、只聽那陸大爺小聲說道、喂、老大怎麼還不來的呢、那人答道、他說來、一定都要來的、姓陸的道、我們再等一等、說着取出表來一看、隨又說道、現在三點一刻了、好醜等到四點鐘、他來、更好、不來、再講罷、那人道、總可以來的、又停了一會、姓陸的忽然一笑問道、喂、前天我們和老大過到那個大葡萄、

# 幸福之門

□郭玉仁君問

家父年六十歲嘔吐清水食入作梗胸脘悶時覺氣升甚則有呃逆之狀延今兩載餘脈左沈滑右濡細請示治法

□答郭玉仁君問　（楊志一）

嘔吐有屬于肝胃實熱者、有屬脾胃虛寒者、胸脘痞悶有屬肝氣橫逆者、有屬濁陰上潛者、肝胃實熱之嘔吐必見口渴吞酸等症、肝氣橫逆之胸痞、必見頭眩心煩等症、今不若此而嘔吐清水、食入作梗胸痞悶時覺氣升甚則呃逆、脈左沉滑、右濡細是則嘔吐不護脾胃虛寒、且中有痰飲、胸痞不僅濁陰上潛且陽失通達厥氣亦稍失于疎泄也、治宜理中合福橘二陳湯加減

炒白朮二錢　炒潞黨二錢　川花椒五分　雲茯苓三錢　代赭石六錢煨

仙半夏二錢　炮姜一錢　淡吳萸八分　大炒仁一錢　瓜蔞皮三錢

炙烏梅五分　新會皮一錢　全福花錢半包　柿蒂五枚　公丁香二錢

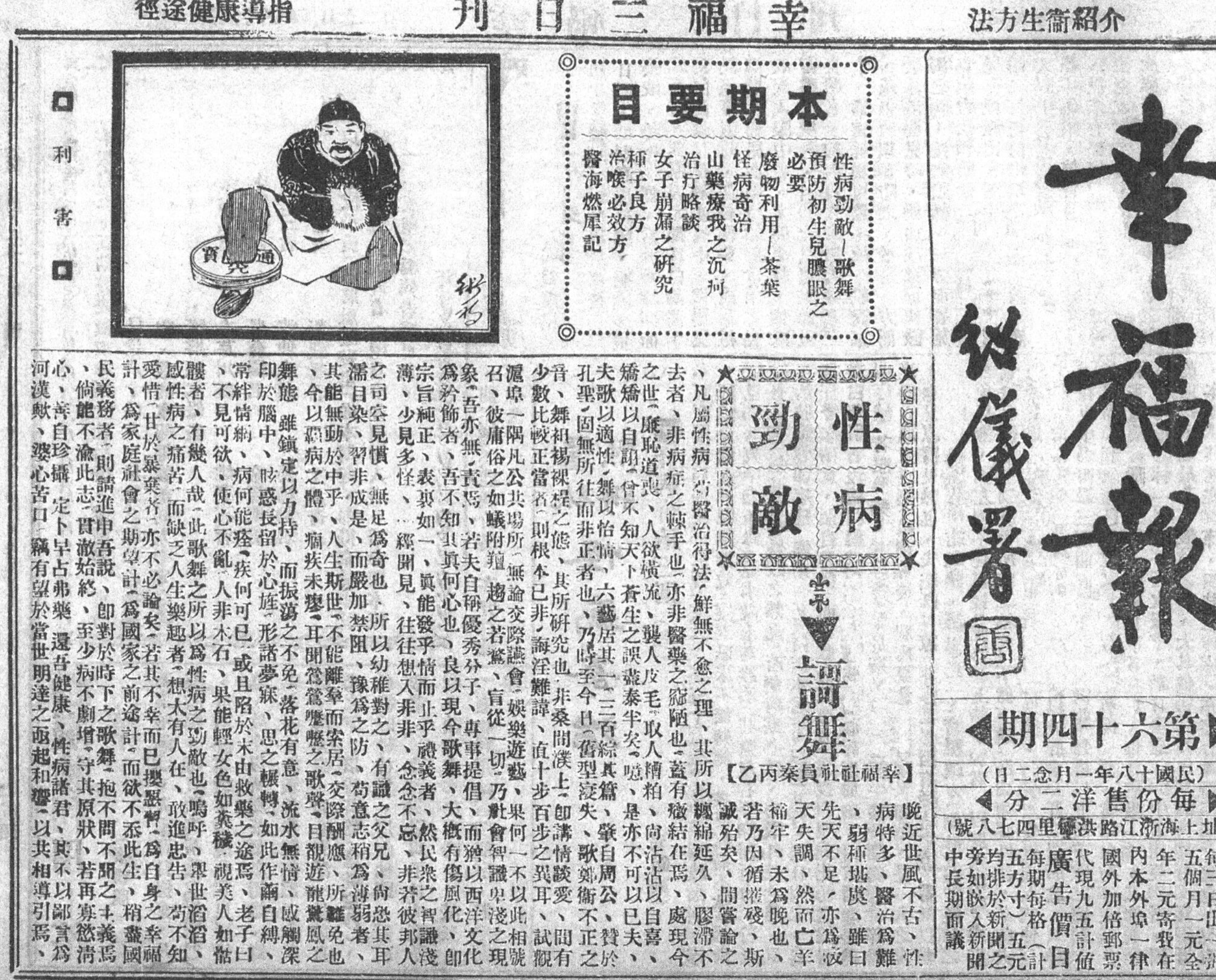

介紹衛生方法　幸福三日刊　指導健康途徑

# 幸福報

鈕儀署

◀第六十四期▶

（民國十八年一月念二日）

◀每份售洋二分▶

（館址上海浙江路洪德里四七八號）

**定報價目**　每三日出一張、五個月一元、全年二元、寄費在內、本外埠一律、國外加倍、郵票代現、九五計值

**廣告價目**　每期每格（計五方寸）五元、均排於新聞之旁、如欲入新聞中、長期面議

## 本期要目

性病勁敵—歌舞
預防初生兒膿眼之必要
廢物利用—茶葉
怪病奇治
山藥療我之沉疴
治疔略談
女子崩漏之研究
柿子良方
治喉必效方
醫海燃犀記

□ 利害 □

## 性病勁敵

### 歌舞

【幸福社社員秦丙乙】

晚近世風不古、性病特多、醫治爲難、弱種堪虞、雖曰先天不足、亦爲後天失調、然而亡羊補牢、未爲晚也、斯若乃因循摧殘、誠殆矣、間嘗論之、凡屬性病、苟醫治得法、鮮無不愈之理、其所以纏綿延久、膠滯不去者、非病症之棘手也、亦非醫藥之窳陋也、蓋有癥結在焉、處現今之世、廉恥道喪、人欲橫流、襲人皮毛、取人糟粕、尚沾沾以自喜、矯矯以自詡、曾不知天下蒼生之誤蹈泰半矣、噫、是亦不可以已夫、夫歌以適性、舞以怡情、六藝居其一、三百篇、肇自周公、孔聖、固無所往而非正者也、乃時至今日、舊型湮失、歌鄭衛不正之音、舞袒裼裸裎之態、其所研究也、非桑間濮上、即講情談愛、少數比較正當者、則根本已非、誨淫難諱、直十步百步之異耳、試觀有滬埠一隅、凡公共場所、無論交際讌會、娛樂遊藝、果何一不以此相號召、彼庸俗之如蟻附羶、趨之若鶩、盲從一切、乃社會智識卑淺之現象、吾亦無責焉、若夫自稱優秀分子、專事提倡、而猶以西洋文化爲矜飾者、吾不知其眞何心也、良以現今歌舞、大概有傷風化、卽宗旨純正、表裏如一、眞能發乎情而止乎禮義者、然民衆之智識淺薄、少見多怪、……纔聞見、往往想入非非、念念不忘、非若彼邦人之司空見慣、無足爲奇也、所以幼稚對之、有識之父兄、尚恐其耳濡目染、習非成是、而嚴加禁阻、豫爲之防、苟意志稍爲薄弱者、其能無動於中乎、人生斯世、不能離群而索居、交際酬應、所難免也、今以罹病之體、痼疾未瘳、耳聞鶯鶯嚦嚦之歌聲、目覩遊龍驚鳳之舞態、雖鎭定以力持、而振蕩之不免、落花有意、流水無情、感觸深印於腦中、眩惑長留於心旌、形諸夢寐、思之輾轉、如此作繭自縛、常絆情網、病何能痊、疾何可已、或且陷於末由救藥之途焉、老子曰、不見可欲、使心不亂、人非木石、果能輕女色如糞穢、視美人如髑髏者、有幾人哉、此歌舞之所以爲性病之勁敵也、嗚呼、舉世滔滔、感性病之痛苦、而缺乏人生樂趣者、想大有人在、敢進忠告、苟不知愛情、甘於暴棄者、亦不必論矣、若其不幸而已攖惡疾、爲自身之幸福計、爲家庭社會之期望計、爲國家之前途計、而欲不忝此生、稍盡國民義務者、則請進申吾說、卽對於時下之歌舞、抱不問不聞之主義焉、倘能不渝此志、貫澈始終、至少病不劇增、守其原狀、若再寡慾清心、善自珍攝、定卜早占弗藥、還吾健康、性病諸君、其不以鄙言爲河漢歟、婆心苦口、竊有望於當世明達之亟起和響、以共相導引焉、

## 幸福社社員名錄

本報自五十五期發表徵求幸福社社員後、蒙讀者不棄紛紛加入、未及一月、已達八十餘人、足見諸君熱心擁護本報、同人等不勝感謝、茲經本報編輯部同人審定之後、得合格者十二人、謹將姓名錄後、

秦丙乙君　李寒吻君　徐祝三君　李壽芝君
方芹川君　吳藝圃君　沈仲圭君　彭祖壽君
姚夢石君　余擇明君　姜措勛君　丁武奇君

以上諸位社員、已將社證發出、從本期起、卽得享受本社社員之權利矣、再者、讀者中如願加入者、請參閱本報第五十五期之編輯者言可也、

## 廢物利用——茶葉

（張務明）

茶葉泡過後、人家往往拋棄、凡茶館等、每日所棄茶葉（泡過者）、更不計其數、余覩此狀良可惜也、故今以所棄茶葉之用途、錄之幸福、法須首先收集泡過之茶葉、積多後、以水淘淨、放於日光之下、以待其乾（愈乾愈妙）、乾後貯於枕袋、用此枕頭、舒適非常、幸讀者勿以爲平日所棄茶葉、積少成多頗費時日。諺云：『廢物利用』這四個字、請牢記罷。

## 預防初生兒膿眼之必要

錢模楷

初生兒膿眼、恆發現於產後一二日間、始則高度紅腫、繼排多量膿液、勢極猛烈、常於短時間而成全盲、其原因大都爲白濁菌、蓋白濁菌存在於產道中、當嬰兒經過產道時、卽被傳染、或於穩婆揩拭嬰兒面部時始將含菌之黏液誤入眼中者、尤屬多數、據歐西醫家統計、因初生兒膿眼而致失明者、約占盲人全數百分之三十、爲害殊屬可驚、故一般醫家、咸思所以預防之、於是一方面於沐浴嬰兒時、嚴加注意毋使穢濁之物、接觸眼部、一方面實施克蘭台氏預防法、法甚簡易、凡嬰兒一經產出、不論白濁有無、概用二%蛋白化銀溶液一二滴、滴入眼中、有菌則立可殺滅、無菌則並不傷眼、施行以來、成效卓著、從未有任何嬰病之發生、誠善法也我國昔時、患白濁者頗鮮、故雖乏預防之方、尙少不幸之事、今則不然、近十年來、白濁蔓延、至爲繁速、因之此種預防法、實有嚴厲施行之必要、凡我產醫、務望切實從事、而生產之家、倘穩婆不能執行時、亦宜自備應用也、

## 醫林點將　怪病奇治

### 怪病奇治三則（續）

（張錫純）

奉天西塔郵局局長修世恆之令堂、年五十七歲、於仲冬四肢漸覺作疼、延醫十餘人皆服藥無效、浸至臥床不能轉側、晝夜疼痛不休、後世恆見拙著衷中參西錄、遂來院求爲診治、其脈左右皆浮而有力、舌上微有白苔、知其兼有外感之熱也、西藥阿斯必林、善散外感之熱、又善治肢體骨節疼痛、俾用一瓦、白糖水送下、以發其汗、翌日視之、自言汗後疼稍愈、能自轉側、而其脈仍然有力、遂投以連翹花粉當歸丹參白芍乳香沒藥諸藥、兩臂疼愈强半、而腿疼則加劇、自言兩腿得熱則疼減、若服熱藥、其疼當愈、於斯又改用當歸牛膝續斷狗脊骨碎補沒藥五加皮諸藥、服兩劑後、腿疼見愈、而臂疼又加劇、是一人之身、腿畏涼臂畏熱也、夫腿既畏涼、其疼也必因有凝結之涼、臂既畏熱、其疼也必因有鬱結之熱、籌思再三、實難疏方、細診其脈、從前之熱象已無、而左關不任重按、恍悟其上熱下涼者、因肝木稍虛、或肝氣兼有鬱滯、則肝中所寄之相火、不能下達、所以兩腿畏涼、其相火鬱於上焦、因肝虛不能敷布、所以兩臂畏熱、向曾治安東友人劉仲友、左臂常常發熱、其肝脈虛而且鬱、投以補肝兼舒肝之劑而愈、（詳案在衷中參西錄三期曲直湯下）以彼例此、知旋轉上熱下涼之機關、在調補其肝木而已、遂又爲疏方、淨萸肉一兩、當歸白芍各五錢、乳香沒藥續斷各四錢、連翹甘草各三錢、每日煎服一劑、又俾於每日用阿斯必林一瓦、分三次服下、數日全愈、方中重用萸肉者、因萸肉得木氣最全、酸斂之中、大具條暢之性、是以善補肝又喜舒肝、本經謂其逐寒濕痺、四肢之作疼、亦必有痺而不通之處也、況有歸芍乳沒諸藥、以爲之佐使、措置周到、故能建功於眉睫間也、（下期請措勛先生續）

第一卷　社會定期刊　第四十六期

## 治疔略談（六）

幸福社社員姚夢石

▲額疔　此症生在額骨間、發小泡、如粟米、如赤豆、頂門堅硬、形似釘頭、麻木癢疹、屬胃火、以黃連消毒飲清之、

▲鼻疔　此症生於鼻孔內、鼻竅腫塞、痛引腦門、甚則唇腮浮腫、屬肺火、以菊花地丁湯治之、外吹蟾酥丸末、

▲耳疔　此症生於耳竅暗藏處、色黑根深、狀如椒目、疼如錐刺、破流血水、屬腎火、以葱白湯送服蟾酥丸、並用水調濃滴耳、

▲牙疔　此症生於牙縫之間、腫起一粒、形如粟米、痛連腮項、甚則頰腫口渴。屬胃火、或大腸濕熱、宜黃連消毒湯、

▲暗疔　此症發生腋下、堅腫無頭、寒熱拘急、掀痛非常、以參靈丹汗之

## 山藥療我之沉疴

（田湧泉）

山藥者、即市上所售之山藥也、鄙人原是一個商人、前歲因操心過度、致得遺精之恙、未幾轉成勞瘵、網羅四處名醫診治、迄少回春之術、延至去秋、奄奄垂斃、幾成不治沉疴矣、後有人過訪、探以鄙人病情、輒即指我迷途、云山藥能補精補脾、有回生再造之功、堅命鄙人速購山藥食之、鄙人以病至於此、出於無奈、遂遵友人之囑、時購山藥數觔、於每日清晨煮食、不圖食服未及半月、攬鏡自照面上氣色幾付可觀、光潔異於往昔、不勝之喜、信乎友人之言不我欺、山藥之功效實大、因又多購若干、按日早晨食服、未到兩月、精神大振、不治沉疴、由此霍然矣、茲將山藥愈我沉疴之實驗寫出、俾同病者、得早脫離苦海、並將煮食之方法、詳列於後、

（一）煮食法、以山藥段許、約十兩、投於稀飯鍋內滾煮、俟熟爛後取出、將皮剝去、用銅刀切成段塊、仍放鍋內蒸熱、和粥湯（即米飲）併食之、

（二）食時、以早晨適當、午後亦可、晚間不宜、因晚間人腹內之消化力、較日間為薄弱耳、

（三）食後不可即臥、須從容緩步數分鐘、以其性膩、恐有停積之虞、

## 幸福大報館紀念

幸生斯世界

福利我邦家

皖松石照甫敬頌

## 女子崩漏之研究

（朱振聲）

崩者、奔下成塊、如山崩然、皆由脾不統血所致、以脾主後天、為化生精氣之源、今正氣失於固攝、則脾之統血有乖、故血下如崩也、嘗崩血之後、面唇均白、脈伏昏厥、非急用歸脾、大補其氣、不可救矣、良以有形之血、不能遽生、無形之氣、所當急固也、黃師體仁、遇此症每重用參耆、以救其急、迨其崩止、再用養血之品、無不應手而愈、漏者、經不淨而淋瀝不斷、乃係肝脾腎三經、有所損傷、而血不歸經、或衝任兩虛、病雖為輕、然頭昏、蓋心生血、血不養心、故心跳、脈細無力、亦火上升、故頭昏、此證較崩為輕、惟久漏者、乃陰陽兩亡之證、厥屬危險、此崩漏二證之所以有淤滯之別也、

## 種子良方

幸福社社員沈仲圭

大熟地一斤　白茯苓　生山藥

丹皮　酒浸一宿曬干　山茱萸

何首烏　同黑豆九蒸九曬　金櫻子　去刺蒸　女貞子　酒浸蒸　杞子　蒸

各八兩、配地黃煉蜜為丸、梧子大、每日空心白湯下八九十丸、

（主按）此方即六味地黃丸、去澤瀉、加首烏、金櫻、女貞、枸杞四味、六味丸原為三陰虧損之良方、今加首烏、枸杞、女貞、則以補肝腎、金櫻子以澀精營、於遺精種子、尤有卓效、且山萸、首烏、杞子、之性皆溫、女貞、丹皮之性俱涼、合而用之、性臻中和、乃可久服而無流弊矣、

## 治喉必效方

（逸）

冬令因秋燥之餘、喉症盛行、往往輕則轉重、重致不救、故施治不可不早也、茲有必效方、方即用生白蘿蔔搗汁、燉溫服之、大有理喉化痰之功、無論為喉風、為喉痧、無不見效、

出版務求信用切實保證　又名社會醫學常識報　主持者有學識經驗及人格



# 長篇小說 醫海燃犀記（六十一）

（平不余）

第十三回　姚包探設計捉翠盜　歐博士呈請滅中醫

嚇下來的大總統、老大拿去一半、走到會樂里小紅梅家、去打撲克、鑿鑿的做輸送隊了、那人道、他豈但賭錢嗎、嫖呢、抽雅片煙呢、他真是有一千、用九百九、他如不是抽煙、臉色有那樣黃嗎、說到這裏、振青心中一想說、我知道了、他所說皆是隱語呀、遇到那個大葡萄、葡萄是酸的、一定是遇到那個酸子、嚇下來的大總統、一定是嚇下來的大洋錢、拿去一半、一定是六十塊洋錢、他拿手給的、自然分個大份子、小紅梅一定是會樂里一個姑娘、鑿鑿做輸送隊、一定是全數輸掉了、我猜測總有幾分命中、且而說話又是清江口音、更足為憑、再聽他說些甚麼、又停了一刻、姓陸的又道、真正豈有此理、他約我們到這裏來、我們都來了他還不到、我猜到他一定嫖昏了、那人說、也許另有別事、怎見是嫖昏了呢、姓陸的說道、嚴、你不信、我打個電話問一問、十分有八分在小紅梅家、說罷、隨即站起來、走到右邊牆上電話機前、丁零丁零的搖上一陣、隨即問道、喂、…謝謝、…中央、四千六百六十四、…只見發一

醫、隨又答道、嚴、…是呀、…中央四六六四、弗錯格、



## 幸福之門

□蘇州程女士問　前年生產之後、得瘧疾、發生腹中右邊起塊、升上升下、而黃肌瘦、現腹中之塊較前稍軟、但量不減、請示治方、

□答女士問　據述患瘧之後、少腹結塊、面黃肌瘦、按女子以肝為先天、肝氣失於疏泄、挾餘邪瘀滯互阻、絡道不利、結而成塊、書名瘧母、近世所謂脾臟腫大也、宜疏肝消瘀法、如有身孕、忌服、（楊志一）

柴胡梢一錢　川楝子二錢　煅瓦楞四錢
當歸尾三錢　延胡索一錢　細青皮錢半
赤白芍各錢半　炒枳殼一錢　大川芎八分
炙鱉甲三錢　春砂殼八分　廣橘白一錢
失笑散二錢包煎

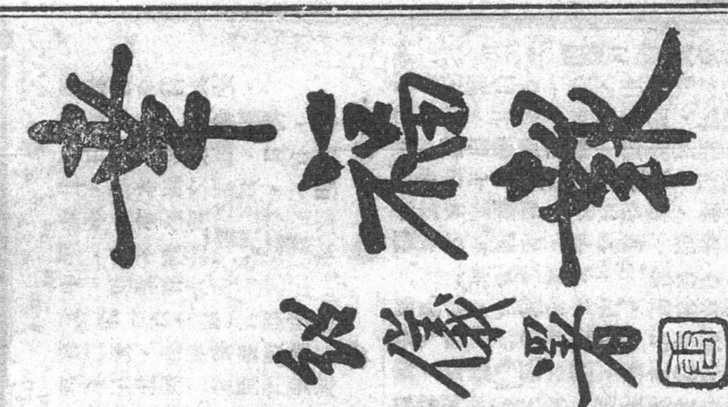

# 幸福報

鈍儀署

第六十五期
民國十八年一月念五日
每份售洋二分
（館址上海浙江路洪德里四七八號）

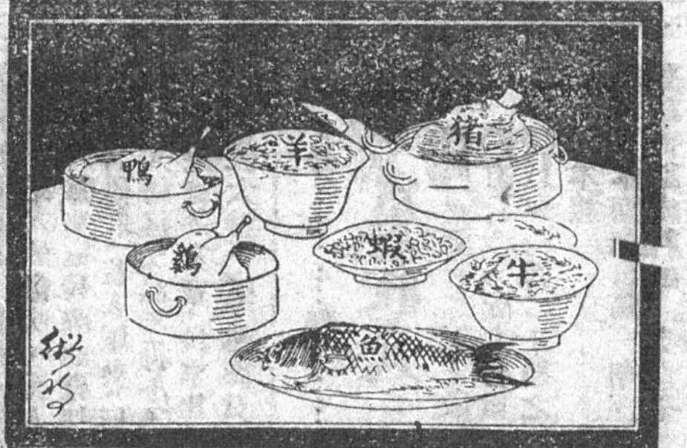

**定報價目**

每三日出一張、五個月一元、全年二元、寄費在內、本外埠一律、國外加倍、郵票代現九五計值

**廣告價目**

每期每格（共計五方寸）五元、均排於新聞之旁、如嵌入新聞中、長期面議

介紹衛生方法　幸福三日刊　指導健康途徑



□這幾碗菜的滋味以那兩種為最鮮？

## 打胎與私生子問題

本報疊接各地女子來函、要求解決此問題者、計二十餘封之多、同人等對於此問題、再三研究、仍無良策、不得已公諸報端、想海內外不乏高明之士、倘能代為設法、脫離苦海、豈特此二十餘女子之幸福哉、今擇其中之一函、披露於後，

幸福報館大鑒自男女平等社交公開之風起女子因之墮落者比比皆是儂因一時性慾衝動致蹈覆轍現今懷孕已將月餘竊念潔白之身一旦被親戚知覺豈不傳為笑柄再四思維本擬了此餘生惟念

貴報素以慈悲為懷能濟人之急故特函懇

貴醫生賜一良法發表於報端使其孕墮下身體得以恢復自由此恩此德

自當永矢弗忘矣手此即請

大安

王女士謹啓

以上一函、巳將女子失足後之痛苦、盡情披露矣、然余知世上之女子、有賴乎王女士者、正不知幾許人、然則此問題之亟待解決也明矣、或曰、此皆女子自己墮落、並不足惜、余獨以為不然、夫為鈎餌以誘魚者、釣也、為陷阱以誘獸者、獵也、不責釣者、而責魚之吞餌、不責獵者、而責獸之入阱、天下寧有是理耶、彼女子之失足、罪在男子之誘惑、況既覺悟已、尤當原諒、惟打胎一事、不但於身體發生危險、亦且為人情法律所不許、然則此問題將取何法以善其後耶、高明讀者、幸有以告之、

## □請猜謎

此謎底准在六十七期發表、函猜諸君、均須一律蓋章、否則無獎、今將獎法列下、

□甲組（須寫定單號碼）凡屬本報定戶、來函猜中者、一律獎現金一元、以十名為限

□乙組（須剪此幅畫圖）凡非本報定戶、來函猜中者、一律贈送極精美之醫藥雜誌『長壽』一冊、封面為于右任先生題眉、極有價值、且一律待遇、不分前後、並不限制、猜中者之姓名、均在六十七期發表、

## 爐旁趣話（幸福社社員吳藝圃）

寒交三九、天色凄猜、北風凜烈、雨潤簾身、鷄成陣陣、飛繞哀鳴、紗窗遙對、渺渺心旌，置爐取煖，藉解寒岑、知友促膝、啜茗談心相嘲笑語、別翻幽情、趣題見質、置答無憑、愧我才薄、轉荐知音、（執友王君、工書畫、美術後秀、英俊少年、相依爲伴、倆慕多情、友素性、喜以妙言而解頤、顧謂余曰、今舉三種趣題質之、當荷教我、余聆語、不禁嫣嫣咋對、半向謀思、無可置答、因憶前廿七期、本刊曾載李壽芝君，兩個有興趣的疑問，亦頗入趣、余不敏、又將友來相質之題、公之本報、雖措詞滑稽、堪足耐人尋味、茲博讀者一粲，而有以明示我者，幸甚矣，不謂斯文淺陋，聊將補白可耳）

（一）女性陰部、腋下、肛門、毛長萋萋然、若男子、何以她獨唇部特不生髭鬚呢、

（二）女性和男性媾合、何以女性、獨居於被動地位、無自動可能性這又是多數女性，於吾人心理上、所想見的、

（三）女性旣體質上、與男子無絲毫稍異、何以喉間發聲、就異於男性、譬如雌雄犬的亂吠、吾人聞之、他的聲音、何以又不能判別、實在很使人難明這發聲的確切原理、唉、我這篇汚濁文字、眞無智識的、胡言亂道，惹人厭棄，何故將人種來比畜類，用筆墨尋開心，低落自已的人格這又我不得不急於要聲明一句，諸位要曉得、我這不過係一種遊戲的文章，拉來比例比例，也不値得這麼大驚小怪、我又要代表諸位大喊一聲，藝圃君，你下次再不能似此番的放肆了，一笑，

## 哀綏民（許醒民）

忍心鬻兒女、兒女牽母衣，
號陶聲淚竭、悽悽生別離、
母心片片碎、雙淚瑩瑩垂、
襟角拭兒淚、強慰兒勿悲、
兒女慘呼母、母何棄兒歸、
母去難相見、兒心常相思、
夜半笑聲近復遠、長風斷續咽游絲、

□其二

黯黯塞上烟、黃昏飛鳥絕、
腐尸委溝間、血染荒原碧、
餓鷹嬌盤旋、下啄復長逸、
嗟嗟我心傷、心傷長太息、
長眠者、長眠者、底爲伊誰、
而犧牲、底爲伊誰而流血、
四野悄無言、暝色遠來襲、
踽踽負手歸、似聞鬼在泣、

## 意外收入

□所費祇有二圓之數
□有得六十元之希望
□且有一百二十期之
本報

本報自本期起每隔一期、登載畫謎或詩謎一次（全年計六十次）歡迎讀者函猜惟對於本報之定戶、均一律獎以現金一元（非定戶不在此例）試問所費祇有二元、全年報費連郵二元（計一百念期）若期期猜中、忽非有六十圓之希望乎、卽不到此數（偶或不猜中）亦必能超過定費之上、故本報之定戶、不但可白看全年報紙、且有意外之收入、機會難得、幸讀者勿交臂失之、

## 醫林點將　怪病奇治

□生壁虎能療毒瘰癧之奇治（幸福社社員姜措勛）

事不經見之謂怪、理難常測之謂奇、此幸福報中於尋常醫學病理而外之所以有怪病奇治一則之登載也、

自怪病奇治出世以來、已歷六十餘期、其中眞怪異奇雖不少、而常病奇治、怪病常治者、亦間有之、且其所徵集之作者、止限於習醫者之一途、未免太窄、原其用意因爲徵求時醫本身之經驗而已、須知怪病千百、而難一遇、奇治更不限於醫者之發明、現集思廣益、似宜擴大範圍、遠窮古說、近證新知、徧求天下之知者而彙集之、爲我研究之資料、其進步當更有可觀、余是以不揣冒昧、將貢其見聞、以盡一得之愚、想亦爲本報主人所樂許也、

粵俗醫道、自古落伍、凡我國人、當盡知之、然其常用之涼茶與清補藥等、治尋常疾病、甚有效驗、而其所用之藥、大半由其土產配成，本無方之可言、然常有不可思議之土法、以治奇病、竟無待於醫界之知識者、今試舉一則如後、

余家有某嫗者、長自粵東、述其戚有幼年患瘰癧者，百方罔效、西醫亦束手、頸間孔若蜂房、異臭難聞、面黃肌瘦、成人殆已無望、有老嫗自鄉間來謂生壁虎可治、（死者無用）、毒最深者、不過四五條可矣、其家人初不敢試、繼以不治亦死、姑聽之、如其法擒活虎之色澤潔白者一條、用豆腐衣包好、令病者閉目吞下、翌日微泄、無他異，再服之而瘡口縮，異臭減、一來復中、共服五條、半月後病

## □畫謎揭曉

本報第六十三期所載之畫謎為「勢成騎虎之黃慧如」今將猜中者姓名分列於後

□甲組（定戶）

許康明　陳昌年　姚天一　楊尊賢
方芹川　寶康　宋英　李健民
王友德　陳一鶴
以上十名各獎現金一元

□乙組（非定戶）

宋連生　張昌霞　程景平　張香廷
邱美卿　黃維煥　鄭克遙　陳芸洲
賀連枝　徐子華　張元賢　黃德福
余榮生　周忠富　蘇鴻康　黃弇農
馮素琳　呂燦庭　吳子誠　馮成德
萬瑞成　勵懋祥　以上諸君各贈「
長壽」一冊即日付郵不誤

竟霍然、今已娶妻生子矣、余友有曾某者粵人（同居於平）患此已十數年、雖未破而糾纏於頸項間者、膏藥終年不斷、今復發甚劇、幾至破裂、因余之慫恿而吞生壁虎一條、嗣以難覓、不再服、竟平復大半、自夏歷秋、一無所苦、安知不多食數條、而將全愈乎、前見報載有誤服壁虎而致病者、則此物之有毒、固無疑、而竟能治瘰癧者、眞不可測者也、然則瘰癧之毒菌、其與此物之生理有關歟、是有待於當世名家之研究、

余筆至此、有將以附告者、余雖非醫、而喜於醫、見聞又極確、故敢出以問世、且以本報歡迎投稿、苟非遇孟子同時之「拔一毛而利天下不為」者之楊朱、當不吝餉我以相當之稿費也、余日望之、（下期即請楊朱一先生續）

## □凍瘡的預防和簡單療法

（幸福社社員丁武奇）

西北風吼着、郊野的樹木、除去常青植物、都已脫了葉、隨風搖擺、好冷的天氣、除了苦力、負販、學生們還在街道上行走、外、餘都躲匿在屋子裏了、在這種天氣裏、凍瘡當然要應時而生、因為人體的末梢部分、臉頰、鼻端、手足、耳廓等部、受寒冷的反覆刺激局部、即慢性發炎、起初不過覺得皮膚腫痛瘙癢、後來慢慢地麻木不仁了、水泡發生了、皮開肉爛了、倘使再不設法、肢體的一部份定然要失去了（我以前在學校裏的時候、凍瘡是年年生的、雖則有校醫替我敷藥、但是仍然發生下去、于是就錯怪校醫的不好、後來研究了醫學、方知自己的不是、因為沒有考究預防的方法、那能叫他不再發生呢、現在先把預防的方法、寫在下面、願常患凍瘡的人們、不妨備試行吧、免得年年再去受痛苦、

一、遠避寒風、冬季的西北風、括在面龐上、像刀一樣、好不利害、倘使不去遠避他、怎能免去凍瘡的發生呢、

二、注意全身榮養、貧血是全身榮養不足的明證、末梢血管裏血流每每受寒冷的影響、局部缺少了血液、凍瘡自然會生了、全身榮養不足的人貧血者預防凍瘡必須先注意于榮養、

三、冬季局部防寒法、局部遇寒冷的侵襲容易發生凍瘡、預防的方法、當然是不使他受冷就是、必須做一種防寒的舉動、手套絨襪、耳套、乾布摩擦、溫浴、熱氣浴、預防局部持續的受外圍冷空氣刺激、以致發生凍瘡、（不過素日加意防護、身體溫暖的一旦驟遇冷空氣侵襲、尤易發生、所以更不可不格外注意）

以上說的預防法、看來似乎容易、實行却是很難、因為有不能注意榮養的窮人、不能行防寒法的苦力、不能遠避寒風的負販及其他—那麼不得不求凍瘡的治療法了、現在姑且從醫學上分凍瘡為三度治療、待我慢慢地道來、

凍瘡症候分為三度、故治療亦異、第一度凍瘡、他的症狀不過皮膚腫奇癢、故無特別治法、可以將他寒冷的原因除去、取乾布摩擦、行溫浴熱氣浴、在腫脹部分施行壓迫紗帶、並塗擦下面的藥品、

處方　精製樟腦十瓦、酒精十九西西、調和塗擦用、一日數次，第二度凍瘡、他的症狀已經纖第一度之後、發生水泡了、治療的方法、可以傘患部高舉用乾燥溫暖的、生泡患部、自然可以復元、第三度凍瘡、他是已經從第一度經過第二度的凍瘡了、水泡到此已經破裂、變為潰爛、治療這種潰爛、爛的方法、就是施行乾燥繃帶紗、可再敷以下藥、

處方　海仿一瓦、凡士林二十、瓦、調和塗布用、一日一次、

## □治疔略談（七）

幸福社社員姚夢石

□人中疔　此症生於鼻下唇上、硬腫麻痛、屬肺火、急用蟾酥丸研敷、以菊花地丁湯解之、

□鎖口疔　此症生口角間、始如粟米、色紫而堅、腫甚時、麻癢作痛、口不能開、屬心脾火、以葱白湯送蟾酥丸、汗之、

□紅絲疔　此症生於手臂足脛、皰起紫黑、上發紅絲一縷（急從疔起處）用鍼挑斷、擠出毒血、敷以浮萍根、嚼細塗之、或服黃連解毒飲、

□手掌疔　此症生手掌間、堅硬黃皰、疼痛、用磁石煤炭茘枝肉不拘分兩同搗勻敷之一宿痛止而愈、

□刀鐮疔　此症形闊如韭葉、肉紫黑如絡、長寸餘、忌行鍼刺、以生明礬三錢葱白七莖、共搗爛作七塊、葱白煎湯、逐塊送下（蓋被取汗）戒酒肉生冷辛辣等味、

□羊毛疔　此症始起、即發寒熱、狀類傷寒、前後心有紅疹、或成紫黑斑點、用針從前後心、斑點處、挑出如羊毛形、以黑豆蕎麥研粉塗之、汗出而愈、或用明雄末二錢青布包紮、蘸燒酒於前心擦之、毛奔至後心、再於後心擦之、羊毛俱出即愈、忌茶水一日、

主持者有學識經驗及人格　又名社會醫學常識報　出版務求信用有切實保證

## □長篇小說　醫海燃犀記（六十）

（余不平）

第十三回　姚包探設計捉羣盜　歐博士呈請滅中醫

⋯⋯又停了一停、只聽問道、儂是小紅梅啦、⋯⋯哦哦、⋯⋯嘸、⋯⋯趙大爺在你那裏罷、⋯⋯哦、⋯⋯請伊接電話、⋯⋯嘸、⋯⋯你是趙老大嗎、⋯⋯哦哦、⋯⋯你眞瞎鬧了、怎麼說來不來的、⋯⋯你說小紅梅拖住腿了說到這裏、姓陸的哈哈一笑、隨又聽他問道、嘸、⋯⋯還在三點鐘嗎、⋯⋯你再不來呢、⋯⋯一定來呀、⋯⋯好、⋯⋯我明天在這裏等你罷、⋯⋯好好、⋯⋯明朝會、明朝會、說完、把鈴兒搖上幾搖、笑嘻嘻的走來、向那人道、我說他在那裏、你信不信呢、那人也笑道、眞是陰陽有準、佩服佩服、姓陸的把杯中餘茶、吃了一口、說道、我們走罷、隨即把了茶錢、兩人下樓去了、振青聽得詳細、明天還在這裏聚會、機會萬不可失、明天非捉住他不可、但是捉他、如果伸手抓他、假使他們有手槍、船到塞處、人到急處、開起槍來、我們的危險、放在後、閒人喫茶的、假如受傷、那才冤枉之至呢、心中一想說、有了、明天這樣這樣的辦法、包管一網擒獲、還不危險、頂好就是這樣罷、想罷、也就把了茶錢、帶了幾個便衣偵探、下樓去了、到了第二天、振青復又帶了六個偵探、穿了便衣、帶了手鎗、來到南陽第一樓喫茶、七個人先後上樓、分坐在三張桌上、慢慢地吃茶談心、將到三點鐘的晨光、果然見那姓陸的和那個人、又來了、還在原地那張桌上坐了下來、茶博士送上茶來、帶笑的說道、今朝勿敢對陸大爺講笑話了、陸大爺發起脾氣來、

## 幸福之門

□范子修君問

鄙人牙痛齦腫得熱物則痛更甚醫治無效請示妙法

□答范子修君問　（楊志一）

按齒乃骨之根、齦乃胃之絡、少陰不足陽明有餘本經鬱熱、牙宣腫痛、先從清滋、

西洋參錢半　川石斛三錢　鮮生地四錢　地骨皮錢半
潤丹皮錢半　黑山梔錢半　肥知母二錢　淡黃芩五錢
冬桑葉三錢　石決明四錢　白夕黎三錢　茅針根一扎

介紹衛生方法　幸福三日刊　指導康健途徑

# 幸福報

紉儀署

◀第六十六期▶
（民國十八年一月念八日）
◀每份售洋二分▶
（館址上海浙江路洪德里四七八號）

定報價目
每三日出一張、五個月一元、全年二元、寄費在內、本外埠一律、國外加倍、郵票代現九五計值



## 本期要目



□所謂新學者□

# 專制婚姻之流毒

## □妻不賢謀害親夫

## □翁大憤活葬親女

某縣有陸氏夫婦、精醫術、有一女年十六、貌殊可人、一舉一動、頗博堂上歡、其父於暇時、自課外、更教以醫道、女則悉心研究、謹守父訓、不一年、業大進、病人之臨門診治者、女自任焉、父雖鍾愛女、然終不能侍己終身、久享天倫之樂、且女大當嫁、理之必然、遂央媒配與張姓子、二人無一面緣、貿然訂百年之約、蓋所謂專制之婚姻也、

女過門後、每日於新郎晨起時、煮雞蛋加以白糖、爲進早餐、如是者一年、而新郎病矣、延醫服樂、二不見效、蓋陸女嫌其夫陋、暗與鄰人胡姓少年私通、以眼中釘未去、終非久計、因欲置其夫於死地、而張之父母、獨嘆子無福、專事哭泣、以外事不知也、

一日陸翁來訪婿病、細詰婿病之由來、婿默無一語、搖首示意、翁又詢以平日可曾感風寒、或誤吃生冷否、婿答以未也、惟賢妻之厚愛、每早進我以白糖水鷄蛋、隱指計之、迄今已將一年、我命多乖、無福享此、言未畢、氣喘汗出、若不勝其怨苦者、翁聞言、頻點其首、明知己女下毒、乃懷不宣、女得悉父至、則携煙袋香茶至、父見而謂之曰、汝夫之病、雖華陀再世、恐亦無法使之生還、茲有一事囑汝、汝當謹遵我命、在汝夫未死時、往置棺木一具、長七尺、闊五尺、一俟汝夫氣絕、須立報我、我來自有辦理、女唯唯而退、越二日、果死、父母抱之大哭、急招人請陸父、陸父得報、遂帶同僕婦六七名、飛步來陸家、他事不問、問置棺否、曰、置矣、立命僕將己女、用蘇繩綑縛、親族見之、驚駭異常、且莫明所以、一一在陸翁前爲之辯護、陸父不理、告衆曰、此事汝等何知、惟吾女則深知之、言畢、命將棺預備、將己女與亡婿、裝訂於一棺、合葬畢、擡至郊荒瘞之、邊觀者藏失色、事畢、謂女姑張氏曰、汝今不必悲傷、汝子實死於吾女手耳、今殺吾女以報之、在汝、免留一孀婦在家、見孀而思子、悲哀無已、在我、不欲再見此女、彼此都得干淨、豈不妙哉、

按嗚呼忍心如陸父、世所罕見、推其原實誤於專制婚姻、考雞蛋白糖、二品合食、絕無傷害生命之毒質存乎其間、則該夫之死、必別有因矣、

## □小產的最大原因

（宋文玠女士）

有一天我正在讀女科醫書，來了一個姓孔的朋友，向說：孕婦的小產，眞是奇奇得了不得；胎兒既肯跑到人家肚子裏來、做那孕婦的兒子、爲什麼等不到十月滿足、就要爭先恐後的逃出來、做個沒有用處的東西呢？難道胎兒情願犧牲性命、特地來和他母親開頑笑罷？你既讀了女科醫書、可會曉得他的原因嗎？我對他說道：這都是孕婦自己的關係、絕對不是胎兒自動的作用、因爲胎兒的生活、全靠着母體的滎養、譬如梅樹上的梅子、倘若梅樹有了病、那梅子自然也要病起來、也要不能發育了、古人說得好：「皮之不存、毛將安附、」胎兒和母體的關係、那裏不是唇齒相依、休戚相共呢？所以母體的病、影響到胎兒是極容易的、像那氣血的虛損呀、外感的寒熱呀、驚恐悲哭呀、跌仆損傷呀、都可以使他小產的、還有一個最大的原因、大家都不甚注意的、却爲小產的大害、就是孕婦的大便困難、必要發生小產的危險！這是什麼緣故呢？因爲胎兒居在子宮的裏面、子宮居在直腸的前面、倘若直腸內的糟粕、長遠的積起來、那子宮就要受他影響了；并且大便難下、勢必努力的硬掙、或用滑利的藥品、難道胎兒不會乘勢的小產下來嗎？所以這便閉雖然是小病、倒是釀成小產的一種最大原因、難道可以不注意的嗎？講到那便閉的緣故、也有運動太少、那糟粕難以送下來的、也有陰虛血枯、那腸內不得濡潤的緣故・倘要免除這種害處、那孕婦每天應有適當的運動、清晨要飲冷開水一杯、或者飲牛乳少許、那就津液四佈、大腸澤潤、可以免除小產的最大原因了・那朋友聽了我這番話、點頭說道：是……是……是……。

## □預分胎兒男女算法

（吳宏鼎）

歌曰、七七四十九、問娘何月有、除却胎母年、再加一十九、逢奇數爲男胎、逢偶數爲女胎、其法以算盤擺成四九、問孕婦某月懷身、譬如三月懷身、在四九數上加三、共成五二數、又問胎母年紀幾何、譬如胎母年十六、在五二數上除十六、還存數三六、再在三六數上加十九、共成五五數、此斷爲男胎、餘做此、此法務使婦人於月信後、認定經罷將胎月分、生平又無疾病、用之頗有經驗、鼎歷年診治來、每看生女不生男之家、輒發緩急非所益之嘆、產婦聞之、有長聲短氣者、有流淚出涕者、甚至失寵於翁姑、失和於郎叔妯娌、失愛於夫主者、亦無一不有、婦人產後身體大虧。反受此種意外惡感、何得不致出雜病敗證乎、鼎爲女郎坐此罪者起見、不得不大聲疾呼曰、二萬萬女同胞、與其傷心於產後、不如達觀於胎前、凡有娠之女士、按此法算之、不但比醫藥試胎等法簡便、更能預分胎兒男女、預知分娩時期也、願閱幸福報諸君、試驗而宣傳之、

## 醫林點將　怪病奇治

### □一個哭笑無常之女子

（楊志一）（朱振聲）合作

江蘇省政府財政廳尹瘦梅君來函云、舍妹肄業於揚州蠶業試驗場、詎於入秋以來、忽得哭笑失常之病態、哭笑之後、仍如常人、但是時既然大笑不止、何以又繼之以哭、哭笑相間、竟歷時至兩小時之久、數月以來、已有數次、今雖健壯如恆，惟發後殊覺頭痛欲裂耳，除囑其禁食富有刺激性等食品外、不知亦有何法可以治好否，並望告以病源，毋任企盼，

按所述病狀•似與本報第四期怪病奇治王一仁君著「一個善哭的婦人與一個善笑的男子』篇、頗爲相類、顧王君所云哭笑爲男女兩人、與尹君所述一人兼有著不同（此其一）、王君所診馮姓婦人之哭、歸爲臟燥症、韓姓男子之笑、斷爲溫病後餘熱入心、而尹君并未述及乃妹病前有若何熱病、（此其二）、癲狂必有奔仆驚詈一復不還之狀、而此爲哭笑之後、仍如常人（此其三）夫吾人喜怒哀樂之發、貴乎中節、是爲常態、今既大笑不止、復繼之以哭、斯爲失其常態、其病源尹君函中雖未明述「執果溯因」乃妹病前曾受強度之刺激也無疑、蓋喜怒哀樂知覺運動、莫不關係于神經、神經因受刺激而錯亂、因錯亂而哭笑失常、待神經復原、則又如常人矣、治撩之道、以舒緩神經爲主、欲神經之舒緩、非疏泄肝經不可、宜加味逍遙散出入進治，方用銀柴胡、一錢、白歸身、三錢、大白芍、三錢、紫丹參、二錢、珍珠母、八錢、紫石英、五錢、青龍齒、三錢·硃茯神、四錢、廣鬱金、一錢半、川貝母、四錢、黑山梔、一錢半、粉丹皮、一錢半、共十二味，水煎服、令其先蕊四劑、以觀動靜、尹君固士彥者流，篤于手足之情、苟能於醫藥而外、復巡以心理治療、則更佳矣（下期請士彥先生續）

## □治牙痛方

（姚原逢）

將草烏頭與細辛、共爲細末、先以冷水漱淨口齒、用手指點藥擦牙、吐去涎沫、即愈、但藥切不可嚥下、

（按）草烏頭辛熱搜風、細辛溫散風、故此方治風痛頗有效、設火痛則不效、

## □立止泄瀉方

姚逢原

車前草一錢、澤瀉一錢、薑汁炒厚樸一錢五分、共爲細末、滾水調服、即愈、

（按）泄瀉之症、多由溼勝而成、難經云、溼多成五泄、今車前澤瀉厚樸、皆爲利溼之藥、所以能止泄瀉、

## 治疔略談（八）

幸福社社員姚夢石

▲火焰疔
此症多生唇口、及手掌指節間、發紅黃皰、痛癢麻木、寒熱交作、屬心火、

▲紫燕疔
此症生於手足腰肋筋骨間、初發紫皰、次流血水、三日後串筋爛骨、屬肝火、

▲黃皷疔
此症生於口角腮頰眼胞間「黃泡光亮」四畔紅暈、嘔噦麻痛、屬脾火

▲白刃疔
此症生於鼻孔或兩手、始起白皰、頂硬根突、易腐易陷、屬肺火、

▲黑黶疔
此症多生耳竅牙縫、胸腹腰腎隱處、黑斑紫皰、頑硬如釘、屬腎火

以上五疔應五臟而生、初服蟾酥丸、葱湯下汗之、寒熱未止者宜五味消毒飲、毒將走横、急服疔毒復生湯、已走黃心煩悶潰者以七星劍救之如肢冷脈絕、毒氣閉遏、先服蟾酥丸、進木香流氣飲、其脈自見也、

## 血海無邊

### 婦女之最大痛苦

（許醒民）

生產者、婦女之一大厄也、讀哀哀我母、生我敏勞之句、從而思我身之所自、恆痛哭涕泣而不自禁，一夕、朔風怒號、閨爐瑣話、鄰婦言、有姨年三十餘矣、操勞自苦、已生六子、復有腹、將臨蓐矣、日者、有客來、姨方栗六間、覺胎微動、不爲意也、及夜而大痛、急延里中王媪、媪、穩婆也、頗負盛名、故高聲價、姍姍來遲、亟促之、至、則家人慌遽、產婦憔悴、胎兒伸一臂、媪見狀大言曰是難矣、非若干金不辦、姨父曰、金非所計速救母子生命、媪躊躇久之遽斷兒臂、兒劇痛內縮、姨一呼幾絕於是鈞也、鉗也、探腹取兒、俄出一股、又一首、容落數塊血肉模糊、衾滿血漬產婦徐醒、委轉長呻、聲達四鄰、旋復暈去、媪亦失措、有鄰媪聞聲來探、嘆曰、以鹽置胎兒手中、臂卽入矣、奚刀伎爲、

慘哉厄也、惶亂中、媪已逸矣、末幾姨死、言訖、一室黯然、自牖隙射入、燈影搖搖、蕭索有鬼氣、穩婆亦醫道之一、兩命在握、責非不重、可不懼耶、我國穩婆、每乏學識、貽害非淺、可不加以相當之訓練乎、

## 吐血之衛生

吐血者、內臟之陽絡損傷、而血從上溢者也、其因雖各不同、其病均極危險「急則驟至血脫而亡」緩則成爲肺癆而死、苟不知衛生之法、徒賴醫藥之助、雖有扁鵲、亦難治愈、奈何今之患此病者、每不注意衛生、以致輕病轉重、重病卽死、良可歎也、余特草此一篇、以告病家、幸祈謹慎守之、以助藥物之不及、庶幾至險之病、亦得治愈之幸也、

（一）衣服、衣服不宜太厚、太厚則血液之熱度加速、易于出血、亦不宜太緊、太緊則肺部之外廓狹窄、易受損傷、又宜上身少着、下身多着、使上身得凉、下身得熱、則血自下降矣、

（二）飲食、飲食物料、以微溫爲佳、不宜太熱、太熱則血液循環加速、易從破處滲出、勿食堅硬難化之物、宜食流動液體之類、又不宜多食少餐、當可多餐少食、俾不致觸動其已破之血管、至于煙酒辛熱之物、尤爲吐血所當忌也、

（三）起居、起居宜有一定之時「則榮衛得有循行之常」而吐血自易愈矣、且睡臥上身宜高、心氣宜平、使其血液易于下降也、又無論何時、尤宜靜坐、務使心境清寂、心火安息、俾不致再動其血也、

（四）動作、勿作辛勞之事、務宜安靜身心、蓋勞身則恐再傷血絡、勿勞心則恐再提心火、且咳嗽之時、亦勿任其多咳、有怒之時、愼妄作、大怒「不然」醫生雖欲止其血、病家反欲動其血、安有全愈之望哉、

（五）治療、吐血之原因、其治法亦繁、難以盡述、惟吐血太多、一時不及請醫診治者、可先用食鹽二錢、以冷開水烊化飲之、其血自能暫止、法極簡便且無後患、實爲屢試屢驗之良法也、

（董志祥）

## 凍瘡之治療法

（俞步卿）

冬日手足患凍瘡、既癢且痛、頗疊難忍、可用瓦楞子殼研末、以麻油調敷患部、極有效驗、

（按）瓦楞子善於軟堅消腫、故有此效、若已經潰爛者、可加龍骨末少許、尤易收口、誠屢試屢驗之良法也、

## 猜謎補遺

本報第六十三期之畫謎、已在第六十五期發表、惟因付印太早、致後來者不及排入、今特補列如下、

▲乙組

裘雲章　沈斆
張秀堂　陳善章

以上四人、各贈『長壽』一册、現已付郵、

出版務求信用有切實保證　又名社會醫學常識報　主持者有學識經驗及人格

## 長篇小說 醫海燃犀記（六十三）

（平不余）

### 第十三回　姚包探設計捉羣盜　歐博士呈請滅中醫

那可吃不消、姓陸的也笑了一笑、正在說着、樓梯響處、又來了一人、姓陸的一見、拍手笑道、趙老大來了、今朝沒有失信、好好、坐下來吧、趙老大笑了一笑、在上面坐下、振青仔細一看、那人眞是長長的臉、黃白色臉堂、也有兩個金牙齒、身穿栗殼色夾袍、灰色的呢帽子、是個青皮的樣兒、振青隨在衣袋、取出一枚很大的橘子來、把橘皮剝開、橘瓣放在桌上、隨把橘皮向樓的拐角上擲下樓去、回身到桌子旁、還未有坐下、只聽有人吵罵、彈掌對打、一陣雜亂聲、驚動樓上吃茶的人、都到欄杆旁、低頭向下觀看、那姓陸的他們三人、也搶看熱鬧、一齊伏在欄杆上、低頭下看、只聽姚振青把哨子一吹、那跟來的六個偵探、一擁而上、兩人拘一人、將三個匪徒一齊抱住、當在身上抄出手槍兩支、隨即齊勝用蔴繩牢牢縛住、一齊拖下樓去、帶回捕房去了、讀者你道是甚麼玩意呢、原來姚振青叫兩個便衣偵探、預先在樓下等着、同他們說好、等到橘皮擲下、樓下的人有意相打、吵鬧起來、當然有人看了、等他們匪徒看的時候、然後兩人捉一人、不費吹灰之力、出其不意、



## 幸福之門

□范其昌君問

鄙人暴患吐血症、血色先紅後紫、※則心煩口苦、脉弦數、舌光紅、請示治法、

□答范其昌君問

據述吐血先紅後紫、心煩口苦、脉數舌光、是徵素體陰液本虧、肝胃之火互熾、陽絡損傷、血乃上溢、治宜育陰清降、袪瘀生新

鮮生地四錢　抱茯神三錢　製軍炭三錢
大白芍二錢　廣玉金錢半　黛蛤散包三錢
粉丹皮二錢　鮮竹茹二錢　白茆花包一錢
生石決明八錢　十灰丸包二錢　參三七三分冲服

介紹衛生方法　幸福三日刊　指導健康途徑

# 幸福報

紹儀署

第六十七期

（民國十八年二　十一日）

每份售洋二分

（館址上海浙江路洪德里四七八號）



## 請猜詞謎

八月中秋白露途風過淒涼橋
流水桂花香夜千思萬想中那
得安靜春好讀文章年心苦在
房書得才高學廣

右詞函猜諸君須將詞句圈斷並寫明調寄〇〇〇

## 請猜詞謎

此謎底准在下期發表、函猜諸君、均須一律蓋章、否則無奬、今將辦法列下、

甲組（須寫定單號碼）

凡屬本報定戶、來函猜中者、一律奬現金一元、以十名爲限

乙組（須剪此幅畫圖）

凡非本報定戶、來函猜中者、一律贈送極有價值之醫藥雜誌『醫界春秋』一册、不論來函遲早、均一律待遇、不分前後、並不限制、猜中者之姓名、均在下期發表、

## 關稅自主後之西藥問題

今日何日、非關稅自主之日乎、在西藥充斥之現在、而忽有關稅自主之消息、豈非吾國之好現象乎、漏卮之得以彌補、利權之得以挽回、胥在於此、故余聞之、不禁額首相慶曰、幸哉、我民之得有今日也、或曰、君何忍心乃爾、獨不念西醫之生計乎、被西藥者、西醫之賴以治病者、若西藥增加納稅、則於西醫前途、殊有妨碍、余知執政諸公、爲西醫飯碗計、爲病家便利計、對於西藥納稅之不再增加、可預卜也、余曰不然、夫歐美各國、對於關稅一項、莫不出口輕而進口重、蓋出稅輕、則國貨得以運銷於各國、進稅重、則外貨得以減少於國內、惟我國因關稅之主權、落於外人之手、反賓爲主、耻孰甚焉、今既有關稅自主之門、則一切外貨之進口稅、均當增加、不獨西藥而已、要知事關國民生、豈能爲少數西醫之飯碗問題、而開此倒車耶、況今執政諸公、決非軍閥時代可比、襄昔之時、固能以少數人之利害、而出其倒行逆施之政策、國權之喪失不顧、民衆之垂罵不聞、此國之所以弱、民之所以困也、今也不然、中央集權、努力對外、下百折不回之決心、收回既失之主權、是則今後西藥之入口稅、必能高於往昔、可預卜也、余爲斯言、非仇視西醫、而絕其生路、蓋爲國家利權計、國貨前途計、非此不足以挽救也、至於爲西醫者、余望其出所學、以改良中醫、作西藥之代替品、復研究中醫之特長、庶相得而益彰、能如是、則西藥雖絕跡于中國、亦何懼哉、

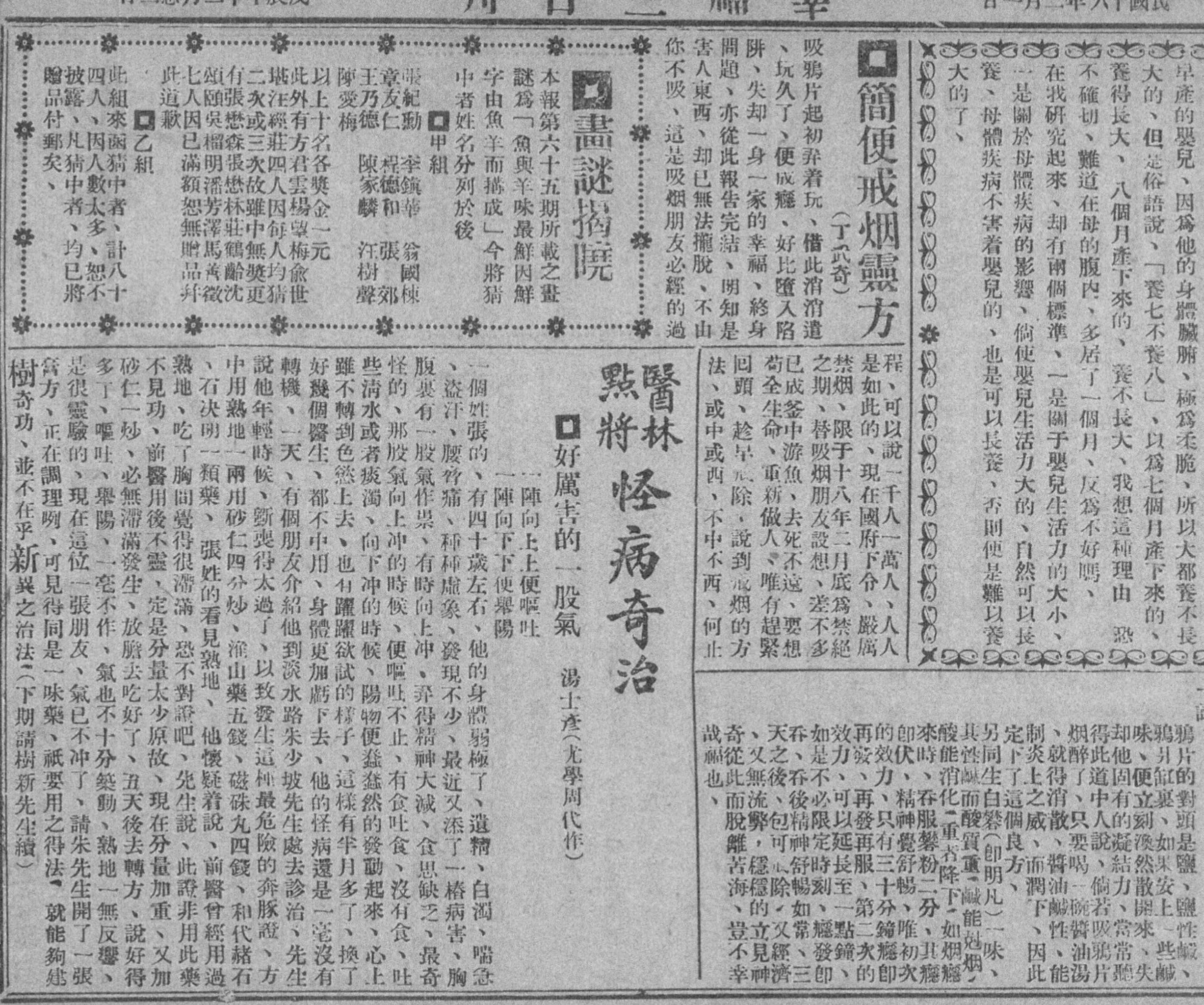

民國十八年二月一日　幸福三日刊　戊辰年十二月念二日

## □談談早產兒

（汪月珍女士）

早產的嬰兒、因爲他的身體臟腑、極爲柔脆、所以大都養不長大的、但是俗語說、「養七不養八」、以爲七個月產下來的、養得長大、八個月產下來的、養不長大、我想這種理由、恐不確切、難道在母的腹內、多居了一個月、反爲不好嗎、在我研究起來、却有兩個標準、一是關于嬰兒生活力的大小、一是關於母體疾病的影響、倘使嬰兒生活力大的、自然可以長養、母體疾病不害着嬰兒的、也是可以長養、否則便是難以養大的了、

## □簡便戒烟靈方

（丁武奇）

吸鴉片起初弄着玩、借此消消遣、玩久了、便成癮、好比墮入陷阱、失却一身一家的幸福、終身問題、亦從此報告完結、明知是害人東西、却已無法擺脫、不由你不吸、這是吸烟朋友必經的過程、可以說一千八萬人、人人是如此的、現在國府下令、嚴厲禁烟、限于十八年二月底爲禁絕之期、替吸烟朋友設想、差不多已成釜中游魚、去死不遠、要想苟全生命、重新做人、唯有趕緊回頭、趁早戒除、說到戒烟的方法、或中或西、不中不西、何止

幾百種、果能拿定宗旨、下一個決心、那有簕不到的事情、偶然看見一個最節使的戒烟靈方、不免錄得出來、介紹給吸烟朋友試一試、

鴉片的對頭是鹽、鹽性鹹、味引缸裏、如果安上來些鹹却、便立刻渙然散開嘗、失得他固有的凝結力、吸常聽烟此道中人說、倘若醬鴉片、醉了、只要喝一碗性油湯制就得消散、醬油鹹、、能定炎上之威、而潤下、因此另下了這個良方、"其同生自磐（即明凡）一味、酸營鹹而酸質重一鹹能尅烟來能消化二重若降下如烟癮即時、吞服馨粉二分、其癮的伏、精神覺舒暢、唯初次再效力、只有三十分鏑癮即效發、再發再服、第二次的力、可以延長至一點鏑、如是不必限定時刻、癮發即吞、吞後精神舒暢如常、三天之後、包可心除、又經濟、又無流弊、穩穩的立見神奇、從此而脫離苦海、豈不幸哉、禍也、

## □畫謎揭曉

本報第六十五期所載之畫謎爲「魚與羊味最鮮因鮮字由魚羊而搭成」今將猜中者姓名分列於後

□甲組

張紀勳　章友仁　王乃德　陳愛梅

李鏡華　程德和　陳家麟

翁國棟　張郊　汪樹聲

以上十名各獎金一元此外有方君雲楊望梅兪世堪汪經莊四人因每人均猜二次或三次故雖中無獎更有張懋森張懋林莊鶴齡沈頌頤吳榴明潘芳澤馬萬徵七人因已滿額恕無贈品并此道歉

□乙組

此組來函猜中者、計八十四人、因人數太多、恕不披露、凡猜中者、均已將贈品付郵矣、

## 醫林點將　怪病奇治

湯士彥（尤學周代作）

### □好厲害的一股氣

一陣向上上便嘔吐
一陣向下下便舉陽

一個姓張的、有四十歲左右、他的身體弱極了、遺精、白濁、喘急、盜汗、腰脊痛、種種虛象、發現不少、最近又添了一樁病害、胸腹裏有一股氣作祟、有時向上冲、弄得精神大減、食思缺乏、最奇怪的、那股氣向上冲的時候、便嘔吐不止、有食吐食、沒有食、吐些清水或者痰濁、向下冲的時候、陽物便蠢蠢然的發動起來、心上雖不轉到色慾上去、也有躍躍欲試的樣子、這樣有半月多了、換了好幾個醫生、都不中用、身體更加虧下去、他的怪病還是一毫沒有轉機、一天、有個朋友介紹他到淡水路朱少坡先生處去診治、先生說他年輕時候、斲喪得太過了、以致發生這種最危險的奔豚證、方中用熟地一兩、用砂仁四分炒、淮山藥五錢、磁硃丸四錢、和代赭石、石決明一類藥、張姓的看見熟地、他懷疑着說、前醫曾經用過熟地、吃了胸間覺得很滯滿、恐不對證吧、先生說、此證非用此藥不見功、前醫用後不靈、定是分量太少原故、現在分量加重、又加砂仁一炒、必無滯滿發生、放膽去吃好了、五天後去轉方、說好得多了、嘔吐、舉陽、一毫不作、氣也不十分纂動、熟地一無反響、是很靈驗的、現在這位一張朋友、氣已不冲了、請朱先生開了一張膏方、正在調理咧、可見得同是一味藥、祇要用之得法、就能夠建樹奇功、並不在乎新異之治法、（下期請樹新先生續）

幸福三日刊　二六六

第六十七期　社會定期刊　第一卷

## □治疔略談(九)

幸福社員姚夢石

□爛頭疔

此症發無定處、未潰頭而已腐爛者、以白菊根一把白梅一個大蜒蚰二條共搗爛加明雄末同敷、乾則易之、

□紫馬疔

此症疔頭色紫、而發甚速、以生白酒稀簽判紫花地丁車前子煎服

□蛇頭疔

此症生手指、起疱色紫疼痛、發在指甲兩旁、為蛇眼疔紫硬且痛、發在指甲根後、為蛇背疔如其色赤腫而疼、發在指中節為蛇節疔、發遶指俱腫、其色或黃或紫、發在指中節前面為蛇肚疔、色赤疼痛、發在羅紋處為羅疔、初起服蟾酥丸、外敷雄黃散、

□舌疔

此症生於舌上、形如核子、強硬作痛、屬心脾火、用針點破、搽冰硼散內服加味二陳

## □荸薺之功用

姚逢原

患雞眼者、將荸薺一個、與蕎麥麵一錢、共搗、照雞眼大小、貼在雞眼上、一晝夜可以速根脫落、如誤吞銅物者、以荸薺與胡桃同食、銅物即化、（按）荸薺為消堅削積之物、故可軟堅、

## □治吐血良方

金文子

白毛鴨一隻、殺取其熱血、以熱紹酒冲之、不特治吐血有效、且能補益身體也、（按）鴨之血善於補陰養血、且能引血歸經、余友傳嘗患吐血、服此得以全愈、故敢錄出、以告同胞焉、

## □治痰迷神良方

（金子文）

鮮橄欖一兩、去核、白明礬一錢、共煎湯、滿飲之、其痰涌吐而出、神識自清、屢有奇效、（按）橄欖善清痰火、白礬能吐頑痰、且有百利而無一弊、誠良法也、

## □慧心錄

（頁明）

富貴如傳舍、惟謙慎方可久居、貧賤如敝衣、惟勤儉差堪脫卸、儉者貧有餘而心常富、奢者富不足而心常貧、為惡而畏人知、惡中猶有善念、為善而欲人知、善處即是惡根、能於熱處思冷、則一世不受淒涼、能於淡處求濃、則終身不落枯槁、人生處世、著一苟字便擾、身日用、著一苟字便安、待小人宜寬、防小人宜嚴、惟敬可以勝怠、惟勤可以補拙、惟儉可以養廉、

## □冬令醫藥衛生談

陳煥雲

（一）冬令服膏丸補藥、須自運動、幷佐以運化藥為引、倘一味蠻補、惰於動作、則脾鈍胃呆、氣阻血滯、非惟無益、而反有害、

（二）冬三月為閉藏、早臥晚起必待日光、所以避寒、無泄皮膚、使氣亟奪、所以蓄藏、來年春令萊生、自然身體健康、

（三）冬至後第三戊日為入臘、臘月雨雪、亟宜收藏、密封陰處、治時行溫疫、傷寒陽毒狂熱、或以作代茶、或以煎藥、拭小兒胎毒雪口、抹諸天熱諸瘡疿、幷能殺虫、調敷癩瘡頑癬藥、均效

（四）臘月濃霜、以雞翎掃置瓶中、密封陰處、經久不壞、用治酒熱解酒、拭皶鼻、暑月疿瘡良、

（五）臘月取潔淨冰塊藏貯、治傷寒陽毒、熱甚昏迷、以一塊置膻中良、罨額止鼻紅、大至、罨胸解燒酒火毒攻心、治飲冰其林、或食冰凍食物致病中寒、以冰代水煎溫藥服、取熱因寒用、從治受病之原、取效甚捷、

（六）臘月製膽星、用白大天南星、研細末、拌和黃牛膽汁、仍納入牛膽囊中、懸掛風處陰乾、來年入臘取出研細、再拌膽汁、納入牛膽囊中、照法如是製九次、用以治痰癇中風痰眩、一切頑痰諸症、其效如神、

（七）臘月製膽礬、選潔淨明礬、研極細末、和入青魚膽汁拌勻陰乾、以色轉青綠為度、待其陳久、取研以無聲為度、和入吹藥、能舒牙齦、開喉閉、吐風涎、消熱痰、立效、

（八）臘月製人中黃、截鮮竹筒刮去青皮、納入生粉甘草研細末、裝滿、緊塞其孔、浸大糞坑中、至立春後取出、流懸風處陰乾、能清痰火、消食積、解傷寒陽毒狂熱、退瘀積血熱黑陷、瀉爛喉痧走馬牙疳、花柳病諸證、

（九）冬虫夏草、蟲熱草寒、合用則甘平、滋補益髓、物相反、分用各有利弊、合用兼其陰陽、采用須從冬令、醫藥均宜注意

（十）冬令人體中氣化之運用、血輪之週轉、因天氣嚴寒、自較夏令遲滯、且晝日苦短、運動時少、消化力之減弱可知、飲食不宜過飽、粘硬難消之物、宜少食、年高人及在晚間、尤當注意、

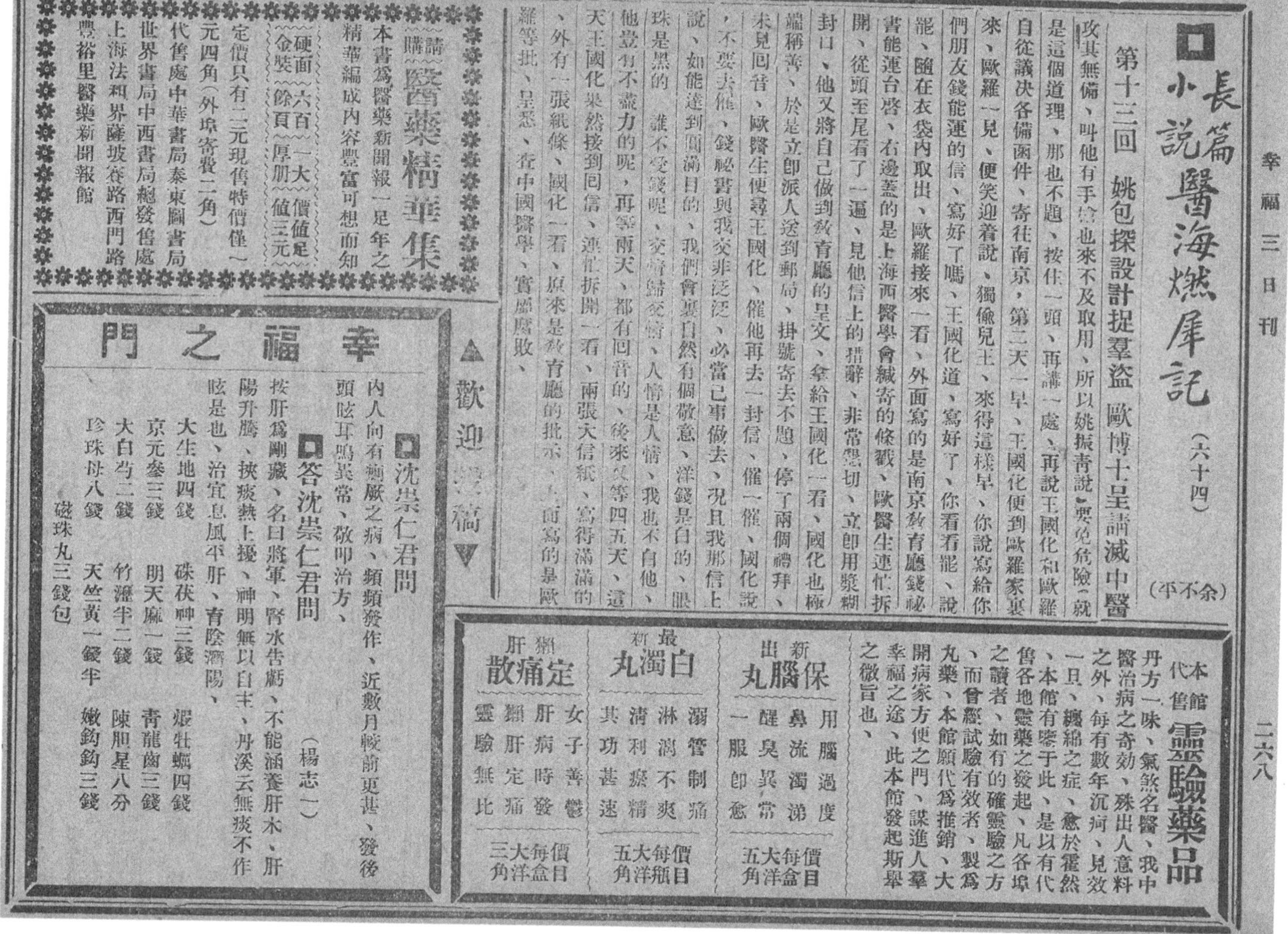



出版務求信用切實保證　**又名社會醫學常識報**　主持者有學識經驗及人格

## □長篇小說 醫海燃犀記（六十四）

（平不余）

**第十三回　姚包探設計捉羣盜　歐博士呈請滅中醫**

攻其無備、叫他有手也來不及取用、所以姚振青說、要免危險、就是這個道理、那也不題、按住一頭、再講一處、再說王國化和歐羅自從議决各備函件、寄往南京、第二天一早、王國化便到歐羅家裏來、歐羅一見、便笑迎着說、獨倫兒王、來得這樣早、你說寫給你們朋友錢能運的信、寫好了嗎、王國化道、寫好了、你看看罷、說罷、隨在衣袋內取出、歐羅接來一看、外面寫的是南京教育廳錢祕書能運台啓、右邊蓋的是上海西醫學會緘寄的條戳、歐醫生連忙拆開、從頭至尾看了一遍、見他信上的措辭、非常懇切、立即用漿糊封口、他又將自己做到教育廳的呈文、拿給王國化一看、國化也極端稱善、於是立即派人送到郵局、掛號寄去不題、停了兩個禮拜、未見回音、歐醫生便尋王國化、催他再去一封信、催一催、國化說，不要去催、錢祕書與我交非泛泛、必當己事做去、況且我那信上說、如能達到圓滿目的、我們會裏自然有個敬意、洋錢是白的、眼珠是黑的、誰不愛錢呢、交情歸交情、人情是人情、我也不自他、他豈有不盡力的呢、再等兩天、都有回音的、後來又等四五天、這天王國化果然接到回信、連忙拆開一看、兩張大信紙、寫得滿滿的、外有一張紙條、國化一看、原來是教育廳的批示、上面寫的是歐羅等批、呈悉、查中國醫學、實屬腐敗、

## 請購 醫藥精華集

本書爲醫藥新聞報一足年之精華編成內容豐富可想而知

硬面金裝　六百餘頁　一大厚册　價值足值三元

定價只有二元現售特價僅一元四角（外埠寄費二角）

代售處中華書局泰東圖書局　世界書局中西書局總發售處　上海法租界薩坡賽路西門路豐裕里醫藥新聞報館

▲歡迎投稿▼

## 幸福之門

□沈崇仁君問

內人向有痲厥之病、頻頻發作、近數月較前更甚、發後頭眩耳鳴異常、敬叩治方、

□答沈崇仁君問（楊志一）

按肝爲剛藏、名曰將軍、腎水告虧、不能涵養肝木、肝陽升騰、挾痰熱上擾、神明無以自主、丹溪云無痰不作眩是也、治宜息風平肝、育陰濟陽、

大生地四錢　硃茯神三錢　煅牡蠣四錢
京元參三錢　明天麻一錢　青龍齒三錢
大白芍二錢　竹瀝半二錢　陳胆星八分
珍珠母八錢　天竺黃一錢半　嫩鈎鈎三錢
磁珠丸三錢包

## 本館代售 靈驗藥品

丹方一味、氣煞名醫、我中醫治病之奇効、殊出人意料之外、每有數年沉痾、見效一旦、纏綿之症、愈於霍然、本館有鑒于此、是以有代售各地靈藥之發起、凡各埠之讀者、如有的確靈驗之方、而曾經試驗有效者、製爲丸藥、本館願代爲推銷、大開病家方便之門、謀進人羣幸福之途、此本館發起斯舉之微旨也、

**新出 保腦丸**
用腦過度　鼻流濁涕　醒臭異常　一服即愈
價目每盒大洋五角

**最新 白濁丸**
溺管制痛　淋濁不爽　清利瘀精　其功甚速
價目每瓶大洋五角

**獨肝 定痛散**
女子善鬱　肝病時發　獨肝定痛　靈驗無比
價目每盒大洋三角

介紹衛生方法　　幸福三日刊　　指導康健途徑

# 幸福報

紹儀署

第六十八期

（民國十八年二月四日）

每份售洋二分

（館址上海浙江路洪德里四七八號）

**定報價目**

每三日出一張、五個月一元、全年二元、寄費在內、本外埠一律、國外加倍、郵票代現、九五計值

**廣告價目**

每期每格（共計五方寸）五元、均排於新聞之旁、如嫌入新聞中、長期面議

**下期本報准正月初一日出版讀者注意**

## 本期要目



## 下期預告

下期本報逢陰曆元旦日、在此遵尚陽曆之時、本無所謂陰曆元旦、然世俗相習成風、故本報亦不能免俗、聞本報圖畫主任裼術初君云、近繪有最新插圖多頁、名之曰「未來的上海」、寓意深刻。趣味濃厚、准在下期起、逐期登載、特此預告、

## 歲暮見聞駭談錄

（張德意）

歲聿云暮、乍雨乍晴、斜日西沉、晚烟四起、余輒診務稍暇、閒步庭除、忽聞剝啄之聲、來一不速之客、舊雨重逢、寒暄既已、與余談滄桑故事、聞之毛骨悚然、余就晚窗以爲之記、

某日春申佳處、黃浦灘頭、遇一亂髮蓬鬆之少年（鶉衣百結）吹吳市之簫、踽踽而來、欲言不語、鵠立於黃浦之濱、涕淚交集、一望而知爲淪落之貴公子、似有萬種愁思、不能宣告者、不欲偷生、欲葬魚腹、於是趨集者如蟻、咸問其故、少年曰余本世家子、荆花一枝、兩世隻身、父老龍鐘、年登耄耋、因思家業興艱、就學之心愈切、是以背井離鄉、負笈來此、在某大學預科肄業、自覺孜孜不倦、力圖進取、以爲將來光前裕後、映輝門楣、均在此舉耳、

豈知花好難常、值一日爲日曜、例資休息、同學出遊、而余以獨居如古刹、靜寂無聊、亦由是獨行馬路上、紅男綠女、遊人若織、正睨眸間、則過路汽笛已近余耳、避之不及、而余被車撞仆在地、余腿部悉已軋斷兩端矣、當時人事不省、直如死者、比及知悉痛苦、蓋余已在一廣厦洋房之中、一西裝客爲余治創傷處、余於是始知已在外國醫院中矣、

然余體素羸弱、循至二旬餘、厥疾弗瘳而反創勢愈劇（醫皆束手）黏合不易、別以鋸截之、顧父母生我之寶貴身體、一變而爲殘廢、以是欲歸不能、流離失所、殘廢終身、五中深感父母育養、無以爲報、國家用命、猶所難期、猶不若早葬魚腹、謝絕塵緣、以警世人、須知西法接骨之謬、爲害之深、當自覺迷途、幸弗蹈我之覆轍也、

卒爲衆相撫慰、死遂不果、

吾聆其言、不禁有感也、想吾國之國脈不振者、有年矣、鄙視中醫、尊重西法、視其建築宏暢、布置華麗、以爲衛生、不知其金玉其外、敗絮其中、罕識醫學眞傳之研究、視病者如己所豢畜、一任其野蠻之手段、加以鋸截、則終身殘廢而不顧、被其累者、可勝言哉、嗚呼、可以知所返矣、

## 我之牙痛防止法 （寃禽）

牙痛之原因有種種不同、(一)風熱上攻、(二)溼熱內蘊、(三)脾胃火冲、(四)腎水虧涸、(五)蟲䘌、以上所述、除四項以下、須用根本治法、剷其根株、還須仰仗藥力、其他則可於平時自加注意、不藉藥力以防止之、

(一)鹹磨粉　貴於精細、其中以烏賊及牡蠣等粉擦入為宜、又不可用堅硬之毛刷、以搓擦牙齒、

(二)食物後含漱　(食物細斤介於齒間除之為漱)務宜洗滌淨盡、否則腐敗、發生酸類、與齒中石灰質腐敗作用、即生空洞黴菌得以留住而生齲齒、

(三)齲齒生出之理由　食物留滯牙齒夾縫中、漸次腐敗、透出一種酸類與琺瑯質起酸化作用，變化齲齒，齲齒一成、常起劇痛、遂至脫落、齒牙一壞、影響及於胃腸、其害非淺，故齒痛防止法之必要可知矣、

(四)不可過食酸味多量之果物、或糖類、

(五)每晨漱口時、用精細食鹽二錢擦牙、後以水漱之、吐於手中洗目、然後再以肥皂擦之、

以上所述，雖極平淡無奇、然果能日日行之不怠非特牙齒堅固、無牙痛之患、且不生眼疾、鄙人驗之多年、非虛語也、欲防止牙痛者盍試之、

### 奪命丹產後聖藥（冷廬醫話）

益母草剉一大劑、約三兩、濃煎去渣、加芎歸末各二錢、陳酒童便各一盞、產後服之、可免腹痛血暈之患、且大有補益、眞治產之總司也、

按此方和平純良、有利無弊、較之生化湯之刦陰峻攻、相差奚啻天壤、願讀者逢人傳說、以革陋俗於無形也、(惟一劑三兩、似嫌太重)、

### 催生丹（陸定圃家傳秘方）

益母草四兩、焦白朮炒滑石百草霜各二兩、各為細末、混合為劑、臨產服四錢、芎歸湯送下、

### 小便不通方

木香七分　淡豆豉一錢　丁香四分　共研細末、用膏藥一張、將此末藥、置上、貼肚臍上、小便即通、

## 驗方一束 （沈仲圭）

### 齒痛神方

青魚胆(風乾)生明礬二味研末擦之、立止，又可治喉風，以上二味加入指甲末，燈心灰吹之，最妙、

## 詞謎揭曉

本報第六十七期詞謎、揭曉如下、

### 調寄西江月

八月中秋白露、路途風過凄涼、小橋流水桂花香、日夜千思萬想、心中那得安靜、青春好讀文章、十年心苦在書房、方得才高學廣、

右詞句中凡字旁有一者、均根據上字脫胎而得、今將猜中者、披露於下、

### 甲組（披露定單號碼）

第92號　第137號　第50號
第12號　第120號　第138號
第113號　第41號　第69號
第3456號

### 乙組

此組來函猜中者、計六十九人、因人數太多、恕不披露、凡猜中者、均已將贈品付郵矣、

## 醫林點將　怪病奇治

### 白頸曲鱔之起死回生 （閩邱樹新）

余鄉汪氏婦、素有痙痓症、乙丑之秋、病伏暑、醫誤以虛治、投補養之劑、病日增、更醫十數、時邪減而痓病作、日厥五六次、角弓反張、慘苦萬狀、遠聘鄰地老醫負盛名者也、投黃龍湯、得下燥屎兩次，厥雖停止、而昏迷若寐、某老醫辭以不治、囑備後事、又延二日、神糊未醒、而厥又作、若已絕者二小時許、漸又口唇牽動、試之氣息微回、但稍息痓又作矣、是日予適返鄉、汪有戚來語其病情、堅邀一診、見病、瘦骨支離、目閉息微、脉之舉按尋均不得、診十分許、痓又作、口微動、而胸略高、脈忽應指、弦數勁疾、與頃時若出兩人、痓定脈又無矣、乃辭欲出、其家力求定一方、余見其情可憫、謂固願試藥者、姑以丹方應、但不能稍負責耳、乃囑覓白頸曲鱔一條、加杭白芍錢半、宣木瓜二錢、生石决四錢、炙龜板四錢、黃菊三錢、純勾藤四錢、將曲鱔洗淨、同煎取汁緩緩灌之、如能痓定而氣未絕者、用風石斛一錢、濃燉代茶、頻與飲、此所謂死馬當活馬醫也、予時斷其為陰虛風熱誤下深襲入絡、故以蚯蚓定其痓、但痓定而元氣之可回復、所未敢預冀耳、不意明午復來邀定方、詢云、服藥三小時、痓即定、今口目已能動、乃往診之、見目已微啓、眼白紅赤可怕、目珠淡灰、脈象弦細弱、為定養陰熄風清絡化痰之劑、就此日見起色、不十日能倚坐啜粥、為之定調養方而愈、病非絕怪、而治實奇、但曲鱔非恆用之品、有此功能、足堪研究也、近聞同道伯熙先生云、曲鱔能舒活筋絡、故有此功效云、(下期請伯熙先生續)

社會定期刊　第一卷　第八十六期

## 好色過度防患遺精淋濁

（史介生）

袁了凡先生曰、今之談養生者、多言採陰補陽、久戰不泄、此爲大謬、腎爲精府、凡男女交接、必擾其腎、腎動則精血隨之而流、外雖不泄、精已離宮、未能堅忍者、亦必有眞精數點、隨陽之痿而溢出、此其驗也、如火之有煙焰、豈能復返於薪者哉、是故貴寡慾、精成於血、不獨房勞之交、損吾之精、凡日用損血之事、皆當深戒、褚澄曰、精未通而御女、以通其精、則五體有不滿之處、異日有難狀之疾、陰已痿而思色、以降其精、則精不出、腐敗於內、小便之道、澀而爲淋、精已耗而復竭之、則大小便道牽疼、愈疼則愈欲大小便、愈便則愈痛、愚以爲若精血久洩、關鍵不攝、初則精關變濁、久則元精滑泄、故精濁之病、一經久患、正褚氏謂難狀之疾矣、蓋病傷可復、精傷難復、陰精既已損傷、則五志中陽、上爍喉痛、下墜爲遺、精髓日耗、骨痿無力、必延枯槁而後已、年少之人、豈可不守「血氣未定、戒之在色」之聖訓哉、

## 桑樹根能愈爛腳

（吳藝圃）

法以桑樹根、入水洗淨、取出、置淨石板上、用鐵錘打爛、和下紅糖少許、搗勻、敷患處、中挖一孔、使通空氣、外以薄紗布扎裹、須不宜厚、免空氣不能透入、過宿一易、循環數次、一星期之間、可望平復痊愈矣、

## 藥物釋名錄

（幸福社社員秦丙乙）

藥物中有命名至爲離奇、驟視萬難了解者、不知或以能言、或以時言、或帶歷史之關係、或合神怪之事實、初未嘗毫無用意也、爰摭錄一二所知、用告讀者、

**黃耆** 此藥花開淡黃、且爲補藥之長、故稱爲黃耆、

**人參** 蔘本作蓡、因其所結之實、宛如人形、故名、

**當歸** 當歸一藥、其功能務使氣血各有所歸、故有此名、

**遠志** 此藥功能強志、遂以其能名之、

**黃精** 黃精乃山草之一、受中州之淳氣、得坤土之精粹、故名、

**玄參** 玄參專入腎經、根莖色黑、北方壬癸水、故名、

**地黃** 地黃之爲物、隨地自生、且皮色赤黃、故名、

**何首烏** 何首烏乃蔓草之一、添精益髓、專補肝腎、有返老還童之、功能、服之鬚髮盡反烏黑、故名、一說唐時有名何首烏者、祖孫三代、皆因服此藥而、延齡多子、卽以其名名之、

**知母** 本作蚳母、因其初生子時、狀如蚳蝱之形、

**細辛** 此草根甚細、味極辛、故名、

**麥門冬** 麥門冬本作麥虋冬、麥鬚曰虋、此草根如麥鬚、且凌冬不凋、故有此名、

**獨活** 此草一莖直上、有風不動、故名、

**防風** 此藥功用、專主散風、今之名、名其能也、

**羌活** 羌活亦獨活之一種、惟色紫而氣味較烈、其種傳自西羌、故名、

**旋覆花** 旋覆之葉、橢圓形、花開黃色、外圍爲舌狀花冠、內部爲管形花冠、迴旋反覆、名以旋覆、取其象形也、

**款冬花** 款、留也、此草於冬十二月、始開花、不畏霜雪、百草中以此爲最先春、故名、

**三七** 三七本名山漆、其功能收合瘡口、如漆之黏合也、後人以其枝、葉左三右七、故改稱三七、

**貫衆** 此草莖葉、宛如鳳尾、根則一本而衆枝貫之、故草名鳳尾、而根名貫衆、

**龍膽草** 龍膽葉如龍葵、成箭鏃形、味苦如胆、故名、

**射干** 射干葉狀如劍、直上空中、故有此名、

**浮萍** 浮水草也、浮生水面、面背俱紫、故亦稱紫浮萍、

**杜仲** 昔有杜仲、服此草而成仙、因以其名名之、

**貝母** 形如聚貝子、故名、一說、貝母之根、易於生長、土人植之、頗爲獲利、莫不珍若拱璧、此貝母之名之所由來也、

**鎖陽** 此藥專主益腎、大補元陽、故有此名、一說、昔在甘肅北部、有蛟龍遺精於地、良久隆起若筍、鱗甲櫛比、絕類男陽、故名鎖陽、

**石韋** 此項石草、生於山崖巉石之間、其葉柔韌如皮、故名、

**天麻** 天麻本名赤箭、因莖如箭鏃、葉赤、故名、

**木賊** 此草可擦木使之光淨、猶云木賊也、

**木通** 本名通草、以其梗於細孔、兩端相通、貫串透澈、故改稱木通、

**百部** 百部之葉、卵形輪生、位列整齊、有如部隊、且其根如塊、百數十互相連綴、故也、

**石斛 澤瀉** 此草生於巖石之上、故名、生於沼澤、功專瀉利、故有此名、

**女貞** 此木凌冬不凋、青翠如常、故以貞女譽之也、

**巴豆** 生於巴蜀、狀如菽豆、故名、

# 又名社會醫學常識報

出版務求信用有切實保證　主持者有學識經驗及人格

## □小說　長篇　醫海燃犀記（六十五）

（平不余）

第十三回　姚包探設計捉羣盜　歐博士呈請滅中醫

該醫生等所呈銷滅中醫、理由極當、候轉部核准即實行銷滅、此批國化看完、喜得手舞足蹈、把屁股連拍了幾下、說好極了、好極了、再細看那信時、原來上面大略的是、來呈驗長收到後、弟即如何如何向驗長進言、驗長到已照准云云、國化立即將信、放入衣袋中、便直向歐羅家裏來、卻巧歐羅在家、國化有意給着臉說道、糟了、我們的呈文、驗長沒有批准、你看怎麼辦呢、歐羅道、南京有信來了嗎、國化道、是的、不來信、我怎麼知道呢、歐羅登一登楞、覺得大失所望、隨即埋怨國化道、你那天說得十二分的容易、我就恐怕不行、今天果然無效、教我一卦打中了、國化隨又將信、放在歐羅面前、說道、信在這裏、你看看吧、歐羅把信拿了向地下一甩、很失意說道、不中用就算了、我看他做甚、國化道、你看看吧、歐羅道、我不看、國化道、你先看看、雖然暫時未准、但是老錢還有法子想呢、你看看便知道了、歐羅無奈、只得拾了起來、撲出信來一看、還未看到底、忽然笑了起來道、假像見王、你這殺頭的、為什麼騙我、國化拍手笑道、你今天也上了我的當了哈哈哈哈、只笑得曲在睡椅上、抓不起來、正在笑着、忽聽一陣腳走聲、直到門口、把門一推、走進幾個八太爺來、大聲向歐羅說道、你好你好、咱的的勝臂、賞給你吧、要知後事如何、且看下回分解、

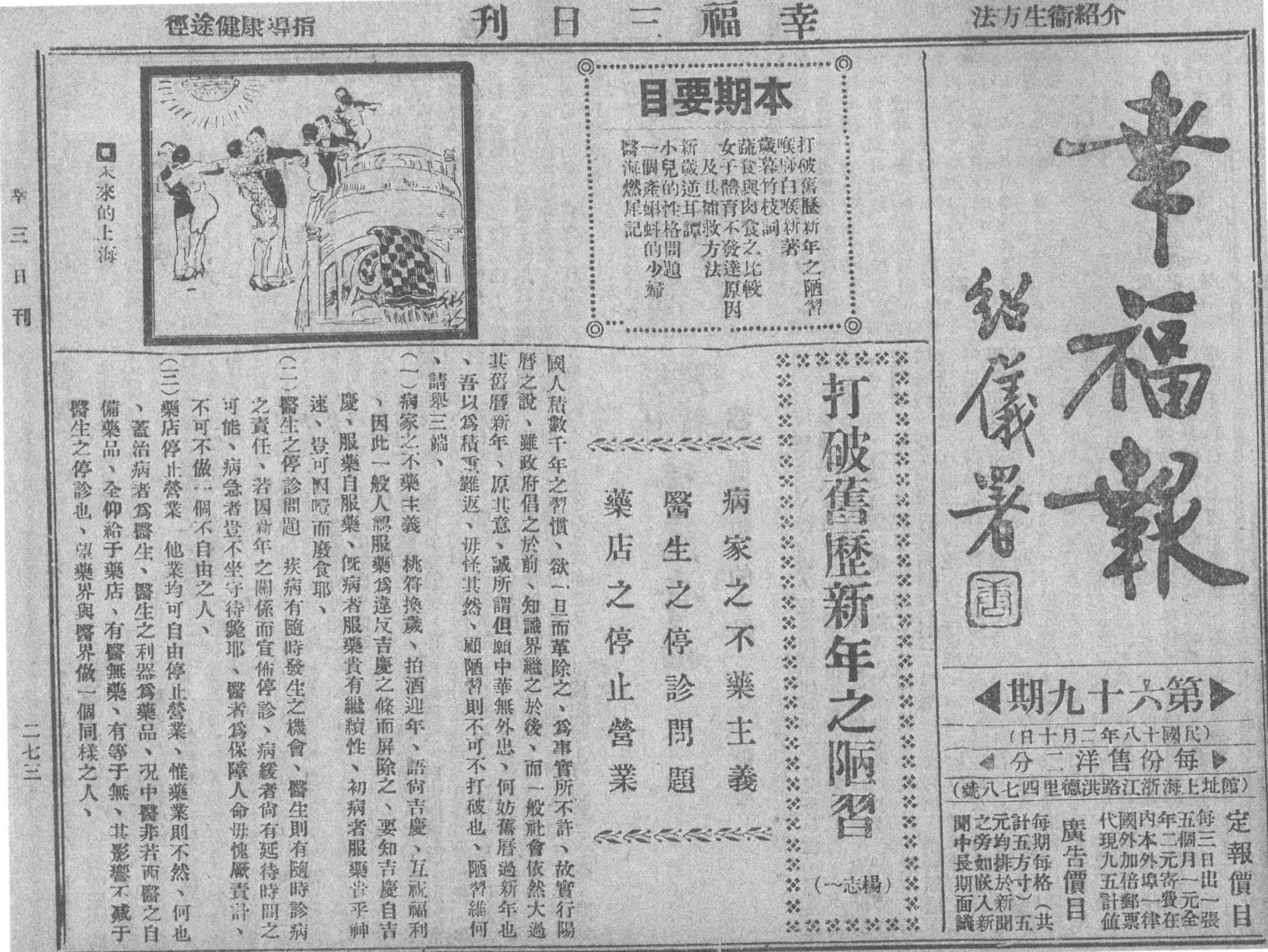

介紹衛生方法　幸福三日刊　指導健康途徑

幸三日刊　二七三

# 幸福報

鈕儀署

第六十九期
（民國十八年二月十日）
每份售洋二分
（館址上海浙江路洪德里四七八號）



## 本期要目



□未來的上海

## 打破舊曆新年之陋習

（楊志一）

病家之不藥主義
醫生之停診問題
藥店之停止營業

國人積數千年之習慣、欲一旦而革除之、爲事實所不許、故實行陽曆之說、雖政府倡之於前、知識界繼之於後、而一般社會依然大過其舊曆新年、原其意、誠所謂但願中華無外患、何妨舊曆過新年也、吾以爲積重難返、毋怪其然、顧陋習則不可不打破也、陋習維何、請舉三端、

（一）病家之不藥主義　桃符換歲、拍酒迎年、語尙吉慶、互祝福利、因此一般人認服藥爲違反吉慶之條而屏除之、要知吉慶自吉慶、服藥自服藥、旣病者服藥貴有繼續性、初病者服藥貴乎神速、豈可因噎而廢食耶、

（二）醫生之停診問題　疾病有隨時發生之機會、醫生則有隨時診病之責任、若因新年之關係而宣佈停診、病緩者尙有延待時間之可能、病急者豈不坐守待斃耶、醫者爲保障人命毋愧厥責計、不可不做一個不自由之人、

（三）藥店停止營業　他業均可自由停止營業、惟藥業則不然、何也、蓋治病者爲醫生、醫生之利器爲藥品、況中醫非若西醫之自備藥品、全仰給于藥店、有醫無藥、有等于無、其影響不減于醫生之停診也、望藥界與醫界做一個同樣之人、

## 『喉痧』『白喉』新著（二）

吳江宋愛人

冬溫春寒喉疫須防　中西學理一齊公開
有自行鑑別之學識　有自行療治之特權

本篇題趣

冬溫春寒、氣候變常、吾人日與自然界空氣相接觸、不爲慮有生理上不良的變化乎、曰、誠然有之、每於冬煖非時、春寒砭骨之際、而所謂流行性之感冒證者獨多、如惡風發熱、頭痛鼻塞、欬嗽音嗄、咽喉乾痛等、俗所謂『傷風』者是、而『時疫喉證』、亦往往乘時蠭起、喉證不一、惟『喉痧』『白喉』、幾爲喉證中之最危惡者、何也、以世之病喉痧白喉者、十不活一二、慘死之酷、莫之與京、然而喉痧白喉、雖屬危惡、而何嘗是必死之證、且確有可生之道、然而何致於死、何致於十死八九、曰、緣於吾人之無醫學常識者一、緣於醫家之治失其當者二、近世醫家之治喉痧白喉、其一知半解者多、洞達眞理者不易多得、其有慣用發汗者、則麻桂辛溫、視爲家常便飯、至其結果、必神經失血液之養、而爲瘈瘲變痙、慣用寒涼者、則石斛生地、視爲枕中之祕、至其結果、必致病毒內陷、便泄腹膨、且有以治喉痧者治白喉、治白喉者治喉痧、顛倒是非、殺人無算、此醫殺之也、而實緣於病家之無醫學常識、何以故、蓋醫之良者、有矯正時俗之創舉、而醫之庸者、惟有趨媚逢迎之悅俗、病者既無醫學常識、自無眞實眼光、而於是良醫不易求、庸醫適爲世俗所喜、病之夭枉者緣此、喉痧白喉之十死八九者亦緣是、此可浩嘆者也、

（未完）

## 歲暮竹枝詞

（秦丙乙）

頹風敗俗迭相尋、匪盜橫行
禍已深、逼地萑苻行不得、
却教貧富感呻吟、世路崎嶇
歷苦辛、支離病骨又嗟貧、
一錢逼煞英雄漢、况復年關
風雨頻、生程繼長又增高、
無食無衣枉叫號、堪歎穿窬
羣活動、蓬門陋巷起暄囂、
兒童獨好過新年、未到新年
眼望穿、那識父兄嗟竭蹶、
幾經歲暮絕炊烟、

## 醫林點將　怪病奇治

### 一個產蝌蚪的少婦（一）

張伯熙

（幸福社社員吳藝圃代作）

同族云、隱其名、距余廬不遠數間屋而賃居焉、父母早亡、祖無遺產、全賴戚友扶養成人、十七歲卽由近戚汪姓、挈往奉吉、學商三年而師滿、頗堪自給、越二年、蓄積薄貲、歸梓成室、娶王姓婦、少三歲、新婚伉儷甚篤、明歲春、不幸染病逝、空房寂寂、某時感喟嘆、經友一度規慰、更續弦汪氏婦、同居三載、頗安於室、堪嘆家門不幸、乃該氏又相繼罹病亡、宅第何不吉乃爾、噩耗頻遺、意緒茫然、是因生計所迫、賦棹東游、更逾二載歸、重尋伴侶、以釋伯道憂、得綿宗嗣、無何、婉媒說合、村鄰凌氏女、斷弦重續、膠漆相投、兩情洽合、逾數月、易稅居於余廬右、依比爲鄰、時往過從、與余輩頗相得、顧某新娶婦、花信年華、遇事每多欠所經驗、輒時問教於家慈者矣、婦雖出農家、堪稱碧玉、貌娟秀、口齒玲喇、嬌小人趣、亦爲家慈固鍾愛也、某婚後四月、卽束裝東棹、家留愛妻、一旦別離、不無戀戀深情、閱一月而妻忽孕、大腹便便、婦亦欣然慰、某日、距孕期方隔六月久、婦偶攖不爽、腹痛異常、作陣陣來、後該婦差人叩余求方、據未及而婦已小產聞、詢以產狀、則云別無所有、不過瀝瀝一些仿似田溝中之蝌蚪耳、產後亦無所苦、惟覺身神萎疲萬分、後進輕補劑、漸復原狀、怪胎一類、洵亦奇聞、舉以質之生理學家、研明斯理者、當請以教我也、

## 蔬食與肉食之比較

幸福社社員林兆瑩

肉類富蛋白質、驟觀之似宜於人體、據衞生家實驗所及、最補者乃受日光最多之蔬菜、肉類長於持紳、中含毒質、因動物臨宰時、欲逃不得、怒氣勃勃、常分泌一種毒質、食者常感其毒、惟量微不之知覺耳、肉類蛋白質多、腐敗易、食者積於腸胃、常因致疾、肉食氣色雖豐潤、而肌肉組織不堅、蔬食則反是、菜類富於鐵質、爲補血要素、故蔬食雖終身不食肉類、於體無傷、肉食者、不食蔬菜、能引大病、菜類富水分、最益腸胃、常習便秘、若暫行蔬食、則大便通暢、肉類常寄生黴生蟲、人體中寄生蟲、多爲肉類引入、夏日尤易、引起洩瀉、蔬食則血液清潔、而意志亦因之堅強、肉食之優在味美、而蔬食則能令體魄強健、古人云、甘脆肥醲、均爲腐腸之藥、誠金玉之言也、

第一卷 社會定期刊 第六十九期

# 女子體育不發達原因及其補救方法（上）

（黃耐霜）

在現代社會裏、女界的風氣、總算開了、而教育家、對於女子的體育、也多注意研究、所以獎勵女子體育的宣傳品、什麼、開遊藝會、運動會、種種舉動、時有所見、可算是標本兼治、不遺餘力、且體育爲人生的基礎、女子爲國民之母、又是家庭的重要份子、家庭爲社會的發原點、女子體格不良、卽無健康的家庭、家庭若不健康、安能得健康的社會與國家呢、「職是之故」而獎進女子體育的呼聲、『高唱入雲』惟言者其衆、行者頗寡、非知其益而不爲、所以了解體育的女子、尚在少數、簡直還可以說聲『囿於習焉』哩、我國習俗、凡中人以上的家庭、均以勞動爲可恥的事、且以勞動爲貧家營業的特性、視體育爲勞動的天職、視運動爲傭工的生活、觀念錯誤、遂成習慣、此其一端、

我國女子、素以孱弱自居、遇到了一種事情、必要仰賴男子保護、反觀體格強健者、爲癡呆被征服的女性、其失敗史、卽基於此、而女子體育不發達的原因、也基於此、

我國女學校、對於體育方面、何嘗不勉而倡之、在小學校的女子、什麼？遊戲！體操！其活潑天眞、不讓男子、但是到了年齡稍長、、媿的環境、爲之大變、日遊戲運動、爲可恥者、以課程束縛、終日孜孜、惟知勤讀、對於體育的鍛鍊、反視爲末圖、此猶是建築精美樓台於沙漠之上、根基不固、焉能久長、是故學未成而身先亡、者有之、這是一件最可痛心的事、而女子體育不發達的原因、此又其一也、（未完）

幸福醫報萬歲

中華醫祖　溯厥岐黃　神農百草　醫藥有方　醫聖醫賢　輩出純良　四千餘載　壽世無疆　傳至近代　西風播揚　國粹求精　民生自強　諸君遠見　組織報章　自行發展　吾道永昌　衞生康健　幸福孔長　日新進化　醫家有慶

廈門石鎭醫學研究會敬祝

# 新歲逆耳譚

（幸福社社員秦丙乙）

爆竹一聲除舊、桃符萬戶更新、百物昭蘇、隨大地之春光以俱來矣、惟際茲新歲、習俗相沿、例有種種舉動、時至今日、踵事增華、變本加厲、迷信則牢不可破、消費則日多一日、嘗以爲新年數日、在在有釀成疾病之可能、單就飲食一項、已足爲身體上之大危機、良以新年新歲、無論居家商肆、大都休閒無事、而習俗所囿、歲暮者辦就年貨、倉足庾充、以爲點綴之資、卽蓬門圭竇、亦莫不循例舉事、惟大小侈寡之有不同耳、試思元旦之日、自晨至夕、一人之所食、豈非倍蓰於平昔、其他數日、則往來賀年、彼此邀宴、乾點與溼汁齊呑、滋膩共肥甘兼進、脾胃乃運輸之官事、幾致奔走不遑、腸腹是屯積之貨棧、竟然驟形擁擠、至於孩提之童、則又笑逐顏開、口不停嚼、此小兒之觀念、新年樂趣、有非平時所能及其萬一者也、夫人之食量有限、無伸縮之可能、不及則饑、太過則飽、斷不容有絲毫之勉強、今以新歲之故、而遽不循常度、驟然劇增、其能安然無事乎、此其理固甚明也、矧春寒料峭、所進之食、尤其不易消化、如小兒蠶胃力薄弱、雖嬉戲活潑、而積滯堪虞、不啻唯是、歲暮事冗、貴賤所同、以新勞之體、失眠之身、無多量之休息、以調劑其精神、而納食過多、勢必養癰貽患、甚爲智者所不取也、再如新年娛樂、如賭博遊玩等類、姑不論其虛糜金錢、釀成禍害、而於衞生上之有所損礙、則一也、夫新年本多快樂、乃無識之人、不知利用、自尋煩惱、因而凡所作爲、召病引恙者有之、辱身易行者有之、大錯鑄成於一朝、遺恨長留於千古、新年云何哉、今者國軍底定、海宇一統、取締迷信、奉行正朔、際燕舊歷新歲、本無庸有特殊之舉動、而爲自身之健康計、尤應加意珍攝、愼之又愼、且也西北諸省、天災奇重、正遍地哀鴻、嗷嗷待哺之秋、屬在同胞、亦何忍漠不問聞、而僥天之倖以獨樂耶、與其恣情酒食、肆意歡娛、而自貽伊戚、何如樽節浮費、惠彼災黎之爲愈也、社會人士、尙其勉旃、

# 小兒的性格問題

大凡一個人的性格、須從嬰孩時練習或造成之、小兒的志願心、切不可橫加壓迫、宜有相當的獎勵、並須隨時隨地、循循善誘、使助長其發育和智識、凡有固執之意志者、須用溫語勸導而感化之、更須時時培植其自恃力和自信力、切勿任其放誕不羈、養成習慣、致遭墮落、貽誤終身、蓋自恃力、與自信力、乃吾人行爲之基礎也、兒時能欲分擔家中之工作及責任者、將來卽能分擔國家社會之責任者也、至新鮮空氣！運動！多睡！細嚼食物！作事遊玩有定時等等、尤爲對於小兒身體、均有關係、卽間接對於小兒之性格亦有關係也、

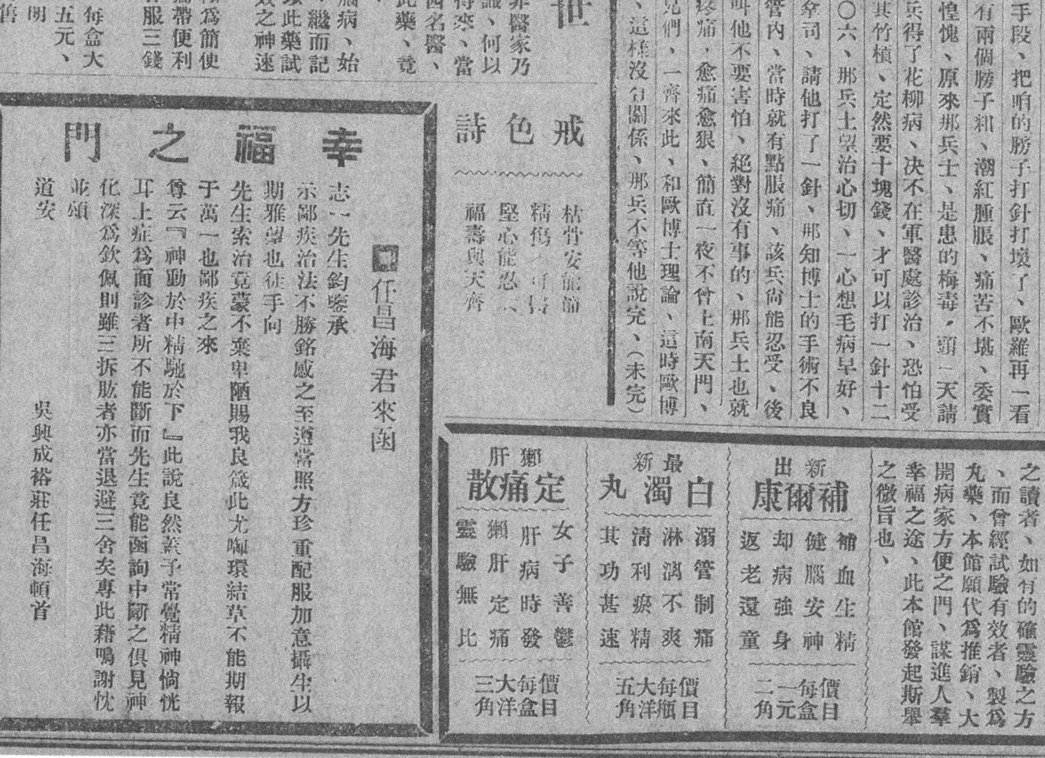

幸福三日刊　二七六

出版務求信用切實保證　**又名社會醫學常識報**　主持者有學識經驗及人格

## 長篇小說 醫海燃犀記（六十六）

（平不余）

### 第十四回　打走針兒歌嘲博士　籌備會衆議禦西醫

再說王國化、正和歐羅笑得不亦樂乎、肚腸子幾乎要笑斷了、忽然來了幾個丘八太爺、氣冲冲的、大聲質問歐羅說、你好你好、咱的膀臂、賞給你吧、說罷、連忙把袖子擄了起來、送到歐羅面前、說道、你看吧、是你的好手段、把咱的膀子打針打壞了、歐羅再一看、那打針的臂膊、腫得有兩個膀子粗、潮紅腫脹、痛苦不堪、委實是打走針了、心中不無惶愧、原來那兵士、是患的梅毒、頭一天請歐羅打針、歐羅知道士兵得了花柳病、決不在軍醫處診治、恐怕受長官的斥革、所以大敲其竹槓、定然要十塊錢、才可以打一針十二分道地的德國貨獅牌六〇六、那兵士求治心切、一心想毛病早好、只得忍痛、花了十個打令司、請他打了一針、那知博士的手術不良、藥水沒有完全打入血管內、當時就有點脹痛、該兵尚能忍受、後來歐羅又安慰他幾句、叫他不要害怕、絕對沒有事的、那兵士也就走了、回到營裏、愈加疼痛、愈痛愈狠、簡直一夜不曾上南天門、所以今天便約了幾個弟兄們、一齊來此、和歐博士理論、這時歐博士大受其窘、隨即說道、這樣沒有關係、那兵不等他說完、（未完）

## 保腦丸出世

**發明**　發明保腦丸者、非醫家乃病家也、病家無醫藥知識、何以能發明、曰、從實驗中得來、當其患腦病劇烈之時、中西名醫、百治無效、後無意中服此藥、竟效、于是有此丸之發明、

**功效**　余戚某氏、亦患腦病、始則鼻流濁涕、腦目昏糊、繼而記憶薄弱、精神不振、即以此藥試之、不數日而愈、其功效之神速、非他藥所可比擬、

**服法**　保腦丸之服法、極為簡便、既無煎煮之勞、而且攜帶便利、祇須在飯後用白開水吞服三錢、小兒減半、

**價目**　保腦丸祇有一種、每盒大洋五角、不折不扣。每打五元、

廣東鄭震發明

上海幸福報館代售

## 戒色詩

枯骨安能論
精傷[illegible]可醫
堅心能忍[illegible]
福壽與天齊

## 幸福之門

任昌海君來函

志一先生鈞鑒承
示鄙疾治法不勝銘感之至遵當照方珍重配服加意攝生以
期雅望也往手向
先生索治竟蒙不棄卑陋賜我良箴此尤啣環結草不能期報
于萬一也鄙疾之來
尊云『神動於中精馳於下』此說良然蓋予常覺精神恍惚
耳上症為面診者所不能斷而先生竟能函詢中鬫之俱見神
化深為欽佩則雖三折肱者亦當退避三舍矣專此藉鳴謝忱
並頌
道安
吳興成裕莊任昌海頓首

## 本館代售 靈驗藥品

丹方一味、氣煞名醫、我中醫治病之奇効、殊出人意料之外、每有數年沉疴、見効一旦、纏綿之症、愈於霍然、本館有鑒于此、是以有代售各地靈藥之發起、凡各埠之讀者、如有的確靈驗之方、而曾經試驗有效者、製為丸藥、本館願代為推銷、大開病家方便之門、謀進人羣幸福之途、此本館發起斯舉之微旨也、

### 新出 補爾康

補血生精　健腦安神　却病強身　返老還童

價目每盒一元二角

### 最新 白濁丸

溺管制痛　淋濁不爽　清利瘀精　其功甚速

價目每瓶大洋五角

### 獺肝 定痛散

女子善鬱　肝病時發　獺肝定痛　靈驗無比

價目每盒大洋三角

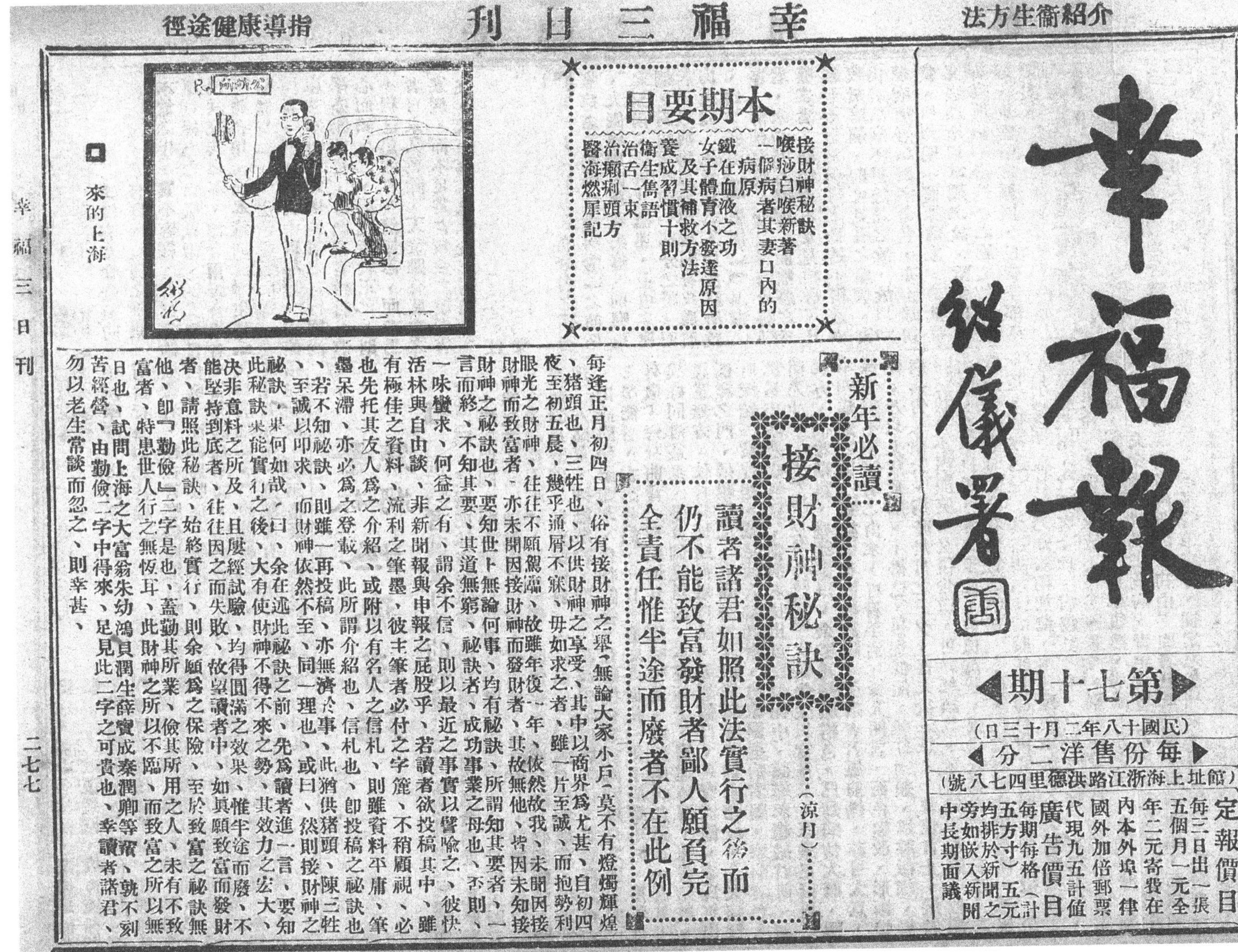

介紹衛生方法　　幸福三日刊　　指導健康途徑

# 幸福報

儀署

◀第七十期▶

（民國十八年二月十三日）

◀每份售洋二分▶

（館址上海浙江路洪德里四七八號）

定報價目

每三日出一張、五個月一元、全年二元、寄費在內、本外埠一律、國外加倍、郵票代現、九五計值

廣告價目

每期每格（計五方寸）五元、均排於新聞之旁、如嵌入新聞中、長期面議

本期要目

接財神秘訣

喉痧白喉新著

一個病者其妻口內的病原

鐵在血液之功

女子體育不發達原因

及其補救方法

養成習慣十則

衛生雋語

治舌一束

治癩頭方

醫海燃犀記

□ 來的上海

新年必讀

## 接財神秘訣

（涼月）

讀者諸君如照此法實行之後、而仍不能致富發財者、鄙人願負完全責任、惟半途而廢者不在此例

每逢正月初四日、俗有接財神之舉、無論大家小戶、莫不有燈燭輝煌、三牲猪頭也、以供財神之享受、其中以商界爲尤甚、自初四夜、至初五晨、幾乎通宵不寐、毋如求之者、雖一片至誠、而抱勢利眼光之財神、往往不願駕臨、故雖年復一年、依然故我、未聞因接財神而致富者、亦未聞因接財神而發財者、其故無他、皆因未知接財神之秘訣也、要知世上無論何事、均有秘訣、所謂知其要者、一言而終、不知其要、其道無窮、秘訣者、成功事業之母也、否則、一味蠻求、何益之有、謂余不信、則以最近之事實以譬喻之、彼快活林與自由談、非新聞報與申報之屁股乎、若讀者欲投稿其中、雖有極佳之資料、流利之筆墨、彼主筆者必付之字簏、不稍顧視、必也先托其友人爲之介紹、或附以有名人之信札、則雖資料平庸、筆墨呆滯、亦必爲之登載、此所謂介紹也、信札也、即投稿之秘訣也、若不知秘訣、則雖一再投稿、亦無濟於事、此猶供猪頭、陳三牲、至誠以叩求、而財神依然不至、同一理也、或曰、然則接財神之秘訣、果何如哉、曰、余在述此秘訣之前、先爲讀者進一言、要知此秘訣、果能實行之後、大有使財神不得不來之勢、其效力之宏大、決非意料之所及、且屢經試驗、均得圓滿之效果、惟半途而廢、不能堅持到底者、往往因之而失敗、故望讀者中、如真願致富而發財者、請照此秘訣、始終實行、則余願爲之保險、至於致富之秘訣無他、即『勤儉』二字是也、蓋勤其所業、儉其所用、人未有不致富者、特患世人行之無恆耳、此財神之所以不臨、而致富之所以無日也、試問上海之大富翁朱幼鴻、貝潤生、薛寶成、秦潤卿等、孰不刻苦經營、由勤儉二字中得來、足見此二字之可貴也、幸讀者諸君、勿以老生常談而忽之、則幸甚、

# 「喉痧」「白喉」新著（三）

吳江宋愛人

冬溫春寒喉痧須防　有自行鑑別之學識
中西學理一齊公開　有自行療治之特權

本篇之作、實不容緩、前賢之論喉證者、往往言喉痧而遺白喉、而風行極盛之白喉抉微、則又獨言白喉、而幷將喉痧一筆抹去、皆不足爲完善之本、卽有兩證合論者、類多語也不詳、而或辭義古奧、不適合用、而本篇則於『生理』、『病理』、『證狀原因』、『診斷鑑別』、『療治攝養』等、莫不翔實完備、意深而有尋味、詞淺而易了解、且於中西學理、尤能相提並論、絕無格礙、爲醫家之臨床善本可、爲衞生家之自行療治學亦無不可、吾願讀者諸君、潛心而熟玩之、竭忱而教正之、則不獨已患者可安然無恙、而未患者可永久免除、天氣雖有反常之寒煖、而不足爲吾親愛之讀者害矣、天下事有孰快於此者哉、

民國十七年戊辰夏歷十一月吳江同里宋　翼愛人幷誌於吳江醫藥協進社

## 第一章　喉痧白喉命名之釋義

喉痧者、卽『爛喉痧疹』之簡稱、夫旣標明日爛喉痧疹、則喉痧之原因、已得其概要、蓋喉之腐爛、爲關於喉頭一部分之證狀而言、致疹痧原發現於週身皮膚肌肉之間、此爲病毒入於血絡所致、爲『冬溫』『風溫』『溫毒』等、常見之候、惟溫毒而兼痧疹者、未必盡爲喉爛、而喉痧之爲喉爛者、則無有不兼見痧疹、且無有不繇於痧疹之欲透不得透而致於喉爛、則可見喉之腐爛、實由於痧疹不得透達之故、故以『爛喉痧疹』四字命名、亦至爲切當、所以明示醫家病家、苟欲推究喉頭所以腐爛之故、當先推究痧疹所以不得透達之故、繇此而進、則喉痧之原因、已得全部綱領矣、

# 鐵在血液之功用

幸福社社員林兆璧

人類及他動物、血液均含鐵質、鐵之功用、其大端卽呼吸時能與養氣化合、成養化鐵、此養氣化鐵送入體中各組織、因燃燒而生體溫、鐵復還原、故血液循環、動脈管血液、其色鮮紅、而靜脈管血液色常暗紅、其理卽此、吸鴉片者、當初吸時、精神奮興、因鴉片能助鐵之功用、久之失去自動能力、而吸者遂成癮矣、我國醫藥、有以鐵爲補劑、古時已知其理、今之西藥、亦以鐵爲補血要藥、足證學無中外、理均同也、

# 醫林點將　怪病奇治

## 一個病者其妻口內的病原（二）

（幸福社社員吳藝圃）

民元之際、家嚴虎林倦遊棹歸、歲月清居、方事懸壺問世、凡歷數載、譽播閭閻、鄉人無不以先君技精醫術相器重、比近村鄰、罔有不知先君名者、顧遠近來求治、踵相接、山陰道上、勢幾不絕於途、蓋先君待人事禮、雅重義譽、關懷慈善、遇貧病、概却酬資、輒或解囊以濟困、助充藥餌費、十年如一日、鄉人咸欽推重、後更掌理一方區董、排難解紛、靡不一語波平、偶膺煩任、兼診務之粟六、出診固婉辭謝却、自杭歸後、竟無復有重賞西湖風月之願望矣、多勞能者、古語其然、一日、有婦人擁扶一男子蹒跚來遲、度年卅外歲、彎身曲背、形極憔悴、作呻吟聲、睹狀則病起數日、蓋男子異姓同鄉某也、平日倜儻風流、本登徒子、家遺薄蓄、揮霍殆盡、謀業無方、仗日以博賭得棋自給、夫妻倆口、足資溫飽、妻氏更出儒禮之門、博雅通文、容顏秀麗、依然風騷、猶未稍衰、念夫病雙眉深鎖一般苦態、誠足使人憐憫者、迨家嚴抱病者脈、察病者色、系爲夾陰寒症無疑、當病者扶出就寐竹榻中、該婦忽趨嚴君前、請問先生、余夫病可有大妨礙麼、請先生以實見示、家嚴正擬提[illegible]製方、偶聆斯語、蹙額對曰、余雖爲按脈辨色、已知病情大概、輒不明病起之由、實難鹵莽從事診斷、況病者若風前燭、非可大意、殊不得不明察病之由來、可着手治、婦人聞言、面色頓改、形極惶懼、乃以夫病危劇、不得已、忸怩低頷、緋紅兩頰、嬌聲微細、舉病情告、據云、病發於月之某夕、吾夫欲急急……羞愧言止、嚴君擊其狀、不露顏笑、又復告曰、可詳細語我、免致錯誤投藥、攸關生命、豈不畏乎、婦人至此、羞愧萬狀、祇得低聲直答、云云、在當時伊欲急急和余在白晝裏幹那……事、倥傯忘將窗牖推閉、寒風一度、無法避免、又趁出這……的時候、卽目伊呈頭腦昏悶病徵、仍不以爲意、翌日、乃知病稍加劇、本速踵門求診、余夫以病無大礙、投服苦劑、故延迄今日、病趨危險矣、懇先生詳細、爲理方治、全吾夫命、余夫婦永感不朽矣、言竟、嚴君製方入熱劑、視病勢增重分量、囑服兩帖、越二日來復診、病減十分之四、更復加減、漸次就痊、夫交媾侵冒風寒致病、青年少婦、可不留意及耳、疾出平常、特以其妻口內所出之病由、聞者足堪哄噱、可嚎前車、而以示世之妄淫者、不嫌管筆之勞、據案追想巔末、爲特紀略、博讀者一粲可乎、

## 女子體育不發達原因及其補救方法（下）

（黃甜霜）

我國時髦女子、裝束奇異、姑置不論，然而最足以戕賊身體者、莫過於內襯束胸小衣、使肋骨肺臟、咸受壓迫、伸張無由、即胸駝背、視爲美態、胸部加以桎梏、猶以爲未足、且又喜穿高跟尖頭鞋、削足就履、視爲維新派、直接妨礙體育之進步者、莫此爲甚、在今日要謀補救、非由女子自覺不可、體育二字、是全世界教育家、公認爲有益於身心的事、無論貴賤貧富、皆須有體育鍛鍊的必要、現在實行男女平權、此固是我們的希望、也全國女同胞的希望、但是平權的目的雖達、而其體力苟不平衡、國家一旦危急、執干戈以衛其國、而女子手無縛雞之力、况其他乎、由是而知、在今日的社會、智識道德、固不可缺、體育的栽培、實爲要圖、體育爲立身之本、爲生存及競爭的要素、比喻『身體如器皿、智識猶物品、若置物品於器皿之中、必先察器皿的容積、及質料的厚薄、知其可而後納之、便無危害、設不察及、徒知注入、而不計其分量及容積、則破裂可立而待、此理淺顯、最易明白、』但是要謀長進知識、必須先當鍛鍊其體格、平均進行、那末、可以算根深蒂固了、人的衣服、其主觀爲禦寒、其式樣以適體爲貴、其寬狹以運動便利爲宜、穿高跟尖頭鞋、以爲時式、服小衣、以爲美觀、考其意、實智識不足所致、我希望女界同胞、力謀改良、（完）

## 養成習慣十則

（一）做事宜養成心力兼用及守時之習慣

（二）看書宜養成能鈎繹書中之要義、不一覽而止、且舉一書始讀他書之習慣、

（三）宜養成以理服人、不以意氣勝人之習慣、

（四）無論何事、皆應有活潑精神表現之習慣、

（五）人有咨詢於我、宜養成忠實誠懇流利答復之習慣、

（六）宜養成整潔熱誠閑雅等態度之習慣、

（七）宜養成事前能考慮、臨事能堅忍之習慣、

（八）宜養成據理直爭理曲認錯之習慣、

（九）宜養成勸導僕役、不加怒罵之習慣、

（十）宜養成不以私意、妨害大衆之習慣、

秩庵

## 衛生雋語（逸）

健康爲人生無量之幸福、維護健康之法、惟抵抗衛生是尚、抵抗衛生、乃防範于未然也、若既病之後、似非所宜、如平時體操足以健軀體、而禦疾病、然及其已病也、則當休息、而禁勞動矣、平時冒風足以健肌膚防感冒、然及其已病也、則當居而禁受風矣、

## 治癩痢良方

王君頭患癩痢疾、已歷多年、據云、幼時髮本頗佳、後其家長、以貪圖理髮之價賤、時命其往民國路旁之理髮攤上修剪、何圖不數旬、頭部忽患奇癢、且患處髮脫、不二月、竟若一毛不殖、童山濯濯矣、某君羞恥萬分、本年春間、幸其友告以用鯽魚治、有神効、詢其法曰、以鯽魚一個、用竹片削薄似刀、以之剖魚腹、（切忌鐵器、）挖去內臟、洗潔後、另購皮硝一包、藏於腹內、即置於瓦上、用文火炙之、取其燼、研末、調以菜油、塗於患處、每日如之、不可間斷、王君乃依其法而治之、行月餘、竟霍然而愈、王君告余如是、余乃特爲介紹同病者試焉、（盛上）

## 治舌一束

幸福社社員姚夢石

一舌上出血、有孔如針如簪者、赤小豆一升杵碎、水三升和、絞汁服、

一舌熱腫、用莧菜根煎湯飲、

一舌腫出血如泉、烏鰂骨蒲黃各等分、每服一匙、

一舌尖出血、渾身亂出、服鹽酢湯十數碗、

一舌大硬腫、咽喉腫閉、即時氣絕、名曰翣舌、急用皂礬煅紅色、放地上候冷、研細、拗開牙關、擦舌上、再酒送百草霜三錢、

一舌尖出血、生蒲黃末擦舌上、內煎服以川連一錢、連翹三錢、竹心二十根、

一舌脹滿口、用辰砂一錢、伏龍肝二錢、鴨子清調服、

一舌硬出血不止、刺薊搗汁、和酒服、如乾者爲末、冷水下、

一舌苦并舌上粟瘡、用薄荷黃柏硼砂等分、冰片減半、蜜丸彈子大、含化、

一舌忽脹大、以雄雞冠血、塗於舌上、嚥下即縮、

一舌長過寸、用冰片敷之、

一舌腫大滿口、生蒲黃末摻舌上、呷黃連湯、瀉心火差、

一舌蕈出血不止、用五倍子炙研一錢、烏梅灰一錢、糖絲三錢、共研細末、摻蕈上、以小膏蓋之、使能久留舌上、弗隨津嚥吐、一日一易、

出版務求信用有切實保證　**又名社會醫學常識報**　主持者有學識經驗及人格

## □長篇小說　醫海燃犀記（六十七）

（平不余）

第十四回　打走針兒歌嘲博士　籌備會衆議禦西醫

厲聲道「你媽的皮、老子疼死了、就有關係了、咱不能才你」（按才就是打「因才丁合成打字」）國化見此情形、知道不妙、隨即帶笑說道、老鄉、你不要這樣講、他也不是有意的、你要原諒他、當醫生的治病、誰不要治好呢、就是藥水打一點在血管的外邊、決沒有什麼危險、不過稍受痛苦而已、兩三天就可以無事了、那兵士道、你講這米湯話幹麼、十塊錢要退出來、還要保我沒有危險、就算了、如若不行、家替他打爛了、他媽的皮、老子給個樣子他看看、國化見這樣不行、吵鬧得很厲害、假如被外人知道了、與名譽有關、隨即勸歐羅、把十塊錢退給他吧、免得嚕哩嚕嗦、歐羅無奈、只得把十元、退了出來、當下王國化把洋錢交給兵士、說道、罷了罷了、你拿去吧、不必吵鬧了、大家都是場面吃飯、你老鄉也不是那不朋友的人、我們再弄點藥水、給你搽一搽、保管無事、算了吧、算了吧、說着、不問三七二十一、把那兵拉到診察室內、替他搽一搽藥水、好容易才把那八太爺哄走了、大虧國化、替歐羅博士、鋪滅無事、總算歐博士結交的一個知己朋友、把他事當作己事一樣、才將此風波平靜、

（未完）

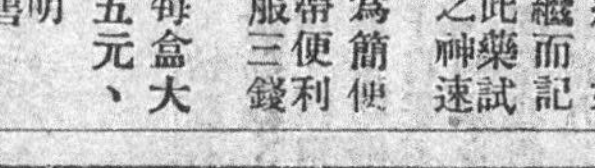

## □保腦丸出世

**發明**　發明保腦丸者、非醫家乃病家也、病家無醫藥知識、何以能發明、曰、從實驗中得來、當其患腦病劇烈之時、中西名藥、竟百治無效、後無意中服此藥、效、于是有此丸之發明、

**功效**　余戚某氏、亦患腦病、始則鼻流濁涕、腦目昏糊、繼而記憶薄弱、精神不振、即以此藥試之、不數日而愈、其功效之神速、非他藥所可比擬、

**服法**　保腦丸之服法、極為簡便、既無煎煮之勞、而且攜帶便利、祇須在飯後用白開水吞服三錢、小兒減半、

**價目**　保腦丸祇有一種、每盒大洋五角、不折不扣、每打五元、

廣東鄭震發明　上海幸福報館代售

## 歡迎投稿

## 幸福之門

□飛君來信

敝人去冬突患咳嗽甚劇即服「帕勒托」魚肝油久而無效後且痰中帶紅頓現驚慌因久仰本報主筆志一先生大名即趨而就診誰知藥到病除非但痰紅已止即咳嗽亦告痊癒矣真不啻華陀再世因無以為謝特誌數語以介紹本報讀者

本埠後馬路如意里三〇七號張鵬飛啓

## 本館代售　靈驗藥品

丹方一味、氣煞名醫、我中醫治病之奇効、殊出人意料之外、每有數年沉疴、見效一旦、纏綿之症、愈於霍然、本館有鑒于此、是以有代售各地靈藥之發起、凡各埠之讀者、如有的確靈驗之方、而曾經試驗有效者、製為丸藥、本館願代為推銷、大開病家方便之門、謀進人羣幸福之途、此本館發起斯舉之微旨也、

**新出　補爾康**

補血生精　健腦安神　却病強身　返老還童

價目每盒一元二角

**新出　益肺片**

肺癆咳嗽　痰中帶紅　飲食少進　面色萎黃

每瓶大洋一元四角

**獺肝　定痛散**

女子善鬱　肝病時發　獺肝定痛　靈驗無比

價目每盒大洋三角

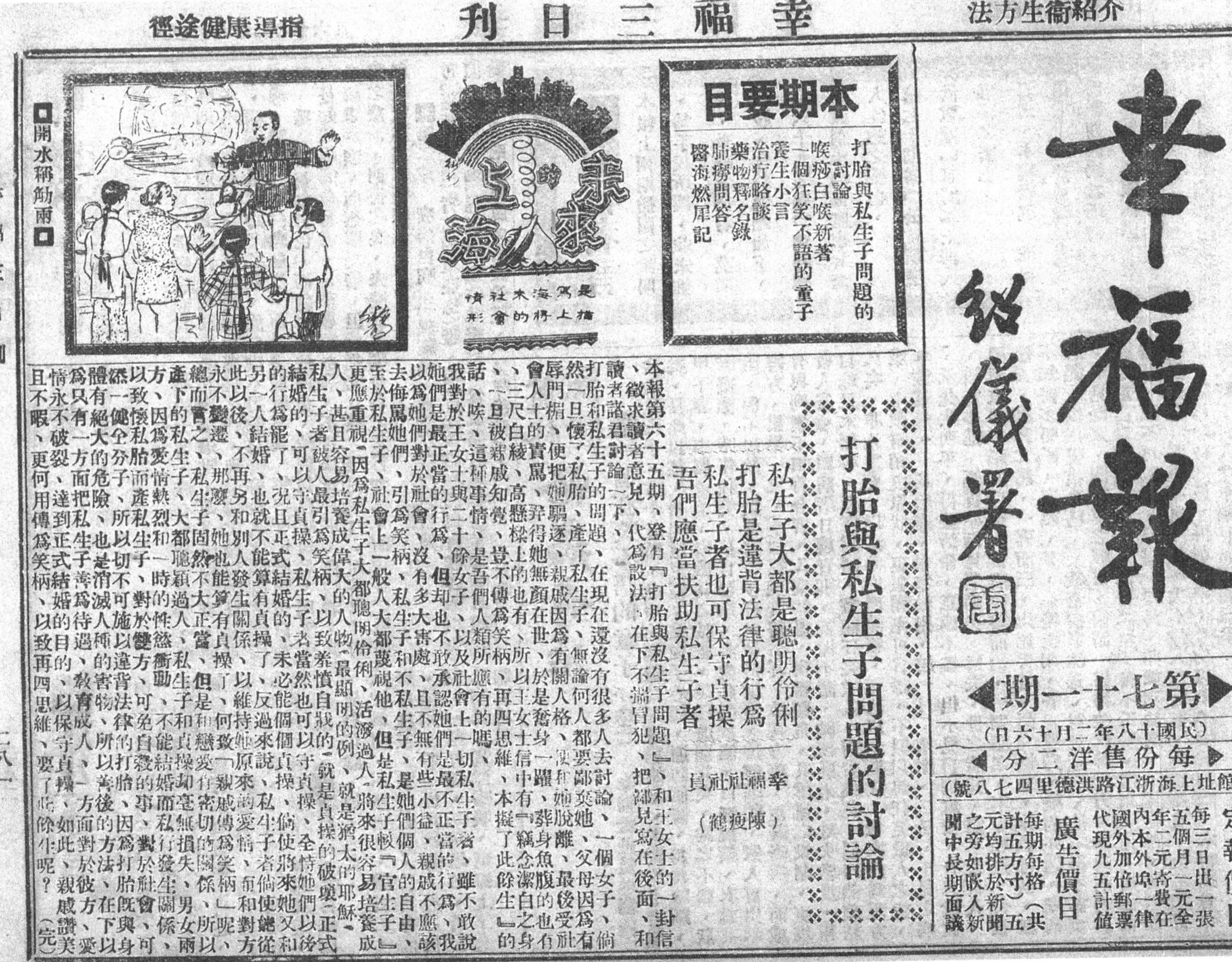

介紹衛生方法　幸福三日刊　指導健康途徑

# 幸福報

紹儀署

◀第七十一期▶

（民國十八年二月十六日）

◀每份售洋二分▶

（館址上海浙江路洪德里四七八號）

**定報價目**

每三日出一張五個月一元全年二元寄費在內本外埠一律國外加倍郵票代現九五計值

**廣告價目**

每期每格（共計五方寸）五元均排於新聞之旁如欲人新闢中長期面議

## 本期要目

打胎與私生子問題的討論

喉痧白喉新著

一個狂笑不語的童子

養生小言

治疗略談

藥物釋名錄

肺癆問答

醫海燃犀記





## 打胎與私生子問題的討論

私生子大都是聰明伶俐

打胎是違背法律的行爲

私生子者也可保守貞操

吾們應當扶助私生子者

——幸福社社員（陳瘦鶴）

本報第六十五期、登有『打胎與私生子問題』、和王女士的一封信、徵求讀者意見、代爲設法、在下不揣冒犯、把鄙見寫在後面、和讀者諸君討論一下、

打胎和私生子的問題、在現在還沒有很多人去討論、一個女子、倘然一旦懷了私胎、產了私生子、無論何人都要鄙棄她、父母因爲有辱門楣、便把她驅逐、親戚因爲有關人格、要和她脫離、最後受社會人士的責罵、弄得她無顏在世、於是奮身一躍、葬身魚腹的也有、三尺白綾、高懸樑上的也有、所以王女士信中有「竊念潔白之身、一旦被親戚知覺、豈不傳爲笑柄、再四思維、本擬了此餘生』的話、唉、這種事情、是吾們人類所應有的嗎、

我對於王女士與二十餘女子們、以及社會上一切私生子者、雖不敢說她們是最正當的行爲、但却也不敢承認她們是最不正當的行爲、我以爲她們對於社會、沒有多大害處、且不無有些小益、親戚不應該去侮罵她們、引爲笑柄、私生子和不私生子、是她們個人的自由、至於私生子、社會上一般人大都蔑視他、但是私生子較『官生子』更應重視「因爲私生子大都聰明伶俐、活潑過人、將來很容易培養成人、甚且容易培養成偉大的人物「最顯明的例、就是猶太的耶穌」私生子者被人最引爲笑柄、以致羞憤自殺的「就是貞操的破壞、正式結婚的、可以守貞操、私生子者當然也可以守貞操、全恃她們以後的行爲罷了、況且正式結婚的、未必能個個貞操、倘使將來她又和另一人結婚、也就不能算有貞操了、反過來說、私生子者倘使能從此以後、不再另和別人發生關係、以維持她原來的愛情、而和對方永不變遷、那麼、她也能算有貞操了、何致「親戚傳爲笑柄」呢、總而言之、私生子固然不大正當、但是和戀愛有密切的關係、所以產下的私生子、大都聰穎過人、私生子和貞操却毫無損失、男女兩方、因爲愛情熱烈和一時的性慾衝動、不能結婚而私行發生關係、以致懷私胎而產私生子、對於雙方、可免自殺的事、對於社會、可添一健全分子、所以切不可施以違背法律的打胎、因爲打胎既與身體有絕大的危險、也是消滅人種的害物、所以善後的方法、在下以爲只有一方面把私生子善爲待遇、敎育成人、一方面對於彼方、愛情永不破裂、達到正式結婚的目的、以保守貞操、如此、親戚讚美且不暇、更何用傳爲笑柄、以致再四思維、要了此餘生呢？（完）

# 『喉痧』『白喉』新著（三）

吳江宋愛人

——冬溫春寒喉疫須防　中西學理一齊公開

有自行鑑別之學識　有自行療治之特權——

致白喉者、所以異乎喉痧而言焉、喉痧大要、無有不身發痧疹、而白喉則與痧疹絕無關係、即間有身發細瑣痧點、亦多稀疏不密、而色亦不作絳紅、且多發現於熱退邪輕之候、與喉痧之發現於壯熱方熾、病毒鴟張之時者殊異、故白喉不得彙以痧疹命名、喉痧之喉頭腐爛、雖亦有起白點白塊、而色多駁雜不純、惟白喉則喉頭雪白如粉、雖略帶蒼白之色、而絕鮮其他雜色、故獨以白喉爲名、明乎此、是知以喉痧命名者、其意專重於痧、不可獨重於喉、白喉者、其意獨重於喉、而無關於痧、但能推究其喉之緣何而白、而研究其對證之療治、則得之矣、夫喉痧白喉命名之解釋如此、而兩證之原因與證狀亦絕不類同焉、

□第二章　喉痧白喉與『猩紅熱』『實扶的里』之對勘

考『猩紅熱』與『實布的里亞』之證、與吾國所謂喉痧與白喉者極相類似、今且略述『猩紅熱』之特殊證狀、爲肌膚發現瘋疹、并喉頭起有變化、甚則如喉風之構成僞膜、（另詳後章）、（未完）

# □養生小言

秦伯未

精氣神爲人身內三寶、養之之道、曰獨宿、曰獨居、曰獨行、獨宿則寡慾而神自固、獨居則少言而氣自足、獨行則無慮而精自旺、稽叔夜曰、服藥求汗、或有弗獲、愧情一發、渙然流漓、因知情動乎中、無不形外、喜怒哀樂、皆足損人、內經有言、暴喜傷陽、暴怒傷陰、知所戒矣、

六淫爲病、不難治也、約言之、風用桂枝、寒用麻黃、暑用香薷、濕用五苓、燥用桑菊、火用白虎、一劑可知、二劑據已、若猖急剛暴、貪淫嗜啖、則雖上工莫能加功焉、

# □編輯者言

本報上兩期插圖之說明、爲手民所誤、並未排入、致讀者諸君、莫明其妙、今特補述如下、第六十九期爲『跳舞廳舖設銅床』言將來上海人性慾之盛也、第七十期爲『公坑所裝置電話』言將來上海人事務之繁也、

再者、本報畫謎、准在第七十三期繼續展表、前數期因楊君術初、新正返里、無暇構思、幸讀者諒之、

# 醫林點將　怪病奇治

## □一個狂笑不語的童子（三）

幸福社社員吳藝圃

滄山農氏子、方十五齡、患病綿延數月、醫莫能愈、求籤問卜者屢矣、長此以往、殆困憊至極、父愛子心切、遍訪能醫、爲其診斷、甲子春、來寓求治、家嚴爲之按脈、悉已虛弱甚矣、詢之不語、狀若癡癲、時作狂笑、長日如斯、身失動彈機能、口涎流溢、衣爲其濕、渴不思飲、欲食則進少許、身形削瘦、幾將氣斃、家人更出示醫方、累累一束、不知經幾許醫者耳、攷其方藥、更著奇突、而或有與例案不相符合者、入藥錯亂、疾轉頻危、其零亂之投劑、更堪發人省噱、顧病者日趨衰弱、舌縮不語、神經痲木、殊失常度、兩目珠呆木無神、夜寐讝語、晝間狂笑駭人、面若桃花、似內熱蘊結久矣、非入重劑、以清其內部熱邪、不足以愈斯症、後家嚴爲理方服、十數劑稍復原狀、更數劑漸可言語、不似以前狂笑駭人之態、半載沉疴、一旦治癒、舉家歡慰、越一月、來謝、云云、小兒之病、承先生明手、得全活命、意感不盡、但小兒自病愈後、日思飲食、較常多進、軀質亦漸見豐滿矣、嗟夫、世之庸醫、雖不乏其人、固病家多半禍所自招、偶病從醫而治、一劑服之、不見稍痊、舍彼他圖、風習其然、一再而三、比比皆是、藥其惟藥、非仙丹也、庶不知醫多藥亂、寒熱無分、前後投劑、各意懸殊、變病亦速、期病者斃、堪滋嘆惜也已、余欲希病家注意、對於延醫、故不得不鄭重、主見既定、聞言莫之輕信、倘請一醫醫生既爲理方、應負病者付託之重、切勿因一時之不效屢易醫手、書不云乎、病來其速、病去而緩耳、誠不可亂醫、若醫師屢易、非能利於病、禍且旋踵、其不知醫亂意亂、服藥亦亂、病不亡人、人自斃也、其然豈矣、余不揣冒昧、謹以一得之愚、併載報端、幸勿以小子妄言胡謅、本報名曰幸福、斯不與人生幸福有密切關係乎、

## 治疔略談

（幸福社社員姚夢石）

治疔法旨、今就作者所見、和盤托出、差堪告一結束、然名目變遷、原無定言、如魚睛疔、腫而無膿、其瘡形似魚之眼睛、魚臍疔、四圍赤色、中央黑凹、狀若魚臍、水疔、痲木不痛、色黃、其瘡頭突凸、含有水分、隱約可辨、（見舒溪外治）重則能使人昏狂、命名察色、依類象形、遂時醫所喝、前賢立名疔瘡、因其患處堅硬如丁、職是故也、與實際上言之、中毒二字、最爲澈底、深淺酌療、在乎臨證、其他一切、余以爲風馬無關、今補書數方於末、以便讀者檢覽焉、

●蟾酥丸　治諸疔惡瘡化腐消堅

蟾酥二錢（酒化）輕粉銅綠枯凡煅寒水石胆凡雄黃乳香沒藥射香各一錢辰砂三錢蝸牛廿一个各研末先將蝸牛打爛同蟾酥和研入各藥共搗勻丸如菉豆大每服三丸令患者用葱白嚼爛以熱酒送下蓋被取汗初起即消、

●鐵粉散　治瘡口黑腐力能蝕腐生新

針砂末三錢黃丹輕粉松香各一錢射香一分共研勻以葱湯洗去血水用香油調敷油紙蓋之、

●麥靈丹　治一切惡毒

鮮蟾酥二錢活黑色蜘蛛廿一個兩頭尖（即鼠屎）一錢飛羅麵六兩共研用菊花熬成膏撚成麥子形每服七丸、

●神燈照法　治冷疔及癰疽惡瘡

硃砂雄黃血竭沒藥各一錢射香四分共研細末每用三分綿紙裹藥撚長七寸以麻油浸透、凡惡毒初起七日前後、皆可用此、照法以火點着離瘡半寸、自外而內、周圍照之、火勢引藥氣入內、毒隨火解、初用三根、加至四五根、照舉用藥敷之、

## 藥物釋名錄（二）

幸福社社員秦丙乙

**使君子**　相傳魏晉以前、有郭使君者、精於醫術、治小兒每用此藥而愈、後人即以其名名之、

**蛇床子**　多年生草、溼地頗多、其莖橫臥於地、形如蛇床、蛇臥其下、嗜食其子、故名、

**馬兜鈴**　藥長心臟形、宛如馬項之鈴、故名、

**天仙藤**　此草姿容綽約、四季常春、故名、

**淫羊藿**　昔塞外有羊、食此草後、元陽大興、一日連交百合、故有此名、

**白頭翁**　此草有風反靜、無風則搖、花之外面、白毛茸茸、下垂如老人白髮、故名、

**忍冬花**　藤類小木、經冬不謝、故名、再因花開喇叭形、黃白相映、頗爲奪目、故亦稱金銀花、

**決明子**　此藥專入肝經、療治一切目疾、靈驗異常、故有決明之名、

**劉寄奴**　寄奴爲隰草之一、因爲六朝時宋高祖劉裕、最先尋獲、裕小字寄奴、即以名之、

**預知子**　此藥能解瘟殺蟲、俗言用以佩身、遇有一切蠱毒、能發聲、故名、

**益母草**　益母草功能補陰、宜於產母、故名、

**威靈仙**　此草專主行氣、而袪風溼、疏宣五臟、通行十二經絡、橫行攻竄、猛烈無比、朝服夕效、故有此名稱、

**補骨脂**　補骨脂者、全言其功能如此也、蓋其斂精壯陽、亦名副其實矣、

**益智仁**　此藥入脾經、脾主智、故名、

**五味子**　因其五味之俱備故也、

**續隨子**　莖草葉中出葉、相隨連續而生、故名、（未完）

## 肺癆問答（二）

（楊志一）

**問**　遺精是否有釀成肺癆之危險、

**答**　精氣神爲人身三寶、精爲三寶之一、有灌溉百脉、強壯筋骨、營養肺臟、補益腦髓之功能、人身所倚賴於精者、既若是其重要、若患遺精、直接爲喪精之利器、間接爲肺癆之捷徑、何也、蓋精而至於遺、遺而至於不已、則精未有不喪者、精喪則百脉爲之空虛、筋骨爲之痿軟、腦髓爲之空乏、肺臟爲之失養、欲癆瘵之不醸成、豈可得乎、余非危詞驚人、因遺精實有釀成癆瘵之可能、顧遺精爲青年之通病、苟能急起直追、防範未然、又何嘗不可轉弱爲強、拒病魔於千里而外哉、

**問**　咳嗽是否肺癆惟一之確徵、

**答**　肺癆無不見咳嗽、咳嗽非盡是肺癆、蓋傷風咳嗽者有之、傷寒咳嗽者有之、病暑咳嗽者有之、病溫咳嗽者有之、此外有燥咳、火咳、濕咳、酒咳、食積咳、雖無不關係於肺、而其主因則爲風寒暑溫燥火酒濕食積、固不得倒果爲因也、故咳嗽爲各病有關於肺者必然之現象、而非肺癆惟一之確徵也、然則肺癆之確徵維何、曰咳嗽兼見咯血夜熱體瘦喘逆脈虛數是也、

**問**　吐血與肺癆之關係若何、及其急救之法、

**答**　古人云天下無逆流之水、人身無倒行之血、水之逆流者因乎風、血之倒行者因乎火、火氣橫決、血管破裂、血被迫而上溢爲、原火氣熾盛者、無不由於陰虛、以陰虛火盛之人、復患吐血之證、伐其不足、助其有餘、則陰陽且有脫離之險、豈僅肺癆而止哉、故不可不從事急救、急救之法、輕則冷服淡鹽湯止之、重則用犀角尖或羚羊片三四分冲服、先止其血、再策善後、至於陽虛不能攝血、者之吐血不在此例、

（續六十一期肺癆問答篇）

幸福 三日刊

出版務求信用有切實保證　又名社會醫學常識報　主持者有學識經驗及人格

## 長篇小說　醫海燃犀記（六十八）

（余不平）

第十四回　打走針兒歌嘲博士　籌備會衆議禦西醫

當下國化又安慰幾句說道、不必煩惱了、醫生打走針還不算是常事嗎、我不敢要這個臉面、說我打針不走針、就是留學過十八國的大博士、也不敢誇只這大口、說是打針不出毛病、這有甚麼煩惱頭呢、我們還來計劃計劃正事吧、教育廳既然批准、我們再進行第二步、思一個具體的辦法、來實行銷滅中醫、你看怎樣呢．歐羅道、你看怎樣辦法、就拿起主張來做去、我決不退後、國化道、好好、我先回去、切實的計劃、然後再來告訴你、那我去了、歐羅忙把國化送到門外、只聽兩個小孩子一唱一和道、『歐醫生、歐醫生、不留心打走針、丘八太爺鬧上門、媽的皮來罵幾聲、十塊洋錢抹了根、老歐氣得要發昏、險些拳頭打上身、看你下次打針不打針、』只幾句小唱唱完、哈哈一陣笑聲、都跑到弄堂內去了、直把歐羅氣得牙癢、又是慚愧、臉兒一紅、連忙把門兒一關、走到裏邊去了、暫時不提、再說姚振青捉住那三個匪人、帶到捕房、繼西官一再審問、始而不肯認供、繼傳金玉振到庭、當面認清匪徒、證明被劫情形、且又搜出手槍、三匪百辭莫辯、一一認供、原來那趙老大、（未完）

## ■保腦丸出世

**發明**　發明保腦丸者、非醫家乃病家也、病家無醫藥知識、何以能發明、曰、從實驗中得來、當其患腦病劇烈之時、中西名醫、百治無效、後無意中服此藥、竟效、于是有此丸之發明、

**功效**　余戚某氏、亦患腦病、始則鼻流濁涕、腦目昏糊、繼而記憶薄弱、精神不振、即以此藥試之、不數日而愈、其功效之神速、非他藥所可比擬、

**服法**　保腦丸之服法、極為簡便、既無煎煮之勞、而且攜帶便利、祇須在飯後用白開水吞服三錢、小兒減半、

**價目**　保腦丸祇有一種、每盒大洋五角、不折不扣。每打五元、

廣東鄭震發明

上海幸福報館代售

## 徵求本報

讀者諸君、如有本報第十七期而願割愛者、鄙人願以最新出版之醫界春秋一冊相贈、（封面為王一亭先生題字、極有價值）郵寄本館轉交、可也、（不論前後、一律待遇）、克家啓

## 幸福之門

■范其昌君來函

志一先生有道鄙人自定貴報以來獲益良多不幸於去年底暴患吐血症當時狂吐不止狀若泉湧舉家驚惶萬分雖曾經西醫打針亦未見大止因讀先生第九期『吐血之原因與治療』大作心儀久之遂以定戶資格具函求治即蒙先生快函見答賜以育陰清降祛瘀生新之方當即遵方配服豈意一劑而血大止再劑而病若失乃知先生實為治吐血症之聖手當代不可多得之良醫也此恩此德愧無以報爰肅數行藉表謝悃祇叩

診安

本埠愛而近路七十一號范其昌謹啓

## 上海中醫協會籌備處宣傳大綱

（甲）對內（一）上海中醫協會是上海中醫界獨一無二的職業團體（二）上海中醫協會是上海中醫界整個的大團結（三）上海中醫協會是保障同業業務的機關（四）上海中醫協會是發展同業業務的機關（五）上海中醫協會將聯絡各地醫團應付此危的局勢（六）上海中醫協會將運用全體力量維護同業的安全（七）上海的中醫人人應有加入上海中醫協會的義務（八）上海的中醫人人應有加入上海中醫協會的權利（九）上海的中醫為大局着想應當加入中醫協會以促成之（十）上海的中醫為個人着想也應當加入中醫協會以促成之（十一）上海的中醫要拋棄成見作一致的進行（十二）上海的中醫要努力建設作各地的模範

（乙）對外（一）中醫的進程是積極的並非退守的（二）中醫的發明是實驗的絕非理想的（三）中醫的盛衰關係到國計民生（四）中醫的興亡影響到國民康健（五）提倡中醫就是提倡國粹保全文化（六）提倡中醫就是提倡國產挽回利權（七）保全文化挽回利權是我們中醫的責任（八）保全文化挽回利權也是一般社會的責任（九）組織中醫協會是提倡中醫保全文化挽回利權的基本工作（十）上海中醫協會將聯給各地中醫團體組織全國的中醫大團結整理改造中醫的學術

# 幸福報

鈕儀署（印）

▲第七十二期◀

（民國十八年二月十九日）

◀每份售洋二分▶

（館址上海浙江路洪德里四七八號）

**定報價目**　每三日出一張　五個月一元　全年二元　寄費在內　本外埠一律　國外加倍　郵票代現　九五計值

**廣告價目**　每期每格（計五方寸）五元　均排於新聞之中　旁如嵌入新聞　長期而議

## 本期要目



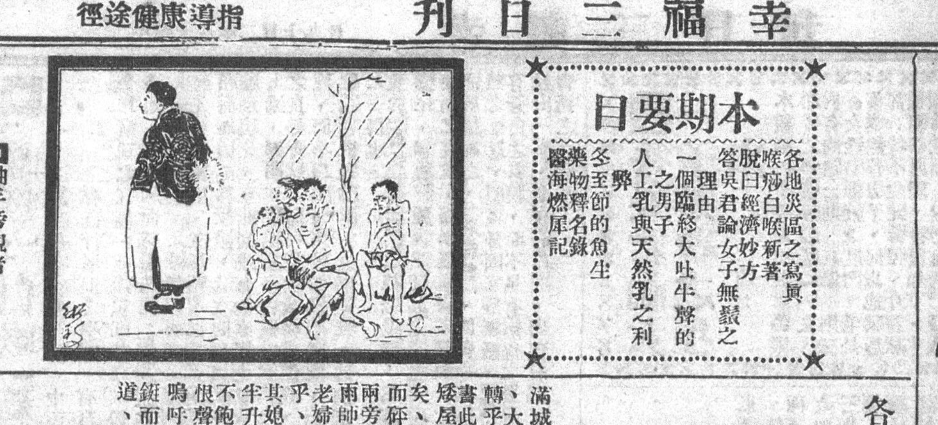

□袖手旁觀者

## 各地災區之寫真

### 無米炊

（雷迅）

是

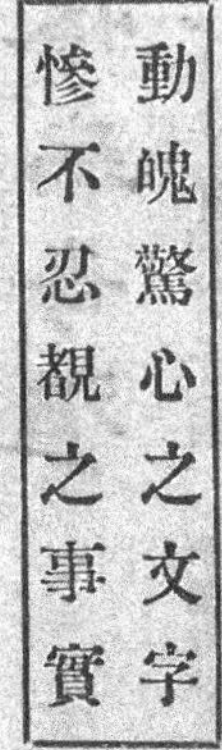
動魄驚心之文字
慘不忍覩之事實

□幸富家翁慷慨解囊勿抱袖手旁看之態

□望慈善家努力捐助救彼民於水火之中

滿城風雨、川水暴漲、一片汪洋、幾成澤國、嗟嗟我民、房屋器具、大半隨波逐流去矣、呼天不應、覓食無門、壯者散於四方、老弱轉乎溝壑、吾讀秋女士秋風秋雨愁殺人之句、吾乃悄悄以悲、吾更書此以告天下之為富不仁者、倘其分人一杯羹也、矮屋欒欒、蓬蒿懸門、鄉間景色、別繞天然樂趣、而今宛在水中央矣、秋蟲不鳴、狗吠無聲、但聞流聲潺潺、初漸涇以瀟颯、忽奔騰而砰湃、一老婦枯坐破榻、龍鍾殊甚、面有菜色、似連日未食者、兩旁環而泣者、若子若婦若孫如干人、榻下積水數尺、跬步難行、時雨師方肆其威虐、欒欒如貫珠下、而簷馬丁東、若與呼號聲相酬答、老婦發其顫聲而問子曰、我前日有散穀數升、儲為雞鴨食、今安在乎、盍強起略去膚殼、於高處煮之、餘薪可燃也、其媳續語曰、阿婆已忘之耶、三日前煮食者即此穀也、去殼後僅得半升許、煮熟時、本欲不令小兒見、阿婆不忍、竊分嘗之、致阿婆不飽、今復安所得顆粒者、媳不能為無米炊也、言次手指小兒作恨恨聲、合家又相向大哭、

嗚呼、天災流行、民不聊生、儒者坐以待斃、橫者刦掠富家、毋亦鋌而走險迫而出此也、若彈壓者猶如臨大敵、格殺勿論、則流民載道、而將有誅不勝誅之虞矣、嗚呼、噫嘻、

編者按、迅雷君此作、用意至厚、欲使富有者分惠餘粒、為官者顧恤民命、殊不知官僚方擁姬妾以自娛、富翁方居奇而屯積、日來警告紛傳、幾處將成未成之災區、其富戶猶欣然日盼米價之漲、有熱心者向之募捐、以為賑荒之預備、彼殊一毛不拔、此等人可恨亦甚可憐、彼之見識、祇在眼前之獲利、而不知飢民激成變亂、彼之身家、恐將先衆人而喪失、俗諺云、不見棺材不肯哭、即彼之謂也、此文尚未至如棺材之效力耳、

# □『喉痧』『白喉』新著（四）

吳江朱愛人

冬溫春寒喉疫須防　有自行鑑別之學識
中西學理一齊公開　有自行療治之特權

余以病理之推測、是知猩紅熱之喉頭構成偽膜、亦繇於爛痧之不得透達、設爛痧而苟得透達、則喉頭決不會起有偽膜、何以故、蓋探討其病型之報告、（歐醫以病之一定列程曰病型、）初則繇於發痧、惟以而先見於頸項、次繇頸項而佈及胸腹、再繇胸腹而傳達手足、顏面與頭部為較尠、其次則為扁桃腺發炎、又其次則為扁桃腺局部轉蹈壞死、至此則或有如喉風之構成偽膜、夫其病型之經過、既如上述、則明明發現爛痧在構成偽膜之先、夫發現爛痧、確為猩紅熱之良好證狀、而何以轉致構成偽膜、此則不言而可知為繇於爛痧雖現、而卒以顏面與頭部較尠之故、隱而不透、遂致病毒上攻咽喉、故咽喉構成偽膜、立陷壞死、此病理推測之結果、似足以匡濟科學之一得也、

致於「實扶的里亞」之特殊證狀、為咽喉疼痛、淋巴腺起有不柔和之變化、扁桃腺腫脹焮紅（喉頭上腭）覆有乾枯蒼白之衣膜、兼有如絲如網之斑紋、而初無爛痧之發現、（症狀亦另詳後章）、余今就兩證而統協論之、「猩紅熱」既發爛痧而後迺見喉頭構成偽膜、則猩紅熱之症狀、似與吾國喉痧無疑、「實扶的里亞」祇有喉頭上腭、覆有蒼白之衣膜、而不見有爛痧之發現、其經過證狀、證諸白喉、亦如出一轍、則喉痧白喉、與猩紅熱、實扶的里亞、兩兩對勘、確有會通之可能焉、

# □脫臼經濟妙方

（幸福社社員彭祖壽）

溯余童年求學時、偶與同學作課餘遊戲、互相角力搏戰、不意余力不支、被同學按投地上、左手遂脫臼焉、時另由同學扶余歸、見剛出校門、遇一素昧生平者、見余此狀、代處一方、囑敷治、乃當可關節回復、動作如恆矣、家人求治心切、央西醫為之治、詎旬日而不奏效、余堅持前方、購乳香沒藥馬前子各一兩、麻黃二兩、共研細末、將藥末混入適合暖酒中、用鴨毛醮藥刷之、乾時再刷、多刷更妙、如是一週、腫漸消散、關節亦漸復原狀、並能輕舉矣、再旬日、完全可以動作、計所費不過一元數角、已能全癒、較諸西醫化費數元而尤未全癒、功者誠不可以道理計也、後有患者、得此方之治、咸稱便焉、余不敢秘、亟錄之以為濟人利物君子採擇耳、

# □答吳君論女子無鬚之理由

凉月

本報第六十五期有吳君藝圃所作之「爐旁趣話」一文、內有問題三則、其第一則云、女性陰部腋下肛門、毛長裊裊然、若男子、何以他獨唇部、特不生髭髯呢、今特根據醫學原理、答覆如下、夫鬚為髮類、髮乃血餘、婦人有餘於氣、不足於血、此為內經論有鬚之大要也、蓋女子之所以無鬚者、由於胞中血海、有所亡失、（指月經而言）故衝任二脈、不榮於唇口、男子則不然、既無月經之下注、故有髭髯之上生、雖上下之路不同、要其為血之排泄則一也、（即新陳代謝是也）謂余不信、則女子何以有月經、而男子獨無、觀此則男子何以有髭髯、而女子獨無之理、可以恍然矣、

# 醫林點將　怪病奇治

## □一個臨終大吐牛聲的男子（四）

（幸福社社員吳藝圃）

東鄉王雲芳、余舊友也、一日、獻宴盛菜、承柬相招、余忝陪末座、杯盤齊整、羅列珍饈、飽嚥果腹、極盡歡娛、郇廚再擾、口福殊極不淺、佳餚異樣、齒頰生芬、猶津津有餘味在、是日、酒及半、友偶為余言其族某、臨終時、大吐牛聲的怪疾、堪耐人尋味、顧某三九其年（數世業農）妻配胡氏、平日勤謹、結褵三載、夫妻恩愛亦篤、某田事操作、頗能耐勞、不辭辛苦、俗語云、然（花草豈可四季長青）、詎某頓改性情、棄農事而弗顧、入伍下流、不值正業、嫖妓博賭（盡其能事）妻秉性溫柔、屢進規勸之言、冀盼乃夫一洗舊轍、相偕白頭、祇以忠言逆耳、固弗聞也、氏不復諫勸、鬱鬱沉思、幾無常日、歲月牽延、心神恍惚、一時氣憤、短見遽萌、竟服毒亡、賢妻薄命、世事誠堪嘆矣、某自妻故後、更無忌憚、無惡不作、豈一有為之農家子、更變而為流氓者矣、世間茫茫、奚以本貌能取人為、某既失農事、而遨游鄉里、浮浪氣概、揮霍所積、未逾半載、度日幾艱、無何變賣遺產、集資而業宰牛販、凡卄年、四鄉出購能力之牛、殺之而零賣、鬻售於遠近村落、賺錢亦頗不貲、年宰不下十餘頭、牛傷命甚多、以年計、間亦投矣、一日、某忽病癲劇、求醫罔效、百藥失靈、癲發則莫知羞恥、或卸上下衣、狂奔亂跳、或大喊牛聲、醜態萬狀、見之欲作三日嘔、閒時拾稻草茅柴亂啖、幾如畜類、更失言語機能、閱三夕、竟大呼牛聲而亡、隔窗聞之、其與耕牛之叫聲無異、亦云怪矣、此事友人亦聞於死者同居老媼、確無虛語、吾友耀堂云、此事若聞之於迷信之腐舊派、即斷為斯報應事、以昭示世之宰牛販耳、為斯業者、其鑒諸、（下期請耀堂先生續）

第一卷　社會定期刊　第七十二期

## 人工乳與天然乳之利弊

（幸福社社員徐祇三）

養育嬰兒、不外哺以天然之人乳、及人工之獸乳兩種、牛乳為獸乳中最普通而易得者、然危險實甚、查牛乳內含脂肪質蛋白質甚重、當數月之小兒、胃腸薄弱、缺乏消化能力、若哺以牛乳、初則便下黏㓉如粉條、繼則患腹瀉而殤者、比比皆是、倘遇乳已變味、或哺乳器具之不潔、毒菌由此入口、其不大瀉而死者鮮矣、天然乳直接由母乳房吸之、不假他種物品為之媒介、故無細菌入口之虞、小兒體重、得以整齊增加、況人乳中有種種生活體、存於其中、不維能助消化作用、且能抵抗各種傳染病、是可知天然的人乳、對於人類、實為最適合同種性之食餌、若以人工之牛乳代之、終鮮良好之結果、育兒者、可不慎歟、

海金砂　海金陽草之一、質硬有光、莖細如綠、葉紋皺處、有黃赤色之砂屑、故名、

王不留行　王不留行、性專流行、雖有王命、亦莫能留也、今此之名、形容其

車前　此草多生行道之旁、故名車前、

半夏　半夏生於五月之初、禮記月令、五月半夏、故有此名、

常山　常山山野自生、常年可見、故名、

（未完）

## 「下期的本報」

本報自出版以來、已七十二期矣、蒙讀者歡迎、銷路日增、同人等敢不努力求精、以答讀者諸君擁護本報之雅意、下期的本報、是革新後之第一期、幸讀者注意、

■定能使君刮目相看

- 取消廣告卌位
- 增加內容
- 添設小欄
- 注重自撰
- 改變編製格式
- 富於美術
- 繼續登載畫謎
- 另訂新章
- 從前精采仍保留
- 精益求精

## 冬至節的魚生

（彭祖壽寄自廣西）

「冬至肉生夏至狗、」這是饕餮大家對於節候食品的一句「口頭禪、」狗肉的性是暖的、怎樣他們要在夏至天氣炎熱的時候去食牠呢、魚生的、性是凉的、怎樣他們又偏偏愛在冬至天氣寒冷的時候去食呢、若果將這話去問那些食家、他們一定要笑汝笨伯、不知食嘢！同時汝得領益他們的大教、「夏至天氣雖然炎熱、而人身中臟、却是冷的、食狗肉下去、就可以補暖、冬至天氣雖然寒冷、而身體內部反是暖熱得很、要食魚生下去冲冷他、使得一定的溫度、不至有過冷過熱的弊害、身體才可以保持哩、」他們必這樣向汝解釋、那汝非但欽仰他們是個食家、還要承認他們是衛生家呢、北方人完全不會食狗肉和魚生、（聞著人說）南方的人、可說是善於烹調術、愛弄口味的兩廣人、就「多多益善、」所以狗和魚的價格、同山珍海味一樣的昂貴、而狗和魚兩種東西、差不都變成「無嚥類」了、別要尋開心、講到正經的話了、「佳節又冬至、魚肉擺滿市、」我很得意的咏著、不料易牙先生們、汝手拿幾尾、他儘橫數鱗、揚長走了過去、還聽聞幾聲的「大把食、」再走到食館門前、「什錦魚生」的高叫、陣陣送入耳鼓來、若是忍不住、就要「垂涎三尺、」但走到戚友家中、見他們正在開魚生大會的時候、就沒要客氣、用人請然後才去參加、儘管老實拿起筷條、往無底深潭送下去就是了、因為俗話說過、「狗肉魚生、不請自來、」但要「量肚食藥、」若汝身體不十分爽快、千祈不要過食、過食了就會發生疾病出來的、因魚生是不用火煮過、魚肉裏面含有一種條虫、身裏火氣少、條虫就乘機滋生的、而且胃腸受不起這多麼冷物、寒熱就不能調和了、所以過食、非但無益、而又害之、語云、「疾病從口入、」食物之對於人生、可不注意嗎、常見貪食之人、食不多時、就起身怱忙去圊、把頃間的上味、全盤向「漏斗」底下的那個窟窿、盡量的排出、這時汝必定要「惡心嘔吐」了、可見生食的魚生、是很危害的啊、古哲說得很中理、「美味多生疾疢、藥石可保長年、」寄語以飲食為衛生的保鏈的人們、細細來玩味這句話罷、

## 藥物釋名錄（三）

落花生　此項蔓草、藤上生花、其花落地、即能結實、

覆盆子　覆盆蔓草、長莖垂地、葉呈掌形、狀如覆盆、故名、

出版務求信用有切實保證　又名社會醫學常識報　主持者有學識經驗及人格

幸福三日刊　二八八

## □長篇小說　醫海燃犀記（六十九）

（平不余）

### 第十四回　打走針兒歌嘲博士　籌備會衆議禦西醫

名叫趙金標、那陸大爺、名叫陸小虎子、那一個胖胖的、臉上有青色的、名叫王阿福、拿出手槍來的、便是趙金標、幫同動手的、便是陸小虎子、當時保水的、便是王阿福、內中只有王阿福、是無錫人、趙金標、和小虎子、全是清江浦人、當下一一在供單上、打了螺記、收下西牢不提、此時金玉振、見匪徒均已緝獲、到案法辦、雖未能珠還合浦、究竟匪徒破獲、心中不無大快、感激姚振青到一百二十分、當下也就說了些客氣話、辭別振青回去、再說張大麂、自從大罵歐羅之後、處處留心、誠恐歐羅心中不服、和他爲難、後來打聽得歐羅和王國化、已呈請教育廳、請求銷滅中醫、他心中想想、無論此事將來如何、但是防人之心不可無、也要想個相當的法兒、來鼓吹鼓吹、集合一個團體、和他對抗、以盡一點棉力、爲中國文化上盡盡義務、於是也就發起一個大同醫學會、連合中醫界張景岐父子、及贊成中西並重者多人、先行籌備一切、擇定日期、開一個籌備會、並托金玉振在報上登個徵求大會的啓事、自從啓事登報之後、本外各埠、紛紛來函響應、計至開會日期、共收到贊同的函件有一萬五千四百餘封、大麂見此情形、心中非常愉快、（未完）

## □保腦丸出世

**發明** 發明保腦丸者、非醫家乃病家也、病家無醫藥知識、何以能發明、曰、從實驗中得來、當其患腦病劇烈之時、中西名藥、百治無效、後無意中服此藥、竟效、于是有此丸之發明、

**功效** 余戚某氏、亦患腦病、始則鼻流濁涕、腦目昏糊、繼而記憶薄弱、精神不振、卽以此藥試之、不數日而愈、其功效之神速、非他藥所可比擬、

**服法** 保腦丸之服法、極爲簡便、既無煎煮之勞、而且攜帶便利、祇須在飯後用白開水吞服三錢、小兒減半、

**價目** 保腦丸祇有一種、每盒大洋五角、不折不扣、每打五元、

廣東鄭震發明　上海幸福報館代售

## 歡迎投稿

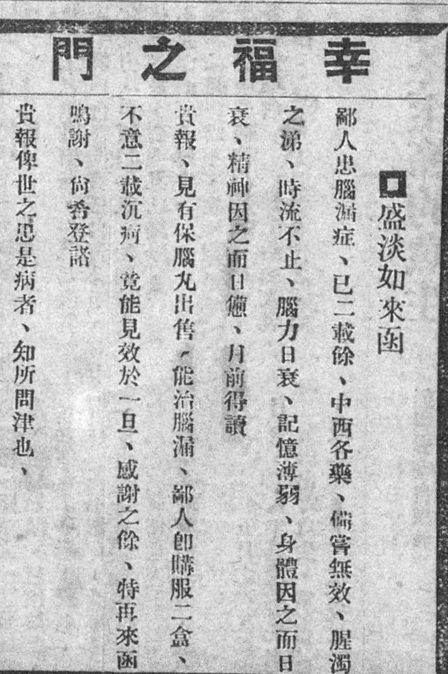

## 幸福之門

□盛淡如來函

鄙人患腦漏症、已二載餘、中西各藥、備嘗無效、腥濁之涕、時流不止、腦力日衰、記憶薄弱、身體因之而日衰、精神因之而日憊、月前得讀貴報、見有保腦丸出售、能治腦漏、鄙人卽購服二盒、不意二載沉疴、竟能見效於一旦、感謝之餘、特再來函鳴謝、尙乞登諸貴報俾世之患是病者、知所問津也、

介紹衛生方法　幸福三日刊　指導健康途徑

# 幸福報

紹儀署

第七十三期
（民國十八年二月念二日）
每份售洋二分
（館址上海浙江路洪福里四七八號）



## 廢娼漫言

吳藝圃

我國土地遼闊、市廛繁密、商業趨暢達、倍盛往昔、民智益開、俗向奢侈、殆各處皆然，仿法巴黎、一般婦女、粉飾堪華、服式別致、革履高跟、姍姍婷婷、殊足炫人眼簾、化裝愈出奇突、昔古懸殊、更有出人意料者矣、凡於熱鬧會萃之區、粉頭葷質、蹀躞市中、魚貫不絕、翩翩艷麗、情趣動人、若遊戲之場、跳舞之所、稱如迷魂之陣、謔曰不宜，一叢游蕩子流、趨之若鶩、買弄風流、或以眉目傳情、高超手婉、承歡阿儂、為引入勝、輒尋常事、不言可預、若究、誠以愛戀為能事、一朝不幸、墮落自甘、試觀海上年來、投浦短見者實多、探其內秘、泰半出於情場之犧牲耳、其有一般賣淫鬻藝之妓、例分高次、上則書厲以名、隨處而築香巢、艷幟高飄、一遇狎客登臨、手面闊綽者、則鶼蝶依依、倆倆情般、藉博郎歡、其目的之所在、惟專意攝盡君衣袋中紙幣袁頭、或君一旦囊空、女則別有所顧、其後有誠意轉慰君前（唉！俗語有云（錢可通神））一意明悉塵世蒼茫、倘有這如許壯兒入彀情網耶、余不禁為其喟嘆也矣、上說則為高級唱妓、下而多招客街頭、或獻媚於遊戲之場、幾幾觸目皆是、綠鬢雲環、妖嬌影秀、衣褐生芬、芳姿綽約、豆蔻華年、一種風情、貽人昏醉、色之唯色、其有不令人憐愛乎、余又敢斷言矣、蒼茫天地間、且無一人不以色愛者、余居其一、質言之、不過隱於內而弗形於外、足證色字、無一人不愛好者已、言雖侃侃、殊知天下事、（自在人為、）潔身自守、云何不可、行之有節、且亦屬幸福矣、人以生命寄託、斯重概義、罔可不知、固色慾為殺人之無形利刃、親之則禍、避之則福、咎由自取、憔勿自戕其身也、茲舉以春申一隅論、娼妓蟻集、綜計亦非少數、大率廣陵產者為多、蓋該地風習所向、在下級之家、生活窘迫、設計無何、惟有出此一舉、耐以為活者、不少、其或集資設院、營業者、更不勝枚舉、金迷紙醉、端賴肉體生涯、冀延殘喘、試問、人生精力有限、應接招徠、般般籌顧、夜不暇眠、長斯以往、為男性玩物、任男性蹂躪、斧伐摧殘、其一旦不隄決而水流耶、斯大背人生幸福之旨趣、余堪為嘆惜已、世情澆薄、或不一旦革除舊弊、將來女子、亦難保不隨之陷窟、後患無窮、願我二萬萬女同胞、急起附余言而推翻這種女子營業、沒廉恥的肉慾生涯、擴充女權、受平等待遇、鼓振精神、做一個有為有作的女國民、亦係我中華的大興福運呢、當茲南都奠定、百政待理、應興應革之事、政府無不亟籌良策、而解民之倒懸、歷實踐民生主旨、救民於水火、歷盡苦心、使萬民得以甘回蔗境、怡賞安平、導人民能立於自立的軌綫上、循循善誘、克盡艱勞、苦口婆心、昭然若揭、造國家之幸福、亦人民之幸福矣、國運循環、迄今日、吾國數萬萬生靈、得再見青天白日、安賞清平幸福、自前國府禁娼之說興、各地爭先廢除運動、勵然令禁、大有急不容緩之勢、事關吾人、大堪痛快、殊惜一般、鶯鶯燕燕、跋跡風塵、東蕩西奔、亦滋嘆耳、顧政府雖熱心毅力、辦理至善、謀為人民幸福、且又非有具體辦法、不足以潛滅絕跡、吾一介書生、識智淺陋、風雨空談、倘希我政府、先事提倡女子職業、一方迫令妓寮歇業、或願改嫁從良、或從事職業（手工生活）各隨己便、安善處理（庶可方策兩全）吾述如此、就應聯合大家喊起口號來、

〔接第四版〕

## 本期要目

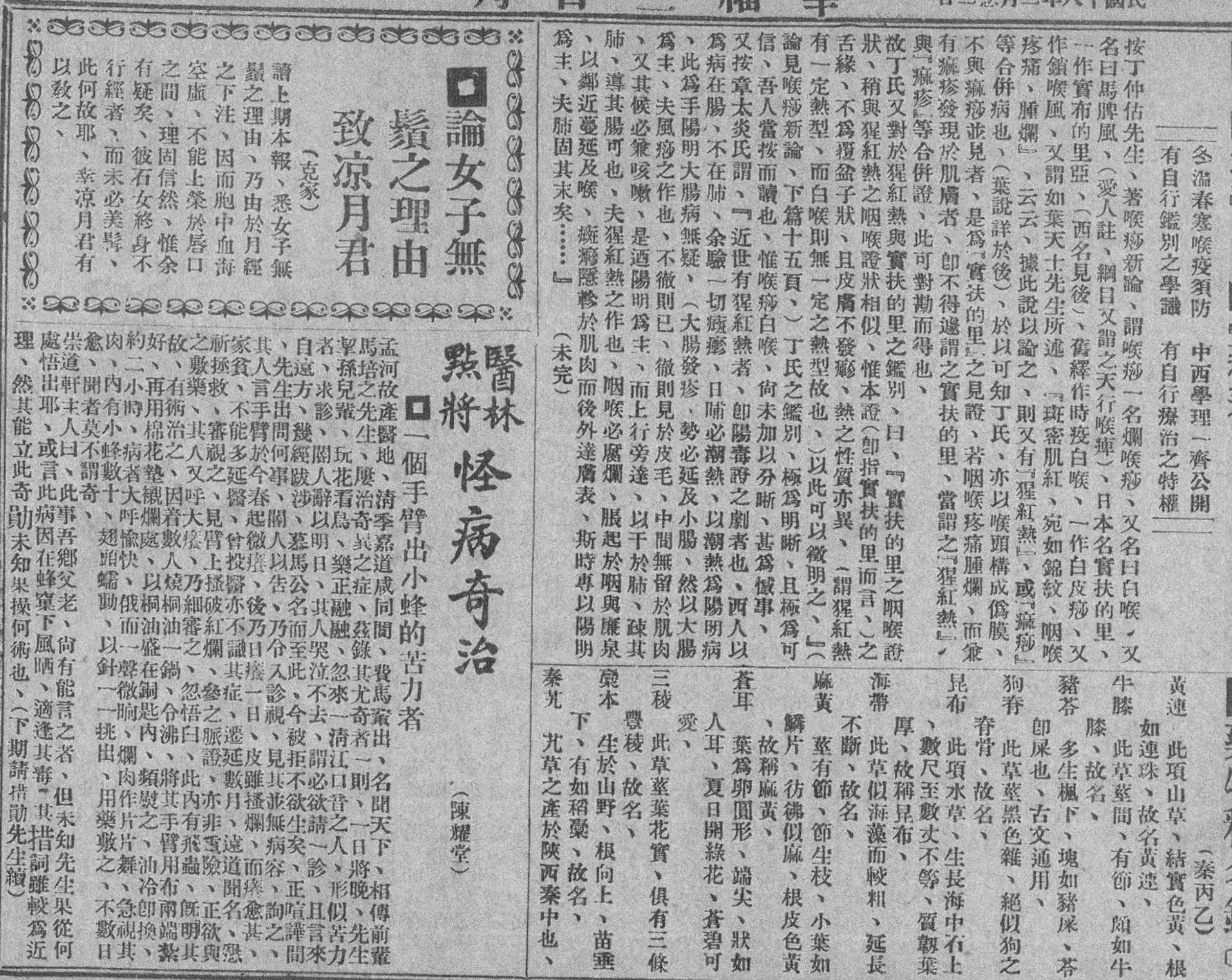





## 『喉痧』『白喉』新著（五）

吳江宋愛人

冬溫春寒喉疫須防　中西學理一齊公開
有自行鑑別之學識　有自行療治之特權

按丁仲佑先生、著喉痧新論、謂喉痧一名爛喉痧、又名曰馬脾風、（愛人註、綱目又謂之天行喉痺）、日本名實扶的里、一作實布的里亞、（西名見後）、舊譯作時疫白喉、一作白皮痧、又作鎖喉風、又謂如葉天士先生所述、『斑密肌紅、宛如錦紋、咽喉疼痛、腫爛』、云云、據此說以論之、則又有『猩紅熱』、或『癍痧』等合併病也、（葉說詳於後）、於以可知丁氏、亦以喉頭構成僞膜、不與癍痧並見者、是爲『實扶的里』之見證、若咽喉疼痛腫爛、而兼有癍痧發現於肌膚者、卽不得遽謂之實扶的里、當謂之『猩紅熱』、與『癍痧』等合併證、此可對勘而得也、故丁氏又對於猩紅熱與實扶的里之鑑別、曰、『實扶的里之咽喉證狀、稍與猩紅熱之咽喉證狀相似、惟本證（卽指實扶的里而言）之舌緣、不爲覆盆子狀、且皮膚不發癍、熱之性質亦異、（謂猩紅熱有一定熱型、而白喉則無一定之熱型故也、）以此可以徵明之、』（論見喉痧新論、下篇十五頁、）丁氏之鑑別、極爲明晰、且極爲可信、吾人當按而讀也、惟喉痧白喉、尙未加以分晰、甚爲憾事、又按章太炎氏謂、『近世有猩紅熱者、卽陽毒證之劇者也、西人以爲病在腸、不在肺、余驗一切癍瘮、日晡必潮熱、以潮熱爲陽明病、此爲手陽明大腸病無疑、（大腸發疹、勢必延及小腸、然以大腸爲主、）夫風痧之作也、不徹則已、徹則見於皮毛、中間無留於肌肉、又其候必兼咳嗽、是迺陽明爲主、而上行旁達、以干於肺、疎其肺、導其腸可也、夫猩紅熱之作也、咽喉必腐爛、脹起於咽與廉泉、以鄰近蔓延及喉、癍瘮隱軫於肌肉而後外達膚表、斯時專以陽明爲主、夫肺固其末矣……』（未完）

## 藥物釋名錄（四）

（秦丙乙）

黃連　此項山草、結實色黃、根如連珠、故名黃連、

牛膝　此草莖間、有節、頗如牛膝、故名、

豬苓　多生楓下、塊如豬屎、苓卽屎也、古文通用、

狗脊　此草莖黑色維、絕似狗之脊骨、故名、

昆布　此項水草、生長海中石上、數尺至數丈不等、質靭葉厚、故稱昆布、

海帶　此草似海藻而較粗、延長不斷、故名、

麻黃　莖有節、節生枝、小葉如鱗片、彷彿似麻、根皮色黃、故稱麻黃、

蒼耳　葉爲卵圓形、端尖、狀如人耳、夏日開綠花、蒼碧可愛、

三稜　此草莖葉花實、俱有三條豐稜、故名、

藁本　生於山野、根向上、苗垂下、有如稻藁、故名、

秦艽　艽草之產於陝西秦中也、

## 論女子無鬚之理由致涼月君

（克家）

讀上期本報、悉女子無鬚之理由、乃由於月經之下注、因而胞中血海空虛、不能上榮於唇口之間、理固信然、惟余有疑矣、彼石女終身不行經者、而未必美髯、此何故耶、幸涼月君有以教之、

## 醫林點將　怪病奇治

一個手臂出小蜂的苦力者

（陳耀堂）

孟河故產醫地、清季嘉道咸同間、費馬竄出、名聞天下、相傳前輩馬培之先生、屢治奇異之症、茲錄其尤奇者一則、一日將晚、先生挈孫兒輩、玩花看鳥、樂正融融、忽來一清江口音之人、形似苦力者、求診、閽人辭以明日、其人哭泣不去、謂必欲請一診、且言來自遠方、幾經跋涉、慕馬公名而至此、今被拒、不欲生矣、正喧譁間、先生出問何事、閽人以告、乃令入診視、見其並無病容、詢之、其人言手臂於今春起微瘡、後乃日癢一日、皮雖搔爛、而痒愈甚、家貧、不能多延醫、曾投醫、亦不識其症、遷延數月、遠道聞名、懇祈拯救、審覩之、見臂上搔破紅爛、參之脈證、並非雪險、正欲與之數藥、其人又呼大癢、乃細審之、忽悟曰、此亦有飛蟲、既明其故、有術治之、因着數人燒桐油一鍋、令沸、將其手臂用布兩端紮好、再用棉花墊襯爛處、以桐油盛在銅匙內、頻癸之、油冷卽換、約二小時、病者大呼愉快、俄而一聲微晌、爛肉作片片舞、急視其肉、內有小蜂數十、翅蹈蠕動、以針一一挑出、用藥敷之、不數日愈、聞者莫不謂奇、崇道軒主人曰、此事吾鄉父老、尙有能言之者、但未知先生果從何處悟出耶、或言此病因在蜂窠下風晒、適逢其毒『其措詞雖較爲近理、然其能立此奇勛、未知果操何術也、（下期請措勛先生續）

第一卷　社會定期刊　第七十三期

# ■求孕指南（一）

（朱振聲）

求孕是否可借助於藥力？
試問何時交合纔能得胎？
得胎是否由於雙方快感？
未得女子同意能否得胎？

世之因生活日高、而求節制生育者、固不乏人、然因膝下空虛、而急於求子者、亦大有人在、此求孕指南之作之所由起也、惟節制之道甚難、而求孕之法、亦非易易、否則、方書所載之求孕秘訣、市上所售之求孕藥品、何以行之而不覺、服之而無效耶、曰、此皆不得其法耳、所謂知其要者、一索即得、不知其要、百求難得、況世之求孕者、每易誤入歧途、孕未得而身先衰、豈不大可哀哉、今將求孕之秘訣、和盤托出、生育之門檻、盡情披露、俾世之伯道無兒者、早占懷麟之慶、抱孫心切者、快覩繞膝之歡、斯乃本篇之微旨也、

## ■求孕是否可借助於藥力？

吾人欲知求孕之秘訣、必先知雙方所以不孕之理、然後補救之、則不孕者自孕矣、夫求孕之道、在乎男子之精虫、與女子之卵珠、兩相混合也、是則女子之不孕、乃由於精虫與卵子、無混合之機會也明矣、推其所以不能混合之故、必有種種之原因、或由於雙方之疾病、（如男子陽痿精薄、女子月經不調之類）或由於生理之異常、（如男子精管不正、女子子宮歪斜之類）其由於雙方之疾病者、必須借助於藥力、其由於生理之異常者、必須借助於手術、觀此則求孕之道、果須借助於藥力矣、無如世之服藥以求孕者、均無絲毫之效果耶、曰、此皆不中其病耳、要知不孕之原因甚多、知其病之屬於男乎、抑屬於女乎、即知其屬女矣、且知其為月經之不調矣、以為調經之品、服之必能有效矣、而不知月經不調中、又有超前落後、屬寒屬熱、屬虛屬實之不同、故欲以一藥而盡除百病之障害、於理論上、於實際上、皆屬必無之事也、試問以一鑰而欲開百鎖、天下甯有是理耶、故余嘗曰、求孕固可借助於藥力、惟不能借助於固定之藥品耳、（未完）

請猜畫謎

# 猜謎新章

本報自發表猜謎以來、蒙讀者不棄、紛紛函猜、惟其中因時間關係、或不合章程、以致不能及格、者頗多、今特改訂新章如下、

（一）每期所載之謎、准隔四期發表、如七十三期謎則在七十七期發表、餘類推、

（二）來函猜謎者、均須蓋章、並將通信處書明、定戶須寫明定單號碼、非定戶須將本期中縫之印花剪下、（不必剪畫圖）

（三）非定戶猜中者之贈品、除書籍外、（或贈切合實用之精美物品）不分前後、一律待遇、

（四）現金作獎、惟定戶有此權利、然以十名為限、每名一元、

# ■五臟六腑皆有咳（上）

（楊志一）

■無不關於肺

■內經學說

內經論欬、詳結藏府、千古不易之定則也、後代學者、僅別外感內傷、故用藥不外滋陰清泄之品、而欬為病、永無澈底澄清之一日、往往輕微之痾、纏綿不已、醫者無術、乃倡種輕病重侯之說、可深長嘆、今請以五藏六府之欬、仲而明之、內經曰、肺欬之狀、欬而喘息、甚則唾血、以肺出音聲、而司呼吸、甚則陽絡損傷也、心欬之狀、欬而心痛、喉中介介如梗狀、甚則咽腫喉痺、以心居肺下、氣通于喉、甚則邪氣閉結也、肝欬之狀、欬則兩脅下痛、甚則不可以轉、轉則兩脅下滿、以肝脈布脅、上注于肺、甚則邪氣下竄也、脾欬之狀、欬則右胠下痛、陰陰引背、甚則不可以動、動則欬劇、以地氣右旋、不交于天、甚則邪氣橫逆也、腎欬之狀、欬則腰背相引而痛、甚則欬涎、以腰為腎府、系緊于背、甚則水氣上泛也、五藏之欬、久而不已、則轉舍其府、是為六府之欬、故又曰、脾欬不已、則胃受之、胃欬之狀、欬而嘔、嘔甚則長虫出、以胃為脾府、胃氣上逆也、肝欬不已、則胆受之、胆欬之狀、欬嘔胆汁、以胆為肝府、胆氣上逆也、肺欬不已、則大腸受之、大腸欬狀、欬而遺矢、以大腸為肺府、大腸之氣下逆也、心欬不已、則小腸受之、小腸欬狀、欬而失氣、氣與欬俱失、以小腸為心府、小腸之氣下逆也、腎欬不已、則膀胱受之、膀胱咳狀、咳而遺溺、以膀胱為腎府、膀胱之氣不約也、久咳不已、則三焦受之、三焦咳狀、咳而腹滿、不欲食飲、以三焦屬膀胱、三焦之氣不暢也、五藏咳病者、歸於肺、故五藏先舉其肺、六府咳病、皆歸於胃、故六府先舉其胃、然此僅分藏府之見證、而寒熱虛實之間、尤不可不辨、（未完）

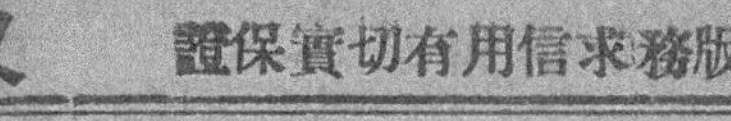


歡迎投稿

本欄專載一切簡便實用良方、故用筆務求簡明、功效務求神速、爲讀者增醫藥常識、爲病家闢自治園地、爲人類謀健康幸福、

**□螳螂子**（姚夢石）

用桑螵蛸炙存性研末加冰片少許放清涼膏內貼面上再將藥末擦其裏腮一週時卽可消散

**□急慢驚風**（姚夢石）

用射香一分香菰一只葱頭七個蘇叶丹皮薄荷叶各五分伏龍肝二錢研末燒酒調作餅貼臍中、使不走氣、如急驚加白頸地龍一大條、極效、

**□消瘰膏**（業勁秋）

瘰癧初起結核、用陳米醋時時搽之効、

**□血崩不止方**（前人）

血崩而不能抑止者、用隔年生菱壳（嘉興南湖更佳）煎湯、服之卽止、

**□專醫婦女裙𧝞瘡神秘方**（前人）

婦女裙𧝞瘡、最不易收功、其方卽用爐甘石（二三仙丹、（中藥房內有售）猪油、三味同搗、嫩油紙攤貼、日換一次、

、打倒女子賞淫的不正當營業、一方面應求政府亟謀妓女的生活辦法、使可兼籌並顧、而解放這一班慘酷無依的妓女們、固余所企望焉、本報以幸福名、寓意至深、況人人都具有幸福的一片私念、余忝列幸福社員、又慚才學疎淺、苦乏搆文材料、幻思窮想、纔理就這麼一篇應時俗套的文章、對我們本館裏這位編輯的老師、亦聊以塞責矣

上說切要、一旦能否清除、不但梅毒病菌能告杜絕、促進社會幸福、斯亦不負本報指導幸福之原旨耳、余雖學不文、今因篇幅關係、恕不絮絮、暫息這管禿筆罷、

（余不平）

## 長篇小說　醫海燃犀記（七十）

### 第十四回　打走針兒歌嘲博士　籌備會衆議禦西醫

料到開會這一天、出席人數、一定很多、便假勞工總會爲會場、到了開會這一天、大瓮和張景歧父子布置會場一切、並推舉幾個同志、做招待員頂到下午一點鐘、到會者紛至沓來、場爲之滿、計有一千三百餘人、隨卽振鈴開會、首由張景歧起立說道此次籌備大同醫學會、老拙意見、推張醫士大瓮爲籌備會臨時主席、諸位以爲何如衆皆舉手贊成、大瓮謙讓一番、只得登台報告開會宗旨道、今天是開的大同醫學會的籌備會、深感諸君子的贊同、濟濟一堂實出兄弟意料之外、諸位、我們爲什麼要辦這大同醫學會呢、因爲我們中國醫學、本有數千的歷史、並無一種略限、到了滿清中葉、海禁大開、就有多少外國傳教士、來到中國、傳教、有時用他們西藥、爲我們華人治病、成績頗好、於是華人人致的、也就跟他們學了、學成之後、也就替華人治病、

（未完）

## 幸福之門

**□陳兆堂君問**

小兒患身熱已九天、熱勢不揚、口乾少飲、齒垢脣焦、胸腹疼痛、板硬拒按、舌尖絳、苔糙黑、脈濡小而數、希示良方、

**□答陳兆堂君問**（朱振聲）

九日不更衣、表熱不揚、口乾不多飲、齒垢脣焦、胸腹疼痛、板硬拒按、舌尖絳、苔糙黑、脈象濡小而數、陰液大傷、伏濕化熱、滯積成燥、腸中濁垢、不得不達也、今擬急下存陰法、以覘進止、生川軍二錢後下鮮生地四錢鮮石菖蒲八分元明粉五錢冲服天花粉三錢生甘艸六分生枳實一錢薄荷葉五分川象貝各二錢光杏仁三錢、活蘆根一尺去節

介紹衛生方法　幸福三日刊　指導健康途徑

# 幸福報

鈕儀署

第七十四期
（民國十八年二月念五日）
每份售洋二分
（館址上海浙江路洪德里四七八號）

**定報價目**

每三日出一張、五個月一元、全年二元、寄費在內、本外埠一律、國外加倍、郵票代現九五計值

**廣告價目**

每期每格（共五方寸）計五元、均排於新聞之旁、如嵌入新聞中、長期面議

## 本期要目





## 家庭衛生之重要

歐陽梅倩女士

莊子曰、人上壽百歲、中壽八十、下壽六十、然觀今世之人、往往年未半百、早已夭折、甚至垂髫已殤、生如不生、此何故耶、豈非不知衛生之道歟、夫春夏之草木、不見繁茂而反枯萎、必係灌溉之不時、燥溼之不宜、是草木之失於衛生也、吾人不知衛生而早夭、何以異夫草木早萎之理乎、然則衛生之道、誠不可不急急研究者也、但衛生之道、必使家庭之人、咸奉行之、若父衛生、子不衛生、夫衛生、妻不衛生、其效果必甚少矣、故當注意家庭之衛生、今述大略分爲數端、願與諸姑姐妹一商榷之、

一空氣宜多納也、人不能一日無空氣、人亦不能一日無清潔之空氣、空氣齷齪、疾病易招、衛生學家已有定論、閉窗扃戶、惡習應蠲、西醫每用空氣療肺病、則空氣與人生、至有關係、可想見矣、

一灑掃宜殷勤也、灰塵黴菌、人不易見、稍入肺部、危險良多、思患預防、灑掃烏可不勤、此朱子治家格言、所以首言黎明即起、灑掃庭除也、

一朽敗宜摒除也、朽敗之物、多有蟲生、吾人習慣、每不忍棄、且以之昭儉德焉、而不知所謂儉德者、非食隔宿之肉、寢折足之床、夫亦曰用無濫而已矣、以生命易儉德之名、權其輕重、已覺不當、乃並無儉德之足稱、而亦冒險嘗試、是烏可哉、

一飲食起居、宜有當也、食有一定之量、逾量則消化不靈、少寢固精神疲倦、多寢亦懶惰性生、諺云、飲食宜謹、又曰早起早眠、講衛生者、宜寫一通、置之坐側、

一藥材宜儲蓄也、普通如痧藥臥龍丹及治傷等品、均宜預備、以備不時之需、或鄰居有急、分以與之、亦公德之一端、而亦衛生普及之一道也、

一園圃宜整頓也、廢草歷亂、殘枝繽紛、蕪穢久之、毒蟲必生、涉足其間、至爲危險、必思所以整頓之、此亦不容緩也、

一運動不可不習也、運動能和血健軀、故不可不習、顧全力赴之、亦多受損、談衛生者主張運動、以微汗爲止、然此不過指限制而言、至若運動須依規則、致力不宜逞能、則非自量之不可、童稚不明利害、往往樂而不輟、甚或跳桌踰牆、爲之長者、尤應留意戒之、

# 『喉痧』『白喉』新著（六）

吳江宋愛人

冬溫春寒喉疫須防　有自行鑑別之學識
中西學理一齊公開　有自行療治之特權

夫腸毒證、見於張仲景傷寒論、『陽毒之爲病、面赤斑斑如錦紋、咽喉痛、唾膿血、……』此溫毒之結聚於三陽經腑者、惟陽明爲三陽之裏、陽明者胃與腸也、（中醫極有價値之診斷學、）厥爲六經分證、六經者、三陰三陽也、此中極有眞理、詳見傷寒論（二）今毒結三陽、則未有不以陽明爲必爭之地、故歐醫爲大腸病、章氏亦爲大腸病、而證諸吾國陽毒之病理、面赤斑斑如錦紋者、亦實絲於毒結胃腸爲病、此古今中外說理可通之一斑、亦快事也、夫爛喉痔痧、原爲溫毒中常見之證、（說理已見首章、）則章氏以猩紅熱爲陽毒証、而余則謂猩紅熱絕類於爛喉痧、章氏崇古、余則遵今、立說雖不一致、而理實可以貫通、亦可爲猩紅熱卽爛喉病痧之一證也、時賢楊志一氏亦曰、『猩紅熱者、其見證雖與昔賢所謂陽毒證固甚暗合、而與近世所稱爛喉痧者、尤若合符節、特此痧迺咽喉腐爛、隱黔肌肉之疹、非現於皮毛之風痧、因世俗積習、故統名爲爛喉痧耳、……』則楊氏可謂先得我心矣、於是迺可斷言曰、『爛喉痧與猩紅熱、既同屬一證、而白喉與實扶的里、亦可以歸納一類、猩紅熱既不是實扶的里、而爛喉痧亦斷不是白喉、』此固彰明較著者也、

附按、愛人曰、楊氏論痧、極爲透徹、蓋斑疹痧痞、自然各有分辨、而通俗謂痧有細頭如粟、捫之刺手者、此肺臟之痧、由皮毛而出、（肺主皮毛、說理見第六章喉痧之原因中、）方書謂之風痧者是、然亦有丹痧如錦紋、疊成一片者、此胃腸（胃）毒、從血絡而出、方書謂之病痧者是、以證之輕重而言、則痧之如忝如粟、出於肺臟者輕、痧之如錦如雲、出於胃腸者重、治肺臟之痧、法以輕淸肺氣、治胃腸血毒之痧、法宜解透血中之毒、兼淸解陽明之腑、此痧之不可不辨者也、

# 養生小言（二）

（秦伯未）

無罣無礙、無色無相、爲佛家悟詔、予謂亦養生至言、凡人縈于罣礙色相、則終日窘苦拘愁、了無瀟洒之趣、肝鬱脾結、安在其能身泰壽延、此所以香山有靜坐觀空之訓、孔明有澹泊甯靜之戒也、

飢寒痛癢、此我獨覺、雖父母不之知也、衰老病死、此我獨當、雖妻子不能代也、痛哉斯言、今人不愼寒暑、不節飲食、不惜精神、不調氣血、不遠房幃、不務淸靜、固將誰賴耶、語云、自作孽、不可爲、戒之戒之、

飲食甯少、衣服甯厚、此余攝身法也、蓋脾胃猶治爐、使以獸炭充塞其中、則大氣不得流通而熄、肌膚猶居室、使無門戶鐍其間、則盜賊均得乘隙而入、夫火熄而燃之、盜入而逐之、晚矣、

# 徵求怪病奇治序文

全年彙刊　行將出版

本報每期所刊之怪病奇治、久爲讀者所贊許、惟以報紙所載、未免散佚、故有全年彙刊之舉、現已將原稿付印、不久當可出版矣、際此付稿之時、理當廣徵序文、想讀者諸君、不乏醫林健將、學界巨子、倘蒙賜以宏文巨著、無任歡迎、來稿請於陰歷二月半以前寄下爲盼、一經登載、當卽贈以該刊一冊、此啓、

# 醫林點將　怪病奇治

## 蝌蚪治病之奇聞

（姜措勛稿）

日前偶學塗鴉、謬承本報主人、委以社員高銜、受寵萬驚、不敢不宣言就職、但鄙人須先聲明者、僕也非醫而已、

北平市中、（卽舊都）每屆春初、有叫賣蝦蟆骨頭者、爲一種應時之小營業、售者肩挑木盆、注滿淸水、中間濡濡然、萬頭鑽動、色墨狀如蟻、盆旁懸鐵絲笊籬、爲盛此微細小物之用、而購者亦必持碗留水以俟之、其物非他、卽蝌蚪也、蝌斗爲蝦蟆之幼蟲、生於水中、迨雷發尾脫、始逍遙而去、成爲陸地動物、卽蝦蟆是也、平俗稱花蕊爲骨頭、音類過度、蝌斗爲蝦蟆之原始動物、恍如花之有蕊、故此人用之、或者卽爲蝌斗之轉音、亦未可知、市上售者極多、余初見之以爲徒供小兒女玩弄取樂而已、不料有購之以餉小兒女者、間或大人亦食之、不勝驚異、因詳詢其人、始知其功能明目去火、保一年間無疾病、并謂一冬以來、所積受之煤氣、可用此以解毒、及檢閱本草綱目、所載蝦蟆與蝌斗文中各節、核以俗說、似不盡誣、夫以此細小之物、而竟能治百病、豈不奇哉、此物在數年前、用一二文小制錢、卽可得十數頭、供一人一次之食、今須二三枚銅元矣、若其大者、須食二三次云、且此種藥物、爲方書所不載、而功能治未病、不將使仲景之刀圭、無所施其技乎、（下期請仲圭先生續）

第一卷　社會定期刊　第七十四期

## □求孕指南（二）

（朱振聲）

求孕是否可借助於藥力？
試問何時交合纔能得胎？
得胎是否由於雙方快感？
未得女子同意能否得胎？

### □試問何時交合纔能得胎？

春生夏長、秋收冬藏、此農家耕種之定例也、非其時而行其道、必無良好之結果、農事然、生育何獨不然、如前所述、女子之受孕、乃由於健全之精虫、與卵珠會合而成、其中為之媒介者、即房事是也、然房事亦當行之得其時、方能一索即得、茲以醫學上之見解為基礎而論之、凡女子月經來潮、實為備促娠妊自然之妙機、此時健全之卵珠、新自卵巢驟送而來、以待精虫之會合、其子宮內膜之預備上皮、亦皆剝脫、而新生上皮、即為包被行之孕卵之準備、故在月經來潮後一禮拜之間而行之、最易得胎、斯為求孕最適宜之時期、今更以一事實以證明之、同學趙君、自結婚以來、每歲必舉一子、近以其妻稟賦虛弱、懼其一再生產、體益衰弱、於是每逢月經後、必令其妻返母家以避之、俟經過十日始歸、後遂不孕、此亦一極簡便之避孕法也、（未完）

## 新社員名錄

本報自六十四期發表幸福社社員名錄後、近又錄取四人、茲將姓名錄後、

陳瘦鶴君　石熙甫君
林兆瑩君　許醒民君

以上四君、已將社證發出、從本期起、即得享受本社社員之權利、

## □再論女子無鬚之理由

覆克家君（涼月）

石女終身不行經者、未嘗裘髯、此理誠似可疑、不知女子之月事不行、與男子之天閹正同、男子不足於腎之精氣、故其變為天閹、女子因不足於胞中之血、故其變為石女、先由足而亡失若、倘不能有鬚、況此本不足乎、彼石汝雖終身不行經、而亦不能生鬚者、由此、

## □五臟六腑皆有咳（中）

（楊志一）

### □無不關於肺

□各家論治　證治準繩之于肺欬定麻黃湯、心欬定桔梗湯、肝欬定小柴胡湯、脾欬定升麻湯、腎欬定附子細辛湯、胃欬之定烏梅丸、膽欬之定黃芩加半夏生姜湯、大腸欬之定桃花湯、小腸欬之定芍藥甘草湯、膀胱欬之定茯苓甘草湯、三焦欬之定錢氏異功散、雖非不離辟入微、而總嫌失於溫、失於下、即為寒者實者說法、而于虛者熱者有未嘗也、證治指南之于肺欬定五味子湯去熟地加麥冬葳蕤、心欬定涼膈散去硝黃加黃連竹葉天竺黃、肝欬定枳殼蒼散去芎防加橘紅蘇子、脾欬定六君子湯加枳殼桔梗、腎欬定都氣丸加人參麥冬、胃欬之定異功散加烏梅川椒、膽欬之定小柴胡湯加蘆根、大腸欬之定補中益氣湯去升麻加杏梗、小腸欬之定桔梗湯加人參五味子、膀胱欬之定五苓散加人參、三焦欬之定七氣湯加黃連枳實、亦未嘗不深入顯出、而總嫌失之涼失之補、即為熱者虛者說法、而于寒者實者有未嘗也、

□確定名稱　惡風自汗、脈浮為傷風嗽、惡寒無汗、脈緊為傷寒嗽、熱鬱肺俞、遇秋冬寒涼發欬、為寒包熱嗽、先傷風寒、更傷炎熱、為熱包寒嗽、春冬溫邪犯肺、為溫邪嗽、暑風襲入肺胃、為暑邪嗽、四時感冒欬嗽、為天行嗽、統歸之於肺、即名之曰肺嗽、以六淫之邪、必自皮毛而入、而肺主皮毛也、其曰濕傷欬者、為濕嗽、濕痰在胃、為痰嗽、濕凝于胃、為酒嗽、食積生痰、為食積嗽、統歸之于脾、即名之曰脾嗽、以脾惡濕、而健運失司也、其曰氣鬱于中、而痰欬為鬱嗽、則歸之肝、即名之曰肝嗽、以肝主謀慮、而條達不遂也、其曰火逆上氣、為火嗽、則歸之心、即名之曰心嗽、以心為火臟、而易爍肺金也、其曰咳而上氣、為喘嗽、則歸之腎、即名之曰腎嗽、以腎陽式微、而水氣上泛也、傷于肺者散之、傷于脾者化之、傷于肝者達之、傷于心者潤之、傷于腎者溫之、而咳嗽之能事盡矣、（未完）

出版務求信用有切實保證　　又名社會醫學常識報　　主持者有學識經驗及人格



## 小藥囊

本欄專載一切簡便實用良方、故用筆務求簡明、功效務求伸速、為讀者增醫藥常識、為病家闢自治園地、為人類謀健康幸福、

歡迎投稿

### □止血經驗方（前人）

牛苦胆一枚、須未落水者、實以碎石灰、以不能容為度、（胆汁不可漏出）、緊紮口、懸於擠前、任其風吹日晒、惟不使雨濺、待石硬時、以刀刮末用、不論金傷與跌仆傷、以末摻上、其血立止、余剪每辦以備倉卒、己未冬予遇一拳師、云、跌仆出血之輕者、可將地上之泥、和口津和勻如糊、敷之、血立止、此方為其人獨得之秘、不肯輕口授人云、

### □凍瘡必效方（前人）

凍瘡初起時、用鹿油搽之、即消、且可不發、鹿油即大藥肆中熬全鹿膠時、鍋內浮上之油也、但非藥肆中人、必不易得、因不能有買故也、

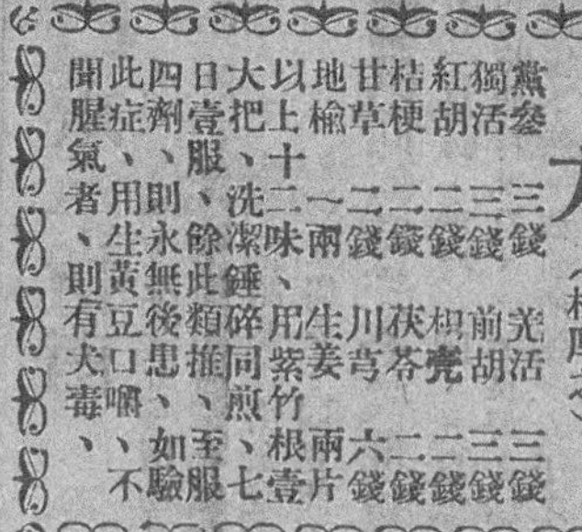

### □瘋犬咬傷方（杜厚之）

蕪參三錢　獨活三錢　紅胡二錢　桔梗二錢　甘草二錢　地榆一兩

羌活三錢　前胡三錢　枳殼二錢　茯苓二錢　川芎六錢　生姜兩片

以上十二味、用紫竹根壹大把、洗潔錘碎同煎、七日壹服、餘此類推、至服四劑、則永無後患、如驗此症、用生黃豆口嚼、不閒腥氣者、則有犬毒、

## 長篇小說　醫海燃犀記（七十一）（平不余）

### 第十四回　打走針兒歌嘲博士　籌備會衆議禦西醫

因為這種醫約、是從西洋過來的、所以就不得不為之界說、而稱華人原有的醫學、叫做中醫學、教會內傳來的醫學、叫做西醫學、到後來西洋的科學、日漸發達、對於醫藥的發明、也就日新月異、而我們華人出洋留學的、也日見其多、總以為中國的醫學、由金元以後、就有沒進步、由純正而轉為旁雜、不無有點腐敗、華人再去學上西醫、來補救中醫的不足、所謂取人之長、補我之短、這是何等好的一件事、那知後來出洋留學的很多、有幾個敗類、認不得本來的面目、徒然學上人家一點學術、對於中醫書、是向來不曾入過目、所以他只知西醫的好處、不知中醫的妙處、就硬把良心放在肋骨旁邊、反說中醫是不科學的、不能存在、一定要想法子、來銷滅中醫、如現在歐羅王國化、王國學、王國綱、他們這班人、皆是其中的主要人物、如果有實在醫學術的人、還可原諒他們是但知其一、不知其二、若歐羅那種博士、簡直是個害人精、他也大張厥辭、要想銷滅中醫、豈不是胡鬧嗎、近來聽說他們、呈請教育廳、已經批准、將來部令一下、我們中醫還有立足之地嗎、私人營業問題、固不足惜、中國國粹淪亡、豈不可權嗎、我認為中醫雖腐綻、對於治內症、確有特長、可算是美在其中、西醫雖新奇、只有治外症、是他長處、可算文現乎外、在我看中西醫界、不能各是其是、要大家實行互助、聯合起來、抱大同主義、來匯通中西醫學、（未完）

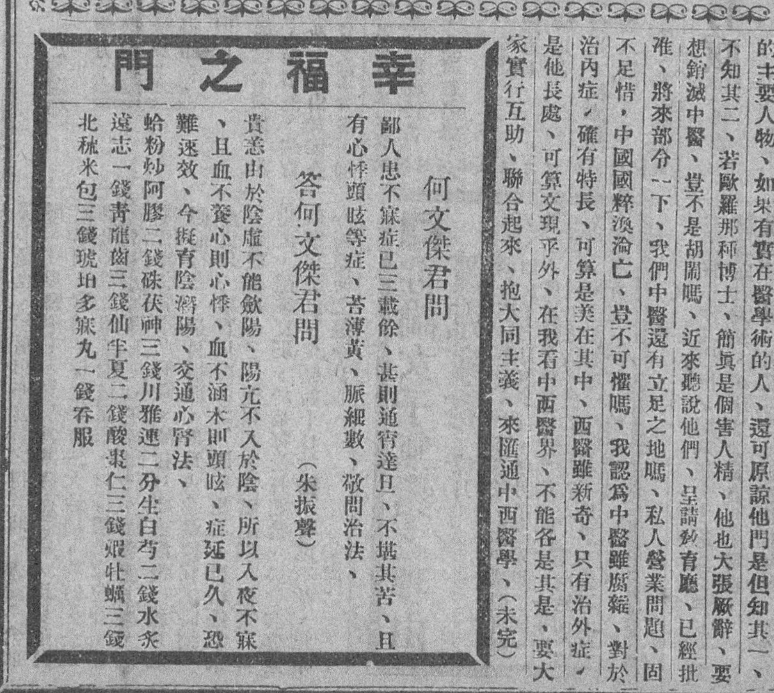

## 幸福之門

### 何文傑君問

鄙人患不寐症已三載餘、甚則通宵達旦、不堪其苦、且有心悸頭眩等症、苔薄黃、脈細數、敬問治法、

### 答何文傑君問（朱振聲）

貴恙由於陰虛不能斂陽、陽亢不入於陰、所以入夜不寐、且血不養心則心悸、血不涵木則頭眩、症延已久、恐難速效、今擬育陰潛陽、交通心腎法、

蛤粉炒阿膠二錢　硃茯神三錢　川雅連二分　生白芍二錢　水炙遠志一錢　青龍齒三錢　仙半夏二錢　酸棗仁三錢　煅牡蠣三錢　北秫米包三錢　琥珀多寐丸一錢吞服

介紹衛生方法　幸福三日刊　指導康健途徑

# 幸福報

銘儀署

第七十五期

（民國十八年二月念八日）

每份售洋二分

（館址上海浙江路洪鑫里四七八號）

**定報價目**　每三日出一張　五個月一元　全年二元　寄費在內　本外埠一律　國外加倍　郵票代現九五計值

**廣告價目**　每期每格（共計五方寸）五元　均排於新聞之旁　如嵌入新聞中　長期面議

**本期要目**

失之毫厘謬以千里
喉痧自喉新著
怪病奇治之瑣譚
藥物釋名錄
異哉淫泥草可治傷寒
求孕症指南
五臟六腑皆有咳
再論女子無鬚之理由
小藥囊
醫海燃犀記

請猜畫迷

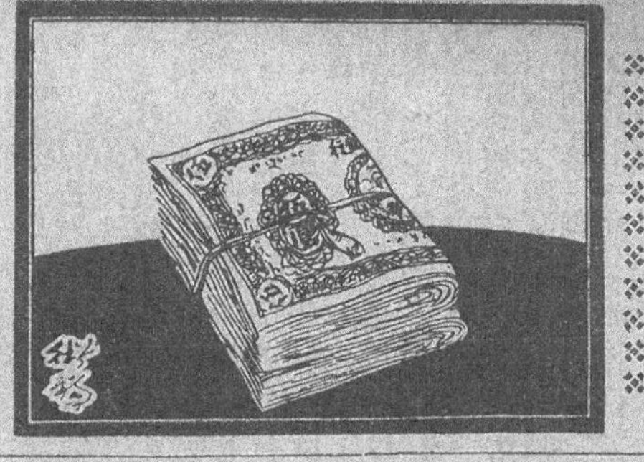

**讀者注意**　明日三月一日適逢本報出版之期、惟以時間倉促、准在四日出版、特此通告

## 失之毫釐謬以千里

（李默非）

世上的事情、往往有看似相同、其實不同的很多、現在把幾件事情、寫在下面、

□沉着與暮氣　一個人年輕的時候、不免有些浮躁的舉動、有人告訴他、他自己也覺得這件事做不好、因爲浮躁的緣故、那件事失敗、也爲浮躁的緣故、便毅然決然的、要改良他的情性、以後想說一切話、自己以爲說話是浮躁、想做一件事、以爲做事是浮躁、不知不覺、流於暮氣、暮氣與沉着、表面上差得很近、他或者誤認暮氣是沉着、一天一天的暮氣、誤認爲一天一天的沉着了、譬如渡河、不管水的深淺、提起脚向水中就走、算是浮躁、思量有什麼渡河的方法、找可以渡河的器具、或者探測水的深淺揀淺而不致傷身的地方渡過去、算是沉着、若守住河邊、眼望着水、只是不動、算是暮氣、你想沉着與暮氣、究竟那樣好呢、可以不細細分辨出來麼、

□寬大與糊塗　俗語說得好、「量大福大」、主持大事的人、沒有寬大的器量、便容不了多人、幹不成大事、但是寬大的人、他也辨別善惡、分別利害、只認爲此事無大惡大害、便不肯十分計較、或者以爲這方面雖然略有惡、略有害、他方面却間接可以收到利益、善果、便也任他做去了、表面上看似隨便、心裏却十分明白、糊塗的人、是一味隨便、善惡也不管、利害也不管、比較寬大的結果實在天差地遠、然而不細細研究、却極難分別、不分別清楚、糊塗的害處、每每要加到寬大的頭上、

□精明與刻薄　精明的人、至多是「要不受人家欺」、在常理之外、也不想占人家的便宜、刻薄的人、便時常想便宜人家」譬如一個工人、能力可以做十件事、精明的人、至多是要他做滿十件事、刻薄的人、却要他做十一件事十二件事、所以精明的人令人畏、刻薄的人令人恨、畏與恨的結果、當然不同、表面上却也極難分別、

上面舉這三條例、不過隨意之所及、其餘如「儉與吝」「娛樂與遊蕩」……等、都是表面上很相近、事實却完全不同的、所謂「失之毫釐謬以千里、」吾們在修養上、似乎要把這極難分別之點、分別他出來、庶幾不誤入歧途、向真正德的方面、一步一步的前進、

## 『喉痧』『白喉』新著（七）

吳江宋愛人

多溫春寒喉痧須防　有自行鑑別之學識

中西學理一齊公開　有自行療治之特權

### 第三章　咽喉局部之構造及臟腑經絡之循行

喉頭、所以司呼吸、故爲呼吸器重要之官能、上通鼻腔、下連氣管、而前鄰咽頭、中間有會厭軟骨、以時爲之啓閉、爲飲食呼吸之樞紐、吾人設嚥物不慎、亦有逆入喉頭氣管者、此卽咽喉鄰近相通之特徵、然咽主吞嚥、爲受納有形之物、喉主呼吸、以出入無形之氣、不能受納有形之物、故設有有形之物、逆入喉中、則喉中不能容納、而氣管卽有驅逐之機能、驅逐維何、卽鼓動肺氣是也、肺氣鼓動、必大聲欬、欬者、所以鼓動氣管、使此有形物質、仍隨欬勢之上達、以還出喉頭、而後適快、此咽喉官能各異、亦生理之自然工作、鼻腔之後、上覆口蓋、其居於前者爲硬口蓋、所以抵禦惡濁菌類之侵襲、鄰於後者爲軟口蓋、所以靈動呼吸出納之啓閉、後之則爲音帶、音帶有二、左右各一、並行喉頭、以通氣管、氣管之端、則有會厭（軟骨）、此卽喉頭啓閉之橐籥矣、喉頭之中央、則有懸舌、吾國謂之蒂丁、此處爲生命之要害、凡喉癰、喉痺、喉蕈等、或可行針刺者、惟蒂丁則不可傷、咽頭、所以司飲食、故爲消化器官之最初工作、然有時亦可爲呼吸作用者、如人猝遇勞力、肺氣大爲振動、氣管中之排洩、僅一喉頭、尚不足以宣達、迺並旁達咽喉、張口如喘、此爲肺中之氣、急欲排洩、猶之水勢崩決、（未完）

## 藥物釋名錄（五）

（秦丙乙）

冰片　此藥色白如冰、形作梅花之片、故名、

木香　木香爲蔓生芳草、甘香異常、故名、

乳香　形如乳頭、兼之香氣馥郁、故也、

蒲黃　香蒲花蕊中之黃屑也、

鬱金　體黃赤、兼能開肺金之鬱也、

阿膠　此膠以驢皮與濟南阿井泉水所熬而成、故名、

大黃　花開黃色、其性峻利、故稱大黃、

飛廉　飛廉本上古神禽之名、雀頭蛇尾、豹文鹿身、力能召風、此草莖皮、有如箭羽、可療風邪、故名、

五加皮　此項灌木、幹高莖複、每枝有五小葉、交叉相加、故名、

## 怪病奇治之瑣譚

（石甫煦）

五十一期報、顧先生講一個女子奇怪的隱病、與施公案載一個貞孝婦人事相似、那女子害物如守宮、長二寸許、那婦人是害個沒毛的老鼠、有七八寸長、殆所感氣不同、故狀亦異、那男子客金陵、三年不還、那丈夫完婚三月、卽赴廣東、隔絕十年之久、故有二寸七八寸之分、說凡是女流丈夫出外、久久不歸、慾火常燃、思慮過度、却又保全名節、不肯非爲、那一閉嗇慾結凝、無可洩發、日久年深、便生此物、此乃純陰之象、聚積而成、故一見陽物前來、便一口咬、傷性命、因名此物叫女貞、高邑宰某熟悉此藥者歟、先或聖後聖其揆一也歟・藥書之或爲近代少意識之婦人告、亦久經曠陽、率附歸家男子之幸福焉、

## 醫林點將　怪病奇治

### 異哉澤泥草可治傷寒症

（沈仲圭）

西醫治療熱病、除內服解熱藥外、並用囊冰卷病者之身、設備完美之醫院、更有空氣甚寒之室、使病者居其中、以蠲胸腦之煩熱、而助藥物之不逮、此正符吾國醫經之「熱者寒之寒者熱之」之古訓、原爲熱病正當之物理療法、乃淺識之士、輒訢斥之、不敢輕試、不知是法吾華四千年前、早已發明、素問五常政大論曰「行水漬之、和其中外、可使必已」、漬、浸也、言患熱病之人、當浸其身於冷水中、則壯熱一除、病可立愈、本草綱目云、（傷寒陽毒、熱甚昏迷者、以冰一塊、置膻中、良、）膻中、在兩乳中、以冰卷病人之膻中、猶西醫用冰以覆病人之額上、則其法較諸古昔、更爲進步矣、今且述一故事、以證冷卷對於熱病、確有偉效也、昔有程元章者、家本富有、僕婢甚衆、一婢曰梅香、忽病傷寒、醫治不愈、越數日、大熱如焚、口渴尋冷、胸次煩熱、手足躁勁、粥飲不進、神志昏憒、元章謂不可治、卑入屋旁茅亭、以待絕命、明日天未曉、聞叩扉聲、羣謂鬼物、莫敢啓、婢曰、我梅香也、病巳無事、乞卽歸家、衆辨其音、果然、乃啓門、驚問其病何以亟愈、婢曰、昨日午夜、勞髮見一黑物、將濕泥茬偏卷我身、環繞三四匝、便覺心下開豁、四股淸涼、全無所苦、始知身在茅亭中、蓋茅亭傍池、池中多魚鱉、梅香於上年浴佛日、嘗購一大鰲、放池中、舍澤泥草卷其身者、卽鏡所放之鰲也、生按梅香所患、乃陽明熱盛之症、陽明者、胃也、胃之迷走神經、上通於腦、腦被熱灼、故現神志昏迷、手足躁動之象、依症論治、自以淸熱爲第一義、外蒸澤泥、亦退熱之一法、事雖奇突、理實可信、洵筆記之、告我同志、或謂梅香以愛惜物命而大病得愈、亦仁人應有之善報也、（下期請愛人先生續）

社會定期刊　第一卷　第七十五期

# 求孕指南（三）

（朱振聲）

求孕是否可借助於藥力？
試問何時交合纔能得胎？
得胎是否由於雙方快感？
未得女子同意能否得胎？

## 得胎是否由於雙方快感？

得胎是否由於雙方之快感、余知欲解决此問題者、殆不乏人、即讀者之中、恐亦有願聞是說者、考古書所載、每都注重於雙方之快感者、嘗觀周頌云、「苟夫媚其婦、而女心未惬、則玉體纔交、瓊漿先吐、陽精雖施、而陰不受矣、……」又曰男女情動、彼此神交、然後行之、則陰陽和暢、精血合凝、有子之道也、若男情已至、而女情未動、則精早洩、謂之孤陽、孤陽者、不能生育也、」觀此、則女子之能否得胎、似全出於雙方快感也、然而證諸事實、却大謬不然、不觀夫世之因強姦而懷孕者乎、當其時也、心中之忿怒與恐懼、達於極點、甚至全無感覺、與麻醉相同、既無所謂愛情、更無所謂快感、然而因此而得胎者、時有所聞、是則上說之不確、可以知矣、

## 未得女子同意能否得胎？

女子之得胎與否、既無關於雙方之快感、則未得女子之同意、當然亦有得胎之可能、蓋得胎與否、不在乎愛情、不在乎快感、而在於精虫與卵珠也、苟女子有完全之卵珠、而男子有健全之精液以洞達之、即能得胎、否則、若雙方缺一、則雖有熱烈之愛情、濃厚之快感、亦無濟於事、要知精虫與卵珠者、結胎之元素、猶農家之種子也、愛情與快感者、結胎之助手、猶農家之良田也、有良田而無種子、固不能收獲、若有種子而無良田、未嘗無收獲之望、有種子而更有良田、則其收獲之豐、可預卜矣、求孕之道、亦猶是也、（完）

## 再論女子無鬚之理由致凉月君

（克家）

讀七十四期本報、悉石女無鬚之原因、由於女子秉體不足之故、開吾茅塞、匡我不逮、感甚感甚、惟愚鈍如余、尚有疑問數則、敢請一一示知、爲禱、

（一）考生理學云、一滴精液、約百倍於血、男子時有遺精、與女子時有月經無異、何以一則數脫精、（指遺精）而鬚髯依然、一則數脫血、（指月經）而鬚即不生、

（二）男子有患咯血衄血者、何以無損於鬚、

（三）女子七七而天癸竭、男子八八而鬚髮斑、然有年少斑髮者、而未必盡屬怯弱、有身雖怯弱、而鬚髮不爲減少者、個中原理、倘希教之、

## 五臟六腑皆有咳（下）

（楊志一）

### 無不關於肺

融會古說　余今一旦廢諸家傳誦之說、而歸之于古、必有人詈余爲食古不化者、則應之曰、彼所謂傷風嗽、非即中風症乎、傷寒嗽、非即傷寒症乎、寒包熱嗽、熱包寒嗽、溫邪嗽、暑邪嗽、天行嗽之狀、咳嗽氣窒、胸緊聲啞、非同內經肺咳之咳而喘息乎、濕嗽痰嗽酒嗽食嗽之狀、腎水焦枯、肝火獨炎、咳滿痰稀、非同內經肝咳之咳咳則兩脅下痛乎、火嗽之狀、咽喉不利、非同內經心咳之喉中吤吤乎、喘嗽之狀、喉中如水、雞響非同內經腎咳之甚、則咳涎乎、夫巧立病名、而其本無非由內經剽襲而來、將自欺乎、抑欺人乎、而盲從者因之內經所分藏府、反以廢棄、可哀矣、故既一眼窺破後世之所說、爲不可恃、而切實于藏府上發揮、則遇脾津不溉肺之咳者、治以實脾、肝火上犯而咳者、治以泄肝、心火上刑而咳者、治以清心、腎水上冲而咳者、治以納腎、然而治肺之品、仍不可少、以肺主聲音、肺不傷則不咳、所以內經又有肺主咳之說也、若一味清肺泄肺、溫肺補肺、謂非余所敢知矣、（完）

出版務求信用有切實保證　又名社會醫學常識報　主持者有學識經驗及人格

## 小藥囊

歡迎投稿

本欄專載一切簡便實用良方、故用筆務求簡明、功效務求神速、為讀者增醫藥常識、為病家闢自治園地、為人類謀健康幸福、

### □神效生肌膏 （諸文萱）

專治火傷湯傷、及一切皮膚之傷、用此膏貼之、生肌如神、

爐甘石

右藥於火中煨熟、以米醋浸之、再煨再浸、如是者七次、將此藥置於地上、以散火氣、（約四五小時）即研細末、以清水漂之、露天一夜、次日將面上之清水傾乾、以猪油和末搗之、即成為膏、用時按患處之大小、以嫩油紙攤貼、

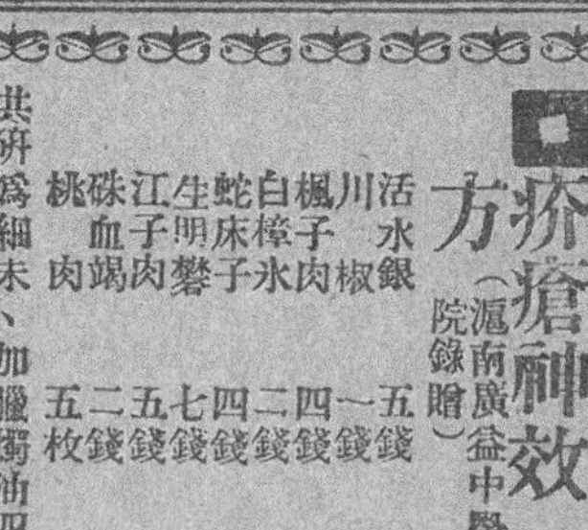

### □瘰癧神效方 （滬南廣益中醫院錄贈）

活水銀五錢　川椒一錢　楓子肉四錢　白樟冰二錢　蛇床子四錢　生明礬七錢　江子肉五錢　硃血竭二錢　桃肉五枚

共研為細末、加臘燭油四錢、猪油一兩、共和、分七塊、每日貼一塊、貼於心窩中、至痛為度、

## 長篇小說　醫海燃犀記（七十二）

（平不余）

### 第十四回　打走針兒歌嘲博士　籌備會衆議禦西醫

將來不獨中西醫學混合、全世界各國醫學、都要採長補短的混合起來、成為一個世界醫學、多麼不好呢、所以我們本了這個主張、才來辦這大同醫學會、一者是求中醫、立於不敗之地、將來能於世界醫學上、佔一位置、二者是要防禦一般奴隸性的西醫、來摧殘中醫、別的毫無意思、諸位以為何如、請大家賜教、話剛說完、座中站起一人、走上台來、要知此人是誰、講些什麼、請看下回分解、

### 第十五回　王大祿請求入醫會　李健飛仗義殺歐羅

話說張大龐說完之後、座中走出一個人來、慢慢地走上台去、向衆人一鞠躬、隨即說道、兄弟杜民雀、適才聽到張主席一番高論、拜服得五體投地、兄弟是從美國克倫披亞大學醫科畢業的、當在美國的時候、自然是相信科學、去做科學的信徒的、後來在美國報紙上、看到一段新聞、是『支那醫學盛行於我國舊金山、』『舊金山地方、有翁克拉夫者、係一商人、患一腫瘍於背部、經該地某大醫院醫治無效、醫云、非開刀不可、嗣有人介紹一支那人陳端甫、為之療治、陳醫取膏藥敷上、並內服丸藥十數粒、次日一覺醒來、上患若失、翁克拉夫感激之餘、為之賃屋設備、助其開一華美醫院、一月前、該地流行發疹窒扶斯、凡經陳醫診治者、均服支那藥品、均應手而效、我國人亦不解其醫術、何以高明至此、近日該醫以診務太忙、已電致該國、請醫生四人、來此相助云、』（未完）

## 幸福之門

### □錢佩芬女士問

余昨起忽然寒熱、咽喉腫痛、不便飲食、至今日腫勢愈劇、幾至不能嚥飲、且連及外面頸下亦腫、請問治法、

### □答錢佩芬女士問 （朱振聲）

據述之症、名曰鎖喉癰、腫紅焮痛、引及外面頸下、此乃肝胆之火上升、風熱之邪外乘也、症勢非輕、急宜輕疎消解、

薄荷葉八分　苦桔梗一錢　大貝母三錢　京赤芍二錢　活蘆根一尺去節

生甘草六分　荊芥穗錢半　炙姜蠶三錢　黑山梔錢半　六神丸十粒吞

熟牛蒡錢半　連喬殼三錢　生蒲黃包三錢　掛金燈八分

附告此症須內吹玉鑰匙、外敷金黃散合蟾皮散、用菊花露蜜糖調敷、

介紹衛生方法　幸福三日刊　指導健康途徑

# 幸福報

鈕儀署

◀第七十六期▶

（民國十八年三月四日）

◀每份售洋二分▶

（館址上海浙江路洪德里四七八號）

**定報價目**

每三日出一張、五個月一元、全年二元、寄費在內、本外埠一律、國外加倍、郵票代現、九五計值

**廣告價目**

每期每格（共計五方寸）五元、均排於新聞之旁、如嵌入新聞中、長期面議

## 本期要目

- 不吃捲烟之建議
- 『喉痧』『白喉』新著
- 藥物釋名錄
- 三論女子無鬚之理由
- 一個喉中生贅之病人
- 喉症勿藥自療法
- 管見錄
- 日光療治之功效
- 小藥囊
- 醫海燃犀記

## □徵求怪病奇治序文

□全年彙刊　□行將出版

本報每期所刊之怪病奇治、久為讀者所贊許、惟以報紙所載、未免散佚、故有全年彙刊之舉、現已將原稿付印、不久當可出版矣、際此付稿之時、理當廣徵序文、想讀者諸君、不乏醫林健將、學界巨子、倘蒙賜以宏文巨著、無任歡迎、來稿請於陰歷二月半以前寄下為盼、一經登載、當即贈以該刊一冊、此啟、

## 不吃捲煙之建議

（程本海）

我們都知道鴉片的害處、和紅丸嗎啡的害處、是很厲害的了、不過它的害處、固然很大、却還有官廳警察、常常查禁、智識階級者之勸告、所以它的流毒、僅在下流社會、或屬積癮難除的而已、倘若實事求是、查禁起來、終有廓清希望的一日、

睜開眼睛來看看、現今社會上最流行的消耗品、而且大家不注意的、要算各種捲煙了！無論窮鄉僻地、上下流社會男女同胞、都是「趨之若鶩」、好像「不可一日無此君」、非此不足以表示時髦、真正令人浩嘆！

人們每以為吃幾支捲烟、聊以消遣、解悶、應酬而已、是極普通而微末的事、何必禁止例、其實、捲烟的害處、比鴉片更厲害、每年流出金錢、達數萬萬元、即以江蘇一省而言、每年消耗捲烟、總在二千四百萬元以上、如此鉅款、把它舉辦教育、和實業、一定有很大的成績、如今盡消耗於捲烟、且百分之九十、都是盡入外人囊橐、試問這樣下去、人民怎麼不苦呢！地方那得不窮呢！

從前本埠舉行不吸捲烟大會、敦請名人演講、我也參與盛會、聽了李平書吳稚暉馬湘伯諸先生底演講之後、得着很深刻的印象、刺激異常！現在把它撮要介紹於下、

李平書先生說、「我於辛亥年五月七日那一天、應伍公廷芳之召赴安塏第不吸捲烟會演說後、便立志以身作則、不吃捲烟、即每日喜吸四支雪茄、也從此打消了、當時影響很大、都改吸旱烟、成績頗佳、那知民國以來、所謂偉人先生們以吸捲煙為便、於是死灰復燃、到今日更是普遍流行了、終不免受外人五分鐘之譏、很盼望在座諸君一雪此恥！」

吳稚暉先生說、『我們中國在明代時期、禁煙極嚴、煙犯都要加以極刑、古代土耳其、也有同樣之處罰、曾幾何時、舉世風靡、吾國人對此惡習、傳染亦深、少年子弟、非此不足以表示時髦、甚至女子不顧體面、也口啣紙烟、此種現象、等諸娼妓、在今日看起來、捲烟在吾中國、到了猖獗時期、其勢如洪水猛獸、每年流出金錢達數萬萬、所以為今之計、惟有一方面希望政府重徵烟稅、俾普通人因烟價昂貴而戒絕、一方面大家起來大聲疾呼的反對、戒此惡習、吾自信生平沒有吃過烟、所以敢在此地勸諸君、一、自己不吃烟、二、勸別人不吃烟、』

（未完）

民國十八年三月四日　幸福三日刊　己巳年正月念三日

## 『喉痧』『白喉』新著（八）

吳江宋愛人

冬溫春寒喉疫須防　中西學理一齊公開
有自行鑑別之學識　有自行療治之特權

非急開支流不可也、又有氣虧力乏之人、亦常以咽頭爲呼吸者、此則中氣不足、空氣之入者、以肺管不任深遠之吸力、故借助於喉、以互擠職務、其炭氣之出者、亦不獲輸送至於鼻竅、而甫至咽頭已早爲洩出、故呼吸工作、咽喉互相爲助也、其最著者、則爲偶感風寒、鼻腔窒塞、（歐醫謂鼻腔加答兒者是、）此時鼻腔至喉頭一部分之工作、完全以鼻腔黏膜分泌液之充多、而不能通呼吸、故咽頭口腔、遂爲臨時呼吸官能矣、然口腔呼吸、不但背於各種官能之自然纖能、且於衛生亦有危害、蓋鼻腔有鼻毛、有口蓋、其於防禦毒菌侵染之工作、固極爲周密、（未完）

## 藥物釋名錄（六）

（秦丙乙）

**豨薟**　江東人呼豬爲豨、豨薟草如豬僉之臭、故名、

**大戟**　此項毒草、葉如箭、且有鋸齒、質性猛烈、有擢枯拉朽之勢、故名、

**續斷**　此項隰草、葉爲羽狀、莖高、中空、絕類雞脚、皮黃深裂、節節俱斷、故曰續斷、

**雷丸**　此物生土中、無苗葉而能殺蟲、猶雷之丸、霹靂擊物也、故名、（完）

## 三論女子無鬚之理由復克家君

（涼月）

承詢三則、茲再答覆如下、

（一）來書據生理學云、一滴精液、約百倍於血、以爲男子脫精、與女子脫血同、何以一則有鬚、而一則無鬚、殊不知男子之精、乃出於腎也、非出於胞中也、胞中爲衝任之原、腎固不得爲衝任之原、衝任之原有所亡失、因而孫絡之在唇口者空虛、腎精之亡失、固無闕於衝任之孫絡也、

（二）女子所不足者、胞中之血、而非心之所主、脾之所統、肝之所藏也、是何怪男子略血衄血、而無損於鬚也、

（三）至於鬚髮早白者、未必由於怯弱、怯弱者又未必無鬚、是真謨精血稱一原、試問衝任二脈、果發源於胞中乎、抑發源於腰腎乎、中醫正期發闡內經、昌明國學、愼毋效靈素商兌、設淫詞而助之攻也、然乎否乎、尚敢質之海內、

## 醫林點將　怪病奇治

### 一個喉中生蕈之病人

（李愛人）

清嘉道間、吳門顧庭綱氏、精醫術、入神化、有沈氏子、病奇特、登門求先生診、時病人滿室、沈子亦雜坐其間、少頃、室中倏起喧嘩、盡皆掩鼻而走、惟沈子及其伴者三人猶在焉、先生即舍他而與之診、亦因奇臭薰騰、故留神而預防之、按脈洪數、望色薰黃、舌質紅而胎黃厚、身熱壯而氣喘粗、口張難閉、瞪目無語、喉間痰聲瀧瀧、中結一物、如煑熟之雞卵、色呈紫黑、不痛而奇癢、握七刺之、柔靱難破、稍滲血水、刀痕旋平、詢其病、據伴者云、三年前、曾發麻痧、後見喉頸起有瑣屑小點、延醫診之、皆謂喉癬、今春、忽然寒熱頻作、喉痛而腫、醫者投以溫劑發表、驟結成塊、滿塞喉中、復經奏刀、轉爲增大、因羣醫束手、用特雇舟前來、叩請救治也、先生見其額汗淋淋、勢將喘塞、厥象可怖、症確難圖、繼思此症起於三年前麻痧之後、必因餘毒未盡、留於肺胃之中、陰虛血熱、釀成喉癬、復感表邪、觸動伏熱蘊毒、醫者又誤施辛溫、夫陰虛之體、原多虛火、今與伏毒風溫痰熱相煽、於是炎炎之火、益難發洩、遂致直攻咽喉、設嘗時急用解毒清血以治其內、辛涼清洩以治其表、自能熱退腫消、喉癬雖不能告痊、決不致若是之危險也、（理論清徹、如飲上池）、剗下咽嚥中祗通一線、湯飲倘不易進、服藥勢更困難、思非佐以手術不可、（有理論、有學術、此之所爲醫國手也、）先將珠黃散、冰硼散、六神丸等藥、吹入、然僅出毒涎、藥難下嚥、遂取蘆管、劈一尖形、向咽內徐刺納入、將藥飲注管射之、始能徐徐嚥下、再如法纔進粥湯少許、藉以保持生命、（刺蘆管、注藥飲、功實勝於西醫之切開氣管、然倘有神奇驚人之手術在後、請讀者注意、）經先生治後、汗喘漸平、翌晨、覆診、無甚進退、但覺精神稍振耳、示以方於用解毒養陰清血之劑、仍緜蘆管引進、惟此法不過一時權宜之計、（然而今之醫者、其慣用一時權宜之計、以應付臨時者有之、而不鮮也、）未可持久、迺更變計畫、（奇法來矣、請讀者醒目、）用鍼砭火烙、以圖鏟除其根、（咄咄奇聞）命學子數人、一持其頤頰、一反其手、而握其腕、一按住其脚、（咄咄怪狀）先生迺出寸許白金、以高粱酒燒紅、（火光燭處、令人寒心、）先以利剪入喉、剪破其蕈、遂以火烙烙之、（凜凜乎如觀公孫之舞劍、眞奇觀也、）逐日一行、三日後、蕈脚顯露、根柢已鬆、迺令其用力大聲作欬、欬未已而蕈果隨聲墜地矣、（快哉、手術之神、有如是者、）時環立而觀者數十人、莫不驚嘆、先生醫術之神、咸謂沈子之得生、死肉骨焉、猶之敗草枯楊、經此雨露栽培、森茂向榮、悉先生之賜也、（下期請培森先生續）

# 喉症勿藥自療法（上）

滬盧寶主述

喉科有七十二症。頭緒紛雜。論治複雜。非一般人所能了解。茲擇其簡便易行。功效神速。切於家庭實用者數則。摘錄于後。以供社會人士之研究。俯拾即是。力省費廉。亦庶幾勿藥有喜之遺意也夫。

青龍白虎湯　生橄欖。生蘿蔔。水煎常服。可免喉患。此王孟英先生所製方也。橄欖色青。能清足厥陰內寄之火風。而靖其上騰之焰。蘿蔔色白。化手太陰外來之燥熱。而消其下行之氣。合而為劑。消經絡留滯之痰。解膏粱魚麵之毒。用以代茶。則龍馴虎駿。臟腑清和。豈但喉病之可免耶。且二味處處皆有。人人可服。物易功優。久任無弊。實能弭未形之患。勿以平淡而忽諸。

法製蘿蔔　凡人于三四月間有喉病者。皆因冬天寒氣鬱結不開。至春始發。須于初交時。多買蘿蔔菜。掛在竹竿。放露天下。任他風霜雨雪吹打。不要收下。直到立春前一日。收掛在無日處陰乾。春二三月收來切碎。和醬或鹽。放在盆中。飯鍋上蒸熟。當家常小菜食之。一家永無喉患。若有人患喉風等症者。以此菜煮湯服之甚效。

鹽藕節　平時取新鮮藕節烘乾。用鹽醃好封固。遇有喉痛者。嚼汁嚥之。極為神效。陰虛喉疼更妙。

每晨起身時。常服淡鹽湯一杯。可降虛火。而解喉毒。亦是免喉患之簡效良方也。

# 管見錄（三）

姚夢石

## 痰

頑痰嗽、膠住咽喉、揮咯不能出、必努力大嗽而後出少許、如脂膏之狀者、不宜用煎劑、宜以散子消磨之、如青蛤浮石芒硝蔞仁礞石礬石之類、為細末、以竹瀝姜汁調服、以其膠固不開、非輕劑所能愈也、

風痰嗽、肺氣壅盛、必欬嗽而後出其痰、浮而有沫、狀如津唾而路稠者是也、宜用輕浮之劑以治之、麻黃杏仁甘草桑皮枳殼淡芩蘇梗薄荷半夏防風之類、甚效、凡用麻黃必配杏仁以降氣、

熱痰、萊菔子白芥子、并治咽喉腐爛之痰、而肺風痰喘之痰亦治之、

痰火、盛於上、非滾痰丸不解、凡症於六淫七情不相對者、必當於痰之一字察之、

眼胞上下如煤黑者、痰也、按此最確、此痰必居中州、

有人坐處、率吐痰涎滿地、其痰不甚稠粘、只是沫多、此氣虛不能攝涎、不可用利藥、宜六君子加益智仁二錢以攝之、或六君加姜桂冷飲睡覺即止、

痰飲流入四肢、肩背酸痛、兩手軟痺、不可作風治、宜導痰湯加姜黃木香、或指迷茯苓丸、

痰在膈上、瀉之不止、當用吐法、

痰火舌瘡、中風不語、喉中有痰、非竹瀝姜汁不可、或送玉露、或紫霜、或滾痰、或調參末、

# 日光療治之功效

（幸福社社員石照市）

日光之於人、猶菽粟之充飢、布帛之適體也、人取用於日光、邇而且易、人之療治、恆求諸遠且難、薄海同胞、幾有意識者、知日光療治之功效乎、余撮舉證之、亦幸福之一助也、

越通都大邑之區、見一般要人、患瘡癬毒、醫遍中西、藥窮金石、逾年累月、纏綿不瘥、至極貧苦之乞丐、饔飧不一飽、患極險惡之疱毒、醫藥更何云、每日箕踞日光中、受日光蒸炙、內膿已成、再就日光排擠之、拭淨盡、膿盡而毒去、毒去而肌生、不數日愈、如此獲日光療治之效者、不勝枚舉、

余友曾語及日光作用甚大、信有明徵、殆日光富有電力、能摧殺毒菌於無形、對生殖上含特種溫化的性質、能使肌膚潰瘍、暗中消拔、更能催促除去腐毒、長養新肌、皴之妙藥靈丹、其遠邇難易、不可以道里計、

去歲夏、道過邑南鄉莊舍、見窶人子、席履為業、病黃疸、幾死、今秋復徑其地、其人病全去、今舊若兩人、問其由、曰無他、夜宿此舍、晝坐臥日光中、汗出如注、就日光浴、從此病漸減、體漸康、再生慶也、七月儘鄉有患瘧者、無貲服藥、遇寒發時、負暄日光中、已而大熱、汗大作、濕透巾、少頃、汗收而熱退、如此者三、而瘧遂除、以是知二症、俱飽受日光溫化、邪從汗解、日光作用之大、益信有徵、

世有類此種種之症、侈語炫用西法電療、金錢浪費、盍就日光試之、嗟嗟、人之窮無告者、常喜坐日光中、終歲無一病、僉曰、窮人命賤、然歟否歟、抑蒼蒼者之獨厚於若輩耶、殆若輩習處天高地厚間、蠕蠕不自知、人之見之者、熟視不加察爾、歲寒雪霽、日光欲現、羣情雀躍、沿呼為黃棉襖子出矣、何淺之乎論日光哉、何後人鮮發明其療治功效哉、

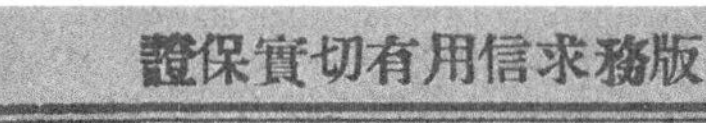
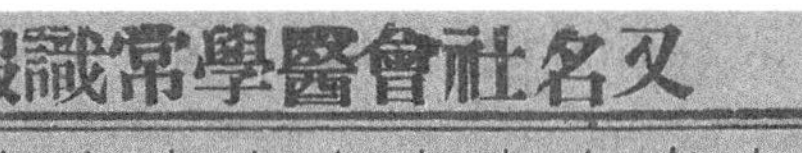

出版務求信用有切實保證　又名社會醫學常識報　主持者有學識經驗及人格

## 小藥囊

本欄專載一切簡便實用良方、故用筆務求簡明、功效務求神速、為讀者增醫藥常識、為病家闢自治園地、為人類謀健康幸福、

歡迎投稿

## 救治槍傷

(戴觀)

西夏予有事入都、敬記紙非姜子奇先生、約杯酌之慵、席間有晉人趙君精醫理、據云渠於前清光緒丁未年從戎武衛左軍幕中、駐防黑龍江呼闌一帶、因趙周人督隊劉髯匪、兵士受傷、延一外科李醫士傳授起鎗子接骨各方、試治輒愈、李醫士常被懸匪延請療治、莫不奏效、予懇趙君傳授、慨然允諾、予亦公諸世、列方於後、

## 起鎗子方

內服方

天靈蓋一錢　鐵甲將軍六個　乳香一錢　沒藥一錢　龍骨錢半　辰砂一錢　雄黃五分　漢三七一錢二分　眞紅花二錢　梅片五分　麝香一分　砵血竭花二錢　土狗六個　兒茶一錢　川白蠟錢二分

以上各藥、研極細末、每服一錢、紹興酒薑便送下、如腰部受鎗傷、用胡荽桑熬湯、頭部加川芎、肩膀加桔梗、手上加紅花桂枝、腰以上加川杜仲、前後胸加故紙、腿上加牛膝、腳上加木瓜二桂枝川牛膝、

外敷鎗口方

受鋼子、用自然銅二錢、蟋蟀七個共搗一處、糊之自出、受鉛子、用水銀二錢、香片茶五錢共搗一處、糊之自出、

## 長篇小說 醫海燃犀記 (七十三)

(平不余)

第十五回　王大祿請求入醫會　李健飛仗義殺歐羅

我見了這種新聞、覺得很是奇怪、一定中醫有個至理存乎其中、我雖未有研究過中醫、但據此看來、倒叫我生了信仰之心、張主席道、那種辦法、兄弟極端贊同、現在這奴隸派的西醫、既想銷滅中醫、我們一定要想法子來抵制他、使中醫要立於不敗之地、大家以為何如、話剛說完、羣起舉手贊成、張大麂道、大家既然贊成、我們現在也要遞個呈文、到教育廳、照歐羅的呈文、逐條辯論、理由上能打倒他、銷滅中醫、自然不能實行、大家看、對是不對呢、衆皆答對的、張大麂道、既是對的、我們就照這樣辦法、至於會章、我已擬一草稿、今天一條一條、讀給大家聽聽、對的、更好、有不對的、請大家討論改正於是大麂一條一條的、讀給衆人細聽、大家都很贊成、沒有甚麼不對的地方、多數通過、隨即振鈴散會、後來大麂單將杜氏笙博士、及張景歧父子留住、細商呈文的措辭、杜氏笙道、這件事、獨偷兒張、本着主張做去、就是了、那沒有不對的、於是同張景歧父子、都告辭而去、這裏張大麂、辦好呈文、寄到南京去不提、再說歐羅、自從那天被兩個小孩子歌嘲之後、氣得有兩天沒有吃飽飯、第三天、王國化來了、見歐羅悶悶不樂、隨即同道、獨偷兒歐、怎麼這樣不快活呢、歐羅道、有點不舒服、國化笑道、我來替你看一看、隨將歐羅的手、按在桌上、用三指診一診脈、有意很驚訝的道、唷哎、你這毛病很重、恐怕將來還要不久人世了、歐羅把手一縮、氣憤憤的道、你這張太平嘴、胡言亂道、(未完)

## 幸福之門

### 中醫戴永年君問

茲有病人王朵、患脘腹膨脹、食入泛吐、形瘦神疲、形寒怯冷、脈象左部弦濇、右部沈細、請示良方、

### 答戴永年君問

(朱振聲)

脈象左部弦濇、右部沈細、考脘為清陽之所、腹乃至陰之位、脾不健則清不升、胃不和則濁不降、脾胃運化失常、中宮生氣日戕、食入泛吐、脘腹膨脹、形瘦神疲、形寒怯冷、脈症參合、恐入損門、姑擬健脾和胃、抑木扶土、

生白朮三錢　連皮苓三錢　焦白芍三錢
陳廣皮一錢　仙半夏二錢　大腹皮錢半
淡吳萸四分　陳木瓜錢半　金鈴子二錢
烏梅炭四分　酸棗仁三錢　生熟苡仁各三錢
陳葫蘆瓢四錢

介紹衛生方法　幸福三日刊　指導健康途徑

# 幸福報

紉儀署

第七十七期
（民國十八年三月七日）
每份售洋二分
（館址上海浙江路洪德里四七八號）



## 本期要目



## 畫謎揭曉

本報第七十三期所載之畫謎為『上海女子的手腕是造成黑暗社會的原素』今將猜中者姓名列下

■甲種定戶每人一元

徐承裕　黃一飛　趙天鵬
張友根　李恆　陳雪映
徐百川　梅影女士
張漱石　鄧天鈍

■乙種非定戶共四十九人

姓名恕不披露、各人所得之贈品均已付郵矣

## 生不幸為女子身

（蓀丙乙）

生不逢辰、丁斯濁世、年青女子、情竇初開、奇狀醜形、既為司空不怪、耳濡目染、亦已習見習聞、在質性堅貞者，固行潔品端、卓然不變不遷、而原其舊、而意志薄弱者、遂心猿意馬、駸駸乎潛移默化而不自知、於是不顧萬全、濫用情愛、陰存求耦私意、陽言社交公開、珠翠繞身、惟時尚之是競、妖冶作態、弄風姿於人前、誑浪笑傲、輕浮佻撻、合苞未放、先已任情於摧殘、待字春閨、遽作有夫之羅敷、踰垣鑽穴、好效比翼之飛、濮上桑間、私訂白頭之約、如荒旱之望雨、正不妨野子偷夫、如餓虎之趨羊、那管他生張熟魏、既賤蕩而齷齪、亦浪漫而荒淫、但知縱慾逞情、罔顧道喪德穢、不禁相火旺熾、奚思後患無窮、洎乎中年、痛苦叢集、既斲傷之太過、自病癆而弗瘳、亦咎由於已招、更何屑乎致憫、若乃閨中處女、秉性幽嫻、或曉詩文、或諳禮義、既和順以待物、亦誼重而情深、無如破瓜之年、倘嗟標梅之歎、緬姻也晚、每動偶匹之思、渺渺吾生、不知究若何結果、茫茫塵世、何處尋如意郎君、脈脈含情、恨無宣洩之地、悒悒不樂、幾難解慰於懷、對鏡倚窗、卜花拜月、芳心常鬱、紅顏自悲、已則隱抑於中、人亦莫喻其曲、設詞巧譬、無非搔癢於隔靴、婉語問由、徒增刺心之根觸、於是形容憔悴、意興索然、蒂固根深、末由救藥、斯則事雖愚固、而亦情有可憐、

復有中年婦人、持家內助、操勞不怨、中饋是專、鶼鶼情深、羨如花之美眷、我卿意密、見彼倆之相減、乃好夢不常、明月迭更、良人遠適、難圖團聚之懽、嘗沐屏施、默禱平安之祝、停雲落月、寃耳是嗟、攀柳折梅、驛使何在、望雁寧之南北、輒用躊躇、聞燕語之呢喃、獨深惆悵、當夫花朝月夜、令節良辰、酌飲興嗟、賞玩誰侶、天涯海角、長罣懷於一方、織女牛郎、恨傾愫之匪易、緣定作合、分離拗違、造物弄人、抑何太忍、

其或妾身薄命、夫也不良、儘勸諫以諄諄、奈回頭之無望、金迷紙醉、日惟浸淫於其中、問柳尋花、忍棄糟糠而不顧、反目時啓於幃際、物谿悔生於家庭、惟抱恨以終天、其誰之咎、每自怨而自艾、何處訴冤、自問婦德無虧、詎遭仳離之苦、

（接第四版）

## 『喉痧』『白喉』新著（九）

吳江宋愛人

冬溫春寒喉痧須防　有自行鑑別之學識
中西學理一齊公開　有自行療治之特權

咽喉直達肺胃、實無一防禦之工作者也、咽頭部位、爲位於口腔後方之小腔室、前方與口及鼻腔交通、下方連於食道、兩側係陽明胃絡而旁通於兩耳、（歐醫謂喉司達閘氏腺者是、）然後還入下行、交通於喉頭、（按婦女打胎不慎、言語不出、手足瘛瘲、甚則痰涎上湧、神識昏呆、項背反張、牙關緊閉者、此中醫謂之破傷風、謂血絡破傷、神經性起有重大之恐慌、故爲痙攣如風之搖動也、其牙關緊閉者、卽候司達閘氏腺、緣血絡之破傷、神經之恐慌、而腺體亦同時變硬故也、然以中醫論之、謂爲胃絡損傷、於理尤合、故以大劑羚羊白虎湯、兼以養血之劑、則往往有可生者、）

然而如上所述、不過爲局部生理、實則吾人生理之組織、全身都是一個係統、咽喉是局部的、然咽喉所循行之經絡、決不是限於局部的、當然是有全身系統的、所以本篇對於局部生理、既陳翔實、而對於全身系統的經絡的循行、尤其要詳細說明、但現在局部的解剖學、還談不到此、我再以吾國固有之學識、說明之如下、（未完）

## 救猝死法（纂振華）

猝死之類不一、最普通者、爲溺死或縊死、一名氣閉、因其體內養氣缺乏、炭氣增多所致、其見證爲面色轉黑、靜脈怒張、知覺全失、舊法用竹筒吹其兩耳、謂不可住口、久之自有氣出、其意蓋欲以活人之氣、接死者之氣耳、不知此實大悞特悞、凡人吸入之氣爲養氣、呼出之氣爲炭氣、呼吸驟絕之人、炭氣滿塞於肺而不得出、養氣被炭氣之拒而無由入、再以滿口之炭氣吹入其耳、是投井下石也、且云不可住口、誠心切於仁、而術不精、曷若袖手旁觀之爲愈哉、鄙人采用西法、已屢試數人、果驗、惟法須速施、遲則不論身體熱與不熱、軟與不軟、均屬無效、其法惟何、曰最普通之人工呼吸法也、先解開猝死者胸前之衣服、令其仰臥於地上、項背等處、則墊以衣服或他物、引舌端伸出口外、勿任縮入、然後跨於猝死者之下肢左右、用兩手掌強壓其胸部之兩側、使胸腔漸漸縮小、旋去壓則胸壁仍擴張、如此反覆行之、空氣即能送入於肺藏之內、而復蘇息矣、

## 醫林點將　怪病奇治

### 一個服砒霜的少婦（二）

（幸福社社員吳藝圃代作）

浙西王某、余老友也、十年一隅共處、「風雨同舟、」「和衷共濟、」極盡相得、友秉性豪爽、義心俠胆、每遇慈善事業、無不鼓勇參與宣傳、高風欽仰、甘愧無能、一日、對飲庭中、時值風煖清和、怡然語趣、滿園桃華、百花漫媚、意興闌珊、友偶爲余道、伊故鄉有商販鄭某者、年過知命、惟育一子、活潑天眞、情性崇道、十五歲而隨父賈、遠走東西、勞苦無辭、徹頴過人、顧鄭某愛若拱璧、從此生涯水面、五六年來、亦殊不惡、竟積金累萬矣、雖無富翁之稱、亦可爲小康之家、鄉人良莠不齊、土棍亦夥、固鄭某亦爲若輩所覬覦耳、某其感處世之艱、每願散賑糧米、濟人窮困、修橋築路、靡不慷慨輸將、而造後福、爲子孫計、蓋鄭子年今三七、而婚議未成、雖有多數媒妁、爲聯秦晉、祇無相當之色性所矚目、年華虛度、方交廿三歲、乃父無可或緩、故挽媒說合鄰村張氏女、昔蔻芳齡、丰姿艷麗、才子佳人、殊堪切合、自此結褵、一雙情侶、依依鶼蝶、歡愛有加、詎奈塵世蒼茫、多磨好事、成姻未久、該氏忽與翁姑、因細故而生口角、竟服砒毒、而自殺聞、緜緜一息、鄉家倉皇、急足請醫爲治、而醫者均以不治爲辭、鄭子愛妻賢淑、蕩魄傷心、屢呈癲狂之態、示一有醫其狀者、無不咋舌心酸、當此危息之間、村鄰某媼來、急治簡法、不難挽垂危於千鈞一髮之際一、幸時尙未久、堪能救治、急如命行、置大缸庭中、滿貯涼水、速使該氏人坐其中、出露首臉、其他部份、悉皆浸沒缸中、未閱數分鐘之久、卽挾之而出、數日中、飲食調理、竟致霍然、此一朵鮮艷之花、雖經霜雪摧殘、得蒼媪之一言、方不致有好花易隕之嘆、上說爲乙丑春事、斯法雖屬簡單、究之夏秋冬季、可否循法以行、則余未敢斷言矣、事係耳聞、虛確未證、余因思此法突奇、不嫌飛筆之勞、概略述之、錄登本報、不作奇治觀、縱亦可爲小說讀也、

## 應注意懲戒小兒（月桂）

懲儆小兒。務須寬猛並濟。倘遇小兒性發之時。宜稍稍寬恕。與以轉圜之地。待其緩和。再爲訓責。若以小兒性發。自己亦大動怒。各趨極端。則大人小人。並傷身體。於教訓方面。反相違背、不可不注意焉。

第一卷　社會定期刊　第七十七期

## 喉症勿藥自療法（下）

涵虛室主述

凡覺喉嚨疼痛時。即于頸窩處（即頸動脈部位）擦香油少許。用厚銅錢一文。刮之如刮痧狀。（要順刮切忌倒刮）左痛刮左。右痛刮右。以見紫紅點片為度。或以次指中指彎曲蘸酒。挼左右頸窩捻之。尤為易行。一經刮捻之後。輕者勿藥自愈。重者亦漸轉輕。易于調治。以喉毒風熱得從外洩。不致蘊結傷喉故也。此法較之貼喉異功散尤為妥善。予經驗多矣。

凡咽喉初覺壅塞時。即以紙撚探鼻孔內。得噴嚏數次。則熱毒可散。免生意外之虞。

。凡喉症初起時。即用煅硼砂少許。開水冲化。候冷時時漱口。可免蔓延難愈。

喉中結塊。水食不通。危急欲死者。用百草霜（即鍋烟子以燒野草者為佳燒煤炭者忌用）和蜂蜜為丸。如芡實大。新汲井水化一丸灌下。甚者不過二丸。此名百靈丸。凡喉間方覺脹滿疼痛時。急以食鹽搓手掌心。鹽乾復易新鹽。搓之數刻。即消極有效。

凡遇喉風。忽然腫痛。喉間閉塞。飲食不能下咽。急用白礬研末。冲開水服之即愈。

冬月燒煤爐取暖。每多喉疼之患。若每日常嚼生蘿蔔。（紅色綠色者為佳連皮嚼下）一二枚。可防喉症之不發。喉症既起。時多嚼生蘿蔔。可消喉毒于無形。

常喫香蕉。可免喉病。若將香蕉連皮。用水煎之取湯服。治喉病尤神。

（完）

## 管見錄（四）

姚夢石

痰脈弦、或滑、有瀉有不瀉、或多或少、或下白物、胸中懊憹不舒者痰也、化痰或平胃二陳、青黛海石淡芩神曲、凡服或用升麻柴胡二朮二陳、或吐以提之、

痰火壅滯上焦、舌強不語、驗即涼膈散加菖蒲遠志也、

痰入心胞、如痴如醉、寡言語、見人捕捉、或手足微動者、服陳無擇控涎丹可愈、

鼓峯治陸弦暘、日晡三月、醫以其中年無子、作虛損治不效、曰此痰滯陽明也、以二陳黃連等作丸吞之、不五日而愈、其脈浮洪彼醫誤認陰虛、不知其火載上行也、

肺風痰喘、宜投通竅瀉肺法、極為應手、麻黃一錢杏仁枳殼淡芩桑皮各七分甜葶藶一錢大棗數枚、便閉大熱加竹瀝薑汁甘遂五分研冲、此法專治氣急痰閉、鼻煽大汗、脈數、危時一劑獲效、三子養親、亦可加入、

小兒痰喘大汗、便閉、肺竅閉塞、宜用麻杏葶辛蘇桑芩兜大黃、體虛則用三子二陳安桂杏仁蔞朮玉竹、俱宜分數、

按此種用藥、必須無汗氣急鼻煽、面白肌瘦泄瀉者、方可投之、否則有誤、

## 藏肉桂法（一得）

肉桂為貴重之藥物，若藏之不得其法，每有枯燥失性之弊，宜將肉桂藏入瓷器之中，器內之下面，塗以蜂蜜，使肉桂常得蜂蜜之滋潤，又無走氣失性之慮，自然可以久藏矣，

## 欬嗽新解

朱振聲

**欬嗽是人生重大之防護機關**

**欬嗽是人身自衛上必要動作**

欬非病也、肺氣管為邪所窒塞、不能通達、因而施其反抗之作用也、是故病輕者欬輕、病重者欬重、世人不明斯理、一遇欬嗽、惟望欬止、而普通醫生、因欲迎合病家之心理、亦以止欬為要事、於是乎治欬有專家、止欬有專藥、賴報紙以宣傳、借廣告以欺人、而不知徒恃止欬、不去其病、無益也、故服者雖衆、而效者實鮮、考欬之所以為欬者、由於病耳、是故去其病、即所以止其欬也、惟病源不同、治法互異、往往同一藥方、甲服之而見效、乙服之而增劇、此無他、病源不同、藥不中病也、故治欬以去病為先、去病以辨症為要、若但治其標、而不求其本、但止其欬、而不去其病、斯猶盜已入室、主人方鳴鼓而攻、醫者不但不助主而攻盜、反抑主而禁鼓、於其乎、盜益猖狂矣、治欬亦猶是耳、因於風者、辛平以解之、因於寒者、辛溫以散之、因於暑者、辛涼以除之、因於濕者、淡滲以利之、因於燥者、甘涼以潤之、因於火者、苦寒以泄之、此風寒暑濕燥火六淫之邪者、猶如盜也、六淫之邪襲肺、肺氣不甯、於是乎欬、欬者、即鳴鼓而攻之之意也、所謂解之散之除之利之潤之泄之者、去盜之法也、亦即止欬之道也、其他如木火刑金者、泄其木、土不生金者、培其土、虛不納氣者、補其虛而納其氣、視其何藏有病、施以何礙之藥、不必治欬、而欬自止、故余嘗曰、欬非病也、人生重大之防護機關也、亦即人身自衛上之必要動作也、奈何世人皆目之為病、而眞病反置之不顧、是亦何怪其愈治而愈欬、愈欬而愈劇、欬之所以不能愈者、其在斯乎

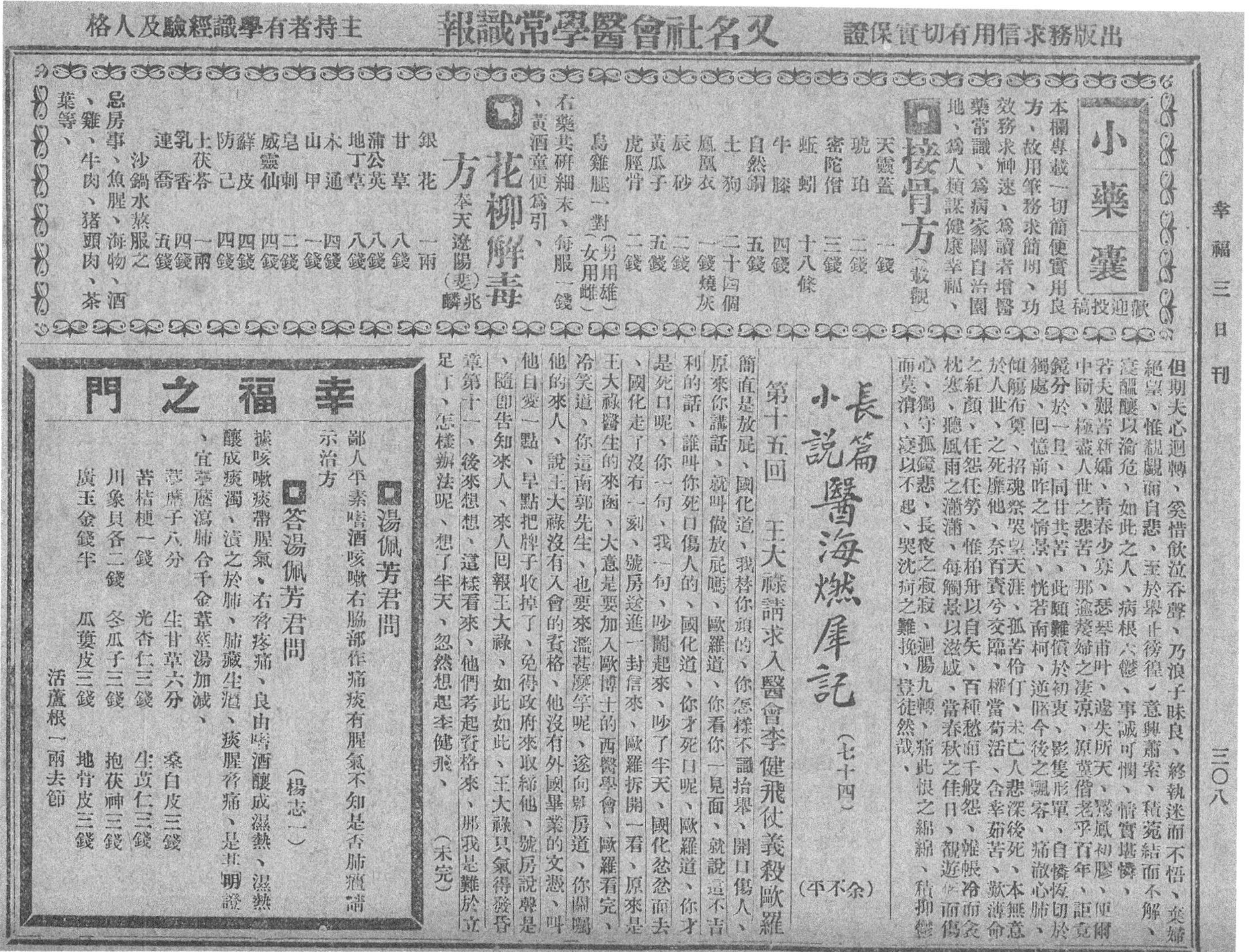





## 小藥囊

歡迎投稿

本欄專載一切簡便實用良方、故用筆務求簡明、功效務求神速、為讀者增醫藥常識、為病家闢自治園地、為人類謀健康幸福、

### 接骨方（載覯）

天靈蓋　一錢
琥珀　二錢
密陀僧　三錢
蚯蚓　十八條
牛膝　四錢
自然銅　五錢
土狗　二十四個
鳳凰衣　一錢燒灰
辰砂　二錢
黃瓜子　五錢
虎脛骨　二錢
烏雞腿一對（男用雄）（女用雌）

右藥共研細末、每服一錢、黃酒童便為引、

### 花柳解毒方（奉天遼陽（斐）兆麟）

銀花　一兩
甘草　八錢
蒲公英　八錢
地丁草　八錢
木通　四錢
山甲　一錢
皂刺　二錢
威靈仙　四錢
防己　四錢
蘚皮　四錢
土茯苓　一兩
乳香　四錢
連喬　五錢

沙鍋水熬服之、忌房事、魚腥、海物、酒、雞、牛肉、猪頭肉、茶葉等、

## 長篇小說　醫海燃犀記（七十四）（平不余）

### 第十五回　王大祿請求入醫會　李健飛仗義殺歐羅

簡直是放屁、國化道、我替你頑的、你怎樣不識抬舉、開口傷人、原來你講話、就叫做放屁嗎、歐羅道、你看你一見面、就說這不吉利的話、誰叫你死口傷人的、國化道、你才死口呢、歐羅道、你才是死口呢、你一句、我一句、吵鬧起來、吵了半天、國化忿忿而去、國化走了沒有一刻、號房送進一封信來、歐羅拆開一看、原來是王大祿醫生的來函、大意是要加入歐博士的西醫學會、歐羅看完、冷笑道、你這南郭先生、也要來濫甚麼竽呢、遂向號房道、你囑咐他的來人、說王大祿沒有入會的資格、他沒有外國畢業的文憑、叫他自愛一點、早點把牌子收掉了、免得政府來取締他、號房說聲是、隨即告知來人、來人回報王大祿、如此如此、王大祿只氣得發昏章第十一、後來想想、這樣看來、他們考起資格來、那我是難於立足了、怎樣辦法呢、想了半天、忽然想起李健飛、（未完）

但期夫心迴轉、奚惜飲泣吞聲、乃浪子昧良、終執迷而不悟、棄婦絕望、惟覩覷而自悲、至於舉止徬徨、意興蕭索、積菀結而不解、寖醞釀以淪危、如此之人、病根六鬱、事誠可憫、情實堪憐、若夫艱苦新孀、青春少寡、瑟琴甫叶、遽失所天、鸞鳳初膠、便爾中斷、極盡人世之悲苦、那逾嫠婦之淒涼、原冀偕老乎百年、詎竟鏡分於一旦、同甘共苦、此願難償於初衷、影隻形單、自憐悔切於獨處、回憶前昨之情景、恍若南柯、逆睹今後之飄零、痛澈心肺、於傾觴布奠、招魂祭哭、望天涯、孤苦伶仃、未亡人悲深後死、本無意於人世、之死靡他、奈育責兮交臨、權當苟活、含辛茹苦、歎薄命之紅顏、任怨任勞、惟柏舟以自矢、百種愁而千般怨、帷帳冷而衾枕寒、聽風雨之瀟瀟、每觸景以滋感、當春秋之佳日、覩遊侶而傷心、獨守孤鐙悲、長夜之寂寂、迴腸九轉、痛此恨之綿綿、積抑鬱而莫消、寖以不起、哭沈疴之難挽、豈徒然哉、

## 幸福之門

### 湯佩芳君問

鄙人平素嗜酒咳嗽右脇部作痛痰有腥氣不知是否肺癰請示治方

### 答湯佩芳君問（楊志一）

據咳嗽痰帶腥氣、右脅疼痛、良由嗜酒釀成濕熱、濕熱釀成痰濁、漬之於肺、肺藏生癰、痰腥脅痛、是其明證、宜葶藶瀉肺合千金葦莖湯加減、

葶藶子八分　生甘草六分　桑白皮三錢
苦桔梗一錢　光杏仁三錢　生苡仁三錢
川象貝各二錢　冬瓜子三錢　抱茯神三錢
廣玉金錢半　瓜蔞皮三錢　地骨皮三錢
活蘆根一兩去節

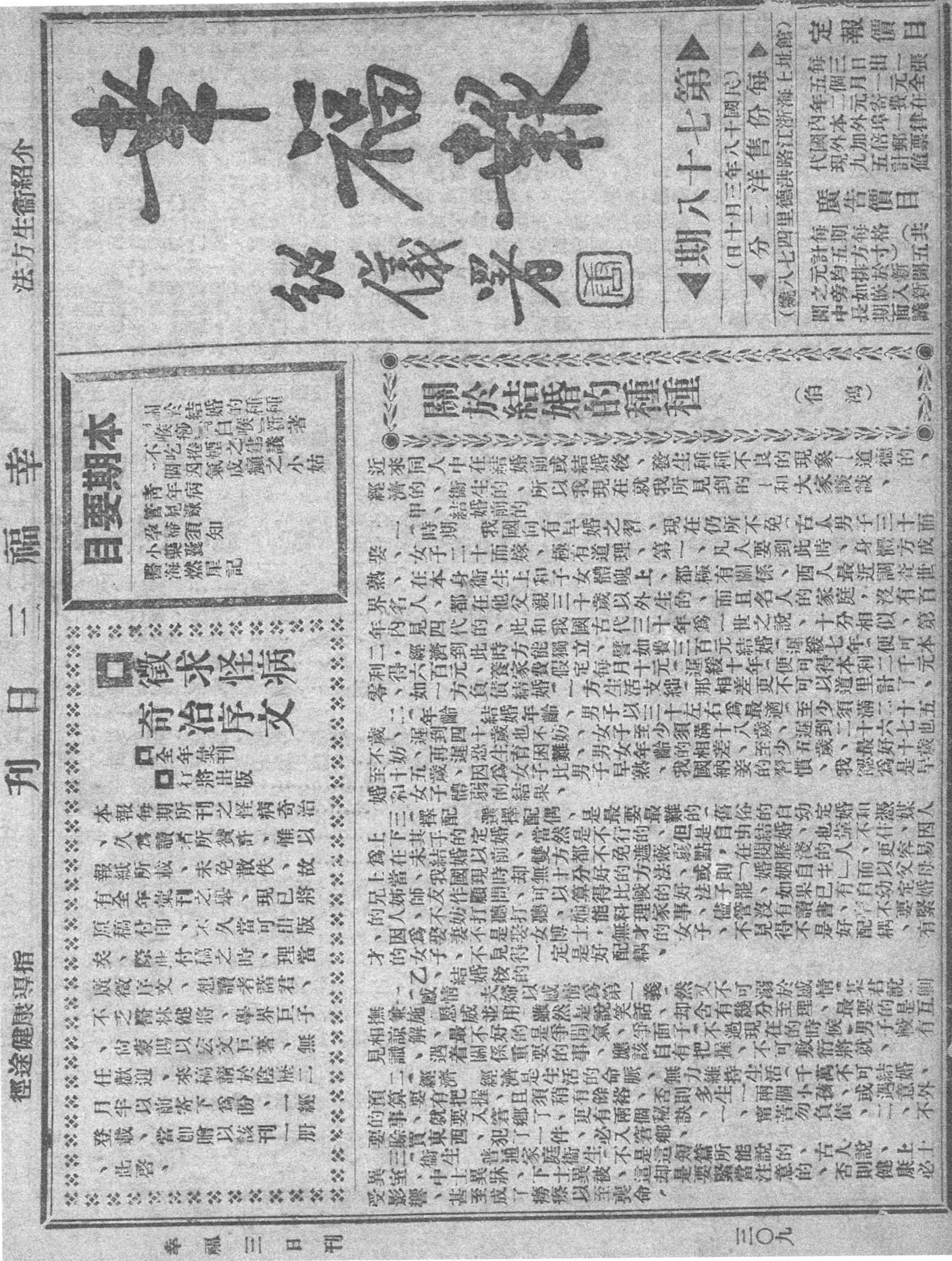

介紹衛生方法　　幸福三日刊　　指導健康途徑

# 幸福報

紹儀署

◀第七十八期▶

（民國十八年三月十日）

◀每份售洋二分▶

（館址上海浙江路洪德里四七八號）

**定報價目**

每三日出一張、五個月一元、全年二元、寄費在內、本外埠一律、國外加倍、郵票代現九五計值

**廣告價目**

每期每格（共五方寸）計五元、均排於新聞之旁、如嵌入新聞中、長期面議

**本期要目**



## □徵求怪病奇治序文

□全年彙刊　□行將出版

本報每期所刊之怪病奇治、久爲讀者所贊許、惟以報紙所載、未免散佚、故有全年彙刊之舉、現已將原稿付印、不久當可出版矣、際此付稿之時、理當廣徵序文、想讀者諸君、不乏醫林健將、學界巨子、尚蒙賜以宏文巨著、無任歡迎、來稿請於陰歷二月半以前寄下爲盼、一經登載、當即贈以該刊一册、此啓、

## 關於結婚的種種

（伯鴻）

近來同人中在結婚前或結婚後、發生種種不良的現象「道德的、經濟的、衛生的、所以我現在就我所見到的」和大家談談、

甲、結婚前的

一「時期」我國向有早婚之習、現在仍所不免「古人男子三十而娶、女子二十而嫁、極有道理、第一、凡人要到此時、身體方成熟、在本身衛生上和子女體魄上、都極有關係、西人最近調查世界名人、都在他父親三十歲以外生的、而且名人的家庭，沒有百年內見四代的、此和我國古代三十年爲一世之說、十分相似、第二，經濟到此時方能獨立、譬如費三百元結婚「遲緩七年」便可本利得六百元、養家費假定每月十元「遲緩十年」便可得本利二千元零、如一方負債結婚「一方生活支絀」那相差更不可以道里計了、

二「年齡」結婚年齡、男子以三十左右爲最適「至少須滿二十五歲、遲到四十歲也不妨、女子至少須滿十八歲、遲到二十六七也不妨、再遲恐生育困難、男女年齡的相差、至少五歲、最好十歲至十五歲、因爲女子比男子早熟、我國納妾的習慣、我認爲是早婚和女子體弱的結果、

三「擇配」選擇配偶、是最要最難的「舊俗的自幼定婚和憑媒人上下其手的定婚、當然是不行的、但是自由結婚、也甚不佳、因爲在未結婚以前、雙方都不免遮蔽弱點，在閱歷淺的人、更容易上當、我國現時卻無十分好的方法、或則「婚姻自主」而以父母兄姊師友作顧問、可以算得比較的好法子罷、如果已有自幼定婚的人、不妨打聽打聽、如能料理家事、儘管沒有讀書、學不要緊、因爲娶妻不是娶女博士，無才的女子、不見得不是好配耦、有才的女子、不見得一定是好配耦、

乙、結婚後的

一「感情」夫婦以感情爲第一義「然又不可溺於感情「某君說「剛撫兼施、恩威並用」雖然是說笑話、卻含有幾分至理、最要的是互相諒解、最不好的是爭閙氣、爭面子「不過現在的時候「男子較有見識、遇着關係重要的事、應該自有把握、不可敷衍將就、

二「經濟」經濟是生活的命脈、無力維持生活「千萬不可結婚、預算要有把握、且須稍有餘裕、否則多生一兩個小孩、或遇意外的事、就要入窘鄉了、更有兩個秘訣、一、寧苦勿負債、二、不要賒買東西、犯了一件、必入窘鄉、

三「衛生」普通家庭衛生「不是這短篇所能說的、古人說、上士異室、中士異牀、下士異被、這卻是要緊當注意的、否則健康必受影響、甚至成了癆瘵以至喪命、

# 『喉痧』『白喉』新著（十）

吳江宋愛人

冬溫春寒喉痧須防　中西學理一齊公開
有自行鑑別之學識　有自行療治之特權

（一）內經曰、『肺氣通於鼻、』又曰「喉主天氣、」此言肺之呼吸通於鼻竅、而又賴喉嚨以為交通、故喉嚨內連肺管、外達鼻竅、以呼吸天空之清氣、此既詳其功用、而其生理、亦可推究而得、以喉之簡賅、大率類是、

（二）內經又曰、「地氣通於嗌、」又曰、「咽主地氣、」此言嗌為喉下之食管、地氣即為穀〔肉〕果〔菜〕之足以為養生資料者皆是、此言食物下咽之生理作用也、其關於脈絡之循行者再如後述、

（三）「胃脈起於鼻之交頞中……其支者、從大迎、循喉嚨、入缺盆、下膈、屬胃、絡脾、……」

（四）「腎脈起於足小指之端、……其直者、從腎上貫肝膈、入肺中、循喉嚨、挾舌本、……」

（五）『肝脈起於足大指叢毛之間、……上循陰股、入毛中、過陰器、抵小腹、挾胃、屬肝、絡膽、上貫膈、布脅肋、循喉嚨之後、……』

（六『脾脈起於足大指之端、……循脛入腹、屬脾、絡胃、上膈挾咽、連舌本、散舌下、……』

（七）『心脈起於心中、……其支者、從心系、上挾咽、繫目系……』

（八）『小腸之脈、起於手小指之端、……循臂上繞肩髀、交肩上入缺盆、絡心、……復循咽、下膈抵胃、屬小腸、……』

# 空氣能生人亦能傷人說

（汪錦珍）

古謂水能載舟，亦能覆舟，余謂空氣能生人，亦能傷人，試觀得新鮮空氣者，身體康強，吸賊風濁氣者，疾病叢生、豈非明證乎，然空氣是無形無質無聲無臭之氣，何以有此偉大之功能邪，蓋空氣中所含之主要成分，有養氣炭氣淡氣等，其中惟養氣有益於人，人吸其氣，能使濁血變為清血，正氣得以充足，邪氣不能侵犯，實為吾人一刻不可缺乏之要素也，惟淡氣多者，能使人胸悶頭脹而窒死，夏人窒氣中之養氣，為日光所用盡，而多淡氣之成分，故吾人吸之，每致生病也，或炭氣多者，亦能使人神昏煩熱而窒死，冬日煖房之養氣，為炭火所用盡，而多炭氣之成分，故吾人吸之，每致昏暈也，至若冬時應發北風，而反發南風，夏時應發南風，而反發北風，春時應發東風，而反發西風，秋時應發西風，而反發東風，皆為非時之賊風，或驟起狂風，疾起暴風，若為非常之邪風，夫風即空氣所變，風之傷人，亦即空氣之傷人，故內經曰，上古聖人之避虛邪賊風，如避矢石然，葆命之士，豈可忽於斯哉，

# 不吃捲煙之建議

（續七十六期）程本海

馬湘伯先生說、「凡是貪吃懶做的人類、總是要滅亡的、朝鮮之亡於日本、印度之滅亡於英國、澳大利亞洲的瓜分、都因為他們國民貪吃懶做所致、從前我在朝鮮、有一次遇見日本某伯爵、那伯爵對我說、朝鮮不久要亡了、我便問他怎麼知道呢、他說、「你看朝鮮人個個歡喜吃牛乳、」不久果然亡了、唉！大家想想、吃牛乳尚且可以亡國、那末吾們中國人現在連乞丐們都歡喜吃捲烟、倒可以不亡嗎？臨了、我說一譬喻、吃捲烟猶如放屁、屁兒一放、就無影無蹤、香煙一吹、也無影無蹤、所以我有二句詩說道、「屁兒屁兒一陣風、一口一口影無蹤、」

我們聽了李吳馬三位先生底演講之後、是多麼沉痛而懇切呵！請大家平心靜氣想一想、即下決心從今日起不吃捲烟吧！我是一個向來不吃捲烟的人、所以每看見朋友們吃烟、總要誠懇地勸他不要吃、可是收效很少、如今寫了這篇起來、很希望能夠感動我親愛的同胞們、使我不白說才好！（完）

# 醫林點將　怪病奇治

## 一個因氣成顛之小姑（二）

（王培森）

鄰家有錢姓者、幼失怙恃、遺下姊弟兩人、姊則年逾花信、待字閨中、弟已娶妻成室、經商在外、平時姑嫂同居、分操家務、一舊式之家庭也、日復一日、姑嫂間不免有妬忌之心、不現形色、存於胸懷、所謂暗鬥者也、嫂性躁而潑辣、直言不諱、姑性懦而胆怯、忍氣吞聲、今春其弟告假歸里、掃墓而休息數日、不意奇病之苗、即種於此也、原弟婦於枕畔、控姑之無禮、酷受虐待、錢某竟聽信妻言、於翌日誡姊之舉動、不應如是、姊聽此言、氣不可遏、神經頓失常態、言語倫無次序、瘋癲多月、雖遍經名醫之診、屢求鬼神之榜、然終鮮效驗、一日、鎮上來有江湖術士、謂能醫古怪之疾、遂請以醫、術士囑助手二人、備舟候於河畔、購百響（鞭炮）一串、將錢姊騙至岸灘、出其不意、用力擁入河中、二助手急將救起、用百響褰其辮端、燃火使響、并在後狂驅錢姊奔至家、閉戶更衣、自是從未暴發、相安無事、惟較曩日神志稍愚、咸道其醫治得法、家人亦莫不稱慶云、（下期請志道先生續）

# 青年病

（幸福社社員秦丙乙）

（釋名）青年病者、時下普通一般青年、所思之最盛行之性病也、茲篇之作、共包括遺、濁、淋、三項、

緒言

夫名爲病、乃人生至不幸之事也、性病又至不幸中之尤甚者也、良以是項病症、多寄生於青年之人、青年爲人生最富希望之時期、苟性病纏身、則醫治爲難、前途悲觀、言子嗣、則生育惟艱、言精神則感覺無味、甚語中傷、社會上何其忍也、冷譏備至、戚鄙間不亦酷乎、是以孤獨寂寞、痛苦百般、因而不勝環境之壓迫、忍出於自殺之途者、非無因也、現今世風澆漓、道德頹喪、性病流毒、猖獗已甚、願瞻現象、實切隱憂、爰草此篇、冀得爲性病諸君治療之一助云爾、

（一）遺精

此病以未婚青年爲大宗、乃性病中之先鋒、患此以後、各種其他性病、始逐漸而來、防微杜漸、是病固不可漠視之也、致其病因、（一）生理之遺洩、不可謂病、除外、實緣現世之人、智識早開、加以頹風靡屬、耳濡目染、率屬誨淫之事、情竇初開、好奇心重、一經閒見、遐深印腦海、變幻感應、不易仰忘（如歌也舞）也、詞也、盡也、導淫之戲劇也、穢褻之書報也、因意志之薄弱也、遂心旌以蕩搖、根疑食之不忘、每疑雲而疑兩於（二）是（一）親異性卽覺志忘於懷、乍觀彼姝、便起非非之想、窈窕淑女、寤寐求之、求之不得、輾轉反側、思想無窮、所欲不遂、而此症亦因以告成矣、初則渺渺茫茫、神馳魄散、乃有夢而始遺、繼則不知不覺、無兆無因、是無夢而亦遺、終且行走之間、流洩不禁、蓋所謂滑精之象矣、如火燎原、如水潰隄、蓋始乎微而終乎不可禦者也、治療之道、初起宜瀉火甯水、厥後宜益精滋水、兼顧瀉火一途、終途宜攝精補腎、步驟不容有紊、之奈、辨症豈可有差忽之愷哉、

（附三項治法）

第一種（夢遺）龍膽草、黃柏、知母、澤瀉、茯苓（豬苓）車前、

第二種（無夢）熟地、黨參、天冬、山萸、山藥、丹皮、龍骨、牡蠣、黃柏、茯苓、

第三種（滑精）人參、黃耆、鹿茸、肉桂、肉蓯蓉、菟絲、沙苑、蒺藜、螵蛸、茯苓、蓮鬚、

惟此等病症、終宜延醫審治、因病有萬變、詭譎百出、決難一概而論也、簡便治法、可於每晨服六味地黃丸、或三才封髓丹、三錢、（重則遞加）用淡鹽湯送下、並守靜絕慾、（四字最難得力）側臥早起、（天明一覺、即須離床）、甯早臥以補精神之疲之、）則持之以久、守之以恆、病之痊愈、可計日而俟也、（未完）

# 管見錄（五）

姚夢石

□痰

氣喘咳嗽、原是下元不足、服止嗽散加補骨脂胡桃肉杜仲、卽青娥丸、

咳嗽痰多、每日必出碗許、身不熱、此屬津液釀痰、用熟地黃麥冬東西洋參雲苓平地朮桑葉枇杷葉、

氣虛好色之人、元氣虛弱、咳嗽不已、以瓊玉膏主之、

病後氣促、欬嗽、形色黃白、脈虛大、多屬肺虛、生脈散主之、用黃耆必加倍、方能治氣虛好色之欬、

欬而大便結澀、用竹瀝薑汁下滾痰丸、欬而遺尿加益智仁、欬而音嘶須用黛蛤、便堅者蜜調之、

喘之一症、肺屬實、腎屬虛、在肺以大小青龍、在腎以眞武四逆、在欲症之倚息而喘、不得臥、則有金匱之苓桂朮甘、在痰喘之鼻煽、而肺竅閉塞、則有傷寒之麻杏甘膏、桂枝湯加朴杏、治寒喘、麻黃石膏加杏仁、治熱喘、蓋麻甘杏膏、從肺發泄、俾陽氣出者出、降者降、分頭解散、此在急淸肺熱以存陰、熱淸喘定、汗卽不輟、而陽亦不亡矣、二喘一寒一熱、治法仍有營衛分途之義、

哮遇寒則發、如水雞聲、有積痰在肺◉也、必吐去、忌寒凉、再炙膏肓、方能除根、不則必致痼疾、年高氣弱之人、不可吐、且忌用寒凉、兼虛喘當用人參、冷哮、熱哮、同服小青龍、夏天去細辛加石膏、外治法、艾葉拌姜汁晒乾、置領掛內、每逢冬令、穿三月而脫之、一年一易、

❀　❀　❀

# □孕婦須知

□妊娠後行房是否有害

□分娩後何日纔可同衾

（涼月）

婦女在妊娠後、苟能斷絕房事、不但有益於己身、而且能增長胎兒之徵慧、免去胎兒之胎毒、若不能遏制、則最少須禁止五個月、大率五個月以上者、斷不可不及時廢止之、何則、以此時生殖器屢受刺戟、則神經機能易起障害、而致流產之害、至爲重要、此爲人之所宜知者、大凡適當之分娩、猶之瓜熟蒂落、爲適合於天然之生理、苟無橫產及其他意外之障害、高枕無憂也、惟此流產爲一種至重至危之險症、且因暴亂而起之流產、與墮胎同、胎兒之死亡無論、卽母體之生命亦極瀕於危、其終生身體、必致陷於虛弱、然卽幸而不致流產、而母體必受無窮之痛苦、甚或遂致難產、或使不良之影響、及於胎兒、此則所宜銘心刻骨而識之者也、（未完）

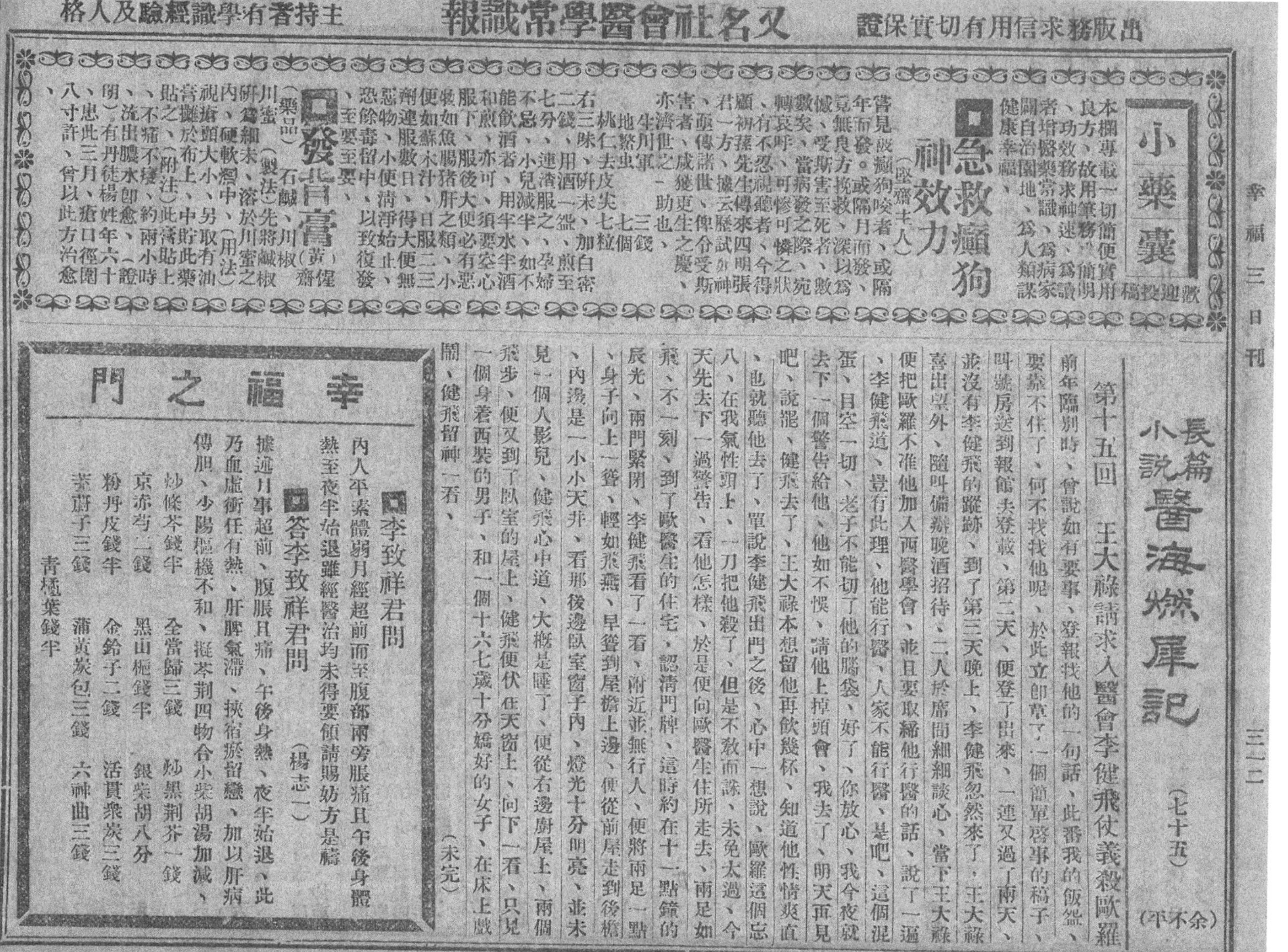

出版務求信用有切實保證　久名社會醫學常識報　主持者有學識經驗及人格



## 小藥囊

本欄專載一切簡便實用良方 [illegible]　歡迎投稿

## 急救瘋狗神效力

（堅齋士人）

[illegible]

## 發背膏

（藥品）（黃健齋）

[illegible]

## 長篇小說 醫海燃犀記（七十五）

（余不平）

第十五回　王大祿請求入醫會　李健飛仗義殺歐羅

前年臨別時、曾說如有要事、登報找他的一句話、此番我的飯盌、要靠不住了、何不找找他呢、於此立即草了一個簡單啓事的稿子、叫號房送到報館去登載、第二天、便登了出來、一連又過了兩天、並沒有李健飛的蹤跡、到了第三天晚上、李健飛忽然來了、王大祿喜出望外、隨叫備辦晚酒招待、二人於席間細細談心、當下王大祿便把歐羅不准他加入西醫學會、並且要取締他行醫的話、說了一遍、李健飛道、豈有此理、他能行醫、人家不能行醫、是吧、這個混蛋、目空一切、老子不能切了他的腦袋、好了、你放心、我今夜就去下一個警告給他、他如不悔、請他上掉頭會、我去了、明天再見吧、說罷、健飛去了、王大祿本想留他再飲幾杯、知道他性情爽直、也就聽他去了、單說李健飛出門之後、心中一想說、歐羅這個忘八、在我氣性頭上、一刀把他殺了、但是不教而誅、未免太過、今天先去下一過警告、看他怎樣、於是便向歐醫生住所走去、兩足如飛、不一刻、到了歐醫生的住宅、認清門牌、這時約在十一點鐘的辰光、兩門緊閉、李健飛看了一看、附近並無行人、便將兩足一點、身子向上一聳、輕如飛燕、早聳到屋檐上邊、便從前屋走到後檐、內為是一小小天井、看那後邊臥室窗子內、燈光十分明亮、並未見一個人影兒、健飛心中道、大概是睡了、便從右邊廚屋上、兩個飛步、便又到了臥室的屋上、健飛便伏在天窗上、向下一看、只見一個身着西裝的男子、和一個十六七歲十分嬌好的女子、在床上戲鬧、健飛留神一看、

（未完）

## 幸福之門

**(問)李致祥君問**

內人平素體弱、月經超前、而至腹部兩旁脹痛、且午後身體熱、至夜半始退、雖經醫治、均未得要領、請賜妙方是禱

**(答)李致祥君問**　（楊志一）

據述月事超前、腹脹且痛、午後身熱、夜半始退、此乃血虛衝任有熱、肝脾氣滯、挾宿瘀留戀、加以肝病傳胆、少陽樞機不和、擬芩荊四物合小柴胡湯加減、

炒條芩錢半　全當歸三錢　炒黑荊芥一錢
京赤芍二錢　黑山梔錢半　銀柴胡八分
粉丹皮錢半　金鈴子二錢　活貫衆炭三錢
香附子三錢　蒲黃炭包三錢　六神曲三錢
青蒿葉錢半

介紹衛生方法　幸福三日刊　指導健康途徑

# 幸福報

紐儀署（題）

◀第七十九期▶

（民國十八年三月十三日）

◀每份售洋二分▶

（館址上海浙江路洪德里四七八號）

定報價目

每三日出一張、五個月一元、全年二元、寄費在內、本外埠一律、國外加倍、郵票代現九五計值

廣告價目

每期每格（共計五方寸）五元、均排於新聞之旁、如嵌入新聞中、長期面議

## 本期要目

傷風防禦法
喉痧白喉新著
脫陽又一治法
一個患脫亮囊難的傭工
青年病
不可不知錄
孕婦須知
小藥囊

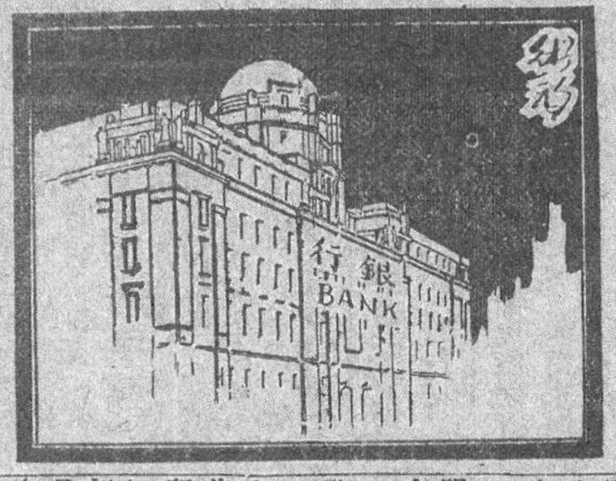


請猜畫謎

## 傷風防禦法

（佚名）

人多以傷風爲無甚緊要、實則百病害人、未有甚於傷風者也、其故有二：（一）傷風爲最普通之症、時疫霍亂險矣、然患之者寡、若傷風則無地無之、無人無之、近日時症盛行天下、死者達六百萬人、病者更不知其幾千萬人、因是所耗金錢、更不知兆億、流毒天下、其害何窮、此一證也、（二）傷風者、重大疾病之媒介也、疾病之最厲害最普遍者、莫癆病肺炎若、而傷風則恆爲二者之厲階、蓋肺炎之菌、常盤踞於喉鼻之間、癆病細菌、更無往而不有、所以不能爲害者、賴有此抵拒之力耳、傷風一起、體質遂弱、而細菌之猖獗益甚、此近來死於傷風者之所以多也、

欲免傷風、當注意於下列十事、（一）多吸清氣、（二）慎擇飲食、（三）疏通大便、（四）勤事體操、（五）勿過勞動、（六）講究衣服（衣服務當適體、輕鬆乾潔者佳、晨昏之時、風雨之日、務必加衣、無春夏秋冬莫不然）、（七）毋當風口、（八）毋着濕衣、（九）勿令體濕、（十）練習皮膚、能致意於此十事、則體溫常有餘、而傷風之患庶免矣、

如嚴守個人衛生規則、保護鼻部健康、則傷風一患、完全可免、總之易受感冒與否、視其平日之衛生爲何如、

着涼最易傷風、此盡人而知之矣、然亦有兩種原因、一則神經中樞所以司理皮膚上血液循環者、如過暴露、則反應之感覺太敏、頗有觸機即發之勢、遂生血液循環上之擾攘、二則鼻腔軟骨（亦一緊要部分）所以規定身體適當之熱度者、亦因之而失常也、可見操練皮膚之健康、以抵拒感冒爲首務、

強健皮膚之方、約有數種、一慣於冒風、二涼水沐浴、如此足以堅固皮膚、而生健康之反應、三冷浴、患腎病者、不宜於冷浴、如體弱之人、冷浴不得良好之反應、可以由漸而然、其法如下、

立熱水中、深尺許、毛巾擦身、須迅速、其熱約八十度、逐日漸低、減至五十度爲止、或以大瓶注水、噴灑全身、尤佳、如此冷浴、始於九十度、終於五十度可也、否則以恰能得其健康之反應者爲最宜、例如用冷水四十五度、恰能回溫、再降至四十四度、便覺不勝其冷、則以四十五度爲終點最妙、

（接第四版）

# 『喉痧』『白喉』新著（十一）

吳江宋愛人

——冬溫春寒喉疫須防　有自行鑑別之學識
　　中西學理一齊公開　有自行療治之特權——

以上所述諸脈、皆循行咽喉、與咽喉極有關係者、故節錄於此、以便探討、蓋萬病各有來蹤去蹟、來蹤者、爲受病之原、去蹟者、爲傳變之路、不可以刻舟求劍也、喉痧白喉、其病之現狀、莫不顯著於咽喉一部、然其病之來蹤去蹟、則又蛛絲馬跡、線索各自不同、而斷不在於咽喉一部也、故病毒不論在何臟何腑、而其脈絡有循行喉咽者、則無不足爲咽喉之病、此則進一層之學說、而驗之於診斷、則又無不歷歷可考、此中醫之所以可貴者在是、然而咽喉爲病、有時亦有傳及頸項者、如歐醫所謂淋巴腺腫脹者便是、以頸項鄰近咽喉故也、則凡脈絡之循行頸項、而於本證間有關係者、亦應節錄於後、以備證外探討之一格、蓋病理不可不詳、而生理之有關於病能者、尤不可不探本尋源、正不厭其淹博也、

# 畫謎揭曉

本報第七十五期所載之畫謎爲『綁票』、此期來函猜中者、較倍於前、而定戶猜中者、亦有四十餘名之多、惟本報章程、甲種祇限十名、不得已對於後來諸君、祇得另贈他物、以報雅愛、今將姓名列下、

甲種十名

徐𥡴祁　陸覺先　王潤孫
李爾昌　趙連城　項定榮
鄭大鈞　汪玉霖　余雲璋
陳昌年

此外有汪經莊、俞世璣、楊英、朱春堯、沈憶萱、張中和、唐關福等猜中、均因後到、另贈他物

乙種非定戶共一百二十七人、姓名恕不披露、各人所得之贈品、均已付郵矣、

# 脫陽之又一治法

（幸福社社員吳藝圃）

夫男女媾合之際。樂極而悲。每有精脫而死者殊不乏人。因斯症當初起時。女性切不可驚惶急遽。速床下。宜速將口哺送其熱氣。連續數十口呵之。必至悠悠然陽氣重回矣。值此頃刻之間。生死存亡。非特不可恐懼下床。且男女兩陰。俱忌扯脫。仍須倆相偎抱。而下部接合。則氣未斷絕者。尚可救治。在死者固不知相抱。全賴生者摟抱之以口哺送氣。送至氣回而後止。此時送氣之法。先應閉口。提丹田之氣上升。盡力哺於口中。送下喉去。足以救垂絕於俄頃。蓋女性脫陰。治法亦同。由男性哺氣呵之。斯爲男女均宜之一妙法。屢男女亦應明悉之也。迨至陽氣既回之後。續以人參。附子湯。灌之。如貧者。不能得參。急用黄芪四兩。當歸二兩。附子五錢。煎服。或亦有得生者。又男子精脫氣絕者。抱伊起坐。以人之口氣呵其口。又恐不能入喉。急用筆管通其兩端。入病者喉間。使壯盛之女子呵之。非必皆妻妾也。法以人而治人。雖死而亦有一線之生機耳。

# 醫林點將　怪病奇治

（張伯照代作）

## 一個患脫殼囊癰的傭工

何謂囊癰、囊癰者腎囊生癰也、凡囊癰而爛去皮肉、血淋淋見二個腎子者、（即睪丸）名之曰脫殼囊癰、若囊癰一症、本不爲奇而脫殼囊癰、似罕見、去年夏間、有李性者、句容人、年念五歲、向在老虎灶作傭工、偶患腎囊紅腫、睪丸疼痛、寒熱交作、不數日、囊皮忽裂、腐爛不堪、腎子落出、掀紅如蛋、穢氣觸鼻、經中西醫診治、均束手無策、戚友皆驚、延余診視、余曰此診治之極易、名爲脫殼囊癰、由肝腎滋熱下注腎囊、無從而出爲患也、外用炙烏梅三錢炙鳳凰衣三錢炙鷄肫皮三錢生晒紫蘇叶三錢大梅片八分共研細末、蘇油調敷患處、鮮荷葉包好、早晚各換一次、內服上川連六分黄栢一錢五分黄芩一錢五分木通一錢五分生白芍三錢龍胆草一錢五分銀花三錢甘草五分連翹三錢黑山梔三錢菉豆衣三錢橘皮一錢五分連服五帖、熱退身凉、腐爛穢氣亦退、胃呆加增向吉、腎囊皮頓長如故、病即霍然而愈、

第一卷　社會定期刊　第七十九期

# 青年病（二）

（幸福社社員秦丙乙）

（二）濁症

濁者溺竅中流出之混濁汁液也、症分有毒無毒二種、而無毒之中、又有溼熱下注、敗精瘀腐之異、

（甲）有毒　妓之爲物、送往迎來、因生活之關係、爲環境所壓迫、獻媚呈淫、那管生張熟魏、頻號時雛、寧知暮楚朝秦、彼異鄉孤客、爲悲老少年、或嗟遊子之思、或感無聊之苦、尋花問柳、藉慰羈旅之愁、贈芍采蘭、悅作狎邪之舉、一經燕諧、共見摯意之纏綿、偶爾留髡、但覺眞情之繾綣、流連忘反、踐縱擒野戰之辛勤、神魂齊飛、叢雲雨巫山之快美、遂夫年久月深、毒蟲留戀、寖假則痛蘇腐、寖假而膿液潰出、而症亦隨之俱成矣、

（乙）無毒（一）溼熱下注　素體多溼多痰、平日嗜進肥甘、或醉酒行房、酒溼內蘊、於是溼而成熱、挾便而出、色白如泔、宛如粉糊、（二）敗精瘀腐　登徒好色、迴異常人、往往交合之時、不任自然、強挾造作、忍精不泄、以求取快、於是瘀精留戀、而成濁症、如眼眵之膠滯、如膿之稠黏、或則刺痛不堪、或則封口牢固、其痛苦爲何如耶、

赤白之變　濁之一症、無論其爲有毒無毒、溼與熱二者、均爲不可避免之事、凡溼勝於熱者、則爲白濁、熱勝於溼者、則爲赤濁、

治療　治有毒白濁、宜九龍丹、（木香、乳香、沒藥、血竭、巴豆、核兒茶）或二子消毒散（皂角、肥皂子、豬牙皂莢、金銀花、土茯苓、白殭蠶、蟬衣、牛膝、杏仁、荊芥、防風、豬脂）一方面兼進萆薢分清飲、（萆薢、菖蒲、烏藥、益智仁）治溼熱下注、宜苓朮二陳煎（豬苓、赤苓、白朮、半夏、陳皮、澤瀉、甘草）加黃柏、丹皮、黃芩、麥冬、治敗精瘀腐、宜虎杖散、（虎杖、麝香）或龍膽、車前、白朮、澤瀉、蒼朮、木通、車滑石之類、治赤濁宜加味清心飲、（人參白朮麥冬遠志菖蒲陳皮澤瀉益智仁石蓮肉車前甘草茯苓）此方不效、則宜改變方針、從事於溫固下元、大概治濁之道、初起總以利水爲主、久後始可溫補、失之毫釐、便差以千里也、

又有驗方一則、頗著靈驗、即患濁者取生白果搗爛、每日進服、症也、

# 不可不知錄

（夢古）

南京包蕭村先生。刊送病家留神一紙。余嘗其有益衛生也。時借本報方寸地。刊而布之。或亦閱報諸君所樂聞歟。

丸散內有阿魏。犯者氣脹。令本病返增。　忌一切茶。

丸散內有黃鱔。　忌雞肉雞湯。犯者喪命。

丸散內有桃仁。犯者喪命。　忌鯽魚。

用蜜爲丸者　忌食生葱。及茴蒿。犯者喪命。水丸者不忌。

方內有荊芥穗者　忌一切魚。犯者鬱血。

方內有天門冬者　忌鯉魚。犯者凋瀉寒中。

方內有土茯苓者　忌茶。犯者落髮。

方內有威靈仙者　忌茶。犯者藥無效。

# 孕婦須知（續）

至於分娩後、何日纔可同衾、爲孕婦者、亦不可不知、大凡照普通而言、至少亦須經過五十日後、方可同衾、因女子於新產之後、其生殖器必受無數之新創、此創最易爲傳染病、及其他不潔之物所浸害、故當力保其清潔、不可有一毫他物接觸及之、且其既破無數血管、日復一日、正待平復、而復受外來之刺戟、必且再行破裂、而致出血、或遂起全身貧血之症、其子宮及膣腔、當娠姙及分娩時、既以極度擴張、產後漸次收縮、然非經過七禮拜、亦勢難復元、此時苟驟興刺戟、以妨害其收縮之力、將不免子宮後屈、或致有[illegible]之轉位等病、實際分娩後早行房事者、往往使婦人腰曲不能復直、或使乳汁全無、或致終身病弱、蓋時有所聞也、爲人夫者、得毋少安勿躁、謹守此戒乎、（完）

（涼月）

# 徵求本報

願讀者諸君如有本報第十七期而願割愛者、鄙人願以最新出版之醫界春秋一冊相贈（封面爲王一亭先生題字極有價值）報寄本館轉交可也、不論前後、一律待遇

克家啓

出版務求信用有切實保證　又名社會醫學常識報　主持者有學識經驗及人格

# 小藥囊

歡迎投稿

本欄專載一切簡便實用良方、功效、故用筆務求簡明、務求醫藥常識、神速、為讀者增進治病家園地、為人類自謀健康幸福、

## 急救吞服火柴方

（徐健氏）

即用生礬末一兩、以冷開水冲兩碗、先令服一碗、隨進生冷水、以促其吐、再服第二碗、以胃中毒質吐盡為度、如無生礬、亦可以肥皂水代之、或用山羊血一、或用阿魏三錢冲服、亦能催吐、然必須多進生冷水蕩滌其毒、再此方亦可用諸急救鴉片及砒毒、已試數人、甚効、

## 外症久不斂方

（史志元）

取杉樹之黃皮下一層白皮、浸以熟猪油、敷瘡口、則口缸凹平而生新紅肉芽、次以老棺底石灰（研末）和以韮菜汁、成餅、貼臍風乾、取下研細末、摻瘡口、則無不斂也、此方乃校中醫外科教授金師聘之述、尤以久年爛腿症、西醫稱下腿潰瘍者更効、

室中不可過煖、溫度須在六十五度以下、尋常私室、或公所、溫度須在六十八度以下、尤當留牖大開、以通空氣、能於戶外操作最佳、否則務當露宿、既能練皮膚於健康、亦可多竊新鮮之空氣、誠防免傷風之良方也、軍人常謂露宿風餐、從無感冒、偶居室內、輒感傷風亦奇已、

深長呼吸、緩而平、每日十起、每起十次、良有益、

便結易致傷風、此種習慣、務當加意改良、粗飲食、勤體操、更留意於大腸排洩之功用、

防免傷風、當節勞、毋過倦、

常洗鼻孔、殊屬不妥、蓋鼻內膜、與流質、頗不相能、且「鼻塞不通」與「頭顱骨孔之傳染、」實能由時常洗鼻或噴射得之、如不得已而必洗者、須惟醫者之言是聽、鼻孔有煩塵阻塞時、以淡鹽溫水、向鼻孔前部、輕輕洗之、可保無害、

指甲搔鼻孔、足為傳染之媒、最宜禁忌、拭鼻涕時尤當留意、可以食指緊壓一鼻孔、而自他鼻孔吹之、毋過用力、如此可免傳染波及於耳道、或顱骨相通之骨孔、致生種種危害也、患傷風者、勿以手帕拭鼻、當以紗布代之、用後付火燒去、噴嚏時、可以紗布承之、免四圍空氣、受傳染也、

愈傷風法、（與前文所述防傷風法、正反、）如冒風、如操練肌膚、如溫涼不定之氣候、在在皆當禁免、此理雖奇、殊不難解、如平時體操、足以健軀體而禦疾病、然及其已病也、則當休息而禁勞動矣、平時冒風、足以健肌膚、防感冒、然及其已病也、則當燕居而禁受風矣、

故已受感冒者、務當帶煖、兩足尤甚、最妙於初病時、即臥床休養、雖竟日不起可也、

患傷風者、久而不愈、每致兼患他症、而為病者所不自知、即早延醫診治、足能殺滅病勢、縮短病期、而免兼患他症之害、

家用有效之方、如飲熱茶（麻子茶）通大便、熱水浴足、樟腦油摩擦頸胸各部、最良、熱水浴足、須耐心細洗、歷時約二十分鐘許、身裹絨氈、或着棉衣、浴後即速登床、勿稍動、以免前功盡棄也、溫水浴身、須在九十五與百度之間、則肌膚與神經、兩當得其休息、緣其熱度與體溫略等、肌膚神經、概不受何等刺激、故相安也、浴者居澡盆中、縱歷多時、亦無所害、惟浴畢、務即入一暖室、速即着衣、毋稍延緩、否則恐再受寒、病益加劇、故此時最宜注意云、

不臥、亦當居室內為妥、惟不受冷風、室中空氣、須清潔、須滋潤、當冬日天氣亢燥時、尤當如是、蓋過亢過濕、皆於傷風時直接受病之內皮為不利、然如煖日和風、不致受冷、則遊行室外、亦足療愈傷風、

就著者所知言之、人有生平未嘗因感冒傷風休業一日者、至於十數年錮疾、臥床不起等事、更無待論、此無他、不過飲食起居處處自慎、而於生死禍福關頭、能實用其普通知識耳、（完）

□附告本期稿件擁擠醫海燃犀記暫停讀者注意

介紹衛生方法　幸福三日刊　指導健康途徑

# 幸福報

紹儀署 （印）

◀第八十期▶
（民國十八年三月十六日）
◀每份售洋二分▶
（館址上海浙江路洪德里四七八號）

定報價目

每三日出一張、五個月一元全年二元、在本埠一律、外埠寄費國內外加倍、郵票代現九五計值

廣告價目

每期每格（共計五方寸）五元、均排於新聞之旁、如嵌入新聞中長期面議

## 本期要目



來來的上海

是描寫將來上海的社會情形

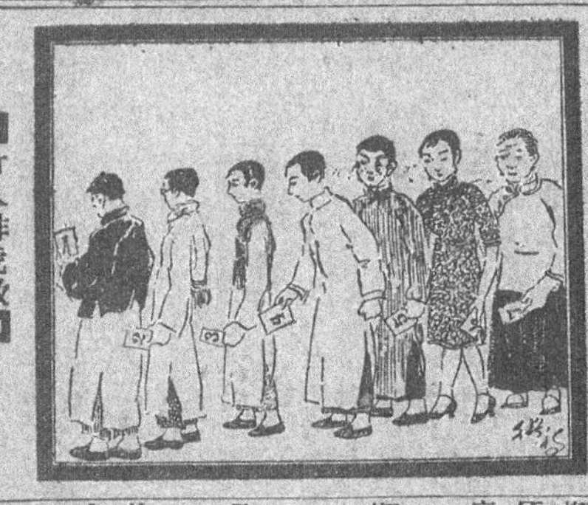

□行人排號數□

## 國人不衛生之惡習

（張頤昌）

我國社會上不衛生之習慣不可勝數、直接妨害個人健康、間接阻礙社會進步、不加矯正、爲患無窮、今特舉其大概、願國人有則改之、

（一）共食　吾人素習共食、行飛列坐、肴漿紛陳、匙箸雖別、羹蔬同甌、若個中有一不幸而患傳染病者、毒菌卽從患者口而登匙箸、由匙箸而入肴羹、輾轉分佈、是何異開門揖盜！往往一人患癆、合家衰弱、雖傳染之道、不必盡由匙箸、而共食亦一大因也、共食之害如此、烏可不採分食制乎、

（二）公用茶杯　茶杯公用、其爲不智、等於共食、吾人宜指定茶杯自用、公共場所之茶杯、切不可使用、

（三）吸烟　吸烟最易成習、又實難驅除、經濟衛生、兩無裨益、與其以有用之金錢、擲之虛牝、何如從事儲蓄、積土爲山、留作將來子女之教育費、吸香煙與雪茄者、手皮每成黃色、加之口流烟臭、聞之作三日嘔、殊可厭惡、鴉片之害更有加無已、嗜之者好吃懶做、精神萎敗、毫無振作、以日作夜、用錢如水、倘資用不充、便偸竊摸拿、無所不至矣、然循顧閭閻、染之者幾十人而九、國多病夫、其何能強、

（四）吐痰　隨地吐痰、信口排泄、往往室有痰盂、地多痰跡、懶惰如此、眞不可解、使吐者而無疾患、已屬不智、果也吐者而有肺癆、是其殺人、何異以刃？

（五）瀉鼻涕　瀉鼻涕、爲禍雖亞於隨地吐痰、然亦一惡習也、最好受涕以巾、濯然後用、豈不大佳、

（六）剔牙垢　常赴飲宴、餘食未終、每見有手持剔牙杖、細細淘收、殊不合衛生旨趣、蓋牙縫排列、密接低聯、天賦吾人以碎食之能、日日淘收、必使牙縫擴張、牙齒根動搖、職是之故、剔牙之習、必須勉改、

（七）抓脚丫　脚丫有垢、宜時洗滌、積垢過多、每易發痒、當

幸福三日刊　三一七

# □『喉痧』『自喉』新著（十二）

吳江宋愛人

冬溫春寒喉痧須防 中西學理一齊公開

有自行鑑別之學識 有自行療治之特權

（二）『膀胱之脈起於目內眥、上額交顛、……其直者、從顛入絡腦、還出別下項、……』

（二）『三焦之脈、起於手小指次指之端、……其直者、從膻中、上出缺盆、上項、繫耳後、……』

（三）『大腸之脈起於手大指次指之端、……其支者、從缺盆、上頸、貫頰、入下齒中、……』

（四）『小腸之脈、起於手小指之端、……其支者、從缺盆、循頸、上頰、至目銳眥、卻入耳中、……』

（五）『膽脈起於目銳眥、上抵頭角、下耳後、循頸、……』如此、則咽喉之生理、及脈絡之循行、已顯著無隱、而病理迺得層層推究矣、

□第四章 喉痧白喉與天氣之關係

四時天氣、自有變化、春溫而生、夏熱而長、秋涼而收、冬寒而藏、此天氣之變化、適合於人類的生理、然而天氣之變化、有合於人類的生理者、有不合於人類的生理者、所謂不合於人類的生理、

# □打胎與私生子問題的討論

（幸福社社員姜措勛）

青年子女。性慾易於衝動。（性慾衝動。不僅在一方面。故云青年子女。）由於意志薄弱所致。而性慾衝動之結果。必爲懷孕。其或有不孕者。只可視爲例外。本報第六十五期王女士等一函。七十一期陳先生討論一文。對於打胎。均不贊同。甚爲合理。但不佞以爲在我國舊道德觀念。未十分打破以前。社會人士對於此等事。（指私生子）不免懷有鄙棄積習。實不易處置兩全。最好先由公家提倡。辦理嬰堂。專收養此種無告之兒女一面並禁止他人之鄙棄者。其性慾衝動者之雙方。倘須各自謀其生活能力之發展。逮個人生活能力發展而後。雖受旁人之鄙棄而無懼。此爲標本兼施之善後方法。至打胎千萬不可。陳先生一文。並用以參考。不佞認此問題。極關重要。故推敲不厭求詳。如另有高見。望多多揮發是幸。

# 醫林點將 怪病奇治

## □一個患人面瘡的孀婦（二）

（張伯熙代作）

人面瘡者、生於膝蓋、形如人面、有耳目口鼻等形、且其口能食物、與人無異、所異者不能談話耳、余謂斯言、讀者必以爲妄言、此不但讀者如是、即余在未診此病之前、亦未嘗不然、雖書有明文、而余未信、不意去歲春間、竟能使余之不信者、信之矣、有閻姓孀婦、天津人年三十歲、右膝蓋先是紅腫、繼則腐爛、形似人面、口眼耳鼻俱全、中西醫治、百藥罔效、迷信之人、多謂此症係前世冤家債主、索負之鬼爲患、非經懺念佛解心不瘳、友人代爲延余診治、以爲不然、此係瘀濕交凝、聚於關節、故發於右膝蓋此爲人面瘡也、遂外用鮮猪精肉切片(四兩)灸灰、硃砂(三錢)明雄黃(三錢)共研細末、蘇油調敷瘡上、內服和營托毒化濕補氣之品、如當歸(二兩)川芎一兩黨參(一兩五錢)黃芪(二兩)白朮(一兩五錢)川貝母(二兩五錢)白芥子(一兩五錢)白茯苓(一兩五錢)青鹽(一兩五錢)半夏(一兩)白礬一兩共研細末米飲爲丸菉豆大早晚開水送下各(三錢)不數日、瘡口漸漸縮小而愈、病雖奇而藥能對症、則見效乃如此其神矣、

# □遺精之對症服藥

（昌海）

『喂、昌海、藥方拿來！』先聲明：我是不會做醫生的、天然是拿不出藥方、請勿誤會！

『遺精是一種流行症、』（根據志一先生遺精研究、）那麼儘管可以設立一個中國遺精大會、不妨籌備籌備呢？不過再好請保險公司保一保險、那尤穩妥些、事實也不用掩飾、我當然也是同志。

惟其同志、才有同心協力的互助性、方法、當然簡單、這篇文字也只好簡單、冀同志們不要以其簡單、而簡單行之！

「寡言養氣、寡思養神、寡食養胃、寬勞養力、」這寥寥幾句朝珠布掛式的格言、卻是療遺精之不二法門、「心波起伏」的確是形容得不差、患遺精者大半是由心門而入、醫治心波的聖藥、祇有聖人非禮勿視非禮勿聽的格言、很能收效。

# 青年病 (三)

（幸福社社員秦丙乙）

## (三) 淋症

淋者小便中滴瀝澁痛、欲溺不溺、欲止不止也、有膏石勞氣血五項之不同、考其原因、無非由於心動於慾、腎傷於色、腎水虧損、相火妄行、致小腸膀胱間鬱熱不化、便時澀痛淋漓、亦有因出入青樓、慣好狎邪、以致沾染毒物而成者、蓋非少數也、五淋之現狀、各自不同、膏淋肥濁稠黏、色若脂膏、石淋如沙如石、勞淋因勞而起、氣淋臍下脹痛、損傷氣分、血淋尿血而刺痛也、五淋通治、輕者有五淋散、（赤苓茯苓山梔赤芍當歸甘草）重者有八正散、（瞿麥萹蓄車前山梔木通大黃甘草滑石）分治、治膏淋宜萆薢、秋石、海金砂、澤瀉、滑石、木通之類、此法不效、則宜固濇、鹿角霜、肉蓯蓉、菟絲子、山萸、山藥、芡實等主之、治石淋宜加味葵子茯苓散、（葵子茯苓肉桂芒硝滑石甘草）治勞淋有三、一用補中益氣湯、加澤瀉車前、凡負重努力、過於勞動、而傷脾者、宜之、二用清心蓮子飲、凡思慮過度、病之屬於心者宜之、三用六味地黃丸、凡醉飽入房、施洩過度、症之屬於腎者宜之、治氣淋宜瞿麥、天冬、麥冬、黃芩、沉香、木通、滑石、冬瓜子、竹葉之品、治血淋宜鷄蘇散、（鷄蘇生地滑石木通竹葉）或小薊飲子、（小薊生地蒲黃當歸山梔竹葉滑石木通通草藕節甘草）除上述五淋外、又有所謂冷淋者、四肢寒慄、尿滴溺痛、婦人老年氣虛、誤服壯陽之藥、婦人經來交合、皆能患之、治宜金匱腎氣丸加鹿茸沉香、或肉蓯蓉丸、（肉蓯蓉熟地黃黃芪附子肉桂石斛黃連山藥牛膝檳榔細辛甘草）

### 結語

所謂性病、至繁至衆、上述三項、僅爲男性中之最普偏者、故特加論列、愚以爲凡屬性病、非療治之艱、而獨葆養之爲難、蓋如滬埠一隅、城開不夜、淫風特著、生非木石、自難一塵不染、然而性病於人、正如殘餘之風燭、何堪稍經摧折、是以性病之人、一方當議慎調治、一方面對於有關淫慾之一切事物、皆宜屏除淨盡、則滔天之禍、或可以挽回於萬一歟、（完）

# 頭痛淺說

沈仲圭

頭痛有內傷外感之別、外感之頭痛、當辨何經、太陽之頭痛、頭腦痛而連項脊、以太陽之脈、從巔入絡腦、還出、下項、循肩髆、挾脊、抵腰中也、陽明頭痛、頭額痛而連面目、以陽明之脈、起於鼻、絡於目、交額中也、少陽頭痛、耳前後痛、而上連頭角、以少陽之脈、起於目銳眥、下耳後也、且外感頭痛、不過病狀之一端、故太陽頭痛、必兼惡寒脈浮、陽明頭痛、必兼目痛鼻乾、唇焦、漱水不欲嚥、脈尺寸俱長、少陽頭痛、必兼耳聾胸滿脅痛、目眩口苦、胎滑脈弦、治療之法、當求其本、或發表、或清裏、或和解、不必專治頭痛而頭痛自愈、內傷頭痛、有血虛者、脈象沉數、痛在日晚、驚惕善恐、宜四物湯加減、有氣虛者、脈大無力、痛在清晨、面黃肢倦、宜補中益氣加減、有胃火上冲者、脈象洪大、口渴飲冷、頭筋扛起、宜加味升麻湯、有痰厥者、胸膈多痰、動則眩暈、宜半夏白朮天麻湯、有肝氣暴逆者、脈象弦數、口苦脅痛、耳鳴目眩、宜一貫煎、更有偏頭痛、眉稜骨痛、左屬血虛、右爲氣熱、若陽氣大虛、腦受邪侵、而成真頭痛者、亟進附子理中湯、加蔓荊子川芎、或可挽回、

附方

（四物湯） 熟地　當歸　芍藥　川芎　加玉竹　杞子

（補中益氣湯） 人參　黃芪　白朮　甘艸　當歸　升麻　柴胡　加玉竹　甘菊　川芎

（加味升麻湯） 升麻　葛根　赤芍　甘艸　石羔　薄荷　灶心土

（半夏白朮天麻湯） 半夏　白朮　天麻　陳皮　茯苓　炙艸　生姜　大棗

（一貫煎）沙參　麥冬　生地　川楝子　歸身　杞子　口苦燥者　加川連

# 臨產經驗談

（佚名）

產爲人生最要之舉、亦產婦最危險之時、舊例皆託之穩婆、任其顛倒、致以此傷生者、頗不乏人、近今醫術進步、多赴院臨產、略免危險、然鄉間僻處、或無醫院、而窶人之婦、又無力入醫院、即雖有施醫之所、而此身常在工作中、日事操作、何能高枕而食、常見農婦工妻、自臨產而自收生、生後又自洗滌、此實以生命爲兒戲、講人道者、心何忍覩、茲略述臨產大概、爲貧苦村婦告焉、初覺腹痛、先須自定主意、蓋此爲人生必然之理、極容易之事、不足畏懼、迨其痛漸迫、力不自支、可速告人、俾便伺候、又不必害羞、若徐徐刺痛、但安眠穩食、可不亂動、此爲第一關頭、萬須審愼、若以試痛爲正痛、胡亂臨盆、則一錯到底矣、產中以忍痛爲主、須安心忍耐、不可躁急、眠食依舊不亂、痛至極點、自然易生、立時宜穩立、坐時宜正坐、不可以身左右倚、此時非本人自主不行、他人實無能爲力也、（未完）

## 小藥囊

歡迎投稿

本欄專載一切簡便實用良方、故用筆務求簡明、功效務求神速、爲讀者增醫藥常識、爲病家闢自治園地、爲人類謀健康幸福、

### 治血箭症方

(史志元)

乃四肢毛孔內、一線血出如箭、「窗友劉子季亮曾患之」、血枯即死、取陳石灰四兩、大黃四兩、切片同下鍋內炒、至石灰桃紅色度、去大黃不用、石灰研細末摻之、名桃花散、(刀傷出血不止亦效)

### 接骨奇方

早公牛角、一隻炙乾一層刮一層、榆樹皮、一兩用白皮、楊樹葉一兩、黃米、一兩研成粉、用麥麥粉亦可、花椒七粒、右五味共爲細末、以陳醋熬成膏、青布攤貼傷處、外用薄木片夾住縛好、漸聞骨內有響聲、俟聲定、骨已接好矣、(試驗)此方治牛馬跌傷皆效、或樹木被風吹折、以此敷之亦效、

### 治肺癰方

咳嗽脇上隱隱作痛、吐咳如膿血臭穢之黃褐色、咯痰、「處方」(一)芥菜滷百年陳者、日常作湯飲、每日服數小匙、白湯下、連服半月立起、(陳芥滷久窖地中、浙省嘉興府城中大家多藏之、)(二)百合搗汁、日服一碗、七日愈、(三)用鮮橘葉搗汁一盞緩緩服之、吐出膿血即愈、

細而抓不洗、臭氣橫飛、表皮散落、竭力磨擦、每致皮膚爲破、血水同流、以不消毒之手、深壓皮膚、微菌往往藉是侵入、宜以洗滌代挖、可免一切危險、

(八)終年不沐浴　血液循環、新陳代謝、故宜常時沐浴、以調節體溫、不沐浴則毛孔塞、排泄不暢、致病之原也、

(九)不刷牙　牙齒宜保持清潔、則蛀蟲不能侵入、故刷牙爲起床後之第一要事、吾國勞動界人物殊不知刷牙爲何物、故牙多作金黃色、或深墨色、滿嘴濁氣、一發言則臭氣噴溢、是可忍孰不可忍？

(十)不洗生殖器　吾國自愛之女子、每日必洗生殖器、實合衛生原則、男子則除浴時連帶洗滌外、平日從不洗生殖器、不知生殖器、乃器官之最重要者、尤宜格外保持清潔、

(十一)揩鼻孔　揩鼻孔亦爲惡習之一、鼻孔有垢、宜用水滌盡、最好每早洗臉時、指定一毛巾爲擦鼻之用、若鼻內無垢、自不發癢、可無須以指揩之、揩鼻孔殊不雅觀、好揩者習慣成自然、每於人前以指入鼻、搓垢於指、似此中有莫大之意味、吾眞索解不得、

(十二)打噴嚏　打噴嚏爲不可抑止之事、但吾人當自留心、不可使聲響如雷、驚動四座、方欲打時、即宜以手巾自掩其口、庶不致吐沫如雨、他人掩面、

(十三)刮耳朵　耳膜之構造複雜、萬分保護、猶懼毀傷、今乃刮之以錐刀、搔之以竹枝、出他人之耳、入自己之耳、在在足以爲傳染之媒介、宜屏刮耳器勿用、

(十四)用公共的手巾　公共場所之物、皆宜勿用、手巾亦其一也、偶憶昔有一婦人、用火車上手巾揉眼、致眼瞼紅腫、幸療治得時、否則必成膿漏眼矣、此喻可作吾人當頭棒喝、

(十五)蓄長指甲　指甲長易藏垢、且作事不便、自愛其指甲者、必有惰性、恐多事易斷其指甲也、故指甲宜長剪、

(十六)遲眠晏起　吾國人晚不思睡、早不思起、尤以上海爲甚、古人云、『一日之計在於晨、』頭腦清晰、神思爽健、可理百事、而乃葬送大好光陰於衾褥之中、豈不可惜、晏起爲遲眠之結果、果能早睡、自易不晏起矣、

(十七)經月不換衣　不換衣之習有二、一爲懶慢、一爲輕視衛生、不常換衣與不沐浴何異、每見有內衣之領、已由白而黑、尚不肯換、不知何故、

(十八)不運動　曾文正每日飯後、必行數十百步、以求消化、故身體康健、近人多不運動、尤以勤讀之士爲甚、運動能助長消化、強筋健骨、願國人行之毋忽、上舉種種、未必即寫盡吾人之特性、各地習俗不同、當猶有不可思議者在、讀者諸君、有續作者、企余望之、

(完)

□附告本期稿件擁擠醫海燃犀記准下期仍續登載

介紹衛生方法　幸福三日刊　指導健康途徑

# 幸福報

紹儀署

◀第八十二期▶

（民國十八年三月十九日）

◀每份售洋二分▶

（館址上海浙江路洪德里四七八號）

**定報價目**

每三日出一張、五個月一元、全年二元、寄費在內、本外埠一律、國外加倍、郵票代現九五計值

**廣告價目**

每期每格（共計五方寸）五元、均排於新聞之旁、如嵌入新聞中、長期面議

## 本期要目

重要宣言

公開一個吐血驗方

玄米與精米之關係

臨產經驗談

喉痧白喉新著

擇乳母之常識

異哉羊毛痧的病

牙痛經驗方

小藥囊

治痘經驗要訣詩

醫海燃犀記

## 西醫之腦

本報爲▶「少數西醫所縱操之中央衛生委員會議決廢止中醫限止中醫登記禁止中醫學校取締中醫宣傳品等案」▶**重要宣言**

輓近世界各國莫不以固有之文化、爲立國之要素、自我國革命成功、訓政開始、朝野所最期望者、厥惟整理國故與提倡國貨、故國府有國貨展覽會之提倡、保存舊文化之表示、中央國術館之設立、蓋曉然於非提倡國貨、不足以塞漏卮，非整理國故、不足以立國也、舶來醫藥、日甚一日、經濟侵略殊可驚人、苟不從嚴抵制、足以亡國而有餘、乃少數西醫把持之中央衛生會議、反有廢止中醫之議決、以遂其推銷西藥之陰謀、倒行逆施、甘爲帝國主義者張目、此全國同胞所宜注意者一、夫發明自我者謂之新、發明自人者不得謂之新、今國人之習西醫者、除以稗販西說、破壞中醫、推銷外藥爲能事外、絕無一藥一病之發明、自損獨立國創作之精神、甘爲奴隸性之學術化所蒙蔽、尙詡詡然自稱新醫、何不倫不類乃爾、此全國同胞所宜注意者二、中醫誠舊學矣、然今已脫離侈談陰陽五行時期、而向治療方面進攻、如傷寒症當用曲突徙薪之法也、而西醫用待期療法以誤之、中風症當養血以和神經也、而西醫放靜脉之血以誤之、水腫症當溫腎以利水也、而西醫用放水之法以誤之、疔瘡當和榮解毒也、而西醫用刀割以誤之、諸如此類、不勝枚舉、要亦證明西醫局部治療與迷信細菌之失敗、而診斷之未可恃也、此全國同胞所宜注意者三、語云、權操在我則存、權操在人則亡、設西醫果取中醫而代之、則四萬萬同胞所託命之醫藥、純操外人之手、且國際絕交、來源不給、此時西醫雖在、工具全失、人民不免有無醫絕藥之虞、影響所及、何堪設想、此全國同胞宜注意者四、吾國生產、冠於全球、藥物一項、尤為大宗、經濟量數、不下數萬萬、近聞外人潛將中藥析其成分、加以精製、名曰新藥、倍其價以輸入吾國、而一般厭故喜新之西醫、咸樂於推銷、嗚呼、以我之天產國粹、乃為他人利用、形成學術上之盜竊、此全國同胞所宜注意者五、事關國計民生、不僅中醫局部問題、全國同胞應羣起力爭、共挽墜學、不勝盼禱之至、

幸福三日刊

民國十八年三月十九日　幸福三日刊　己巳年二月初九日

幸福三日刊　三二二

## 『喉痧』『白喉』新著（十三）

吳江宋愛人

冬溫春寒喉疫須防　有自行鑑別之學識
中西學理一齊公開　有自行療治之特權

即春之氣、應溫而反寒、夏之氣、應熱而反涼、秋之氣、應涼而反熱、冬之氣、應寒而反溫者是也、若是、則時行之病毒必盛、而人類之致病者必衆、於春則爲寒疫、於夏則爲霍亂、於秋則爲秋溫、於冬則爲溫毒、此病理之關於天氣者也、吾今就喉痧白喉而論之、吾人當知喉痧白喉、何以以每歲計之、多作於秋冬之間、而尤盛於冬末春初之候、致夏月則罕有者、此則何爲而然、余謂此即關於天氣之或有不合於人類的生理、而人類的生理的攝養、亦或有違背於天氣之自然、此喉痧白喉所以亦爲時疫之一、

## 牙痛經驗良方

僕幼小喜吃甜食、以致牙齒蛀蝕不堪、如大熱大冷之物、觸着蛀牙、有時作痛、且一交冬季、則必大痛數日、甚至昏昏沉沉、飲食無味、其苦楚比較有病爲難過、籌思痛時既無止痛方法、易若未痛時先治之、遂用戎鹽四錢補骨脂三錢蘇旱蓮三錢生石膏六錢川椒十一粒薄荷二錢研爲細末、以代牙粉、如是行之數年、非惟並無痛過、且牙齒比前爲堅固、誠收意想不到之效果、用將經驗良方、公佈於世、（倪淮卿）

## 選擇乳母之常識

（幸福社社員徐祇三）

嬰兒哺以生母之天然乳、於兒童大有裨益、予已詳言之、因其所含成分之多寡、經自然之配合、實爲最適合其所產嬰孩唯一之天然滋養品、然有時因種種關係不得不僱用乳母、乳母之乳、固較人工之牛乳爲優、但亦不得不選擇之、若能注意下列之點、則乳母之天然乳、雖不能畢肖生母之天然乳、然亦可以代用而無礙矣、

一　身體強健、精神飽滿、皮膚清潔、口無惡臭、且無一切傳染病者、

二　年齡約在二十以上、三十五歲以下者、

三　須性情和藹、不易刺激感情、親切細句、聰明而心細者、

四　擇其乳房之大小適中、輕揉之、乳汁即出、其味甘、其色白、清潔無臭味、及無其他異味者爲佳、

五　生育之時日、宜與母生育之時日相近、其相差至三四月者不可用、

## 醫林點將　怪病奇治（三）

### 異哉羊毛痧的病

（吳藝爾代作）

老友馮君、新自徽州滋止、余前日乃訪之於旅邸、多年賦別、邂偶靚面、想見故人、如舊丰儀、寒暄數語、握手相親、春風泛面。笑逐顏開、友目光炯炯、精神尤上往昔、唇齒流熟、少年誠實、吾道中不乏佼佼者在、相對清譚、幽然樂趣、雅人逸致、更非紙筆蓋可形容者耳、顧友人與余幼小同親、交誼基篤、桑梓關情、其有不以地主誼而盡之也、一昨潔治菲觴、具柬敦邀、惟蒙不棄、如約以臨、歡聯舊雨、聊遣春日之豪情逸興、集敘良朋三五、爲陪遠地知心、樽邊話舊、暢雅宜人、肺腑傾談、心志爲之一清、三巡酒盡、豪興猶存、桃華色現、笑語頻仍、友偶爲余道及、梓鄉景狀、更告以前歲夏秋間、村人羅患羊毛痧症、病發旦夕、初起大熱神昏、譫言恍惚、手臂背部、斑斑紅點、或作紫褐色者、若粟粒狀、延治中醫、病名莫辨、投以藥劑況復罔驗、偶染此疾、一或不幸、兩週間、即盧生命之憂、杯蛇市虎、鄉人無不惶恐萬分、迷信所驅使、卜禱而求神、固意中事、鄉愚無知、多疑邪魅作祟、燃炮迎神以禳解、徒耗無味之金錢、而痧病仍然、未稍間、壁弓杯影、語論紛紜、輒旬日中、少幼竟亦傷亡六七人、鄰近村居、靡不畏遭波及、忽一日、來一汪姓者、西村著名之外科醫生也、淵源家學、闡望素孚、閭里咸益重之、識廣草藥、於是一切痧症、無不因而丰治之、友人堂侄、方十一齡、亦染羊毛痧、雙祧一子、母甚珍愛、憂深慮積、守視床側、友而時往過其家、見之殊爲憐憫、故擅延汪某至、按脈畢、察視臂間紅點散佈、神昏語亂、病似初起之狀、尚無大礙、且將窗牖闢閉、暫免冷風侵入、防所不測、再取寸許縫針、一枚、家人遵囑而備、汪某則左手握針、右手而捏起紅點所在之皮腐、按點挑刺、不移時、果見背如羊身之白毛、由腐內隨針挑出、睹者莫不訝爲怪誕、後汪某見點依序而挑、挑畢、復向衣袋中、取出草藥一束、屬速煎湯與服、明日當必霍愈也、翌日、病人起、痧病果告痊矣、此亦不幸中大幸耳、後鄉人患者、均求汪某治、服其藥、而未有不痊愈者、兩載於茲、吾鄉更不復聞有羊毛痧之流毒矣、蓋痧症本爲暑天必有之病、而此羊毛痧者、堪屬寡聞、烏可不一紀耶、按中國草藥、確有神效、篇中草藥一束、作者可能探示何藥乎、

## 公開一個吐血經驗方 （楊志一）

百草霜研細一兩、忌用燃燒煤炭者、童便一碗、共合調勻頓服之、凡吐血傾盆盈碗者、一服自減、二服可愈、若痰中帶血色紫者、再加參三七末一錢、或與一切時方合用甚效、

吐血之靈效治法、若十灰丸、若滋鹽湯、若犀角尖、均已詳于拙作「吐血之原因與治療」及「肺癆問答」兩篇矣、茲同道薛復初君有吐血經驗一方、特公開發表、為患此者作一保障焉、按百草霜本經不列、綱目云氣味辛溫無毒、主消化積滯、止上下諸血、蓋此物本草木之精、入通於肝、俾龍雷潛伏、降逆期任肝平也、且本從火煅、爐中得天然之造化、質輕上浮、陰陽假人工而降升、原夫血症之由、大要不外乎腎陰虛也、肝火逆也、脾失其統帥之職、心火上炎肺金、以致陽絡傷而血從清道湧出矣、更兼童便之助、功效銳倍常、按綱目云、童便氣味鹹寒無毒、主久咳上氣、止勞渴、潤心肺、止吐血、滋陰降火甚速云云、二物一升一降、從而導之、引血歸經之功、左右逢源、宜其為吐血症之良方也、

也。西醫亦稱人當思慮合理時。則百機調逸。血液流暢。反之則血液變酸。憂則髮易白。此明證也。孩童終日怡怡。鳥語貓號。均甚可樂。故生長甚速。久歷辛艱。則容顏易老。舉世之人、共激發天良。同登幸福。實所深望。非書此以自勉。

## 果實與消化之關係 （林兆鑾）

飯後稍食果實。能助人消化。因果實含有酸性。當胃液酸性不足時。食果能使中和。鹼性。又果實含有多量水分。常習便秘者。飯後食果。能使大便通暢。諸君曷一試之。

## 玄米與精米之關係 （幸福社社員林兆鑾）

米之表面。含有一種可貴之質。英文稱（Vitamine）其功用能抵抗疾病。使人健康。玄米含此質甚富。精米因磨之過甚。色雖瑩潔可愛。炊之雖軟而適口。然可貴之維他命。（Vitmine）已隨糠而去。故患腳氣者。必食玄米。其理即此。有人將糙米與精米飼同樣之雞。以資比驗。結果精米所飼之雞。孳弱甚。食玄米者。碩大異常。近日電氣精米。常精至極白。其結果令同胞與幸福相去愈遠。豈不可嘆哉。

## 思想與健康之關係 （林兆鑾）

我國先哲。孳孳勉人為善。以人能操持存養不懈。則此心虛靈不昧。自有真樂。即所謂孔顏之樂是

## 臨產經驗談（續） （佚名）

此時最好閉目安睡、靜養心神、若不能睡時、或使人扶以立、或使人扶以行、痛若稍緩、仍宜安睡、蓋睡則腹中寬舒、小兒易於轉動、大人睡下、小兒如法擴躺、轉身便不費力、因大人借力、小兒亦宜借力故也、西醫收生、令產婦安睡、不使坐盆中、亦即是理、無論遲早、切不可輕易臨盆、莫聽穩婆、以致臨盆太早、有誤大事、蓋此為天地自然之理、若當其時、小兒自能鑽出、何須着急、因恐小兒力薄、其轉身時用力已盡、及至產門、不能得出、或亦有之、宜稍用力、一陣助之、則脫然而下、蓋此時瓜熟蒂落、血氣二分、渾身骨節、一時俱開、水到渠成、不假勉強、及至生下、即產婦亦不知其所以然也、

產婦將產、可不必用力、此與大便異、大便則蠢蠢臨吻、若小兒則自能轉動、必待其自出、不僅不須用力、正忌用力害事也、蓋小兒端坐腹中、及至生時、垂頭轉身、腹中窄狹、他人有力難助、須聽其自行縱轉、身臨產門、頭向下、腳向上、倒懸而出、若小兒未曾轉身、用力一逼、則腳先出、即俗所謂腳踏蓮花生也、又或轉身橫時、用力一逼、則斜臥腹中、一手先出、俗所謂討鹽生是也、即方或轉身向下、略不條直、用力略早、亦或左或右、偏項礙骨、而不能出、凡此等病、皆以時機未熟、妄自用力之故、即如大便未到、縱用全力逼迫、亦不能出、況於人乎、

他如盤腸生、亦屬用力太斷之故、蓋因產婦平日氣虛、及至產時、用力努掙、渾身氣血下注、以致腸隨兒下、一次如此、下次路熟、亦復如此、終其身乃不能免、故臨產時、只能忍痛、聽其自然、大忌強用蠻力也、

（完）

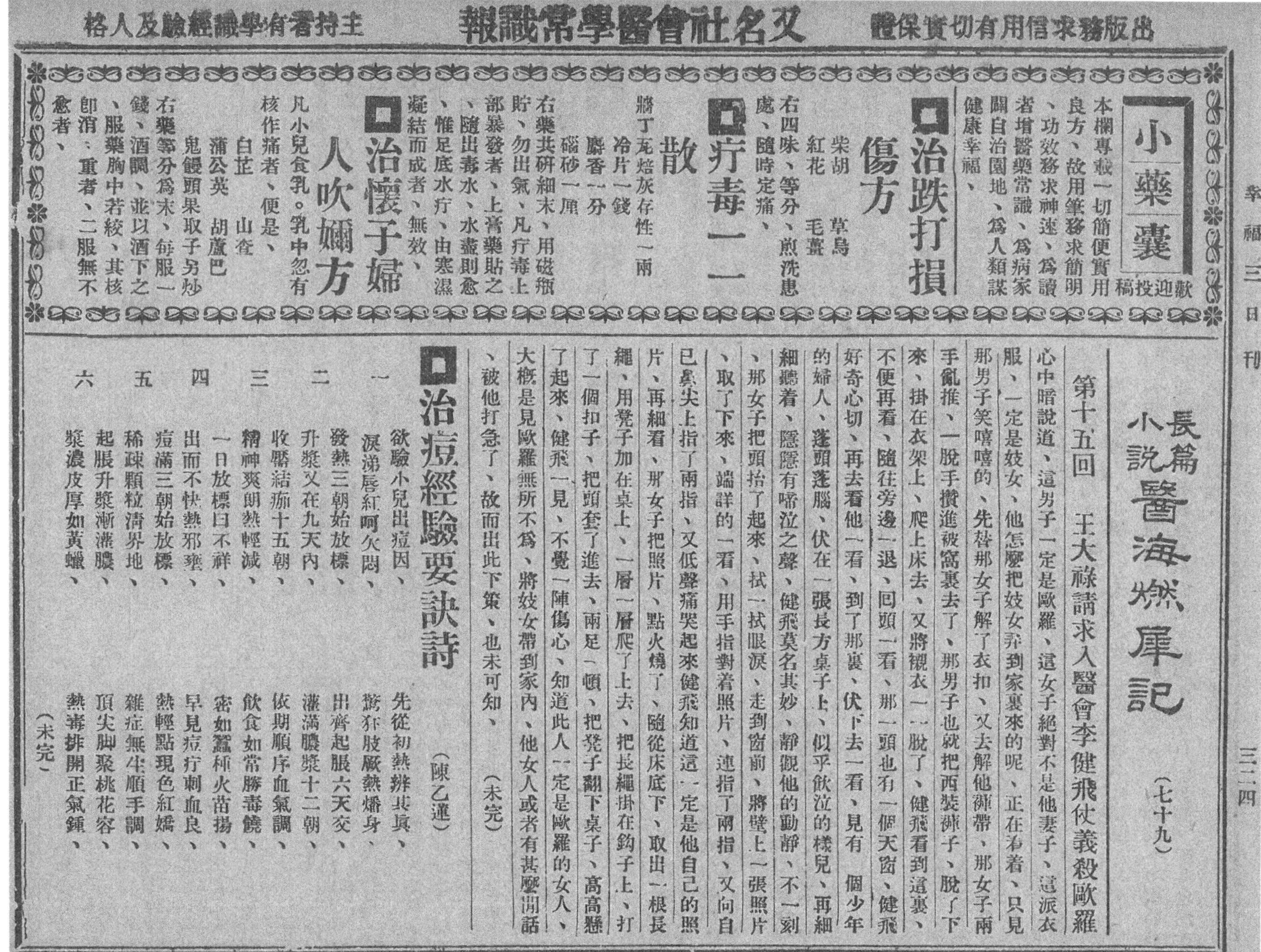

出版務求信用切實保證　又名社會醫學常識報　主持者有學識經驗及人格



## 小藥囊

歡迎投稿

本欄專載一切簡便實用良方、故用筆務求簡明、功效務求神速、爲病家著增醫藥常識、爲讀闢自治園地、爲人類謀健康幸福、

### □治跌打損傷方

柴胡　草烏　紅花　毛薑

右四味、等分、煎洗患處、隨時定痛、

### □疔毒一二散

牆丁瓦焙灰存性一兩　冷片一錢　麝香一分　磠砂一厘

右藥共研細末、用磁瓶貯、勿出氣、凡疔毒上部暴發者、上膏藥貼之、隨出毒水、水盡則愈、惟足底水疔、由寒濕凝結而成者、無效、

### □治懷子婦人吹嬭方

凡小兒食乳。乳中忽有核作痛者、便是、

白芷　山查　蒲公英　胡盧巴　鬼饅頭果取子另炒

右藥等分爲末、每服一錢、酒調、並以酒下之、服藥胸中若絞、其核即消；重者、二服無不愈者、

## 長篇小說 醫海燃犀記（七十九）

### 第十五回　王大祿請求入醫會　李健飛仗義殺歐羅

心中暗說道、這男子一定是歐羅、這女子絕對不是他妻子、這派衣服、一定是妓女、他怎麼把妓女弄到家裏來的呢、正在看着、只見那男子笑嘻嘻的、先替那女子解了衣扣、又去解他褲帶、那女子兩手亂推、一脫手攢進被窩裏去了、那男子也就把西裝褲子、脫了下來、掛在衣架上、爬上床去、又將襯衣一一脫了、健飛看到這裏、不便再看、隨往旁邊一退、回頭一看、那一頭也有一個天窗、健飛好奇心切、再去看他一看、到了那裏、伏下去一看、見有 個少年的婦人、蓬頭蓬腦、伏在一張長方桌子上、似乎飲泣的樣兒、再細細聽着、隱隱有啼泣之聲、健飛莫名其妙、靜觀他的動靜、不一刻、那女子把頭抬了起來、拭一拭眼淚、走到窗前、將壁上一張照片、取了下來、端詳的一看、用手指對着照片、連指了兩指、又向自已鼻尖上指了兩指、又低聲痛哭起來健飛知道這一定是他自己的照片、再細看、那女子把照片、點火燒了、隨從床底下、取出一根長繩、用凳子加在桌上、一層一層爬了上去、把長繩掛在鈎子上、打了一個扣子、把頭套了進去、兩足一頓、把凳子翻下桌子、高高懸了起來、健飛一見、不覺一陣傷心、知道此人一定是歐羅的女人、大概是見歐羅無所不爲、將妓女帶到家內、他女人或者有甚麼閒話、被他打急了、故而出此下策、也未可知、（未完）

## □治痘經驗要訣詩

（陳乙蓮）

一　欲驗小兒出痘因、先從初熱辨其真、淚涕唇紅呵欠悶、驚狂肢厥熱燔身、

二　發熱三朝始放標、出齊起脹六天交、升漿又在九天內、灌滿膿漿十二朝、

三　收靨結痂十五朝、依期順序血氣調、精神爽朗熱輕減、飲食如常勝毒饒、

四　一日放標曰不祥、密如蠶種火苗揚、出而不快熱邪壅、早見痘疔刺血良、

五　痘滿三朝始放標、熱輕點現色紅嬌、稀疎顆粒清界地、雜症無生順手調、

六　起脹升漿漸滿膿、頂尖脚聚桃花容、漿濃皮厚如黃蠟、熱毒排開正氣鍾、

（未完）

介紹衛生方法　幸福三日刊　指導康健途徑

# 幸福報

紹儀署 (印)

◀第八十二期▶
（民國十八年三月念二日）
◀每份售洋二分▶
（館址上海浙江路洪德里四七八號）

**定報價目**　每三日出一張、五個月一元、全年二元、寄費在內、本外埠一律、國外加倍、郵票代現九五計值

**廣告價目**　每期每格（共計五方寸）五元、均排於新聞之旁、如嵌入新聞中、長期面議

## 本期要目



宣佈一件驚人消息……

## 西藥商盜竊中藥原料

——是消滅中醫中藥之最大陰謀
是實行經濟侵略之祕密手段——

回國已後

防疾之道、在隱不在顯、在晦不在明、顯與明人之所共也、隱與晦人之所忽也、惟其忽也、斯病菌有傳染之機、而疾病有蔓延之勢、今之西藥商、即利用其隱與晦之手段、將中國藥材、製成西藥、改頭換面、輸入我國、以實行其經濟侵略之陰謀、我知數十年後、中藥有無形消滅之慮、當斯時也、中醫不廢而自廢、中藥不滅而自滅、雖欲其起力爭、亦屬無濟於事、凡我醫藥同志、際此存亡危急之秋、苟不亟起改良圖存、則中醫中藥之滅亡、近在目前矣、茲將西藥商盜竊之中藥原料、釋其要者、列表於下、以便公鑒、

杏仁　西名 Amygdala 中產、有甜苦兩種、內服或作散劑或作水劑、

茴香　西名 Anisum 產中國甘肅等處、入藥用子、屬香味類、

大茴香　西名 Anisum Stellatum 產中國、功能行氣、製酒內服、

小茴香　西名 Foeniculum 其形較茴香稍異、小茴香油、Oleum Caruis 自小茴香子蒸餾而成、

胡荽子　西名 Carum 中產、狀如小茴香、內函油質、胡荽油、Oleum Carum 乃自胡荽子蒸餾而成、

鬧羊花草　即羊躑躅、西名 Hyoscyaums 中產、製酒劑膏劑內服、鬧羊花精 Hyoscyamia 皆取此原料、

薄荷油　西名 Menthae Piperitae Oleum 乃自龍腦薄荷鮮葉蒸餾而成、

薄荷冰　西名 Menthoe 乃由薄荷油凝結而成、

巴豆油　西名 Crotonis Oleum 乃自中國所產之巴豆子榨出者、

萆蘇子油　西名 Oleum Ricini 乃自萆蘇子榨出者、

芒硝　西名 Natrium Sulphuicum 即硫酸曹達內服瀉劑、

硼砂　西名 Borax 即硼酸曹達、內服解熱、此外製爲洗水軟膏坐藥等用之、

滑石　西名 Talcum 爲含硫酸[illegible]之一種石質也、

明礬　西名 Alum 內服收斂、又爲吐劑、外用製爲漱水射水敷藥坐藥等、

密陀僧　西名 Plumbi Oxidum 即酸化鉛、不內服、但製軟硬膏用、

水銀　西名 Hydrargyrum 內服功能解血內毒、外用行血、製軟硬膏等爲之、

輕粉　西名 Calomel 即甘汞、功同水銀、

## □『喉痧』『白喉』新著（十四）

冬溫春寒喉痧須防　有自行鑑別之學識
中西學理一齊公開　有自行療治之特權

吳江宋愛人

且爲時疫中之最危殆者也、今請申言之、人類的生理的攝養、或有違背於天氣之自然、此人事之未善、爲自取之災疚、詳細原因、另詳後章、今且伸述天氣之或有不合於人類的生理、而爲喉痧白喉之導線者、

夫秋涼冬寒、此天氣當然之變化、秋之涼者、爲夏暑之蕩滌、爲冬寒之先機、此合於人類的生理者也、其所以然者、良以夏月天暑地熱、人類的體功、亦隨之而發洩殆盡、發洩者、緣於夏月空氣稀薄、淡氣濃鬱、淡氣含多量之溼柔、人類居此天暑地熱之間、自覺悶窒異常、故汗腺毛孔、自爲輕啓、以救濟天地之鬱蒸、此亦體功自然之變化、以應付天氣之變化者也、

## □治酒醉死法

幸福社社員李寒吻

飲酒過量而致身死者。可急以新汲之井水。浸其髮。再以舊布用水浸濕。貼于膈胸上・以清水少灌之。移時自醒矣

## □砒霜信石毒解法

幸福社社員李寒吻

中砒霜信石之毒至重者。用黑鉛一塊。（重四兩）以井水放石上磨黑鉛汁。旋磨旋灌。灌盡則愈。又以熱鴨血灌之。亦可立解。

## □笑之生理

（幸福社員彭祖春）

笑與哭、爲對待之名詞、笑多屬表出歡喜之情緒、而哭則爲表示悲哀之內在行爲、總而言之、不外感官刺激之作用、其於生理上、均有莫大之關係焉、笑之分類，不論其爲滑稽笑、憤怒笑、虛飾笑、喜悅笑悲哀笑生理的笑、病的笑等類，要之、皆足以引起脈搏及呼吸之變化、及顏面之運動、全身態度、及手足之動作、於生理上、助益匪尠、當笑之時、均呼出適量之炭氣、脈搏與進、血管膨脹、顏面骨筋收縮、口周圍之筋、互相牽引、眼球亦起運動、全身各部、筋肉、同時被波及而振動、有不知不覺、而手舞足蹈者、吾久嘗笑之後、滿覺生氣潑潑、意志融融，四肢暢快、百體盎然於身心雙方、咸感意外之慰藉與愉快、吾人每日能發笑數次、勝於服補藥數帖、其於延年益壽、增進幸福、眞不可以數計也、

## 醫林點將　怪病奇治（四）

### □病延數月不出一語的一位閨秀

（吳藝圃代作）

周村周氏女、（隱其名）癸亥春、許字吾鄉某姓子、出閣有期矣、女二九年華、善事脩飾、風情楚楚、姿意婀娜、含苞綻蕊、一朵鮮花、欲期兩露之澆、而慌然弛放耳、女本玲瓏、嬌媚可人、雅有西施稱、父母愛若掌珠、千金値價、比之幼子尤尊、母女情深、別離有感、流光何速、轉眼榴花密佈、節越端陽、荷香風爽、正當迎娶之期、堪嗟世事滄桑、豈知好事多逢磨折、愛女又遭病魔侵擾、恍惚精神、夜寐無安、飲食固已大減、皮黃肉瘦、憔悴其形、値茲婚期緊迫、不得已、方擬商乾宅、作改期之請願、吉日重選、延緩完婚、天胡爲乎、何促人嘆苦薄命耶、女蓋多情人也、性愛早勤、青春難再、每於孤燈獨坐之時、無不有對月懷人之感、單枕孤衾、亦屢起雙宿雙飛之念、因於「情海風波急」之一語、不啻爲其妙韵也歟、且女病呻吟床褥者、幾近旬日、家人雖爲就近延醫診治、被召者、俱屬碌碌無能之輩、卬以病情、或云大熱、或謂輕寒、莫衷一是、而藥劑之雜投、病致益劇、汲汲危於旦夕之概、舉家惶恐、莫知所措、乃更遠延稍負譽望之醫、爲其抱脈、懇以精細理力、服藥後、亦復罔效、依然人事昏沉、消失言語機能、疾呼不應、一息垂危、父母憂傷、兩雙淚眼、相對哀泣、而女病雖危、尚存一絲氣、一線生機、爲父母者、又安能生覯起挺心腸而棄此一塊親骨血耶、設思無何、惟有遍覓再生扁鵲、而爲之診斷、牽延時日、數月於茲、依傍藥灶、況女病仍舊未見稍痊、骨瘦形柴、烏絲散亂、末病前、而已病後、似有兩人之判、家人睹此情狀、病愈難期、恐將不久於人世、不得已，權將後事棺衾備辦、防所不測、一日、適得綠衣人送來一緘、披閱之下、方悉爲表戚之介紹信、書中謂南鄉有夢鶴先生者、醫傳數世、內科高手、盍不往試乎、周某接讀後、猶似天空霹靂、心地頓爲猛省、故速命與迎家嚴往診、至則款待般勤、獻畢香茗、時計已聞十響、家嚴因不慣外宿、顧蹙眉而對曰、君殊以病人重、奚必慮此一禮、周某聞言、固匆匆導家嚴進入病房、就楊按脈、繼視舌苔呈烏黑狀、唇部焦燥十分、顯然大熱症、非入重劑、恐難挽救、且家嚴對此種病、素有經驗、有抱握、特正色語

第一卷　社會定期刊　第八十二期

云、君可不必以女虛、余一劑下之、定能使其恢復言語耳、家嚴即為其理方、則以生石膏為方中主要藥、初入四兩、另用石膏水代茶、令服兩劑、原方出入、家嚴始於深夜歸、閱三日、周某來、詢以令孌服藥後迄今病勢轉否、周某愉恍不能對、家嚴一再詢之、周某若現愧恨之色、起立對曰、先生前日所理之方、已配藥服下、尚不見若何效果、不過先生方中所用之石膏四兩、分量太重、恐致將來不能孕育、以故不敢與服、家嚴聆語、勉作溫慰狀、而答云、君愚鈍何復爾爾、可惡亦可憫、但君焉求治於余、余決不欲以生命為兒戲、且石膏對於生育、本無重大關係、何必迷信、倘投之過輕、猶之滴水投石、譬若水能制火、水寡火多、則火能滅矣、假或滴水入火、非但難滅火勢、且助長火之炎威、又何補於事、故余又致負責、此藥服之、決無礙令孌將來之孕育也、信則取服余方、不信而另延高手、何必絮絮叨叨、周某至此、似作慚愧之態、悚歎而對曰、小女之病、決懇先生高手而治、歸則不為讖言以信之、尊意而將前方配藥、石膏如分兩投入、煎服兩帖、三日後、果祝女病稍已轉機、越日、攜原方來、刪改原劑、減輕石膏重量、依此方服、石膏竟以斤計、病者畢能言語、日漸告痊、一場大病、幸慶生還、花雖未隕、已經霜雪之摧殘、鄰里聞傳、靡不為之慶幸也、今女已與吾鄉某姓子、結成百年之好、重圓舊夢、倆倆鳴情、現女已桂子滿枝、兒女繞膝矣、而前說石膏與生育有關、純屬子虛、足證石膏之為物、服之多量、決無絕孕之醫言歟、（藝按石膏本大涼、常人固不宜多服、女性多服而有絕孕之讖語、惟醫生下以多量、蓋亦隨病之輕重為轉移、其不關俗說「有病病當之」之一語耳）、

## 遺尿良方

（楊志一）

膀胱不約則為遺尿、腎與膀胱為表裏、腎氣虛則不約也、

五子衍宗丸、每早晚開水下、吞服三錢、久服自效、

## 治單腹脹醫方

（楊志一）

喻嘉言云、從來腫病、遍身頭面俱腫、尚易治、若只單單腹脹、則難治、以中州之地、久窒其四運之軸、而清者不升、濁者不降、互相結聚、牢不可破也、茲有蝦蟆豬肚丸一方、為治單腹脹特效藥、方用蝦蟆一只、去肚腸、以胡附一錢入口內、豬肚包緊煮爛、湯半碗、去蝦蟆、取豬肚搗爛為丸、每用湯一杯、送下丸藥、

## 大蒜之萬能

（高郵李寒吻）

大蒜一物、原為五味之一、匪特調和五味、且能治病、今特分述于下、以實本刊、

### △治癩疾

患癩疾者、身體最易受損、若夫醫治之法、可用古墓中之石灰、和大蒜搗爛為丸、如梧子大、用米湯送下、立愈、

### △治心痛

患心痛者、苦不堪言、今書治法于下、在丑月五日午時、取獨蒜五枚、搗如泥、加黃丹二兩、做丸形、如雞子大、晒乾後、醋磨服之、立效、

## 止嘔良藥

（戴觀）

止嘔中西合治之法、頗驗、即以小蘇打合烏梅安胃丸三錢、服之即止、

## 二便不通外治法

（楊志一）

### 大便

西醫所為灌腸術者、即仲景導尿之法也、凡不論何病、腸內閉塞、污物不下者、宜導而出之、蜜導土瓜根、豬膽汁、皆能潤竅滋燥、從其便用之可也、肘後方治大便不通、採土瓜根搗汁、用筒吹入肛門內、北齊道興治痰方、用豬膽汁導以葦管、聖濟以生瓜根搗汁少許、水解之、竹筒傾內下部、即通、十便良方療大便祕塞不通、用豬膽以筒灌三合許、令深入即出矣、不盡、須臾更灌、醫學正傳小兒大便不通、合香油以竹筒擠入肛門、以油吹入、過半時許下黑糞、袁枚云、回回病不飲藥、有老回回能醫者、熬藥一桶、令病者覆身臥、以竹筒插入穀道中、將藥水乘熱灌入、用大氣力吹之、少頃腹中汩汩有聲、拔出竹筒、一瀉而病愈、是則過於大快矣、

### 小便

導尿亦拯急之一策、千金方凡尿不在胞中、為胞屈僻、津液不通、以葱葉尖頭納陰莖孔中、深三寸、微用口吹之胞脹、津液大通、衛生寶鑑一枝轉脬、小便不通、腹脹如鼓、數月垂死、一醫用豬脬吹脹、以翎管安上、插入陰孔、捻脬、氣吹入、即大尿而愈、測胞之法、蓋脈胎於此、西人做護製其器耳、

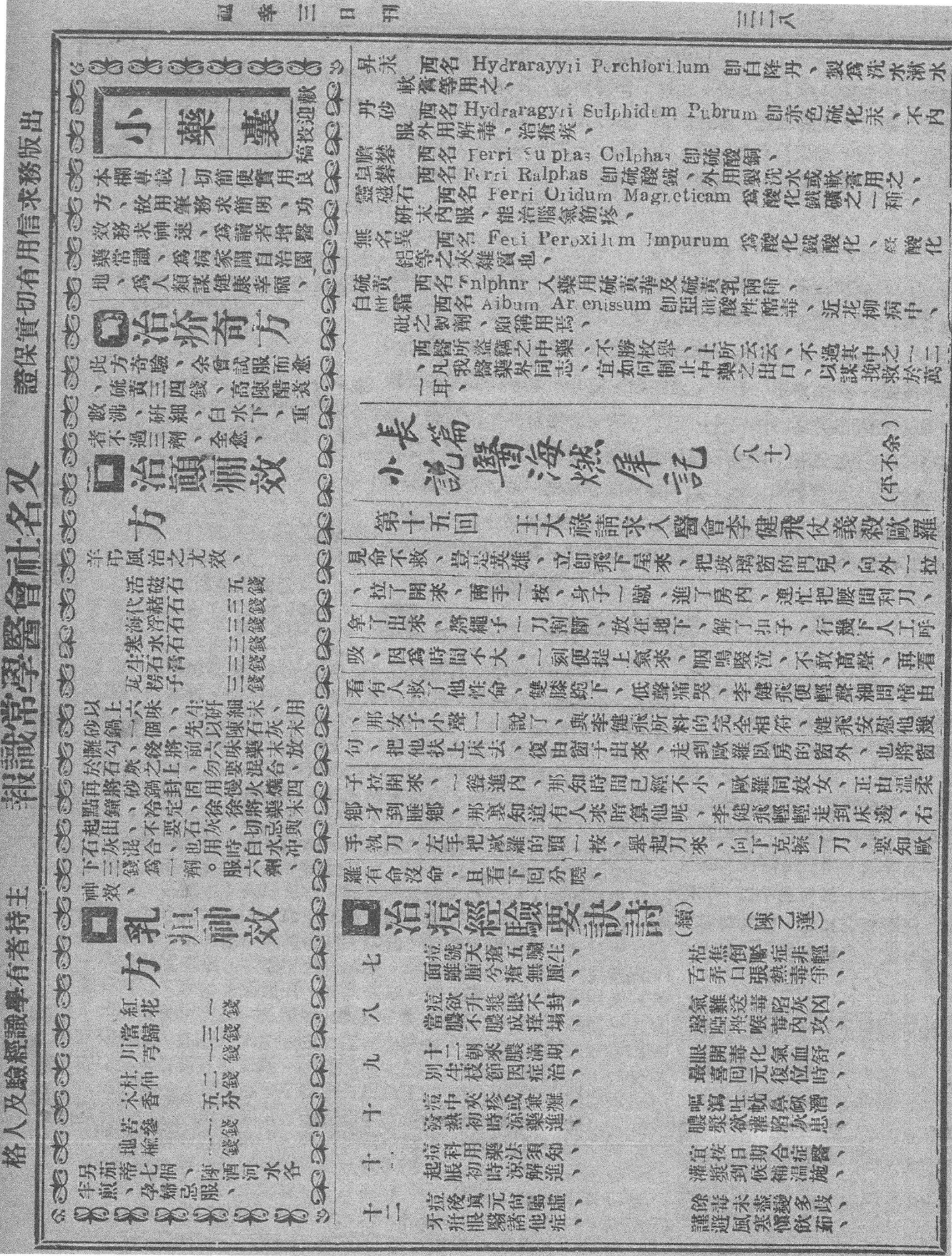



主持者有學識經驗及人格　又名社會醫學常識報　出版務求信用有切實保證

## 小藥囊

本欄專載一切簡便實用良方、故用筆務求簡明、功效務求神速、為讀者增醫藥常識、為病家開自治園地、為人類謀健康幸福、歡迎投稿

### 治疥奇方

此方奇驗、余曾試服而愈、硫黃三四錢、高陳醋煮數沸、研細、白水下、重者不過三劑、全愈、

### 治癲癇效方

羊癇風治之尤效、

活磁石　五錢
代赭石　三錢
海浮石　三錢
寒水石　三錢
生石膏　三錢
瓦楞子　三錢

以上六味、生研細末、用砂鍋一個、先以陳石灰末攤勻、後將前六味藥末放於石灰之上、勿要提合、再將砂鍋封固、用慢火燒四點鐘、冷定、徐徐將藥末起出、混不要石灰、切忌與石灰錢合、也用時白水沖下三錢、為一劑。服六劑、

### 治乳疸神效方

紅花　一錢
當歸　三錢
川芎　一錢
杜仲　二錢
木香　五分
苦參　一錢
地榆　一錢

另用茄蒂七個、陳酒河水各半煎、孕婦忌服、

昇汞　西名 Hydrarayyri Perchloridum 卽白降丹、製為洗水漱水軟膏等用之、

丹砂　西名 Hydraragyri Sulphidum Pubrum 卽赤色硫化汞、不內服、外用解毒、治瘡疥、

膽礬　西名 Ferri Suphas Culphas 卽硫酸銅、

皂礬　西名 Ferri Ralphas 卽硫酸鐵、外用製洗水或軟膏用之、

磁石　西名 Ferri Oridum Magneticam 為酸化鐵之一種、研末內服、能治腦氣筋疼、

無名異　西名 Feri Peroxidum Impurum 為酸化鐵酸化、錳等之夾雜質也、

硫黃　西名 Sulphur 入藥用硫黃華及硫黃乳兩種、

白砒霜　西名 Aibum Arsenissum 卽亞砒酸、性酷毒、近北柳痢中、砒之製劑、頗稱用焉、

西醫所盛稱之中藥、不勝枚舉、上所云云、不過其中之一、凡我醫藥界同志、宜如何制止中藥之出口、以謀挽救於萬一耳、

## 長篇小說　醫海燃犀記（八十）

（平不余）

### 第十五回　王大祿請求入醫會　李健飛仗義殺歐羅

見命不救、豈是英雄、立卽飛下屋來、把玻璃窗的門兒、向外一拉、拉了開來、兩手一按、身子一縱、進了房內、連忙把腰間利刀、拿了出來、將繩子一刀割斷、放在地下、解了扣子、行幾下人工呼吸、因為時間不大、一刻便提上氣來、咽鳴啜泣、不敢高聲、再看看有人救了他性命、雙膝跪下、低聲痛哭、李健飛便輕聲細問情由、那女子小聲一一說了、與李健飛所料的完全相符、健飛安慰他幾句、把他扶上床去、復由窗子出來、走到歐羅臥房的窗外、也將窗子拉開來、一縱進內、那知時間已經不小、歐羅同妓女、正由溫柔鄉才到睡鄉、那裏知道有人來暗算他呢、李健飛輕輕走到床邊、右手執刀、左手把歐羅的頭一按、舉起刀來、向下克嚓一刀、要知歐羅有命沒命、且看下回分曉、

## 治痘症經驗要訣詩（續）

（陳乙蓮）

七　痘號天瘡五臟生、面難廁分瘡無廁、枯焦倒靨症非輕、舌弄口張熱毒爭、

八　痘欲升漿眼不封、當膿不膿成痓塌、氣難透毒陷灰因、聲啞挑喉毒內攻、

九　十二朝來膿滿則、別生枝節因症治、眼開毒化氣血舒、最喜回元復位時、

十　痘中夾疹或兼癍、發熱初時涼藥進、嘔瀉吐蚘鼻衄潛、膿發欲難陷灰患、

十一　痘科用藥法須知、起脹初時涼解進、宜按日期合症醫、灌漿到候補溫施、

十二　痘後真元尚屬虛、牙疳眼瞖諸他症、餘毒未盡變多歧、謹避風寒懼飲茹、

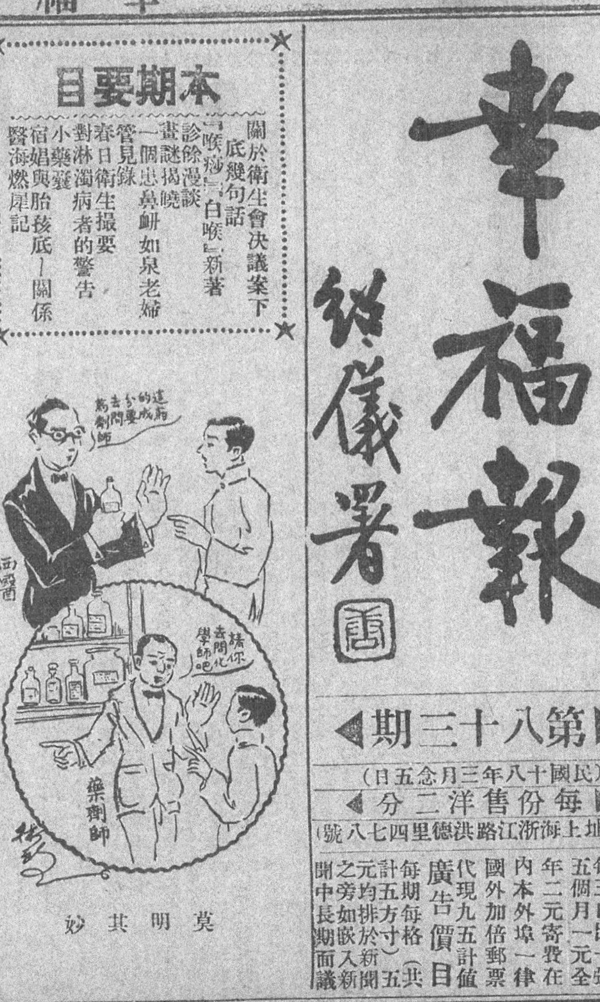

介紹衛生方法　幸福三日刊　指導康健途徑

# 幸福報

鈕儀署 （圖）

◀第八十三期▶
（民國十八年三月念五日）
◀每份售洋二分▶
（館址上海浙江路洪德里四七八號）

定報價目
每三日出一張、五個月一元、全年二元、寄費在內、本外埠一律、國外加倍、郵票代現九五計值

廣告價目
每期每格（共計五方寸）五元、均排於新聞之旁、如嵌入新聞中、長期面議

## 本期要目





莫明其妙

## 關於衛生會決議案下底幾句話

（幸福社社員葉勁秋）

自從衛生會議決議限止中醫後、現已鬧成巨大的社會問題、驚動多方面的注意了、究竟中西醫之長短得失、非於中西醫各有深切的研究、誰也不能貿然的加以判斷、有之、非出於無根據的狂妄的謬斷、要亦見於偶然的成敗、出於片面的觀察、其不能有當於事實折服人心也可以明矣、西醫攻計中醫惟一的口號、曰中醫不合科學原理、雖然中醫是談不到科學的、可是同時要曉得、科學也並非萬能的、不過不論那種學問、要從科學方法入手、那是一定的原則了、中醫現在倘為多數人之信仰、其舊思想舊習慣的束縛的成分似佔多數、不合科學原理、雖不合科學原理、可是對於人體的疾苦也有可以減少的效能、那末一方面為舊思想、舊習慣所束縛、一方面又有減少疾苦的效能的實況、也許可以減少西醫、所不能減少的疾苦、所以用推墻倒壁的破壞手段、來對付中醫中藥下總攻擊、是萬萬不能成為事實、也很明顯的了、於此可知限止中醫、雖然用了政治力來壓迫、當然一方是促成中醫中藥的團結和覺悟、一方又免不了多方面的反響了、我不是說句誇大而武斷的話、中醫學術、必然與天地相終古、誰也不能破滅的、但要曉得這是一部份、而非概括全體的話、不過現在中醫中藥兩界、原有的狀態、總要改變一下才行、中醫所長在治療上的實效、所短在學理不充、西醫所長在學理精密、所短在過泥跡象、崇實效而疎學理、於是造成了現在中醫界的局面、往往蹈了以藥試病的危機、學理固然精密、而一時又乏相當的療法、於是束手待斃般的『待期療法』、不能根治的嗎非針、也許有貽誤病機的可能性、醫學雖分中西、方法容有新舊、而其目的在求解決人類痛苦則一、中醫的立足點既在實效、則為現在之中醫者、應在實效上加以研求、如某種病狀、應有某種變端、某種藥品當發生某種效力、赤裸裸地從現象上說來、一方應飽吸新知、詳闡學理、再不要木克土等欺騙似的、受人指摘、考中醫的治療方法、本有針砭按摩推拿導引各種、然而試查各處中醫、只知按脈、偕開一方的所謂方脈醫生、克佔百分之九九、所以真正的中醫應當互研針砭⋮⋮古法、否則僅憑切脈、併用湯液的方脈、醫生曷足以代表中醫、曷足以概括中醫的學術、為現在的華人西醫者、應儘量的介紹新學說於國人、以補學中醫說之不足、同時謀衛生上之設施、以益人類生命之福利、使一般人認識、一方應博采中醫特長、加以說明、並且要嚴釋西醫界的同志、以提高人民之信仰、還要輕減診例、到民間去、這是現在中西醫應有的態度、必然的途徑、醫生的職權、實在高於一切、當局識能以人民生命疾苦為念、非加以相當妥善的辦法不可、

三，十四，上海

幸福三日刊　三一九

民國十八年三月念五日　幸福三日刊　己巳年二月十五日

幸福三日刊　三三〇

## 『喉痧』『白喉』新著（十五）

吳江朱愛人

冬溫春寒喉痧須防　有自行鑑別之學識
中西學理一齊公開　有自行療治之特權

然而汗腺毛孔、自為輕啓、因足以救濟天地暑熱之鬱蒸、而輕啓之者、無非使汗液排洩而已、汗液雖雜有垢污之成分、以相與排洩、然而終以津液為原質、故汗多者、口必渴、此所以缺乏津液、為唾腺分泌唾液也、要之汗洩太過、則體內之藏與必致日為耗散、而人將不壽、故必有秋涼以繼之、秋涼者、所以消夏月之暑熱、卽為人類制止其發洩、使津液不再以汗液而耗散、此則又以天氣之變化為救濟人類體功之不逮者也、

然而秋氣應涼、今不為涼而反熱、則不合於人類的生理已不言可喩、蓋熱之不應於時令、則未有不久晴不雨、燥火之氣、於以太盛、燥火者、亦為空氣中之水氣成分缺尟、猶之鍋爐之中、祇有火氣焦灼、而無水汽以為之濡潤、則鍋爐未有不至於爆裂者、夫人身中自有各腺體分泌液汁、以為濡潤各器官能之用、然已早為夏月汗液排洩之故、而腺體之分泌液、當此燥火亢盛、或有漸呈不夠所用者、而尤以肺臟腎臟為最不耐燥、（此理後詳）腎燥則水液乾涸、肺燥則肺葉焦竭、此時亦猶之鍋爐之中、祇有烈火、絕無水滴、燥氣外淩、火勢內炎、則秋氣燥熱之為喉痧白喉者有綮然也、

## 診餘漫談

（朱振聲

### 桴鼓指

桴鼓指、亦怪病之一也、病者必骨瘦如柴、而十指之端、大如白果狀、中醫治法、大都注重健脾、以脾主四肢故也、西醫名之曰桴鼓指、為肺癆之末期、症屬不治、患者頗少、昔余在丁君濟萬處、見一鄉人患此症、兼之腹大如鼓、與以健脾之劑、亦未見效、究竟是否絕症、尚難證明、未知海內同道、亦曾遇此症否、

### 截爪瘋

截爪瘋、生於十指第二節腫大一如桴鼓指、不紅不痛、亦無他病、余去歲在廣益醫院時、曾遇之、余告以此症名曰截爪瘋、恐有截爪之危、病者不信、未幾、竟將十指爛去、而成廢手、惜哉

## 畫謎揭曉

本時第七十九期所載之畫謎為『洋房』蓋銀行乃藏洋之房也今將猜中者姓名列下

甲種定戶每人一元

王國棟　趙一鵬
王乃東　徐友琴
李人和　朱鳴皋
速壁成　許仲和
李伯康　楊尊賢

乙種非定戶共三十九人姓名恕不披露各人贈品均已付郵

## 醫林點將　怪病奇治

### 一個八十九歲老婦鼻衄如泉脫而復活之症（王蘭遠）

醫無中西。惟求愈病則一也。若徒為形質之研求。棄生理之氣化。膠柱鼓瑟。不辨寒熱虛實。其療治恐難洽如病機。今年冬不藏陽。敝處環山之中。溫度四十七八。甚升至六十。天時冬暖。不披棉纊自溫。抑島國倭奴在此侵凌。似周末無寒年歟。敝處鄰村有耄婦。享年八旬有九。家況中平。中年喪夫亡子。致患少寐之症。花甲後右目喪明。常患頭昏眼花。今遇此亢陽之時。夏歷冬月二十五夜。忽而鼻衄。用面巾三條拭之盡透。比時家屬睥形惶恐。以紙撚醮濃墨汁塞之。頭額以冷水撲之得止。二十六夜鼻衄又如泉湧。鼻口俱出。八則昏厥脫去如死。請本地醫。治以苦降。雖厥回而鼻衄尚流。合家以如此耄耋老婦。何堪漏卮不止。始迎蘭診治。診時見老婦頭巔頂微腫。眼瞼內掣痛流淚。入夜內熱。心中偶而如火燒。肌筋牽痛。大便堅如羊屎。舌白燥。有橫裂紋。脈洪大。蘭脈症合參。以高年血液乾涸。有似枯木自焚之象。此太陽陽明失於開闔。加以冬燠陽亢。而助三焦雷龍之火升騰。由清道而出。立方用南沙參三錢。大元參三錢。北紫菀肉錢半。鮮生地五錢。醋炒當歸身二錢。炒赤芍錢半。生白芍三錢。黑山梔錢半。麥冬肉三錢。旋福花二錢。西錦紋炭錢半。白茅根花各五錢。服一劑知二劑止。復診則能出房上廳。因大便未暢。原方除紫菀。加青鹽八分。細生地五錢。天門冬錢半。肉蓯蓉三錢為劑。以收全功。如當日在老婦年高。提首畏尾。鼻衄再流。全身血液去三分之二。陽隨陰散。生機莫保。凡醫者臨危急之症。若不膽大心細。焉能加惠於病民耶。

下期請惠氏先生續

第一卷　社會定期刊　第八十三期

幸福三日刊

## 春日衛生撮要

（幸福社社員秦丙乙）

春為一歲之始、發育蓬勃、生生不絕、人當此時、宜早起早睡、以養陰精、以吸清氣、申能力行無間、則精神當充、保無委靡不振之現象、夙患肝氣疾者。宜加意珍攝。慎毋觸犯怒氣。因春令木旺。最易傷肝也。初春天氣。乍涼乍溫。人身衣服。宜隨時令之變遷。而隨時增損。慎毋懶惰於換易。致大寒大溫。而成傷風。春日溫和。易感外邪。惟傷風為溫病之漸。稍有遷延。即將化火。迨溫病告成。即纏綿異常。頗慮滋變。春日天氣。亢燥。喉症必應時流行。正氣稍虧。即致傳染。宜多服萊菔。少食煎熬之品。每晨進飲鹹湯一小杯。此豫防之大概也。經云。冬不藏精。春必病溫。凡自信去冬曾失於精者。當此冬令發榮。對於起居飲食。皆須格外留意。慎之又慎。則雖內部空虛。而無感冒。亦不至引動伏邪。有礙大局。失精諸君。其有意於拒絕溫病之來乎。則請三復斯言。春光明媚。景色宜人。當多事郊野之旅行。惟不可勞形勤神。庶不至得不償失。遊山玩水。長途跋涉。過於勞劇。此物質上之流弊也。以旅行為名。行獵艷之實。或多見異性。意淫於內。此精神上之流弊也。小兒之在春日。最易患疹。即俗所謂出痧子者是也。負撫育之責者。宜豫防在先。即疾病已成。亦當持以鎮靜。守以專一。不妄聽人言。勿亂投雜藥。因此病症之蹦蹋死者。不可勝計也。一有疾病。初起始覺。即行療治。勿稍蹉跎。因春令為多病之秋也。內經四氣調神論曰。春三月。此為發陳。天地俱生。萬物以榮。夜臥早起。廣步於庭。被髮緩形。以使志生。生而弗殺。予而弗奪。賞而弗罰。此春氣之應。養生之道也。（完）

## 管見錄（六）

（幸福社社員姚夢石）

癃閉　點滴全無而渴者、以麻黃、歸稍、黑支各一錢、杏仁、萆薢、赤苓各四錢、石菖蒲二分、甘草稍一錢、煎湯服、最效、癃閉不渴、不宜此法、須另用滋腎丸、此症恆見、百醫無功、及投以寸香、蟋蟀之類、病仍如故、憮用桔梗一味而效者、夫肺腎有子毋之闢係也、此雖藏之方書、未有試驗者、或有以升麻投之、蓋升以洩之也、猶之器皿水壅滿、其器卜雖有竅不能出、上以啓之、則消消而去矣、石淋阻塞、滴點不通、腹脹如鼓、痛楚不墉、臥床不起、危急之際、急取柿餅一枚（連霜蒂、煅存性）、春砂三錢、煎服、甚驗、凡小便不通、皆合用、粥水下、用以治血淋、做之屢效、每治石淋、芒硝三錢（研末）、另以土牛膝五錢、淮膝、滑石、柏仁、韭白、桃仁谷三錢、草梢、菖蒲各七分、煎湯送下、服後出石一條者、長一寸大如粗簪、小便遂通、腹脹頓消、小便血、痛屬血淋、不痛屬尿血、血淋是濕熱、尿血乃腎虛溺竅病也、龜版一兩、菟絲四錢、大生地五錢六霜三錢白歸錢牛旱蓮未五錢連心打破煎、吉梅炭二錢為引、此方治尿血頗靈、不但治尿血、而方中易梅龜菟、以生地改熱地、歸蓮二味同用為未、（醋煮透炒乾）婦女崩漏久不愈者、亦會迭効、小便不通、分在氣在血而治之、以渴與不渴而辨之、渴而小便不利、熱在上焦氣分、不渴而小便不通、熱在下焦血分、丹溪以吐法通小便、上竅通、而下竅之水出焉、然升提只可施于點滴不通者、如淋滴短少者、非所宜也、小便不通用涼藥無効、是元氣虛而不能輸化、補中益氣加澤瀉、另用蚯蚓五條為引、煎服或不應、以六味去萸入桂心菜皮燈心、小便不通、痛不可忍、服涼藥補劑、咸不見鬆、六味地黃湯加通草五錢蚯蚓十餘條（瓦炙）煎湯代水、服之蜥通、

## 徵求本報

讀者諸君如有本報第七十期而願割愛者部八顧以名貴刊物之醫界春秋一册相贈報寄本館轉交可也不分前後一律待遇　梁菊蓀啓

## 對淋濁病者的警告

（幸福社社員丁武奇）

嘗見患淋濁病的人。忽然發作劇烈的膿漏眼。以致損目喪明。這都由于患者不明此病原委。所以纔有此貽誤。因此我纔做一篇警告患淋濁病的人。膿漏眼在中醫方面叫做淫毒上衝。是拿羚羊黃連一種寒苦藥來攻瀉他。在西醫方面叫做膿漏眼。或叫做淋疾性結膜炎。他的真因。由於包含在淋濁分泌物內之淋濁雙球菌而起。此菌進入眼裏的徑路。是因淋濁患者。常以手指撫摸患處。因此淋菌沾染到手指上。繼而患者不知不覺間。又以手指揩擦眼睛。無意中淋菌就傳染到眼睛裏去。遲起他的威風來了。其他也有淋菌附着手巾上。或杯碗匙等器皿上。間接傳染到眼睛裏的。諸位要知道這病的發生。是極快速的。一兩日間就痛腫到非常的程度。潮出許多膿樣分泌物。此時務須趕快送給醫生醫治。或拿蛋白銀水點眼|趁着淋菌尚未侵及角膜的時候。一兩禮拜功夫。大都可以完全治愈的。但是這病機。緊要時期。稍縱即逝。苟稍躭延。痛勢波及眼角膜。就要發生潰爛。繼則穿孔、終則虹彩脫出、形成葡萄狀珠球！中醫叫做蟹睛。突出於眼胞內。若再進一步。有化膿菌由穿孔進入眼珠內部。遂將全眼球破壞。傳進頭腦裏去。那且有生命的危險。到這時期。縱百法醫治。萬幸把紅腫消退。但視力終歸不能恢復了。敬告患淋濁病的人。切要注意手指在患處撫摸之後。萬不可直接再弄到臉上去揩。務必趕快拿水皂把手洗洗乾淨。另備一條手巾揩乾。切不可用面巾，以杜危險。苟未能防患未然。已經起了膿漏眼。務要趕快送給醫生醫治。免致傷及角膜。損了視力。後悔無及啊！

出版務求信用有切實保證　又名社會醫學常識報　主持者有學識經驗及人格

幸福三日刊　三三一

## 小藥囊

歡迎投稿

本欄專載一切簡便實用良方、故用筆務求簡明、功效務求神速、為讀者增醫藥常識、為病家闢自治園地、為人類謀健康幸福、

## 小兒連聲咳嗽方

（暴振華）

俗名蝦蟆咳

牛蒡子 三錢
葶藶子 三錢
旋覆子 三錢
查肉 三錢
青蒿子 二錢
蘇子 二錢

煎服 輕者一劑見效重者三四劑（用效証明）此病最為難治、此方經驗不少、確有效驗、

## 小兒慢驚驗方

（暴振華）

北沙參 土炒三錢
炒白朮 二錢
雲茯苓 三錢
炙甘草 五分
熟附片 七分
眞邏燕 酒炒錢半
小川連 五分
銀柴胡 七分
廣木香 八分
焦六麯 三錢
麥門冬 去心一錢
淡吳萸 四分
炮薑炭 六分
車前子 一錢
荷梗 一尺許

此方不拘小兒年歲大小、如遇久瀉傷脾、漸成慢驚之症、可速照方煎服、屢驗、

## 宿娼與胎孩底——關係

（吳藝圃寄自揚州）

我以為宿娼和胎孩有關係、這句話、的確有點智識的人、都會明瞭其中的究竟、何以宿娼對於胎孩、又有什麼關係、這眞我人的了解呢、在下不免唇舌之勞、要來概略的宣演一番、

因為這宿娼與胎孩的關係、積極方面、消極方面說、不過犧牲各個的軀體、名譽、精神、金錢、和宗嗣的問題、豈不聞學究的口裏咕嚕的說着、青年學子們、要站在不潔曲的路線上、禁絕一切違背人道主義的、「嫖」、和一些不正當的娛樂、一板一眼的、高唱入雲的聲調、又說什麼宿娼、係絕滅人種的禍害、衰弱人類的起原、細想着這句話的發源、和普遍的播傳、確乎能造就社會上一種美滿的習慣、和人類的增率、

「以上說的話、諒必讀者已有十二分的了解、我不過還了一些所謂廢話、讀者覺得無味罷了、我想起幾年前、在鄉間的時候、每聞這家又產下嬌兒、那一家又添着小囡囡、未滿三朝、忽又耳着她們啓着一種悲哀的聲浪、後來精細的這麼實地一調查。纔曉得這家的孩子、出產門的時候、就沒有皮、通通紅、像個剝皮老鼠似的、進而詳細質問到她以前的生產、據她們說、孩子產下都是這麼一個樣子的、活不過兩天、一定要向着閻王府裏奔、你說傷心不傷心、我在這時間、不免要出一個疑問、何以生產、憑空的會有這等緣故、我離奇般問着、在這當兒、我的沉悶、已覺得溶化了些、因為她的丈夫、依人作嫁在上海、偶為宿娼的不幸、得了一種毒病、就傳染到他的妻子身上、所以我方明白宿娼眞和胎孩有些關係、

但是生產這類的胎孩、屢有聞聽、司空見慣、也不足詭奇吧、

我今且要借重着報紙、胡亂的說幾句話、對着諸位朋友們、「勸戒」、「勸戒」、像上海私娼的多、公娼的密、就應該學着舊小說上說的、「視美人如骷髏」、絕不以肉體相接觸才好、禁止性慾的激動、破壞愛美的觀念、純正一已的品行、實行夫婦的恩愛、庶不致以後嗣致憂咧、

## 長篇小說 醫海燃犀記（八十一）

（平不余）

### 第十六回 何菊芬痛哭親夫 杜民筆力排衆議

話說歐羅同那個妓女、本是睡在一頭的、李健飛一刀砍了下來、正中兩人的頸部、那刀十分快利、已砍下了大半邊、只見鮮血直噴、手足亂動、健飛隨即又是一人一刀、完全將頭顱砍下、立將那鮮血淋漓的利刀、在死人衣服上揩了兩揩、仍然插在腰間、便走到窗前桌子旁、取一張信箋、提筆寫了幾個字、寫的是「殺人者李健飛、救人者李健飛、」十二個字、寫完、把筆放下、復從窗子內、竄了出來、點步上了前屋。到前檐跳了下去、不提、諸位、李健飛不是說過的嗎、先下一個警告給他、並沒有說是今天一定要殺他、此刻忽然將他殺了、豈不是做小說的、自相矛盾嗎、聽我細細表明、原來李健飛、到了這裏、見了歐醫生如此情形、心中便覺生氣、

介紹衛生方法　幸福三日刊　指導健康途徑

# 幸福報

紹儀署

第八十四期
（民國十八年三月念八日）
每份售洋二分
（館址上海浙江路洪德里四七八號）

定報價目
每三日出一張
五個月一元全
年二元寄費在
內本外埠一律
國外加倍郵票
代現九五計值



## 本期要目



請猜畫謎

## 可怕的肺癆

□中國每年患肺癆而死的有一百餘萬人
□請大家注意預防方法來戰勝肺癆病菌

（幸福社社員陳瘦鶴）

肺癆是一種最劇烈的慢性傳染病、據說、世界人口的死亡率、每十人中、至少有一人是患肺癆、恐或不止此數、人們從十五歲到四十五歲的中間、必定有三分之一的人、是患肺癆而死、全中國患肺癆而死的、每年大約有一百多萬人、諸君請想、肺癆病的殺人力、可怕不可怕、肺癆雖然可怕、然而他的病源、不過肺中生有一種細菌、名叫『桿狀細菌』、是一種極細小的寄生殖物、汚穢和黑暗的地方、最容易發生、過着日光和沸熱及種種消毒藥等、便立刻消滅無形、患肺癆的所吐出的痰裏、含有無數桿狀細菌、等到痰乾時、細菌和灰塵使游離在空氣中、當人呼吸的時候、使從口鼻帶到肺中、人體的肺、是最適宜於桿狀細菌的、當細菌到了肺經、便由一個變成兩個、兩個變成四個、增加得非常神速、於是漸漸蔓延、變成一小塊、名叫『肺結核』、肺結核厲爛、便和數千萬的細菌、排出體外、傳染別人去了、當細菌生長的時候、更發出一種毒質、散佈人的全體、使人患熱病而往弱、發生肺癆的一切現象、但是人身中也有一種天然的抵抗細菌的能力、使細菌在體內沒有立足的地步、如果人的體氣不十分強壯、那麼、天然的抵抗能力減少、細菌便得在肺中自由地繁生了、居處不講清潔、最容易生細菌、臥室黑暗污穢、居人太多、缺少新鮮空氣、都是致肺癆的大源、餘如飲食不精、運動不足、酗酒縱慾、多勞少眠等等、都可引起肺癆、防免肺癆、最宜注意的、就是消滅痰唾、因爲隨地吐痰的害處極大、無論家內或公衆的地方、都不應蹈此惡習、應該吐入痰盂或吐在手中裏、最好用硬紙製成小痰盂、用後就可燒去、出行不便、可以用紙帕或信封來代替、其次、不論冬夏、在家內都須洞開窗戶、多受日光和新鮮的空氣、最好常常到郊外或公園裏、舉行深呼吸、常來消滅細菌、夜間睡眠、也須開窗、但應曲折避風、睡眠的時間、務須酣足、以免消耗精神、細菌乘虛而入、常常飲酒的人、生理機能容易虧損、也很可以感受細菌、所以最好戒絕、

總而言之、沒有患肺癆的、切不要被人把肺癆做贈品、已經患肺癆的、也不要把肺癆贈人、謹慎咳吐、力求清潔、庶幾可以避免這個可怕的『肺癆魔』、

編者按、肺癆流行之廣、實可駭人、此篇之作、誠有感而發、願肺癆之衛生法、一曰節慾、二曰戒煙酒、三曰深呼吸、四曰愛清潔、而食養問題、尤不可不注意也、

## 『喉痧』『白喉』新著（十六）

吳江宋愛人

冬溫春寒喉痧須防 中西學理一齊公開
有自行鑑別之學識 有自行療治之特權

再論冬應寒而反溫、實爲喉痧白喉之導線者、此理何在、蓋冬之寒、所以繼秋之涼、又預爲春之溫、何者、萬物收於秋、藏於冬、而後生於春、長於夏、此中循環、自有妙用、設無秋之收、則何有冬之藏、設無冬之藏、則何有春之生、而夏之長、故冬月天氣之嚴寒、所以收藏萬物、爲來春生長之預備、此則天氣之合於人類的生理者也、今冬應寒而反溫、則明明不行收藏之令、轉爲發洩之機、人類的體工、亦以天氣之相反、而其功用亦不爲收藏而轉爲發洩、惟冬月應當收藏而不收藏、不應發洩而轉爲發洩、則其禍害、較之秋氣之溫燥爲尤烈、於草木則桃李反花、於人類則精氣洩露、況冬月天氣既溫、則雨雪必尠、雪雨既尠、則溫燥之氣常在、而溫毒益盛、天地間自然界之氣候既如此、人類體工之內應、亦無不如此、於是一團烈火、藏腑之精氣全行耗散、此時而或內臟素虧、攝珍不善、則神氣內動、（未完）

## 梅毒預防法

（朱振聲）

梅毒有二種。一由嫖妓而得。一由傳染而來。嫖妓者。咎由自取。傳染者。得勿冤乎。況洋場十里。毒氣滿佈。吾人偶不注意。每易傳染。今將預防法列下。

□酒盃 當高朋滿座。獻酬交錯之時。其人口中曾有梅毒。而其唾液適附於酒盃。斯時受者之危險何如乎。假令其口頭或口粘膜而有微傷者。則附於酒盃之毒性。必直由其創處而侵入之也。故逢酒盃獻酬時。宜注意之。

□煙管 若將患梅毒之煙管。無心誤用之。亦易爲所感染。此種事。恆見不鮮。故凡一家數人而合用一煙管者。務宜注意之。

□食器 食器之傳染同於酒杯煙管。而食器中之匕箸。尤多爲傳染之動機。家庭之間。無論矣。其他如茶寮。客館。酒肆。劇場。及一切飲食販賣店等。當洗滌食器時。皆宜詳加注意也。

□接吻 接吻爲歐美各國最盛行之禮節。無論夫婦。兄弟。子女。朋友之間。一旦相遇。必互相接吻。此等風習。實爲傳染梅毒之良機。其危險較上述種種爲尤甚。近日歐美國人。已知其害。正在大聲疾呼。以謀改革。吾國青年男女之喜效歐風者。其亦知所戒乎。

以上所述。皆爲梅毒傳染所必經之途。而亦預防梅毒傳染之良法也。

## 醫林點將 怪病奇治

□鱔血可治赤遊丹

（顧惠民）

月之十一日、余正伏案代父處方，忽電話機上、鈴鈴之聲、響個不絕、家嚴聞之、即命余接之、余遂擱筆起身、行至機傍、舉機聽之、知係棘非德路望志路口、甄公館所打、其語略謂、刻因小兒患病甚重晝夜煩燥不安、全身紅腫、歷經中西名醫醫治、服藥百餘帖、仍乏效果、目下奄奄一息、勢將不救、爲特懇請惠臨敝寓一診、等語、余聞之、即覆其來診不誤、及至病家、會客室，聞隔房、有哭聲、並嘩噪聲、知病頗危、病家由抽屜內取出醫方一疊、厚約一寸五分、有百數十張、置家嚴前、並述小兒初起之病、及醫治後之變遷與現在服藥即嘔、懇代爲設法營救、無任感激、等語、正言至此、忽隔房、大哭小叫不已、其人急起領余等至隔房、見男婦老少擠滿一室、而其中一少婦、年約二十七八、涕淚滂沱、哀哭異常、諒係兒母、再視小兒、則已臥於地上，四肢亂動、兩目上反、痰聲轆轆、家嚴觀狀、知係昏厥、亦不切脈、急由包中、取出長約三寸之金針。一隻、于人中針二分、兩手臂灣處、曲池穴各一針、臍下氣海穴一針、約歷三分鐘、其昏厥始定、乃以枕塡高其頭、復視其兩手肢體處、浮腫異常、所腫之處，皮膚紅如火灼、按之則奇熱、且堅硬如石、切其脈則數大、察其苔，則黃黑、家嚴知係內有積熱之薰蒸、外被風熱所感、摶于營衛、以致血熱妄行、而服藥百餘劑，仍無效果、至今藥不能服、服則即嘔、奈何又不能坐視其夭折、乃靜思良久、始得一外治法、遂命其家人、赴小菜場、或飯館內、購黃鱔血十兩、和米醋二兩、梅花冰片二錢、一共搗和、以鷄毛塗於紅腫之處、每隔一小時洗淨、重塗、如是不忽、候詰朝再診、遂分別、至翌日覆診、熱勢已退、視其紅腫、亦淡而退、黃鱔血亦已用罄，乃再命其購十兩、仍做昨法、約三日、而紅腫全退、乃處以涼血清熱之方、凡十劑、熱去而人已復原、惟心悸不甯、每睡至半夜、而煩渴心跳、遂投以碌茯神三錢、廣鬱金二錢、麥門冬二錢、天花粉一錢、石膏二錢、知母二錢、遠志肉一錢半、等藥、舉凡三劑、而病已霍然若失、從此堂上椿萱、笑逐顏開矣、

（下期請志一先生續）

第一卷　社會定期刊　第八十四期

## □病家要注意的地方

幸福社社員吳藝圃

在這句不關人們痛癢的閒話。惟我這書獃子說起來。似理非理。頭頭是道的。真覺得好笑而太無味咧。不過我講到這個目標。就使不能夠普及的。引導人們的幸福。也是盡我這一些微渺的貢獻。中國散沙般的人民。我敢大胆藉口喊着的。決不會莫人說我不是一番功德心吧、

唉。一個人受了病魔來斯纏着。鎮日鎮夜的。鬧到嗡唉個不住的聲浪。一室之中。無不滿佈着。一片愁怨的空氣。一日兩。兩日三。永久的這麼挨累過去。茶飯厭用。骨瘦形柴。柔綿綿的一口氣。俗語說得好。「三根骨禿兩根筋。」期於歸木入土的時候了。請問。這算得人生的幸福麼。豈家庭間的幸福咧。唔。誠有多數的。在自己作造起來的。當然可以證明事實。在我篩膜中。實在見不勝見。開不勝開。一鄉一黨。幾幾成爲一種習慣。城區都市。益見其盛呢。大凡人們、偶罹一些小恙。不藥自愈的病。就居然大弄乾坤的。請這位張醫士。請那位李醫師。「養尊處優。」的境况。「恃富闊綽」的排場。在有兩個老銅的。富翁廣廈裏。甚至於當地。稍稍有點聲望的。及一些俗名稱他「三脚貓的先生們。」都要延來集在一塊的地方。做開會式的議論。參與酌理。徵討各人的心理的意見。今日服這位先生的大劑。明朝易試那位先生的輕湯。冀圖一旦苦海其離。踏登彼岸。這等腦經混矇。勿謀原理。而胡亂從事。以爲醫生多。就不患病者不有起色的一日。此種腐舊派的人物。茫茫塵海中。竟不知有多少站足在人間咧。關於上說的。這個淺而易顯的個理。應當要澈底了解些。要知病一侵到人們的身上。所最堪忌諱的。厥茲一端。就係藥餌的投亂。所謂「一粒鼠糞落入就弄壞一鍋羹了。」」服藥須循規的。若服藥的亂雜。顯明而簡單的說一句。藥不爲藥。真是殺人可怕的一件利器啊。

## □管見錄（七）

（幸福社社員姚夢石）

### 瀉

久瀉宜溫。因瀉久必虛及於腎。宜溫不宜升。升其脾陽也。經謂腎爲胃關。故景岳胃關煎。可服。如用升法。必有少陰咽痛之累。

李士材治瀉以淡滲疎利。固濇。清涼。升提。甘緩。酸收。燥脾。溫腎。數法爲依歸。考此症不論新久。皆太陰受病。不可離白朮白芍甘艸。水瀉。水液去多。甚而轉筋者。血傷筋急也。此乃濡洩之變症。宜升陽除濕湯。身熱舌色純白。作瀉。以益元散茯苓炮姜極靈。水瀉。而渴。宜五苓益元利小便。

水瀉不渴。用平胃散。火盛刑金。當壯水以制心火。補脾土以生肺金。即經所謂亢則害承乃制也。濡洩。即洞洩。爲濕自甚。是脾虛洩也。由土虛不能制濕。腸胃不固。濕反盛而成病。故脉遲而緩。小便不利。身重腹不痛。腸鳴漉漉。所下多水。宜四苓加二朮胃苓加草蔻，久瀉補脾不應。加虀本妙。痰瀉一症。最易忽略。一醫治三十年不愈之瀉。用滾痰丸三服頓除。食傷作瀉。藥中必佐砂仁荳蔻助脾腐熟之水瀉。五苓散去桂。即不效瀉多。因于濕分理爲上策。泄瀉。湯藥無效者。宜作丸服。泄瀉服平胃散不效。兼有口渴。即用葛根芩連湯。老年脾瀉。非二神不除。傷暑泄瀉。胃苓湯絕佳。妙在肉桂。以夏月人多冷飲。食冰淇淋、酸梅湯水菓也。腹痛甚加砂仁炮薑。

## □肺癆病之食養問題

（楊志一）

顧惕生先生云。「肺癆有必死之人。而無必死之病」。可知肺癆本非絕症。在乎其人之調養如何耳。茲將顧先生以身作則之肺癆食養療法。介紹如下。金針玉律。讀者所宜拳拳服膺也。

（一）肺癆最宜食養。食養量宜選擇食品。鷄蛋最宜於肺癆。病人多數人所承認者。佛家言鷄蛋是素。其生命尚未萌動。無痛苦之感覺。則謂之素可也。每晨將鷄蛋攪勻。用熱牛乳沖服之。極有效驗。

（二）淡菜（日名淺蜊）亦最富滋養料。宜多食

（三）性味和平。易於恢復體力者。於肺癆最宜。如豆腐油。豆腐。（日名油揚）凡豆類之食物是也。

（四）鹹芥菜滷。治欬血甚效。須陳久者良。常州天寧寺有十餘年陳滷。每年治癆病無算。

（五）鹹雪裏紅。治氣喘。余試之甚效。

（六）大蒜能治肺癆。西人言蒜能與奮胃液。胃液與奮。則可抵抗肺癆無疑。然氣味臭惡。每不易食。若能食蒜。其病必可愈也。

（七）吐血不止者。搗牛韭菜汁和童便飲之。其血立止。

（八）魚肝油爲治肺癆之流行品。惟久服魚肝油。斷除時常吐血。所見甚多。然能自愈。鄙人欬作時。烘熱羊油吞之。可代魚肝油。非常舒適。

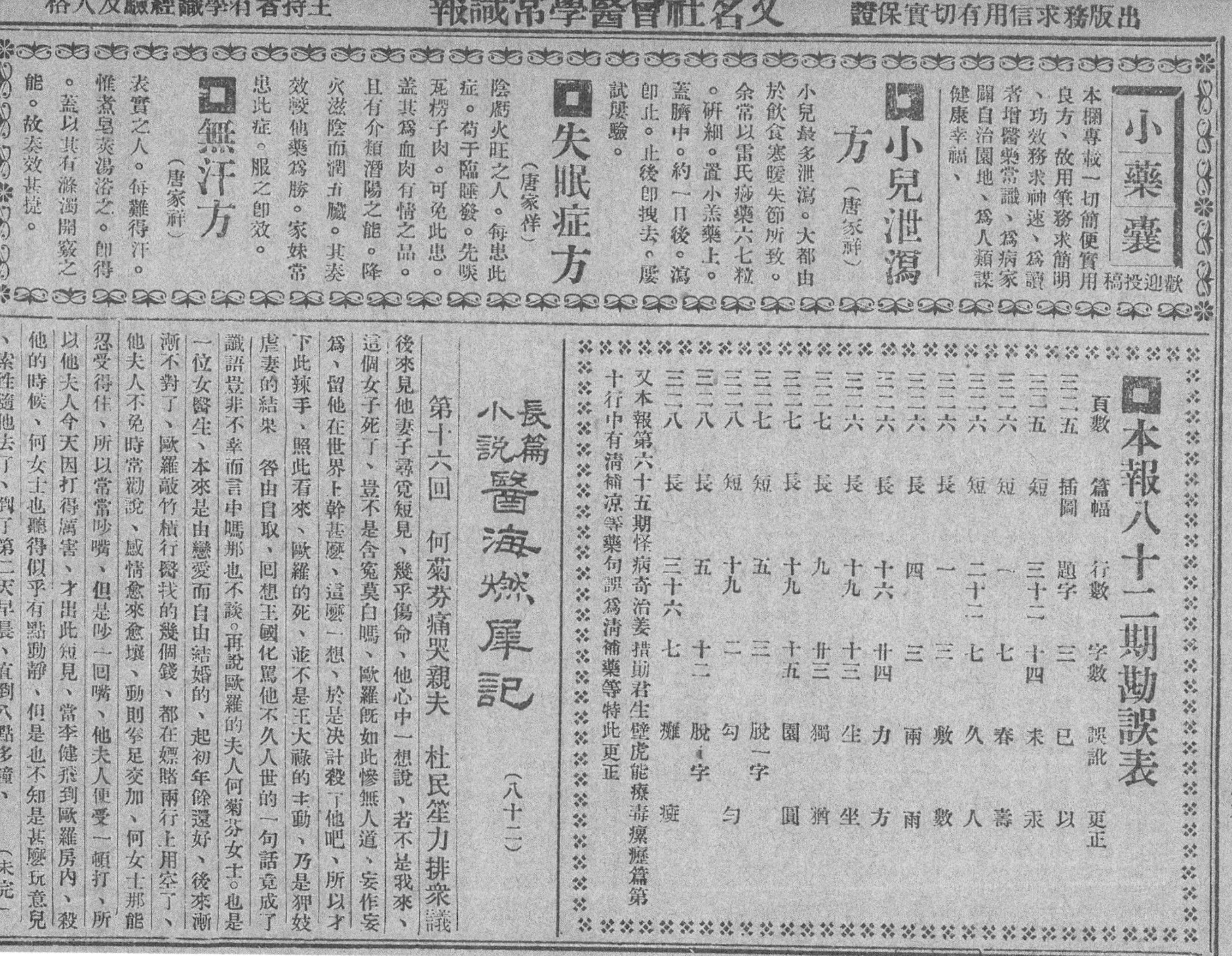

出版務求信用切實保證　又名社會醫學常識報　主持者有學識經驗及人格



## 小藥囊

歡迎投稿

本欄專載一切簡便實用良方、故用筆務求簡明、功效務求神速、爲讀者增醫藥常識、爲病家闢自治園地、爲人類謀健康幸福、

### 小兒泄瀉方

（唐家祥）

小兒最多泄瀉。大都由於飲食寒暖失節所致。余常以雷氏痧藥六七粒。研細。置小羔藥上。蓋臍中。約一日後。瀉即止。止後即揩去。屢試屢驗。

### 失眠症方

（唐家祥）

陰虧火旺之人。每患此症。苟于臨睡發。先喫瓦楞子肉。可免此患。蓋其爲血肉有情之品。且有介類潛陽之能。降火滋陰而潤五臟。其奏效較他藥爲勝。家妹常患此症。服之即效。

### 無汗方

（唐家祥）

表實之人。每難得汗。惟煮皂莢湯浴之。即得。蓋以其有滌濁開竅之能。故奏效甚捷。

## 本報八十一期勘誤表

| 頁數 | 篇幅 | 行數 | 字數 | 誤訛 | 更正 |
|---|---|---|---|---|---|
| 三二五 | 插圖 | 題字 | 三 | 巳 | 以 |
| 三二五 | 短 | 三十二 | 十四 | 未 | 求 |
| 三二六 | 短 | 一 | 七 | 春 | 壽 |
| 三二六 | 短 | 二十二 | 七 | 久 | 人 |
| 三二六 | 長 | 一 | 三 | 敷 | 數 |
| 三二六 | 長 | 四 | 三 | 兩 | 兩 |
| 三二六 | 長 | 十六 | 廿四 | 力 | 方 |
| 三二六 | 長 | 十九 | 十三 | 生 | 坐 |
| 三二七 | 長 | 九 | 廿三 | 獨 | 濁 |
| 三二七 | 長 | 十九 | 十五 | 園 | 圓 |
| 三二七 | 短 | 五 | 三 | 脫一字 | |
| 三二八 | 短 | 十九 | 二 | 勾 | 匀 |
| 三二八 | 長 | 五 | 十二 | 脫一字 | |
| 三二八 | 長 | 三十六 | 七 | 攤 | 癱 |

又本報第六十五期怪病奇治姜措勛君生壁虎能療毒瘰癧篇第十行中有清補凉等藥句誤爲清補藥等特此更正

## 長篇小說　醫海燃犀記（八十二）

### 第十六回　何菊芬痛哭親夫　杜民笙力排衆議

後來見他妻子尋覓短見、幾乎傷命、他心中一想說、若不是我來、這個女子死了、豈不是含冤莫白嗎、歐羅既如此慘無人道、妄作妄爲、留他在世界上幹甚麼、這麼一想、於是决計殺了他吧、所以才下此辣手、照此看來、歐羅的死、並不是王大祿的主動、乃是狎妓虐妻的結果　咎由自取、回想王國化罵他不久人世的一句話竟成了讖語豈非不幸而言中嗎那也不談。再說歐羅的夫人何菊芬女士。也是一位女醫生、本來是由戀愛而自由結婚的、起初年餘還好、後來漸漸不對了、歐羅敲竹槓行醫找的幾個錢、都在嫖賭兩行上用空了、他夫人不免時常勸說、感情愈來愈壞、動則拳足交加、何女士那能忍受得住、所以常常吵嘴、但是吵一回嘴、他夫人便受一頓打、所以他夫人今天因打得厲害、才出此短見、當李健飛到歐羅房內、殺他的時候、何女士也聽得似乎有點動靜、但是也不知是甚麼玩意兒、索性隨他去了、到了第二天早晨、直到八點多鐘、（未完）

介紹衛生方法　　幸福三日刊　　指導健康途徑

# 幸福報

鈕儀署

◀第八十五期▶

（民國十八年三月三十一日）

◀每份售洋二分▶

（館址上海浙江路洪德里四七八號）

定報價目

每三日出一張、五個月一元、全年二元、寄費在內、本外埠一律、國外加倍、郵票代現九五計值

廣告價目

每期每格（共計五方寸）五元、均排於新聞之旁、如嵌入新聞中、長期面議

## 本期要目



## 編輯者言

本報每期刊登之宋愛人先生之喉痧白喉新著、茲因續稿尚未寄到、自本期起、暫停刊登、

本報八十二期治單腹脹醫方篇內、以熟附片一錢、手民誤排胡附、特此更正、

本報擬於第八十七期出腦膜炎專號、希讀者注意、

本報承石夢占先生惠改進意見書一通、意極精密、殊爲感幸、當留待參考也

## 近代婦女的流行病——披髮

毛瀞女士

上古時期、人類沒有進到知識開化的步驟、不知道梳裝結髮、聽牠自由的披在頸項的左右、一到中古時期、已有結髮的倡行、人人都知道把髮結起、可以便利許多、所以那時不論男女、都結髮了、還有一般迷信奇教的人們、他們的性情頑固、知識愚魯、偏說披髮是保持爛漫的自由現象、凡是這類教徒、都是終日披髮、往來朝市、以爲自如的、那時孔老夫子看了這等模樣、非但厭惡、而且劇痛、竟罵他們「披髮左衽、」直到明末淸初、纔分男女的梳裝、男子梳辮、女子梳髮髻、當男女梳裝未分的時候、那時的結髮、都象現在的道士所結的髮一樣、直到武昌起義、民國肇興的時候纔有男女剪髮運動的發生、當時引起一般老前輩和守舊派的明識暗罵、都主持曾子的「身體髮膚、受之父母、不敢毀傷、」的遺訓，極力反對，一般無知識階級的農工、也極力的起來互助、這時的剪髮運動、幾乎被反對而達到破產的地位、幸而當局覺悟到文字和言語的宣傳、雖然得到幾分效果、可是因此而引起反對的確實不少、所以他們就用雙關齊下的急進方法、一面仍用文字和言語宣傳、同時就通令各地警署購備大剪刀、分給許多警察、叫他們沿路攔剪、過了兩三個月之後、城市內往來的男子、竟個個變成出家的和尚了、那時我很贊美這雙關齊下的急進方法、至於女子的剪髮運動、也和男子同時發生、第一個發起人、就是鼎鼎大名的革命先進——秋槿女士、她先以身作則、然後極力奔走呼號、要想使女子和男子並駕齊驅、可是那時一般步門不出終日深居的女子、有幾許肯起來贊同而互助呢、況且那時的行政當局、祇令警察攔剪男子的髮、沒有令警察攔剪女子的髮、所以兩者的效果、當然相差天壤了、現在北伐告成、我女界處於靑天白日旗下、當然事事物物、都與男子並行、對於結髮一層、也深知有耗費光陰、礙於工作之害、所以個個都很願意的自動剪去、沒有絲毫強迫或被動的必需、髮絲本來有保護腦部功用、不應該完全將她剪去、如尼姑那樣牛山濯濯似的、因爲要留着幾寸保護腦部髮絲、所以愛美家就將牠想出許多式樣來修飾了、修飾本來是人們應有的事、不過近數月來、竟有由修飾男化（一種修髮式）的進步、而到披髮（近來新出的一種髮式）的步驟了、就在杭

## 論月經病與不孕之關係（鐵憔齋）

夫國之強弱。由於民之多寡。民多則強。民少則弱。此定理也。昔越王句踐。十年生聚。十年教訓。乃能強越滅吳。以雪國恥。豈非民多國強之效哉。古人所謂一木難支大廈。獨翅蟲可稱為鳥。洵不謬也。當今日本之強。亦由于人口之日多。德國之弱。實由于人民之驟減。我國在前清乾隆年間。曾查人口已達四萬萬。據今調查。有減無增。此亦我國不能由弱而強之一端也。蓋以我國之婦女。對于月經之病。每不注重。以致婦人患經病者。十有其九。是以生育不繁。往往年老而無子。徒增浩嘆。甚至有因之而成癆瘵者。有因之而成癲狂者。東隅既失。桑榆不收。誠不禁為之心痛鼻酸也。夫魚蟲鳥獸。雖愚蠢猶能生育。而人為萬物之靈。豈不能生子孫乎。世有迷信之人。祝告於土偶木偶之前。以希求子。抑又愚矣。須知不孕之原因。泰半由於月經之有病也。蓋月經雖為子宮之排泄物。然亦為卵珠成熟之報使也。卵珠為成胎之要素。若月經有病。即是卵珠不健之兆。卵珠不健。焉能結成胎兒哉。惟世人每以月經之病。為纖微之疾。然堤有一指之空。久成澤國。咳嗽久延不愈。必成肺癆。豈不慮月經有病必致不孕哉。雖然、人生於世。孰不願有子息乎。但有病而猶不自知其害。夫亦可以覽斯而悟矣。

州全市看來、這種披髮裝式、雖然不是多數、然而也一天多似一天了、聽說首倡這個披髮的人、還是上海一位有名的舞女、而因為幼時生過癩頭病、現在雖然醫好、但是前面的後腦部有一大塊不生根髮絲、如果象現代普通一樣的剪去、豈不是那塊一髮不生的光皮要暴露出來獻醜呢、所以她出於沒奈何、想出這個披髮的式樣、這是她出於萬不得已的舉動、而亦自信很不雅觀的、那知道事實竟出意料之外、她剪了那樣不三不四的披髮、到舞臺上去幹了幾次舞女的工作、竟惹起群衆拍掌稱美、都說這樣的剪髮非常時髦、當時極引起一般愛美女子的注意、莫不趨之若鶩似的去跟仿她、想和她一爭艷美、近來這種披髮、在上海已成為普遍的梳裝了、而杭州也漸漸的在那兒蔓延、不幾月、恐怕也象上海一樣的風行而普遍呢、唉、我中國人的好奇心、真令人莫測的、剪髮的原理、原是為減輕頭部負擔、節省梳裝時間、廢除耗費裝式、現在反將四五寸的髮絲散披在頸的左右和後方、不但有礙頭的轉動、還要妨害聽覺、而且這樣散披左右、然可使空中的塵垢和細菌集合、就形式而論、也沒有什麼美觀、遠望去、好象蓬頭獅子狗、走近一看、象煞一位鴉片老板、這等舍本逐末的剪髮、不但不能雅觀、而且比從前的髮髻格外不便利、聽覺視覺、都受障礙、日久之後、就可得到官能失覺和腦膜炎的疾病、我很希望神聖的女同胞們、不要因男子或他人的贊美、而甘自愚弄、尤望當局對於這種奇異妖艷不合衛生的波髮加以取締、

## 醫林點將　怪病奇治

### 一個狀若泉湧之吐血家（楊志一）

中醫受外醫之壓迫、由來已久、於今為烈、我所以歷久而不敗者、賴有堅固之壁壘耳、壁壘維何、社會之信仰也、真實之治療也、二者之中、真實治療為因、社會信仰為果、否則社會何好於中醫哉、即以吐血一症而論、有血脫益氣之療法、有引火歸原之療法、有降火止血之療法、隨症施治、無不效如桴鼓、固非機械式的西醫所能望其項背也、

有張君若者、文學家也、用腦過度、體氣多火、忽於今春患吐血症、平素張君固喜閱醫報者、尤以本報為必讀之刊物、因知有飲鹽湯止血法、除如法自行救急外、遂急足延余診、診其脈沉而細、目瞑言微、肢厥汗冷、面紅煩躁、氣急、俄而狂吐、吐又作、狀若泉湧、余曰事急矣、鹽湯本一時急救之法、未能持久、令速取童便一茶杯、予盡服之、血即大止、見其肢冷脈細面紅煩躁、已有氣隨血脫之狀、因悟方書中有引火歸原法、如法用之、先將陳酒十斤煮熱、浸其雙足、兩時許、再以生附子錢半、麝香五釐、蓖麻子肉七粒、搗如泥、貼左足心湧泉穴、立方以鮮生地一兩、大白芍三錢、京元參四錢、大麥冬四錢、阿膠珠四錢、生石決一兩、生牡蠣一兩、茜草炭二錢、懷牛膝二錢、煎服一劑、次日復診、見血已盡止、氣急平、煩躁亦安、肢厥冷汗諸恙悉除、再於原方中去生石決、茜草炭、懷牛膝、加西洋參三錢、川石斛四錢、瓊玉膏二兩沖服、調養氣陰、數劑而愈、按此症乃肝陽挾龍雷之火上騰、擾犯陽絡、致血上溢、既然吐血過多、大有陽隨陰脫之險、治法妙在內外兼顧、引血歸經、既不偏用寒涼、而留瘀、又不偏用辛熱而助火、此病不怪、其治甚奇、爰走筆記之、以饗讀者、非敢鳴盛也、（下期請鳴盛先生續）

## □病家要注意的地方（續）

（幸福社社員吳藝圃）

所以這就是病家要注意的地方●固藥入亂●標本無分。醫生多。而各具己意。主見紛歧。投藥錯亂。其不死人之病。醫促而斃。斯將誰責。何勞明喻。不外咎所自取。禍所自召已耳。唉。世間因藥雜。醫亂。二者。而造病於垂危。一息頻頻。與世而辭者。凡夥矣。故此病家爲一身前途無量的幸福計。就應該規循正軌。破除這等頹患食古不化的惡習。同時又須求治於深明脈理的。新輪醫手。爲之診候。向志不移。況病家村託以生命。責重在醫。其醫者。有不盡心精細而爲治乎。總之醫不雜。藥不亂。都不會造病者於危險的現象。心理專一。殊知比類到醫多藥亂。總要妥穩些吧。但是病者偶然幻變起來。更易其他醫生。也未嘗不可呢。我因爲這兩天。作字觀書之暇。偶憶及此。濡筆追記。寄刊本報。謂導病者於幸福的途徑上者可。我又所希望着讀者。對於戚友。兄弟。姊妹們。加以懇切的開導。這又不負本報指導幸福的義務心吧。我述到這處。又要附帶着講些話。患病的苦困失却了人生幸福的人們。雖沖未癒的痼疾。疑難不痊。而累久的沉痾。呻吟着。度那殘苦的生活。黑暗蒼茫的世界。何不撥開一線光明的生路。現在我明白的說一句。就係我們本館裏。楊朱這兩位先生。精通醫術。深明醫理。譽滿春申。猥爲識者所羨仰的。以各個的本能。殊足勝任。而解除病者的痛苦罷。這又是我耕踊高聲的叫喊着。擁護他。信任他。欽慕他。是醫界的明星吧。太斗吧。就憑他這幾年辦報的經驗。淵博的學問。極足能當這「才識超羣」的四個字。也可想見其人的宏遠底學識啊。諸君察我末了的幾句收尾話。我先要聲明的。我並不是在幸福報上。爲這兩位楊先生。朱先生。做一個大登廣告。而特登廣告的信徒●也來這麼吹噓。吹噓。我這的確是一種濟世心、功德心。引導着病者的救星。永賞着人生的幸福。我也不過充一個嚮導罷。（完）

## □嘗見錄（八）

姚夢石

□衄吐

嘔血以滋陰方中，加童便沖引、甚者與吐血無異、溺血過多而不止者、非關血熱、實由氣虛不能統攝、急當補氣攝血、宜用『當歸補血湯』當歸三錢黃耆一兩加靈棗煎服、此法雖氣血奄奄、亦可回生、凡一切血症突來太過者、必須以補氣法、治之、傷寒瘟疫鼻衄、不在此例、舌衄、玉女煎、六味地黃湯、吐血、『六汁飲』蔗汁藕汁蘆汁生菔汁梨汁西瓜汁、先將石汁和勻、隔水燉熱沖入瓜汁、緩緩頻飲、凡屬虛火轉危爲安、用之屢效、一方黃芪七分歸身（炒黑）一錢山藥錢半西參七分茯苓三錢麥冬錢半五味七粒和入蔗汁梨汁藕汁服汁、忌苦寒、三劑可愈、此屬吐血之虛者、諸血症用四物湯加丹皮牛七桃仁紅花等用之亦頗應手、如吐出是紫血塊者、四物加丹皮桃仁荊芥阿膠、大黃滑石元明粉大便導之、此釜底抽薪法也、

□霍亂

王孟英霍亂論方中、有用淡豉者、此乃大悞、夫吐則傷中、今既吐之後、而用淡豉更吐之、不其大謬、中宮既受衛傷、更吐以傷之、得不更傷乎、王氏用藥謹慎、尚不免有此千慮一失、況其下者哉

霍亂轉筋、四肢如冰、脈伏幾絕、用葱搗爛、置於臍內、葱上以艾灸之、艾火將熄、用盅子覆盆、肚內覺有熱氣、可勿行矣、如不覺其有熱氣、須當再行、有回生之力也、

霍亂忌粥食、雖米飲下之即死、

霍亂吐下、肢厥脈伏、汗出舌絳、用川連吳萸乾姜炙草、次日瀉止吐已、肢溫汗多、原方去姜、以白虎湯加減、

乾霍亂於委中穴、或十指頭出血、皆是良法、（未完）

## □乾血癆治驗談

李健頤

侄女桂宗、現年十九歲、已許於蕭家、尚未于歸、家嫂素稟懷怒、語多喋喋不休、宗受其呶呶詈罵、由是抑鬱不樂、飲食日減、不知不覺、遂變乾血癆之證、自二月初旬起、病勢加增、頭暈體怠、胸脇痞脹、夜不成寐、口燥唇焦、月經不通、小腹急痛、是時余因岳母病篤、特往審視、致不在家、家兄延鄭姓醫診治、投與逍遙散、不特無效、且胸腹愈脹、又與平胃散、加東波蔻、當歸尾、反見口渴煩熱、大便二三日不通、改用調胃承氣湯、服後即通二三次、腹脹稍鬆、煩渴亦平、舉家欣慰、無如隔二日、又復如故、又服原方、亦如前效、總不能除此病魔、留連三月餘、肢瘦如柴、坐臥艱難、痰湧氣急、輾轉床第、呻吟不安、家兄專函追余回家、又與鄭醫連治月餘、皆無獲效、家嫂哀哀告余曰、病將半載、月經不來、莫是停瘀之病、乃與通經藥、猶然不效、夜間靜坐思索、如其用承氣、而大便即能通利（不用）即不通利、月經數月不來、顯然津液傷耗、血海枯竭、即如世所謂乾血癆之證、考乾血癆之原因、由於肝鬱不舒、相火沸騰、蒸灼血液、液乾腸燥、任脈受傷、波及子宮裏之天然血、阻滯不行、血鬱不行、肝氣不舒、故胸腹脹滿、食物不納、經云、絕食七日、胃氣必敗、其飲食減少、胃液大傷、故大便不通、由此推之、此證明明血乾所致（未完）

出版務求信用有切實保證　又名社會醫學常識報　主持者有學識經驗及人格



## 小藥囊

本欄專載一切簡便實用良方、故用筆務求簡明、功效務求神速、為讀者增醫藥常識、為病家闢自治園地、為人類謀健康幸福、　歡迎投稿

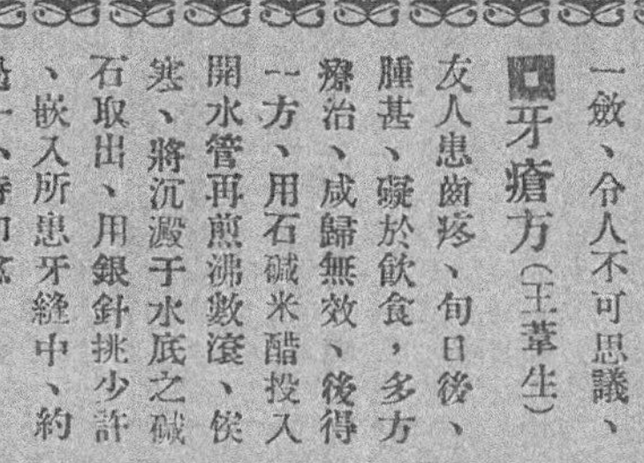

### 麻皮纏方　唐家祥

吾鄉有俗名麻皮纏一症、大都起于喜食麵類者、其症胸脘痞塞脹悶、飲食減少、食麵即發、幾如麻皮之緊纏胸間、異常不適、故有是名、服藥難效、茲有一方甚驗、　製大黃　生附子　良姜研末、沖服、一瀉而愈、

### 白濁方　唐家祥

此症大都由于下焦濕熱所致、用　大黃　牡蠣等分、研末、用雞蛋清為丸、每服五錢、大便微溏即瘥、此方一瀉一斂、令人不可思議、

### 牙痛方（王華生）

友人患齒疼、旬日後腫甚、礙於飲食、多方療治、咸歸無效、後得一方、用石鹹米醋投入開水管再煎沸數滾、俟寒、將沉澱于水底之鹹石取出、用銀針挑少許、嵌入所患牙縫中、約過一小時即愈、

## 長篇小說　醫海燃犀記（八十四）

### 第十六回　何菊芬痛哭親夫　杜民笙力排衆議

僕人見門不開、便敲了幾下、把何女士敲醒了、一面答應、一面連忙爬起、隨將門開了、僕人在歐羅房門外問道先生、天氣不早了、快點起來吧、連喊幾聲、無人答應、又把房門拍了幾下、依然無人答話、僕人說、真是奇怪、連忙把房門用力推開、探頭向內邊一看、只嚇得倒退幾步、連聲喊道、不得了、不得了、嚇煞人了、驚動何夫人及左右鄰居、齊來察看、大家都嚇得搖頭吐舌、何夫人此時也不覺失聲大哭起來、大家你一嘴、我一言、說是甚麼人殺的呢、忽有一人叫道、這裏有張紙、寫的是李健飛殺的、你們看看瞧、大家一看、才知殺歐羅和妓女的人、叫做李健飛、但又不知李健飛是甚麼人、內中有一個知道的、說道、這李健飛是斧頭黨的首領、但是李健飛為甚麼要殺他呢、再問他夫人、只見他哭得死去活來、睡在地下捶胸頓足、被衆人拉了起來、細細問他、他才說出如何如何、一番情形、大家才知道底細、有人說、這樣看來、死得不多、應該是有報應的、也有人說、關李健飛甚麼事呢、男子嫖姑娘、是常見的事、其中一定是爭風的、又有人說、你不知道斧頭黨裏人、十分的義氣、他如不逼他老婆死、李健飛不見得就會殺他、又有人說、快點請捕房緝獲兇手、死人也快點用棺木裝起來吧、於是何女士就照這樣辦法、一面將屍身暫行入殮、一面報告捕房、後來捕房又差特別包探桃振青、探訪此案、（未完）

## 幸福之門

### 周濟蒼君來函

### 保腦丸治鼻淵聖藥

敬啓者鄙人患鼻淵症多年涕濁腥臭異常令人難聞去年冬月間曾就診西醫處疑其內生瘡瘍以顯微鏡照之固一無所有也今春濁涕益多復就診於志一先生斷為肝火挾濕熱上蒸清竅所致示以保腦丸為對症良藥遵囑服之盡四盒該症全愈五中快感莫可名狀爰投函貴報刊入幸福之門為告一般同患者

本埠天津路永安里五十七號周濟蒼啓

介紹衛生方法　幸福三日刊　指導健康途徑

# 幸福報

鈕儀署 （印）

◀第八十六期▶

（民國十八年四月三日）

◀每份售洋二分▶

（館址上海浙江路洪德里四七八號）

**定報價目**

每三日出一張、五個月一元、全年二元、寄費在內、本外埠一律、國外加倍、郵票代現、九五計值

**廣告價目**

每期每格（共計五方寸）五元均排於新聞之旁如嵌入新聞中長期面議

## 近代婦女的流行病——塗粉高領

毛靜女士

塗粉的創作時候、有的說是唐初、有說在漢沒究爲何人創造、何時風行、這是在短期間、委實難以稽考、但是從列代社會的論調推測、可斷定塗粉是女子面部的一種修飾、從滿清到現在、一般愛美的男子、亦有塗粉在他面上、算是增加華麗、不過總屬少數、而且被一輩不好修飾的人見了、不但不加美贊、反要得到屁精南風等的譏罵、沒有象女子那樣個個都塗粉在面、沒人反對的、就是文化早開的歐美、他們國裏的男女青年、也是都喜塗粉、算是增加美麗的、所以塗粉這件事、不是我中國專有的修飾、又不是文化落後人民固有的創造、這委實是羣衆的變態心理所發明的、愛美果然是人人都有的欲望、如遊覽名勝、赴跳舞場等等、這也是很正當的要求、也是很正當的娛樂、可是塗粉這件事、爲什麼說變態心理呢、因爲我們的面孔、本來有天眞的美存在、用不着人工來幫助、不過人們往往爲了飲食不講衞生、起居不求清潔、因此而消失固有天眞之美的、確實不少、從前孟軻、會經下一句至理明論的箴言、他說、「西子蒙不潔、則人皆掩鼻而過之、」要知道世界萬物、件件都有天眞的美存在、因爲被汚穢而散失的、委實不知多少、人類的美、當然亦是一樣、西子是一個唯一的美麗女子、她一旦身體上或衣服上染了汚穢、看見的人、就要掩着鼻子走了、換句話說、愛清潔就是愛美、能夠飲食衞生、起居清潔、就是製造美麗增加華豔的根本方法、倘使給飲食不衞生起居不清潔而釀成的醜類容貌、要想用花粉胭脂的修飾而造成容貌的美麗、這眞所謂「畫虎類犬、」「東施效颦」了、應知道這種舍本齊末的方法、不但不能增加絲毫豔色、反將固有幾分的美麗、完全消滅、成了一個死白色的面孔、還不及廟裏的菩薩來得純粹、人的性是最靈敏而極活動的東西、所有一切愛美的思想和要求、都由於性的使命而產生、孔子所以說、「天命之爲性、」康德說、「性是一切愛美的原素、非物質可以指揮、」亞里斯都德說、「性是生物之生命的精靈、」告子說、「養以性安身、」由此可見不論古今中外的大哲學家、都承認性是造成一切美德的原素、人們不愛天眞的養性之美、而反歡喜機械的塗粉來作修飾、這豈不是違背自然之理、願意違背自然之理、就先有變態的心理存在、而且塗粉在面、不但不能增美、爲日既久、面孔上反生一點點黑色或棕色的雀斑、到那時任你用什麼方法。也不能去除牠、因爲粉中所含的鉛質、和面上汗液分泌等物化合、而緊貼於肌膚之上、假使這種鉛質由毛細管侵入血中、就能引起慢性鉛中毒的毛病、而成爲終身之玷、或竟由中毒而身心衰弱、由衰弱而引起各種痼疾、到那時、就是任何名醫良藥、也難治療了、諸君、我很希望你們保護天眞的美麗、以求生性的娛快、那種塗脂抹粉、是帝國主義下侮辱女性愚弄女性的工具、不是在青天白日男女平權時代應有的東西、

高領——我國服裝、自上古到明末、都是用護領的衣服、直到清季、滿人纔有袍套的制備、同時發明一種硬領和袍套不相聯的、好像西洋的硬領一樣、穿的時候、先將袍套穿好、然後給硬領加上、這種硬領、名喚袍領、凡是官宦仕紳去朝觀或拜客的時候、都要穿這袍套

**本期要目**

民國十八年四月三日　幸福三日刊　己巳年二月廿四日

## 鱔魚糊能治外症

（曉東）

凡患外症破潰未收口者、法取壯鱔魚一條、置於淨潔磁面盆內、灑白糖少許於鱔魚身上、罩磁面盆一個、少頃取去、將鱔魚身上糖及涎、用手揉入面盆內、裝入潔淨碗中、蓋好備用、將患處洗淨、日敷數次、極見收效、用後將鱔魚置入冷水內、片刻放入河中、切忌食爲要、

## 飲食與養生

（幸福社社員陳瘦鶴）

飲食與養生、有莫大之關係、吾人平常食物之誤、一在進量太多、二在肉類過當、其爲害於身者不淺、竊報諸君、務宜自立規程、擇食有益之物、而又有節制、肉類且宜減少、每日祇食一次已足、至於穀果菜蔬、牛乳雞蛋、均爲滋養佳品、油膩重滯之餅餌、不宜多食、茶與咖啡、以不飲爲妙、每日三餐、均宜細嚼、以助胃之消化、如吾人於三十分鐘時、其食飯米三盌、而覺尙未饜飽、今能細嚼緩嚥、祇食前量三分之一、而已饜飽矣、呼得食料、儘足養生、而食後半時、即可操心用力、而無飯後若干時之困悶矣、

人造之飲料甚多、或稱果汁、或加炭氣、更有添入醉性之酒者、無非求其色香味之悅口、但究其實、均不如清水之能解渴、且有益於人身也、

每日晨起、若飲冷水一杯、則可激起胃之運動、且洗刷胃中留滯之食物、至若桃梨果品、亦利大便、每晚臥前食之、亦可助大腸之活動也、

、用這硬領、纔是清代的大禮服、至於普通一班的便衣、仍然是沒領的、直到光緒年間、纔見有領的便衣、領的高度、至多半寸、那時雖有這短領便衣發見、然而穿的人却是很少、到了民國三四年的時候、一般婦女、大有高領衣服的盛行、高度四五寸不等、愈高愈爲美觀、形態是不平行的、兩端高而中間低、名叫元寶領、後來不到三年、這盛行的元寶領、已成爲過時貨了、自五四學潮以後、一般女子、確實覺悟了不少、她們知道衣服加領、有妨碍頸項的轉動、高領更爲不行、所以那時她們的思想很新穎、不論高領低領、一槪取消、很慷慨的提倡穿沒領衣服了、那時我剛在女師讀書、得到這個消息、心中却十分的欽佩、就立刻將自己所穿的衣領除去、而且還在校刊裏發表過幾篇廢領運動的文字呢、誰料去年夏季、高領又復興了、式樣雖然和元寶領不同、可是他的束縛頸項、要比較元寶領束縛頸項的程度勝過幾十倍、他是完全將頸項裹住、還恐不緊、再加上一排鈕扣來保持、穿了不但呼吸困難、走起路來、賊頭狗腦似的不易稍一轉動、可是這種苦痛、還是小事、最可怕的就是很容易惹起頸部淋巴腺炎症、要知道淋巴腺是調節全身內分泌主要的機關、倘若淋巴腺發生疾病、他的調節機能就受障礙、體內的內分泌、也就由此紊亂而停止生殖、於是萎黃臟躁虛癆失眠等症、爭先恐後的來光臨了、到這時的生命、恐怕已成『虎旁之兔』了、啊、着了現代所盛行的緊而且高的領子、正有如臨深淵如履薄冰的那樣危險、諸君都是知識階級的人、應該有這普通衛生學的常識、前車可鑑、萬勿再蹈覆轍呢、

## 醫林 怪病奇治

### 一個死後身長尺許之怪病

### 一個陰莖長腫之少年

（顧鳴盛）

昔有以岐黃著名者、遇一人死、而其屍視生時長尺許、因卽令人挑宿糞兩擔、置榻下、穢氣不可向邇、鍵其戶、逾時、自牖隙掩鼻睨之、身已縮如故、以藥灌之、遂甦、蓋其人性愛香、房中術、冰麝不能一夕離、經絡爲之走竄、縱欲氣散而絕耳、故以臭氣斂之、其實非死也、此醫殆深明物理學者、

一少年陰莖挺長、腫而痿、皮塌常潤、腰股難行、兩腿氣衝上、手足倦弱、有人教以用小柴胡湯加黃連、大劑行其濕熱、少加黃蘗、降其逆上之氣、腫遂漸消、然莖中硬塊未盡也、仍以青皮爲君、佐以散風之藥、爲末服、外以絲瓜汁調五倍子敷之而愈、

## 乳母之食品問題

（幸福社社員徐視三）

乳兒之營養。全仰給於乳母。故乳母之營養。即間接為小兒之食物。不可不慎也。略言之則有數端。

一、宜食菜蔬　須取其清潔而含有滋養料者。

二、宜食豆汁　豆汁易於牛乳。而色白味潔。最合乳兒之營養。

三、宜食鷄蛋　須取其新鮮而不散黃者。

四、宜食牛乳　須取其鮮潔。而會經化驗者。

五、宜食魚肉　須取其煑熟。而甘鹹適宜者。

六、宜食果實　須取其時新者而略嘗之。以合乎時令節氣也。上述不過大略。而又有必須禁忌者如下。

一、禁忌辛辣酸苦之味　以其有能變乳味之害也。

二、禁忌脂肪過多之物　以脂肪所變之乳。易使小兒消化不良也。

三、禁忌分泌結塞　每日能大便一次最好。否則。宜養成每日一次的習慣。而使其通暢。

四、禁忌心境鬱怒　心境與乳汁。有密切關係。若乳母多憂鬱或躁怒者。影響小兒體質不少。

五、禁忌衛生惡劣　宜不當沐浴。使皮膚清潔。每晚必須擦牙。使口無臭氣。

總之乳母營養。有關乳兒。不可不加慎也。乃我國乳母。無論其為自身。為雇傭。但求乳多而止。苟少乳。或停乳。亦祇以加增營養為事。不問其合宜與否。於是乎忌者不知禁。宜者不知食。此大誤也。故不嫌其為尋常事而縷陳之。

## 管見錄（九）

姚夢石

霍亂欲死、神氣已昏、但心下有暖氣者、灸之立醒、其法以鹽填滿臍孔灸之、不計壯數、吐瀉不止、灸天樞二穴（在臍下兩旁各開二寸）氣海一穴（在臍下寸半）中脘一穴（在臍上寸半）四穴立愈、霍亂吐瀉多轉筋者、津液暴傷、筋燥而然、又以渴與不渴、分陰陽、大法胃苓加木瓜

### 嘔吐噦

熱嘔、石膏粳米蘆根煎湯代茶飲効、寒嘔、生薑砂蔻仁、除噎膈症外、凡治嘔吐藥中、磨沉香汁三四分、其效倍速、食入即吐、不論何物、以雞肫皮一張、炙焦、搗丁香二分、調勻沖服自止、嘔以生姜。吐以橘紅、噦以半夏、產後嘔噦不止、伏龍肝（研）二錢、萊菔子湯送下即愈、嘔吐症不可下、雖有陽明症不可下、嘔思飲水、當少與之、食辣肝氣結滯、嘔吐酸水不止、用半夏蔻仁煎服、食辣火、當兼梔連、嘔家忌用油藥、嘔吐、神倦胃口不納、四肢無力、宜用附桂姜椒藿砂、小腹痛加吳萸三分為引、吐酸、乃肝火兼痰、用吳萸為嚮導、吐沫、身熱者屬虛、身不熱者、飲邪也、吐沫在病之後、都屬氣虛有痰、恆見此症、輒以四君子兼半夏、秫米湯、加伏神益智、

### 呃逆

聲低懶言、是下焦腎呃、用補中益氣加沉香為引、升清降濁、或以六味地黃加五味、納氣歸元、數劑可愈、箸蒂、治胃中寒呃、桃殼治腎中虛呃、（未完）

## 痧疹淺說（上）

（談虎變色之流行病）

（楊志一）

### 痧疹之名稱

此證名稱不一。南人謂之糠瘡。北人謂之麩瘡。吳人謂之痧。越人謂之瘄。又痧則有疫喉痧。痧子、細小痧等名。疹則有隱疹、赤疹、丹疹、風疹、癍疹等名。西醫則譯此證統名為猩紅熱。（按猩紅熱喉必腐爛）。其證流行春夏而富傳染性。小兒純陽之體。每多患之。今春天氣寒暖失常。此症已乘勢發動。猖獗所至。令人談虎變色。此篇之作。所以謀此症之消滅也。

### 痧疹之病原

夫痧之與疹。同出於肺經。同發於肌膚。其不同之點。痧為衛病而兼及於營。疹為營病而發出於衛。然而由於風溫時氣之邪。中於上焦肺經。（多從鼻管呼吸而入）肺主清肅。外合皮毛。溫邪鬱而不解。達於肌膚。發為痧疹。則無二致也。

### 痧疹之診斷

痧則循之刺手。其形小。其色或白或赤其布密。其根蒂亦淺。疹則其形較大。其布較稀。其色純赤。其根蒂深。其見證或先寒後熱。胸悶不舒。或咳嗽嘔瀉口渴。脈息或浮滑或浮數。至見躁亂咽痛。唇焦神昏。則為內陷之徵。

### 痧疹之治療

痧疹皆為溫病邪勢外泄之機。治之之法。宜本內經在表者引而越之之旨。因其勢而疏解之。清源之。治痧以疏解為主。以清涼為輔。治疹以清涼為主。以疏解為輔。疏解如豆豉、蟬衣、牛蒡、薄荷、桑葉、菊花、桔梗、前胡之類。清涼如銀花、連翹、山梔、丹皮、赤芍、黃芩、綠豆衣之類。（未完）

出版務求信用有切實保證

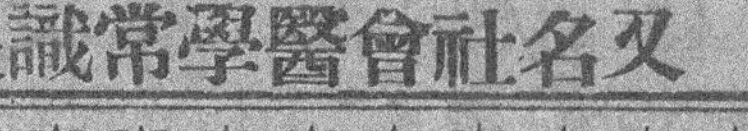


主持者有學識經驗及人格

幸福 三日刊 三四四

## 小藥囊

本欄專載一切簡便實用良方、故用筆務求簡明、功效務求神速、爲讀者增醫藥常識、爲病家闢自治園地、爲人類謀健康幸福、歡迎投稿

### 肝氣痛方（王葦生）

辛酉秋、吾鄉患腹疼者甚衆、其病狀、痛甚腹中有筋扛起、上吐綠色苦水、下水泄、苔薄白、脈稍弦、醫皆以食積疼治之、余以不得其要、後閱醫案正軌中、載有此症、云是肝氣疼也、方用蘇合香丸、余亦照方書與病者、服之果效、按醫案正軌、乃余先祖子嘉公遺著、尙未付梓、

### 舌衄或腫脹不能言方（王葦生）

此症緣心經熱毒、或酒濕內盛者、用生蒲黃或炒用、摻敷舌上、血卽止、腫亦隨消、內服犀角地黃湯亦妙

### 小兒吞誤鐵釘方

用老韭菜急火炒、勿切、拌以蔴油、釘卽從大便出也、但是宜走動不可坐耳

### 治瘧簡便方

甜茶三錢　草菓八分
當山三錢　檳榔三錢
生薑二片　紅棗三枚
煎好露服、小兒減半、輕者一服卽効、

## 長篇小說 醫海燃犀記（八十五）

（平不余）

### 第十六回 何菊芬痛哭親夫 杜民笙力排衆議

那知姚振青本和李健飛互通聲氣、如其充當包探的、和這些秘密黨會裏人、沒有聯絡、那就難於辦案了、姚振青便暗告李健飛、叫他暫到他方走一走、你實在不在此地、我沒處緝獲、也可掩飾過去、健飛也極端稱善、便回到天津去了、後來此案無處破護、日久也就淡而無事了、再說西醫學會、自從歐羅死了之後、無人主持、大家便推王國化主宰一切、而王大祿自得悉歐羅死的消息、知道是李健飛殺的、心中也說不出是驚是喜、但是已經死了、與自己絲毫無關、也就罷了、後來他想想說、聽說王國化最喜歡的、是打拿、現在是金錢世界、誰不抱金錢主義、我何妨去運動運動、於此便托人運動國化、國化見有此發財機會、那能放過、一再談判、結果、王大祿花了一仟元、國化允許他入會、這也不必多談、再說張大箎、自從遞過呈文之後、相近有一個月、沒有接到教育廳的批示、再三托人去抄批、並且花了大洋五元、才抄了出來、批的是『張大箎等批、所請保存中醫、理由極不正當、匯通之說、更相矛盾、科學的醫學、何能與空談的中醫相參合、莠言亂政、碍難照准、此批』張大箎見此情形、也無主義、隨派人去請張景岐父子、和杜民笙博士、來計較計較、不到一小時、三人先後來到、張大箎先告訴一遍、後又把批示送給三人一看、張景岐道、我們從前的呈文、措辭立意、盡美盡善、教育廳內、有意把良心擺到肋稍骨旁邊、這有甚麼法子呢、大箎道、究竟不能不想法子呀、（未完）

## 幸福之門

### 羅逸勤君來函 焦棗子可治便血症

逕啓者逸勤患痢血症計日年餘身軀頹萎精神不支幾入垂亡凡醫經百治未見一效日患十數次無便全血且墜不堪忍或鮮或赭若稍勞慮日夜能二三十次勤因多醫無效遂亦無再治之心不期去年就食豫省某晚間偶而購食焦棗(卽去核之紅棗炕焦)覺次日雖仍便如昨而墜苦稍舒遂繼續每晚臨寢時必食一二十枚如是惟食四星期之久而此患若屏萬里之外迄今數月未見一發而身體精神漸復前狀奚竊慰私衷豈忍守秘特此函達貴報請爲刊載俾有與勤同病者可古勿藥而能速痊也

宜昌郵局檢查處羅逸勤拜啓

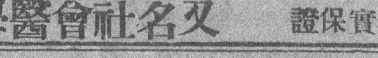

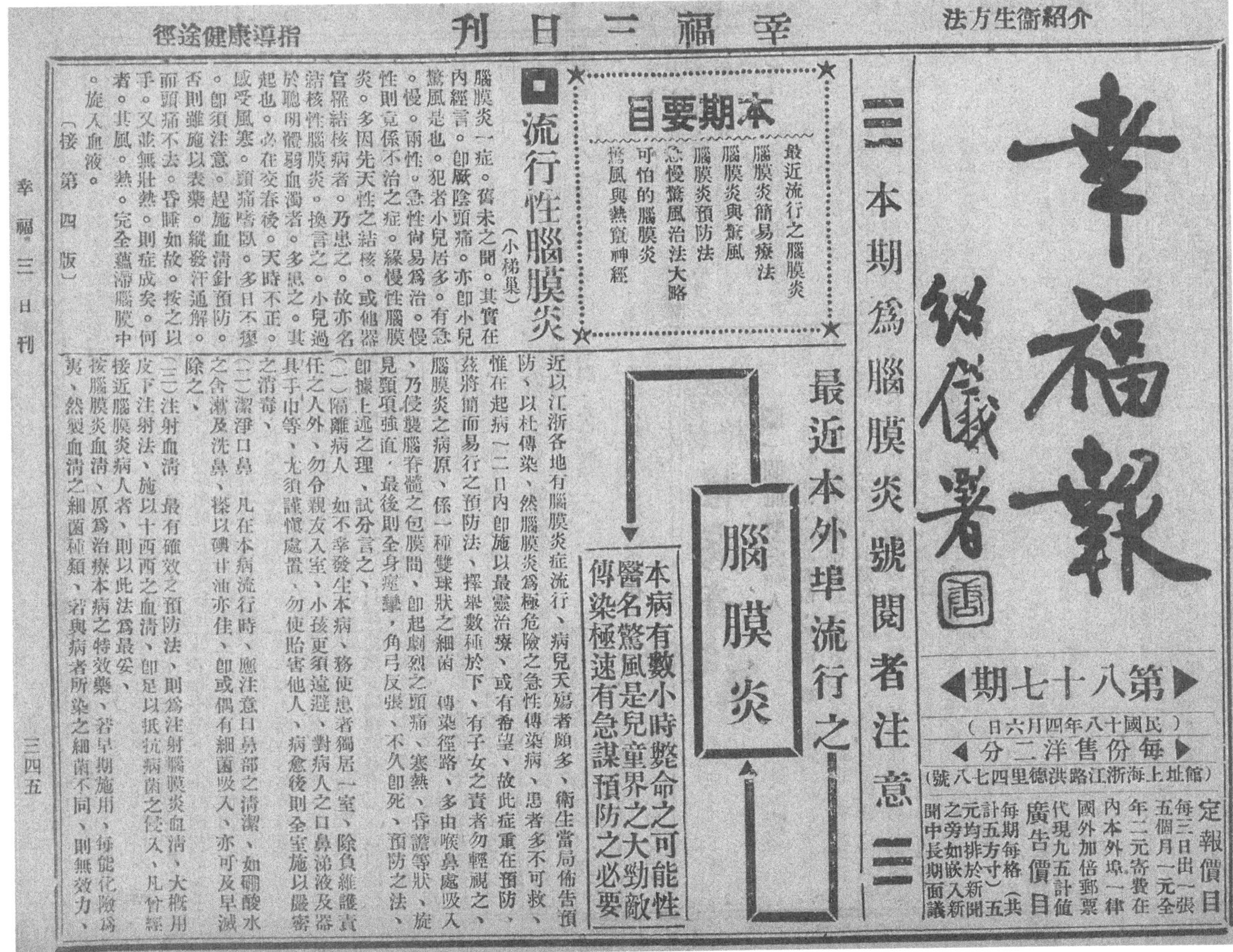

介紹衛生方法　　幸福二日刊　　指導健康途徑

# 幸福報

鈕儀署

◀第八十七期▶
（民國十八年四月六日）
◀每份售洋二分▶
（館址上海浙江路洪德里四七八號）

定報價目　每三日出一張　五個月一元全年二元寄費在內本外埠一律　國外加倍郵票代現九五計值
廣告價目　每期每格（共計五方寸）五元均排於新聞之旁如嵌入新聞中長期面議

三 本期為腦膜炎號閱者注意 三

## 本期要目



## 最近本外埠流行之 腦膜炎

本病有數小時斃命之可能性
醫名驚風是兒童界之大勁敵
傳染極速有急謀預防之必要

近以江浙各地有腦膜炎症流行、病兒夭殤者頗多、衛生當局佈告預防、以杜傳染、然腦膜炎為極危險之急性傳染病、患者多不可救、惟在起病一二日內即施以最靈治療、或有希望、故此症重在預防、茲將簡而易行之預防法、擇舉數種於下、有子女之責者勿輕視之、

腦膜炎之病原、係一種雙球狀之細菌　傳染徑路、多由喉鼻處吸入、乃侵襲腦脊髓之包膜間、即起劇烈之頭痛、寒熱、昏譫等狀、旋見頸項強直、最後則全身痙攣、角弓反張、不久即死、預防之法、即據上述之理、試分言之、

（一）隔離病人　如不幸發生本病、務使患者獨居一室、除負維護責任之人外、勿令親友入室、小孩更須遠避、對病人之口鼻涕液及器具手巾等、尤須謹慎處置、勿使貽害他人、病愈後則全室施以嚴密之消毒、

（二）潔淨口鼻　凡在本病流行時、應注意口鼻部之清潔、如硼酸水之含漱及洗鼻、搽以礦甘油亦佳、即或偶有細菌吸入、亦可及早滅除之、

（三）注射血清　最有確效之預防法、則為注射腦膜炎血清、大概用皮下注射法、施以十西西之血清、即足以抵抗病菌之侵入、凡曾經接近腦膜炎病人者、則以此法為最安、

按腦膜炎血清、原為治療本病之特效藥、若早期施用、每能化險為夷、然製血清之細菌種類、若與病者所染之細菌不同、則無效力、

## 流行性腦膜炎

（小稀巢）

腦膜炎一症。舊未之聞。其實在內經言。即厥陰頭痛。亦即小兒驚風是也。犯者小兒居多。有急。慢。兩性。急性尚易為治。慢性則竟係不治之症。緣慢性腦膜炎。多因先天性之結核。或他器官罹結核病者。乃患之。故亦名結核性腦膜炎。換言之。小兒過於聰明。體弱血濁者。多患之。其起也。必在交春後。天時不正。感受風寒。頭痛嗜臥。多日不瘳。即須注意。趕施血清針預防。否則雖施以表藥。縱發汗通解。而頭痛不去。昏睡如故。按之以手。又並無壯熱。則症成矣。何者。其風。熱。完全蘊滯腦膜中。旋入血液。

〔接第四版〕

幸福三日刊
民國十八年四月六日　己巳年三月二十七日

## 腦膜炎簡易療法

（朱明初）

本病一名痙病、亦名流行性腦脊髓膜炎、乃急性傳染病中至急至險之症也、一經傳染、數時至三四日後、即行發病、常以一回之戰慄、或數次之惡寒而起始、即踵之以發熱、頭痛眩暈嘔吐脊椎疼痛項背諸筋疼痛、筋肉短縮及強直、就中尤以項部強直爲本病之特徵（項在急性症第一日之末或第二日、項部即強直）、此本病所以又有頸硬及頸痙之別稱也、又顏面發疱疹者頗多、發痙攣痲痺搐搦譫語、卒倒昏眠者亦多、民國七年冬、曾盛行於江浙諸省、當時歐戰方酣、西藥來源斷絕、余行醫浙省、目擊死亡、爲之惻然、窮思竭月、試驗多次、俾得一法、浙人士之得以全活者、不下千人、復刊傳單十餘萬、分贈全國各界、旋得各處同道來函、僉云靈効非常、良深欣慰、今天氣過燥、寒煖不時、本病又發現於滬上、爰特摘錄前稿、寄刊貴報、以供閱者之研究、並乞同道之指正、療法列後、

治痙古方俱無効、據余經驗之所及以紫金錠爲最佳（須一起嚥服、遲則無効）餘如竹瀝薑汁等、亦可試用、處方如下、

紫金錠三錢、（約三十塊　日服二三次、每服一錢至錢半、小兒減半、開水送、

按紫金錠一名玉樞丹、亦名萬病解毒丹、須向信用素著之大藥鋪購之、浙滬以胡慶餘堂爲最佳、

淡竹瀝一茶碗、生薑汁二湯匙、右頓服、小兒減半、

外治法

一、亟灸神闕、天樞、陰交、氣海、合谷、極効、即猝死者亦什九可甦、

神闕、適在臍中、天樞、在臍兩旁各二寸、陰交自臍之中心度下、恰好一寸、氣海在陰交下五分、（即臍下一寸五分）、合谷（一名虎口）在食指與大指基底部中間之陷凹處、

附灸用尺度法、

一、於手掌則自中指之尖端至掌後橫紋處（即掌腕交界處）其間作八寸、（專供女子用）

二、兩乳間作爲八寸、（專供男子用）

二、芥菜子三兩、微炒研末、以微溫湯調之、塗於布片、貼臍部、（即少腹丹田）十分至十五分時去之、

附西法

迅即翠剌麗雅、注入本病血清、再於皮下或靜脈注射電解質膠樣銀、或美替倫藍銀、其他不過對症的療法而已、

按用拙撰簡易療法、醫治本病、於初起三小時內用之、十中救十、決無一失、十小時內用之、十救八九、二十四小時內用之、十救七八、三十六小時內用之、十救六七、四十八小時內用之、十救五六、再遲無効、速用爲要、再用紫金錠治本病、實較注射血清或其他西藥爲有効、望我同仁、萬勿過信西藥輕視中方、亟起研究、共圖改良、廣爲傳布、以資提倡、務使天下同胞共曉然於西藥所不能治之疾、我中藥未必不能療之、而中西同仁、更除其門戶之見取彼之長、補我之短、診病概用西法、治病則中藥所能治者、俱用中藥、中藥所不能治者、再輔以西藥則裨益於國人者、當不僅多救幾人生命已也、

## 醫林點將　怪病奇治

### 一個血崩之婦人

（江少萱）

血崩一症、甚見驚險、得其要領、施治無難、丙寅三月、余有事北上、路出津門、適奉天檢察廳長、陳君贊禹夫人回南、路過天津、中途血崩、去血三四盆、前醫以參朮投之、反增胸脇跳動、泄利無度、面青唇白、神魂恍惚、友人強余施治、情見難辭、診其脈象細數、謂曰婦人經水之來、必由衝而始下、衝脈血海、隸於陽明胃經、胃本有熱。迫血下行。再以參朮助之。迫入血絡。愈覺暴崩。蓋胃之大絡。上貫膈中。下達大腸。若非熱迫血絡。則胸脇跳動。下泄無度。亦孰知爲胃之所傳哉。今去血過多。急在救陰。救陰之法。不能舍育陰堅陰兩法之外耳。故用生地阿膠滋養血液。以育其陰。黃芩黃連清泄濕熱。以堅其陰。龍骨牡蠣鎮納心氣。以斂其神。白芍收三陰之陰。以泄其滯。炙甘草緩甘苦之藥。而併和之也。先進一劑。其血稍止。再進一劑。血崩泄利俱止。跳動亦平。病人即能起坐。惟困倦肢軟無力。余因北行事急。不能久留。復列二方。一養胃陰。一養腎陰。囑其二方相間多服。以收全功。日後方無貽患耳。

第一卷　社會定期刊　第八十六期

## □論驚風及治法之大略

（陶可箴）

□急驚

經云諸風掉眩。皆屬於肝。肝者將軍之官。其體陰其用陽。其發病也速。故爲百病之長。八椎衛能捍外。營能固內。腠理祕密。毛竅不開。外風何由而入。內風何由而起。小兒氣陰未充。臟腑嬌嫩。肌膚空疏。筋骨柔弱。外風易襲。內風易動。故小兒多驚風之証。心藏神。心病故主驚也。肝藏魂。肝病故主風也。有因小兒心熱肝盛。感受風邪。則風乘火勢。火借風威。風火相搏而生者。有因目覩異物。耳聞異聲。則神魂不安。不能身主而生者。有因痰熱上蒙清竅。肝熱化風入筋而生者。然証多暴發。故名急驚風。急驚屬陽。故見面紅唇赤。內熱煩急。痰壅氣促。牙關緊急。二便閉塞等象。驚風有八候。時時抽縮爲搐。十指開合爲搦。肩頭相撲爲掣。手足動搖爲顫。身仰向後爲反。手若開弓爲引。目直似怒爲竄。睛露不活爲視。名雖不同。其發於厥陰則一也。治法宜清肝熄風爲主。因外風者疏風。因痰熱者滌痰。因觸驚者安神。隨証施治。可應手而效。又有剛痓柔痓。類爲驚風。治倣傷寒中之例可也。

□慢驚

急驚屬之陽。其發也驟。慢驚屬之陰。其來也緩。小兒純陽之體。易患慢驚之症。純陽者稚陽也。經云陽陽者。若天與日。失其所則折壽而不彰。故陽氣爲人生之至寶。內則賴以腐化水穀。鼓運神機。外則賴以溫分肉。實腠理。流通榮衛。眞陽之不可須臾無也明矣。小兒眞陽不足。百病叢生。或因寒涼金石之藥過投。或因久瀉傷脾。或因傷寒邪陷。皆致易成慢驚。仲聖六經。邪入三陽爲淺。三陰爲重。腹滿自利。邪入太陰也。脈沉欲寐邪入少陰也。手足逆冷。四肢抽搐。邪入厥陰也。慢驚風之病。即病在三陰。其重險也可知。凡病不外乎寒熱兩途。治亦不越乎溫清兩法。其所謂急驚風者。病之熱。病之實也。宜用清法者也。其所謂慢驚風者。病之虛。病之寒也。宜用溫法者也。當邪入三陰之經。正陰霾瀰漫。眞陽埋沒之際。舍用溫法。別無良策。在太陰宜主理中陽。溫運脾陽。在少陰宜主附子湯。溫經達邪。在厥陰宜主白通四逆。回陽通厥。使離照當空。陰消霾散。何慢驚之有哉。推厥由來。邪虛爲致病之原。三陰爲傳病之所。慢驚風則爲病之名詞耳。

## □述流行性腦脊髓膜炎

（李棻）

按流行性腦脊髓膜炎、乃一種急性傳染病、其傳染不限於與患者接觸、如呼吸等亦能傳染、病起時、患者自覺煩躁、頭頸等部稍感疼痛、且繼續沿脊柱下降、體溫高而怕冷、嘔吐、或竟卽起痙攣、自後痛處漸劇、體熱亦漸低降、大抵在華氏表一○二度左右、其升與降、無一定規則、脈搏滿強、患者怕見強光及怕聽高聲、皮膚知覺敏銳、普通在第二日至第四日間、皮上發現紅色疹子、此外如昏迷、眼球肌肉麻痺、視力障碍、失聽、及人事不省等、此乃表示腦膜發炎之徵、身仰向後、皮膚知覺變態、四肢抽搐、四肢強直、全身肌肉痙攣等、此乃脊髓膜發炎之症、二症多數同時發現、病人小便減少、尿色深黃、或含蛋白質、至後則往往小便排泄不能自主、

本病死亡率甚高、大約爲百之二十至百之七十五、若髓炎、心內衣炎、面部或眼球肌肉麻痺、中耳炎、失聽、關節炎、失音、及腦力損傷等、均爲患本病愈後常有之遺患、故當亟早診斷及謹愼治療、

此病傳染力極強、故發現後當卽送入隔離病房、不得與外界接觸、而注射血淸、當愈早愈佳、

## □可怖之腦膜炎

（楊志一）

□就是中醫所謂驚風

□驚風的認識

認識驚風、必須先明病象、沈氏尊生幼科篇云、驚必發搐、驚必竄睛、驚必牙緊、驚必面青、驚必魚口、（謂病見之唇胸作勢前努、如魚之努唇唆喋也、）驚必弓形、此驚風之病象也、凡急慢驚必見手足抽搐、或指頭筋肉瞤動、面青啼哭無淚、不如此者、不名爲驚風、此驚風之認識也、

□驚風分急慢兩種

急驚屬實熱、慢驚屬虛寒、大抵以體壯驟發壯熱口渴便閟溲赤爲急驚、以體弱漸成虛熱舌白肢冷便泄或口渴喜熱飲爲慢驚、治各不同、而面青抽搐無論急慢則一也、

□驚風是熱入神經

神經總匯之區是延髓、延髓受熱、神經卽起緊張、凡手足抽動、角弓反張、（頭頸向後仰是也）均係延髓受熱之影響所致、自來醫家皆謂驚風抽搐、全是肝風內動、本內經肝之變動爲握而立言、蓋所謂肝風內動者、卽神經起變化也、種種瀉肝柔肝之藥、亦柔緩神經而已、

□驚風用藥的規程

大凡驚風在將成未成之候、用藥最宜愼審、如熱已入腦也、則羚羊、犀角、牛黃丸、回春丹、至寶丹、紫雪丹、太乙丹、爲必用之品、如熱未入腦也、不過風寒食積爲病、則疏解消導足矣、如有痧子、尤嘗淸透、而羚犀牛黃丸諸品、均在禁忌之列、苟妄用之、適足引熱入腦、爲害非淺、

又驚風以虫類爲特效藥、此惲氏保赤新書言之鑿鑿、虫類以蜈蚣全蝎爲最猛、弛緩神經、非此不克、

□驚風不治的現象

驚風見目斜焦聲、（如貓叫之聲）頸項反折、一往不復、（頸項與背全作弧形向後、不能恢復、）乃眞延髓炎、不救之証也、

出版務求信用有切實保證　又名社會醫學常識報　主持者有學識經驗及人格

。愈入愈深。倏即痙厥。厥後症象。與醫宗金鑑所載之驚風八候。絲毫無二。（八候者。肘臂伸縮。十指開合。肩頭相撲。手足動搖。身仰向後。手若開弓。睛露不活。譫呼不已。是也。往往能延長至一二週始絕。慘不忍覩。現時蘇地。痧痘外。已發現此項病症。傳染甚速。庸醫大都不識此症。仍誤爲出痧出痘者。或識此症。而苦於無法施救。斷送小命。不知萬幾。不幸吾友某君之九齡女公子葆坤女士。於月初亦罹此厄。某君素重衛生。於醫藥亦略具常識。然此類專症。究非所習。初起。即服蘇地小兒科名手某君之藥。不效。逮三四劑後。某君忽云恐成慢性腦膜炎。急加延西醫。已屬無及云。

## □可怕哉腦膜炎

此病之來源—近日蘇滬各地、發生一種時疫、爲急性流行性腦脊髓膜炎、即內經所謂諸暴强直、皆屬於風是也、今年厥陰司天、少陽在泉、風火相煽、故現是症、況小兒爲純陽之體、故小兒患此者甚多也、大人素體陰虛火旺者、亦有患之、

此病之症狀—初起先有嘔吐發熱、繼而項部强直、神色昏瞶、速則三四小時即死、緩則六七大而死、誠爲最可恐怕之疫病也、

此病之預防—平日忌食一切辛熱香燥之物、並宜常以淡竹葉、生菉豆煎湯服之、可免此病、如家中已有患此病者、速宜隔離、小兒尤宜遠避之、

此病之治法—此症治法有三、初起有表證者、宜辛涼解表、如薄荷葛根之類、熱重便閉者、宜清降火熱、如石膏大黃之類、熱甚痙厥者、宜清熄肝火、如羚羊石決之類、但宜急急治之、緩則莫及矣、

（王愼軒）

## □驚風是熱竄神經

鄙人以小兒天痲之殤，特將病之前因後果，以及研究情形，詳告於社會人士，俾作前車之鑒歟，

□紫雪丹的罪惡……開門揖盜

□病之前因　本年二月間，兒方六閱月，因感風寒外因，致觸蘊藏胎火，傷風繼之以出疹，在疹未出前，熱度極高，大渴引飲，在服平肝清火泄肺湯劑之前，曾進紫雪丹少許，比湯劑旣下，壞症大減 [illegible]

（楊宗凱）

## □預防流行症

市衛生局昨發布告云。[illegible] 本局委派醫員。又不要病家化發分文。

（衛生局）

介紹衛生方法　幸福三日刊　指導康健途徑

# 幸福報

紹儀署

◀第八十八期▶

（民國十八年四月九日）

◀每份售洋二分▶

（館址上海浙江路洪德里四七八號）

**定報價目**

每三日出一張、五個月一元全年二元寄費在內本外埠一律國外加倍郵票代現九五計值

**廣告價目**

每期每格（共計五方寸）五元均排於新聞之旁如欲入新聞中長期面議

## 本期要目

近代婦女流行病—束胸

濁病經驗談

衛生善法

頭痛奇效法

一個痛如刀鋸之足疾

管見錄

乾血癆治驗談

小藥囊

醫海燃犀記

## 近代婦女的流行病——束胸

毛瀞女士

束胸——考束胸之作俑、首產者是唐太眞、那時不過一幅方式的肚兜輕輕的蓋胸間、決沒有像現在婦女用的緊內衣小馬甲那樣的緊縛胸乳、自從唐沒以後、列代——宋元明清——的女子、都知道束胸之害、早將這肚兜廢除、所以宋元明清各朝的女子所著的衣服、都是寬博長大、非常自如、那知道到了民國時代、女子解放呼聲的波浪中、忽然有束胸的盛行、則豈不是對於解放的意義、完全抵觸呢、還是說舊時衣服的胸部太寬大、穿了容易受寒、所以提倡緊內衣小馬甲這等服裝、實在爲保護胸間溫度起見、咳、這眞所謂「杞人憂天」了、要知道身體的最重要部位、就是胸腦、胸部的擴大與否、對於全身的健康和生命極有關係、我暫分內外兩部來講、胸的內部、所藏的就是心肺、心是全身血液流動的總機關、心臟一受壓迫、全身血液的流動就受障碍而遲緩、由血液流動遲緩而逐漸造成身體衰弱的素因、或是就此誘起氣急怔忡諸病、肺是調節全身血液的氧素、肺的一呼一吸、就是吐故納新、將空中的氧素吸入、體內的二氧化碳吐出、於是體中血液新鮮、身心就可健康、假如將胸一束、肺臟的呼吸就不能充分、血中就有缺氧之憾、身體也就萎黃虛弱、同時也極易罹到肺癆諸患、一身就此殘廢、或是中年夭亡、這是青年最可痛恨而浩嘆的一件大事、至於胸之外部、就是一對可愛的雙乳、她是受壓迫的首當其衝者、在諸君看來、好像這雙乳和心肺比較起來、似乎是心肺重要的多、雙乳除做母親授嬰孩乳汁之外、她的責任與心肺同等重大、對於生殖器更有密切的關係、要知道乳房是腺胞乳嘴輸乳管等組織而成的、一到青春時期、就漸由發育而隆凸、結婚之後、更覺緊脹、其中神經血管的分布、較爲嚴密、所以乳房的感覺、比較別處格外要來得敏銳、乳嘴之外、有紫紅色周圍之乳暈、妊娠的時候、就變爲黑褐色、分娩之後、由一種複葡萄狀腺分泌乳汁、作哺嬰兒的食料、在這哺乳期間的乳房、尤覺隆凸異常、這個天然的生理發育狀態、不是人工可以造作的、假使乳房一受束縛、就足以阻止自然生理的發育、引起生殖機能的障礙、而釀成小產不妊種種衰弱等症、大有違背優生學人種改良學的這種學

▲接第四版▼

## 畫謎揭曉

本報第八十四期所載之畫謎爲『三一七』。蓋本年三月十七日全國中醫藥界大團結之紀念日也。今將猜中者姓名列下。

□甲種定戶每人一元

吳國屏　嚴致遠

葉步孔　徐少仲

馬振民　胡冰

彭靜明　湯福生

蕭文明　孫寶德

此外更有王繩祖唐關福李思明等君猜中。均因後到。另贈他物。

□乙種非定戶共計八十七人。姓名恕不披露。各人贈品。均已付郵矣。

幸福 三日刊 三四九

## □濁病經歷談（蘇圃）

淋濁一病、恆出青年、患者實不乏人、洵社會上一種平淡無奇風行普遍之病也、蓋此病罹之、無異墜身苦海、極感痛苦、匪可言喻、若非歷經個中境況者、殊不足以揭道其情形也、矧斯症每緣嫖妓染毒而起、肇基於此者夥矣、抑或有積熱膀胱、思慮過度、房勞手淫、及一切違反生理的物淫意淫種種而得者、自亦必然之理、厥濁有紅白、淋有五種之別、治法固殊、惟不外滅毒清熱去瘀制火而已、予今所舉述者、即白濁一病是矣、予迺憶曩年、曾患此症、纏延數月、嘗盡苦痛、於時企及、尚歷歷於目前事、談虎色變、不免心寒膽慄、顧予釀病之因、確係膀胱蓄熱以致、亦思慮過度之所由來者、初起時、便出淋瀝、或時頻頻刺痛、漸至欲溲困苦、激刺特甚、澀痛異常、溺時難出、出必稀少、但所出者、又皆純白膏液、滴溺割痛、溲時失暢、動步而自遺、盡溲則不能、苦疼萬狀、週身殊感不安之象、夜寢達旦明眸、煩燥無安、更若腎囊膨脹之狀、如針鋒之亂刺、痛楚忍耐、思潮頓起、惟有觸發憤怒而已、且疼時、則濁滴滴流、尚不自覺、晨起整衣下注、而袴之襠內、已粘污一片、盡染濁漬、觸指膏粘、目之愕恨、故下衣日必數易、起伏於床褥間懶、待入寐時、必囑家人備便壺於床側、一夕小溲幾十數次、當溺時、又感痛刺過甚、且便出不多、翌晨、女傭携出洗滌、壺傾綿綿瑩白之色、若羹湯狀焉、是予疾苦如此數月、服藥罔效、更服濁病西藥、總似滴水點石、未得絲毫之驗、予輒苦痛竟夕、徒喚奈何、家人侍伴、亦爲鎖眉着急、相顧悲憐、遠近而求治、慮徒糜費已耳、後幸得父執陳某、出視一方、促予試服、予遵服兩劑、仍未見愈、續下一劑、漸覺小溲稍利、刺痛不若前烈、因接服一二劑、果數月之宿疾、竟獲痊於一旦矣、今思此方對久遠白濁一症、頗有特效、玆轉錄之本報、爲同病者一引焉、（方列后）

川萆薢一錢五分　益智仁一錢　茯神一錢（正心）

香附五分　菖蒲一錢　遠志一錢

甘草五分　加生姜一片　棗肉一枚

以上數味、水二碗、煎盡一碗、空心服、

## □衛生善法（王鎮華）

內子前因天時不正，頭痛致疾，雖經名醫措方，而汗未出透，余乃將所經驗之舊法，囑內子試行，竟於三日內已占勿藥矣，

（一）除進開水外，雖欲加些許飲食，亦須遏止，

（二）視病者之力何如，使其步行，或行他種柔軟運動，

（三）如病者有不遂意之事，視力能做到者做成，令其愉快，

（四）令病者早晚各如厠一次，雖無大便亦須行之，俾積滯易通，

（五）常以愉快之故事，向病者傾談，使其樂意，

（六）病者如頭不熱，舌苔不滯，並鮮大便，時與其作公園之遊，以促其恢復健康，

## □治頭痛奇效法『鴻嘉』

頭痛一症，人所共怨，今有一法，向藥店購紫蘇四五枚、置於鍋中同水煮沸，傾入面盆內，乘熱以頭置於沸水上，上遮以布，勿使熱氣外騰，待水溫暖，頭汗淋漓，方可將布取去，立即以帕或布紮頭而臥『此法於臨臥時行之爲妙』待至翌日，其病霍然，

# 醫林點將　怪病奇治

## □一個痛如刀鋸之足疾（江少萱代作）

粵人曾濬、素患足疾、在於右膝之後、筋經兩旁、一日一發、發時痛如刀鋸、牙關吃緊、苦不可當、一時即止、無日不發、遍請中西醫生、服藥無效、惟有西藥水、發時止痛、不過減輕、終難治愈、已十二年矣、診其脉息濡滯、舌濁而燥、余曰陽明主宗筋、濕久生熱、積於胃中、宗筋不利、其痛在胃耳、吾有一方可治此病、易如反掌，即以金匱風引湯施治，（方中寒水石滑石石羔紫石英白石脂赤石脂龍骨牡蠣甘草桂枝乾姜大黃）夫陽明在臓象爲陽土，在氣分爲燥金色白，故以六石色白入胃，況六石土質，以土入土，同氣相求，重鎮之也，更有他藥，辛者辛，降者降，寒溫補瀉並用，病延已久，乃緩攻之法也，將此方作散，每次用七錢，連服十次，其痛不發，惟有些牽強而已，脈已轉細濡，而口時渴，禁食油膩，獨用冬瓜代茶，考冬瓜微甘補土，微涼退熱，如不服則有些牽強，常服則舒，數年間共服冬瓜二三千斤，身體漸漸康健安然，

## □乾血癆治驗談（續）

（李健頤）

然仍無特效良藥，憂心惕惕，閱本報見良安君云、黑木耳可治婦人乾血癆，所述黑木耳之功能，誠有至理，雖然，此物有養陰生血之功，獨無通經行瘀，補胃潤腸之力。不如再加三七之通經行瘀，黑穭豆之補胃潤腸，尤爲善焉。蓋三七有通經行瘀。而無耗液之害，黑穭豆爲五穀中之苣，有補胃而無滋膩之弊，此方諒能對證，試用黑木耳二兩，黑穭苣一兩，三七三錢，（研末）滚水冲服，加冰糖一兩，勻次溫服，服後胸腹頓覺寬舒，諸恙俱減其半，連服三劑，霍然而愈，觀此病，留連數月殆成沉痾，服此方僅一星期效如鼓桴，眞莫明其妙，以是特將三味藥品，細心化驗，先用黑木耳，蒸熬成膠，驗之，乃知含有鐵質最多，次用黑穭豆，研細末以水濾淨，其水面所浮之質，向太陽晒之，即多帶膠質，如胃液相似，其滯在水底者，多含有脂肪質，蛋白質，及鐵質，故此二物，最有補血養胃，又以三七末，摻猪血中，血即化爲水，可見三七通經破瘀之力最猛，三味合成一劑，功力更著，眞治乾血勞之神丹也。望世之婦女，有患同證者，請試用之，如再見有何種奇功，不吝賜教，則可以證實此藥之特效，以爲公開研究之良品，是則余區區之所厚望也，

## □管見錄（十）

（幸福社社員姚夢石）

□下血

腸紅便血，鍼刺海底穴，一針即止，

凡下血症日久，多以胃藥收功，脾胃爲生化之源，四君補中益氣，血脫益胃，先賢之奧旨也，人身以穀氣爲寶，故先理胃氣，以助生長之令，胃氣一升，下血自止，用益胃升陽，經崩之症亦然，

丹溪冬用散、治溺血下血，亦有至理，用夏枯艸燒灰存性研細，空心末飲，或凉水調，按此艸活血行氣、有補養厥陰氣血之功、暑毒入腸胃下血、用黃連一味、大便下血，用凉藥不效，須歸脾湯加槐芩，治之自愈，小便下血、以清利無功，宜補中益氣加車前艸、藏連丸，治下血如神、亦治藏痔、

□痢

駐車丸治久痢神丹、尤爲休息專藥、冷痢得乾姜而痊、熱痢得川連而愈、阿膠可滋乾薑之燥，當歸可和川連之寒、

木賊艸得牛角腮寸香、治休息久痢，

當歸治崩中赤白，得槐花枳實治痢疾出血，

痢疾腹中疼痛不止，則由肺邪鬱在大腸、以枳殼川連等分，槐花一兩拌炒去槐用二味煎好入乳香沒藥各八分、治腹痛如神、

南燭子、治久痢久瀉，飯後磕睡亦效，

一方以南燭子爲君，製首烏爲臣，穀芽生焦各半爲佐使、餘藥則隨症加用、如久痢加香連訶子，久瀉加山藥、除睡加益智遠志，

痢血加川連當歸槐花地榆，

痢疾身熱，防布痞疹，

痢疾中之芍藥湯，以干姜易去肉桂、今之血少，使干姜與川連同搗，以免世俗之不效用者，

喻嘉言逆流挽舟法，用敗毒散治痢疾，可謂盡善矣，然必用於表症，方盛之際、庶幾有效、

痢疾，邪已解，而後重不除者，屬氣虛、肛墜大腸虛滑，用澀不如用固、補中益氣加白芍木香自不重矣，

下痢口渴肛燙，乃厥陰熱痢，宜用白頭翁湯，

痢疾、因有外感內熱，互相下陷作痢、服藥無效、宜用石膏人參，能使深陷之邪，徐徐上升，可以消解無餘，加芍藥以理下重腹痛、山藥以滋陰固下，所以熱消而痢亦愈、按是法投在逆流挽舟之後也，

□三消

趙養葵謂無分上中下，當以大劑六味地黃湯加肉桂五味，名加減八味丸、連劑頻進、飲渴自止、蓋人之灌溉一身，全賴兩腎中水火、少火能升氣、則眞水自升，而渴自止、加肉桂正所以溫動少火、前賢治下消用腎氣丸即此意耳、

□中風

中風痰涎壅盛、口眼歪斜、不能言語，皆宜用吐法，凡中風症，小便不利。可利之，熱退自解也，類中證，皆以二陳加竹瀝姜汁

## 痧疹淺說（續）

談虎變色之流行病

（楊志一）

□痧疹之部位

痧疹發則先動見於陽，而後及於陰，故一身之中，凡頭面背及四肢向外之諸陽部宜多，而胸腹腰及四肢向內之諸陰部宜少，陽部透而陰部不透者無害，陰部透而陽部不透者爲險，

□痧疹之逆證

黑暗乾枯，一出即沒者，鼻扇口張目無神者，鼻青糞黑者，熱極喘脹，胸高肩息狂言衄血，搦手搖頭，尋衣模床，泛惡便秘，口出屍氣者，紅紫黯慘，脈沉數細軟者，邪伏不出，變成悶痧者，

□痧疹之禁忌

忌食葷醒生冷受風忌寒用苦寒遏閉，忌用辛熱助火，忌用補澀留邪

□痧疹之預防

預防之法，首重隔離，請參閱本報五十七猩紅熱預防篇，

出版務求信用有切實保證　又名社會醫學常識報　主持者有學識經驗及人格



## 小藥囊

歡迎投稿

本欄專載一切簡便實用良方、故用筆務求簡明、功效務求神速、為讀者增醫藥常識、為病家闢自治園地、為人類謀健康幸福、

## 牛舌草治陰癬

即腎囊及脚兩旁處所患之癬

（楊英）

牛舌草在四月至五六月間。曠野地及河邊有葉形牛舌扁鋪地上的草。取此草用木棍打成泥。連葉帶汁。在患陰癬處擦之。約於每日到澡堂洗澡。待出汗時擦之。不到二星期。即可全愈。此方乃余實驗。決非虛語所可比擬。

## 鳳凰草治濕淋

（楊英）

亦在曠野處及草叢生最多處。有葉形象鳳凰尾。此草全身高約二三尺。取該草全身連莖帶葉。用長流水洗淨。亦用長流水煎湯。早間空心服下。約服七次半個月。即可見效。三星期而淋止。且永不發。諸君如認不清。敝人亦可代辦寄上。僅需來往掛號寄費。此方乃表弟在妓院得之親愛之妓者所授之秘方。如感情不深。決不肯輕易傳人也。（索草地址揚州府前脩裕可也）

說、換言之、就是不能產生健全的小國民、現在的小國民不健全、那末將來中國的改良振興發展的職任、交給誰來負擔呢、要希望將來中國的改良振興發展、當然要先造成健全的國民、要造成健全的國民、當然要從廢除束縛做去、以上所說的都是關於生理的、就照美觀而論、這雙乳的隆凸、是人體上部最顯明的曲線、委實有深淵之美的藝術可談、歐美諸國的女子、惟恐自己的乳房發育不盛、不能得到顯明曲線的美觀、所以要在胸間加一個高凸絲網罩來增乳房發達的美觀、束縛如同纏足一樣、這是我中國女子專有的奇恥、很希望諸君趕快將這壓迫胸部的緊內衣小馬甲那等桎梏、立刻廢除罷、

## 長篇小說　醫海燃犀記

（八十六）

### 第十六回　何菊芬痛哭親夫　杜民笙力排衆議

大家楞了半天。沒有辦法。杜民笙忽地說道。別無他法。只有待時而動。大篾道。怎麼待時而動呢。民笙道。教育廳如此的混賬。簡直是北政府帝國主義下的貪官汚吏。你便去上一百封的呈文。也不見得有用。昨天我看到報紙上。現在黨軍已攻到長沙了。閩浙戰事又起。黨軍是處處勝利。只要黨軍能攻到蘇皖。此地一變而在青天白日旗下。到那時建設成新的政府。我們再去呈文。想孫先總理。從前是個中西兼通醫學家。黨軍中重要人員。皆是總理的信徒自然是本着總理的遺志做去的。到那時再遞呈文。准可有效的。你看以為何如呢。大篾聽得這話。似乎得着一點安慰。要知後事。且看下回。

## 杜文若何忍心乃爾

（王鎮華）

婦人杜王金妹。延羅家衡律師在臨時法院以刑事訴其夫杜文若。（又名文石亦字童正）中途遺棄。不顧贍養。實犯刑事律第三百十條罪款。要求傳案訊究。並斷令給原告生活費洋二萬四千元等情。由院准詞簽出傳票。發交總巡捕房派華捕三道頭六八八號。於二十三日前往將被告傳至第一法庭。由周先覺庭長升座研訊。旋據原告律師羅家衡起稱在本案未審訊之先。須明瞭原被兩造之關係。原告方面現有證據兩種。一係杜文若與杜王金妹同居時。曾經該管區署調查戶籍員載記戶口冊。並經該管長官出立證明函。一係杜文若親筆強迫杜王金妹離婚字據底稿。旋當庭呈驗後。據原告杜王金妹投稱。氏蘇籍。幼失怙恃。自與杜文若結識後。即賃居海甯路均濟里房屋。於去年患脚病延醫診治。不愈。已成殘廢。被告見我如此境况。遂昧天良。始則尚給家用。繼則置之不顧。我無法告訴云云。詰之被告供稱。紹興籍。經營文具生意。我並未與被告同居。所寫之離婚底稿。亦並無其事。我嫖過被告則有之云云。經周庭長核供。時間不及審理。改下星期再審。

介紹衛生方法　幸福三日刊　指導康健途徑

# 幸福報

紐儀署

◀第八十九期▶

（民國十八年四月二十日）

◀每份售洋二分▶

（館址上海浙江路洪德里四七八號）



## 本期要目



## 近代婦女流行病之五

### 是造成肺病的最大原因

### ——緊衫

（毛靜女士）

緊衫——創造衣服的元始祖，就是上古時的軒轅，他發明衣服的式樣，是非常簡單，不但沒有紐扣，簡直是不縫合的，不過剪成人體的模樣，穿的時候，用幾根帶子在外邊纏了幾纏就算了，從中古以降，雖然逐漸改良，可是僅有粗糙的縫合和男女式樣的分別罷了，直到明代纔有銅製的大紐扣發明，那時比較用帶子結起來要便利多了，布製紐扣聽說還是二十世紀初年所發明，自上古直到清末，雖然式樣逐漸改變，縫合逐漸進步，可是寬博主義，都是同心合一的存在，到民國二三年的時候，曾經發見緊衣褲盛行一時，據說提倡的這位祖師，還是一位留學東洋的教育家，數萬年相傳的寬博衣裳，一旦變為緊衣束服，焉能不引起羣衆的好奇心呢？可是形式雖覺一時新緻，然在動作步履的當兒，究竟感覺到困難萬分了，新緻，美觀，誰也不歡迎呢？不過這等束縛身體的梏刑，委實不能忍受，所以盛行不到兩三年，這緊衣束服的影像，消滅殆盡了，那時我的父親對我說；『現在好了，緊衣束服永不會通行了；因為我國人的心理，都是「一之為甚」的，所以無論幹什麼事，一感失敗，就將牠拋棄於汪洋大海，如同擲去破履一樣，永不願再回顧了，』那知道竟出他意料之外，諸君！你們看近年來盛行的旗袍旗大衫、不是和十年前風行一時的緊衣束服一樣緊小麼？不過從前的緊小而長，現在的緊小而短罷了，這種緊衣束服，也是我國獨有的標緻，又可算是我國女子缺乏衛生的表徵，歐美諸國男女所穿的汗衫線衣，雖

## ◻答口君一封奇怪的信

敬啓者敝人十月懷胎身適中而體矮對於形式殊多不佳滿思增加數寸可表七尺奇男子之故諺也

貴報為人羣造幸福特具函請

賜予良方不勝感盼之至

按體育以強壯為要着。體之長矮。絕無關係。日人體矮而強。世人未嘗病之。況醫以治病為事。固無奇術左右體之長矮也。口君來函所問。不免出於奇特。爰誌之。以博一粲。

民國十八年四月二十日　幸福三日刊　己巳年三月初三日

縈也是緊貼身體，可是汗衫緞衣，極有彈力性，欲寬則寬，欲緊則緊，決沒有像我國的旗袍旗大衫那樣綁定無彈力性的可比，他們的那種汗衫緞衣，亦不過作襯衣內服之用，他們的外套，也何嘗有綁緊小呢？諸君！我老實和你講，這種緊衣束服！！旗袍旗大衫，雖然稱美於一時，可是當時身體受緊逼的苦楚，固不待言，全身的血液因久受壓迫而成血液凝固的疾病，當時雖然無形，到了有顯著的現象出來，已經不可救藥了，諸君！幸勿取一時的時髦，來束服身體的自由，將自己的生命當作把戲耍呢！

## 醫林點將　怪病奇治

### □一個身搖頭旋的婦人

△兩手如電風扇

△腹高如十月孕

楊濟白

張氏婦因與鄰居王某，口舌相爭，繼而用武，致被王某足踢腹間、仆地、即起手搖、腹高、厥逆、延某傷科治、該傷科見而驚走、遂報公安局、該局長以傷重必無生理、急於解送醫院、而張性堅持不可、乃請余治、見其頻頻呃逆、頭爲之俯仰、兩手如電風扇、搖拍無少憩、腹高如十月之孕、時上時下、時大時小、上攻則膺脘膨脹、胸高頸反、目瞪上竄、而兩手緊握、搖拍始止、身僵肢厥、但存一息、少頃則氣下胸平、腹脘膨脹亦退、而兩手仍如前狀、呃逆復起、如是循環、從不暫息、口不能言、脅腹拒按、詰其痛處、以手作勢、神志不昏、六脈不可診、待蓄勢稍緩時診之、模糊不清、重按無根、余思人之與人口舌也、必有一團怒氣、蘊於其中、既不得直、怒無所宣、忿無所洩、而肝氣鬱悖、已肇冲逆之勢、經所謂怒傷肝、又曰怒則氣上是也、因而用武、被踢仆地、於是五內振動、氣機益悖、冲升莫制、胃降無權、此呃逆之由來也、肝陽既升、風淫末疾、此兩手搖拍之由來也、經曰諸風掉眩、皆屬於肝、掉即搖也、又曰、冲脈爲病、逆氣裏急、是腹高隆起者、皆肝氣爲之也、逆則侮中而腹脘膨脹、乘肺則葉舉胸高、甚則氣道不通、而營衛脈絡阻絕、由之身僵肢厥、目瞪上竄、而搖動呃逆反止也、脈象模糊不清、重按無根者、經所謂厥氣上行、滿脈去形也、又曰厥而返則生、不返則死、是病證象雖危、猶有生機焉、乃以牛膝石英鎮肝逆、川楝白芍泄肝火、木香青皮調肝氣、刀豆下胃氣、鬱金開鬱氣、靈磁石攝下焦之氣、枳殼香櫞理阻滯之氣、茯苓滲濕化飲、另用自製傷藥、以滋水冲服、以傷膏蓋貼痛處、藥後各症漸退、復診時厥止脈和、脘腹皆平復如故、惟音微神乏、膺脘脅疼、於前方加減消之隨安、而坐立身搖、不能自持、頭旋目眩、納呆脘悶、余謂肝陽未靖、氣阻痰凝、而胃失濡降脾失健耳、授以養血熄風、調氣開鬱、和中之品、二劑而納增脘暢、身搖頭旋均止、經與善後而全愈、

### □婦人隱疾（陰腫陰痛）治法

（吳藝圃）

（陰腫）婦女陰門腫痛，謂之疝症，乃心肝二經火旺，濕熱下流所致，宜服龍膽瀉肝湯，虛則用補中益氣湯，外用蘄艾防風大戟熬湯薰洗，（又方）以蛇牀子炒熱，用絹袋或布囊熨患處，

（陰痛）婦女陰中作痛，名之小戶嫁痛，痛甚往往手足不能伸舒，乃由鬱熱傷損肝脾，濕熱下注所致，須內服逍遙散，加丹皮梔子，外以四物湯料合乳香搗餅，納入陰中，其痛立定，或用前條蛇牀子方薰洗亦效，

### □天時與衛生

（俞鴻嘉）

人身欲求強健，宜隨天時而加意衛生，祁寒則厚其衣，炎暑而薄其御，飲食居處，尤不敢或忽，不然，病魔乘之矣，今非春日乎，非所謂豔陽天氣，風日晴和者乎，然而寒則如隆冬，熱則如初夏，乍晴乍雨，變幻不常，如是則與我人之健康甚有妨礙，將何以禦之，曰，天時固人莫能測，而講求衛生、先事預防，則權自我操也，

### □繡球風治法

（吳藝圃）

陰囊奇癢、此名繡球風、又名腎囊風、（已破者、爲腎囊癰、）治法用閹過公豬肉四兩、取腎囊之處尤妙、以胡椒十粒、煎湯薰洗、日必數次、一星期能痊可、（又方）取裝鹽蒲包一方、週圍須兩尺許、搽水洗患處、洗畢、將水存留、補熱溫洗、每日亦須數次、三四日後、即愈、雖病深久者亦効、

# 管見錄（十一）

幸福社社員（姚夢石）

□汗

徐靈胎云，心主血，汗爲心之液，故汗多亡陰，宜用凉心斂肺之藥・蓋肺主皮毛，汗必從皮毛而出，

（一）如身投熱，手足温，肌熱汗亦熱，味鹹口渴，喜冷飲，氣粗脈洪實，若汗出太甚，則陰氣上竭，腎中龍雷之火，隨水而上升，以寒凉折之，其火益熾・惟用大劑參附，佐以龍蠣之品，冷飲一碗，直達下焦，引眞陽下降，則龍雷之火，返其位而汗止，

（二）如身惡寒，手足冷，肌凉汗凉，而味淡微粘，口不渴，且喜熱飲，氣微脈浮而空，適當盛暑之時，或卧樓上，或居近灶之所・而無病之人，一立其處，汗出如雨，况有病乎，故患病者必汗出不止，卽不亡陽，亦必陰竭而死，雖無移徙之處，必擇一席稍凉之地，而置之，否則神丹不救也，

汗之一症，治法多端，温熱症汗多，人參白虎，虛勞症汗多，龍蠣救逆，表疎汗多，玉屛固表，陽微汗多，桂支和陽，脫症汗多，參附回陽，戴陽汗多，眞武斂陽，寒厥汗多，四逆復脈，

□下

孔以立云、下後脈浮而數、口渴微苦身熱者，宜竹葉石膏湯主之，如脈沉有力，身熱便閉、再微利之、無熱脈沉者但宜潤導、

又可曰、如其人平素大便不實、雖胃家熱甚、但蒸作極臭、狀如粘膠、至死不結、或下後脈症俱平、腹中有塊、按之則痛、自覺有所阻而微悶、或時有升降之氣、往來不利、常作蛙聲、此邪氣已盡而宿積尙未除也、切不可攻、攻之徒損元氣、氣虛則不能傳送，終無補於治結、須飮食漸增、胃氣稍復、津液流通、自能潤下也、有病愈、食粥半月、結塊方下、堅如黑石、孔氏曰、又有氣促之病、過月餘其塊方消者、此又無形之結、不可不知也、

楊占儀爲景岳百順丸，在上無塞胃嘔噦之弊、在下有刮磨滌垢之功，昔年治疫、用此救人多矣、方乃酒蒸大黃一兩牙皂（切 黃）一兩爲末蜜丸、綠豆大、每一二錢引下、

又可云、疫愈、脈症俱平、而大便二三旬不行嘔吐不能飮食、此爲下膈非反胃也、宜調胃承氣、熱服、頓下宿垢及瀆粘膠、惡物、

極臭者、嘔吐立止、或下後氣血俱虛、神思不清，惟向裏床而睡、呼之不應、此正氣被奪、宜靜守虛回、而神思自清、語言漸朗、能食者自然漸愈、不食者法當峻補、孔氏說此症多在熱退身凉之候、當忌以勿藥、日進糜粥、或相其陰陽、而投以輕劑、雖十餘日不甦俱可愈、

舌生芒刺、是熱傷津液、宜急下、舌黑如沉香色變、宜急下、舌黃色老而乾、當下、舌淡苦黃、此白苔老而漸變沉香色也、宜緩下、

# 病後不節每易釀成復病

（凉月）

△不節於食謂之食復
△不節於勞謂之勞復

病後體虛，此人之所知也，既知之矣，安得更有所謂復病者乎，然而世之患復病者，屢有所聞，或傷於飲食，或勞於工作，或犯於房事，凡此種種，皆爲釀成復病之最大原因，而世人不察，以爲我病愈矣，復何患耶，於是乎有誤於藥補不如食補，而恣意飮食者，有誤於勞動卽所以強身，而過於勞碌者，亦有無故而自復者，因此有釀成復病，普天下不知幾許人也，

我鄉遇有大病之人，凡其戚友鄰居之交深者，互相出資購物，以禱告於天地，名曰保福，若幸而病愈，則當備酒菜以謝之，而病人則殷勤相勸，嗚呼，試問以病後新愈之體，脾胃運化，尙未復元，今更食之以膏粱，飮之以美酒，其不致爲食復者幾希，此由於飮食而致復病者也，

更有中產之家，爲婦者一旦病愈，上須奉養翁姑，下須撫育子女，其他如飮食起居，一切瑣小之事，咸出之於一人之手，欲罷不能，每有勉力爲之者，因此一波未平，一波又起，良以病後餘邪未楚，不耐勞苦，今以病後之軀，操一家之事，而欲免於勞復者，其可得乎，此由於勞動而致復病者也，

至於無故而自復者，乃伏邪未盡故也，

上述數端，均爲復病中之最易患者，故廣温熱書中一再論及，如勞復之起，固不必大費氣力，卽梳洗沐浴，亦能致復，復則諸證復起，惟脈不沉實爲辨、輕者靜養自愈，重者必大補，以調其營衞，和其臟腑，待其表裏融和方愈，若誤用攻下清凉，必致不救，若因飽食過多而復者，舌苔必復黃，輕者損穀自痊，重者消導方愈，至於無故自復者，當問前見何證，服何藥而解，則仍用前藥，以滌其餘邪可也，

出版務求信用有切實保證　又名社會醫學常識報　主持者有學識經驗及人格

## 小藥囊

本欄專載一切簡便實用良方、故用筆務求簡明、功效務求神速、爲讀者增醫藥常識、爲病家謀自治園地、爲人類謀健康幸福、

歡迎投稿

### □蜥蜴齩傷（吳宏鼎）

急取蜒蚰數條。搗爛敷上。毒重搗敷數次。痛止腫消自愈。

### □誤跌破頭顱

急取雄雞皮夾血一大塊。趁熱貼上。舊洋布兜束，聽其結痂脫痂自愈。

### □誤嚥石灰

急取雞蛋白多服。再用清胃丸。天水散。朴硝。六神麴煎湯冷飲。逐下此丸散。數服自愈。

### □治淋方選（楊英）

銀杏果卽俗云白果。雜貨內可買。每日約用一兩去殼打碎。同豆乳一碗。在爐上煨熟。早間空心服下。可治濕濁淋淋。但先須請中醫用利淋之藥將毒濁所蓄存的病菌剎清。用此一服卽好。如若不驗。非可負責包好。用落花生米外所包的紅皮取下。用開水泡濃代茶十數日。亦可治愈。

## □中國著名醫學家（一）

幸福社社員　秦丙乙

### 一．神農

神農氏牛首蛇身，生有異徵，嘗味草木，宣藥療疾，以救夭傷之命，百姓日用而不自知，（帝王世紀）

氏有疾病，未知藥石，炎帝始味草木之滋，嘗一日而遇七十毒，神而化之，遂作方書，以療民疾，而醫道立矣，（通鑑外紀）

### 二．黃帝

昔在黃帝，生而神靈，弱而能言，幼而徇齊，長而敦敏，成而登天，（素問）

帝以人之生也，負陰而抱陽，食味而被色，寒暑盪之於外，喜怒攻之於內，夭昏凶札，君民代有，乃上窮下際，察五氣，立五運，洞性命，紀陰陽，咨於岐伯而作內經，而人得以盡年，（通鑑外紀）

### 三．岐伯

岐伯，黃帝臣也，帝使伯嘗草木，典主醫病經方，本草素問之書咸出焉，（帝王世紀）

黃帝問於岐伯曰，予子萬民，養百姓，而收其租稅，予哀其不給，而屬有疾病，余欲勿使被毒藥，無用砭石，欲以針通其經脈，令可傳於後世，先立鍼經，願聞其情，岐伯對曰，臣請推而次之，令有綱紀，始於一，終於九焉，（靈樞經）

### 四．僦貸季

神農命僦貸季（岐伯之祖之師也）理色脈，對察和齊，摩踵諧告，以利天下，以辨其生，（路史）

岐伯曰，色脈者，上帝之所貴也，先師之所傳也，上古使僦貸季理色脈，而通神明，合之金木水火土四時八風六合，不離其常，變化相移，以觀其妙，以知其要，欲知其要，則色脈是已，色以應日，脈以應月，常求其要，則其要也，（素問）

## 幸福之門

### □嘉善張雨時君問

鄙人近患遺精或有夢或無夢精神疲倦舌根起紅刺大便時溏時硬附上近服見效之丸方一紙乞裁示療治

### □答張雨時君問（楊志一）

按腎者封藏之本精之處也腎陰不足相火妄動鼓動精房封藏失司遺洩之患所由來也且舌起紅刺尤屬虛火上炎之特徵宜壯水之主以制陽光茲將原方改訂於下

大生熟地各二兩　金櫻子三兩　抱茯神三兩　天麥冬各二兩　剪芡實三兩　淮山藥三兩　山萸肉一兩　北珀片一兩　鹽水炒黃柏一兩五錢　煅牡蠣五兩　生石決明八錢　龍膽草一兩　花龍骨四兩　潼白蒺藜各二兩　廣橘白八錢　湘蓮四兩　水盞為丸

# 幸福報

紹儀署

◀第九十期▶
（民國十八年四月十五日）
◀每份售洋二分▶
（館址上海浙江路洪德里四七八號）



## 本期要目



## 編輯者言

本報自第八十七期出版腦膜炎號後。頗受讀者歡迎。殊爲欣幸。本報下期又爲喉痧專號。閱者注意。余擇明先生著述之醫海燃犀記。刊載以來。未嘗間斷。茲因續稿未到。暫以秦丙乙先生著述之中國著名醫學家代之。本報爲引起讀者興趣起見。間期登載畫謎一次。現以楊術初先生畫稿未到。只得暫停數期。并希讀者原諒。

纏足障礙發育——亟應解放之一
纏足不便步履——亟應解放之二
纏足易致衰老——亟應解放之三
纏足不合衛生——亟應解放之四

纏小足乃是機械式的人工美
放天足爲取自由底天然美
解放纏足係破除痛苦和束縛
實行天足乃婦女一生的幸福

（歙縣吳藝圃）

我國婦女之風行纏足，出自古代，舊書說部雖有渺載其事，盲言習習，各道其是，漫無稽考其起點矣，證之現在，尤爲我南方未稍衰廢，而婦女界尚依舊盛行其尖足之風，其未開化之區，以吾皖省爲最，浙與皖毗連交界之處，如桓廬上流，橫港直入，蘭溪金華衢州等處，婦女尚多纏足者，至若甘肅陝西等省，泰半仍屬尖足女子，緣亦風氣未開之故，邇自國府軍政部長，馮煥章氏，鑒於此種惡習，頗爲民衆謀解放，乃就近督命所屬，出示佈告，縷陳纏足之惡習，四方勸導，苦口婆心，而促進婦女界終身幸福起見，時有放足之運動，傳宣頗力，數載以還，陝甘兩省，漸多放足之婦女，而此風益見盛行，至婦女界幸福前途，咸利賴之，虎林接近春申，開化亦早，惡習日漸頹喪，而纏足婦女，雖有所見，亦是年邁衰老之流，約三十以下年齡婦女，多解放而改天足，若皖之皖北，皖南，古風尚盛，纏足仍不乏人，尤以我徽屬各縣，則更愚頑莫改，泰半均係纏足者，風習舊向，古禮是遵，對於纏足一項，乃深印腦海，解放匪易，且以我歙屬之四鄉而論，非僅放足者鮮，現幼女妙年，每多起始包纏者，僻處村郊，聞見皆是，考初纏之際，痛苦難堪，一種悲慘之情，令人有不忍視之之概，按裹足本背人道主義，防害生育，與身體發育，審思我國民衰弱之原，有莫大之關係，願政府對婦女纏足之惡習，亟應嚴加取締，根本強國，此亦目今之要圖也，縱論上海一埠，商業薈萃，爲我國開化極早之區，若纏足之婦女，早經絕跡，江蘇一省，邊近滬濱，輒潮流所播，十居其九，儘都崇尙天足，蓋美天然，早無纏足之弊，余亦愛美一少年，對時下裝束，本無相當贊美，而纏足一事，始終尤爲吾人所唾棄，試想慈母生我以完好之身，又何忍將一雙活潑天然之玉趾，犧牲於此種不良習慣之下，惡烈摧殘，余不禁爲婦女籲吁嗟嘆惜，要知纏足一事，誠百弊而無一利，非獨步履不便，抑且障碍發育，孕娠，易致衰老，種種不合衛生之處，殊難擢數，雖古語流傳，有（蓮花步步，益顯婀娜，）之句，乃形容婦女纏足之美點，固不知此惟一種機械式人工之美，是余欲希全國婦女界，亟起解放此不合衛生之纏足，一面廣傳天足自然之美，解放天然，斯不啻婦女界之福音，抑我強國強民之機也，倘一旦痛苦解除，則我國婦女，個個不受束縛，永賞快樂，事事足能媲美於男性，待遇平等，何嘗不是一生自由之幸福，余徽人，願我安徽省政府，注意及此，對女子纏足之惡習，亟應出令勵禁，或於鄉村風化未開之區，陳貼佈告標語於通衢，以醒村民耳目，一方作嚴肅之運動，分令各縣一致進行，務求達到解放目的，熱心勸導，靡不大收效果也，余今作此篇，亦不過促進婦女界對纏足惡習之覺悟耳，茲妻亦纏足之一婦人，賢慧德備，秉性溫柔，與余結褵後，情感甚篤，乃爲戚友間嘖嘖欽羨也，余祇以其蓮花緩步，行事感多不便，似系美中不足之感，後爲余苦陳纏足有礙身體發育，種種不合衛生之處，應亟速謀解放，軟語叮嚀，苦言溫慰，日夕嘉勸，冀博其一旦解放天然，以舒步履，竊幸內子惟命是聽，不半月間，却將一對纏小的尖足，竟解放似天然模樣，痛苦盡除，是余與吾妻愛情益見熱烈矣，所以女子放足，不惟自圖快樂，抑且能得承歡夫婿，余不嫌言複，又向讀者一告，諸君令政夫人，有如余妻之小脚者，何妨仿余法而開導其實行解放，不難立見功成，但余妻芳齡二十，究不知年事較長者，可否效法以行，則余未敢斷言也，

## 不藥治淋法

（朱振聲）

淋症之廣、幾遍於全國、而尤以上海一埠爲最多、因之花柳醫生、莫不利市三倍、而一般患者、爲求己身健康計、不得不求其治療、然其中亦有效有不效、至於僻處鄉村者、雖欲求治而不能、

## 醫林點將　怪病奇治

### 治面上窟窿之奇藥

幸福社社員姜措勛

余本非醫、而喜於醫、故對於本報常投稿件、但余只能道其然、而不能道其所以然、閱者諒之、

余有友王其姓、竝三其名、爲河北某縣人、（大約是武清縣）出身微賤、與余交時、已爲某某酒公司經理、余暇輙赴其櫃上閒談、某節日、見有持包裹者來、面王稱謝、謂某病經先生手、已大見好因德之、特以此相貽、先生其毋却、如此者、凡數起、蓋我國習尙、能醫者、救人爲職志、決不計較阿堵物、故受其益者、逢節贈微物以表意、不若西醫之專以金錢爲貴、不論貧富、必索巨值、否則不爲醫者比、而王之能醫、余不之知、今見如此、深以爲異、詢諸旁人、而知其有異術、並有特製膏藥、能治一切無名腫毒、雖極疑難之外症、不拒也、但余終因其爲粗人、不之信、嗣見有病者來、面上長一瘡、在右邊顴之下、腮之上、業洞穿矣、洞色殷紅、已穿露牙齦肉、四邊色青白、狀似管、蓋患者已久、毒雖盡而肌未長、故致如此、王診之、並不遲疑而告之曰、經余藥三五貼、即可愈、因爲之略加洗刮、貼其自製之膏、並加藥末少許而去、其時余適有同鄉少年史君者、於下巴上(即頦下)長一癤、已有年、日流黃水、中西醫治、終不收口、惟以橡皮膏、交叉於其上、恐終將爲翩翩累、雖心兮恨之而無如何也、余因爲之介於王而求治焉、果不匝月就平復、抑何其神哉、余與王交漸深、因叩其術、並求其方、而知爲陳車軸泥一味而已、其法即採取鄉間大車車軸間油泥、越陳越好、將其搗堅實、成膏、敷以油紙、據說貼面瘡最好、雖潰爛已成竇瘻、亦能愈、王並謂恃此活人多矣、日後公司如不用余、即將此術以炫耀於鄉里、亦不失堂堂正正之業也、其言如此、究竟有無他藥、則非余所知矣、（下期請耀堂先生續）

今有一淋病自行療治之法、既不必求醫、又不必服藥、法用白米三勺、洗淨、加以適宜之水、煮至極濃、使米粒不能分辨、然後入以最上白糖、約五錢餘、再煮而食之、凡患慢性淋毒者、服之無不奏效、況米與糖、服之並無遺害、患斯病者、可一試之、

## 衛生小言

（吳藝圃）

（居室）居室宜佈置精雅、勿圖繁密、重於潔淨、逐日洒掃般勤、不使塵垢堆積、壁窗常啓、以透新鮮空氣、夏屆、於室之四周、須澆灑臭水、亦合衛生、

（厨房）厨房尤應潔淨衛生、陳設務求清簡、貯藏食物、更當注意、值此夏令將至、若欲存之食物、假或置於不透空氣之處、必致腐壞、懸漕場，偶便擺露桌上、空樑際、雖無腐臭之弊、抑恐蠅羣之飛停、難免毒遺其中、傳染疾疫、不得不慎、固應置辦紗罩，而貯藏之、以防粘染毒漬、飲食衛生、此不可不當意焉，

（器具）器具如烹調之具、及日常必需爲人所經用者、均宜分外清潔、凡物歷用一次、務必澈底擦潔淨積垢、以杜細菌粘染、防免疾疫之發生、

（厠所）厠所極當注重衛生、凡設一厠所、其處必先使其空氣流通、以散穢惡之疫氣、力求清淨、當此夏季邇屆、尤應時澆臭水、以解此惡濁污積之臭氣、適此以行、非但能屏惡臭、抑且能使蠅蟲絕跡、

## 病家應注意三大要點

（米煥章）

### 煎藥法

徐靈胎曰，煎藥之法，最宜深講，藥之效不效，全在乎此，夫烹飪禽魚羊豕，失其調度，尚能損人，況藥專以之治病，而可不講乎，其法載於古方之末者，種種各殊，如麻黃湯先煮麻黃去沫，然後加餘藥同煎•此主藥當先煎之法也，而桂枝湯又不必先煎桂枝，服藥後須啜熱粥以助藥力，又一法也，如茯苓桂枝甘草大棗湯，則以甘瀾水先煎茯苓，如五苓散則以白飲和服，服後又當多飲煖水，小建中湯則先煎五味去渣而後納飴糖．大柴胡湯則煎減半去渣再煎，柴胡加龍骨牡蠣，湯則煎藥成而後納大黃，其煎之多寡，或煎水減半，或十分減去二三分，或止煎一二十沸，煎藥之法，不可勝數，皆各有意義，大都發散之藥，及芳香之藥，不宜多煎，取其生而疏盪，凡補益滋膩之藥，宜多煎，取其熟而停蓄，此其總訣也，故方藥雖中病，而煎法失度，其藥必無效，蓋病家之常服藥者•或尚能依法爲之，其粗鄙貧苦之家，安能如法爲之，所以病難愈也，若後世之醫，亦不能知之矣，況病家乎，醫者對於煎藥之法，宜先宜後，宜多宜少，宜詳告病家，毋視爲細事也可，

### 服藥法

徐靈胎曰，病之愈不愈，不但方必中病，方雖中病，而服之不得其法，則非特無功，而反有害，此不可不知也，如發散之劑，欲驅風寒出之於外，必熱服而煖覆其體，令藥氣行於榮衛，熱氣周徧，挾風寒而從汗解，若半溫而飲之，仍當風坐立，或僅寂然安臥，則藥留腸胃，不能得汗，風寒無暗消之理，而榮衛之氣，反爲風藥所傷矣，通利之藥，欲其化積滯而達之於下也，必空腹頓服，使藥性鼓動，推其垢濁，從大便解，若與飲食雜投，則新舊混雜，而藥氣與食物相乳，則氣性不專，而食積愈頑矣，故傷寒論等書，服藥之法，宜熱宜溫，宜涼宜冷，宜緩宜急，宜多宜少，宜早宜晚，宜飽宜飢，更有宜湯不宜散，宜散不宜丸，宜膏不宜丸，其輕重大小上下表裏治法，各有所當，此皆一定之至理，深思其義，必有得於心也

### 服成藥之弊

我國藥料，久失查驗，丸散膏丹，尤多蒙混，奸商希圖漁利，往往一種丸散，統治百病，社會愚民，受其蠱惑，輕病致重，重病不起者，屢見疊出，愚行醫以來，觸目傷心，故贅數語敬告同志，亦補偏救弊之一道也，即如兒科之回春丹，牛黃丸，抱龍丸，萬應散，七珍丹，保赤散之類，莫不以專治小兒急慢驚風等字樣相召號，至藥性之溫涼補瀉，症候之寒熱虛實，毫不辯別，所謂非徒無益，而又害之也，夫急驚屬實熱，慢驚屬虛寒，虛寒宜溫補，實熱宜清解，症候既殊，治法亦異，萬無一藥統治之理，且查以上諸藥，所配合者多係尅伐之品，施之急驚，尚屬對症，慢驚投之禍，不旋踵，諺又云小兒若要安，常服抱龍丸，一般社會人民，腦筋中印定此語，殊不知小兒受害者，已不止恆河沙數矣，

主持者有學識經驗及人格　又名社會醫學常識報　出版務求信用有切實保證

## 小藥囊

本欄專載一切簡便實用良方、故用筆務求簡明、功效務求神速、為讀者增醫藥常識、為病家闢自治園地、為人類謀健康幸福、

歡迎投稿

## ■瘋貓齩傷

急取老鼠幾個。搗爛換敷。或鮮蘇薄荷汁塗之。旋煎蘇薄湯。茶服自愈。

## ■淋症奇效方

（石煦甫）

驗者。余遊贛。暮友李筠仙。患淋症甚厲。微寒熱。余用仲景先生梔子豆豉湯。山梔子三錢。淡豆豉三錢。豬衛一具去內白膜淨青小麥草桿一握同煮水服。一劑而寒熱除。但龜頭微腫。再劑而小便通利。為之大快。自後竟不害淋。比時青年子。有害此症。服之亦效。於是傳抄。獲效者甚夥。內某君因童年犯手淫。患此症。百方不一驗。每服通利藥。痛轉劇。竟亦以此方治愈。回首思之。更二十餘寒暑矣。昨有友以是方來叩。並言人之覓是方而獲效者。總以數百計。因亟錄之。以餉海內之患此症者。

## ■中國著名醫學家〔二〕

幸福社社員　秦丙乙

五．雷公

黃帝坐明堂，召雷公而問曰，子知醫之道乎，雷公曰，頌而未能解，解而未能別，別而未能明，明而未能彰，足以治群僚，不足以治侯王，願得受樹天之度，四時陰陽合之，別星辰，與日月光，以彰經術，後世益明，上通神農，著至教於二皇，帝曰，善，無失之，雷公曰，請受道，諷誦用解，（素問）

六．醫緩

昔春秋時，晉景公有疾漸重，無能治者，秦與晉有婚姻之好，秦王使醫緩至晉，緩將至，晉君夜夢二鬼，相謂曰，秦使醫緩來，我等何逃，若往必當有殺，若去亦獲其死，二途何適，一鬼曰，此無庸憂，我等二人，但居膏之下，盲之上，其如我何，一鬼問曰，何者為膏盲，答曰，心上為膏，心下為盲，此際針灸不能入，湯藥不能至，二鬼相喜，各居其處，旬日，醫緩至，察其容，診其脈，良久嘆曰，此病不可為也，疾在膏盲，藥餌不及，針灸無法，晉侯聞之，曰，此良醫也，今古罕有矣，遂與百金，令歸，晉侯不十日而死，（搜神記）

七．醫和

晉平公求醫於秦，秦伯使醫和視之，曰，疾不可為也，是謂遠男而近女，疾如蠱，非鬼非食，惑以喪志，公曰，女不可近乎，對曰，節之，淫生六疾，陰淫寒疾，陽淫熱疾，風淫末疾，雨淫腹疾，晦淫惑疾，明淫心疾，女陽物而晦時，淫則生內熱惑蠱之疾，趙孟曰，何謂蠱，對曰，淫溺惑亂之所生也，（左傳）

八．盧氏

楊朱之友曰季梁，季梁得疾，七日大漸，其子環而泣之，請醫，季梁謂楊朱曰，吾子不肖，如此之甚，汝奚不為我歌以曉之，楊朱歌曰，天其勿識，人胡能覺，匪祐自天，弗孽由人，我乎汝乎，其勿知乎，醫乎巫乎，其知之乎，其子弗曉，終謁三醫，一曰矯氏，二曰愈氏，三曰盧氏，診其所疾，矯氏謂季梁曰，汝寒溫不節，虛實失度，病由飢飽色慾，精慮煩散，非天非鬼，雖漸，可攻也，季梁曰，衆醫也，亟屏之，愈氏曰，汝始則胎氣不足，乳湩有餘，病非一朝一夕之故，其所由來漸矣，勿可已也，季梁曰，良醫也，且食之，盧氏曰，汝疾不由天，亦不由人，亦不由鬼，稟生受形，既有制之者矣，亦有知之者矣，藥石其如汝何，季梁曰，神醫也，重貺遣之，俄而季梁之疾自瘳，（列子力命篇）

## 幸福之門

■許廷藩君問

鄙人患喉間奇癢作咳舌苔黃膩是否為肺癆敬叩高明賜教俾得康健之幸福

■答許廷藩君問（楊志一）

據述喉癢。咳嗽。舌苔黃膩。乃風邪挾痰熱蘊襲肺經所致。非肺癆也。宜宣肺化痰治之。

冬桑葉三錢　赤茯苓三錢　全福花錢半包　嫩前胡錢半　江枳殼五錢　光杏仁三錢　炙白蘇子三錢　苦桔梗一錢　川象貝各二錢　廣鬱金錢半　清炙枇杷葉三錢去毛包

■附告　水煎服盡三劑可愈

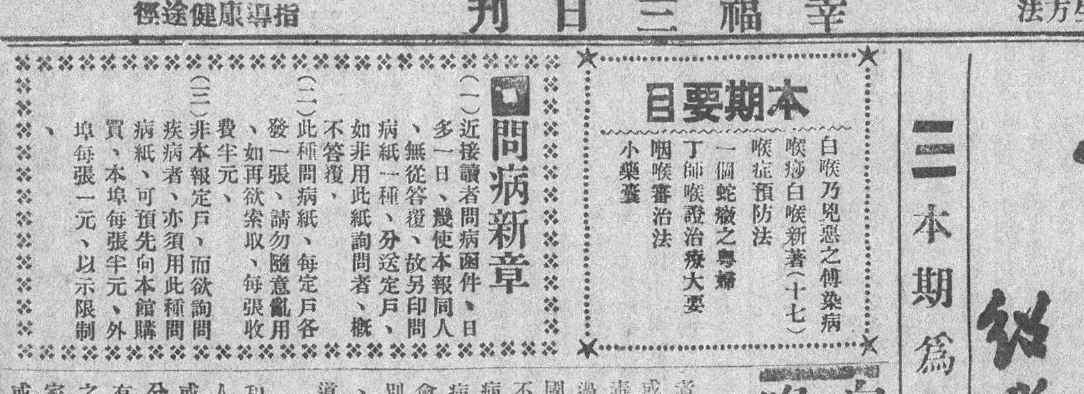

介紹衛生方法　　幸福三日刊　　指導健康途徑

# 幸福報

鈕儀署

◀第九十一期▶

（民國十八年四月十八日）

◀每份售洋二分▶

（館址上海浙江路洪德里四七八號）

**定報價目** 每三日出一張五個月一元全年二元寄費在內本外埠一律國外加倍郵票代現九五計值

**廣告價目** 每期每格（共計五方寸）五元均排於新聞之旁如嵌入新聞中長期面議

三本期爲喉證號閱者注意三

## 本期要目

白喉乃兇惡之傳染病
喉痧白喉新著（十七）
喉症預防法
一個蛇癥之粵婦
丁師喉證治療大要
咽喉審治法
小藥囊

## 問病新章

（一）近接讀者問病函件、日多一日、幾使本報同人、無從答覆、故另印問病紙一種、分送定戶、如非用此紙詢問者、概不答覆、

（二）此種問病紙、每定戶各發一張、請勿隨意亂用、如再欲索取、每張收費半元、

（三）非本報定戶、而欲詢問疾病者、亦須用此種問病紙、可預先向本館購買、本埠每張半元、外埠每張一元、以示限制、

## 白喉乃一種兇惡的傳染病

（高鏡朗）

**傳染** 一家裏頭，有病的人，和無病的人同食，同睡，同坐，或者對口談話，遊戲，都能傳染白喉病。因爲病人喉裏的細菌從鼻子或口裏出來，病人的痰涎，鼻涕、和呼出來的氣沫，都可含着那些毒菌；碗筷，手巾，手帕，衣服，面盆、桌，椅，等件，經病人用過以後，亦可有那些毒菌附着別人接觸了，就可傳染這種毛病。我國家庭的習慣，往往三四個人同睡在一隻床裏，無病的時候，已經不合衛生。若有人害白喉病、那眞危險呢，所以不要接觸病人、和病人用過的東西，這是第一件緊要的事情、病人吃過的食物、或是間接染了白喉菌的食物、健康的人吃了，都會發生白喉；作奶娘的，若給白喉病的孩子吃了他的奶、又當卽給別的孩子吃，那末別的孩子、亦會害這毛病，從牛奶、奶粉、糕餅、或奶瓶傳染的、亦是一樣的道理；普通在食物方面、不講究這層道理，所以白喉病，常流行成疫咧。

**病狀** 白喉病、頂普通的病狀，就是咽喉裏乾痛，初起的時候，和平常傷風時的喉痛一樣，並不厲害；但病情進行很快，小孩或大人不久覺得頭痛，發熱，咽喉腫痛，在咽喉裏顯出白色，黃白色，或灰黃的假膜，病人覺得喉頭塞住，呼吸困難，那些白喉菌，更能分泌毒汁，輸入血裏，使人中毒若不趁早醫治要不了幾天就死了。有時白喉病，先起於鼻子裏，或氣管裏，那種病狀，更加兇險，總之，喉痛的緣故，果然不少，白喉病，確是一種很普通的喉痛、大家都須當心；當可把平常的喉痛，誤作危險的白喉病、切莫把自己或小孩的生命、當作兒戲、有病要趕緊去看醫士。

幸福三日刊　三六一

# 『喉痧』『白喉』新著（十七）

（吳江宋愛人）

溫毒暴發。而喉痧白喉遍不獲免。（說理參詳原因中）若冬候既溫。轉為春寒。必致溫毒內藏。而復驟然加以春寒外束。則熱伏於內。寒束於外。伏之既久。束之既固。則其反動力必益甚。故一遇春風乍轉。春氣稍還。而於是鬱伏不得洩之毒焰。適一觸而不可遏。故喉痧白喉。多作於秋冬之間。而尤盛於冬末春初之候。是則喉痧白喉與天氣關係。正有如桴鼓之相應者也。吾欲防患於未然。是有賴乎人事之攝養者矣。人事之攝養。當詳述如後章。

## 第五章　喉痧白喉與人事之關係

人事者。關於衛生攝養而言。夫衛生之於疾病安康。至為偉大。苟吾人而能善養其身。則衰者可強。老者可壯。即或天氣之間有不合於人類的生理。（已見前章）亦可得我之善養其身而獨不為害。此醫藥常識所以無分老幼智愚者當朝夕實行也。然不善衛生則異是。夫人類之得以生存天地者。雖有空氣以為呼吸。穀食以為資養。然必賴。乎自身之精氣以為之主持。此歐醫之所謂抵抗力者。無非藉我身中固有之精氣。而後大則貫卓千秋。小則自強不息。此精氣之所可貴。而不可不平日為之葆養。葆養之道。其一為順從天氣之變化。而無違乎天時。其二為怡養性情。無為萬惡之性慾為奴隸。則葆養之道。已得大體。固不必丹灶鉛汞。以求其所謂神仙不死者。而喉痧白喉。自獲預防於未然也。今請詳述於後。為本報親愛之讀者。『不治已病治未病』之最善防禦焉。爰作四條防線如下。（完未）

# 喉痧

（秦丙乙）

去冬雨雪稀。少天氣溫燥。今春暴寒料峭。歷久不解。溫邪為寒所束。天一轉暖。即蘊釀而成厲氣。蔓延一方。互相傳染。素體強盛者。雖感觸其氣。而勢猶輕淺。或隱而不發。反之則偶感微邪。立即發作。於是胸悶身熱。欬嗽泛噁。喉間暴痛暴腫。甚而腐爛。此喉痧病之大概也。夫咽喉為出入呼吸之要隘。方寸之地。瞬息存亡。此療治之所以亟且重也。此症治法。概括言之。約分三端。初起以辛涼解透為主。用藥如桑葉。薄荷。菊花。牛蒡。桔梗。蟬衣。射干之類。其勢較盛者。不妨入荊。芥葛根銀花。連翹山梔之品。所以達地邪而清其熱。俾痧從汗透。而毒由外泄。纏毒既洩。咽喉間自亦無餘事矣。繼則寒涼泄火。如生地。花粉。苓連。麥冬、玄參。犀角之類。皆屬必需之品。蓋當此時也。必灼熱如燔。腐爛不堪。神煩口渴。譫語狂言。邪鬱未透。內火己熾矣。終宜甘寒救。逆此則病己臻於危境。所謂五液涸竭。虛風鼓舞●筋肉瞤惕。毒火鴟張。故生地。白芍。洋參。石斛。鱉甲龍版。阿膠之品。均在所必要。而難以避免也。大凡此症治法。厥有三忌。一忌辛溫表。緣此症本為火逆所致●辛以表解。固屬不二之道。惟苟加之以溫。是猶火上添油。而益其焰矣。二忌亟進苦寒。蓋初起邪未透達。苦寒能合火毒內陷●燔灼愈熾。喉閉痰升。可不懼哉。三忌忌投攻下。因早進之後。其邪非特不能隨便以去。而然勢反將加劇焉。惟是此症愈後。厥宜注意者有二。一為藥物之善後。如養陰補正之類。應津液。漸回元氣漸復。一為身體之調養如忌日慎食、杜門謝客。不動肝火。不行房事等等。東隅桑検之戒。九仞一簣之驟。顧可以忽視之哉。

# 醫林點將　怪病奇治

## 一個患蛇癥之粵婦

耀堂（陳无咎代作）

粵人黃氏婦。於去年正月初二日得奇病。目凹不能視。口噤不能言。舌舐上下唇不已。口角吐白沫。左額起水泡。如被火燙形。手足發紅斑。其熱炙手。病勢當聚。迭請數西醫。皆不知何病。遷延數日。其勢益危。鄰有方氏嫗識余。乃薦余診視。切其脈。弦數無倫。余曰。此蛇癥也。其病得之於食蛇肉。蓋病初起。用大蒜半斤。搗醋作汁灌之。可治。今病象己極。此法無濟矣。其家人哀求不已。余乃開黃硝湯。用雄黃五錢。大黃四錢。黃芩芒硝各一錢。服之得無恙。並囑其不可再食長虫（粵人名蛇）及一切魚類至囑至囑。夏間食鰻中毒而卒。據方書所載。凡瘦人食蛇肉而肥者。不宜再食。久必中毒不救。正謂此也。寓滬粵商。每遇奇病。多邀余治。實則余於疑難異症。經驗尚淺。不過較諸西醫。稍為博洽耳。

第一卷　又名社會醫學常識報　第九十一期

# 丁師甘仁喉證治療大要

（楊志一錄）

不佞於本報第五十四期撰述猩紅熱治療舉要一篇。純根據丁師此篇而立言。茲以天時不正。喉證又見流行。敢將丁師原文發表。以濟世人云爾。

時疫爛喉痧痲正痧風痧紅痧白喉總論

時疫喉痧。由來久矣。壬寅春起。寒暖無常。天時不正。屢見盛行。予臨診二十餘年。於此症略有心得。爰述其大概。與同志一商榷之。凡痧痲種類甚多。有正痧。有風痧紅痧。惟時疫喉痧爲最重。傳染迅速。沿門闔境。竟有朝發而夕斃。夕發而朝亡者。暴厲夭札。殊深浩歎。業是科者。當謹愼而細察。悉心而辨治焉。如幼時初次出痧。謂之正痧。因胎中有伏熱。感時氣而發。寒熱咳嗽。煩悶泛嘔。咽喉或痛或不痛。即有咽痛。亦不腐爛。此正痧之病形也。夏秋時之紅痧風痧。初起時、寒熱骨痛。胸悶嘔噁。舌苔白膩。外熱極重。而裏熱不盛。咽喉不痛。或咳嗽。或不咳嗽。此紅痧風痧之病情也。其病源良由夏受暑濕。秋感涼邪。鬱於太陰陽明。太陰者肺也。陽明者胃也。肺主皮毛。胃主肌肉。邪留皮毛肌肉之間。則發爲紅痧風痧。凡痧子初發時。必有寒熱咳嗽。胸悶、泛嘔骨痛、等證。揆厥病因。蓋外邪鬱於腠理。遏於陽明。肺氣不得宣通。胃氣不得泄越也。必用疎散之劑。陳表解鬱。得汗。則痧痲透。而諸症俱解。此治正痧風痧紅痧之大略也。獨稱時疫爛喉痹痧者何也。因此症發於夏秋者少。冬春者多。乃冬不藏陽。冬應寒而反溫春猶寒禁。春應溫而反冷。經所謂非其時而有其氣。釀成疫癘之邪也。邪從口鼻入於肺胃。咽喉爲肺胃之門戶。暴寒束於外。疫毒鬱於內。蒸騰肺胃兩經。厥少之火。乘勢上亢。於是發爲爛喉痹痧。痹與痧略有分別。痹則成片。痧則成顆。其治法與白喉迥然不同。白喉忌表一書。立滋陰清肺湯。原宗仲聖猪膚湯之遺意。由少陰伏熱升騰。吸受疫癘之氣。與內蘊伏熱。相應爲患。若至音啞氣喘。肺炎葉腐。危在旦夕間矣。滋陰清肺。尚恐不及。宜加珠黃金汁。或救十中一二。苟與表散。引動伏火。增其炎焰之勢。多致夭枉。此疫喉痧。當與白喉分別清楚。不容稍混也。白喉固宜忌表。而時疫喉痧初起。則不可不速表。故先用汗法。次用清法。或用下法。須分初中末三層。在氣在營。或氣分多，或營分多。脈象無定。辨之宜確。一有不愼。毫釐千里。初則寒熱，煩躁，嘔噁，咽喉腫痛，腐爛◎舌苔或白如積粉。或薄膩而黃。脈或浮數。或鬱數。甚則脈沉似伏。此時邪鬱於氣分。速當表散。輕則荊防敗毒。清咽利膈湯。去硝黃。重則麻杏石甘湯。如壯熱口渴煩躁。咽喉腫痛腐爛。舌邊尖紅。絳中有黃苔。痹痧密布。甚則神昏譫語。此時疫邪化火。漸由氣入營。即當生津清營解毒。佐使疎透。仍望邪從氣分而解。輕則用黑膏湯，鮮石斛，豆豉之類。重則犀豉湯，犀角地黃湯。必待舌色光紅或焦糙。痧子布齊。氣分之邪已透。當用大劑清營涼解。不可再行表散。此治時疫喉痧藥之次第也。假使早用寒涼。則邪遏在內。必至內陷神昏。或泄瀉等症。致成不救。如表散太過。則火炎愈熾。傷津劫液。引動肝風。發爲痙厥等險象、仍當大劑清營涼解。或可挽回先哲云、痹痧有汗則生。無汗則死。金鍼度人。二語盡之矣。故此症當表則表之。當清則清之。或用釜底抽薪法。亦急下存陰之意。諺云，救病如救火。走馬看咽喉。用藥貴乎迅速。萬不可誤時失機。此有不治難治數條。開列於左

脈伏者不治。　泄瀉不止者不治

會厭腐去。聲啞氣急者不治　始終無汗者，難治。　痹痧遍體雖見。而頭面不見者。難治。此皆時疫喉痧危險之症其餘用藥得宜。雖重亦可挽回。此不過言其大略耳。其中變化條目甚多。非數言可盡。請諸君指敎。匡我不逮則幸甚矣。

# 喉症預防法五則

秦丙乙

在此疫勢猖獗期內。欲圖預防。首宜絕慾保精。原喉症全係屬火。人傳其氣。必由相繫煽動。始內外交乘。而告成功。凡人行房。必熾其相火。所以縱慾實爲喉症之導火線。

夜宜早眠。晨宜早起。因晏眠則強提精神。虛火上亢。晏起則志氣渙散。內熱蒸騰。皆與前條有同一之作用與依義。每日進服生萊菔多片。即用以佐饍。取爲粥粟。亦無不可。因蘿蔔之爲物。能清火化痰。其功非淺。

大庭廣衆之間。公共稠密場所。宜絕跡而弗參預。訪病須於食後。弗去爲妙。行路途息爲佳。

吸煙解穢。一覺喉間發痒。或微有他異。即用陳西瓜皮（經霜雪者爲上）泡湯飲服。便可消患於無形。惟總須就醫診治。因初起易於撲滅。一有遲延。雖半日之間。或數小時之頃。即易滋變。

出版務求信用有切實保證　　又名社會醫學常識報　　主持者有學識經驗及人格

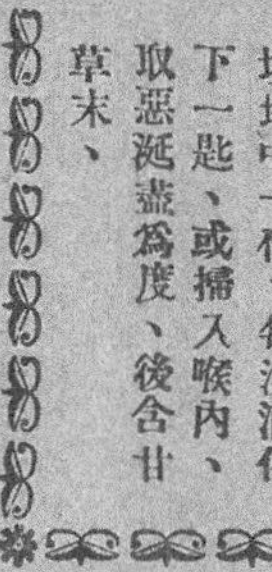


本欄專載一切簡便實用良方、故用筆務求簡明、功效務求神速、爲讀者增醫藥常識、爲病家闢自治園地、爲人類謀健康幸福、

歡迎投稿

## □喉症漱口驗方

（張伯熙）

薄荷一錢半　山豆根五錢　鹽秋石一錢　金銀花四錢　生蒲黃五錢　人中黃三錢　荊芥穗二錢　生石膏二兩　白菊花四錢　鮮杜牛七根四錢

是方專治一切咽喉之症，凡湯水難下、腐爛痧痛，牙關拘緊等症、以之療治、無不立效如神

右藥以清水三大碗、煎取二碗許、去滓俟冷後、以水漱口、時時略出、痰涎隨水湧出、喉間漸鬆、火毒從此解矣、

## □急性喉痺驗方

（沈仲圭）

大皂莢四十梃切、水三斗、浸一夜、煎至一斗半，入人參末半兩、甘草末一兩、煎至五升、去滓，入黃酒一升、釜煤二包、煎如餳、入瓶埋地中一夜、每溫酒化下一匙、或掃入喉內、取惡涎盡爲度、後含甘草末、

## □咽喉審治法

許半龍

（一）咽喉之一般病理｜咽喉者、咽以嚥食、喉以候氣也，故咽喉之內，而有兩竅、一曰喉竅，俗名氣管、下接於肺，主氣之呼吸、肺爲華蓋，以覆諸藏，司呼吸出入，爲人身之管籥也，一曰咽竅，俗名食管，下接於胃，爲飲食之路，水穀向下，並歸於胃，乃糧運之關津，以司六府之出納者也，相傳咽喉有七十二症之說，其病理亦不外虛實，寒熱，風痰，氣分，血分，而已，

（二）咽喉各病之臨床診斷及其療法大概｜凡治喉症，咽喉作痛者飲食難下，痰涎上升，甚至言語蹇澀，此危證也，有半邊作痛，有兩邊俱痛，先按其頤下空軟處，其內有核者，便是患處，次令病人向亮坐定，開口，用壓舌押定舌根，視其喉內，令其呼氣一口，病症則顯然見矣，如色紅腫者，胃火上升也，白腫者，氣逆閉鬱也，滿喉浮白者，氣邪壅塞也，紫腫血泡者，積熱傷血也，痛如蜂螫，水飲難嚥，而無赤腫者、陰虛氣燥也、有隆冬受寒，卒然咽痛，頤下無核，喉內不紅，此寒鬱氣分也、有陽春咽乾痛甚者，此伏火發餘也，有喉痛氣喘痰聲如拽鋸者，風痰傷肺也，如喉中腫痛、發頭大如桃栗、小如芡實者，將欲潰膿也，有痛處白如爛綿、黃如蜂蠟、或如腐脂者、肌肉腐爛者也、如喉中腫脹、二三日後，忽覺臭氣洩出者、其膿已出，病將痊矣、有兩邊俱腫，鎖閉不通，痰聲漉漉、鼻流稠涎、命在須臾矣、有膿不洩者，用刀點法、痰多者用探吐法，腐爛者用揩抹法、危急者用針刺手大指內側少商穴，出紫血、以泄其熱，凡喉痛并舌脹腫，概不可平臥、須靠起上身，清心靜養，忌酒色腦怒辛辣厚味、又有傷寒咽痛一症、未可概施寒涼藥、須於脈證辨之、

（三）咽喉各病之症狀原因及療法處方、

（1）緊喉風｜此症由膏粱厚味太過、肺胃積熱，復受邪風、風熱相搏，上壅咽喉所致，咽喉腫痛、聲音難出，湯水不下，痰聲似拽鋸、初發暴速、急用刺法、痰盛者用探吐法、吹玉匙開關散，內服清咽利膈湯，按法調治、若兼項外繞腫、卽名纏喉風、男子延至結喉、女子至胸，聲響如雷不治、（未完）

## 幸福之門

□吳守康君問

舍弟不幸感犯時症咽喉腫痛白腐飲食俱廢皮膚發出風痧隨多身熱口渴脉滑數苔黃尖紅請示治方

□答吳守康君問　『楊志一』

據述咽喉腫痛白腐、皮膚發見痧子、此流行之爛喉痧也、乃風溫時邪蘊襲肺胃兩經、肝胆之火、亦乘勢上升、症勢重險、急宜育陰透表、清熱解毒、

鮮生地四錢　生甘草八分　大貝母三錢
京元參三錢　苦桔梗一錢　炙姜蠶三錢
薄荷葉八分　金銀花三錢　粉丹皮一錢半
冬桑葉三錢　連喬殼三錢　京赤芍一錢半
鮮竹葉卅張　活蘆根一尺去節
淡豆豉三錢同搗

介紹衛生方法　幸福三日刊　指導康健途徑

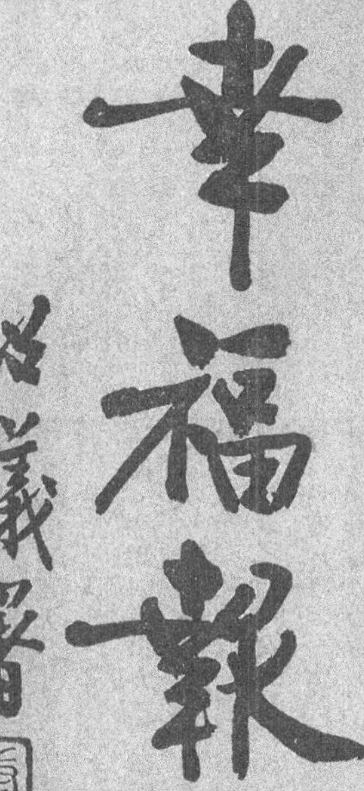


第九十二期

（民國十八年四月二十一日）

每份售洋二分

（館址上海浙江路洪德里四七八號）



## 本期要目



## 口定戶諸君公鑒

定閱本報諸君。如有更改地址。或詢問補報等事。通訊時。務請將本報所印之封皮地址剪下。寄交本館發行部。併須書明（一）定單號數（二）定戶姓名。以便檢查。而免誤寄。特此聲明。尚希原諒。

## 月經與精血不同辨

樊慧珍女士

——女子月經爲胞宮內之排泄物　卵珠成熟與男精會合則成胎——

近世有識之士，辨月經與天癸之說者。數見於醫報雜誌。人皆知天癸非月經矣。惟古人常以女子之經。與男子之精並論。或誤以月經爲純粹之血。此實大謬也。夫男子之精。爲結成胎兒之要素。女子之經。乃子宮排泄之廢物。純粹之血。爲榮養全身之資料。月經之血。爲廢棄無用之惡物。豈可同日而語哉。故月經之血。必須按月而下。若惡血當瀉不瀉。便有血癥石瘕之患。非如吐血遺精。必須止之。可以知其不同矣。蓋月經者。爲女子胞宮內之排泄物。即子宮腺分泌之粘液及廻血管滲漏外出之靜血。相混合而成者也。與男子之精及純粹之血。不啻有天淵之不同也。蓋人身之血。生化於脾。總統於心。收藏於肝。宣佈於肺。施泄於腎。灌溉各處。奉養生身。外而四肢五官。莫不賴乎血之榮養。內而五臟六腑。無不藉乎血之滋養。是則血之功用。偉大莫倫。豈可按月妄下哉。至於女子之精。實即卵巢內之卵珠。每月成熟一次。能與男子之精子會合而成胎。當卵珠成熟之時。則子宮增泌粘液。血管滲出靜血。遂相與混合而出。即經水也。故女子經水。每月一行。有似血非血之狀。然則月經非純粹之血。亦非女子之精。乃女子體中天然排泄之物。可以明矣。其與精血混稱者。豈非大謬哉。且夫女子以經行爲常。不行則病。爲其惡濁之血。當瀉而不當留也。假令月經而爲精血。則一瀉已不堪支。矧一月一行乎。獨不慮其生活之要素。盡爲月經而下出乎。是其月經雖調。反有傷生害命之虞。豈有是理哉。余致生理。深知其謬。故特不揣愚陋。爲斯文以辨正之。

# 『喉痧』『白喉』新著（十八）

（吳江宋愛人）

## 第一防禦：爲毋違天和

所謂順從天氣之變而毋違天和者。爲吾人之生長收藏。要與天氣之生長收藏。其間不可稍差毫釐。天氣至春而溫。氣溫則萬物得和煦之化。而莫不生氣蓬勃。吾人於此。體功之變化。亦也應此春生之氣。而精氣適得發華於外。然而春氣之生。必根據於冬氣之藏。有冬氣之藏。自足以應春氣之生。吾人苟於冬月閉藏之時。預爲固守其精氣。則養精蓄銳。藏德不露。及至春氣漸還。而我之精氣亦以冬令百日之葆養。遂遷遷然。欣欣然。和於臟腑。盎於四體。生理之發育。遂與日而俱增。此順從天氣之變化。而毋違天和者之所以少災疾得期頤之遐齡也。然而逆於四時者則反是。

要之冬之寒。即預爲春之溫。冬之藏。即預爲春之生。設無春氣之溫和。將何以生養萬物。然不有冬之寒。將何以收藏萬物。不有冬月之收藏萬物。將何以有春月之生長萬物。譬之於一家之生計。今日節省使用。即爲後日充裕之計劃。不有今日之節省。何有後日之充裕。此固經濟家當深知。而養生家亦未始不可以此爲借鑑。惟逆於天和者則未嘗知也。其有房勞好慾。真精施洩者。又當別論。（另詳于後。）即節慾自好。不妄輕洩者。而或有際此水冰地坼之時。獨優於飲食起居之養。食則酒漿辛溫、甘肥膾炙。或紅泥小爐。獸炭般紅。以爲飲食之所必需。（指煖鍋汽爐等而言。）或圍爐枯坐。相對終日。而又貂冠狐裘。重幃密幄。使酒漿火毒之氣日熾於內。玄府疎洩。腠理不密。精氣常發露於外。而冬月養藏之道盡失。春生遂不克以應。內經所謂『冬不藏精。春必病溫』者。此不藏精三字。非僅房勞不節。而奉養過於溫暖。使精氣發露於不知不覺中者。亦可謂不藏精三字註解。今酒漿火毒之氣日熾於內。精氣津液日耗於外。尤足以促成喉痧白喉之主因。

況吾人身無疾病。雖氣候嚴寒。於加以相當之衣服外。自有抵抗外寒之能力。苟能無犯大寒。則寒邪奚足爲人類生理之害

（未完）

## 頭痛經驗方

石甫煦

川烏頭三錢　草烏頭三錢　川羌活三錢　川芎藭三錢　香白芷三錢　天南星三錢　白附子四錢　水煮濃。半乾。搗爛。佐成餅。敷痛處。止痛大有奇驗。

## 目痛神效方

當歸尾三錢　老川芎錢半　香白芷二錢　赤芍藥二錢　鮮紅花錢八分　桃仁泥二錢　杭白菊錢六分　製乳末三錢　芽桔梗二錢　結雲苓二錢　生軍四錢　粉草二錢　蜂蜜一杯米酒半杯爲引。治害風熱眼痛神效。

## 痢疾簡便方

以醋大蒜二枚　高糧酒一兩　以蒜過酒。兩服即愈。

# 醫林點將　怪病奇治

## 一個患鱉癥之婦人

（陳无咎代作）

周鶴仝之室患鱉癥年餘。醫者不識。作臌治。遂病入膏肓。乃請余診視。余切其脈。六部無息。兩眼已凹不能開。腹隆然如箕。按之如盤繩。首尾畢具。余曰。此鱉癥也。食甲魚成形。無法可想。欲下其癥。則腸破，不下則痛楚受罪。還須幾日呻吟。鶴仝悽然曰。等死爾。不如下之。余令剖毛竹根數段。煎鹽湯服之。病者口不能言。頗覺愉快。食頃。下大使一次。至次日下大使如魚腸者無數。須臾而絕。鶴仝每對人言。必稱余識見逾常。人問其故。則曰室人之病。從今思昔。實食甜鱉而起（冰糖燉甲魚）按方書所載。蛇能變鱉故鱉腹作蛇斑者不可食。若鱉尾倒掛。仍化爲蛇。又寄園寄所寄云。（蛇化鱉蔚千戶常視見之沙上。初蛇盤爲一束。反覆自擲。若一麵餅。少焉四足出。久之蹣跚入沙而去。故鱉未入水。腸下尚有蛇紋黃。食之殺人。）南人喜食鱉又喜冰糖燉食。容易中毒。至余前方。係在鄉間。治一中鱉毒之人。應手奏効者。蓋此人僅數日故毒淺。周妻已年餘故毒深。又此人食鱉係用姜鹽。而周妻所食則用冰糖。此亦成癥之一大原因。特記出之。以警常人貪口腹而殺生、並備同道遇奇病之參考。

# 管見錄（十二）

（幸福社社員姚夢石）

## 寒厥証

內有伏陰。或過食冷物、或食後着寒。或吐或瀉、面青白。手足逆冷、上過乎肘。下過乎膝、或昏冒不認人。脉沉遲無力。是陰經直中寒邪、爲之陰厥。當從陰治。宜理中五積姜附等。審症輕重用之。

## 熱厥証

素有積熱。或酒客輩、或傷寒過經不解。熱極忽時昏冒。手足厥冷、脉沉數有力。爲之陽厥。宜苓連二陳白虎解毒湯。下症以大柴胡承氣。增損用之。

厥深熱亦深、厥微熱亦微。喻氏尙論最詳。

## 厥陰熱厥証

一病者。下午二時。目漸反。戴晚目睛上矣。夜十一點則厥。厥則手足雖溫而指冷。醫投桂支之劑。衂血如注。乃投以犀羚之品。稍痓。鼻中爛肉下垂。延西醫囑服燕醫生之補丸。病家不肯。勉進牢丸。而病無減。終以涼劑奏効。鼻中爛肉者。殆傷寒論所謂口傷爛赤者非耶。恐係投以桂支轉而入鼻者乎。

## 剛痓柔痓

考方書以無汗爲表實。有汗爲表虛。不知濕勝者。自多汗出。乃以爲表虛。而用姜附温熱等劑。當不重增大筋之熱歟。乃守仲景方者但知剛痓用葛根湯。柔痓桂支加葛根而不解。金匱於柔痓之脉沉遲者在桂支湯。不加葛根。而加括蔞根也。蓋用葛根。不惟取其解肌之熱。而取其體輕可生在表陽分之津。以潤筋之燥急。今因沉遲。沉是衛氣不足。故用桂支以和之。遲是營氣不足。故用括蔞根。其體輕可生在裏陰分之津。此仲景隨脉沉浮。用藥淺深之法也。一屬外感。一屬內傷。外感屬實。內傷屬虛。外感者爲剛痓。內傷者爲柔痓。剛痓宜麻黃葛根括蔞桂支小續命。在裏大承氣之類。柔痓宜補中益氣八物四物之屬。如以風濕二字。分剛柔痓者。恐悞。今以虛實分治。其理照然無疑矣。損庵論括蔞最詳可致按剛柔二痓。當以虛實分之。

# 咽喉審治法（續）

（許半龍）

主治方　自製

清咽利膈湯　連翹　大力子　桔梗　陳皮　射干　花粉　上爲主藥。如胃火上升。加川連。山豆根。石膏。玄參。氣逆鬱滯。加蘇子。鬱金。黃芩。積熱傷血。加茜草。柴胡。黃芩。玄參。赤芍。當歸。腎水虧損。虛火無制。勞瘵三搪。久病咳嗽。失治於初。急患咽痛。而無紅腫者。加黃柏。知母。元參。生地。麥冬。寒氣閉鬱者。加麻黃。竹瀝汁。臟腑久積伏火。火乘春升之氣上饑。而咽喉痛者。加防風。荊芥。葶藶子。桑皮。南星。瓜蔞霜。有實熱積滯。大使不解。火氣上攻。加大黃。朴硝。石膏。元參。山豆根。

玉匙開關散

(二)慢喉風此症屬體虛病實。發緩色淡。腫微咽乾。若午前痛者。服補劑。午後作痛作渴。身熱足冷者。陰陽兩虛也。忌用苦寒之劑。

主治方

甘露飲　少陰甘桔湯　補中益氣湯　錫類散　玉鑰匙

(三)啞瘴喉風此症初起。咽喉腫塞。疼痛。湯水難嚥。語言不出。牙關緊急。由肺胃蘊熱。積久生痰。外復感受風邪。與痰熱相搏。湧塞咽膈之上而成。

（未完）

## 徵求本報

讀者諸君。如有本報第十七二十兩期而願割愛者。鄙人當以名貴刊物相贈。報由本館轉交可也。不分前後。一律待遇。李惠民啓

## 勘誤

本報九十一期二頁短篇十四行九字「桔」誤「枯」十七行七字「其」誤「達」廿八行五字「石」誤「名」九字「龜」誤「腊」卅一行五字下脫「過」三頁長篇十一行十九字下多「毬」廿二字下脫「肉」十四行十四字「疎」誤「陳」短篇三行八字「火」誤「驚」十行七字「意」誤「依」爲手民所誤排特此更正

## 代郵

措勛先生鑒來示拜悉。正言讜論惠我良多。惟本報第八十八期載杜文若何忍心乃爾一文。雖與衛生常識無關。要亦近于新聞性質。本報所以刊載者。特聯備一格而己。絕無其他作用也。尙希原諒。編者白

## 小藥囊

歡迎投稿

本欄專載一切簡便實用良方、故用筆務求簡明、功效務求神速、爲讀將增醫藥常識、爲病家闢自治園地、爲人類謀健康幸福、

### ◻刀傷藥（范智剛）

治破傷出血。敷之立止。製甘石　化龍骨　血竭　白占　珠粉　犀黃　元寸香　大梅片　各等分共研末摻之。

### ◻爛頭瘡驗方

頭上生瘡。愈而復發。百藥罔效者。以紅三仙丹。大黃末。穿山甲末。等分麻油調敷。其驗。

### ◻止血補傷丹

治金刃木石。跌打墜。牛馬踢踏。雖筋斷骨折。血水流利者。皆能立効。並可不必忌風。白附子十二兩　白芷　天麻　防風　羌活　生南星各一兩　共研極細末。就破處敷上。其血立止。傷重者。黃酒浸服數錢。夕飲易癒。亦無害。臨若水調敷之。智按。此方余屢試屢驗貴極廉。効送。須酒爲配合。隨在救生。洵方便之門。功德之府也

## ◻中國著名醫學家（三）

幸福社社員　秦丙乙

### 九　扁鵲（長桑君附）

扁鵲少時。爲人舍長。舍客長桑君過。扁鵲獨奇之。常謹遇之。長桑君亦知扁鵲非常人也。出入十餘年。乃呼扁鵲私坐。間與語曰。我有禁方年老欲傳與公。公毋泄。扁鵲曰。敬諾。乃出其懷中藥予扁鵲。飲是以上池之水。三十日。當知物矣。乃悉取其禁方書盡與扁鵲。忽然不見。殆非人也。扁鵲以其言飲藥三十日。視見垣一方人。以此視病。洞見五臟癥結。特假診脈爲名耳。（史記）

扁鵲姓秦。名越人。過齊。齊桓侯客之入朝見曰。君有疾在腠理。不治將深。桓侯曰。寡人無疾。扁鵲出。桓侯謂左右曰。醫之好利。欲以不疾者爲功。後五日扁鵲復見。曰。君有疾在血脈。不治將深。桓侯不應。扁鵲出。桓侯不悅。後五日。扁鵲復見。望見桓侯而退走。桓侯使人問其故。扁鵲曰。疾之居腠理也。湯熨之所及也。在血脈。鍼石之所及也。其在腸胃。醪酒之所及也。其在骨髓。雖司命無奈之何。今在骨髓。臣是以無請也。後五日。桓侯體病。使人召扁鵲。扁鵲已逃去。桓侯遂死。扁鵲名滿天下。過邯鄲。聞趙貴婦人。即爲帶下醫。過洛陽。聞周人愛老人。即爲耳目痺醫。來入咸陽。聞秦人愛小兒即爲小兒醫。隨俗爲變。秦大醫令李醯。自知伎不如扁鵲也。使人刺殺之。（史記）

### 十　淳于意

淳于意。漢臨菑縣人。任濟爲太倉長。故稱太倉公。少而喜醫方術。高后八年。更受師同郡元里公乘陽慶。慶悉以禁方予之。傳黃帝扁鵲之脈書。爲人治病決死生多驗。文帝四年中。坐法當肉刑。五女隨而泣。意怒罵曰。生女不生男。緩急無可使者。少女緹縈。上書救之。上悲其意。乃得免。此歲中亦除肉刑法。（史記）

### 十一　公孫光

菑川唐里公孫光。善爲古傳方。淳于意往謁之。得見。事之。受方化陰陽及傳語法。意悉受書之。意欲盡受他精方。公孫光曰。吾方盡矣。不爲愛公所。吾身已衰。無所復事之。是吾年少所受妙方也。悉與公。毋以教人。意曰。得見事侍公前。悉得禁方。幸甚。意死不敢妄傳人。居有間。公孫光閒處。意深論方見。言百世爲之精也。光喜曰。公必爲國公。（史記）

### 十二　陽慶

漢陽慶貲雄一鄉。善方術。治病能決人死生。嘗治一死丐。亭臥道上。已二日夜。慶探藥灌之。得以復蘇淳于意因公孫光之介而師事之。盡傳其祕。（安雅隨筆）

### 十三　張仲景

余宗族素多。向餘二百。自建安紀年以來。猶未十稔。其死亡者三分有二。傷寒十居其七。感往昔之淪喪。傷橫天之莫救。（未完）

介紹衛生方法　　幸福三日刊　　指導健康途徑

# 幸福報

紹儀署

三 請看實事求是造福人羣之本報 三

◀第九十三期▶

（民國十八年四月廿四日）

◀每份售洋二分▶

（館址上海浙江路洪德里四七八號）

**定報價目**　每三日出一張　五個月一元全年二元寄費在內本外埠一律　國外加倍郵票代現九五計值

**廣告價目**　每期每格（共計五方寸）五元均排於新聞之旁如嵌入新聞中長期面議

## 本期要目



## 預防腦膜炎之又一說

日者遇傅仲朋先生。談及腦膜炎預防法。法甚簡易。因述之如下。腦膜炎之病原菌為雙球。早為世所公認。天花症之病原菌。迄未明瞭。近頃東鄰某醫學博士。發表最近學說。嘗謂天花症之病原菌。亦係雙球。而腦膜炎與天花症顯多關係。種痘法未行之先。本症絕少。嘗種痘苗以預防腦膜炎。為效甚著。傳先生亦曾親自證明。種痘苗以預防痘苗為有效。茲本症之流行。仍未稍戢。用敢介紹斯說。防患未然者。曷一試之。

## 女子帶下不孕 特種原因

（毛靜女士）

短褲——穿褲的目的、本是保持下部的體溫的、所以自古以來的褲、都是很長大的，民國三四年的時候、雖然有小脚褲的盛行、那時褲脚雖小、可是褲襠仍舊寬大、褲脚也長到脚背、因為在行動的時候、腿部的肌肉、確實有些緊漲不過、所以這小脚褲的命運、祇有二三年的流行、後來就沒人穿了、近幾年、忽然發見一種短褲、跨管的長度、和農夫種田時所著的牛頭褲一樣長短、不但小腿、不能遮蔽、就是膝部也暴露在外的、她們所遮蔽膝部和小腿肌肉的、就是一雙高套着的蛛絲網似的絲襪、而且這短褲的襠、又是狹小而緊、穿了臀部和生殖器緊緊兜起、以致陰部下壓、臀部高聳、望去鴻溝劃分、行步的時候、不但外觀不雅、而且生殖器還要受褲襠摩擦刺激、在夏天的時候、跨管高提、腿部果然涼爽、假使嚴冬的當兒、也是這樣高提膝上、僅賴一雙蛛網似的絲襪來裹腿、那外界冷空氣的侵略怎能受得住呢、調查我國近來女子的足部患凍瘡特多的、原因、恐怕也就是這個理由呢、女子的下體、是不應該寒冷的、因為下體一受寒冷、不但影響於全身、尤其是顯著於生殖機能、如子宮寒冷、腰腿酸痛、帶下不妊這等疾病、都是由於下體受冷而釀成的、而且生殖器受褲襠摩擦的刺激、這是最為危險、往往因此而釀成手淫的、委實不勝計算、翻閱近年來人口死亡表、要算青年女子為特多、尤其是自殺的佔大半、考查她們自殺的原因、果然個個不同、不過、她們的原動力、就是由於失意而悲觀、由悲觀而消極、而厭世、考查她們失意而就抱悲觀的原因、不外乎性病、性病由於神經衰弱、神經衰弱、是由於營養不良、居處不適而產生的、然而近代的女子喜穿短褲、就是一大原因、諸君、我們要為自身謀幸福、要為女界謀光榮、更要為未來的國民謀健康、不得不趕快下一個決心、一齊起來將這萬惡的短褲拋棄、

# 『喉痧』『白喉』新著（十九）

（吳江宋愛人）

## ■第一防禦…爲毋違天和（續）

惟重裘疊襺者、反足以消滅固有抵抗之能力、而外寒迺轉易浸襲、故其結果、則又往往適得其反、此喉痧白喉之所以多病於膏粱紈袴之家者、職是故也、

然則順從天和、其關係於衛生、尤爲□礎之基礎、可忽乎哉、內經四氣調神一篇、論之最佳、其對於冬月養藏之道、曰、『冬三月、此爲閉藏、蚤臥晚起、必待日光、使志若伏若匿、若已有得、去寒就溫、無洩皮膚、使氣亟奪、此冬氣之應、養藏之道也、逆之則傷腎、春爲痿厥、奉生者少、』經文去寒就溫、無洩皮膚、使氣亟奪、此三句一氣讀之、自有神會、自知經之所謂去寒就溫、爲無犯大寒之謂、決非紅泥火爐、重裘疊襺之謂、不然、能免無洩皮膚何、能免精氣亟奪何、

## ■第二防禦……爲葆養精氣

所謂怡養性情、無爲萬惡之性慾爲奴隸者、此不獨生理的衛生、且又歸納於精神的衛生矣、衛生之道、以生理衛生爲淺層工夫、而尤以精神衛生爲無上上乘、人之患在於多慾、多慾則卑鄙齷齪之行爲彰、而人格轉爲掃地、多慾則精神散亂、而强壯轉爲衰老、多慾之害、原不僅於色慾、而要以色慾爲最烈、今卽以人之躭於色慾而致精神散亂者言之、此雖未能道盡多慾之害、而已得提綱挈領之要、夫慾念之起、無不繇於慾火之妄動、慾火亢旺之甚、無不致於眞精施洩、眞精者、求之不易多得、『精氣神』養生家謂之三寶、然無精則氣無以存、無精則神何繇生、蓋氣本無形、神本無質、厥賴精之有形有質以爲之大本水源也、

# ■咽喉審治法（續）

（許半龍）

（四）弄舌喉風——此症咽喉腫痛、痰涎堵塞、音啞言澀、舌出不縮、時時攪動、甚舌脹悶、常欲以手捫之、故名弄舌、由心脾實火、與外寒鬱遏凝滯而成、療法處方、同緊喉風、

（五）喉痺　一名喉閉、有風毒喉痺、風熱喉痺、酒毒喉痺、陰毒喉痺、傷寒喉痺之別、風毒喉痺者、風痰相搏、壅塞喉間、內外俱腫、腫微紅、或白色、痛連腮頷、寒熱、牙關拘急、（未完）

# 醫林點將　怪病奇治

（丁秉臣）

## ■一個相思勞之少年

金姓少年者年十八、體胖而善飯、忽於去年六月遺泄一次、遺泄之明日、卽患胸脅痞悶、食欲銳減、面萎黃、從此五六日必遺泄一次、延醫診治、已更歷八九人、大率皆云濕熱阻滯、脾失健運、以及先天不足所致、所投皆利濕之藥、非惟無益、又加劇焉、一日延予診治、造其門、知病者居樓上、當予始入門、見有少女在樓下踏鐵車爲縫衽事、不似奴婢、又不似其家閨女、病者之父聞予至、喚伊上樓、病者乃下、既診脈、病者上樓隨喚此女下樓、一似牽牛織女、遙隔天河者、余曰、得之矣、蓋予診其脈、弦而數、卽疑爲少陽相火用事、且舌苔不膩、審非由濕熱可知、予因私詢病者之父云、此女係君家何人、答曰、此爲童養媳、乃病者未婚妻也、予因勸其從速完姻、方免後悔、其父欲究其故、予答曰、此所謂有女十三郎十五、朝朝相見各低頭也、夫少年未婚夫婦、晨夕相見、而不通款曲、則愛慕之心生、愛慕不得、而牽制於禮法、則怫鬱之心又生、不見可欲、使心不亂、老子之言可信也、少陽爲病、本屬善泄、所謂有動乎中、必搖其精也、加以所欲不遂、中懷怏悒、自必肝木鬱塞、此爲胸脅痞悶所由來．木邪侮土、故食亦爲之銳減、前醫不究原委、妄投利濕之劑、宜其欲益反損耳、其父曰、此子肄業中學、二年後方能畢業、早爲完姻、恐其學業無成、奈何、予曰、事當審其緩急、若待二年之後、病必不起、不可拘也、諺不云、心病還將心藥醫乎、其父然之、卽時定議、病者聞之、喜可知也、予存此案、非敢自矜一得、亦謂醫家入病者之門、所當隨地用心也、

# 丁師甘仁治喉要方一斑（續九十一期）（楊志一錄）

解肌透痧湯（自訂）
專治痧痲初起惡寒發熱咽喉腫痛妨於嚥飲遍體痠痛煩悶泛噁等症（痧痲見咳嗽爲輕無咳嗽爲重）
荊芥穗錢半　淨蟬衣八分　嫩射干一錢　生甘草五分
粉葛根二錢　熟牛蒡二錢　輕馬勃八分　苦桔梗一錢
前胡錢半　連翹殼二錢　炙殭蠶三錢　淡豆豉三錢
鮮竹茹二錢　紫背浮萍三錢　如嘔噁甚。舌白膩。加玉樞丹四分冲服。

加減麻杏甘羔湯（自訂）
專治痧痲不透憎寒發熱咽喉腫痛或內關白腐或咳嗽氣逆之重症
淨麻黃四分　熟石羔四錢　象貝母三錢　鮮竹葉三十張
光杏仁三錢　射干八分　炙殭蠶三錢　白蘿菔汁一兩
生甘草六分　連翹殼二錢　薄荷葉一錢　京元參錢半

加減升麻葛根湯（自訂）
專治痧痲雖佈而頭面鼻獨無身熱泄瀉咽痛不腐之症
川升麻五分　生甘草五分　連翹殼一錢　炙殭蠶三錢
粉葛根錢半　苦桔梗一錢　金銀花三錢　乾荷葉一角
薄荷葉八分　京赤芍二錢　淨蟬衣八分　陳萊菔三錢

加減黑膏湯（自訂）
專治疫邪不達銷爍陰液痧痲佈而不透發熱無汗咽喉腫紅燥痛白腐口渴煩躁舌紅絳起刺或舌黑糙無津之重症
淡豆豉三錢　薄荷葉八分　連翹殼二錢　炙殭蠶三錢
鮮生地四錢　熟石羔四錢　京赤芍二錢　淨蟬衣八分
鮮石斛四錢　生甘草六分　象貝母三錢　浮萍草三錢
鮮竹葉三十張　茆蘆根各一兩

涼營清氣湯（自訂）
專治痧痲雖佈壯熱煩躁渴欲冷飲甚則譫語妄言咽喉腫痛腐爛脈洪數舌紅絳或黑糙無津之重症
犀角尖五分磨冲　鮮石斛八錢　黑山梔二錢　牡丹皮二錢
鮮生地八錢　薄荷葉八分　川雅連五分　京赤芍二錢
京元參三錢　生石膏八錢　生甘草八分　連喬殼三錢
鮮竹葉三十張　茆蘆根各一兩　金汁一兩冲服
如痰多加竹瀝一兩冲服珠黃散每日服二分。

加減滋陰清肺湯（自訂）
專治疫喉白喉內外腐爛身熱苔黃或舌質紅絳不可發表之症
鮮生地六錢　細木通八分　薄荷葉八分　金銀花三錢
京元參三錢　川雅連五分　冬桑葉三十張　連喬殼三錢
鮮石斛四錢　甘中黃八分　大貝母三錢　鮮竹葉三十張
活蘆根一兩去節　如便閉加生川軍三錢。開水泡絞汁冲服。未完

# 管見錄十三

幸福社社員 姚夢石

癎之一症、用藥不出菖蒲細辛羚羊竹瀝之類、以其痰火蒙蔽靈機也、五般癎症、耳後高骨間、有紫青筋紋、用鍼刺破卽醒、

風引湯治顛癎、萬無不愈、但須去其姜桂熱味、以其用龍牡潛陽、石藥鎮墜、抑降其上升之氣火、而腦經神經之擾亂可定、其效自可操劵、

不寐、濕痰留於胃腑、半夏秫米湯

虛煩不寐者、仲景酸棗仁湯以和陰、

膽虛不寐、用本事方之鱉甲煎丸

痰虛不寐、宜集驗方之溫胆湯

怔悸不寐、溫膽湯去橘紅加芡實

煩躁不眠、六一散加牛黃末

虛勞不寐、用地黃煎汁調棗仁半夏末

脾虛不眠、宜竹葉湯調棗仁

虛勞、病在氣血、宜用蜜苓木耳川貝蓮肉猪脊人乳童便集靈膏等、其効甚捷、或和魚肝油、

女子怯症、音嘶、與以清肺藥、續進加味逍遙散、而稍出聲音、進腎氣丸半料、可用八味丸、收其全功、從且得子、於此術之、猶可治也、

遺精、夢遺精滑、固宜收濇、然必能通而後能澀、虛而滑者用五倍子一兩雲苓二兩（茯苓多於倍子者爲瀉多濇少）蠹製方之妙

遺尿、屬氣血太虛、不能約束、八珍加升柴、甚加製香附一片、或加益智仁桑螵蛸

脚氣、分乾溼二症、乾者養血柔絡、濕者流氣利濕、凡脚氣衝心者、先覺少腹不仁、厥而不反者亦有也、宜鷄鳴散救之、

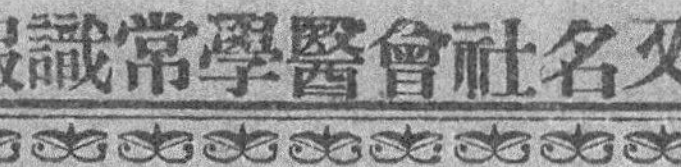

主持者有經驗及人格　**又名社會醫學常識報**　出版務求信用切實保證

## 小藥囊

（歡迎投稿）

本欄專載一切簡便實用良方、故用筆務求簡明、功效務求神速、爲讀紹增醫藥常識、爲病家闢自治園地、爲人類謀健康幸福、

### ◘湯火傷驗方　兆瑩

救急法。以好酒用中國紙漬濕。敷於患處。敷後卽換。以紙不覺熱而止。以生地榆搗汁敷之極驗。

### ◘蛇咬傷驗方　兆瑩

急救法以鷄雞蛋切片敷於咬處。蛋變黑色則換。以不黑而止。因蛋能吸收毒質也。後以凡士林塗之則愈。或用尋常蛇藥敷之亦可。

### ◘治癬簡易法　鬩壽

以生羌摩擦患處。使發熱。且覺刺辣爲止。日行數次。久之。癬自消散。余嘗患癬。以此法治之。無不應如桴鼓。誠簡易治法也。

### ◘瓜子壳可愈吐血症　丁武奇

丹徒李潤生君云。瓜子壳可愈吐血。亦祕方之一也。法將瓜子壳。用水洗淨。煎濃湯飲服。其效如神。且可求不復發云。爰錄之以告世之有斯病者。

## ◘中國著名醫學家（四）

（秦丙乙）

乃勤求古訓、博采衆方、撰用素問九卷八十一難陰陽大論、胎臚藥錄、并平脈辨症、爲傷寒論十六卷雖未能盡愈諸病、庶可以見病知源、若能尋余所集、思過半矣、（仲景傷寒論自序）

張機、字仲景、後漢人也、炎帝時舉孝廉、在家仁孝、以廉能稱、官至長沙太守、頗有政聲、博通羣書、潛心道術、學醫於同郡張伯祖，盡得其傳、至京師、爲名醫、於當時稱上手、侍中王仲宣、年二十餘、機謂曰、君有病、四十當眉落、半年而死、今服五石湯可免、仲宣受湯弗服、越五日、機謂服湯否、仲宣曰、已服、機曰、色候固非服湯之兆、君何輕命也、仲宣猶不信、後二十年、眉果落、一百八十日而死、（醫錄）

十四、華佗

華佗、字元化、後漢譙縣人、性恬淡、好方術、得異人傳授、治病用藥不過數味、鍼灸不過數穴、有非鍼藥所能療者、則先以酒令飲麻沸湯、既醉無所覺、乃解剖肌肉、以去其疾、敷以神膏、無不愈者、年百餘歲、貌猶壯年、人以爲仙、（後漢書）

佗自矜太甚、性惡、難得意、恥以醫爲業、去家思歸、因請於曹操、求還、後操累召不至、大怒、收付獄、竟殺之、臨死、出一卷書與獄吏曰、此可以活人、吏畏法不敢受、佗亦不強、索火燒之、（魏志）

有婦人長病經年、世謂寒熱注病者也、冬十一月中、佗令坐石槽中、且用寒水汲灌、云當滿百、始七八灌、戰欲死、灌者俱欲止、佗令滿數、至八十灌、熱氣乃蒸出、囂囂高二三尺、滿灌、佗乃燃火、溫牀厚覆、良久出汗、遍身而愈、（後漢書）

## 幸福之門

### ◘遂安鄭俊初君問

內人因瘧後以致臍左側結痞不散大如鷄蛋經事或前或後有時脘腹痛痛卽嘔吐頭暈請乞擬方

### ◘答鄭俊初君問　（楊志一）

按女子以肝爲先天。肝失調達。侵犯中焦。波及衝任。以致經事不調。嘔吐頭眩。加以瘧後餘邪未清。逗留結塊。是謂瘧母。宜遺遙散加減進治。

銀州柴胡一錢抱茯神三錢製香附錢半全當歸三錢金鈴子二錢春砂壳八分醋炒白芍錢半延胡索一錢細青皮一錢薄荷葉八分炙鱉甲三錢煨瓦楞四錢青橘葉錢半

介紹衛生方法　　幸福三日刊　　指導健康途徑

# 幸福報

紹儀署

第九十四期

（民國十八年四月二十七日）

每份售洋二分

（館址上海浙江路洪德里四七八號）



## 本期要目



## □定戶諸君公鑒

定閱本報諸君。如有更改地址。或詢問補報等事。通訊時。務請將本報所印之封皮地址剪下。寄交本館發行部。併須書明（一）定單號數（二）定戶姓名。以便檢查。而免誤寄。特此聲明。尚希原諒。

## 高跟鞋之害

### ▲與纏脚同樣不合天然原理

（毛靜女士）

高跟鞋——發明這高跟鞋的鼻祖，是英國人，名叫笨拇侵，產生於十八世紀的末葉，他是個無職業的游民，終日狂嫖濫賭，無所顧忌，他的父親，是開設衣店的，他愛上了他父親店中的一個婢女——哈倍，給她監禁在深屋裏，叫她化裝舞蹈來作娛樂，同時他感覺到鞋的後跟高，可以增加舞蹈時美感，於是他畫了式樣喚右鄰鞋舖做了一雙，試用的結果，非常美滿，後與哈倍出外同遊的時候，也叫她穿着這高跟的鞋，一般女子見了，覺得非常標緻，於是爭先恐後的跑向那所鞋舖去定做，十傳百，百傳千，千傳萬，不到百年，歐美諸部，完全盛行了，傳播到我國來，已有百餘年的歷史，而我國女子的穿高跟鞋，不過二十餘年，首先風行的，還是幾位出洋留學歸來的女子，現在雖然不能說是普遍了全中國的女子，可是已有半數的女子普遍了，你看！我國除出蒙藏二省之外，那一省沒有穿高跟鞋的女子？牠在二十多年裏面，不能普遍全中國的原因：（一），因爲我國各省風氣閉塞，都是各自閉關自守（二）因爲我國的是在全世界算一個最窮的國家，除幾個富翁資本家之外，全是一班衣食不全的苦工，這班苦工女子，雖然胸中羨慕，可是自身的衣食尚且不全，那裏有這七八塊的餘錢去買高跟鞋呢？所以這舶來品的高跟鞋，現在尚不完全普及，諸君應知道鞋跟高厚，是最不合衛生的，因爲足的形像頗似弓形，前後着地，中間高起，行走的時候，可以減除震動不少，假如穿了高跟的皮鞋，不但步履不便，而且腦部很容易受劇烈的震動；（未完）

幸福三日刊　三七四

幸福三日刊　十八年四月二十七日　已巳年三月十八日

## □『喉痧』『白喉』新著（二十一）（吳江朱愛人）

精者、稟受於先天、而實生於穀食、當父母之精、兩相翕合、而為胚珠之始、則此一點元精、實為一身立命之根蒂、其強弱壽夭、無不有因果之可尋、其後則有穀食為之資生、然穀食入胃、先為乳糜、繇乳糜而存其清者為精華、去其濁者為二陰之排洩、然清者實獲選者十分之一二也、再繇乳糜中之精華、得肝管之吸取、變為不純粹之血液、於是再於不純粹之血液中、存其純粹者、繇大靜脈而輸送於右心房、其不純粹者、仍從肝管而排洩之、為飲食消化之用、（故肝胆亦屬於消化器官）、其入於右心房之血液、繇大靜脈而環行於大動脈、隨肺之呼吸、以洩出炭氣、吸入養氣、經養炭合化、迺得為透明之血球、榮養五臟、周行四肢、因無微不至者、然後再為腦神經、脊髓神經等、之榮養液體、毀神經無耗、迺得再提繇其精華中之精神、而為諸腺之內分泌、內分泌稀為寶貴、於『神經』、『循環』、『消化』、『生殖』、等作用、莫不倚以重任、而於青年時代、發育亢增、其內分泌之出於腎腺者、尤為可貴、此項分泌液、較之各腺尤為晶瑩純潔、又加以腎水之養、命火之蒸、而後始得化為元精、（當與第七章參看、）有此元精、藏而不用、可為養生之內丹、有此元精、藏而善用、亦可得雄偉之麟兒、偉哉元精、然得之殊非易事、生理家謂『一顆精子、繇五百倍血液之提煉而成、』則一枚血輪、又非須以五百倍之穀肉提煉而成不可、若是、縱穀肉而血液、縱血液而精子、積年累月、百煉迺成、其難得也可知矣、其寶貴也亦可知矣、惟耽於色慾者、但知鶴帳春風、快我肉慾、輕洩元精、莫之為惜、然而精氣以久盜而虛、病菌以體虛而襲、此喉痧白喉之所以多病於竭慾耗精者也、

夫竭慾耗精、何能為喉痧白喉之主因、曰、喉痧白喉、屬於時厲之氣、感染而來、似與竭慾耗精無關、然殊不然、精氣無虧、自有抵抗病菌之能力、即隅有不慎、則染之而內者、自可遣之而外、亦無大害、況白喉之主因、則確是緣於精氣之先傷者、夫耗傷精氣、原不僅屬於竭慾耗精、如志意不遂、晝夜思慮、事役勞形、（未完）

## □成胎之原素

（汪秋元）

植物之生、由於種子、魚類之生、由於卵子、禽鳥之生、賴乎蛋、而人類之生、亦何獨不然哉、所異者、植物之子、與魚禽之卵、常人皆能見之、而吾人之卵、非常人所能見耳、其實女子生殖器內之卵巢、亦有卵子、每月成熟一次、遇陽性之精蟲射入、即能結合而成胎、故靈樞本神篇云、兩精相摶謂之神、決氣篇云、兩神相搏、合而成形、所謂兩精者、即陰性之卵子與陽性之精子也、二者結合、即成胎矣、人謂胎兒之成、由於父精母血、不知卵珠為成胎之原素、蓋未深究內經兩精兩神之妙義也、

## 醫林怪病奇治

## □一個患乳懸的婦人

（姚夢石代作）

客臘之杪、束裝歸里、以度歲闌、是日雨絲洞密、意興索然、輿弟韶笙往杏花村小酌、藉遣煩悶、解后友人王君雲、握手道故、契闊之懷、聚首而慊洽矣、王君現任誠濟醫院院長也、良友多情、遂作吳興之遊、王君與會甚濃、攜酒簋、經導登白雀道場、復泛舟苕霅、流連金蓋、期以旬日而返、相與談診事、遍及南麓之東、有上林鄉者、一戴姓婦、產後、兩乳忽然伸長、形細、狀似雞腸、垂過小腹、痛楚難忍、諸醫束手、及延王君、患者已奄奄一息、王君曰、此怪症也、世間亦偶有之、思索良久、未得一法、其證因、總不外乎血虛所致、古方曾用草蓖子、冷水磨塗於頭頂、使其乳頭收縮、再進湯劑、如法試之、難見縮乏之効、苦思無策、擬告辭、忽見案上置當歸一包、觸景生機、憶某書載治乳懸證、用全當歸一斤杭川芎一斤、先取當歸四兩川芎四兩、清水煎湯、服之、其餘之芎歸切大塊、囑取火爐一座、安置於產婦面前、將芎歸放在爐內燒之、令患者伏於爐上薰煙、歷時未久、兩乳漸即縮進、且無痛苦、洵怪病奇治之一、因濡筆而為之記、

第一卷　社會定期刊　第九十四期

## 管見錄（十四）

（幸福社社員姚夢石）

### 治病異同

蘇醫治溫熱病、初發無汗、必以梔子湯發其表、我人於是當知有汗之宜禁矣、投此稍愈、則用黑膏白膏湯之類、（黑膏湯）生地梔子（白膏湯）梔子石斛等、然人有對黑膏湯有不贊成處、用者鮮矣、不知其效果可見、然此等病治法、固係手頭第一方、或以牛蒡薄荷佐之、如南潯邱仰風（已故）用之治大病、或亦地氣及習慣使然耶、生梔爲醫者不敢用、病家不敢嘗、於是入驚風劑者多、而入平常方者少、噫、誰任其咎、使良藥無用武之地耶、

### 表藥八陰陽說

時感以發熱惡寒、不惡寒中、分用藥之溫凉、溫則蘇葉荊芥之類、凉則薄荷牛蒡之輩、其界於溫凉之間、可以攙入者惟防風耳、然間亦有感受溫邪、外現涕洟、如乎寒症、投以蘇葉、則喉燥不堪矣、

### 治胃脘痛先後有序

胃痛先服香燥藥數劑、愈後即服（魏氏一貫煎）北沙參歸尾麥冬熟地川楝甘杞數貼、口苦燥加酒炒川連、（惟有痰飲者不宜）、然後可望不發也、此方在『續名醫類案』書上、脇痛門、素極注重、胃痛厥冷、四肢不溫者用甲片即溫、

## 傷風自療法

（幸福社社員彭祖壽）

吾人一感風寒、即週身不自然、最細明的、爲鼻塞、延醫治療、無非外表、以祛風寒、玆有一自療法、既不必延醫、亦不須服藥、可用七十度左右的溫水、以雙足浸入水內、使血液上行、行之幾遍、自然愈矣、

## 夢魘之原因

（幸福社社員彭祖壽）

夢之構成、有外部原因與內部原因兩種、內部原因有二、一生於內感覺、一起於觀念、夢之來、由於內感覺結成、其爲夢狀、恍似鬼物壓迫胸腹、動彈不能、掙扎不得、欲言而啞、思嚷而噤、心小胆寒者、每爲驚懾、甚之釀成邪疾、見神見鬼、囈語顛狂、卒成不治、良可深慨、玆致夢之原因雖多、而不諳生理、自貽伊戚者、實繁有徒、請爲述之、以見夢之多半爲自作自受也、吾人嘗就寢前、縱欲腹飢、不宜多食、或食不消化之物、因睡眠時消化器官、隨身體而停止作用、易促消化不良、而食物旁壓心臟、心亦感不安、此夢之來一也、睡眠時最好側臥、不然、直臥時不宜交手置胸前、因胸受壓迫、呼吸不遂、而夢以生二也、常夢者、盍一試之、

★　★　★　★

## 戒煙驗方

（幸福社社員徐祝三）

自鴉片煙入中國、而受其害者日甚、於是戒煙之方日出、即本報亦屢見不鮮、然效否、固非局外人所敢斷言、鄙意苟能持之以決心、行之以毅力、然後選方服藥、不難永離苦海、而爲自由之民、有志者、事竟成、此之謂歟、

一、以食鹽實早竹管中、一端塞以堅固之物、乃入火煆之、至竹焦取出劈開、將原鹽研細、再易新早竹管煆之、依法凡七次、於吸煙後撮少許食之、不久自能斷癮、

二、采南瓜花、連其葉與根藤、石臼中搗汁服之、亦有神效、並可救食生鴉片者、

三、用紫皮木棉之莖、連根掘出，洗去其泥、用清水煎成濃汁、以之代茶、數日後、便覺烟味大變、久之但聞其臭、不聞其香、三月之後、自厭棄之、不戒自絕矣、

四、戒煙丸、甘草一兩、炒米粉三兩、雲苓粉二兩、煙灰隨量加入、又加食鹽一兩、共研細末爲丸、癮發服之、

五、戒烟膏、甘草八兩去心川貝母四兩、杜仲四兩、用清水五六斤、煎至一半去渣、加入紅糖一斤成膏、每次以溫水冲服三錢、忌食酸物、

六、戒煙粉、陳皮（烘）三兩、炒米粉三兩、雲苓（烘）三兩、生甘草生晒三兩、罌粟殼（炒）一兩五錢、川貝（炒）另研一兩、炒食鹽三兩、上藥各研爲細末、加煙泡粉一成、如煙癮一錢、服藥粉亦一錢、每日吸幾次、服藥粉亦幾次、早五分鐘服之、過十日減一成、遞減則癮自除矣、

右方有利無弊、百發百中、有志戒吸鴉片諸君、幸勿漠焉視之、

出版務求信用有切實保證　又名社會醫學常識報　主持者有學識經驗及人格

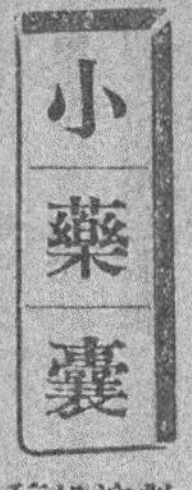


本欄專載一切簡便實用良方、故用筆務求簡明、功效務求神速、爲讀者增廣藥常識、爲病家闢自治園地、爲人類謀健康幸福、

歡迎投稿

## □銀杏肉治愈白帶

（丁武奇）

李婦產後，白帶綿綿，數月不愈，雖延名醫診治，亦無效驗，乃問之于余，余告以用銀杏肉每早晚將豆腐漿冲服二錢，不半月而竟痊愈，可謂神效矣，

## □白茄蒂可治牙疼

經霜之白茄蒂，收以晒乾，研細末，和以三山靈鶴黃烟吸之，無論風火寒熱，以及虫牙蛀痛，皆可立奏奇功，且保不發，

## □項癧驗方

家君祕製廣姬丹，（用黑元參（蒸）貝母牡蠣醋煅三味各二兩，煉蜜爲丸，如菉豆大，每晚臨臥時服四十粒，開水送下）服丸治愈項癧，無數，依服無失，謂余不信，請嘗試之，惟服丸須宜靜養神，緩緩圖治，庶與藥餌相濟，非是欲速則不達也，

## □中國著名醫學家（五）

（秦乙丙）

十五、王叔和

王叔和、晉高平人、爲太醫令、性致沈靜、博通經史、窮研方脈、精意診切、洞識修養之道、撰脈經十卷、脈訣四卷、脈訣圖要六卷、脈賦一卷、仲景作傷寒論錯簡、迨叔和撰次成序、得成全書、（名醫傳）

十六、皇甫謐

晉皇甫謐、字士安、安定朝那人、博綜典籍、後得風痺疾、猶手不釋卷、著甲乙經及鍼經行世、（晉書）

十七、巢元方

巢元方、隋人、爲太醫博士、奉詔撰諸病源候論五十卷、罔不該集、今行世爲巢氏病源、（古今醫統）

隋大總管叔謀、病中風、起坐不得、煬帝令太醫令巢元方視之、曰、風入腠理、須用嫩肥羊蒸熟、摻藥入之、則瘥、如其言、未盡劑而瘥、（開河記）

十八、葛洪

葛洪、字樹川、晉句容人、好神仙、精導引、於醫藥尤有心得、從祖葛元、三國時吳人、學諸成仙、洪師事元之弟子鄭隱、及南海太守上黨鮑元、嘗於元帝時、以平賊功、賜爵關內侯、惟秉性孤高、見天下亂、數召不赴、聞交趾出丹、求爲其地令、以煉丹、著有肘後備急方、金匱藥方、（醫史）

十九、孫思邈

孫思邈、隋唐間京兆華原人、七歲就學、日誦千餘言、弱冠、善談老莊百家之說、兼事釋典、洛州總管獨孤信見而歎曰、此神童也、但恨其器大適小、難爲用、周宣帝時、思邈以王室多故、乃隱居太白山、隋文帝輔政、徵爲國子博士、稱疾不起、嘗謂所親曰、過五十年、當有聖人出、吾力助之以濟人、及太宗即位、召詣京師、嗟其容色甚少、曰、故知有道者、誠可尊重、羨門廣成、豈虛語哉、將授以爵位、固辭不受、顯慶四年、高宗召見、授諫議大夫、又固辭不受、辭疾請歸、特賜良馬、及鄱陽公主邑司以居焉、當時知名之士、宋令文孟詵盧照鄰等，執師禮以事之、（唐書）

## 幸福之門

□酈城凌雲燦君問

鄙人素患胸脘疼痛入夜尤甚噯蓄酸水吐出方安冬令則發立春則減請賜良方

□答凌雲燦君問（楊志一）

據述胸脘疼痛。嘔吐酸水。良由中氣不足。肝氣橫逆。濕滯內阻。胃失降和。冬令則劇者。陽虛不敵外寒也。立春則減者。中寒得溫和之助也。治擬疏泄厥氣。和胃化濕。

川桂枝　八分　抱茯神　三錢　製香附　錢半　紫蘇梗　錢半　佛手　一錢　大白芍　二錢　金鈴子　二錢　春砂殼　八分　左金丸包　七分　延胡索　一錢　生熟苡仁　各三錢　仙半夏　錢半　陳廣皮　一錢

# 幸福報

紐儀署（印）

三請看實事求是造福人羣之本報三

◀第九十五期▶

（民國十八年四月三十日）

◀每份售洋二分▶

（館址上海浙江路洪德里四七八號）

定報價目
每三日出一張。五個月一元全年二元寄費在內本外埠一律國外加倍郵票代現九五計值

廣告價目
每期每格（共計五方寸）均排於新聞之旁如嵌入新聞中長期面議

## 本期要目

治婦女面上雀斑方
急性白濁效方
喉痧白喉新著
咽喉審治法（續）
一個患陰蝨的老嫗
流行性腦脊髓膜炎
丁師治喉要方一斑
高跟鞋與纏脚
中國著名醫學家
治痧原委要訣詩

## □急性白濁效方

### ——八正散

（沈仲圭）

□病家可按方自療

□醫生可審症採用

目下上海最多之病。厥惟花柳。花柳中最多之症。莫如白濁。白濁乃花柳病之輕淺小恙。但不知攝生。或治不得法。亦易成爲痼疾。或變爲下疳疝氣（即睾丸炎）遺精（即精囊炎）痛瘋（即關節炎）。不可因其小恙。而漫不加察也。本病之潛伏期。僅三四日。自覺症狀。初則尿道微癢。龜頭覺熱。時有淡黃色之黏液。徐徐排出。封閉陰莖。而溲時作奇痛。繼則尿道痛若針刺。龜頭發赤而痛黏。液之分泌增加。汁濃厚而色黃綠。尿意頻數。夜間尤甚。陰莖易於勃起。食慾減退。是因白濁菌盤踞前尿道。而起急性炎症也。吾人既知白濁之病灶在尿道。則治療之法。自以通利小便爲第一義。蓋尿道之病毒。得藉尿液之冲洗。而排除淨盡也。查衛生寶鑑有八正散一方。用瞿麥、扁蓄、車前、滑石、木通、山梔、甘艸、大黃、羣隊利水之品。刺激腎臟。使尿量加多。毒不能留。則疾自愈矣。張隱菴謂「小便不利者。用麻黃、杏子、配八正散。內加二味。其應如響。」則本方不僅爲白濁專方。亦易收覆杯之效。至其所以加麻黃、杏子者。取上竅（肺）開而下竅（膀胱）自利之義也。

## 女界福音

### 治婦女面上雀斑經驗方

## 美容奇術

（陳毓貞女士）

每見婦女面上多生雀斑。以致美容變爲醜貌。殊堪惜焉。昔年余亦患此。百計千方。求愈不得。諸凡市所售之美容消斑等藥粉藥水。無不遍試。終無效驗。乙丑春求學於上海女校。蒙同學許秀娟姊授余經驗方二。一係內服。一係外用。試驗一月。果見雀斑漸退。繼續半年。斑盡退矣。茲特登於本報。俾患同病者。亦得治愈也。

（一）內服方。炙升麻（三錢）蒼耳子（三兩）甘菊花（二兩）黑芝麻（三兩）肥玉竹（三兩）生地黃（三兩）牡丹皮（二兩）連翹殼（一兩）生甘草（四錢）右藥各研細末。和勻。每飯後以米湯調服一錢。忌食一切動火之物。並戒憂思鬱怒。

（二）外用方。甘松（五錢）山查（五錢）白殭蠶（一兩）白梅肉（五錢）猪牙皂角（一兩）紫背浮萍（五錢）香白芷（五錢）蜜陀僧（五錢）鷹糞白（三錢）共研極細末。每晚以蜜水少許。調敷面上。次晨以溫水肥皂擦之。

民國十八年四月三十日　幸福三日刊　己巳年三月二十一日

幸福三日刊　三七八

## 「喉痧」「白喉」新著（二十一）（吳江宋愛人）

形神俱疲者皆是。然仍以色慾爲最著。尤以色慾爲最不能免。腎精乾枯於下。邪火鴟張於中。肺液焦灼於上。肝心脾肺之陰液俱耗。而又適逢時令寒煖之不節。天氣亢燥之過盛。故爲萬惡之性慾爲奴隸而不能保養精氣者。白喉多不獲免。此皆關於人事之不善。固無關於天氣之變化者焉。欲究詳細。再於第七章白喉原因中補述之。

### 第二防禦……爲戒除烟酒

其次則爲煙酒之害。與喉證亦極有關係者。喉證之爲病。無論喉鵝。喉蕈。喉癬。喉痺。等證。及喉痧。白喉。未有不係於燥火之亢盛。薰蒸於臟腑。結毒於咽喉。而成。此證之診斷所得。確有公認之理絲也。而烟酒之辛熱。烟酒之毒質。固不言可喻。而何以人之趨之若鶩。曰。酒可以和血絡。陶性情。煙可以順氣機。獲遐齡者。（一名長壽膏。其荒謬殊甚。）而不知其所謂和血絡。陶性情者。特其麻醉性耳。所謂順氣機。獲遐齡者。亦不過藉其刺戟性耳。萬物有刺戟性者。其初固未嘗不可以醒腦力。增思慮。助消化。添血輪之沸騰。進氣機之速率。如茶之足以醒脾清胃。（未完）

## 咽喉審治法（續）（許半龍）

初起服荊防敗毒散寒熱退，用清咽利膈湯。吹玉鑰匙。風熱喉痺者。因久積熱毒。因而感風，風熱相搏而成。其腫紅而微紫。其形如拳。壯熱惡寒。宜清咽利膈湯。酒毒喉痺者。乃酒毒蒸于心脾兩經。熱壅咽喉。面赤。目睛上視。宜鼠粘子解毒湯。陰毒喉痺者。陰虛熱邪內結。初覺時癢。紅絲梗痛。其色淡紅。宜甘露飲。傷寒喉痺者。乃傷寒遺毒不散所致。八九日後。喉痺熱毒。入於心脾兩經。吹玉鑰匙。若卒然如噎。吞吐不利。係寒氣客於會厭也。宜蜜炙附子片含之。勿嚥，始終忌用苦寒之劑。

主治方

鼠粘子解毒　荊防敗毒散　清咽利膈湯　甘露飲　玉鑰匙

六喉痹此症咽喉乾燥如毛草常刺喉中。微腫微痛。日久。其色紫暗不鮮破爛，腐衣疊若蝦皮。聲音雌啞。喘急多痰。乃腎液虧耗。相火炎上消爍肺經也。腫吹玉鑰匙。腐吹金不換散。有楊梅結毒於肺胃而發者。在咽喉肺管之上妨碍飲食。種種不見。吹藥不到者難治。

主治方

甘露飲　加減八味丸　玉鑰匙　金不換散

（七）喉癬此病咽嗌乾燥。初覺時癢次生苔蘚。色暗不紅。燥裂疼痛。時吐臭涎。妨碍飲食。此熱結於胃。胃火薰肺而成。廣筆鼠粘湯主之。務須清火寡欲。戒厚味發物。（未完）

## 醫林點將　怪病奇治

### 一個患陰癢的老嫗（朱振聲代作）

病之不經常見者謂之怪。治之別出心裁者謂之奇。怪病非奇治不愈、奇治無怪病不彰。雖然。病雖百怪。必有其原。治雖千奇。難逃乎理。如去歲陳姓老嫗之陰癢症。曾經中西名醫之治療。數載未愈。發則徹夜不寐。前醫所用之方。或以清熱利濕之劑。或以炙肝片夾之。據云。不但無效。而癢反更甚。余因與其子善。聞而奇之。歸後。偶憶某書曾載黑歸脾湯能治陰癢一症。因仿其意。用黨參四兩。桂圓肉四兩。煎濃汁。囑其存申戌子分三次服盡。明日詢之。據云。服藥後。即能酣寐。至今日日晡始醒。病竟霍然。衆以爲奇。余曰。治本無奇。特因衆人未能憶及故耳。此症因高年血燥生風。今不養其血。而反利其濕。此病之所以不愈也。要知利去一分濕即傷其一分陰。濕愈利則血愈虛。血愈虛則風愈甚。欲其癢之止息。其可得乎。古人云。治風先治血。血行風自滅。余之所以用此者。亦惟養血而已。血足則風自滅。風滅則癢自止。彼清熱利濕之劑。果能治濕熱下注之陰癢。而不能治血虛生風之陰癢，故余嘗曰。百病必有其原。千治難逃乎理。醫者苟能探其原而據其理。則病雖百怪。亦未有不愈者。

## 流行性腦脊髓膜炎之原因證狀及療治（二）

顧允若述 宋愛人錄

▲原因 按歐醫細菌學家斷為本證有特殊細菌，繁殖脊椎神經，及腦神經，能令神經起有劇變，確為本證之重大原因。然對於該項細菌之性類，則尚未確實明瞭，故歐醫於本證療治，尚無特效發明、無怪毒菌飛揚，而人類將受其荼毒矣，然而歐醫無特效療治，而中醫則確能隨證處方，歐醫未識細菌之性類，而中醫轉有辨別細菌生殖原委之可能。何以故。蓋中醫根據於天時氣候之變化而菌類生殖死亡之原理。遂不難推究而得也。就著諸『氣化』之說。不合於二十世紀之科學。吾即以歐醫沛登考否氏之三因鼎立之說以證明之。沛氏曰。『所謂三因鼎立者。「一」為細菌瀰入人體。「二」為氣候不適於人類的生活。而適于病菌之發育。「三」為人體自身之抵抗力薄弱。不能抵禦疾病。「凡此三者。幾成鼎立。如缺一即不能成病。」則沛氏之所謂氣候不適於人類的生活。而適於病菌之發育者。非即中醫之推究氣化。根據六氣。為萬病之原因。藥治之方針乎。況近日於流行性腦脊髓膜炎而外。同時尚有實布的里。（即白喉）猩紅熱•（即喉痧）等急性傳染病。其所以然者。無非正合沛氏所謂氣候不適於人類的生活。而適於病菌之發育故也。且根據細菌學家考驗實布的里等細菌。其報告謂『喉風桿菌。能耐常期之燥空氣。雖加以銷毒。不稍促其生命』。可見菌類形態不一。而生活亦各有稟受。如喉風桿菌等旣能耐常期之燥空氣而不稍促其生命。則該項同時發生之菌類。為稟受於氣候燥火太過。燥氣（非其時而有其氣。謂之淫氣。）所感者。已可證明。則所謂『腦膜炎菌』。亦可一類同推矣。今春天氣亢燥。久晴不雨。自然界之空氣。適有亢燥而無濕潤。燥之太過。空氣劇變而稟受此燥氣之菌類適生。近時之最著者。為『實布的里菌。』為『猩紅熱菌』。為流行性腦脊髓膜炎菌』。同時竊發。而時疫遂成。其不盡人而病。或病而間有可生者。從淺顯的說。即沛氏所謂『人體自身之抵抗力薄弱。為病菌所瀰入』。視其人之抵抗力為何如耳。其有或病實布的里。或病猩紅熱。或病流行性腦膜炎者。此病竈各異。受邪不同。（中醫對于時疫或證。其原因則根據六氣。其診斷則根據六經。辨斷明白。生死無不立判也。）而為天氣之過于亢燥。不合時令之需要則一也。故本證原因。於中醫學說。可斷為燥火太過。結為溫毒。（即如上述幾種菌類。亦皆稟受此溫毒而生。亦可斷言也）。溫毒從口鼻而入。直行中道。撼擾表裏。遂致全身發狀。同時俱發。（症狀詳後）。其最為緊張而顯著者。厥為神經起有劇變。中醫謂之動風者。（即痙病一以其象形而言。）中醫謂之為厥陰肝經者。（此指溫毒內陷而言）。以肝為最大隱證。全身神經系統，與肝臟為息息相關。故內經謂『諸風掉眩。皆屬於肝。』而凡病之為掉眩者治以清肝柔肝之劑（未完）

## 丁甘仁治喉要方一斑（楊志一輯）

敗毒湯（自訂）

專治痧麻未曾透。項頸結成瘰毒。腫硬疼痛。身熱無汗之證。

荊芥穗 錢半 薄荷葉 一錢
連翹殼 三錢 生蒲黃 三錢
熟石膏 四錢 炒牛蒡 二錢
象貝母 三錢 益母草 三錢
生甘草 六分 京赤芍 二錢
炙殭蠶 三錢 板藍根 錢半

如大便泄瀉。去牛蒡石膏、加葛根黃芩黃連。此肺胃疫毒。邪熱移於大腸也。如初病泄瀉。可仿喻氏逆流挽舟之法，荊防敗毒加減。如挾食滯。可加查曲之類。亦不可執一而論。

加減竹葉石膏湯（自訂）

專治痧麻之後。有汗。身熱不退。口乾欲飲。或咽痛蒂墜。咳嗆痰多、等症。

青竹葉 三十張 桑葉皮 各錢半 金銀花 三錢 鮮蘆莖 一兩去節 熟石羔三錢 光杏仁三錢 連翹殼 三錢 白蘿蔔汁 一兩 生甘草 六分 象貝母 三錢 冬瓜子 四錢 （完）

## 勞心流注驗方

大熟地 於朮 鹽炙耆 補骨脂
枸杞 炙甘草 淮山藥 歸身
淨紅花 象貝母 杜仲 茯苓

按此方妙在紅花活血象貝泄肺乃十補一瀉之法也（丁武奇）

## 治仳癘毒

金銀花 細茶葉 白礬 甘草

等為末每服三錢隔日一服萬無一失（丁武奇）

## □高跟鞋與纏腳

(續)　(毛靜女士)

因爲本來有弓形的足能減輕行路時的地平反動力。現在給鞋跟加高。那末弓形足也向前傾了。步履的時候。就沒有彈力性來減除地平的反動力。而且還有高跟的反動力增加。腦是人身最重要的機關。假使常常震動她。不久就很容易生頭痛腦暈的那種毛病。而且着了高跟鞋。能使頭頂與脚心不成垂直。頗有前傾的趨勢。久長之後。尻骨盤向前突出。子宮也換了自然的位置。因此而招不孕和身體衰弱的各種疾病。歐美諸國的女子。他們都是穿高跟鞋。並沒有因此發生不孕衰弱的毛病。可是這因爲中西女子的生理構造。亦有不同的緣故。而且穿高跟鞋。又是她們的慣性。所以歐美女子穿高跟鞋。不但不生疾病。而且都很強健。我國女子穿了。無形中就很容易感到頭腦暈痛的疾病。這是最可怕最危險的東西。尤其是帝國主義愚弄女子的桎梏。在這男女平權的中國境內。竟不絕的將這舶來品的奴性東西蔓延着。委實是可以驚惶浩嘆的一件事。黃勞逸君已經在廣濟醫刊五卷六號內題名女子解放聲中的高跟鞋那篇論文裏。將他的利害說得詳細無遺。諸君要仔細了解他的害處。不妨參閱該刊黃君的那篇文章。(完)

## □中國著名醫學家(六)

(秦丙乙)

### 二十　王冰

王冰。唐時人。寶應中爲太僕令。號啓玄子。篤好醫方。得先師所藏太素及全元起書。大爲編次。著素問答八十一篇二十四卷。又著元珠十卷。昭明隱旨三卷。(古今醫統)

### 二十一　王燾

王燾唐人。性至孝。母病數歲。躬親湯藥。衣不解帶。卒不起。因發憤事醫。著外臺秘要。初仕徐州司馬。累遷至鄴郡太守。所至淸廉嚴明。口碑載道。而醫名尤雀起一時。(酉陽雜俎)

### 二十二　錢乙

宋錢乙。字仲陽。鄆州人。父穎。善醫。嗜酒喜遊。一旦東之海上不反。乙方三歲。母蚤死。姑嫁呂氏。哀而收養之。長教之醫。乃告以家世。乙即泣請往尋。凡八九反。遂迎父以歸。時年已三十矣。鄉人感其孝。賦詩以詠其事。乙事呂如父。呂歿無嗣。乙爲收葬成服。初以顱顖醫著名。後至京師。視長公主女疾。有效授翰林醫學。皇子病瘈瘲。乙進黃土湯而愈。神宗召問黃土所以愈疾之由。對曰。以土勝水。水得其平。則風自止。帝悅。擢太醫丞。賜金紫魚袋。由是公卿家延致治病。奏效特多。年八十二卒。所著有小兒藥證直訣四卷嬰孩論一卷(宋史)

### 二十三　張元素

張元素。字潔古。金易州人。八歲應童子試。三十七舉經義進士。犯廟諱下第。去而爲醫。無所知名。夜夢有人用大斧長鑿。(未完)

## □治疹原委要訣詩

幸福社社員陳乙蓮

第一欲識孩童出疹因。必從初熱辨其眞。汗洋目淚鼻流涕。煩躁難言咳嗽頻。

第二疹雖胎毒亦時行。症似傷寒貴辨明。寒熱往來兼嘔噦。眼胞略腫赤腮呈。

第三要知疹毒屬誰經。須向心脾並肺尋。變症多端休泛視。提防熱毒內攻心。

第四疹屬腑陽實熱多。宜從發散淸涼過。瘢形未現投升葛。更佐羚羊表裏和。

第五發熱多時疹發生。沉昏眼赤譫兼驚。心經火旺施犀角。涼血鬆肌相輔行。

第六發熱三天疹現明。如痲如粟淸神淸。色紅活潤成瓣片。九逼三回熱毒平。

第七痲出復沉色黑焦。胸高氣喘肌膚消。口張又見臭腥味。鼻扇聲嗄藥莫療。

□□□讀者諸君請注意本報九十一期喉痧號□□□

介紹衛生方法　幸福三日刊　指導康健徑途

# 幸福報

鈍儀署

第九十六期

（民國十八年五月三日）

每份售洋二分

（館址上海浙江路洪德里四七八號）

定報價目

每三日出一張。五個月一元。全年二元。寄費在內。本外埠一律。國外加倍。郵票代現九五計值。

廣告價目

每期每格（共計五方寸）五元。均排於新聞之旁。如嵌入新聞中。長期面議。

## 本期要目



## 外埠購藥諸君公鑒

本館爲方便病家起見。爰有代售靈驗藥品之舉。代售章程。惟外埠函購（一）寄費一律加一。（二）郵票代現九五計算。奈最近多數函購諸君。僅寄藥資。未符代售章程。嗣後務希照章辦理爲要。

## 喉痧與白喉之預防法

（劉華封）

喉痧證治要略曰。喉痧及白喉爲傳染病之急性症。一經傳染。救治不及。不如未病預防。故述預防法三種。曰醫生預防。曰未病預防。曰臨症預防。臚舉於左。

（甲）醫生預防。

凡入疫喉家視病。宜飽腹。須先飲雄黃酒一杯。再以香油調雄黃末。蒼朮末。塗鼻孔。則不致傳染。出則以紙撚探鼻內。得嚏更妙。凡醫生入疫病家診脈看喉。不宜與病者近坐及正對坐。宜存氣少言

（乙）預防未病

凡有疫喉之處。未病之家。宜用驅疫散。（大黃二兩。降香茵蔯各一兩。蒼朮五錢。共研細。）燒烟薰之。以免未病者傳染。近病人臥牀不可用。恐防病者咳嗆。愼之。凡喉病發生之時。宜多食植物品。（如蔬菜水果蘿蔔藕粉之類）少食動物品。（如豬羊牛雞鵝鴨魚蝦之類）以動物肉含有毒質。宜戒飲酒。酒能損血液。宜戒吸紙烟。鴉片烟。水旱烟。因各煙含有毒質。能變壞血液腦筋及喉頭之組織。專釀喉症。（愚按辛辣植物亦忌食之。）飲料。宜用河水江水濾淨滾沸飲之。滾粥飯亦須用此。若不流通之河水。及其水汚穢變色者。不可飲。井水近陰溝便所。尤不可飲、久隔宿之茶。與不潔之茶葉。變色變味者。皆不可飲。（愚按平時飲水皆宜如此。不獨病時爲然也。）若微有喉病。即服王士雄之青龍白虎湯。（青果一兩。蘿蔔二兩。合搗汁。）開水沖服。方雖平淡。效驗頗著。衣服。衣服被褥。宜常時洗換。衣服宜寬鬆。不宜過緊。緊則血液循環受其壓迫。久不洗換。則血中防染不潔之患。衣服亦不宜過暖。過暖則易於出汗。致感外邪。

（接第四頁）

## 『喉痧』『白喉』新著（二十二）

（吳江朱愛人）

咖啡之足以健腦清神。椒薑葱蒜等之足以增加體溫之度數。又如服砒飲燐足以驅禦外寒。大壯陽道。而酒之足以和血絡。陶性情。煙之之足以順氣機。獲遐齡者。亦何獨不然。然而飲茶過度。能令脂肪盡行消滅。肌體黃瘦。咖啡過飲。能令刺戟神經。易為不寐等證。如砒如燐。其毒尤甚。則煙酒之刺戟。其害亦有不堪勝言者矣。要知吾人欲求血絡和暢。則飲食清潔。多事運動。自可操劵而得。陶養性情。尤非寡慾養性不為功。即順利氣機。獲享遐齡。則忍辱和平。曠觀得失者。自能得其旨趣。何必乞助於烟酒

況人類之生理。要以雍容和順。毋求疲勞為最得養生工夫。若氣血經一度之刺戟。即經一度之菀亂。譬之於燭。燭光熒熒。膏已漸竭。而復時為剪拔。增其光燄。盡其膏油。實促其早竭。譬之於輪船火車。機聲軋軋。馬力已充極其量。設司機者復開以不規則之快車。則未有不機輪損壞。越軌遭覆。甚則火燄四射。汽笛爆裂。血肉横飛。頓遭慘禍。為害有不可勝言矣。而借助於烟酒之烈悍。以冀活血順氣者。亦何獨不然

抑又有進者。氣血既經一度之菀亂。則血行沸騰而脈管掀動。此酗飲者所以多有嘔血。便血。痔瘡。等證。氣行太速而轉為奔急。此嗜烟者所以多病痰嗽哮喘。息氣短促等證。欲籍酒力以和血。其結果反多血病。賴烟力以順氣其結果轉多氣病。癮之嗜烟酒者。莫能逃此公例。飲酖酒而為甘之若飴者。其愚誠不可及也。

殊不知煙酒之所以初獲小效者。無非以數日之用量。而盡用於片刻。故吾人如或經劇烈之興奮於前。則無有不轉現衰弱於後。此不可以前日之刺戟。驟覺興奮。自為體魄強壯之特徵而可喜。實其餘勇。為聲色之報效。竭其精力。為性慾之奴隸。亦未可以今日因刺戟之後。轉為衰弱而可慮。蓋前日之興奮。為刺戟的興奮。非為生理的自然而興奮。故其興奮之後。無有不立呈衰弱者。然今日之衰弱。實為體工之休養。以救濟前日興奮時之虧耗。故曰。前日興奮無足喜。今日衰弱不足慮也。然而不明其理者。則未有不繼續其刺戟。以冀得常期之興奮。其愚可憫。其機至慘。無有不至於膏竭燭滅。機輪損壞者矣。

況精血以刺戟而日耗。毒火絲辛熱而日熾。臟腑之液體乾枯。腺體之分泌失其泉源。而尤其顯著者。厥為唾腺之分泌液乾燥異常。如酒後必渴。烟時需茶。此其明證。此即彌救唾腺分泌之不逮。然而不為酗飲。不為嗜煙。則精血決不致於乾枯。唾腺自然潤澤。此就於煙酒者不知也。況唾腺根據於腎腺。（腎之液為唾。）腎分泌為水精之源流。（腎分泌之生理及功用。已略見前章。）腎水虧則五臟六腑俱失其養。水虧則火旺。火旺則毒炎（未完）

## 醫林點將　怪病奇治

### 一個患滑胎的少婦

朱振聲代作

『盡信書不如無書。』這是古人的一句諺語。也是我們醫生的座右銘。我以前在讀書時候。但知道『胎前忌熱。產後忌涼。胎前宜洩。產後忌補。』以為這是方書所載。不可更改。那裏知道也不可一概而論。從前有一個三十幾歲的少婦。她每每受妊三月。就要小產。到現在已經有了三次。所以今年受妊後。就請我去診治。我因為她面色恍白帶青。口淡不渴。飲食不化。脈濡細而形寒。乃進以附桂八味湯。照理。胎前忌熱。那裏可以用附桂呢。但是連服十餘劑。不但無害。反而面色稍紅。飲食稍進。後因煎藥不便。改服附桂八味丸。直至臨產。母子均安。可見安胎本無成方。古書不可拘泥。應當隨病用藥。方能奏效。至於安胎一法。譬如瓜果結實。全在乎天氣溫和。太寒太熱。均非所宜。假使因為體熱火旺而滑胎的。就像瓜果方結。曝日亢旱。雨露少滋。那麼自然要葉萎果落了。用涼藥以養胎。就是熱去果存的意思。至於因為寒體而滑胎的。就像花後結果。後結果。陰雨日久。天氣寒涼。無陽和之氣。所以果子也不能夠長成。用熱藥以養胎。就是使其陽氣舒發。陰寒去而果乃可保存的意思。這種出乎常理。違背方書的。治療。多得很呢。這不過其中之一罷了。

## □流行性腦脊髓膜炎之原因證狀及療治（二）

顧允若述　宋愛人錄

效多卓著。此證之實驗。無可諱飾也。故『溫毒』爲本證重大原因。已可證實。固無須道旁作含者焉。若以是言爲河漢。設一至淡氣增加。而濕流行。則該菌必滅。而腦膜炎亦可暫告結束。請觀之日後可也。

◉證狀　本證證狀之顯著者。厥爲惡寒。發熱。頭痛如劈。項強不能俯。兩腿屈而不伸。四肢麻木。嘔噁交作。旋即神識不清。或發狂。登高。棄衣。或妄語。不休。脈象勁疾。瞳仁放大。急性者。數小時即斃。慢性者。延至數日。亦終於不治。然非不治也。無善法以治之也。其證狀雖如此。而其所以然之故。則不得不逐條說明。與海內方家一商榷之。(一)惡寒有兩種原理。傷寒初起。病在太陽。(寒邪從表入裏。必先經太陽之絡。以太陽爲軀體之最表層故也。太陽爲膀胱經絡)。惡寒不解。此衛氣(即歐醫謂之體溫)。爲寒所折。衛不能獨衛其外。故在表之體溫。遠不若外界之空界。故惡寒。此惡寒之屬於表證者一也。若陽明胃腑熱極。體溫內攻。奔集于裏。則體溫失其均勢。所以裏愈熱。則外愈寒。皮毛膚腠。反不勝外界之寒。故內經謂『重熱則寒』。此惡寒之屬於裏證者二也。然而本證原因。既爲溫毒。溫毒與傷寒大異。故即有表證惡寒。亦決不若傷寒之甚。而裏證惡寒。實較多於表證惡寒也。再於兼證。一一對勘。自能明辨。(二)發熱發熱。本有六經之殊異。(見柯韻伯傷寒論注)。然其大致。一爲表證發熱。一爲裏證發熱。表證發熱者。即根據于惡寒而來。(此指表證惡寒而言)。中醫謂『寒鬱生熱』。即現代之所謂『反動力』作用也。如冬月兩手搏雪。始則寒極作痛。繼則熱烙如火。此其例也。若裏證發熱。爲陽明胃府必有之見證。傷寒論所謂『陽明經症。不惡寒。反惡熱』。者。即近世根據科學。謂燃燒性熾盛是也。(三)項強不能俯此亦爲太陽表證之特徵。緣太陽之絡。上額交巔。絡腦下項。分行肩背腰脊。本經既爲大寒所傷。寒性拘攣。血液凝泣。故神經性起有劇變。而項爲之不柔和也。然而厥陰肝絡。與督脈會於巔。督脈通脊椎神經。血熱之極。血液不能營養神經。(肝藏與神經之關係。已如上述)。則亦有項不柔和。角弓反張。肢體強直。或爲拘攣等證。此中不可不辨。若本證既爲溫毒。似與寒中太陽。性質不同。此不可不活變者也。(四)兩腿屈伸不利。足之三陽。從頭走足。足之三陰。從足走腹。凡兩腿屈伸不利。亦爲血絡熱甚。筋膜乾枯。足經失血液營養。故拘攣不能屈伸。然與寒中少陰。(腎臟)惡寒踡臥。喜向壁睡者。大爲殊異。(五)四肢麻木。四肢稟氣於胃。胃氣布化則血氣俱到。而肢體柔和。今溫毒壅遏胃腑。胃氣不到之處。即血毒停滯之所。故四肢麻木。不能運用。此足見溫毒之盛。凡疫證初起。其四肢驟然麻木者。皆爲險惡之證。(六)嘔吐交作爲陽明(胃)少陽(膽)厥陰(肝)三經必有之見證。傷寒論。謂『陽明病。面赤緣緣。嘔多者不可攻。(即用下藥)。』以其胃氣逆上也。(當以梔子豉湯主之)。又謂『少陽之爲病。心煩善嘔』。此以膽爲中清之腑。邪初入腑。表裏氣逆故也。然要以厥陰爲最劇。論曰。『厥陰之爲病。消渴。氣上冲心。甚則吐蚘』故厥陰爲病。善痛善嘔也。若吐有寒熱之分。吐出清冷。爲厥陰寒。吐出渾濁。爲厥陰熱。此其大較也。本證原因。既屬溫毒。則爲毒火上冲。氣上而不下。類可知也。(七)旋即神識不清或發狂登高棄衣。或妄語不休此陽盛之極。熱迫神經。謂『血之與氣◎幷走於上。則爲大厥。厥者。昏不識人。厥則暴死。氣復返則生。不返則死』。又曰。『陽盛則狂。狂盛則厥』。此理固彰彰易明也。(本節未完)

## □纏喉急閉之良方

(雄黃毒解丸)

雄黃一兩　鬱金一錢　巴豆十四粒去皮油爲末。每服五分。津嚥下。(按)咽喉腫痛脹塞。紅絲纏繞。口吐涎沫。食物難入。爲之纏喉風。多由血熱痰涎壅於內。風熱疫癘襲於外。故以巴豆開痰導滯。鬱金涼血行瘀。雄黃解毒殺蟲。合性猛力巨之品。以治迅速危急之症。固其宜也。

## 小藥囊

歡迎投稿

本欄專載一切簡便實用良方、故用筆務求簡明、功效務求神速、爲讀者增醫藥常識、爲病家闢自治園地、爲人類謀健康幸福、

### ▣洗痔神方　姜措勛

外內均合用

馬莧　白芷　山甲
防風　透骨草　川栢
番白草　蜂房　瓦松
威靈仙　川椒　歸尾
皮硝　蛤蟆草　苦參
甘草　蓮房　地夫子
以上各三錢　或水煎服　或
煎水洗患處

### ▣中惡之治法

（幸福社社員李寒吻）

凡感臭穢瘴毒暴絕者。苟不治即死。急用炭火燒灰一杓。以醋沃之。令患人鼻受醋氣。則可復甦。既蘇。再以藿香正氣散治之。即愈。

### ▣中礟石毒治法

（幸福社社員李寒吻）

不慎而中礟石毒者。可用菉豆研汁。服之立解。

### ▣誤吞針治法

（幸福社社員李寒吻）

偶一不慎。將鐵針吞下。若不早治。必有害於肺腑。或有性命之危險。法用菉豆煮熟。同韭菜吃下。針可從大便而出。

居室。無論堂座。臥室。廚房。明堂。皆須洒掃潔淨。不可容留污穢雜物。及糞土臭水。凡案。椅桌。每日均須洗抹。窗牖宜常開。以通日光空氣。陰溝宜常疏通。且宜常澆石灰水以消毒。痰盂宜每日洗刷換水。

起居。晨起宜早。夜臥不宜過遲。每日須有一二時休息。不可操勞太過。戒憂鬱忿怒。凡此皆能引起內火。而致喉病。

（丙）隔病預防

隔離法。家中有喉痧病人。須將未病小孩婦女等。離居別室。不可令其接近。有喉病人之所。不可入。有喉痧病人不可使之入境。

消毒法。喉痧病人之痰唾糞溺。須埋入土中。不可任意傾棄。入喉痧病人所用之手巾器皿。均須隨時洗滌。

## ▣中國著名醫學家（七）

（秦丙乙）

醫開心竅。納書於中。自是洞徹其術。嘗謂運氣不齊。古今異軌。古方新病。不相能也。河間劉完素病傷寒八日。頭痛脈緊嘔逆不食。不知所爲。元素往候。完素面壁不語。元素曰。何見待之卑如此哉。既爲診脈謂之曰。脈病云云。曰。然。初服某藥。用某味乎。曰。然。元素曰。子誤矣。其味性寒下降。是汗不能出。走太陰而亡陽也。今脈如此。當服某藥則效矣。完素大服。如其言。遂愈。元素由是顯名（金史方技傳）

二十四張從正

張從正。字子和。金人。自號戴人。精於醫。貫穿難素之學。其法宗劉守眞。用藥多偏寒涼。然起疾救死。所至輒效。於汗吐下法。用之最精。世稱張子和汗吐下法。著儒門事親。（金史方技傳）

二十五李杲

李杲。字明之。金元間眞定人。世以貲雄鄉里。杲幼歲好醫藥。遠母病而爲庸醫治死。乃益發憤窮研。時易人張元素。以醫名燕趙間。杲捐千金從之。不數年盡得其祕。治病特以脾胃爲重。時人皆以神醫目之。卒年七十二。所著有用藥法象。本草脈訣。內外傷辨惑論多種（元史）

二十六朱震亨

朱震亨。元義烏人也。字彥脩。學者尊之曰丹溪翁。初治經。後專攻醫。得劉張李三家之眞傳。居嘗慨然歎曰。操古方以治今病。其勢不能以盡合，苟將立規矩稱權衡。必也素難諸經乎。發明相火之根原爲陽常有餘。陰常不足之論。數年之間。聲聞頓著。（未完）

## ▣治疹原委要訣詩

（陳乙蓮）

第八　瘄家四忌貴先知。生冷葷腥滯毒危。更有風寒兼穢氣。始終莫犯自咸熙。

第九　乳兒孱弱疹宜輕。頭面稀疎神氣清。若見含糊焦紫色。氣難送毒恐傷生。

第十　出麻不快症多因。觸穢傷風熱毒凝。速用鬆肌清解法。麻荊犀角地黃勻。

十一　三回九遍論其常。疹現稀疎此度量。稠密不堪當別論。毒深熱重治期長。

十二　疹漸收除熱退清。精神爽朗嗽聲輕。風寒飲食猶當慎。免使餘邪變症生。

介紹衛生方法　幸福三日刊　指導健康途徑

# 幸福報

鄒儀署

三請看實事求是造福人羣之本報三

第九十七期

（民國十八年五月六日）

每份售洋二分

（館址上海浙江路洪德里四七八號）

定報價目

每三日出一張、五個月一元、全年二元、寄費在內、本外埠一律、國外加倍、郵票代現九五計值

廣告價目

每期每格（共計五方寸）五元、均排於新聞之旁、如嵌入新聞中、長期面議

## 本期要目



## 論毒藥墮胎之害

陸志英

嗚呼世間最不平之事、莫如無子而求之不得、致有伯道無兒之嘆、多子而生育不已、致有毒藥墮胎之害、此實不平之甚也、嘗見年逾不惑、膝下無兒、或入廟佞神以求子、或請醫服藥以求子、此以無而求有、不生而求生、猶如天心好生、人心好有之常理、無足怪也、獨怪有生而欲其死、有胎而欲其墮、甚至毒藥墮胎、子母俱亡、實屬最可憐惜者也、雖因生育過多、教養困難、或家境清寒、撫育無力、或懼產難、或惡生育、或因其他種種原因、遂思毒藥墮胎之法、庸詎知攻胎之藥、俱屬峻厲、既能傷其胎兒、豈獨不能傷及母體乎、且如水銀、硇砂等藥、皆是腐爛其胎之毒藥、近世竟有不顧天理、不知罪惡之穩婆、妄用此等毒藥、以取厚利、殊不知毒藥之能爛胎者、豈獨不能爛及母體乎、況小產重於大產、蓋大產如瓜熟蒂落、由於自然、小產猶如生採其瓜、傷其根蒂、且毒藥墮胎之小產、尤重於普通之小產、每見因此而墮胎者、多致藥毒上銜、遂成牙關緊閉、口不能言、兩手強直、握等自汗、身熱腹痛、下血不止等症、勢甚危急、醫治莫及、因此而死者、不嘗凡幾、良可悲也、夫胎產乃天地化育之常、本無危險之理、今用毒藥以召其禍、良由人所自作耳、鳴呼好生惡死、誰無此心、生之不追、殺之何辜、一藥下咽、兩命俱傷、其害豈非淺鮮哉、

## 談談青天白日下的女性

（吳藝圃）

我國婦女界、本有攸久之歷史、與榮譽、居於競爭之地位者永矣、殆以數百年來、因於勢力所挾制、凡屬女性、均莫展一籌、致甘落男子之後、致無力發揚其固有本能、相沿習慣、亘古成風、雖到處莫不遭異性之唾棄與壓迫、以其天賦柔弱、嬌脆可欺、顧一般才識超出之女子、因鮮附和者、固亦不敢顯其雄威之手腕、以促現男女待遇之平等、嗟乎、非力之不逮、吾可決其為無合羣與互助之精神耳、斯言至理乎、迺十數年來、匪豈政界少有女性居要職、抑商場上亦鮮有涉足者、所以婦女雖蓄競爭之決心、而無入身之良機、此誠婦女界、一大缺憾、巾幗英雄、亦哨無用武之地也、天運轉環、至今日其能將陳舊之目光而低落女性之人格耶、乃國都南遷後、不圖婦女界、勢焰漸見蓬勃、一躍千丈、從此數百年中、鬱怒未伸、得一旦而氣吐揚眉、是不啻女子再生之幸福、若論目前趨勢觀之、女性供職於政商兩界者、已屬大有其人、頗有一日千里之概、況事事能持始志、不嘆辛勞、初志不移、而心壙豪爽、膽略或有過於男子、是足與男性相抗衡者、較之歐西婦女界、亦能輝映而見勇一時、殊足顯耀國際間之光榮也、值茲國是底定之秋、吾願希國內婦女界、固結同心、一本扶助之精神、初志不渝、以推進婦女界得有永久之勢力、耿耿於心、以翼男女合作而後已、邦人自是羣固、外侮何侵、豈夫未雪國恥、一旦得能團結穩固、又何難一洗國人之奇辱也、此鄙人之進此懇切忠告者、亦不過為姊妹們、鼓勵而前進也矣、

## □「喉痧」「白喉」新著（二十三）（吳江宋愛人）

辛至薰灼三焦，上攻咽喉、夫喉症之成、概無不係於燥火之亢盛。水液之失潤、於是烟酒之害、遂爲喉痧白喉之一大原因矣、前人以酒爲腐腸毒藥、而烟中之成分、尤具有嗎啡之毒素、吾愿養生家、雖無喉疫之患、亦須作蛇蠍之視、則亞東病夫國、除卻兩大害矣、

### □第四防禦…爲吸新空氣

又有寒夜擁衾、覆被蒙面而臥者、此與喉疫最有關係、而最爲危險、蓋呼吸之用、所以呼出胸腹之濁氣、而吸入天空之清氣、以爲互相交換、丹經所謂熊經鳥爪、吐故納新、此確爲養生家導引入手功夫、況人身不獨爲肺氣嘗弛張伸縮已焉、推而至於心、脾、腸，胃等、無不時時鼓動其壁膜、以爲之吸精華、吐濁物、血氣於以流通、腑臟絲斯清潔、而尤以腎呼吸爲最妙、歐說有深呼吸法、使於空曠之地、臨空氣流動而徐徐吸入鼻竅、然充其量、亦不過肺臟擴張、以增加其養氣、（未完）

## □管見錄（十五）　姚石夢

### □傷寒傳變

傷寒傳足不傳手、故病者爲足六經、足太陽傳陽明、少陽傳陽明、陽明不復傳、胃爲中土也、病有發熱惡寒者發於陽也、按發熱而後惡寒、仍須表劑、誤用寒涼、必致筋惕肉瞤、治法小之則梔豉、上之則白虎、太小則三承氣、皆可、

### □三陽現象

太陽病發熱惡寒、陽明病發熱不惡寒、少陽病寒熱往來也、

### □三陽治法

太陽病汗之、陽明病吐之、或下之、少陽病則汗吐下兼施、

### □誤用變症

陽明病蒙被棄去、不可發汗明矣、現以渴症、如發其汗、必致夜不得寐、煩躁、甚則譫語、或狂、故發熱不惡寒、用白虎湯、稍見惡寒、祇宜薄荷大力子等微表之、不得用梔豉、吳下信用梔豉、潯地專任薄荷牛蒡、或亦地方使然耳、足太陽主一身之表、故咳屬太陰、則不如行手太陰爲直捷、且肺主皮毛、病之初入、雖必咳、豈有太陽居下焦而能咳、肺反不能

邪、少陽寒熱往來、卽厥陰熱厥之勝復、陽明證、已化熱爲溫病、陸九芝執是說、故駁吳氏溫熱諸書、

### □無陽與亡陽不同

亡陽者、陽外亡而不守也、其根在腎、無陽者、陽內竭而不用也、其根在胃、發熱惡寒、熱多寒少、病須得汗而解、其脈微弱、則陽無氣矣、陽者津液之根、無陽則津不化而汗之源竭矣、雖發之、其可得乎、故用桂支二分、生化陰陽、越脾一分、發散邪氣、雖得小汗、其邪必解、乃傷寒發汗之變法也、汗出於陽、而生於陰、故妄汗雖曰亡陽、未始不傷陰也、

## 醫林點將　怪病奇治

### □一個患乳懸的產婦（一）（張仲和投稿）

讀本報第九十四期姚夢石先生乳懸篇、欽佩何似、不佞經治此症、錄投本報、以供讀者之參攷、風日晴和，韶光駘蕩、柳明花暗、惹人清賞故每年際此清明佳節、必偕內子返里祀祖、領略故鄉風味、聊爲他鄉作客者、一洗塵囂耳、時至今春、例當一行、於是於月之二十一日、安走當車、飽覽春色、時翹首則遠山翠靄、出沒雲間、時俯首則芳草如茵、桃花含笑、在此目不暇接的過程中、不知不覺、乃瞻衡宇、兄嫂逆余於三徑、童僕歡聚於一堂、居家數日、或偕摯友尋芳、或應親戚小酌、快何如也、一日、方赴天壺包老先生午宴歸、忽一壯年男子逆余於門、細視之識爲王莊之吳某、寒暄數語、彼卽曰、先生、因我妻於月之廿三夜、產一男孩、產時甚爲順利、詎料產後兩乳下墜、乳頭竟懸至少腹、舉家惶急、莫知所措、適周姓嫗、云先生由金壇返里祀祖、故至此請先生撥冗一行、萬勿推卻、余以桑梓情懷、義不容辭、乃隨彼往、至病家、導入病室、則兩老嫗、涕泗滂沱、坐於病者之側、蓋一卽病者之姑、一卽病者之母、見余至、皆起立迓余、余見產婦仰臥床榻、虛汗淋漓、不待診審、而知爲大虛特虛也、及診脈浮細而軟、舌胎慘白而無津、實爲正氣虛極所致、先令以參湯灌服、再以補中益氣重黃耆、加麥冬、玄參、熟地，病者服後稍睡、外用全生集治法、以當歸、川芎、各一斤、令將病室窗牖關閉，不令洩氣、安置炭爐一隻、爇炭其間、火力已旺時、將歸芎攤置炭火之上、復置一桌於爐旁、令人將產婦扶坐椅上、復以米醋灑之、未幾、產婦感收氣味、兩乳竟悠悠上縮、次日、再以原方加減、數服而愈、歸途記此、覺此病實在離奇、誠不負一記也、

第一卷　社會定期刊　第九十七期

# 流行性腦脊髓膜炎之原因證狀及療治（三）

顧允若述　宋愛人錄

▲證狀（續）（八）脈象勁大脈爲心臟血液循環之表見、凡脈搏大率有兩種、極爲危險、一爲心臟衰弱，脈搏微細如絲、或沉濇不耐久按、一爲心臟兆有劇大變化、血液或爲毒火灼乾或爲毒菌侵染神經遽爾緊張、脈搏迺勁硬如緊張弓弦、此兩種者、皆不可治、本證之脈搏勁大而疾、職是故也、（九）瞳仁散大、此精氣渙散之特徵、較之目不了了、（見傷寒論、陽明篇、謂目光昏黯、視若無覩、如腹滿不大便者、卽爲可攻之候）、尤爲危惡，卽目直上視、方書謂肝臟精氣已絕、然獨不若目光散大之百無一生、其有眼白火赤如鳩者此爲毒火上衝之特徵、較之目光散大猶輕也、其餘兼證、尙難盡述、而亦無一定之定局、或兼發斑瘄病瘀、或兼症發頤喉痺、頭額累塊隆起等證、皆爲溫毒攻竄見證、總之溫毒蔓傳已廣、竟至連村闔戶、所病皆類、卽謂之疫、陳修園集、有七十二種瘟疫、詳載無遺（如黑死病等、均可參勘而得）可爲醫家病家對於急性傳染病、奉爲參考也、治之得法、非盡死候、今再紀述本證療治如後、

▲療治　本證原因、旣屬溫、則治法當以淸溫解毒爲主方、旣不可以辛溫發表、又不可以辛香散竄、淸醫喻嘉言先生、『治溫毒以逐解爲功，上焦如霧、升逐解毒，中焦如漚、疏逐解毒、下焦如瀆、抉逐解毒』、【並見邵步靑溫毒病篇）誠要言也、爰以經驗所得、彙述如後　總之治溫毒、令其外散、令其下解、（治一切感證、實證、亦何獨不然）、無使結毒上壅、攻衝巔頂、則曲突徙薪之功、實勝於焦頭爛額者爲夥矣、

（一）苦辛輕劑徐子才謂輕可去實、較爲藥之氣淸而上浮者、蓋在表之邪、當輕而揚之也、本證溫毒、雖與傷寒異、而病毒從口鼻而入、非從表入裏、則與傷寒同、故初起、如裏證未熾、（卽毒菌尙未深入臟腑之謂）、表證方張，當進苦辛輕劑、冀其邪之從外而內者、仍從內而達之於外、此治初起而有表證之要圖也、證狀如惡寒、（此爲表證惡寒、說理見前，然此惡寒、雖屬表證、終不若傷寒惡寒之甚、蓋傷寒惡寒，必面色慘淡、皮膚織急、雖近烈火，猶尙惡寒也）發熱、頭項強痛、然口不甚渴、溲便如常、或溲色略帶微黃、（若再參以脈象舌胎、更爲周詳、惟苦辭費、限於篇幅耳）此時進以苦辛輕劑、最爲中病，爰立『梔豉桔梗湯』、如左、生山梔、香豆豉、苦桔梗、蘇薄荷、嫩桑葉、製殭蠶皂刺或用晩蠶沙、杭甘菊靑連翹、小川連・鮮竹茹、（一）咽痛者、加『紫金錠』、兩三錠、磨冲、大靑葉、三錢、（二）鼻衄者、加生側柏、四錢、鮮茆根、（去心）五十枝、（三）咳嗆痰多者、加眞川貝、三錢、白杏仁、五錢、（四）胸痞嘔噁者、加廣鬱金、錢半、天竺片、三錢、如舌黃膩者、『紫金錠』仍可沖服．或『香連丸』一二錢、白湯送下如肝臟實火冲激。舌色絳紅者、改用『當歸龍薈丸』錢半、惟有表證者、不可驟用、（五）表裏俱熱盛者、加靑蒿、綠豆、甚則再加生石羔、白知母、隨證酌加，此表裏雙解法也

（未完）

# 首烏補腦之實例

幸福社社員沈仲圭

楊景時、黔人、幼年讀書、性極鈍、年十五，四子猶未畢也、父督敎嚴而期望切、恆以夏楚從事、以景時常逃學故耳、一日、逃至山中、不敢歸、至日午、腹饑無所得食、偶以所帶小刀掘地、得一物、略似平芋、食之頗甘、掘十數枚、悉食之、日將晡、家人縱跡至、乃歸、其後漸靈敏、父異之、叩其所以、景時謂無他、不過獨至山中、掘得一物、食之味尙可口、遂多食以充飢、旣而稍覺讀書有悟耳、父遂命景時偕至山中、掘而視之、則首烏也、於是命人悉掘之、得數十百斤、常食之、遂變爲敏明之質、後竟馳譽文壇、

（圭按）西人恆嗤中醫不明腦主思想、無補腦之藥、此實信口雌黃之言也、蓋天一所生之水、循督脈上行入腦、以養腦髓、故患遺精之病人、每苦記憶銳減、先天不足之兒童、輒多愚暗無智、是皆腎水虧耗、不克源源上輸之故耳、然則補腎卽所以補腦矣、吾國本艸、縱無補腦明文、但數千年來、已發明腦與腎之關係、深知腦病之源委、施以根本的治療、無不迅奏奇績、又豈西人僅知腦含燐質者、所可幾及耶、首烏添精益髓、補腎良藥、生服力尤巨、故景時食此、克化愚魯爲穎悟也、

幸福三日刊　三八八

# 又名社會醫學常識報

主持者有經驗及人格　出版務求信用有切實保證

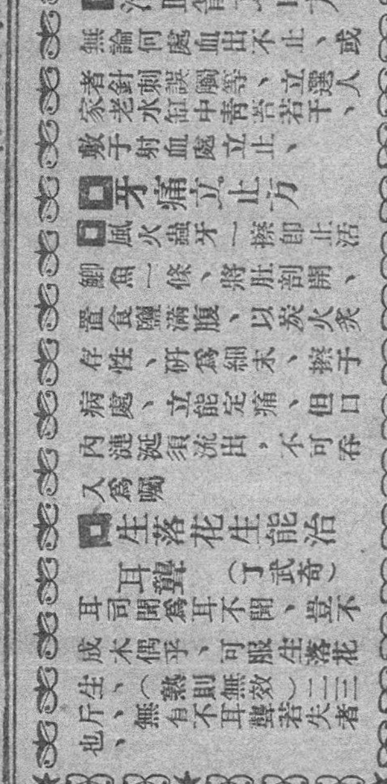

## 小藥囊

歡迎投稿

本欄專載一切簡便實用良方、故用筆務求簡明、功效務求神速、為讀者指醫藥常識、為病家闢自治園地、為人類謀康幸福、

□治落頭疽奇效方（張中和）（即劉口）

香瓜蒂七枚、晒乾研末如無日晒、以陰陽瓦焙之亦可、如未潰者、加梅片五分、用米醋調敷患處、數次而消、如已潰者、以瓜蒂末加梅片末摻之而效、屢試屢驗、萬無一失、

□治血箭立止方

無論何處血出不止、或者針刺誤傷等、立選人家老水缸中青苔若干、敷于射血處立止、

□牙痛立止方

風火蟲牙一概即止、活鯽魚一條、將肚剖開、置食鹽滿腹、以炭火炙存性、研為細末、擦于病處、立能定痛、但口內漣涎須流出、不可吞入為囑

□生落花生能治耳聾（丁武奇）

耳司聞、為耳不開、豈不成木偶乎、可服生落花生（熟則無效）二三斤、無有不耳聾若失者也、

## □中國著名醫學家（八）

（秦丙乙）

年七十八而卒、著格致餘論、局方發揮等書甚多、（丹溪心法）

二十七、劉完素

金劉完素、字守真、河間人、嘗遇異人陳先生、醉之以酒、及寤、洞達醫術、若有授之者、乃撰運氣要旨論、傷寒直格方、精要宣明論、三消論、等書、又為庸醫或出妄說、又著素問玄機病原式一卷、計二萬餘言、然好用涼劑、以降心火益腎水為主、自號通玄處士（金史方技傳）

二十八、薛己

明薛己、字新甫、號立齋、正德時選為御醫、立法處方、偏於溫補、推究病源、引用古方、亦有至理、著有醫案七十八卷（古今醫統）

二十九、張景岳

張景岳名介賓、明人、其父為定西侯客、年十五、從遊京師遇異人金英授以陰陽運氣之術、凡十有二年而盡傳其祕、治病一宗東垣重用參者、嘗以人參附子大黃熟地、為藥中四維、參地為相、黃附為將、一時名重、無出其右、著有景岳全書、（通一志）

三十、李時珍

明李時珍、字東璧、好讀醫書、憾於醫家本草自神農以後、各家先後增補至一千餘種、反失其真、因窮搜博采補闕刪煩、閱三十年、三易稿而成、合五十二卷、名曰本草綱目、書成、將上之朝、時珍卒、神宗詔修國史、其子以父遺表及遺書獻、上命刊行天下、自是士大夫家有其書、（明史）

三十一、李中梓

明李中梓、字士材、為諸生、有文名、屢試屢中、因體弱善病、自究方書、遂精醫、著述甚富、（西京雜記）

（未完）

## 幸福之門

□楊幹卿君問

鄙人年六十五左目失去作用并無紅腫發炎之象外人視之若無恙也誠恐影響右目請賜治方

□答楊幹卿君問（楊志一）

按五臟之精、皆上注於目、目之光明、全賴精之灌注、今君恙左目視物羞明、并無紅腫發炎等象、純由高年氣陰不足、臟精無以上注也無疑、治宜充實臟精、但非旦夕之功、

石斛夜光丸　四兩

每早晚空腹吞三錢開水送再杞菊地黃丸亦可合用

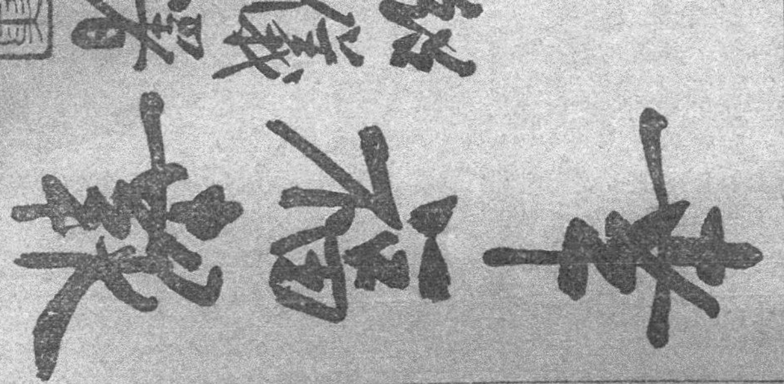

指導健康途徑　三日刊　幸福　介紹衛生方法

# 幸福報

◀第九十八期▶

（民國十八年五月九日）

◀每份售洋二分▶

（上海浙江路洪德里四七八號）

定報價目

廣告價目

本期要目

女子四個時期之衛生

外埠購藥諸君公鑒

本館為方便病家起見。爰有代售靈驗藥品之舉。代售章程。惟外埠函購(一)寄費一律加一。(二)郵票代現九五計算。(三)最近多數函購諸君。係寄藥貨。未符代售章程。嗣後務希照章辦理為要。

## 女子四個時期之衛生

高濟寧

（一）月經時之衛生　女子在行經時期、最宜注重身體及局部之清潔、陰戶之間、每日至少須洗滌一次、下部宜溫暖、切勿受涼、身體宜安靜、睡眠宜充足、若身體及局部之不潔、睡眠不充足、精神過於勞動、不忌生冷等、皆非所宜、蓋此時期、若稍不留意則疾病蜂起、影響前途、未來之患何堪設想、至於月經過多過少、先期後期、以及色之不正等、皆為疾病之預兆者、急宜就醫診治、並須詳細說明病狀、以助診斷、俾可早除病魔、得享快樂之青春年華、其有三月一至、謂之按季、一年一至、謂之避年、更有一生不行而能受胎者、謂之暗經、此乃生理之自然、非疾病之徵兆也、此女子所當明瞭者、

（二）妊娠時之衛生　妊娠一事、為女子之大務、一家之悲哀喜樂皆繫焉、故此時期亦須注重衛生、身體宜有相當之運動、然不可過於勞碌、最好常抱樂觀主義、不問家事、家人亦不宜以煩事相擾、宜閱有益之書畫、宜食富有滋養料及易於消化之物、睡眠宜十分充足、衣服宜寬大而輕鬆者、此妊娠衛生之大略也、希女界注意之、

（三）分娩時之衛生、凡妊婦將產之時、亦須注重衛生、不可過於用力、臨盆不可太早、宜安臥、臥宜正、不可側、房中溫度須適宜、天熱宜以井水置於房中、以解熱氣、天寒房中宜置炭火、以避寒氣、惟不可太熾、隨侍之人、不可太多、不可喧嘩、驚訝、哭啼、太息、及求神問卜等、最宜安靜、須知用力過度、氣力已衰、致有難產之患、側臥能使胎兒不能轉身、遂成橫生倒產、喧嘩驚訝等、最使產婦心慌、此亦女子所宜注意者也、

（四）產褥中之衛生　凡婦人生產之後、全身經脈空虛、骨節鬆解、在此時期、尤宜靜養、以安臥半月或一月為必要、若勞動太早、或飲食不慎等、皆成疾病、而為終身之大患、此又女子所不可不知也、

幸福　三日刊　三八九

幸福三日刊
十八年五月九日　己巳年四月初一日

## 論孕婦常食海松子之益　俞步卿

昔日仲景謂婦人妊娠、宜常服當歸散、及白朮散、蓋所以防胎病、胎動、小產、難產等患也、然無病而預服藥劑、必非人人之所欲也、惟常食海松子仁、既可免除胎產諸疾、又可免除服藥之苦、誠良法也、但世人未知此法、且亦未知其益、故特論之、蓋松子仁辛香甘潤、與當歸之性味相似、能補血以養胎、其益一也、以仁補心、與柏子仁之性味相同、能補心以養胎、其益二也、海松經冬不凋、食之能使胎兒堅強、其益三也、巨大而長、食之能使胎兒長大。其益四也。溫而不燥。體熱者食之無妨。其益五也。潤而不寒。體寒者食之無害。其益六也。且芳香而不苦。能醒脾胃。勝於和胃安胎藥之砂仁。其益七也。甘潤而不苦。能導大便。勝於潤腸安胎藥之知母。其益八也。補而不滯。可補虛弱。其益九也。補而能潤。可防難產。其益十也。由此觀之。孕婦常食松子仁之益。豈淺鮮哉。

## 咽喉審治法(續)　(許半龍)

主治方

廣筆鼠粘湯

(八)上腭癰——一名懸癰。生於口中上腭。由心腎二經與三焦經積熱而成。形若紫葡萄。舌難伸縮。口難開合。鼻中時出紅涕。令人寒熱大作。初起黃連消毒飲。加桔梗。玄參。兼吹冰硼散。日久腫硬下垂不消者。以燒鹽散點之。

主治方

黃連消毒飲　冰硼散　燒鹽散

(未完)

## 管見錄(十六)　姚夢石

**痺痛**

身半以下之痺痛、獨活寄生湯甚效、背痛、屬濕熱、木防己湯主之、臂痛、舒筋湯、周身痛者、此國公酒、痺症有風熱化燥一症、宜用涼潤、

**不食**

胃燥不能食者、重用熟地而能食也、弗可認不食爲胃弱、而禁地、

**百合病**

便溺則頭痛腹痛、乃屬象徵、投以小建中加百合知母而安、

**疝氣**

用沙參一兩同豬肚煎湯服甚驗、三層茴香丸用沙參即此意耳、

**膽脹炎**

血熱上冲膽府、膽熱發炎、勢必口噤壯熱、致有項強搐搦、頭痛眩暈、嘔吐、脊椎疼痛、用玉樞丹與竹瀝薑汁和下、及點灸而愈、或刺百會尾閭二穴

吊炎法、石膏與人參並用、奏功尤速、

## 醫林怪病奇治

### 一個患喉珠的小孩(二)　(張中和投稿)

夏曆冬月念一日、即新曆十八年元旦、于上午十一時許、偶來男女一班、極形愴惶、肩一童子、至余診所、即有一老嫗出向余曰、先生可是張中和否、余曰、然、汝來何爲、何如此慌張、嫗曰、我家於距鎮約八里許之壩頭村、○姓也、因小孫于三日前、喉間言痛、作夜偶然增劇、湯水難入、家人無措、鄰翁云云、先生精喉科、故來鎮就治、語畢、即令該孩至余前、余以物壓舌視之、見咽喉中央懸一狀似櫻桃之紫泡、上有紅絲一縷、懸紫泡而垂、余乃對老嫗曰、此乃喉珠也、症屬危險、的是難治之症、嫗又泣訴曰、先生以刀割歟、抑以他法治歟、余正色對曰、何來此語、斯症經刀則死、旁有一中年少婦、偶然兩淚交流、余訝然詢故、嫗曰、伊乃我之次媳、即小孫之母、惜緣本年八月間、伊之次子、亦患此症、延○喉科以刀割之、旋回家即斃、想伊適聞先生言、此症不可經刀、觸伊次子枉死之慘、故流淚耳、余即遵王洪緒所著、馬培之加評之全生集之法施之、令先取土牛膝搗汁加米醋少許、令病者仰臥、從鼻孔滴入三四次、未見絲斷珠墮、復即杜撰一法、以臥龍丹自鼻吹入、未一時、即連聲噴嚏、噴嚏當、而紅絲斷矣、紫泡墮矣、吐出紫血甚夥、復以桐油餞雞翎探吐、又吐出紫血並痰涎半碗、此時小孩霍然若失、余恐餘毒未盡、更擬一方、以清咽利膈湯、令伊回家煎服、次日老嫗攜孫、欣然而來、至診所、即曰小孫已告全愈矣、

第一卷　社會定期刊　第九十八期

# □流行性腦脊髓膜炎之原因證狀及療治（四）

顧元若述宋愛人錄

▲療治(續)(二)甘涼輕劑如表邪化熱、已入陽明、經氣、(按中醫明辨六經證狀、至爲精細、即如同一陽明證、而有在經在腑之異、讀傷寒論自知)見證爲惡寒發熱、惟此時惡寒極微、而發熱則熾盛、頭痛、項背不柔和、口渴喜飲、嘔吐頻作、溼溲變色者。急進甘涼之劑、立『加味葦莖湯』如左、活水蘆根、桂府滑石、生山梔、香豆豉、粉葛根、青連喬、天花粉、鮮竹茹、若陽明熱甚者、合『新加白虎湯』爲一劑、酌加生石羔、白知母、寒水石、生米仁、以清解陽明經氣之熱、若兼四肢麻木者、張石頑謂此即時疫之報使、當即參加解毒、如川連、黃芩、銀花、人中黃、犀角、羚羊等、均可隨證酌加、雖有定法、然須變通也、(三)清熱解毒輕劑疫邪無有不間毒者、故清熱之外、當參解毒、如身尚微惡寒、(按此惡寒、爲自覺性)、而壯熱如烙、神識漸蒙、皮膚或現斑點、頭痛項強、嘔吐煩悶、此時溫毒已入陽明血絡、較之陽明經氣又進一層、非清熱解毒不可、爰進『銀花解毒湯』金銀花、山豆根、鼠粘子、生山梔、青連喬、馬勃、射干、板藍根、生甘草、上川連、淡苦芩、嫩薄荷、鮮蘆根、於清熱解毒之中、仍以宣絡舒氣爲溫毒出路、蓋有出路、則斷不致上壅、此治法要訣也、(四)清熱解毒重劑如大熱、大渴、狂言見鬼、登高棄衣撮空理線、頭痛如劈、項背牽強、或斑瘄焮紅、發頤喉痺等證、此熱毒熾盛、已成燎原、當以清熱解毒重劑與之、爰立『加味犀羚白虎湯』如『神犀丹』、『紫雪丹』等、皆可與之、烏犀角、羚羊尖、上川連、生石羔、生知母、生白芍、鮮菉豆、大青葉、陳年金汁、金銀花、薔薇露、生米仁、鮮蘆根、若頭痛如劈、大便鞭祕、舌胎如沉香色、而堅斂如刷者、可參以『承氣』、法如中加生只實、玄明粉、甚則加生川軍、以竣奪之、使毒火下洩、則斷不致上壅、此去火抽薪之法也、然本證至此、已入危途、方書有脈弦者生、濇者死、然要以陽病得陽脈者生、若過於弦硬如索、亦非佳兆、(說理已詳前章)、按烏犀角、羚羊角、及神犀、紫雪等、若至發狂熱極者、均須重用、竟有用至二三錢者、此屢驗之方也、(五)清熱宣絡重劑　絡爲血絡、直行者爲經、橫行者爲絡、即歐醫之所謂動脈靜脈也、故溫毒爍傷血液、經絡不獲營養、則神經必起有劇大變化、爲頭痛如劈、爲項背強硬、爲肢體拘攣、中醫謂之『痙病』於小兒俗謂之『驚風』、歐醫斷爲『腦膜炎』者如此、實則血液爲溫毒灼傷、神經爲之緊張是也、(當參觀前章)然療治之中、有滋潤血液以清其源者、有宣通經絡以開其支流者、然血液雖枯、而病毒必盛、經絡空虛之處、溫邪熱毒、必有稽留、故欲養其經、必先宣其絡、使絡無所瘀、則經自可舒、而拘攣強直可減、爰立『犀羚甘露飲』、烏犀角、羚羊尖、生山梔、生白芍、生石決、鮮生地、鮮竹瀝、鏡面硃砂、明淨雄黃、金銀花、人中黃鮮甘露根、五兩、打汁、冲、蚌殼水代藥水、另取白頸蚯蚓、長約六寸許者、二條、井水冲洗、打汁冲、如蚯蚓不易得者、乾地龍代之、或取鮮細葉菖蒲、重用打汁、冲、亦佳、蓋皆藉此以清熱宣絡也、如有毒血壅滯者、當參用刺法、

(六)清肝鎭衝重劑　如陽毒熾盛、陰血素虧、方書所謂肝陰薄弱者如肚熱頭痛、項背強直、肢體拘攣，而舌色絳剝、(若舌質枯萎如秋葉者、爲陰血已竭、十死八九)脈細而數者、治法於鎭肝清絡之中、當兼顧陰分、立『鎭衝玉女煎』主之、生石羔、鮮生地、石決明、紫石英、生白芍、白知母、嫩白薇、莧麥冬、生鱉甲、生牡蠣、靈磁石、川牛膝、此方滋養陰血、導火下行、以清肝熱、此邪實正虛之一法也、其餘補正驅邪等法、全在臨時活變、此不過述其大者耳、總之『腦膜炎』、爲溫毒之攻冲於腦者、溫毒即爲產生此項病菌之原素、故能治溫毒、即能治腦膜炎、固無煩平抽取椎脊、減輕腦部之壓迫、雖不致抽盡脊髓而致他變、然決非妥善法也、質之明達、以爲然否、(完)

出版務求信用有切實保證　　**又名社會醫學常識報**　　主持者有學識經驗及人格

## 小藥囊

歡迎投稿

本欄專載一切簡便實用良方、故用筆務求簡明、功效務求神速、爲讀者增鑿藥常識、爲病家闢自治園地、爲人類謀健康幸福、

### 去贅肉方（丁武奇）

用白丁香（一頭尖者爲雄兩頭尖者爲雌不用）研細將首胎男乳調勻、點目去肉神效、

### 各瘡內服解毒酒

當歸四錢　薄荷葉三錢　蒼耳根汁兩酒盃　甘草二錢　金銀花四錢　熟軍四錢　用無灰酒一斤、浸七日、每日三服、每次服一兩、至一星期後、即效、

### 痔瘡及癢方（門奇）

馬齒莧　薄荷　棉花子　車前子　各等分、用水煎湯薰洗、一兩水即愈、此方是余同學馬君洗生所傳也，因彼親患此、曾用此方治愈、

### 疥癬滋水瘡方

紅糖四兩　眞胆凡二兩　二味和勻、放銅鍋熬膏、放地上、去盡火氣、隔日取用，隨摻隨效　此余友患此擦好、復傳諸人、皆愈、

## 中國著名醫學家（九）

（秦丙乙）

三十二、喩嘉言

明末喩嘉言、名昌、崇禎中以選貢入都、未幾、遭國變、而隱於禪、再由禪而攻醫、博古通今、名重當時、著有尙論篇八卷、醫門法律六卷（仇池筆記）

三十三、傅山

山字青竹、改字青主、別署公之佗、亦曰朱衣道人、少有異稟、過目成誦、爲明末諸生、尙氣節、敦義行、國變後、奉母隱居、天下大定、始稍稍出、康熙中、召入都、尋以告老致仕、蕭然物外、專攻醫學、治病輒應手霍然、歿之日、一鄉爲之罷市一日、著有男科、女科、產後編、（庸齋醫話）

三十四、薛生白

淸薛雪、字生白、號一瓢、工詩、善醫、與葉天士同負重名、惟相嫉甚、議論每左、著醫經原旨（醫鏡）

三十五、葉天士

葉天士、名桂、以字行、傳家學、行醫、虛懷若谷、流有衆長、名重江南、平生無所著述、門弟子記其治驗、錄其遺案、編成臨證指南一書（醫門別錄）（未完）

## 幸福之門

### 陳明芬君來函

志一先生大鑒、謹啓者、小女年僅三齡、於三月初四日下午十二時忽患嘔吐、繼而手足俱冷、終乃熱度增至三十八度半、口渴目呆、神志似有昏迷之象、服六神丸羚羊角、熱不稍退、且兩手微有顫動、初五日下午六時送醫院求治、當即甲醫生診治、據云症係「腦膜炎」、惟稍輕耳、即施手術、由背脊下端打針抽水二十立方生的米突、復從原針進血淸二十立方生的米突、繼越四小時、打强心劑針於臀部、定日熱度降至三十七度、初六日該院更換乙醫生診治、據云須再抽水并進血淸、乃連打三次、未能入穴、惟見針眼中血流而已、嗣以小兒號哭乃能、後復施强心補血及鹽水通使等針、統計前後兩日、共打十七針、熱度隨降至三十七度、但身痛不能稍殺、啼哭益甚、而右手左足雖不能自動矣、住院一週、熱度退至三十六度、神志既淸、索食如初、乃出院、現下時近兩週、病體漸見復元、但右手屈曲不伸、且難高舉、左足裸膝上縮、脚不能着地、若手若足、不授人撫壓、蓋呼痛也、此疾是否針之爲害、將來能否恢復原狀、抑終成廢疾、欲求速愈、更有何法以治之、憂心如搗、倘乞高明、不吝賜教、感甚感甚

### 答陳明芬君（楊志一）

按腦膜炎一症、純是熱蘊神經所致、神經因受熱灸、而起緊張、故有神昏角弓反張手足抽〃等現象、（羚羊角本是對症良藥、特以投之失當、或早或遲、則不效耳、六神丸則非其治）今孌患此病之後、右手屈曲不伸、左脚膝上縮、不能着地，是神經已由緊張而變爲拘攣矣，是否針之爲害、固未可斷定、然抽水注射是否則症之完萬治療、則不能無疑、至審後治療舍養血和以神經外、幷宜就推拿針灸專科治之，或可收事半功倍之效、錄、

大生地三錢　抱茯神三錢　大白芍錢半　大麥冬三錢　明天麻一錢　小川連四分　絡石藤三錢　嫩鉤鉤三錢　大活絡丹半粒呑

介紹衛生方法　幸福三日刊　指導健康途徑

# 幸福報

紹儀署

第九十九期

（民國十八年五月二十日）

每份售洋二分

（館址上海浙江路洪德里四七八號）



## 本期要目



## 夏天已至　蚊蟲是瘧疾之媒介　時疫流行

（幸福社社員陳瘦鶴）

夏天已至，時疫流行，考其來源，無非因汚穢不除，養成細菌，藉蠅蚊之介紹，而疫癘遂廣播不可收拾，今就愚見所及，稍伸蚊類之害，爲讀者告也，

蚊屬節肢動物昆蟲綱之雙翅類，產卵水中，越數日孵化爲幼蟲，成蚊後，口器銳利，適於吮吸，常螫人畜，注毒質於膚中，並能傳染瘧疾，夏間千百成羣，爲害甚鉅，種類約分爲二，一名常蚊，一名瘧蚊，

蚊之繁殖，既多且速，每蚊一次可產卵二百至四百之多，每卵出一孑孓，六日內即成蚊，故欲除蚊，必先去其根本，欲去其根本，莫如斃其孑孓，孑孓形細長，體作灰白色，全身八節，尾端生呼吸管，故常倒浮水面以資呼吸，滅除孑孓之法，約有三端，

(一)排水　凡無用之積水處，盡排水使乾，蚊卽失其繁殖之地，

(二)灌油　凡遇有無用之低窪，不能排水使乾者，可灌以火油，絕其呼吸而斃之，頗有效力，火油一兩，約可鋪水面十五方尺有奇，

(三)養魚　凡遇有旣不易於排水，又不易於灌油之積水處，可養魚其中，亦頗有效，

至於滅除蚊蟲之法，莫善於晚間焚滅蚊香矣，

## 本報百期紀念預告

本報下期爲百期紀念。已往之成績。讀者諸君。自有定評。際茲繼往開來。同人對於內容印刷排法諸端。當精益求精。打破倚老賣老之陋習。而副讀者之厚望也。茲將下期要目披露如下。

怵目驚心之梅毒調查（楊煥文）

一個子宮變位之女子（楊志一）

寃哉童子癆……（秦丙乙）

遺精淺說……（吳藝圃）

囘娘家是一良好習慣……（少覺）

腦膜炎問答……（楊志一）

學校衛生問題……（陳瘦鶴）

梅毒良方……（致逸）

瘰癧簡效方……（渭清）

醫海燃犀記……（余不平）

幸福三日刊
民國十八年五月二十日
己巳年四月初四日

## 咽喉審治法（續）

（許半龍）

（九）鎖喉毒！！此症喉內兩邊對生一瘡，呼氣路開，吸氣鎖合，唖嗾大痛，妨於飲食，內服清咽利膈湯，外吹冰硼散，

主治方

清咽利膈湯　冰硼散

（十）乳蛾！！此症由肺胃風熱而成，生咽喉之旁，狀如蠶蛾，紅腫疼痛，雙發者輕，單發者重，生於關前者，形色易見，易治，生於關後者，形色不見，難治，內服清咽利膈湯，腫吹冰硼散，膿熟者針之，腐吹金不換散，

主治方

清咽利膈湯　冰硼散　金不換

（十一）喉瘤！！一名氣喉，生於喉旁，或單或雙，血絲相裹，如瘤，作痛，時重時輕，因怒氣傷肝，升而不降，其人必兼太息氣冲，服清咽利〃湯，加入對症藥，此症不可妄用刀針，外點消瘤碧玉散，

主治方

清咽利膈湯　消瘤碧玉散

（十二）喉癰！！喉中發腫，赤焮有頭，乃三焦相火上乘所致，初宜點破其頭，出血，內服清咽利膈湯，吹玉鑰匙。如患四五日不退，必將出膿而安，立齋云，喉癰不出膿，喉風不探痰，不救而死，惜哉，

主治方

清咽利膈湯　玉鑰匙　（完）

## 淋病預防法

（大康）

淋病多起於不潔之交接，確切預防法，惟在禁止交接，然此又豈能盡人而強之者，必不得已，仍須講求預防之法，而為急則治標之計，試舉於左，

（一）交接後即時排溺，即以其尿沃其局部充分洗之，此事雖稍近不潔，然絕無妨礙，可遵行之，且排溺時兼能洗滌尿道，而尿又有消毒之性，必有濟也，其次所宜注意者如左（一）陰莖有創痕時，決不可為不潔之交接，（一）交接時，宜以里斯林或油塗於陰莖，（二）未交接前，如稍有所疑，決不可過於飲酒，（一）交接不可中途而廢，（一）發洩宜速，請更就其理由而說明之，蓋淋毒菌者，往往能自細微之創痕侵入，故有創傷時宜切忌之，而油為粘滑劑，能造一種之遮膈，故有防禦淋毒直接之功，多飲則發洩必遲，局部相接過久，則其感染之機會亦必多也，至交接不可中途廢止者，因射精時其尿道內之不潔物必能流出，萬一中止，則其作用亦必與俱停，凡以一次發洩為不足，尚欲鼓勇復戰者，此至危極險之事也，故發洩必宜從速云，

## 點將林　怪病奇治

### 一跌忽愈多年腹脹之婦人

（徐宗岐投稿）

天下怪病，有非藥石所能攻，而於理想所不能達者，竟因一跌而完全告愈，其事亦罕覯矣，余店同事彭君，清江人也，言同鄉距伊家數里，有羅姓婦，年二十餘，平日無病，肚腹漸大，飲食如常，其初以為有孕，本不介懷，六七月後腹內不動，頗為駭異，及逾十餘月，未形產象，而腹愈大如抱甕矣，肌肉漸瘦，飲食亦減，此時方知是病非孕，遂延醫診治，以為膨脹症，凡攻伐消導理氣等藥遍服均無寸效，更數醫皆如故，衆謂單腹脹症，方書亦稱難醫，均辭不治，該夫亦無如何，只得聽天由命，任其自然，羅婦亦謂無生理，且待時日而已，其後身體僅存皮骨，腹仍脹大不堪，遷延十餘年，將近四旬，一日因夫病危急，心中忙迫，出門問卜求方，天偶微雨，路滑如油，致失足身仆，一跌起後，小便不時大行，連續數日而腹忽然漸消，不十日竟消好如舊，小便亦少，身中如釋重負，飲食日增，精神煥發，遂知十餘年之痼疾，因一跌而遂愈，此誠意料所不及者也，該婦猶在屈指將五十壽矣，可見天下之病，亦有不仗藥石不從治法而愈，即生平篤志醫學富有經驗者，一時亦難設想及此也，（下期請志一先生續）

第一卷　社會定期刊　第九十九期

## 治鼻淵妙方

（毓熙）

鼻曰肺竅、肺通於鼻，而主呼吸，排濁生清，通調水道，以司汗睽，分布陰陽，並行營衛，調元神、贊化育，攝清肅之降令，及三焦之功用，為清虛之府，一物不容，芼毛即病，因降令不足，升令反多，多則熱度甚高，猶其肺液，液傷矣，風陽不充，為之鼓動，旋擾清靈，陰虛者火必上循，以致鼻流腥臭濁涕，令人不可嚮邇，或由腦熱，或肝陽胃熱肺火，或痰熱痰濕，或酒毒煤毒，更有遺傳性，梅毒性，種種不同，在人審慎處方，一經藥落於上，則凝而不散，聚而不走，倘因循忘治、或治未合法，不為其累者鮮矣，往往成為腦膜炎，亦為肺炎（即慢性鼻淵，腦漏），欲拔其根，非旦夕可效也，余嘗為此病者處一方、方用白知母（鹽水炒）錢半，真川柏（鹽水炒）八分，大生地四錢，山藥片三錢，生錦紋（酒炒）五分，生石決明（先煎）一兩，川丹皮二錢，光杏仁二錢，枇杷葉（蜜炙布包煎）三錢，肥桔梗二錢，杭白菊三錢，梨皮二錢，福澤瀉（淡鹽水炒）一錢半，冬桑葉三錢，燈芯一分，終鮮大效，後閱本館代售保腦丸一種，云治鼻淵良藥，遂令病家服上方外，購服保腦丸二盒，果大見神效，誠良藥也，

## 嘗見錄

（幸福社員姚夢石）

### 脾胃之傷當分陰陽

脾陽傷則不運，痞滿，洞泄，腹痛，胃陽傷，則嘔泛不食，脘脹胸痛，脾陰傷則舌光灰滑，倦反黃燥，大便艱結，胃陰傷則口渴不飢、夾水者，服中炙奔響，以承氣湯去芒硝，加苓半木香，祛濕滌飲，蓋內雖實，而不燥結也，體厥陽症脈閉、身冷如冰，為之體厥証，又可曰，如見白虎症，則投白虎自止，傷寒太陽病，有汗表虛，當桂支湯，無汗表實，宜麻黃湯，此傷寒入太陽陽明二經者，其他病不得用此法，與有汗無汗作目的，如入太陽經用麻桂，陽明經用白虎，蓋白虎湯中有石膏，而石膏乃陽明經之健將也，

## 崩漏治療大要

（曹三省）

夫陰虛陽搏謂之崩，血滲氣泄謂之漏，崩者，忽然暴下如山岳之崩頹，漏者，淋瀝不止如屋中之水漏，然總之崩也漏也，皆為血液妄下之症象也。夫血者人身生活之要素也。氣得之以和，神得之以安，肌肉得之以潤，經脈得之以行，手得之而能握，足得之而能步，臟得之而能收藏精氣，腑得之而能傳化精微，一身之中，不可須臾離也，若崩漏而血去過多，則諸病叢生，生命危險，豈不深可慮哉，或先漏而後崩，或先崩而後漏，論其病，似乎漏輕而崩重，然漏之不休，必成損怯，或頭暈心悸，腰痠背楚，或兩脅牽痛，遍身痠疼，或至暮發熱，五心煩躁，夜不安眠，漸至津液枯涸、精神萎頓，形體瘦削，往往延至半年一載而斃，至若血崩之甚者，每致驟然昏厥、不省人事，或噤口咬牙、沉沉若寐，或大汗不止，身冷如冰，從此一厥不返，頃刻斃生，誠為最可恐懼之病也，吾儕研究女科者，可不注重於此乎，第其原因甚繁。治法甚多。茲就約略言之，有因勞傷元氣，不能固攝者，有因鬱損肝脾，不能統藏者，有因外感風熱，擾動血海者，有因瘀血內阻，新血不得歸經者，或因少陰之腎氣不足，蟄藏無權者，或因陽明之內熱熾盛，血熱妄行者，其因既殊，其治亦異，虛者宜補，陷者宜升，熱則清之，瘀則化之，各宜求其所因而治之也，故因元氣大虛，固攝無權而崩漏者，當重用人參黃芪之類，大補元氣，俾元氣充足，則中流有砥柱之能，不致狂瀾莫挽矣，若因肝脾虧損，統藏失職而崩漏者，當重用白朮白芍之屬。培養肝脾，使統藏有權。則血液有循行之序，不致漫無關防矣，若因風熱浸襲，擾動血海崩漏者，當用荊芥白薇之類，清泄風熱，俾熱退而沸止，風恬而浪平，則血得安當而不妄下矣，若因瘀血內阻，新血不得歸經而崩漏者，當用香附歸尾等品，行氣祛瘀，使氣行則血亦行，新血自能歸經矣，若內熱熾盛者，當用知母黃芩之類，若腎陰虧者，當用生地沙苑之屬，臨證處方之際，務宜詳細辨明，分證施治，若一見斯症，便投寒涼止澀之劑，以致效者少而不效者多，實由於分症之未清耳，要知治崩漏之法，貴乎隨機應變，隨證權衡，庶幾轉危為安，治無不效矣，

出版務求信用有切實保證　又名社會醫學常識報　主持者有學識經驗及人格



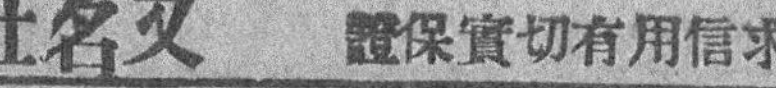


歡迎投稿

## □臂傷治驗方

黃潤卿

錢亦飛精於傷科，雖跌撲垂危，治之無勿活，余於友人處得一損傷秘方，乃錢氏遺羽也，余初見其平淡無奇，後經治愈多人，始珍貴之，於去歲仲夏時，曾治一農人，右臂猝然青腫如碗口大，透明見筋，痛如刀割，瘍醫作臂癰治，痛愈劇，遂致發熱肌消，面黃唇白，舉措不安，目不交睫者，三日夜，不得已，求治於余，余曰，此傷筋證也，問之果因汲水傷筋，即交藥粉一兩，令服敷如法，三日之後，腫痛全消，能自挈豚蹄來謝矣，

錢氏損傷秘方

防風　白芷　生南星各　當歸
二兩　紅花　一兩八錢

用黃酒各在砂鍋炒黃，共研極細末，加麝香二分和勻，磁瓶收貯，勿使洩氣，凡跌打損傷有血者乾敷，腫而未破者，燒酒調敷，內傷者，黃酒調服一錢，立時止痛，雖極重危證，無不藥到病除，

## □中國著名醫學家（十）

（秦丙乙）

三十六、徐大椿

徐大椿字靈胎，清名醫也，天資聰異，用藥奇特，晚年，隱居洄溪、名槩益隆，高宗召見，卒於京中、（醫鑑）

三十七、吳瑭

吳瑭字鞠通，九歲時父病死，因專攻醫術，著有溫病條辨等書、（醫門別錄）

三十八、陳修園

修園名念祖，少孤家貧，篤志力學，尤精醫術，爲乾隆時舉人，服官畿輔，所至以濟人利物爲務，著述尤富，（庸齋醫話）（完）

# 幸福之門

## □甜鐵花君來函

志一同志先生

本向聞得你的名聲，但是不曾見面過一次，近日由張贊成先生介紹，得到你醫學上的佳作，仔細看讀，得益很多，萬分佩服，在我恰巧發作老梅毒的下疳，對於梅毒救星裏聖靈丹一段，格外注意，就想起此丹的成分，和西藥用汞劑砒劑，以治梅毒，大同小異，牛黃含有 dilo arb ilolestern（$C_{27}H_{45}OH+H_2O$）和油類，膽類等分子，滴乳石（$CaCO_3$）琥珀（2 $HCO_2H$ 和昆蟲樹皮等分子）硃砂（$HgS$）冰片（$C_{10}H_{18}O$），飛麵含有小粉64.3蛋白質13.4脂肪1.9灰分1.7纖維質4.2水分14.5雄黃 $AS_2S_3$ 這是靈丹裏七味藥的成分，可以代西汞砒的混合劑，我合了一服吞之覺得病根慢慢而脫了，你指導用這丹的功勞，感惠無量，昆布的成分，是水分26.8蛋白質7.79膠質33.58，纖維質9.38碘化鉀22.50這藥可代西藥治花柳病的沃度化加里劑。我也常服，要達到打倒梅毒，肅清病灶的目的，希望大吉利，一帖藥吃好的口號，高唱而謙傳社會，不告訴了，下次筆墨相見罷，

## □湖北楊萬興君問

腰疼每子天亮將起來的時候才發日間完全不覺請示治方

## □答楊萬興君

先哲云。腰爲腎之府。腎虛者腰必痛。貴恙殆近乎似之。擬補腎爲要着。（楊志一）

砂仁八分拌大熟地四錢厚杜仲三錢白歸身三錢川斷肉三錢補骨脂四錢桑寄生四錢淮牛膝三錢胡桃肉一兩

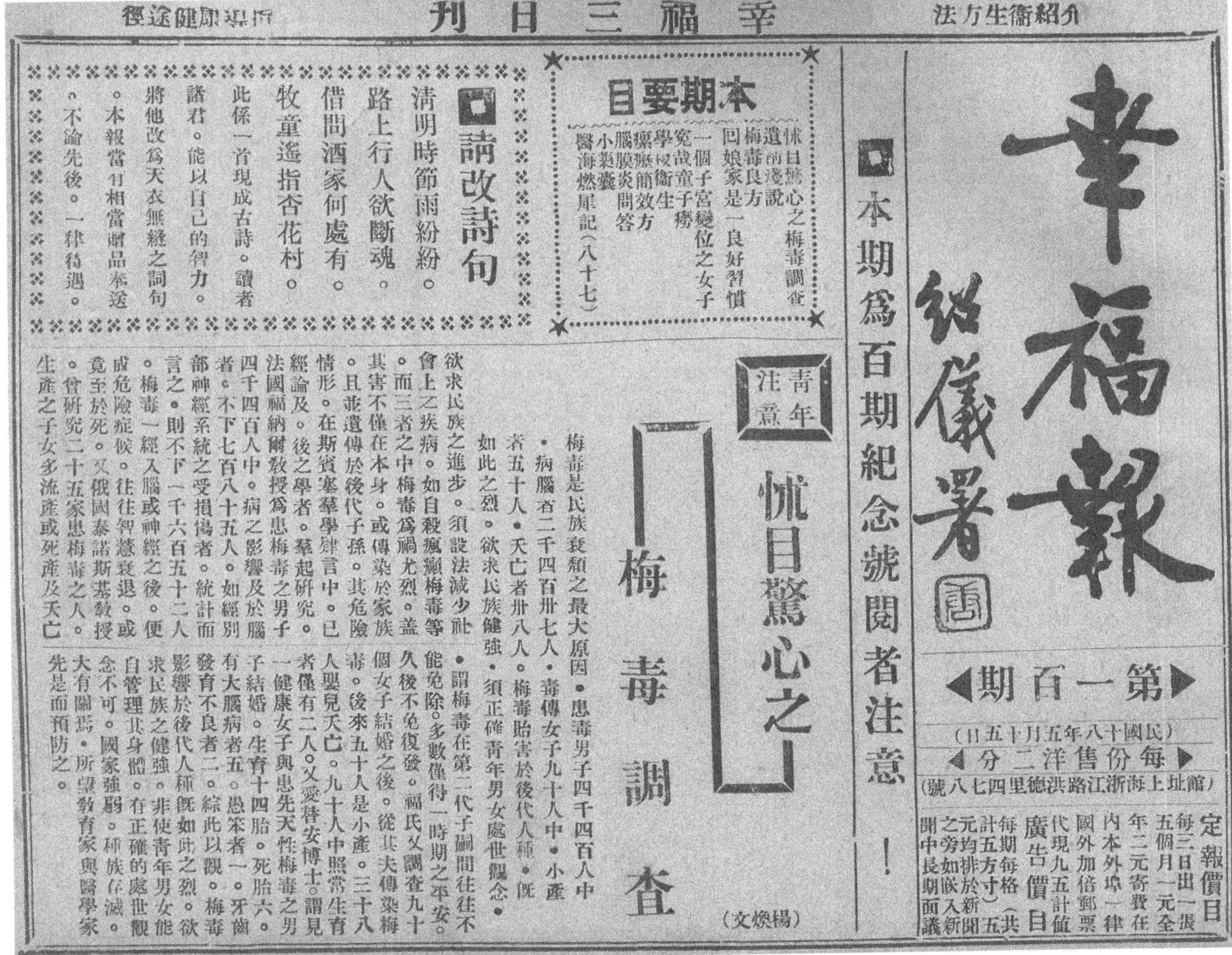

介紹衛生方法　幸福三日刊　提倡健康途徑

# 幸福報

紹儀署

◀第一百期▶
（民國十八年五月十五日）
◀每份售洋二分▶
（館址上海浙江路洪德里四七八號）

定報價目
每三日出一張　五個月一元　全年二元　寄費在內　本外埠一律　國外加倍　郵票代現九五計值



本期為百期紀念號閱者注意！

**本期要目**



## 請改詩句

清明時節雨紛紛。
路上行人欲斷魂。
借問酒家何處有。
牧童遙指杏花村。

此係一首現成古詩。讀者諸君。能以自己的智力。將他改為天衣無縫之詞句。本報當有相當贈品奉送。不論先後。一律待遇。

## 青年注意　怵目驚心之梅毒調查

（楊煥文）

梅毒是民族衰頹之最大原因•患毒男子四千四百八人中•病腦者二千四百卅七人•毒傳女子九十八人中•小產者五十八人•夭亡者卅八人。梅毒貽害於後代人種•既如此之烈。欲求民族健強•須正確青年男女處世觀念•

欲求民族之進步。須設法減少社會上之疾病。如自殺瘋癲梅毒等。而三者之中梅毒為禍尤烈。蓋其害不僅在本身。或傳染於家族。且並遺傳於後代子孫。其危險情形。在斯賓塞羣學肄言中。已經論及。後之學者。羣起研究。法國福納爾教授為患梅毒之男子四千四百八人中。病之影響及於腦者。不下七百八十五人。如經別部神經系統之受損傷者。統計而言之•則不下一千六百五十二人。梅毒一經入腦或神經之後。便成危險症候。往往智慧衰退。或竟至於死。又俄國泰諾斯基教授。曾研究二十五家患梅毒之人。生產之子女多流產或死產及夭亡•謂梅毒在第二代子嗣間往往不能免除。多數僅得一時期之平安。久後不免復發。福氏又調查九十個女子結婚之後。從其夫傳染梅毒。後來五十八人是小產。三十八人嬰兒夭亡。九十人中照常生育者僅有二人。又愛替安博士。謂見一健康女子與患先天性梅毒之男子結婚。生育十四胎。死胎六。有大腦病者五。愚笨者一。牙齒發育不良者二。綜此以觀。梅毒影響於後代人種既如此之烈。欲求民族之健強。非使青年男女能自管理其身體。有正確的處世觀念不可。國家強弱。種族存滅。大有關焉•所望教育家與醫學家先是而預防之。

## 遺精淺說

（吳藝庸）

凡睡夢而遺者。謂之遺精。不夢而遺者。謂之滑精。大抵有夢者。由於相火之強•無夢者。由于心腎之虛。然今人體薄火旺者。十中之一。虛弱者。十中之九。宜分製兩稱丸藥治之。一曰清心丸瀉火壯遺之法也、•一曰十補丸。大補氣血。俾氣旺自能攝精也。其有因勞心過度而得者。更宜補益。不可輕用涼藥。復有因於濕熱者•濕熱傷腎。則水不清•法當導濕為先。濕去水清。精自固矣。秘清丸主之。治遺精大法有五。○心神浮越者。辰砂磁石龍骨之類鎮之、○痰飲迷心者。猪苓丸之類導之•○思想傷陰者。潔古珍珠粉丸。黃蘗蛤粉等分滋陰降火為法。○思想傷陽者。鹿茸蓯蓉菟絲等補陽為法。○陰陽俱虛者。丹溪作心虛治。用珍珠粉丸定志丸補之。

## 梅毒良方

（致逸）

凡魚口便毒橫痃初起腫硬。尚未成膿者。可用外科正宗九龍丹。每服九丸。空服時熱酒一杯送下。行便四五次。方食稀粥。自消。

## 回娘家是一良好習慣

（少覺）

我國古來習慣。有回娘家（或名回門）一舉。即婚嫁後數日。新郎新婦相携歸甯父母。新婦或留居半月或一月之久。從事休養。此種風習。今尚流行於各地。實含有重大義意。不能不謂為古人由經驗而定之禮儀中。最適合於衛生者也。新婦歸甯。在父母膝下。得以靜養之時日。新郎在家。心身上所受之變化。亦得以恢復其秩序。詎無善於此者也。然近來新婦之回門者。多不宿留娘家。甚則有全廢止者。告朔餼羊。并此而失。可慨也。加以效顰西歐。自稱文明舉動之新婚旅行。日漸增多。是猶惡一己之鮮衣美食。而效鄰家之襤褸糟粕也。夫文明進步。則社會事業。益形發達。甯拋棄業務。強為新婚旅行者。其愚誠不可及也。

## 醫林點將　怪病奇治

### 一個子宮變位之女子

（楊志一）

怪病奇治。隨本報以產生。迄於今計已百篇矣。其百篇中希有怪病•罕聞奇治。如俛窺牛渚。十色五光。如仰矚蜃樓。千變萬化。如此成績。皆諸同道精心撰結之賜也。茲者同人議決將怪病奇治。印成專書。且與本報作長期之離別矣•臨別之際。徐君宗歧點將及余。爰記『一個子宮變位之女子』一篇。以作怪病奇治之結束。

上月中旬。有一妙齡女郎至余診所就治•面現難色曰。余無他病。惟腹痛不耐。昨夜至今。小便毫無。下腹脹疼欲裂。苦痛不可名狀•久慕先生名。請問果有何良法治之否•余於觀察之下。徐問曰。『汝從何處來』。她答曰。昨夜乘火車由甯來滬。途中突覺下腹作痛。小便不自由。遂如脹裂。余續問曰。『汝已結婚否。』她忸怩作態而答曰。『尚未』。余沉思良久。斷其為膀胱熱結乎。則無發熱之病象也。斷其為痛經乎•則月經固無病也。因思腹部之痛且脹。必由小便之未排泄。小便之未排泄。必由膀胱水道失利。膀胱本無病也。其殆子宮變位之壓迫乎。蓋未婚女子。因火車旅行中。以致子宮前轉。壓迫輸尿管。因失其排尿之功能。按輸尿管上連於腎。腎在子宮之後。膀胱居子宮之前。輸尿管與子宮同處腎與膀胱之間。故子宮變位。能壓輸尿管而為病也。金匱云。婦人病飲食如常……不得溺者……名曰轉胞。其此之謂乎。治之之法。當舍膀胱而治子宮。子宮正膀胱水利。此正本清源之治也。因用桃叶湯吐之。更用四物加升柴提之。一劑而病愈大半。再劑其病若失矣。

社會定期刊　第一卷　第一百期

幸福三日刊

## 寃哉童子癆

（幸福社社員秦丙乙）

癆也者。人所談虎變色。痛心疾首。舉目為不祥之物也。乃有未成年之幼童。不幸患病。又不幸所患與癆相疑似。而美其名曰童癆。此誠可謂長太息者也。所謂癆者。非一朝一夕之故也。亦非人人可得而患也。六慾之傷。七情之賊。加之以天地六淫邪氣。於是浸淫日久。而病乃可作。然人莫不有七情也。亦莫不有六慾也。即自然界之氣[illegible]。必有咳嗽吐血。為癆識其本之輔佐。亦從好色而[illegible]。則是欬與癆。乃有關於好色傷精乎。曰。癆字從火。亦未有癆而不本於火者。患者慾火熾盛。眞陰涸竭。水不能制火。任其橫行猖獗。逼爍肺金而欬。損傷血分。而血證成矣。是可知癆症全屬於火。火之來皆因於縱慾。亦彰彰明矣。若夫小兒。一本天眞。無懷無維。既無七情。更無六慾。色無所好。一精何由傷。以言成癆。當非可笑。既使稟體素衰。元不足。豈有一繈而幾之理。成癆不更易耶。間嘗推求其故。始恍然。知其癥結所在。蓋童癆之說。於傳有之。乃自古而云然。不過眞由病理。而逐漸遷至於凶危殀亡。僨百之一二。或即此亦未常有。蓋少數也。普通皆道謀途聽。療治紛歧。致弄假成眞。誤入歧途者也。何則。小兒先天不足。後天失調。（此謂失調。乃指乳汁之缺之而言）。往往而有。乃愈是身體寡弱。愈為聰明伶俐。此亦事之極河怪者。惟其敏慧。而事事乖巧。惟其體弱。而不甚頑動。居常默默。沈靜異常。但小兒所貴在活潑。庶青葱可愛。易長易大。苟呆滯不靈。則發育之機坐失。為父母者於此。宜如何時加注意。強令其遊散運動。不可拘呆。乃不此之圖。漫不在意。任其自然。或且以為文靜安雅。深予嘉慰。於是日役一日。年又一年。內部組織漸起不良狀態。咳嗽自汗骨蒸潮熱。俱隨之而來矣。當此之時。負撫育之責者。無始皇皇然不可終日。實則未嘗成勞也。乃百計千方。療治使愈。非旁敲側擊。如河車也。童便也。無褌有損。延醫診治。醫者不知底細。為病家混言。[illegible]治癆之法。則開門揖盜。醫者引之入損。一淹遲日久。未見效驗。乃中西並進。方藥雜投。戚友荐舉介紹矣。而不逮者病至。始為所促引驅迫。眞由平地。而達於童癆之境。[illegible]病者亦病。童癆之造成者。父母也。父母何心。亂方亂藥之有以階之厲也。故曰。[illegible]父乃之引不無。

## 妨礙學生康健

（幸福社社員陳瘦鶴）

教室不潔

學校為學生團集之地。最易污穢。少年體質脆薄。受病較易。學校當局往往忽之。不特我國教育方在萌牙。不知講求衛生。即歐美學校。素稱完善者。亦每狃於積習。漫不加察。德國歷史家西勒氏有則「德人被教室塵土悶死」之識。則教室之不潔。中外皆然也。今日科學昌明。凡可以清潔教室之道。無不畢備。而稍講衛生之人。臭不知塵埃污穢。為害隨鍾。蓋塵埃為微生物之窟宅。亦為微生物之羽翼。微生物因塵埃飛揚。遂散布達。侵入人身。顧灑除教室之塵埃。尤必清其污濁之源。如黑板之白粉。毛帶之灰塵。學生衣服之泥土。戶外之塵埃等。均足使教室不潔。若不設法杜防。則雖仿事洒掃。亦無益。是故今日歐美學校。對於清潔教室之法。甚為周密。設滌任學生洗澡。延醫生以驗病源。

而於換氣之法。尤為注意。或用機械。或賴電力。又有所謂眞空氣法者。近尤盛行。吾人處此微生物競爭劇烈時代。不論家庭學校。均不得不力求清潔。以重衛生。而今日學校中妨礙衛生急宜革除者。約計有四：（[illegible]帚。（三）公用之茶杯。（四）黑版之白粉。至所以保存教室清潔之法。略舉數則如下。（一）校舍宜擇空曠清潔之區。教室須廣大。建築須求簡單。（二）換氣法務求清潔妥適。須防戶外塵埃。隨風吹入。（三）校中學生。務使清潔。宜設浴室。使常沐浴。（四）力戒學生隨地吐痰。以養成個人清潔之習慣。（五）禁用毛帚拂拭塵埃。及用乾帚掃地。（六）教室黑版不宜多用。所用白粉筆。宜擇堅硬無粉屑者。

## 腦膜炎問答

（楊志一）

問　腦膜炎流行。醫家紛紛研究。有謂即痙病者。有謂非痙病者。究以何說為是。

答　考金匱云。病者身熱足寒。頸項強急。惡寒時頭熱。面赤目赤。獨頭動搖。卒口噤。背反張者。痙病也。與今流行之腦膜炎寒慄體熱。頭痛嘔吐。頸項強直後仰。四肢抽搐之腦膜炎。若合符節。二症固一而二二而一者也。惟不可從金匱之治法耳。

問　中西醫論腦膜炎之不同點。可得聞乎。

答　最近中醫研究所得之病原。認定溫毒煽動肝風。循督脈而上犯于腦。引起神經系的病理變態。西醫則謂此症之惟一原因。為一種雙球菌之作祟。一云病毒。一云病菌。議論各異。其所指者同一物也。而猶持是己非人之見。以相攻擊者。直庸人自擾耳。

問　流行性腦膜炎與結核性腦膜炎。若何區別。

答　流行性腦膜炎。即中醫所謂痙病之類也、結核性腦膜炎。即中醫所謂驚風之類也。一則傳染成疫。一則偶然發現。此其別也。

## 瘰癧簡效方

（渭清）

瘰癧因肝火鬱結而成。宜用後方。每著奇效。（藥品）蒸元參四兩。煅牡蠣四兩。象貝母四兩。共研細末。煉蜜為丸。（服法）每服三錢。開水送下。日二次。

主持者有經驗及人格　又名社會醫學常識報　出版務求詳用有切實保證

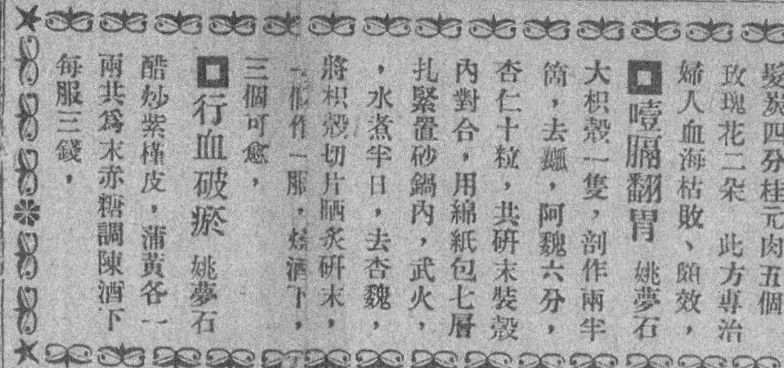

## 小藥囊

歡迎投稿

本欄專載一切簡便實用良方、故用筆務求簡明、功效務求神速、爲讀者增醫藥常識、爲病家闢自治園地、爲人類謀康健幸福、

### 治婦人血海枯敗靈方（朱振聲）

蒲黃炒阿膠三錢　勾籐四錢次入　炒甘菊錢半　酒炒杏白芍二錢　穭豆皮三錢　熟棗仁三錢　遠志肉一錢半鹽水炒　炮姜炭四分　柏子仁去油二錢　陳棕炭四分　原生地二錢　辰雲苓三錢　粉歸身三錢　加頭髮炭四分桂元肉五個　玫瑰花二朵　此方專治婦人血海枯敗、頗效、

### 噎膈翻胃　姚夢石

大枳殼一隻，剖作兩半個，去瓤，阿魏六分，杏仁十粒，共研末裝殼內對合，用綿紙包七層扎緊置砂鍋內，武火，水煮半日，去杏魏，將枳殼切片晒炙研末，一個作一服，燒酒下，三個可愈，

### 行血破瘀　姚夢石

醋炒紫樺皮，蒲黃各一兩共爲末赤糖調陳酒下每服三錢，

## 長篇小說　醫海燃犀記（八十七）

（余不平）

### 第十七回　楊凌雲車中逢俠士　李健飛月下十情書

再說李健飛自從由上海動身。一直乘火車到南京。在南京也曾逗留幾天。這天上午八點鐘的時候。更從下關過江。到了浦口。上了火車。看一看車內。大有人滿之患。簡直連坐的地方都沒有。他看了半天。見裏邊有一處。比較的稍爲擁擠的好些。他便慢慢地走到裏邊去。正要開口。請大家讓開一點。忽有一個少年。向旁邊一讓。對同坐那兩個人道。請你再讓開一點。給點空兒。把這位先生坐坐。於是那兩人也就讓開一些。才讓開一點空隙的地方。那少年讓健飛坐了。健飛連聲稱謝。便向那少年道。請問先生貴姓。那少年道。楊凌雲。健飛道。貴府那裏。凌雲道。徐州。少年也問他家鄉居住。健飛一一說了。健飛隨又問。從那裏來的呢。凌雲道。從上海來的健飛道。在上海讀書嗎。凌雲道。在同美醫學校裏讀書。現在因爲父親病重。我接了電報所以立刻回來。（未完）

## 幸福小言

（余不平）

年來飽經憂患世事滄桑環境不良每每長歌當哭詩書拋却來作征人亦云苦矣而舊日友朋時來索稿本無以應然又不能自已爰拉雜以成此言聊湊篇幅云爾

學書。學劍。兩皆不成。腰纏十萬。留學東瀛。三年兩載。頭銜已稱博士。一知半解。居然也把醫行。六百零六。注射專門。野雞娼妓。生活恩人。此西醫之幸福也。

開口陰陽。閉口五行。路讀湯頭。稍知藥性。動云法學丹溪。方宗仲景。滿口心肝脾肺。實到處賺得好大錢。此中醫之幸福也。

洋場十里。開設藥房。藥有東貨西貨。牌掛美商德商。資助西醫。打中醫。明爲外貢。廣銷場。不顧金錢之外溢。只求有利分入囊。此西藥房之幸福也。

藥稱秘製。材選精良。善賣假藥。慣說眞方。每逢三節。羣醫沾光。非送禮物。即贈龍洋。來輒門庭若市。多虧名醫揄揚。此方羚羊犀角。彼方鹿茸牛黃。此中[illegible]

鼎新革故。溫故知新。科學爲緯。哲學爲經。中西博採。門戶不分。一以研泰西理化。一以保國粹精英。以趨大同。以進文明。立混合醫學之基。開世界醫學之先。聲垂百世。不可滅泯。此幸福報之幸福也。

嘔出心肝。弄個雜文。一朝刊載。倍覺精神。其實學術有限。見者爭說精深。各家多來索稿。個個拜服先生名氣。一旦出頭。撰稿必索酬金。套幾句老調兒。架子要搭到十分。此投稿家之幸福也。

五月八日寄於漢口軍次

本報特聘羅家衡律師為法律顧問

# 幸福三日刊

中華郵政特准掛號認為新聞紙類

# 幸福報

紹儀署

第一百零一期

（民國十八年五月十八日）

◀每份售洋二分▶

（館址上海浙江路洪德里四七八號）

定報價目 每三日出一張，五個月一元，全年二元，寄費在內，本外埠一律，國外加倍，郵票代現九五計值

廣告價目 每期每格（共計五方寸）五元，均排於新聞之旁，如欲入新聞中，長期面議

## 本期要目



## 長壽要訣

彭祖壽

長壽，人之所欲也，然知其方法者鮮矣，請為述之，有二要訣焉，可以燈譬喻之，今有二燈，其一油雖少而能久燃，則因燈心細而油之消費儉也，其一燈心粗而亦能久燃，則因油甚富也，人生之壽命，亦復如是，油為生活力，燈心之粗細，為勞力勞心之多寡，若勞力消耗過多，營養不足供給，或勞心消耗過鉅，缺乏精神滋養，終不能望其長壽，攝生之士，不可不加之意也，

## 犬吠治法

（羅逸勤）

余母生平慈善過人，極喜施與。某日有老嫗就門乞食。維時午前，故令其坐待。晌午適余家犬倏至。遽撲其前。咬傷嫗之腿部。彼疼痛啼嚎。余聞之，遂即趨前

## 疾病須知

有病人讀之可以却病延年
無病人讀之可以增加健康
父母者讀之可以警戒子女
看護者讀之可以增加智識

（陳承沅）

有病之人往往不知調養，以致綿延日久，輕變為重，重或至於死亡，良足慨歎，推其原因，皆由於不注意之所致也，茲舉當注意者數端，開列於後，願讀者毋忽焉，

（一）凡得病後實立即就醫，聽之診斷，勿遷延時日，致不可治

（二）凡有疾者，不可求之於神，蓋神乃土木之偶，不能治人疾病，求之不特於病無益，或且有莫大之害焉，

（三）凡就一醫，當擇其可信者，完全聽之，則治之易愈，切不可今甲明乙，方藥亂試，轉致不治也，

（四）病者於服藥之後、宜安心靜臥，自信病必能愈，勿起疑念，以搖其心，則病自漸減，或可勿藥而愈也，

（五）病者以看書消遣最為得宜，詩話尺牘筆記歌曲等類，均可隨意翻閱，惟談論神怪及閨閫書，不可入目，

（六）凡為看護者，當視病人之性情，設法使之安適，勿使動怒，如病者喜多語，或不喜臥，或喜食不可食之物，則看護宜細細為之解說，使之不怒而服從，

（七）凡為看護者，不得在病人旁說病勢之凶惡。使病人疑懼而增疾。

（八）凡病者有譫語不醒，或魔魅等事，看護者祗宜緩緩喚醒，不必焚香求拜神鬼，

（九）凡為看護者，當留心病人之舉動，以備報告於醫者，不可遺忘誑造，

（十）今之藥肆，往往以相似之藥為代，病家配藥，宜往社會所信仰之藥舖，不可貪價值之賤，致藥無功效，而使病不能愈，

試取酸水。「即厨中滌鍋碗等水」洗滌其傷處。迨血止流。遂以白蜡「此蜡合傷口最速」包裹之。逾五日其創盡愈矣。（傷口未愈前切忌生水）

## □凍瘡已潰驗方

（幸福社社員林兆鎣）

狗骨燒灰存性和麻油敷

## □刀槍竹木傷見血驗方

（幸福社社員林兆鎣）

松香黃蠟和生半夏研末敷之立刻止血減痛。并無傷痕。半夏之量須與松香相等。

## □癆症座右銘

（悟我）

肝虛者易怒，腎虛者多慾，家庭瑣屑，房闈隱秘，不與怒期而怒自來，勉強節慾，而慾愈熾，病者不知利害，總無可愈之理，

## （三）疔瘡單方

生南星末每丁香末和猪胆汁敷之通治各種疔瘡

## （四）痢疾單方

鮮藕節灶猪小腸（不落水）食甚效

## （五）牙蛀痛驗方

白胡椒敷患處并含膏粱酒於口。一二句鐘或能斷根。

## （六）筋骨傷驗方

白鞠（釀酒用）和生梔子搗爛濃茶調敷

## □出槍砂子方

（鹽山張錫純）

花椒二兩、艾葉二兩、白礬二兩

# 性病指南

男女至青春時期，性慾發動，在所難免，然往往因此而造成種種性病，其對於畢生之幸福，關係非淺，本報有鑒於斯，特闢『性病指南』一欄，俾已失足之青年，登之彼岸，未失足之青年，導於正軌，猶航行於狂風駭浪之中，有羅盤針以定方向，不致誤入迷途也，振聲識

## □男女新婚與性病之關係

（朱振聲）

花唇漸綻之少女……情竇初開
綺年玉貌之新郎……性慾若狂
雙方均由孤獨生活……一旦而成鴛鴦新侶
因此陷於房事過度……每致釀成種種性病

性之一字，為人所難免，而尤以青年男女為最甚，一旦共處，髣髴乾柴之近烈火，其遺禍之烈，實不堪設想，余每見花唇漸綻之少女，一朝婚嫁而為人妻，則種種危害，相繼而起，曾幾何時，而綺年玉貌之新郎，一變而為顏色憔悴，形容枯槁矣，推原其故，莫不由於房事之過度，所以男子之陽萎症，女子之子宮病，時有所聞，欲免此患，惟有節慾，然人非草木，誰能無情，此景此情，焉能強制，則惟有分牀而寢，最為上策，否則，迨至春夢漸醒，自加省察時，則夫妻雙雙，已成癃疾；不可救藥矣，

雖然，新婚而實行分寢，似覺不近人情，但除此之外，別無良策，況過淫之害，其波及於身體精神之處極大，苟罹其害，則凡少年期內，身體之發育，必不完全，精神之作用，必不發達，而一切業務學問，亦必不能有成，至於記憶力，思想力，判斷力，忍耐力等，舉凡腦之作用，必悉經衰弱，而不復振興，且致不眠頭痛等症，久之遂成無用之廢人，今將北美合衆國生殖器大家虎律克博士所舉過淫為害之例，譯著於左，

（一）陷於卒中風，或中風者三人，

（二）某少年於初次交接時，其目忽盲，

（三）某壯年男子，久客外歸，次日，與其妻相抱而死，

（四）某男子結婚之夜，因奮與過度，遂至發狂，

（五）某婦人性淫，因奮與過度，致四肢麻木，

（六）某少女被八人輪姦，因終夜播弄，其陰戶遂破，

凡所舉例，無一非由過淫而來，故新婚夫婦，對於房事最宜節制，否則，腎陰告匱，不但生育無望，抑且壽元不修，至於已蒙其害而欲謀補救之策者，其唯一療法，不外戒房事，節飲食，慎起居，一方更借藥力以補助之，庶幾有效，惟各人之體質不同，所以補助之方，非經醫生之診斷不可，余書至此，忽憶十年前至友王君，告余一方，據云治此症特效，今不敢自秘，特書之以告世之過淫青年，其方取牛馬之睾丸，略加食鹽，搾取其汁吸食之，雖不免略帶腥臊，而其功效甚著，然切忌羹食云云，此方余亦未經試驗，不敢武斷，惟考西醫所用之『斯拍兒敏』，其成分即取之於睾丸之分泌液也，則此方之奏效，良有以也，

、貽粉二錢、共煎湯一小盆、乘熱洗患處、令滌砂子眼中、初則自眼中流出紫血、待紫血流淨，總再流出、亦是鮮血、遂用紙作拈、如傷口粗細、蘸於湯中令濕紙拈之頭、多蘸梅片細末、插入傷口之內、待兩分鐘許、將紙拈徐徐提出、榴砂即隨之而出、

## □管見錄（幸福社社員姚夢石）

□陽虛陰盛

大凡陽氣虛衰、陰氣散漫、患腹脹滿，急於補中益氣藥中，加白芍一味，以收陰，則陽氣不受陰制，脹得陽藥便消矣，

□類傷寒濕溫証

冬既傷於寒、且又傷於濕而發者、為之濕溫，用蒼朮白虎湯，或不敢遽投，與蒼朮易羌活亦可，香巖謂濕乃重濁之邪、熱是薰蒸之氣、熱處濕中、蒸淫之氣、上迫清竅、耳為失聰、不與傷寒少陽同例、

溫熱病四法、初宜辛涼、次用苦涼、繼其鹹寒、終以甘寒、又云其齒光燥如石、宜清胃、若黧黑寒，嘗涼解，色如枯骨者難治，上半截潤，宜為心火也、嚥牙以清其胃、脈證俱衰、非補瘀濟、垢色如灰不治、焦而無垢

## □吐血善後方（志一）

吐血或咳血之後，肺脾兩虛，氣陰未復，可購瓊玉膏二兩，每早晚各服二錢，開水沖服，頗效，

## □虛勞症名言錄（楊志一）

綱目曰，虛者，皮毛肌肉筋脈骨髓氣血津液不足是也，入門曰，凡飲食減少，精神昏短，遺精夢泄，腰背筋骨胸脅引痛，潮熱，自汗，痰盛欬嗽，是虛勞常症也，又曰，虛損皆由水火不相濟，但以調和心腎為主，兼補脾胃，則飲食加而精神氣血自生矣，

直指曰，三陽實三陰虛，汗不出，三陰實，三陽虛，汗不止，又曰，虛勞之症，百脈空虛，非滋潤粘膩之物以養之，不能實也，切不可妄施金石燥熱等藥，

東垣曰，肺損益其氣，心損調其榮衛，脾損調其飲食，適其寒溫，腎損益其精，肝損緩其中，緩中者，調血也，宜四物湯，以其中有芎藭也，

得效曰，虛損之證，峻補烏附天雄薑桂等，潤補鹿茸當歸蓯蓉等，清補二冬人參地黃等，

入門曰，虛脈多弦，弦而濡大為氣虛，沈微無力亦氣虛，甚弦而微為血虛，澀而微為血虛甚，形肥面白者陽虛，形瘦面蒼黑者陰虛，房勞思慮傷心腎，則陰血虛，肥飽勞役傷胃氣，則陽氣虛，

海藏曰，呼吸少氣，懶言語，動作無力，目無精光，面色㿠白，此兼氣血虛也，

回春曰，虛勞之病，不受補者，難治，喉中生瘡音啞者，不治，久臥生胝者，不治，虛極之病，火炎面紅，發喘痰多，身熱如火，跗腫溏泄，脈緊不食者死，不治，

## □痧子概論

秦冈乙

痧子為極尋常之症候、斷無致危之理、非一誤再誤入歧途、無致死之道

### 弁言

運來天時不正，痧疹流行，患者多為小兒，偶一不慎，即召夭札之慘、不佞目擊心傷，爰有斯篇之作，冀以喚起社會之注意，而謀增進病家之幸福焉，查痧子之名稱，乃俗家所習用，考之方籍，稱為痲疹，亦號瘄子，今從俗仍舊，以取通曉，下皆做此，

### 痧子之起因

天時不正，寒暖失勻，如春行冬令，冬行春令，天地間二氣，蒸鬱日久，醞釀而為癘疫，其毒氣隨空氣以散播四方，人口鼻偶受其氣，由口鼻吸入，首犯肺胃，稟體盛實者，因內部組織完密，儘足以抵拒之而有餘，乃體衰之人，身體內部，本有蘊伏之邪，口鼻隨氣以後，無絲毫抗禦之能力，任其長驅直入，與蘊熱相合併，遂一發不可復遏，由裏迅達於表，且散佈經絡，通身紅赤，小粒透出，隱隱皮膚之下，纍纍肌肉之間，此其大概也，小兒肺臟嬌嫩，受邪特易，故此症雖大人間亦有之，而患者究以小兒為獨多也，去冬氣候過溫，雨雪不多，已預下病症之根，今春亢燥未減、寒暖不常，更足以激成疾病，痧子之猖獗於今日，非無因也，

出版務求信用有切實保證　又名社會醫學常識報　主持者有學識經驗及人格



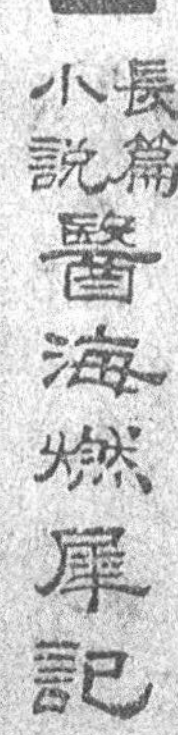

尤危、焦而有垢者，清胃救腎，初病出血而痛，清胃最宜，不痛者當滋腎陰，病深出紫血者支胃，或血如豆瓣色，宜救腎，甚難治也、

□噎症　（姚夢石）

取鵝血一杯飲之，以愈爲度，屢試甚効，

□熱泄血利及肺熱咯血

黃連三兩赤茯苓二兩爲末水調阿膠一兩和丸桐子大每服三十丸米飲湯下（名黃連阿膠丸）

□退子午潮熱

用鱉血以灰麵拌爲丸如菉豆大每服七十丸開水下四服全愈，

□骨蒸勞嗽

麥冬去心澤瀉百部白芍各一兩去心天冬白茯苓各三兩淮生地鱉甲龜版鰻魚骨各二兩當歸山萸肉知母丹皮紫菀各兩半右藥入砂鍋熬成膏攙勻加白蜜十二兩山藥一兩貝母兩半收膏

□中脘痞

用五靈脂黑丑各五錢。香附八錢。共爲末飯糊爲丸。每服三錢。本心好黃酒送下。此方能治咽喉疼痛。吹少許。含之。可收清涎結痰吐出。再吹寬喉痛止。喉風毒爛。且能生肉生皮。喉痹卽可止疼而愈。如鼻內面上發痈瘡者敷之立應。

□心胃氣痛

吳茱萸木香炒枳殼子紅花各錢半。玄胡索腰黃公丁香各一錢。巴豆霜良薑各六分共研細末每服二三分津液嚥下。服後戒飲茶水一時許。

痧子之證象

初起發熱惡寒，咳嗆痰稠，口渴面赤，胸悶不舒，眼中如淚，凡此皆肺經有熱，痧子躍躍欲出之表示，既而紅點隱隱，滿布頭面，次及全身，此乃本症之正候也，不幸而病勢轉劇，聲啞氣急，咽喉腫痛，嘔吐，自利，鬱癇發厥，鼻煽，口張，譫語狂亂，則邪已內陷，逆傳心包矣，若夫兼症，則有鼻衄，鼻衄者，毒火熾盛，血隨上溢，肺主鼻而症屬肺也，有舌破唇焦，舌破唇焦者，心脾之火上衝也，有氣喘，氣喘者，熱邪蒙仕肺竅，氣道爲之窒塞也，有多汗，多汗者，津液爲所熬煎而出也，有腹痛，腹痛者，熱邪內鬱，相搏而作也，有口疳，口疳者，熱攻胃經也，（未完）

## □幸福之門

### □淋濁白水狀如豆漿

杭州查世祿問

家母年五十八歲、素體虧弱，近患崩漏，已延月餘、初起腰痠骨痛、頭眩心跳，唇色恍白，夜不安寐，迭經醫治，目下崩血已止，而變爲淋濁白水，狀如豆漿，小溲覺熱，陰門微痛，牽及少腹，骨節痠痛，頭眩心跳，入夜潮熱，胸悶，唇皮乾燥，未知此白色豆漿，究屬何病，想先生經驗豐富，必能洞悉病源，如能脫離沉疴，登諸幸福之門，則沒世不忘也，（下略）

### □答查世祿君問　（朱振聲）

據述症、屬氣血大虧，脾弱濕熱入於帶脈、帶無約束之權，加以崩漏之後，血去陰傷，不能涵養肝木，肝陽乘勢升騰，故頭目爲之眩暈，血虛不能養心，故心神爲之不甯，此心悸寐少等、證之所由來也，況氣有餘便是火，熱迫血而妄行，唇色恍白，漸呈亡血之狀，今擬益氣養血，崇土滲濕，佐入柔肝甯神之品，

清炙黃芪四錢
大白芍二錢　淮山藥三錢
生白朮二錢　陳廣皮一錢
硃茯神三錢　煅龍骨三錢
煅牡蠣四錢　厚杜仲三錢
川斷肉三錢　烏賊骨三錢
生熟苡仁各三錢　震靈丹二錢
白米十粒打汁冲服
十灰丸三錢包
吉林參一錢另煎汁冲服、

## □長篇小說　醫海燃犀記　（八十八）

□第十七回　楊淩雲車中逢俠士　李健飛月下拾情書

健飛道。尊大人多大年紀了。凌雲道。六十七歲了。健飛道。甚麼病呢。凌雲道。胃病。但是病了多年。總是好好醜醜。此番恐怕萬難回生了。說罷。深深的嘆了一口氣。健飛順口安慰道。不關緊。吉人自有天相。自可轉危爲安的。凌雲聽了。微微點首。健飛也就未更多談。但是見楊凌雲不時的長吁短嘆。健飛知道他一定是爲着他父親毛病重了。所以如此。這是人之恆情。大抵皆然。也就擱在心中不言。一路無話。到了夜間。才到徐州。健飛因爲徐州。也是他常到的地方。不無幾個朋友。此番北上。道經此處，落得留住兩天，上一上雲龍山，登一登燕子樓，所以也就一同下車，和楊淩雲分頭而去，（未完）

（余不平）

本報特聘羅衡律師爲法律顧問　　幸福三日刊　　中華郵政特准掛號認爲新聞紙類

# 幸福報

紹儀署 （印）

第一百零二期

（民國十八年五月二十一日）

◀每份售洋二分▶

（館址上海浙江路洪德里四七八號）



## 本期要目



## 患脚氣病者注意

**（預防）**　預防之道有五種，讀之可以預防脚氣病不致發生

**（治療）**　治療法有二，讀之可以使已患之脚氣病，一旦霍然

脚氣一病，南方常有，古人所謂軟脚病是也，客居者多，土人較少，初起時僅見脚有些麻木，無甚痛楚，日漸一日，寸步難行，若至脚氣衝心，（即腫勢上升）即不救藥矣，脚氣症有甚腫者，有不甚腫者，病之起因，大概不外以下數端；一不服水土，二食米太精，三運動過少，四感受濕氣，故預防之法，亦不外下列五則，（一）宜樓居以免感受地上潮濕之氣，（二）鞋襪久着，汗大者即常有潮濕之弊，（鞋底更易吸收地上水濕，）故宜多備鞋襪二三對，以備輪流更換晾晒，以免脚受濕氣鬱蒸，（三）常食糙米飯，多食紅豆，（四）臥時雖在夏日，均須以氈毯覆蓋足部，毋使受海風之吹漬，（五）多運動使血氣流通，（已病則不宜多運動，）茲更述余患是病經驗有效之治療法于下，

（甲）轉地療治

南洋地方卑濕，久以脚氣病著稱，況加士碼士爲新闢之埠，脚氣自必更盛，且余公事之餘，日惟兀坐閱書，絕少運動，故到埠不及三月，即染脚氣，初覺舉動稍形困鈍，漸即不良于行，以手搔之如隔靴焉，按之乃現微凹，良久始平，既而數寸之階級亦不能升降自由，諸同事謂非速離此埠，則生命將有危險，乃急白總理請假出埠，落船時需人扶掖，船開一日，已能步履，到家後已完全平復，不藥而愈矣，

（乙）食物療治

余在南洋不得志歸里，家人慫恿余再入校肄業，以竟前功，余念學之尊長，依人作嫁，終非久計，乃負笈返滬上肄業，滬地卑濕，此病

## □五更飯之功效

彭祖壽

補益人身之物者，飯與麵包也，非木皮樹根之類也，故以藥物補身，何若以飯與麵包之經濟，而又百益無損爲愈，所謂五更飯者，於夜間五更時蒸飯（煮飯無甚功效）食之，再睡一次，然後起身，如是旬日，效力必著，勝於服補藥百帖也，蒸飯之法，先於日間將米浸水內，至蒸時，放已浸之米，入粗碗或粗瓷器中，置鍋內，鍋底放水，以過盛米器之半爲度，再以光酒鷄蛋油鹽，拌攪已浸之米而蒸之，至蒸汽騰上數次，即可取食，民十秋初，余患病月餘，後雖全癒，但無錢服補藥，家慈每夜起身爲余蒸五更飯食之，旬餘已覺精神煥發，肌

介紹衛生方法　幸福三日刊　指導健康途徑



亦所常有，到滬不久，又患是病，萬里求學，未可輕易言歸，延醫服藥，無效，殊憬急無計，後同學宋君敎以每日三餐，均食人力所舂之糙米，（卽舂之未精白，上海食米均係用機器所碾之極精白者，糙米極難找尋，惟老閘橋鄧仁泰有之，名曰冬霜米，）與紅豆共煮之飯，如法試之，不十日卽已告痊，

廣光潤，病前之元氣，業經完全恢復，其功効之大，實出意料，世有家貧如余，再不幸而痛遺豎虐，乏黃白物以培補弱軀者，請嘗試之、

## □髮黃須知

（劍）

令人多患髮黃，雖常用士旦康、及生髮等油，終不得有黑色，殊恨事也，茲有一簡便之法言之分文不值，可使極黃之髮，變爲黑色而有光采，其法，卽採野桑數十叶，泡水洗之，約二三次，則漸變黑而有光也，閱報諸君不妨試之、

## □子宮寒冷奇方

（致逸）

女子胞宮寒冷，爲不孕之一大原因，可購龜齡丹一兩，每服約三錢，大有補腎溫寒之功，洵奇方也，（按該藥爲山西出品，滬上中藥店間有代售者，）

## □管見錄

（幸福社社員姚夢石）

### □利便關係

利便一法，陰虛當禁之，蓋利其便，適所以傷其陰也、年高之人、尤所宜注意也，喩氏寓意草，傲高自許，然立方處物，果有精微可傳，如利便不敢用茯苓，當可知矣，欲利便而小便淸長者未可也，須九六日不大便斯可、

胸悶有痰踞，濕閉二者，最宜明辨，痰踞用二陳海蛇枳實，濕閉

## 性病指南

（涼月）

### □色情狂

色情狂是一種最奇怪最罕見的病症，他的病原，完全因爲性慾衝動，淫情勃發，不能抑制，就是偶然受些小的刺戟，也能夠發動其淫情，當這病發生的時候，無論你怎樣的監督，怎樣的防範，也沒有法子去遏止他，就是他自已，也不能夠自禁，病者在奮與的時候，假使沒有人與他交合，簡直要氣絕身死，從前有一個婦人，他生性好淫，夫婦之間，因爲不能滿足她的慾望，以致常常詬誶，這也不要去說她，就是他家中出入的人，不論老的少的，沒有一個不與之交，久而久之，於是淫名大噪，家族方面，因顏面有關，於是到一個很有名望的外國醫生處醫治，據說這是陰核肥大症，要他全愈，非用手術將他陰戶裏的虫去掉不可，他們因爲要病好，所以也顧不得廉恥了，那裏知道他弄來弄去，病沒有好，錢到去了不少，唉，他不知道色情狂的症候，完全是因爲肝胆之火，挾濕熱下注，陰戶發生奇癢，非磨擦不足以殺其癢，所以要她的色情不狂，非止他的癢不可，要止他的癢，非淸肝胆之火不可，中醫所用的龍胆瀉肝湯，就是這病的對症良藥，那種治病不求其本的西醫，何怪其治之而不愈呢，

## □育兒當改革的種種惡習

英藏

（一）普通之爲人母者，因嬰兒不安睡之故，每喜將乳頭塞於小兒口中而睡，以苟求小兒之不哭泣，在彼以爲得計，而不知此種惡習慣，爲害甚大，其害維何，約有三端，（甲）小兒含乳而睡，每易致窒息而死，（乙）小兒含乳而睡，致養成索食無時之惡習，（丙）小兒因含乳而睡，不知不覺間吸乳過度，夜間吸乳過度，遂釀成腸胃疾病，

（二）因欲止嬰兒之哭泣，或求其入睡之故，懶惰無忍耐性者，每喜置兒於搖籃吊床中而搖之，或抱而拋之，或以手拍其背，小兒之哭聲愈高，入睡愈難，而搖拋打拍愈甚，久而久之，遂養成非搖拋打拍不睡之習慣，母之爲勞可謂甚矣，是欲求逸而反勞也，夫豈計之得耶，此尤其害之淺者耳，其害之大者有二，（甲）令小兒脆弱之腦神經，時受麻痺作用，腦之發育因而大受影響，（乙）時時劇烈震動其肺部之發育，遂感不良影響，嗚呼，小兒何罪，而令其受此慘

第一卷　社會定期刊　第一百零二期

宜厚朴蔻仁菖蒲杏仁
胸痹則以括蔞薤白
寒熱不已，中脘結塊，用此胡（引經）生牡蠣瓦楞子（軟堅）枳實（消滯）花粉（宣濁生津）淡乾薑（辛開）川連（苦降）東洋參（營虛）沙參石斛（生津）如上及胸膈，須佐辛通，菖蒲蔞蔻之屬，其餘半朴陳籼，功能宣中，青蒿茵蔯，能治穢濕，咸宜參用，
春溫證，身熱，痰不出，神昏，命在須臾者，上關犀黃二分金汁冲服卽痰出神清如神，
痰熱蒙閉心胞，口噤不語神昏，至寶丹一粒（研）杜射香三釐（研）兩味和勻以鮮菖蒲汁送下

## 小兒咳嗽聖藥

廣東有一種吊蘭所結的子，「這種吊蘭是用椰殼盛泥掛起來種的」每逢小兒的百日咳，對歲咳等，及一切吼喘，用一二枚煎水飲，靈效非常，不啻為小兒咳嗽的神丹了，

凡神昏譫語，必有痰，須用局方萬氏牛黃丸、
溫熱病宜冬瓜，又金汁冲神犀丹最靈，
溫病見洪大脈者陽明應如也，或見沉弦緊之脈，乃陽病見陰脈矣，病為可危，然洪大過當、亦非所宜，
溫病已，因大便而起立，卒仆，不省人事，投以滌痰之劑，若至寶丹清心丸等不效，按內經云、邪之所湊，其氣必虛，因便而起

酷之刑乎，故為母者，務宜着意，已養成此種惡習者宜逐漸戒除，未養成者愼勿養成，
（三）世俗有於小兒滿月時，必為之剃去胎髮，此種習慣，亦屬惡習之一端，總其弊害有三，（一）頭髮冬日可以禦寒，夏日可以蔽暑，頭髮剃去，失其功用，（二）髮之剃口有漿汁滲出，經蠅蠅棲其上，卽易發生瘡癤，（三）毛孔哆開、易受感冒，故頭髮宜常留有二寸之長，遇過長時亦祇可剪之，不宜剃也，
（四）遇小兒啼哭時，宜細察其哭泣之原因，善為處置，愼勿動以餅糖生果為止哭之靈丹，以養成小兒以哭為索食妙法之惡習。蓋小兒之哭泣，如係因身體有疾痛，須為之醫治，非餅果所能奏効，若因腹饑而哭，亦當與以充飢之食品。不宜亂給以有損無益之糖果，若因壞皮氣而哭，大可聽其自然，蓋小兒哭泣，如非別故，實有擴張肺部呼吸之益、且幷可藉此矯正其惡習也，
（五）背負小兒於背，則小兒身體彎曲，壓迫腔膛，妨碍呼吸，有傷肺部，務宜切戒，
（六）世俗喂給小兒食物，每喜以口咀嚼一番，乃以喂給小兒，或以舌舐，或以指探，試其冷熱，或以口吹之，相習成風，不以為異，不知成人口腔指甲間，不免含有毒菌，經此咀嚼吹舐探試，種種做作，毒菌卽由此輸入小兒體中，以肆其毒，其為害之烈，有出於意料之外者，例如成人有肺癆傷風梅毒諸病者，此病菌卽傳入小兒體中，而小兒卽染此種疾病矣，其他種種傳染病，亦莫不可由是而傳入也，是不可不大注意而特注意也，
（未完）

## 痧子概論（續）

秦丙乙

痧子為極尋常之症候
斷無致危致死之道理
無非一誤再誤入歧途

痞症之傳變

症既觸發，初起一二日，用藥誤投辛溫，激而為喉痛，鼻衄，口疳，便秘，甚則多汗亡陽此其一，初起汗出不透，微感寒邪，或未嘗解肌，遽進寒涼，則痧疹隱現，不能透發，熱毒內陷，傳入心包，而成下利，驚搐，譫妄，狂亂，等種種險症，總之，此症傳變極速，卽飲食之出入，急口之凈雜，亦能阻碍藥力之進行，而予病人以多量之痛苦，莫謂苟且無大害，須知姑息實養奸也，

痧疹之定期

痧子之出也，光潤鮮赤，先見於頭面，漸播及他處，三日始回，五六日乃大已，此其大概也，早固不可，遲尤非宜，早乃由乎涼藥之

主持者有學識經驗及人格　又名社會醫學常識報　出版務求信用有切實保證

，邪氣乘之，蓋所謂內奪而厥也
瘖厥風痱，地黃飲子主之
引此症殆近之矣，
傷寒，熱在裏，劫爍津液，宜用
承氣，
濕溫便溏，爲邪未盡，便鞕，方
爲無濕，糞燥則無濕，脘痛或痞
脹，當用苦洩，以其入腹近也，
舌或黃或濁、方可陷胸或瀉心，
傷寒便溏，爲邪盡，不可再下，
濕熱內搏氣分，下以小陷胸湯瀉
心囊
寒熱欬嗽胸前悶，蘇豉翹桔杏通
開肺當用焦梔豆豉杏仁蔞皮鬱金
橘紅桔梗
一切氣病，用氣藥無効、少佐芎
歸，血氣流通，自可見功，

□治吐血 （龍漢文）

吐血偶一二口或吐不止者，用側柏葉濃煎，和童便服之，卽効、

□治遺精白濁 （前人）

有濕熱者，用生蠶沙研末，每兩加生黃柏末一錢，空心開水下三錢，六七服全愈，

□治疸聖飲 （朱鶴皋）

將茵陳草煎濃湯，每日服之，効立見，須忌葷腥，并忌鹹味，

□痢疾 （前人）

夏秋之際，偶一不慎，最易患痢、（暑炎逼人，喜食生冷，露天睡眠，貪圖風涼）今將妥方列下，腹痛便痢，可用炮姜二錢，煨木香錢半，陳皮錢半，建曲錢半，川楝三錢，沙糖五錢，煎服自愈，

□徵求本報

讀者諸君。如有本報第十七二十兩期。而願割愛者。鄙人當以名貴刊物相贈。報由本館轉交可也。不分前後。一律待遇。

張大我啓

爲祟，遲則因於稟體之素衰，一則助以藥力，徐俟其發越可也，一則騎虎勢成，補救終嫌累墜矣，

痧疹之苦脈

此症純係熱邪火毒，相結爲患，故苦以黃白微絳爲吉，脈以浮大洪數爲適，舍此如過於光赤，全現雪白，或細小軟弱陰脈備至，均屬凶候，

□幸福之門

□二月小產 （王友德問）

內子懷孕二月忽然小產產後未得惡露近覺少腹脹痛腰痠骨楚胸悶泛噁請問治法

□答王友德君問 （朱振聲）

症屬氣血兩虧宿瘀留戀不得下達防其上衝之險急宜袪瘀下行而理氣機氣爲血之帥氣行則血亦行

當歸尾三錢，杜紅花八分，
小青皮一錢，焦查炭三錢，
炒赤芍三錢，仙半夏二錢，
艾絨炭八分，青橘葉錢半，
紫丹參二錢，春砂殼八分，
生蒲黃三錢包，

□長篇小說　醫海燃犀記 （八十九）

（平不余）

□第十七回　楊凌雲車中逢俠士　李健飛月下拾情書

到了第二天。晚上健飛正在街上閒逛。在那月光下。看街旁有一塊白的東西。連忙走上幾步。低頭一看。不是別的東西。原來是一封書信。拾起來仔細一看。只見上面寫的是。『上海同美醫學校王國英女士收』下寫『徐州楊寄』健飛把信掉過來一看。只見反面兩頭封口地方。兩頭均貼了五個一分的郵票。中間貼了一張四分的郵票。原來是預備寄雙掛號的。健飛也不知是何人的信。看到這信的封口。知道定是情書。不覺好奇心動。決定拆開來看一看。於是拆了開來。在月下。一張一張的。細細看下去。只見上面寫的是。『我親愛的國英妹呀。我由上海動身的時候。一方面是父親的病危急了。一方面是和你離開了。那時候簡直是犯人上殺場。也沒有那樣難受。然而我倆的愛情。終不能戰勝父子之情。所以不得不硬着心腸。離你而去了。

（未完）

報聘家律為律問　幸福三日刊　華政准號為聞類

# 幸福報

鈕儀署 ㊞

第一百零三期

（民國十八年五月念四日）

◀每份售洋二分▶

館址上海浙江路北京路北首洪德里

定報價目

每三日出一張。全年五元。寄費在內。本埠一元。外埠加倍。國外加九五計。郵票代價。律在元一。個二月五年

廣告價目

每期每格（共五方寸）新聞五元計。排於新聞之旁。均如長期。面議

## 本期要目

性潮痛言
痧子概論
瘆症名言錄
白濁神效方
美容術秘方
縮陽節制法
性慾見錄
管見燃犀記
醫海燃犀記

## 性潮痛言

斂錢主義之書坊。道德叛徒之作者。均青年之公敵。社會之罪人。深願有爲青年。從速覺悟。毋墮轂中。則前途幸福。何可限量耶

（吳藝圃）

此之謂性潮。非女子月經之來潮也。夫性潮云者。乃指性書之雲起潮湧。一般野鷄書店。迎合社會心理。專爲謀利思想。不遑顧及道德方面者也。所以十有九家。都登着徵文的廣告。搜求一些涉於穢褻汚濁的資料。一經出版。店主東。莫不市利三倍。故此數載之中。野鷄書店。對此類書集暢銷。眞有洛陽紙貴之槪。可謂滿佈於社會。然此項書集。本屬風化攸關。當道禁止。急不或緩。三令五申。早已揭告營此書業者。奈一般奸商。利害弗顧。陽奉陰違。無不暗施其狡獪魍魎之手腕。以行斂錢之主義。嗟乎。人心險惡。至此極矣。關心世道者。能不浩嘆。䌷自性博士性史之編。坊間印行。早經哄嚣社會。青年男女。靡不崇拜爲珍貴之作。價値之品。人手一册。奉爲範本。或怡心性。青年因而墜落情愛之慾海中者。不知幾許人矣。似此類書集流行其廣。實不啻關一性病之源。設一伏罪囹圄。道德淪亡。禮敎沮喪。青年之危機。殆往往而身敗名裂。彼著作者。害羣之馬。萬惡之首。青年公敵。社會罪人。抑豈有心人而願爲哉。吁。國之存亡。有莫大之關係存焉。若彼著書者。招人物議。貽人鄙棄與誹謗。又奚苦藉博區區之蠅利乎。敢進忠告。龜鑑後人。幸願書坊內於性書集。勿如潮水之源源刊行。更希望青年之覺悟。舍此岐途。而趨正路。一本大無畏之精神。毋爲情魔所覊絆。恃一己之擅能而獻身社會。則匪特造福邦家。斯亦個人無量之幸福歟。

## □編輯者言

我們現在想聘請十位特約編輯者。他的責任很簡便。也不必到本館來編輯。祇要將改革本報的意見。從郵局函告。我們在辦事的幾位編輯。無不唯命是從。（要說得有理。）確能改進本報者爲合格）每月由本館發給大洋十元。作爲平日寄費之用。在此沒有選定之前。凡屬本報定戶。均有被選資格。希望本外埠的讀者。快些將改革本報的意見書寄來。一經採用。當卽聘請。（如能作稿件更佳。否則。祇能想法亦可。惟過於理想。不能成爲事實者。無效。）幸勿失之交臂。

# 小藥囊

（石夢䖏）

□骨鯁喉中危急之際

用蛇床子三錢焙研末紅糖兩許開水冲。以湯匙灌嚥下咽即化。數次自愈。

□頭上肥瘡或頸項之間蔓延流滋者

老松香二兩鑪底灰飛丹各五錢黃柏末二錢枯礬少許共爲末菜油調塗

□腳丫濕毒遠年不愈者名爲漏蹄風

文蛤（一兩炒焦）雄黃（三錢）枯凡（五錢）輕粉（一錢）共研細末菜油調敷

□風毒流注相繼而起未成者

取杜石榴壹隻切開填蜒蚰數條放炭火上煨研末冲陳酒服之可以消散

□黃疸病

活烏背鯽魚一尾（約四五兩 連腸雜麟翅入石臼內搗爛如泥加當門子三分再打均攤布上貼肚臍眼上。次日取下。重者貼二三次即有黃水流出也。

□白濁神效方（仲圭）

白濁每由腎虛濕熱下注而然。服將軍蛋可愈。方用雞蛋一枚。挖一小孔。灌入生大黃末一錢。用紙糊好。置飯鍋上蒸熟。空心食之。此方用意。以大黃瀉下焦之濕火。以雞蛋滋腎陰之不足。蓋補瀉兼施之治法也。

# 痧子概論（續）

秦丙乙

□痧疹之治療

治此症以辛散爲主。而辛散之中。尤宜少佐清涼。此不二之規律也。其或亟進寒涼。而流於太過。則熱邪蘊毒。爲之內陷變退。以致變證百出。其或一派辛溫。而失之不及。則火上添油。是亦速其死耳。當初起之際。辛涼解透。一劑不效則二劑。二劑不消則三劑。肺氣一開。出路一通。自可無餘事矣。再如病起一二日。大便不解。可於方內少加通利之品。一者肺與大腸爲表裏。通下正所以治其上也。二則大便一通。上下交徹。邪更易於外達矣。此最簡捷之要訣也。至於因藥物之誤治。或病家不耐蒸熱。衣被之間。稍事大意。致感寒邪。因而邪毒內陷。或逆傳心包。則洋參石斛之清潤。犀角羚羊之救焚。均在所不禁。惟認症須確。姑可作孤注之一擲。不則殆矣。至於種種兼症。可各因地制宜。參酌用藥。難以一概論之。惟有不容不言者。即兼症中如咳嗽發汗泄瀉等類。正可不必顧慮。任其自然。良以上述各病。乃痧家必有之常候。且借此可洩去內邪。速愈其病。求之不得。何可遏止。惟太過則亦不宜。如發汗過多。則亡陽。咳嗽過甚。則耗氣。泄瀉不止。成慢脾。故必不得已。亦宜設法制止也。

「未完」

# 虛勞症名言錄【二】

（楊志一）

肺勞損氣。心勞損神。脾勞損食。肝勞損血。腎勞損精。

自上損下者。一損肺。二損心。三損胃。四損肝。五損腎。過胃則不治。自下損上者。一損腎。二損肝。三損脾。四損心。五損肺。過脾則不治。蓋損其肺者益其氣。損其心者調其榮衛。損其脾者調其飲食。適其寒溫。損其肝者緩其中。損其腎者益其精。

勞傷五臟。乃虛損之源。六極七傷。又虛損之流。

皮毛枯槁爲肺勞。血脈不榮爲心勞。食少肌消爲脾勞。血虛筋緩爲肝勞。腰腿足弱爲腎勞。乃五勞也。

數轉筋。指甲痛。爲筋極。牙疼腫。不耐立。爲骨極。面無華。髮墮落。爲血極。肌膚[illegible]。體肉乾。爲肉極。肌無澤。目無光。爲精極。胸脇滿。喘難言[illegible]爲氣極。乃六極也。

恚嗔大飽傷脾。大怒[illegible]逆傷肝。強力舉重傷腎。形寒飲冷傷肺。憂愁思慮傷心。風雨寒暑傷形。恐懼不節傷志。乃七傷也。

陽虛生外寒。陰虛生內熱。

怯寒少氣。自汗喘乏。食減無味。腹脹飧泄。皆陽虛證也。怔忡盜汗。欬血吐衄。淋遺崩漏。鬱閉骨蒸。皆陰虛證也。

腎中真陽虛者。宜甘溫益火之品。補陽以配陰。益火之源。以消陰翳也。腎中真陰虛者。宜純甘壯水之品。滋陰以配陽。壯水之主。以鎮陽光也。

勞瘵至陽虛泄瀉。宜溫以補脾。然補脾須不礙肺。勞瘵至陰虛嗽熱。宜潤以滋腎。然滋腎須不妨脾。（待續）

# 美容術

本欄專載一切美容效方。如讀者有心得處。而願公開發表者。不勝歡迎。再本欄所載各方。並希試驗諸君。隨時報告其成績。

## ■膚紋化粗爲細法（慧劍）

女子肌膚紋理之粗細。與美容最有關係。蓋紋理苟粗。雖施脂粉。必不細膩。適成其爲囊土之牆而已。今有使膚紋化細之法。不敢自秘。特投諸幸福。俾世之抱膚粗之憂者。亦能一變而爲細嫩也。法用不含石粉之新鮮細白米糖。於每日洗臉時。擦其面部。遂後用水洗淨。再以硼酸一兩。蒸溜水或沸水五十兩。與丁香油適宜之混合液。代蜜塗於臉上。或浴後施諸肌膚。則膚紋自能漸漸變細。

## ■去疤痕法（慧劍）

幼時生瘡。及長而疤痕不去。頗不雅觀。其生於面部者尤甚。今有一法。可使疤痕化爲平滑。法用雞蛋殼燒灰存性。研爲細末。和以鷄蛋白及砂糖。塗於疤痕處。久之自能平滑。

## ■縮陽秘方（涼月）

凡瘵病火動。陽常起者。以皮硝放手心。兩手合住自化。陽即不興。又方水蛭九條。入水碗養至七月七日。陰乾。秤有多少。入麝香蘇合。三味一般。細研爲末。蜜少許爲餅。遇陽興時。即將少許擦左脚心。即時痿縮。頗效。

# 性病指南

## ■性慾節制法（趙景遠）

性慾是人類天賦的許多本能中之一。人們有了牠才能去尋求配偶。發生戀愛。蕃殖人類的種族。所以性慾是人類保存種族所不可少的東西。

既然性慾與人們有這樣密切的關係。我們爲什麼又要設法節制牠呢。這並不是人們的矛盾。實在是人們對于性慾應有的舉動。爲什麼呢。因爲性慾是一種本能。牠的衝動是盲目的。牠只求本身的滿足。而它不顧及衝動滿足後所生的危險。這種情形見之于缺乏理性的動物還可說得過。至于我們人類是有理性的動物。豈可沒有理性去指導本能而任牠支配人們嗎。歷來古今中外的賢哲。深知性慾衝動的利害和誤用或濫用這種慾望的危險。所以費了許多心血去想出種種方法來節制性慾。不過我們要曉得人們對於性慾並不是採取根本剷除的政策。乃是用適宜的節制主義。而且我們的節制法是要根據精力移用說。（當然其中也有人用極笨的方法和不經濟的方法。）使實行起來容易收效。現在爲節省讀者時間起見。略將易實行而易見效的方法說一下。

（甲）積極方面

節制性慾可以從兩方面着手。那兩方面呢。就是積極方面。和消極方面。現在先將積極方面的方法分說如下。

（一）工作　在普通人的眼光看來。一定以爲性慾是性慾。工作是工作。這倆是絕不會生什麼關係的。爲什麼可以用工作來節制性慾呢。這種沒有研究過生理學的人的錯誤。我們用不着嚴行責備。我們先將工作能夠節制性慾的理由說明。我們如果研究過生理學就可以曉得辛苦的勞心與勞力都要求睪丸供給內分泌物。性慾也就隨內分泌消耗之多少而減去多少。爲了這個緣故。所以人們要想節制性慾。最好是努力工作。倘若人們能夠努力工作。性慾不要節制自然就會節制。讀者如果再不相信。我可以拿愛迭生回答一個某青年的話做證。愛迭生有一次受着一墮落青年的質問。這質問是什麼呢。就是什麼是避免性慾的誘惑和壓服性慾的方法。愛迭生因爲平素努力工作。每日只睡五小時。從沒有遇著什麼性慾的誘惑。所以很快活地拿下面的話回答。「那個方法我不知道。因爲我向來總是在不斷工作沒有逢着違背道德法律的境遇的緣故。」（未完）

出版務求信用有切實保證　文名社會醫學常識報　主持者有學識經驗及人格

幸福三日刊　四二

## 管見錄

（幸福社社員姚夢石）

四時外感。不越杏仁神曲。冬令須加麻黃

王肯堂爲大頭天行。與痂氣並發。只須治其上。而痂氣自愈。因少陽經行身之側。俱是一經之病。毋庸分治也。

朱某。舌乾且灰。右脈弦勁。按之胃脘似覺隱痛。以停食之法治之。用厚朴枳實等果驗。

雀目卽雞盲也。用馬蘭頭煮豬肝飲之卽愈

朱介庵，齦生多骨。堅硬於齒，用大補藥十餘劑其骨脫矣。

飲酒人汗出。用白朮澤瀉鹿啣湯。

沈孟嚴。治卜地人。汗大泄。骨節疼。用羌活獨活。佐以利濕之品。有驗病後骨瘦如柴。身熱。舌光如鏡。諸醫束手。用綠毛斛一錢吉林鬚八分煎湯兩月全愈。

濕鬱三焦。不從外解，必致裏結。在陽明大腸。宜用下法。又嘗分氣血也。董君。夜間小便頻數。問余有何方法。答云以糯米飯。飲之可愈。果驗。目中起星。用穀精珠代茶。數日卽痊。或取新橘皮塞鼻中。約六時後卽退。不可誤點寒涼藥。凝血不散。轉成雲翳。

小兒腎囊下垂。（或病後）不可作疝氣治。乃屬氣虛不攝。投以補中益氣。應手而愈。

腹脹經久。忽瀉數升。晝夜不止。服藥不驗。是氣脫也。益智仁煎湯。服之卽效。

治熱性關節疼腫而痛。咸宜用西藥（阿四必林）而關節腫疼之挾有外感實熱者。必與石膏並用。立能奏功。

## 幸福之門

### 狐疝　遺精　陽強

（沈一峯君問）

我是一個二十多歲的青年。照理正在身體強壯的時候。但是我却不然。不但身體瘦弱。而且百病叢生。像狐疝呀（睪丸時大時小。大約臥則消。立則現。）遺精呀（有時有夢。有時無夢。）陽強呀（時時舉發。舉則精滑。）種種毛病。不勝枚舉。請問究竟用什麼方法去治療呢。

### 答沈一峯君問

（朱振聲）

據述各症。皆由中氣不足。濕熱下陷。腎陰虧耗。君相火動。鼓其精房。精關不固也。當宜補中氣以化濕熱。益腎陰以清君相。

炒潞黨參錢半　金櫻子包三錢
生白朮二錢　鹽水炒知母一錢
明天冬錢半　厚杜仲二錢
大生熟地各三錢　剪芡實四錢
陳橘核四錢　懷山藥三錢
抱茯神三錢　大砂仁八分
陳廣皮一錢　白蓮鬚八分

## 長篇小說　醫海燃犀記（九十）

（余不平）

### 第十七回　楊淩雲車中逢俠士　李健飛月下拾情書

一路上火車機輪。軋軋的聲音。把我這衰弱的腦筋。和心臟。差不多都震碎了。滿眶的熱淚。他偏要流了下來。又恐怕被人笑話。只得　着窗子。臉兒向外。用手巾拭去了。剛剛拭了。心裏一酸。他又要出來。我簡直沒有法子。叫他不出來。我想天之生人。少生一件東西。假使在眼角旁邊。長了一個開閉的器官。如同自來水管上的龍頭一樣。要他不流眼淚。把機關一扭。眼淚就不會再流出來。那豈不是狠好嗎。等到沒人的時候。把機關再扭轉過來。好叫眼淚流一個痛快。我一路上都是這樣胡思亂想。愈想則腦筋愈昏。直想到飄飄渺渺的無何有鄉中去了。只聽氣笛一聲。清我迷夢。又一幕一幕的想回頭了。昨天夜裏。我到了徐州。下了火車。急忙忙雇了一輛黃包車。飛也似跑回家去。當未到家的時候。心中想着。不知我父親毛病怎樣。假使已經回頭了。（未完）

本報特聘羅家衡律師爲法律顧問

幸福三日刊

中華郵政特准掛號認爲新聞紙類

# 幸福報

鈕儀署

第一百零四期

（民國十八年五月二十七日）

◀每份售洋二分▶

館址上海浙江路北京路北首洪德里



## 本期要目



## 編輯者言

最近兩期的本報。比較從前的。略有不同。如添設「性病指南」。及「美容術」等欄，惟如此之外。我們還想加添幾種有趣味的稿子。不過我們見識有限。一時也無從着想。因此想請聰明的讀者。大家來發表些意見。務使本報達到盡善盡美纔好呀。本報每期所載的長篇小說。現在據作者余不平君報告。全篇將告結束。擬出單行本。希望本報的讀者。惠賜序文或題字。不勝歡迎。稿寄本館可也。一經登載。當以該書一冊見贈。

## 問診爲醫生治病之要素

但切脉而不問不足爲憑……如飲酒則速感寒則遲之類但看苔而不問不足爲憑……如食橄欖則苔黑食枇杷則苔黃之類

## 報告病情爲愈病之捷徑

世人延醫。有不欲詳告病情・以爲可試醫者之脈理如何。學識如何。此最大誤事。夫有病而延醫。其來也正宜與之速商治法。本不必試。況信其人而延之。其學識之優劣。早了然胸中。更何必試・且也試之於高明。往往起懷才避謗之見。不負重責。致病不瘳。試之於庸愚、難免有惱羞成怒之態。雜藥互投。卒致僨事。於醫者全無絲毫損害。而於病竟有莫大禍殃。延醫而治病。病未圖治乃更添憂。由是觀之。醫之不宜試亦可知矣。況乎醫者之治病。列聖心法。首重四診。而問也者。亦四診之一。所以合色脈者也。故素問言臨病問所便。孫眞人未診先問病。誠以吾人望色切脈而知之。不如病人自言之爲尤眞切也。今試論之。脈可憑乎。而有時不足憑。如飲酒及奔走後脈洪數。感觸劇冷後脈微緩。此非問何以知之。舌可憑乎。而有時不足憑。如食橄欖苔黑。食枇杷苔黃。此非問又何以明。他如脈症之不符。脈色之不合。寒熱虛實。眞假之不同。更非問不能確定。是故無論外感。無論內傷。無論閨女。無論幼童。醫者所問卽宜詳告。夫以問之詳。而告之明。猶或有誤。矧不問不告者耶。僕私心噫斯。敢勸世人於醫者之來也。宜告之病起何日。由於何因。向有何種宿病。現下症狀如何。不憚煩瑣。一一說明。俾醫者脈色相參。洞若觀火。如是雖延下工亦或不至大錯。否則徒以生命

# 小藥囊

（石夢姚）

■流火腫毒

野菊花一兩煎濃服之。再將菊花汁磨木鱉子抹患處立見奇功

■堆灰癩痢

用極小雞魚和麵粉一併搗糊敷患處

■天皰瘡

豌豆殼一味（燒灰）加冰片少許用靛青漢調敷或麻油亦可又一方用麩皮一兩入銅鍋內炒黑色研末破者生桐油調之未破者用井水

■膿窠瘡

大楓子（四十九粒去殼打）麻黃（三錢）斑蝥（七只）豬油二兩將麻黃斑蝥二味同熬枯濾去渣再以大楓子肉和均搽患處數次而愈

■肥瘡濕瘡

烟膏黃柏各一兩。寒水石五錢。共爲細末。菜油調敷。

■火丹

鮮山藥十兩赤砂糖四兩。共搗如泥。搽脚上患處。必有熱氣推出。其藥乾者卽換之。數次可痊。

■坐板瘡

西瓜翠衣晒脆研末。有膿乾摻。無膿用津液調敷。少傾流水。連敷三四次卽癒。

■止遺精法　（致逸）

遺精爲青年最易患者。此症除宜從事攝生外。可每早晚用白蓮鬚三錢。煎湯代茶。久服自止。

作爲試驗品。多見其不知量耳，悲哉。或曰此等陋習。由乎一二醫者。自眩神奇。而喜人之不告。有以釀成之。然則由是而夭折。由是而錮疾。不僅病家之過。抑亦醫者之孽。

# ■育兒當改革的種種惡習（二）

英戰

（七）落地之食物。勿使兒童復拾之而食。

（八）市上所售糖果餠餌。蒼蠅所集。灰塵所聚，汚穢之淵藪。黴菌之殖民地也。食之不獨有傷腸胃。且每每由此發生種種凶危疾病。不可不知

（九）普通人替小兒拭抹涕涎。恆喜隨手取其衣角涎圍抹拭之。小兒見慣。以後自己拭抹。亦喜以衿袖爲之。故小兒拭涕抹涎。宜另用手帕。以免養成惡習。

（十）勿以手撫弄小兒腮面。勿與小兒接吻。以免病菌之傳染。世俗與小兒戲弄。每喜夾持小兒之體。而高擧。脊骨受損於無形。更有夾持兒頭而高擧。每致下顎脫臼。頸骨受損。無意識之甚者也。

（十一）勿任小兒吮拳咬指。勿在小兒身傍拍手大聲。以逗其笑語。

（十二）小兒有病。勿信不三不四胡鬧妄爲之老嫗。以艾火灼炙兒之軀體。

（十三）勿携兒往觀戲劇。及種種過於激刺神經之事。以致釀成小兒夜不安眠。及驚悸之事。

（十四）無識婦人。因小兒啼泣或不眠等故。每喜以虎狼呀魔怪呀等種種可怕之語。以嚇其止聲入睡。不獨由此養成將來遇事畏縮。劣性。且過受恐嚇。每易羅神經衰弱。心房驚悸等症。阻碍發育。爲患極大。

（十六）小兒哭泣。無論爲有故或無故者。當以善法處置。乃有欲止其哭。加以大聲之呵斥。或搖鈴銅器於其耳傍。哭聲愈高。鈴聲愈厲。以致震動其神經。其荒謬實與搖之拋之無殊也。（完）

# ■癆症名言錄（三）

（楊志一）

虛受補者易治。不受補者難治。

虛勞日久。百脈空虛。非甘溫不能復眞元。非黏滯不能潤枯朽。

虛損之疾。寒熱因虛而感也。感寒則損陽。陽虛則陰盛。故損自上而下。治宜辛甘淡。感熱則損陰。陰虛則陽盛。故損自下而上治宜苦酸鹹。

皮虛則熱。脈虛則驚。肉虛則重。筋虛則急。骨虛則痛。髓虛則墮。腸虛則泄。

氣虛則脈弦。血虛則脈大。

脈大而芤者。脫血。脈沉而遲者脫氣。脈細而微者。氣血俱虛。

房勞思慮傷心腎。則陰血虛。飢飽勞役傷胃氣。則陽氣虛。

## 美容術

本欄專載一切美容效方如讀者有心得處而願公開發表者不勝歡迎再本欄所載各方。並希試驗諸君隨時報告其成績

### 治面部劇痛法（朱少坡）

老人面部。劇痛而熱。至數年不已者。大半皆誤於見症治症。不從根本著想所致。余見此種症甚多。方用玉女煎。芥滋腎丸三錢。每日兩次。玉女煎方。生石膏四錢。大熟地四錢。麥冬。知母。牛膝。各三錢。濃煎。臨臥及早餐前。芥滋腎丸三錢（滋腎丸大藥舖有製成者）服半月當效

### 治汗斑法

炎夏至矣。人之患汗斑者。又將上市。我人對之。不勝厭惡、今有一去汗斑之簡便法想亦為患者所樂聞歟。法用蜜陀僧末（中藥肆有售）以黃瓜蒂蘸擦數次卽愈。惟須先用水洗淨汗垢。然後再擦。方能見效。

### 螳螂子效驗方（霏）

凡小兒蒸變之後。每有口內微脹惡乳。名曰堂螂子。又曰妬乳。用此方塗之。自愈。方用青黛硼砂各一錢。元明粉三錢。薄荷五分。冰片一分。上藥同研末擦口內兩頤。吐出涎沫。日擦三四次。按此為徐靈胎先生驗方。

精不足者。補之以味。味陰也。形不足者。溫之以氣。溫養也。陰虛。卽血虛也。陽虛。卽氣虛也。肢腫不交心敗。唇黑無紋肺敗。面黑有瘡肝敗。陰腫囊縮腎敗。臍突腫滿脾敗。此虛勞五敗證也。氣短急。目無精光。心絕。氣短促。口鼻虛張。肺絕。面色青。眼視不直。肝絕。面色黑。睛黃流汁。腎絕。泄涎唾。時時妄語。脾絕。爪甲青。惡罵不休。胆絕。脊背痠。腰重難反。骨絕。面無光。頭髮自落。血絕。舌卷縮。嘛吐不得。肉絕。髮直指。汗出不止。陽絕。此虛勞十絕症也。

## 性病指南

（趙景遠）

### 性慾節制法（續）

（二）運動　勞力是要求睾丸供給內分泌物的。上面已經說過。運動當然要用力。所以運動也是節制人們性慾的方法中之一。如果我們曾經稍微運動過。我們一定可以覺得在運動時和運動後我們是不會有什麼性慾衝動的。為什麼呢。因為人們的精力有限。既全用於運動。那裏還有餘力用於性慾方面呢。加之一個人多運動。身體可以強健。思想自然因身體健全而高尚。精神也自然會因身體的健全而健全。顛撲不破的「健全之精神寓於健全之身體」名言。並不是隨便說說的。我們從運動能節制性慾這點看來。就可以知道牠的眞實了。

（三）研究美術　美術能夠陶養人們的性情。使人們原有的粗暴本能和惡劣的氣質漸漸兒變為高尚和文雅的。性慾既是本能。當然也要受着影響。我們不必旁證博引來證明研究美術能夠節制性慾。我們只要細細地玫察玫察。研究美術者的性情就好了。如果我們一加以考察。我們就可以曉得凡是對于美術有研究的人。總有些和常人不同。他們的性情是很淡泊的。他們只向精神方面求安慰。而不重視物質方面的滿足。你想想這種人還有極粗鄙的性慾衝動嗎。這種人還會為性慾所支配礁。

（四）研究生理學　現在大多數的人所以做出違反「性的道德」和「性的衛生」的事情的。確因為不明瞭人們生理上的構造。大多數人既不明瞭生理上的構造。所以就任性慾衝動。做性慾的奴隸。用種種傷身敗德的不正當手續來滿足性慾。倘若人們多少有些生理上的知識。他們一定可以明白任性慾衝動的害處。和滿足牠的危險。到這時候就是不將節制性慾的必要說給他們聽。他們自己自然就會將性慾節制。

（未完）

出版務求信用有切實保證　文名社會醫學常識報　主持者有學識經驗及人格

## 管見錄

（幸福社社員 姚夢石）

鼻塞清涕。頭眩服痕。脉浮自汗。屬傷風。冬月十神湯。餘月紫蘇飲最捷

純熱不凉。地道欠通。痧不得透、服犀羚不效。每用風化硝一味。便通痧透

風斑屢發不已。服去風藥更甚。當投以玉屏風散。固表。三服立瘥。

陸九芝推首烏延壽丹。養陰而不失於滋膩。清靈可喜。洵是良方。繆仲淳廣筆記之集靈膏。魏玉橫續名醫類案之一貫煎。二方亦皆流動活潑。乃高年之服食良法。是方也肝腎虧損。陰虛肝燥。肝木乘土。痛氣胃痛。治之應如桴鼓。口苦燥者。加酒炒川連。及射決茯瓜蓮子蒺藜之屬。均可增入也。

凡身熱無汗。舌尖絳糙白。大便五日不通。小便則有之。神昏譫語。萬氏牛黄丸大承氣湯知膏翹薄蒡。加蜜。服之甚靈。

始覺兩目微痛。漸漸睛珠垂下。以硼砂水洗之。縮而如常。經驗。

溫熱愈後。餘邪往往歸之於足。發熱腫痛不能行。不亟治則痛劇而死者多。至輕亦成殘疾也。俗呼藏足風。今附驗方於後。以濟斯危。用廣膠一兩入糟醋薑葱四汁。烊化成膏。攤綿紙。或紅布上貼患處。痛立止。糟入醋中。辦糟杵碎。調勻。濾出汁。去糟渣弗用。姜汁不必多。只用少許。葱汁較姜汁多一半。糟醋汁須三四倍於葱汁也。

內服方 以導赤五苓。去桂加桑枝牛夕車前爲引。三日而病如失。

脾虛腹痛。用建中湯極靈。

## 幸福之門

### 乾血癆

（西塘楊芝英問）

余年十九性寡言笑自高小畢業後擬出外求學不遂因之悒鬱不舒乃成此病平素身弱內熱去冬微寒微熱胃口大減夜則且有盜汗咳嗽痰多至今春正月間夜則顴耳皆紅形瘦肉落若花脉細胞脉爲閉月事不來至今有五月多矣

### 答楊芝英女士問

（朱振聲）

據述症屬乾血癆無疑。考素問云。二陽之病發心脾。有不得隱曲。其在女子爲不月。夫心主血。脾統血。因思慮過度。所願不遂。鬱而成損。此症之起。果非一朝。而治療之法。亦非易易。苟能改易心志。然後用藥扶持。方能奏效。蓋憂愁思慮。多傷心脾。心脾傷則血之化源告竭。旣不能灌溉乎衝任。又無以奉養於四肢。經停形瘦。職是故也。其入夜盜汗者。虛陽逼津液而外泄也。咳嗽痰多者。火炎爍金。肺金受制也。夜則顴紅者。水虧不能涵木。虛陽乘勢升騰也。加以苔花脉細。損症已著。治療較難。今擬養血疏肝。助以通經斂汗之品。蓋血足則經自通。肝疎則鬱自解也。然乎否乎。質諸高明。

白歸身三錢南北沙參各三錢抱茯神三錢大白芍二錢甜光杏三錢生白朮二錢銀柴胡一錢川象貝各二錢淮山藥二錢金鈴子二錢茺蔚子三錢炙鱉甲三錢糯稻根鬚一兩煎湯代水

## 長篇小說 醫海燃犀記（九十一）

（平不余）

### 第十七回 楊凌雲車中逢俠士 李健飛月下拾情書

我也了一條大心思。假使還是在危險時候。我想甚麼方法。可以救得我父親的性命呢。假使不幸。我父親已經死了。一家慟哭。我見不到我的父親一面。那便是我終身最大的遺憾了。心裏這麼想着。幾個轉抹。已經到了我家門口。看見門口冷。冷清清。沒有甚麼。心中才放下一大半來。知道我父親無恙。立卽敲門進去。進了堂屋。走到我父親榻前。叫醒我父親。看看面色狠好。並不是有病的樣子。這時我便問道。父親。你老人家的病。已好了嗎。父親便嘆了一口氣道。唉。我沒有甚麼大不了的病。我和你母親。年紀都大了。總想替你早些把親娶上來。你放假在家的時候。我曾問你。你是決意不娶。不知你是甚麼意思。剛下你岳父來了幾次信。催我家早娶。我想想。我們也老了。你年紀也大了。

（未完）

本報特聘羅家衡律師爲法律顧問

幸福三日刊

中華郵政特准掛號認爲新聞紙類

# 幸福報

紉儀署

第一百零五期

（民國十八年五月三十日）

每份售洋二分

館址上海浙江路北京路北首洪德里



## 本期要目



## 怪病奇治年刊將出版

□延遲出版之原因

怪病奇治年刊一巨冊。本擬與百期紀念號同時出版。不料該印刷所於去冬失愼於火。致將原稿完全焚於火。此出版延遲之原因也。

□今後印刷之精良

自該印刷所焚去全稿後。同人等不得不再行齊集。托上海華豐印刷所代印。該所除商務中華外。可稱獨一。其印刷之精良。早已有口皆碑。雖印費較昂一倍有餘。亦在所不計。

□篇幅字體之放大

從前之怪病奇治之篇幅爲三十二開。現在改爲十六開。（放大一倍）從前之字體爲五號。現在改爲四號。（淸晰異常。不傷目力）

□名醫名人之題字

## 醫林軼事

### 一個預知生死之醫學家

□既能起已死之病者

□又能決活人之死期

□更能知自己之末日

□誰謂中醫界無能手耶

謝表。明上虞縣人。少習舉業。旣而業醫。於脈理有獨解。且能望而決人生死。邑有劉姓者。患疽不起。勢垂絕。父母置棺將殮之。謝往視。驚詫曰。此火證也。急以水澆其面。作咿唔聲。仍取水灌之。疽卽分串纍纍起。有婦難產。諸藥靡效。謝以升麻。人參。前胡。各五錢。投之卽下。衆問其故。謝曰。此胎走岐路。而氣下陷也。故用升麻以提之。而參則佐其氣。前胡則活其痰耳。嘗客居見媳從前過。謂其子曰。汝婦神理已絕。明年此時。當不復有矣。覺如其言。久客廣德。人咸稱謝一貼。又曰謝半仙。得所酬卽貸人。一日。置酒集諸交遊曰。吾化期已逼。與諸君話別。衆以爲癡。謝曰。吾決人生死。而不能自決耶。取諸所貸券火之。抵家。其叔偶値。問之曰。奈何以此時還。對如前言。叔曰。試爲我一診。謝曰。同行自見。不數武。謂叔曰。當先姪十日。叔訝未之信。後剋期無爽。人以爲秦越人復出焉。

本年刊書眉。為王一亭先生所題。名貴異常。內更有唐紹儀。徐元誥。王西神。羅家衡。王仲奇諸先生之題字。益覺添色不少。

□本刊出版之日期

本年刊據華豐印刷所云。因印刷功程浩大。須至陰曆五月底方能出版也。

# 婦女病

本欄專載一切婦女雜病不論胎前產後以及處女寡婦之病無所不載內容以切合實用為合格並歡迎讀者投稿

## □妊娠浮腫

（朱振聲）

妊娠浮腫。就是說女子有了身孕之後。忽肢體浮腫。飲食無味。這種病完全因為脾肺兩虛所致。因為脾統血。肺主氣。氣血是養胎的要素。血旺遂後能蔭胎。氣旺方纔能益子。假使氣虛不能運氣皮膚。血少不能運血於肢體。自然肢體要浮腫了。普通人但知利濕。而不知健脾肅肺之法。這就大謬而特謬了。要曉得濕之所以留戀。是由於脾肺兩虛。肅運無權之故。所以但治其本。不必治標。而濕自去。處方如土炒白朮。茯苓。陳皮。桂枝。桑皮之類。至於病家自療法。可用冬瓜皮、兩。煎湯代茶。亦很靈驗。古書上對於妊娠浮腫病。有子腫。子氣。子滿。脆脚。皺脚等名稱。這因其病的地位不同。而立種種名稱罷了。至於他的病原。總不離乎脾肺二字。故健脾肅肺。實為治腫之不二法門。

## □痧子概論（續）

秦丙乙

### 痧子之豫防

月暈而風。礎潤而雨。痧疹之來。豈無預示之徵象。當此症流行。外間空氣惡劣之秋。凡患咳嗽痰多。渴欲引飲。身熱有汗不解。即有發疹之可能。亟宜一劑發散。即可免於滋蔓。而燎原之火。或可消滅於無形。再經驗古法。可用絲瓜一個。風乾。於歲除日置瓦上煅灰。攤地上陰乾。研末。沸水冲服。頗著効驗。

### 痧疹之危候

一曰痧症之發。周身皆有。獨頭面不見也。二曰咽喉腫痛。而不能食也。三曰自汗不止也。四曰胸氣喘急也。五曰鼻煽指搐也。六曰乾枯糞黑也。七曰譫語狂言也。八曰牙疳鼻爛也。

### 痧疹之善後

痧疹愈後。仍當借助藥物。以清其餘蘊。開胃養陰。均屬必需。忌口一旬。凡海鮮葷腥。以及一切油膩煎熬辛辣之品。均在必禁之列。起居則務求寒暖適勻。不可有些微之苟且與懈惰。餘如大人七情之侵。六慾之傷。交際酢酬。房幃損精。皆當戒絕淨盡。庶不致死灰有復燃之虞也。

### 結論

匆匆草述。已盡於此。竊思痧疹為人生必經之症候。蓋人之疾病。厥分先天後天。六淫之侵。七情之傷。後天之病也。胎中十月。母氏身體上精神上種種不快。在在能影響於兒身。所謂胎毒是也。當其脫離母體。而投生人世。此項胎毒。即蘊伏兒體。與之俱出矣。於是年久月深。長羈內部。當天時不正之日。重感外邪而發毒。而成此症。則此根深柢固。隨母以俱來之痧毒。可乘此而一併出清。從茲身體轉康。永保無事。惟天下儘有極平易之事。因處置之不當。變為極棘手極凶險者。於是枝節叢生。橫夭莫救。究其初僅一平淡無奇之小恙而已。則是拋却無數之金錢。費盡百千之精神。而結果空成徒勞。人財兩失。誰為為之。孰令令之。而一至於斯耶。世人讀吾此篇。當亦可以翻然憬悟矣。

## □銀海新編

姚夢石

●一雙眼睛，畢生之幸福繫焉，其保護之職，尤為重要，

人之構造。最貴者莫如眼睛。視事物。察毫末。何處不至。為一身之主宰、位置雖僅寸許。其組織甚屬奇特。與五藏六府。十二經。三百六十五絡。均有連帶之關係。經云藏府之精華。皆上走於目。而為之睛。睛之窠為眼。骨之精為瞳子。筋之精為黑珠。血之精為絡。氣之精為白珠。肌肉之精為約束裹擷。開動為陽則應用。閉藏為陰則睡矣。（未完）

公開古今祕力　社會定期刊　造成百病自療

## 管見錄

久嗽。咳嗆咯血。吐血。鼻衂。痰中帶血。婦人崩漏便血。一切勞傷虛損。新久血症。老鴻義之參漆中草膏如神。每服五錢。開水沖下。該店在姑蘇元妙觀東醋坊橋。每兩價三角六分。

昔人有患水腫。以赤小豆一味煎湯飲之。次者浴之。再次以兩足浸之。久而愈。脫外皮一張。今之醫者動則十數味。不知藥有偏勝。臨時擬方。安能萬全。古者本以一藥治一病。湯液發明。始而效驗照彰。繼而諸藥雜置。功效見減。今也諸家之說雜出。學者愈無把握矣。

## 陽痿治法（吳藝圃）

陽痿為陽物軟而不舉之謂也。治方用高麗參。（黨參亦可）熟地枸杞各五錢。沙苑蒺藜淫羊藿丹丁香各三錢遠志（去心）沉香各一錢荔枝肉七個。右藥浸上好燒酒二斤。三日後。蒸三炷香久。取起浸冷水中。拔出火氣。三星期飲之。按此方名千口一杯飲。一杯作二三百口。緩緩飲之。能生精養血。益氣安神。功效甚多。又方。麻雀肉。冬月煮食。功能起陽生子。或用麻雀蛋。煮食更佳。有陽事不舉之病者。可效法一試焉。

## 養胎法（悟我）

養胎以絕慾為第一義。蓋胎元宜以陰精安靜培養。房事一層。擾動胎元。耗精提火。猶如初種樹木。不能保護。反搖動而煎熬之。摧殘莫此為甚。其次宜戒惱怒。而常保歡欣和樂之氣。總使心清水足。諸火不生。則易生易育。聰明少病而多壽。

# 性病指南

## 性慾節制法（續）（趙景遠）

（五）旅行　旅行的益處很多。我不能一一講述。現在我們只拿旅行對于節制性慾方面的益處說一下。我們平素旅行的目的。不外遊覽山水和探風問俗。當我們遊覽山水時。總覺得心曠神怡。精神上好像受個洗禮。一切塵世俗念頓覺洗滌一新。我們一面領享自然間無窮的美。一面覺得人生精神的滿足比較物質的滿足為尤要。試想我們一個人到了這種境地。他的性慾當起何種大變化。即使這人以考察調查為目的的。他看了各地不同的風俗和民生的疾苦。結果他一面將研究心激起。一面生出「先天之下憂而憂。後天下之樂而樂」的心思。這種人的性慾還不被他自己節制嗎。我們試想這種有研究心有大志向的人還會受性慾的支配。

（六）改善環境　「蓬生麻中。不扶自直。白沙在泥。與之皆黑」這兩句話。很可表出人們與環境的關係。我決不相信人們有良好的環境而仍舊墮落的。如果我們的環境好。我們性慾衝動得雖烈。但是我們時時受好環境的影響。性慾自然會減少其衝動次數的。環境的良否和吾人的性慾節制有極密切的關係。如若我們的環境不良。（好象鄰近是賣淫的地方。所交的朋友都是卑猥的人。所讀的看的書籍都是淫書淫畫。）我們無論如何設法節制性慾都是毫無用處的。反過來說。如果我們能將環境積極的改善。（鄰近是宜於人們修養的地方。住在一塊的都是良朋益友。所讀的看的都是有益于身心的書籍。）那末我們性慾節制上就受了莫大的幫助。

（乙）消極方面

節止性慾的積極方法大致已經說過。現在再將消極方面的方法說一說。

（一）戒除飲酒　為什麼人們節制性慾要戒除飲酒呢。現在將各家論飲酒對於節制性慾的妨害底話引在下面。

和爾博士說。『要想絕對抑制性慾的青年。應當先把酒戒除。因為酒是撤去抑制之線底前鋒的緣故。』撤利比博士在他所著的健康強壯及幸福裏告訴我們說。『酒能刺激性慾。挫喪意志力。並且是黴毒發生的根源。更是卑劣的淋病發生的根源。更不僅單只助長色情的慾望。直接還減少身體的抵抗力。』氏又說。『大酒家和少少常用的飲酒家。老早失去生殖力的事情。是人所深知道的。』

某有名之著述家曾警告人們說道。『酒之使用減少抵抗性的誘惑之力。青年大部分之最初的耽溺實由於酒。弗和勒爾之統計。犯禁的性交之百分之七六。因是受酒的影響。』（未完）

出版務求信用切實保證　又名社會醫學常識報　主持者有學識經驗及人格

## 小藥囊（姚夢石）

□乳頭破爛　龜板尖。黃柏。共研細加冰片少些。麻油調塗。

□脚上老繭翻　取鮎魚肚貼之

□乳上起塊　兩頭尖橘絡各等分。糊丸。陳酒下。立消。

□痔漏體幹強壯臟腑濕熱者尤宜　每日用豈腐漿一碗養薺薺二十枚。長服。即可斷根。

□痔瘡　千脚泥四兩。（即路上土）猪苦膽一個。猪板油同搗爲丸。服之。（是方能潤腸胃。清濕熱也。）宜於苦力。其效弗可思議。

□內痔兼治潰爛久遠未能收口之瘰癧　象牙末。用鷄蛋成個白煮熟。蘸末食之。每日早晚五六枚。食至象牙屑約二兩左右。當可全愈。

□小兒脫肛　先以葱煎湯洗薰。後用五倍子煆存性。托上即瘻。



## 幸福之門

□痛瀉（張懋森君問）

每日午後必腹痛一次。痛時汗出。少頃。則痛止而如厠。爲溏便。如是約一年之久。迭經醫治。均未見效。請示治法。

□答張懋森君問（楊志一）

按肝以柔則和。脾以健則運。肝旺脾虛。氣機不和。健運失司。濕邪寒滯。因以久戀而不去。治宜藿香正氣合痛瀉要方加減。

藿香梗一錢半仙半夏一錢半陳廣皮一錢土炒白朮一錢半酒炒白芍一錢半炮姜炭八分大腹皮三錢焦苡仁三錢炒扁豆三錢雲茯苓三錢炒防風一錢廣木香八分

## □長篇小說　醫海燃犀記（九十二）（平不余）

□第十七回　楊凌雲車中逢俠士　李健飛月下拾情書

了却這個手續。我們心中也安了。一頭二年。你生了一個孩子。我們老夫婦。便是死在九泉。也就無缺憾了。知子莫若父。你是我的兒子。我不知你的性情嗎。假使寫信告訴你。叫你回來娶親。你決然不回來的。所以我同你母親商量商量。只好說我有病危險。你自然要回來。今日你果然回來。總算你還有個爸爸在心裏。無論如何。你此番曲從父親的意思。把親娶了上來吧。日子已經看好了。是十月二十六日。是個上好日子。多少算命瞎子。都說這個日子極好。這也是你們小夫婦的造化。我聽了我父親一口氣。說了這許多費話。我心裏急得萬分。原來我父親是騙我的。這時我立即表示反對。我說。父親。老人家一片美意。做兒女的。豈有不識好醜的嗎。但是兒子現在求學的時候。還談不到結婚這一件事。一定要再等到五七年後。等兒子畢了業。能夠獨立營業。到那時再爲娶親。也不算遲。老人家……。我父親不等我說完。大聲叱我道。吓！你就這樣信口亂道。你能等得五頭七年。我老兩個人。不是等不得。我主張已經拿定了。看你有甚麼法子拗過去。我被我父親這樣大聲一駡。我親愛的妹妹呀。不知不覺的傷心眼淚。又如泉水一般的湧出來了。我父親見我如此。仍是刺刺不休。我也怕聽了。（未完）

本報特聘羅家衡律師為法律顧問　幸福三日刊　中華郵政特准掛號認為新聞紙類

# 幸福報

紐儀署

第一百〇六期

（民國十八年六月三日）

每份售洋二分

館址上海浙江路北京路北首洪德里

定報價目：每三日出一張　五個月一元　全年二元　寄費在內　本外埠一律　國外加倍　郵票代現九五計值

廣告價目：每期每格（共計五方寸）五元　均排於新聞之旁　如欲入新聞中　長期面議

## 本期要目

三個奇病
肝氣治法
退醫良方
夏令公家衛生
銀海新編
夾陰傷寒
保精湯
小兒積痞
性慾節制法
小藥囊
醫海燃犀記

## 怪病奇治年刊分送全年定戶預告

本年刊之內容印刷等等。已於上期本報報告於諸君矣。茲特遵照以前贈送章程。凡屬本報之全年定戶、一律贈送一冊。以示優待。凡曾定閱本報。而欲得此書者。請速卽定閱。否則。一待額滿。卽須停止贈送。愛讀諸君幸勿失之交臂

## 醫林軼事　三個奇病

一個是……魂靈出竅出而不進者死

一個是……有胎而痢所下若屋漏水

一個是……昏若醉夢病由憂鬱而起

盛曠。字用敬。明吳江縣人。名醫盛僎子。穎悟絕人。盡傳家學。求診必應。未嘗索酬。其治痼疾。甚有奇驗。西門金棠妻小產。病數月。日厥去者數四。見鬼自頂而出。自口而入。曠曰。脈濇而弦。血少有痰。魂自頂門出。此元神出也。出而不進者死。出而復入可活也。藥之。去痰碗許。尋愈。有陳僎者。妻有胎而患痢數月。昏厥六日矣。所下若屋漏水。棺斂已具。曠診之曰。無慮。藥之。痢止而胎動。越數日生子。有婦病卒厥。昏昏若醉夢。手足筋攣。曠診之、六脈俱脫。忽有麻衣者在側。問其人。則病者之壻也。問其服。妻之服也。聞其妻之死。僅半月。死以產後證、曠忽悟曰。此病必憂鬱所致。以木香流氣飲投之。一服而瘥。文學姚汝明。內傷新愈。又病食傷。他醫皆用下藥。病益甚。小便閉。中滿腹堅如石。曠診之曰。此不可用分理藥也。宜以參耆運其氣。升麻提其氣。氣升則水自下矣。加以益腎之劑。數服霍然。道士顧本初。病失音。他醫皆以厥陰傷寒治之。曠至曰。內傷外感。無可爲者。某日當汗。某日死、旣而果然。人問其故。曰肺屬金主聲。肺敗則失音。且面黧黑。腎氣竭矣。某日屬火。火乘金位，眞陽旣奪。不死何待。又嘗遇一僧。無病也。時方春初。診其脈曰。自秋八月不起矣。僧愕然。至期果病膈氣而死。其他治效甚多。不可殫述。

主持富有學識經驗及人格　又名社會醫學常識報　出版務求信用有切實保證

## 婦女病

本欄專載一切婦女雜病。不論胎前產後以及處女寡婦之病。無所不載。內容以切合實用爲合格。並歡迎讀者投稿

## 肝氣病之治法

王慎軒

嘗診今之婦女。多患肝氣之病。輕則脹悶不舒。飲食減少。重則痞痛不止。形體瘦削。或兼吐瀉。或結癥瘕。或傳爲虛勞。或變成臌脹。且因此而邪易侵。百病易生。失盡人生之樂趣。實爲最可憫也。昔日仲景著金匱要略。首言肝病傳脾。可見肝氣之病。自古頗重。況今社會情形。日趨複雜。經濟程度。日見增高。爲婦人者。既困月經生育之耗傷。復因辛苦煩勞之戕伐。氣血精氣。過用無度。心神腦筋。刺激力多。以致內臟受劇烈之損傷。體工失調劑之作用。此實爲發生肝病之最大原因也。況夫境遇不順。家庭不睦。悲愁迭至。鬱怒頻來。易直接傷肝。豈能保其不病乎。且其原因甚繁。病狀各異。若不詳細辨明。分別施治。嘗不知何日脫離苦海也。余嘗治療此病。略有經驗。爰將各法。略述于左。以表學術公開之微忱焉。(未完)

## 退翳眼神方

眼珠起翳。每不易退。茲有一方。神效無比。方用貝母子數粒。研碎。納入黑棗子片內。(取黑棗一枚。切成兩片。去核。)每晚臨睡。緊貼於眼角太陽穴。左眼貼右。右眼貼左。晨起取下。如此數次。自效。(王鎮華)

## 夏令公衆衛生

徐祇三

流光如矢。夏令又屆。天氣漸熱。疾病將踵而來。公衆衛生。直濟于鈞一髮。稍縱即逝。負地方之責者。固已未雨綢繆。以謀公衆幸福。然非群策群力。焉能收事半功倍之效。謹述管見。希國人隨處留意。廣爲宣傳。則不特裨益於人群幸福。即東方病夫之譏。亦可如風流雲散於一時矣。

一、街頭巷尾。及公衆場所。或私人住宅。均宜逐日掃除。不使污物堆積。蠅類無駐足之地。

二、低窪積潦之處。即蚊蟲之大本營。其根本滅除法。本報陳瘦鶴同志。已先我而言。(見九十九期本報)茲不贅。

三、傾倒垃圾。及一切腐敗物者。當擇僻遠之地。掘坑掩埋。或倒於有蓋之垃圾桶。

四、病人吐出之污物。及糞尿等排泄物。不得任意拋棄。當加以消毒藥水。傾入糞坑中。或掩埋之。

五、傾糞時間宜改早。最好於黎明最短時間畢之。

六、各有其主。詎爲產業之露天廁所。及路隅溺桶。亟應嚴加取締。否則。亦宜設法遷移。或勸令加蓋。

七、河流中如有發見已死之畜類。及一切污濁物。即當設法掩埋。

八、熟食生果。易招蠅類棲息。販賣者。(如酒菜館點心店茶食舖水果攤及小販等)必令加以沙罩。否則。禁止其營業。

九、腐敗食物。衛生警應實地調查。嚴禁其出售。

十、其他如設立施種牛痘局。施藥局。防疫醫院。衛生講演會等等。則惟望慈善團及負地方之責者。注意及之。

## 銀海新編(續)

姚夢石

丁氏筆記曰。目珠之包含。膏液一層。約略八九之數。其性堅。成分有玻璃質。有神膏。乃膽中滲潤精汁。積而成者。涵養瞳神。有神水。乃先天真氣所化。數澤之水也。有神光。原於命門。通乎膽。發乎心。是其用也。有真血。肝中升運。滋潤經絡之血也。有真氣。乃經絡往來。生用之氣。即先天元陽也。有真精。乃先天元氣所化。起於腎。施於膽。而化於瞳神也。真血滋神水。神水包神膏。膏中一點青瑩。乃肝腎所聚之精華。惟此一點。鑑照萬物。廣闊無窮。人之邪正壽夭。富貴貧賤。咸據驗而得之。

⊙初病目赤總論

天有六邪。風寒暑濕燥火也。人有七情。喜怒憂思悲恐驚也。以及飲食兩傷。外感內從。隨召見病。各有根原。不可混治。有白睛純赤如火。熱氣炎人。乃淫熱反剋之病。治如淫熱反剋之病。有白睛赤而腫脹。外瞼虛浮者。乃風熱不制之病。治如風熱不制之病。有

公開古今秘方　社會定期刊　造成百病自療

幸福三日刊　四二三

## 夾陰傷寒治法

吳藝圃

兩性交接後。每致外感風寒。或因食冷等物。而腹痛。男子腎囊內縮。婦人則乳頭內縮。或手足灣曲。呈紫黑色。甚致牙緊氣絕。此名之曰陰症傷寒也。又稱夾陰傷寒。男女皆有是症。患之者。固宜戒口。慎擇良醫。否則必有生命之危。今就簡法。舉以告讀幸福報者。按此病之初起。急用塊磚燒紅。隔佈數層。頻在肚腹之上熨之，或以老薑生葱生附子搗爛。和黃酒炒熱熨之。或用此藥。趁熱包裹肚腹。冷須復換。則痛自止且可救命。此誠斯病之良法也。

## 保精湯

遺久則玉關不閉。精盡而亡。世人往往用溢精之藥。所以不救。倘于未會太甚之時。大用補精補氣。何至於此。芡實一兩。眞山藥一兩。蓮子五錢。茯神二錢：棗仁三錢。台黨參一錢。水煎服。先將藥湯飲之。後加白糖五錢。拌勻連渣同服。每日如此。不須十日。即止夢不遺矣。按方中藥品。雖覺平淡無奇。而收功獨神。蓋芡實山藥。固精添髓。蓮子淸心止夢。茯神棗仁。安神利水。得人參以運用於無爲。不必止夢而夢自無。不必止精而遺立斷。又何致玉關不閉。以至於亡哉。

## 小兒疳積方

（致逸）

小兒疳積有虫。腹痛陣作。面黃肌瘦。取使君子仁研細。用飯湯白糖。於淸晨空腹時調下一錢。按使君子一物。功能殺腹中蛔虫。確有特效。勝于市上寶塔糖疳積餅及山道年藥錠萬萬也。

白睛淡赤。而細脈深絕縱橫錯貫者。乃七情飢飽勞役之病。治如飢飽勞役之病。有白睛不腫不脹。忽如血貫者。乃血爲邪勝。凝而不行之病。治如血爲邪勝。凝而不行之病。有白睛微變青色。黑睛稍帶白色。自黑之間。赤環如帶。謂之抱輪紅。乃邪火乘金水衰反制之病。治如金水衰反制之病。又有傷寒愈後之病。有區血過多之病。有天行赤熱之病。有暴風客熱之病。有赤痛如邪之病。有痛如針刺之病。有怕日羞明之病。有色如臟脂之病。有赤絲虬脉之病。又有時復之病。以十五症。症類相同。其中虛實表裏。病原不一。切弗以目赤爲熱。全賴涼散而奏効。須更宜望聞問切。心辨治以應手。庶無錯失之處。得安赤子之心。慎之辨之。

# 性病指南

## 性慾節制法（續）

（趙景遠）

從上面這許多話看來。我們可以曉得酒對於性慾節制是有很大的妨碍的了。既然我們要設法節制性慾、豈可不絕對的戒除飲酒嗎？

### （二）節制飲食

比瑪亞氏是爲青年著了好許多書的人。他說性慾抑制之許多困難都是從食物的過失上來的。他的節制性慾的方法大略是。「禁酒是不待言的。茶及咖啡也要少用。不用更好。猪肉煙草應嚴禁。不消化而刺激性強的食物不可吃。比牛肉羊肉更好的是魚肉。麵包以用成分沫失的麵做的爲佳。青菜及果物｜尤其是烹調出來的朱物是頂好的。宵夜飯沒有好處。最後的食事可用極容易消化的東西。在七點鐘新理。」

### （三）清潔

和爾會經說了下面的一段事實：一次在橫斷大陸的火車裏座位附近有甲乙兩青年，在頭一天曉上甲從浴室出來，歸到他的座位；穿着消潔而灘濫的麻織衣服。乙看見甲這個樣子，間道：「你已經下車了嗎？」甲道；「不是的，我還在長途旅行中，至令並不會下車。」乙說道：「我看你穿這樣整潔的服裝以爲你下車了，」甲道：「不是，是這樣的：我會和我父親在一塊旅行了多少囘數，我父親叫我學到旅行最後不做壞事的頂好方法，就是常常淸潔身體。」從這一段話看來，在我們的生涯的旅行中；我們應當始終保持身體的淸潔。

上面講了一大篇，恐怕讀者記不清楚，現在總括起來說，大意就是：性慾雖是人類保存種族所不可少的東西，但是爲了性慾盲目的的衝動是很危險的、所以一定要設法節制牠。節制的方法大別爲兩種：一種是積極方面的，一種是消極方面的。積極方面有工作，運動，研究美術，研究生理學，旅行，和改善環境的六種方法，至於消極的方面呢，也有三種方法；就是戒除飲酒，節制飲食，和清潔。

在未結束本文前，作者還要忠告讀著諸君幾句話，什麼話呢？就是「人們是理性的動牧，不可受性慾的誘惑和支配。如果任何一個人沒有節制自已性慾的能力，這個人一定要墮落或志氣消沉，如活死人；而這國家這社會也將因大多數人無節制性慾的能力而磨敗滅亡。」同胞們啊！你們張開眼晴來看看我國社會上眞是性慾橫流啊！多少青年志士爲性慾所束縛以至於衰弱死亡！社會上多少罪惡爲人們性慾盲勵所造成！我們頭腦稍徵淸楚比較有理性的人，豈可不將節制性慾的方法細細加以研究並使他兒之于實行嗎？

按往年山額爾夫人來華、提倡節育主義、就有許多節育良友等等藥物、應時發生、節育主義、是我們極端贊成的、但借助藥品、我們就不敢苟同了、以我們有理性的人類、而不能自節戰慾、已說不過去、加以使用藥物、擊毒叢生、無異服毒自戕、不更笑話嗎、今閱趙君此文、所論方法極詳、而屏藥品弗道、這才是節育之眞諦呵、

介紹衛生方法　幸福三日刊　指導健康途徑

## 小藥囊

### 治呃逆法　凌雲岐

呃逆雖小事。然久逆不已。即易成病。患此者恆苦於無法止之。今得一法。當呃逆時。撚細紙條入鼻使嚏。則氣即順而呃逆即平。其效如神。

### 治酒皶鼻　凌雲岐

酒皶鼻一名酒糟鼻。即紅鼻也。不論男女患之。頗令人觸目。取火風子仁。木鼈子末。輕粉。硫黃等分。共研細末。每夜水調塗之。不久自退。

### 廢止中醫案爭之經過出版

此次中央衛生委員會首都會議。由少數西醫操縱壟斷。議決廢止中醫案後。一時輿論騷然。全國震動。醫藥兩界在滬舉行全國醫藥團體代表大會。據理力爭。旋向國府請願。當局顧全民意。深表容納。本社鑒於各地中醫藥界同志未能明瞭此事之前因後果者。特編（廢止中醫案抗爭之經過）一書。詳敍始末情由。以告國人。內容分評壇。宣言。提案。函電。口誅筆伐。大會情形。請願結果。當局表示。社會輿論。議案選錄。政府批令等欄。子目凡百餘篇。插圖十餘幅。精裝一冊。定價三角。特價二角五分。總發行所上海雲南路安康里二二七號醫界春秋社　代售處上海三馬路千頃堂書局　上海棋盤街國民書局　上海南京路文明書局

## 幸福之門

### 似胎非胎　（盛澤仲振基問）

寒荆自去冬迄今。信水來時逐漸稀少。惟時候準確。近日腹部膨大。有時略覺脹悶。未識是否懷孕。伏乞高明指教。

### 答仲振基君問　（楊志一）

按懷孕之始。必見月經停閉。嘔吐噁心。喜食酸味。心煩食少等現象。迨至腹部膨大。則孕婦腹內自覺胎兒躍動。凡此皆懷孕必然之特徵。今令正信水稀少。果已停閉乎。時覺脹悶。果有噁心喜酸之象乎。腹部膨大。果有胎兒躍動之感覺乎。以此辨之。則是胎是病。不難立明也。

## 長篇小說　醫海燃犀記（九十三）

（余不平）

### 第十七回　楊凌雲車中逢俠士　李健飛月下拾情書

站起來就要走。父親又向我道。不要走。你到底怎麼說。從前孔聖人說。無違爲孝。你到底違不違我的意思。只時候我停了脚步。楞了一楞。便大着胆說道。父親。別的事。叫我不違。可以的。獨有這件事。我是非違不可。我老實告訴父親。免得父親再來壓迫我。他是一個舊式的女子。我不願意娶他。頂好叫他另嫁別人。我是決不要他的。我父親罵我說。作死的東西。簡直反了。看你怎樣扐得過去。我代你花了多少錢。下禮過聘。定了這門親。你三不足。四不足。就被個倒頭學堂登壞了。便是買一個小豬。也不能說買就買。說退就退。何況我們詩書人家。訂的一門親。就可說不要。就不要嗎。我聽了這話。怎樣能受。我便哭了一夜。今天一天。我未出大門一步。現在將這些情形。寫信來告訴你。妹妹。我親愛的妹妹。海可枯。石可爛。我們囓臂之盟。萬不可背。你要打脫你的牢籠。我要掙脫我的羈絆。生當爲同命人。死當爲同命鬼。如逾初盟。天人共鑒。剗下家中監視我行動。自由已失。特地寫了這信。得間寄來。望呑自奮門。不要背盟。至囑至囑。你的親愛者凌雲』。健飛看畢。心中說道。這信原來就是楊凌雲的。唉。這種舊式婚姻。眞正害人不淺這一對有情人。一定要成了眷屬才好。正在想着。只見一個人。倉皇失措。一頭快步的走着，一頭低頭的覓着。不知此人是誰。且看下回分解。

本報特聘醫家衛生律師為法律顧問　幸福三日刊　中華郵政特准掛號認爲新聞紙類

# 幸福報

紉儀署（印）

第一百零七期
民國十八年六月六日
◀每份售洋二分▶
館址上海浙江路北京路北首洪德里

**定報價目**
每三日出一張　五個月一元全年二元寄費在內本外埠一律國外加倍郵票代現九五計值

**廣告價目**
每期每格（共計五方寸）五元均排於新聞之旁如欲入新聞中長期面議

**本期要目**
女變男
女子月經問題
銀海新編
肝氣病之治法
遺精的預防及攝生
中風瑣談
忌口問題
小藥囊
醫海燃犀記

## 改詩爲詞

### 揭曉

本報百期紀念號之詩改詩句。發表如下。

調寄怨綠綺（北曲）

清明時節雨。紛紛路上行人。欲斷魂。借問酒家何處。有牧童。遙指杏花村。

本報承讀者諸君。熱忱擁護。紛紛惠書。中者約百數十人。業將贈品分別寄發。因姓名頗多。恕不發表。

## 醫林軼事

## 女變男

一個千嬌百媚的千金小姐

忽然間　變作了

一個風流倜儻的書生公子

完全是生理變化

並不是無稽之談

姑蘇有老翁。富而無嗣。僅生一女。及笄病篤。醫皆束手。翁不惜重貲。聘名醫葉天士診之。笑曰。是非病也。肯以若女爲我女。且從我游。百日後。還閣下以壯健者。非復嬌弱之態矣。如遲疑不決。是翁自殺之。死非正命。良可哀也。翁詫曰。誠如是。願以千金送閣下。天士攜歸。另潔密室。選婢之美而黠者。使伴女宿。囑曰。此汝姑也。終身依倚在是。順姑無違。稍有拂逆。致增其病。惟汝是問。於是日給藥餌。恆往瞰之。見女體漸壯。容漸舒。與婢情好日密。形影相隨。知事已遂。遽入其室。追喝婢曰。汝與姑所作何事。我窺覘洞徹。必盡言之。如敢隱諱。將以刑求。毋自苦也。婢視女而泣。女忸怩曰。婢之伴我翁之嚴命。如違應責。順何罪耶。婢因曰　是主陷奴耳。以郎君僞稱義女。而使奴同衾枕。違既不敢。從又獲咎。置身無地。天士大笑曰。已順從姑夫耶。方爲汝喜。豈汝責耶。速女改裝。去髮而辮之。以藥展其弓足。衣冠履舄。居然美男子。延其父至。告曰。閣下以子爲女。僞疾誑我。誤使義女伴之。今爲其所亂。將如之何。翁愕然不解所謂。乃使小夫婦出拜。翁顧而大樂願以婢爲兒婦。與天士結爲姻婭。往來無間。

公開古今秘方　社會定期刊　造成百病自療

## 婦女病

本欄專載一切婦女雜病。不論胎前產後以及處女寡婦之病。無所不載。內容以切合實用爲合格。並歡迎讀者投稿。

## □肝氣病之治法

王愷軒

（一）理氣解鬱法　凡因情志抑鬱。變生胸痺脘痞腹脹氣痛等症者。宜用理氣解鬱之法。惟此症之病理。或謂肝木不得條達。或謂肝木鬱於土中。皆是顢頇虛浮之詞。殊不足明其眞理。余嘗細究其原。實由於肝臟之腺體阻滯。內臟之神經刺激也。蓋肝之腺體。功用甚大。其外分泌腺液。能製造膽酸鹽質。以助消化器之蠕動。其內分泌腺液。能感動迴血管。以助循環器之營行。若因情志抑鬱。必致腺體阻滯。消化因此而遲鈍。循環因此而窒塞。於是內臟之交感神經。受其刺戟。遂爲脹痛等症矣。宜用理氣解鬱之法。如香附木香柴胡陳皮烏藥鬱金之類。使其腺液流通。則病自愈。（未完）

## □腦漏神方（利人）

腦漏一症。鼻流濁涕。頭腦不清。患者每苦無神方治愈。考諸方書。謂取在泥中經霜之絲瓜根。煎服可愈。然亦有效有不效。本館代售之保腦丸。治腦漏症。百發百中。可稱神方。患者曷一試之。

## □治目疾神方（李君）

鄉間雙目失明。年至五十二歲。遇道人授此方。洗眼復明。治愈多人。

當歸　白芍　川連　皮硝　銅綠　每一錢三盃煎一盃。盛磁罐內埋地底。三星期。取藥洗眼。一劑治一人。

## □銀海新編（續）

姚夢石

（一）淫熱反尅之病

淫熱反尅病何因。膏粱之味及五辛。亢陽生災陰不制。邪入經絡內無禦。

狀見白睛純赤如火。熱氣炎人。眵多眊燥緊澀。赤脈貫睛。便秘者重。外以搐鼻散。

芎藥清肝散主之——芎藥清肝淫熱痛。白朮石羔桔防風。二胡芩羌知甘滑。卜硝黃與川芎。

黃連天花粉湯——淫熱反制木火纏。眵多緊澀赤絲貫。川芎黃柏梔子卜。甘菊黃連花粉丸。

（二）風熱不制之病

風熱不制如火吹。因熱而召自外來。久而不散感內生。頭痛鼻塞多涕淚。

狀見白睛腫脹。外瞼虛浮。頭頂沉重。眉骨酸疼。頭痛鼻塞。涕多淚多。悞服他藥。翳必隨之而生。如雲翳。如絲縷。如秤星。或一點。或三四點。有如螺蓋者。久而難退。

羌活勝風湯主之——羌活勝風風熱病。梗殼白朮與柴芩。荊防白芷川芎甘。二活前胡薄荷煎。

凡翳自內眥而生。加蔓荊子蒼朮。外眥而生。加人參龍胆草藁本。上而下者倍加柴胡川連。下而抵上者加木通五味子。

龍胆草湯泡洗之——龍胆草湯洗癢風。專治風熱毒上攻。黃連滑石歸杏芍。冲汁洗之漸寬鬆。

## □女子月經問題（一）

朱振聲

夫女子之月經。人皆知其每月一行。且行而有信。故又謂之月信。至於色之不正。量之多寡。以及超前落後等等。均其病也。病而不治。不但有關乎生育。抑且應響於身體之健康。本報負指導健康之責職。對於女子　係最大之月經問題。安敢不詳細說明其致病之原因。以及治療之方法乎。今將月經問題之種種。分述於后。想亦爲女界同志所樂聞歟。

### □月經不行未必盡屬於病

女子月經之一月一行者。乃其常也。然亦有兩月一行者。（謂之並月）有三月一行者。（謂之居經）有一年一行者。（謂之避年）有一生不行者。（謂之暗經）凡此種種。雖有不同。皆非病也。且依然有懷孕之能力。蓋由其所稟之不同故也

### □月經之異乎常態者

月經之異乎常態者有三。曰逆經。曰垢胎。曰漏胎。逆經者。女子經行時。忽然吐血衄血。此因氣逆經滯。不從下達。而反上溢。宜服通經散。以通經血。而衄自止。垢胎者。女子受孕後。依然能月月行經而產子也。漏胎者。受孕之月。其血忽下而胎不隕者。此皆異乎常態。而不能　平常女子相提並論也。（未完）

## 中風瑣談（方芹川）

丁卯七月。家嚴患中風疾。憶彼時症狀。突然傾跌。目反上視。言語不清。神智迷蒙。以及肢體不遂、痰壅涎流等。曾請舍親某君。至宅診視。術時余因謀食申江。未知其中詳情。因得家書促歸。比返。則神識略清。惟語音牽蹇。肢體不遂等症。均未退耳。調理數月。并服回天再造丸。未大效。至今猶未全愈也。去歲承志師贈以中風斠詮一書（該書係張山雷先生著）披讀之餘。始悉中風之症。以潛陽鎮逆為主。而先賢多用治外風辛散溫升之品。以及金元四大家。雖有為火為痰內因之發明。而用藥猶不忘於古人治外風諸法等。亦知均非對症治療也。山雷氏宗伯龍之旨。據內經血之與氣并走於上則為大厥之說。力闢其謬。謂中風之病。是內因之風。非外風也。其論症。為陰虛陽擾。水不涵木。肝火自熾。生風上犯。迫令氣血逆湧，冲激腦神經所致。即近所謂腦充血是也。宜重用貝類鹹寒。（如牡蠣真珠母等）以清泄肝火。再用金石重墜。（鐵精寒水石生磁石等）以逆養陰。惟內風上揚。必挾胸中濁痰。隨氣而升。故當昏瞀眩仆之時。必痰涵涎流。除重用潛陽鎮逆之劑外。并須加入泄降濁痰之品為最要。以此治法。施於初病之時。當無不效。惜家嚴拖惹迄今，為日巳久。似巳失可治之機。然能負疾延年。亦云幸矣。苟能謀進一步之治療。為此等病有以善其後。尤所望於醫界同仁者矣。

## 忌口問題（逸）

瘋疾忌雞。

瘰癧忌鵝。

蟹與柿忌同食。

甘草與鱔魚忌同食。

黃魚與荊芥忌同食。

莧菜與鱉魚忌同食。

羊肉與南瓜同食殺人。

莧與蜜同食殺人。

王瓜與花生同食殺人。

## 性病指南

### 遺精的預防及攝生（二）（羅毅公）

社會上最流行最易感染的慢性疾病，以遺精症為第一；良以當此世道日下風俗日壞之社會，一般青年人，易被淫風惡俗所浸染，自身方面，又乏持久的毅力，和克己守身的操行，影響所及。勢必感染最惡最有害的遺精症；而在已罹此症的青年，多苟延殘喘，不急請醫生診治，且更祕不告人，甚有誤服坊間所售之偽藥，致轉羅腎臟疾患者、一誤再誤，受害甚鉅；於是身體上，精神上受極大的打擊，體格日趨羸弱，精神日就頹靡，凡具此不健的體格，及不振的精神之青年，處此優勝劣敗，強存弱亡的社會上，自受天然之淘汰，相形見拙，結果終歸失敗，孰非由於自取之，故欲根本治愈，必須自行預防及攝生。

**遺精的原因**　我國的青年，因多受家庭不良教育，及缺乏普通智識的原故，時常稍一感受外來不良的刺戟，誘起不正當行為；如在兒童時代，智識甚譾陋，腦筋亦簡單，每由與惡劣兒童常相聚首，漸次傳染手淫的惡癖；而在十五歲至二十二三歲之間，係情欲發動最盛時期，尤易感染手淫惡癖；故青年人遺精最要的素因，以手淫為主；手淫日久損害生殖器，陰莖的知覺神經，常受刺戟時，呈反射的興奮，於是輸精管(Nasde erens)，及精囊(vesicul semiralis)，等平滑筋，亦頻起蠕動樣收縮，致將精液遺出，流入尿道而排出；故頻犯手淫者，能戕害其輸精管，精囊，攝護腺(glndula qrcstata)精阜(colliculasseminais)等器官遂罹遺精症；普通遺精症，先於夜眠夢中，遺泄精液，其重症者，無夢亦遺，甚至在乘車，騎馬，陰莖勃起，溺時，等際，亦常自行遺泄，遂致體格日漸羸弱，精神不振，食慾缺乏，失眠，近視，頭痛，腰痛等症候，其痛苦之大，不言而喻，其次素因，則因房事過度，淋症，神經衰弱，脊髓癆，等而羅遺精者，更有誤用外間所售之催淫藥，而羅此症者，

**預防及攝生**　遺精症，以預防為最主要，既羅此症，須力行攝生；預防及攝生法種類頗多，分述於下：一戒手淫，凡幼年人在十五歲以後，二十二三歲以前之間，情欲最盛，最易犯手淫，為家長者，對伊等子弟必須詳告手淫之害，戒勿視淫書，淫畫，以杜淫念，而自身必須力為戒免；二節飲食，飲食不可過量，以多含有養分易於消化者為佳，晚餐不可過多；三行戶外運動，以不過於激烈之運動為限，如網球，檯球，柔軟體操，此外如乘腳踏車，遊泳，旅行等均甚適宜，既可強健身體，又藉可抑制情欲；四寢前排尿，凡人體

（未完）

## 小藥囊

本欄專載一切簡便實用良方、用辭務求簡明、功效務求神速、爲讀者增醫藥常識、爲病家闢自治園地、爲人類謀健康幸福。

徐秉耐

**白濁方** 大黃一兩 韭子一兩 芡實一兩 共爲末蜜丸。每服十粒。三服即止。

**白帶方** 用烏賊骨。不拘多少。煎湯飲服。

**漆疔方** 以銹鐵水半盞。塗疔上半日其疔即隱。

**牙痛方** 蜂房一具。存性研末。和冰片少許。摻患處。

**爛耳方** 用黃魚頭內之二粒骨。（土名黃魚牙）。不拘多少。存性爲粉。入冰片少許。吹耳內即愈。

## 治鼓脹良方

（劉雅亭）

砂頭四兩 豬苓五兩 陳皮六兩 澤瀉五兩 木瓜四兩 加皮六兩 甘遂八兩 以上七味。成一劑。分十二包。研極細末紅糖汾酒調下。服此藥時。宜多食鯉魚蝦仁甘柘荸薺黃牛肉。（水牛肉不可沾唇雞亦不宜。）不必禁鹽。但宜少食。豬肉亦不可多吃。

按此方不論氣鼓水鼓黃腫。均可治。水鼓多用利氣藥。

## 水藥方

消盡之後。服此方三四劑。可以斷根。

木瓜四錢 防己三錢五分 陳皮三錢五分 牛膝四錢 豬苓三錢五分 澤瀉三錢五分 紅糖汾酒引。

## 幸福之門

### 脚氣

（王惠春君問）

鄙人由鄭來滬。近來兩脚腫重。步行不便。有時胸部作悶氣升。不知是否水土不服。請示治法。

### 答王惠春君問

（楊志一）

據述兩脚浮腫且重。不便步履，蓋由脾氣不運。溼從下受所致。惟見胸悶氣急之象。慮其脚氣衝心之險。宜逐溼下行。鷄鳴散主之。

紫蘇梗錢半 陳廣皮錢半 花檳榔三錢 苦桔梗一錢 陳木瓜三錢 淡吳萸八分 連皮苓五錢 木防己三錢 懷牛膝三錢 生熟苡仁各三錢 連皮生薑三片

## 長篇小說　醫海燃犀記（九十四）

（平不余）

### 第十八回　李俠士戲弄朋友　王醫生氣煞嚴親

話說李健飛正在想着。忽見跑來一人。慌慌張張。快步的走來。東尋西覓，再定神一看。不是別人。原來就是楊凌雲。凌雲再抬頭一看。見是健飛。也覺一楞。隨問道。李老哥從那裏來的。健飛道。晚間無事，出來閒逛閒逛的。順到郵局寄信去。你從那裏來的。凌雲道。我也是……說到這裏。訥訥的說不出來。健飛道。也是閒逛的嗎。凌雲了嘆一口氣道。不是健飛道。也是寄信的嗎。我們可以一同到郵局去了。凌雲道。寄信是寄信的，但是……健飛道。難道是忘記沒有帶寄信的錢嗎。我這裏有錢。就是寄個雙掛號或是快信。也不過一角四分。這有甚麼要緊。一齊去好了。凌雲作急道。不是。因爲……。說到這裏。又不說了。健飛道。因爲什麼呢。凌雲又楞了一楞。眉毛縐了兩縐。改作笑容問道。李老哥。實不相瞞。我實在因爲信掉了。你……。健飛搶着道。信掉了沒有要緊。再寫一封就是了。凌雲狠作急道。你不知道呀。我那信狠有關係。你……。健飛道。有什麼關係呢。凌雲道。我實告訴你。我那封信。是寄給女朋友的。寫的狠長。來寄信的時候。匆匆忙忙的跑了出來。記得放在衣袋內的。再到郵局。一摸沒有了。好李大哥。好李大哥。你拾到我信的嗎。健飛微笑道。沒有呀。凌雲見他微微帶笑。

（未完）

本報特聘羅家衡律師爲法律顧問　幸福三日刊　中華郵政特准掛號認爲新聞紙類

# 幸福報

紐儀署

第一百〇八期

（民國十八年六月九日）

◀每份售洋二分▶

館址上海浙江路北京路北首洪德里

定報價目

每三日出一張。五個月一元。全年二元。寄費在內。本外埠一律。國外加倍。郵票代現。九五計值。

廣告價目

每期每格（共計五方寸）五元。均排於新聞之旁。如嵌入新聞中。長期面議。

## 本期要目



## 杭州姚若盧君來函

### 討論分贈怪病奇治問題

主任先生台鑒。敬啓者。頃閱貴報第一百〇六期。載怪病奇治年刊分送全年定戶預告一則云云。名醫薈萃之作。自必受人歡迎。而鄙人深以爲不然者。蓋怪病奇治。曾經逐期登載於本報。十色五光。均領略無遺。今再以該書分。在貴報固遵守信用。不惜資本。奈本報定戶讀之雷同乏味何。鄙人以爲不如改送其他實用之品。則定戶受惠多多矣。鄙人爲一般定報者請命。務希採納實行。實爲公便。

定單號碼一千二百三十五

## 衛生局佈告

是夏令的防疫具

爲佈告事。查露售蔗漿及酸梅水等清涼飲料。實屬有碍衛生。際此時屆夏令之時。尤應亟予禁售。本局負有市民保健之責。合亟布告禁售。仰本市各攤販一體遵照。毋得再有露售蔗漿及酸梅水。致干拘罰。切切此佈

是人體的護身符

造成疾病的原因。不外乎二種。一種是因天時的關係。一種是因爲飲食的緣果。不過在天時不正的時候。假使能夠飲食衛生。未嘗不可以減少一切疾病。

夏令是疾病最多的時候。推其所以釀成疾病的原因。完全在乎飲食的不衛生。譬如像『冰淇淋』『酸梅水』『蔗漿』之類。都是造成疾病的媒介。我們要謀人體之健康。第一應當禁止出售妨碍衛生的清涼飲料。

據歷年來醫生的報告。夏令的疾病。以腸胃病爲最多。如『霍亂』『痢疾』之類。可見古人的病從口入一句話。是很有價値的。所以我說與其已病後請醫生去治療。不如未病前清潔飲食。希望今年的民衆。大家不要再去飲鴆止渴。更希望今年的小販。不要再去賣妨碍人體健康的清涼飲料。

最近衛生部已有正式佈告。禁止小販出售清涼飲料。這事關於公衆衛生的利益很大。希望愛護自已身體的民衆。大家遵守纔好呀。

## 婦女病

本欄專載一切婦女雜病不論胎前產後以及處女寡婦之病無不所載內容以切合實用為合格非歡迎諸者投稿

### 肝氣病之治法（續）（王慎軒）

（二）宜給解鬱法　肝臟之脈體阻滯。則血液之循環亦滯。脈如上逆矣。故思肝氣久者。每致病入絡中。變生胸脅刺痛。腰腹引痛。及遍體經絡痠痛等症。此因經絡血液阻滯而為瘀。淋巴腺液阻滯而為痰。痰瘀交阻于絡中。神經受其刺激。故致痛在經絡也。治此之法。非普通理氣之藥所能見效。余嘗用仲景旋覆花湯加味。宜通經絡而化痰瘀。頗有效驗。惟病久入絡。多屬鬱熱。諸凡一切辛熱香燥之藥。切宜慎用。不然寒病未已。熱病繼起。噬臍莫及矣。（未完）

### 經行腹痛（涼月）

經後痛為氣血虛弱。
經前痛為氣血凝滯。
因氣滯血者多脹滿。
因血滯氣者多疼痛。
因寒而痛者宜溫通。
因瘀而痛者宜袪瘀。
虛者喜按。
實者拒按。

### 銀海新編（續）（姚夢石）

（三）七情飢飽勞役之病

七情不節。五臟損傷。勞役飢飽脾胃傷。生生自然不能運。宜用升發。忌硝黃。

眼見白睛淡赤。而細脈深絡縱橫錯貫者是。或睛珠疼痛。痛如針刺。眼睫無力。不敢久視。久視則酸。生翳皆成陷下。

柴胡復生湯主之！—柴胡復生七情症。二活川芎白茯苓。白芷五味蒼芩薄。甘梗芍藥本蔓荊。

當歸養榮湯！—當歸養榮飢飽傷。白芷防風物四湯。若有風熱加羌活。七情勞役目還光。

升陽活血湯！—助陽活血義然著。當歸防風併蔓荊。升麻柴胡炙甘草。白芷行血最相宜。

治眼睫無力。涕多淚多。白睛紅無疼痛者。

決明益陰丸！—七情害目久未痊。二明二活益陰丸。五味防風知連柏。歸芩甘草服安然。

治眵淚俱多。及久病不痊。拳毛倒睫。並皆治之。可作丸。且治水不制火。暴赤熱眼。

加減地黃湯！—加減地黃治七情。肝腎兩虛目欠明。杏仁二地川牛膝。羌殼防風白歸身。（未完）

### 女子月經問題（續）（朱振聲）

#### 月經先期而來之治療

凡月經先期而來者。有屬虛屬實。血多血少之分。凡屬熱而虛者。宜用地骨皮飲以涼之。（即當歸白芍生地川芎地骨皮丹皮是也）屬熱而實者。宜用芩連四物湯以清之。（即四物湯加黃芩黃連）至於先期而血多者。分因熱無熱有塊三種。其因於熱者。宜芩朮四物湯以和之。（即四物湯加黃芩白朮）無熱者。宜膠艾四物湯以止之。（即四物湯加阿膠艾葉）有塊者。宜桃紅四物湯以破之。（即四物湯加桃仁紅花）若先期血少者。有色淡色赤之分。色淡者。乃氣虛不能攝血也。用當歸補血湯以補之。（即當歸黃芪）虛甚者。用聖愈湯。（即四物加人參黃芪）色赤者、乃瘀滯血也。用薑芩四物湯以通之。（即四物湯加薑黃黃芩丹皮香附延胡）此皆月經先期而來之治療也。

#### 月經過期而來之治療

凡月經過期而來者。分虛實兩種。虛者因血虛而無血可行也。宜用雙和飲。（即十全大補湯去人參白朮茯苓）或聖愈湯（方見上）人參養榮湯（即十全大補湯去川芎加陳皮）均可。其實者。因氣血凝滯之故也。宜用過期飲（即四物湯加桃仁紅花香附莪朮肉桂甘草木香木通）之類。至於辨之之法。虛者無脹痛。而實者多脹痛是也。此乃月經過期而來之治療也。

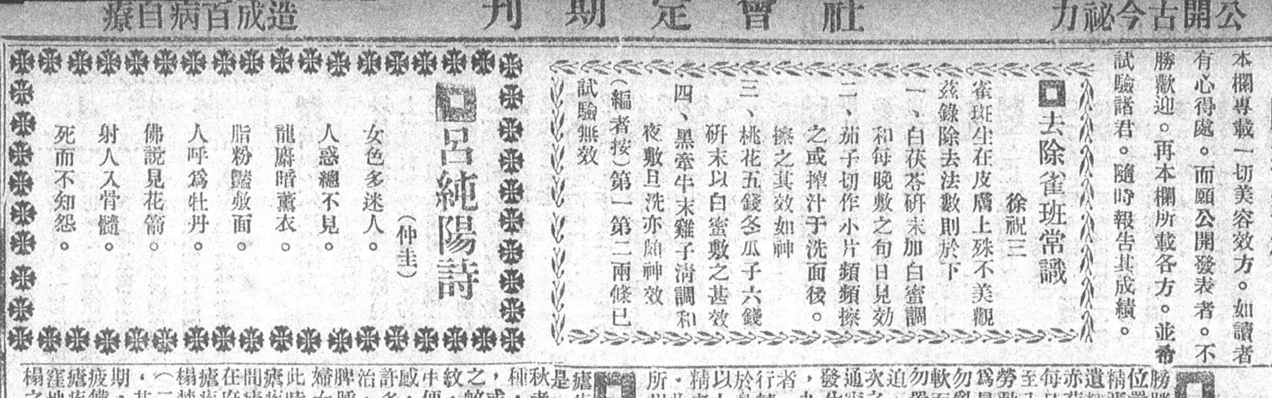

公開古今祕力　社會定期刊　造成百病自療

幸福三日刊

## 美容術

本欄專載一切美容效方。如讀者有心得處。而願公開發表者。不勝歡迎。再本欄所載各方。並希試驗諸君。隨時報告其成績。

## 去除雀斑常識

徐祝三

雀斑生在皮膚上殊不美觀，茲錄除去法數則於下：

一、白茯苓研末加白蜜調和，每晚敷之，旬日見効。

二、茄子切作小片，頻頻擦之，或搾汁于洗面後擦之，其效如神。

三、桃花五錢，冬瓜子六錢，研末以白蜜敷之，甚效。

四、黑牽牛末，雞子清調和，夜敷旦洗，亦殊神效。

（編者按）第一第二兩條，已試驗無效。

## 呂純陽詩

（仲圭）

女色多迷人。
人惑總不見。
龍麝暗薰衣。
脂粉體般面。
人呼為牡丹。
佛說是花箭。
射人入骨髓。
死而不知怨。

## 性病指南

## 遺精的預防及攝生（續）

（羅毅公）

[illegible]（Vesicula seminali）[illegible]（完）

## 瘧疾淺說

姚夢石

[illegible]

## 小藥囊

本欄專載一切簡便實用良方。用筆務求簡明。功效務求神速。為讀者增醫藥常識，為病家闢自治園地。為人類謀健康幸福。

□**治湯火燙傷方**　袁鏡人

以斜瓜數條。置入罈內。上封其口。俟瓜爛。盡化為水。以之搽湯火燙傷。無不獲效。客春有一爆竹店夥。因火藥炸烈。致頭面周身。均炸傷甚重。亦搽此方而愈。

□**治瘰癧結核方**

用大戟。芫花。三稜。莪朮各二錢。海浮石三錢。共為末。蜜水搽敷。即消。

□**治口歪不正方**

凡被惡風所吹。致患口歪。用蜣螂搗敷。左歪敷右。右歪敷左。即正。

□**治小兒斷乳方**

用炒黑山梔三個。雄黃硃砂輕粉各少許。共為末。以蘇油調勻。俟小兒睡熟。塗兒眉上。醒後即不思食乳。

□**立止呃逆方**　楊蔭浦

公丁香一錢。柿蒂二錢。代赭石一錢。川貝母二錢。如劇者。加蜜陀僧少許。以上共為細末。每服一錢。白開水送下。

□**治少年耳聾方**

香附米五錢。柴胡五錢。龍膽草三錢。為末。每服三錢。白開水送下。

## 幸福之門

□**痧子**（張慧生君問）

小兒年八歲。近來身發熱而四肢不溫。皮膚紅疹隱佈。咳嗽口乾。心煩不安。大便多溏薄。病將旬日。請賜治方。

**答張慧生君問**　楊志一

按痧子以外透為第一要義。最忌便泄。以大便一泄。不但妨得痧子外透之機。且有釀成熱邪內陷之險。尊云身發熱而四肢不溫者。職此故也。至於咳嗽心煩。乃痧子必然之現象。治宜清透熱邪。升舉下陷。

清水豆卷三錢　赤茯苓三錢　象貝母三錢　粉葛根一錢　苦桔梗一錢　冬瓜子三錢　薄荷葉八分　天花粉三錢　生苡仁三錢　冬桑葉三錢　淨蟬衣八分　地枯蘿三錢　清炙枇杷葉三錢去毛包　蘆茅根各一兩去節

## □長篇小說　醫海燃犀記（九十五）

（平不余）

□**第十八回　李俠士戲弄朋友　王醫生氣煞嚴親**

而且聽他所問。皆是有意尋開心。似乎是被他拾了。拱手說道。李大哥。我想。這信一定是你拾了。但是老哥也不是外人。總算一見如故。就是拾了看一看。又有什麼關係呢。請你不要開頑笑。快快把我吧。健飛見他說的非常有趣。而且可憐。笑了一聲道。你不要作急。信是我拾的。但是對不起。我已經犯了私拆人信的罪了。望你寬恕。不要生氣。凌雲道。好說好說。不要緊。決不怪你。健飛道。你的信。我已看過一下。我問你。你的難處。我是知道了。究竟對方。有甚麼阻梗。以致好事難於成就呢。凌雲道。不能告訴你。告訴你也沒有用。健飛道。你不妨告訴我。替你想想法子。三個縫皮匠。賽過諸葛亮。俗語又說。一人不及二智。你告訴我。或者我有法子。也未可知。凌雲道。請你把信先把我。我再慢慢告訴你。健飛道。信我自然把你。你先告訴我。我再把你。凌雲道。好好我告訴你個大略。我家中醫。是世傳。我也略解皮毛。後來因為西醫的長處很多。尤其是外科。有驚人的絕技。所以我想再學西醫。便到上海同美醫學校裏讀書。這學校，是中西醫界的名流合組的。中西並重。不分畛域。所以學生很多。同學中有一位女同志。叫王國英。算是這校裏高材生。他的性情。沒有一件不同我相合。所以我們經了長時間的同校都推誠相與。願意訂為夫婦。

（未完）

本報特聘名家律師為法律顧問　幸福三日刊　中華郵政特准掛號認為新聞紙類

# 幸福報

紹儀署

第一百〇九期
（民國十八年六月十八日）
每份售洋二分
館址上海浙江路北京路北首洪德里



## 本期要目



## □編輯者言

上期有杭州姚若盧君來函。對於本館所贈之怪病奇治。（專贈全年定戶）頗不滿意。而欲本館改變初衷。另贈其他日用之品。惟本館所贈之怪病奇治。原稿早已付印。且不將出版。若欲取消前議。損失頗大。而姚君一人。恐不能代表數千定戶之意見。今爲鄭重起見。特徵求全體定戶意見。對於姚君之提議。表示可否。俾本館當服從多數。決不爲一二人所左右也。

再者。本報近因印刷所能工。以致出版延期。抱歉良深。茲特改正出版日期。以後照常出版。無誤此啓。

## 丹方一味氣煞名醫

——足見中醫之特效方
——實有遠勝西醫之處

姑舉數例
脚魚能療脚氣
伏龍肝止泄瀉
苦參子治痢症
蜒蚰能退喉腫
聊見一斑

（保福丁）

中國醫藥。實在很有神秘的特長處，所以今日尚合有多大的勢力。爲一般人所信仰。所恨草頭單方。皆散處于草野之中。而未能窮詰其至理。因此遞遭相傳，頗多失眞。曾遇一症。在六〇六未入中國之前患極沉重的花柳毒。現嘔心煩躁潰瘍諸狀態。遍醫乏效。嗣服單方。四十餘日霍然而愈。似較六〇六爲穩妥安便。于此可知六〇六不足爲獨一無二治療花柳毒之聖品矣。相傳脚魚能療脚氣予初意爲不過以脚治脚之戲言耳。然證諸事實。確著大效。于此可知『以土補土法。』「若伏龍肝的止泄瀉。殊有意義。未可厚非。苦參子之于痢症。蜒蚰之于喉腫。常人類能知之。此等神秘似的特長處。祇須加以提綱絜領的整理法。旁參互考的闡明法。不特中醫可博多人的采聲。而世界醫學從可改觀矣。又爲醫者務要注意道德與修養內心。然時下醫難免學力欠足。或粗疏從事。或故意欺詐與傲慢。或攻人短劣之弊。嘗歷觀以前名醫。大都身後蕭條。不堪言狀。古語云。名醫無後。洵不誣也。要知世上萬事。總跳不出因果之律。而爲醫者尤須具菩提心腸。超脫人類一切的痛苦爲念。斯庶可告無罪于人類矣。

## 婦女病

本欄專載一切婦女雜病不論胎前產後以及處女寡婦之病無所不載內容以切合實用爲合格並歡迎讀者投稿

## 銀海新編（續）

姚夢石

（四）血爲邪勝凝而不行之病

血爲邪盛凝不行。五味血胃傷氣病。多血少氣太陽經。津散物阻風寒凝。

狀見不腫不脹，忽如血貫，或目中青點，如被物傷，或赤點，或斑點，然而不痛不癢，無眵淚眊燥羞澁之症，初起一二日，則顯此病，

川芎行經散主之——川芎行經血凝症，柴殼甘梗白茯苓，白芷紅花歸芎薄。荆防二活炒蔓荆，

（五）心火乘金水衰反制之病

反制之症因病久。抑鬱房勞慎藥受。均致內傷元和氣。心火乘尅金水由。

狀見白睛微變青色，黑睛稍帶白色，黑白之間，赤環如帶，抱輪而紅，或睛珠高低，色不光澤，以致視物不明，昏如霧露，口渴舌苦，眵多羞澀，

還陰救苦湯主之——水火反制救苦飲，歸芎知柏與連苓，升柴朮甘羌防桔，龍胆地翹紅本辛，

此湯並治熱症，內裹藥不能退熱，由元虛主運，藥力不行，宜摘用之，

菊花決明散——菊花決明反制方，木賊川芎菊羌防，（未完）

## 肝氣病之治法 續

王慎軒

（三）清火解鬱法　天氣鬱極者。必生雷火。人身鬱極者。必生鬱火。卽內經陰極生陽之義也。肝爲厥陰之臟。厥陰中見少陽。相火寄於其中。尤易鬱而化火。輕則懊憹熱渴。重則嘔逆吐衄。或變癲疸。或變崩漏。似熱證而卻有形寒肢冷。似寒證而卻見煩熱燥渴。實因肝臟之腺體不得流通。內部之體溫不能外泄。內外鬱閉而化火也。先賢治此之方。惟景岳化肝煎。最爲神妙。錢乙瀉青丸。尙可酌用。第治鬱火之法。切不可驟用大涼之藥。當略參辛散之品。卽內經火鬱發之之也。

（四）補中解鬱法　前人謂肝無補法。又謂痛無補法。此實大謬者也。余察其意。不過偏執香燥理氣之謬見。不能用補益之法耳。殊不知內經有厥陰不治。求之陽明之法。金匱有知肝之病。當先實脾之訓。烏可偏執己見乎。觀夫仲景以小建中湯治脾虛肝旺之症。局方以逍遙散治肝鬱氣滯之病。一則用飴糖大棗。一則用白朮甘草。皆是補中解鬱之法。誰謂痛無補法乎。凡脾胃虛弱。食少便溏之肝鬱病。必非補中不可。況肝臟之腺液。本從脾胃而來。經曰食入於胃。散精於肝。淫精於脈。輸精於皮毛。卽指肝臟之腺液。及全身之腺液。皆從脾胃而來。豈可不參補法乎。然則脾胃虛而氣鬱者。每用補中之法。恆有奇效。卽治肝氣之實症。久而不愈。亦常用補而愈。益信古人之法。洵不誣也。（未完）

## 我爲患肺癆病者進一言（二）

（宋愛人）

異哉。肺癆之蔓延全國。毒流今日。雖加以中西醫士診治之嚴重。社會衞生學之日事宣傳。而仍不獲稍殺其勢燄焉。豈造物不仁。芻狗萬物。使生民之死於肺癆菌者。甚於洪水猛獸乎。曰。是又不然。物腐蟲生。人謀不臧。厥有故也。吾於臨證之餘。亦嘗爲嚴密之審查。奚甲曰。『我不知有肺癆菌。故病之爲肺癆者。誠不加以事前之預防與對證之療治』。乙亦曰。『我不知有肺癆菌。故病之爲肺癆者。誠不加以事前之預防與對證之療治』。因循養奸。聽其鴟張。此肺癆病之所以日見其夥也。甲曰。『此果肺癆病焉。我固知之。當亟以治肺癆者治之。遲恐弗及也』。乙亦曰。『此果肺癆病焉。我亦知之。當亟以治肺癆者治之。遲恐弗及也』。市虎杯蛇。人心惴惴。而肺癆病之繁夥。苛毒不獨日有所見。且時有所聞也。夫不知有肺癆而肺癆之爲患者日衆。知有肺癆而肺癆之爲患者尤衆。此非可異之事。而厥故將安在哉。余曰。此卽從嚴密之審查而後知之也。蓋余自臨證以來。有智識界中者。有非智識界中者。凡遇有非智識界中者。固未嘗知有肺癆病焉（未完）

# 介紹衛生方法　幸福三日刊　指導健康途徑



## □時病報告

懺哉

近日本埠痢疾。頗為流行。蓋因端陽節日。一般市民。飽食角黍。冷熱雜進。有以釀成之。故端陽節簡直一製造疾病之機會也。

## □嘗見錄

姚夢石

### 經崩

氣虛不能攝血，崩漏大作，衝任失調，用卷柏川柏澤蘭椿根皮（苦濇）木賊艸（制肝）牡蠣龜版（養陰）烏賊骨（去垢）當歸調血氣虛用高麗參或以黨參代之，附塞法，用明礬溶厚汁，將棉花漬而塞之，取其斂也，崩漏腹無痛者用玉液金丹，或失笑散俱炒，若有痛苦、失笑散宜不炒，加導瘀諸品，往往有心煩驚悸，月事不來，久之，惟乃點滴，此時即當補肝脾，扶養胃氣，兼升舉之藥，預防崩中，如投疎利寒涼，土敗防潰速之崩矣，既崩尤禁參芪朮附，徒議止血，血必不止，即枯澁暫止，必腫為臌脹不可治也。血崩，服凉藥過多，抑遏陽氣於血海，諸藥不應，惟用炮姜炭，童便下二錢，桂心亦可。經崩日久，多以胃藥收功，蓋脾胃為生化之原也，用益胃升陽，人參黃耆白朮炙艸升麻柴胡酒歸淡苓陳皮神曲之類，腹痛加桂芍，口渴加乾葛）

### □瘀滯

瘀滯于產為痛。牛角腮查肉各三錢茺蔚子二錢紅花七分酒炒歸身陳阿膠各一錢半醋炒蓬朮六分，服之減勢，次則照方加牛角腮一錢山查（半生半熟各二錢）紫檀末五分大效，按紫檀散能逐惡露未盡，凝結為痛，

### 經閉

經水不來有二端，一曰經閉，此有血而不行，行之可也，一曰源竭愈行而愈竭，夭之由也，當急補其心脾，粗工乃輒議通，逼之至死，

## 性病指南

### △性的衛生

（王庚）

青春期不過是童子時代和成人時代中間的一種過渡。因之無論男性或女性，最顯著的生理上變化，也就在這個時期，在這個時期，對於身體上，思想上，動作上一個不留意，往往就生出危險來，所以有人命此時期為『青春危險時期』。女性的青春期，通常比男性要早兩年，青春期遲早和長短，世界各國略有些不同；生於熱帶的，比生於寒帶的要早些；又住於鄉村的，比往於城市的要遲的。最通普之平均數，男子是十五歲到十七歲，女子是十三歲到十五歲。男子到了青春危機，體質上最大的變化是：——都是生理上正當之變化

（1）毛髮的增長；以面部，腋下，生殖器，左右為最盛。

（2）聲調的變低而剛；青年到了這個時期，他的聲帶忽然加長，喉頭加深使發音變低而宏了，

（3）生殖器官的發達；在青春期內，要算生殖器的變化為最大，最令人驚奇。比了未入本時期以前，要大二倍或三倍以上。

（未完）

## △女子月經問題（三）

朱振聲

### □經行時兼有他證之治療

女子在經行之時。若兼有他證。則其治療之方法。亦當隨其兼證而互異。如『經來發熱』『經來腹痛』『經行泄瀉』『經行吐血』之類。決不能單治經病。而捨治他症。亦不能單治他症。而捨治經病。此女子病之所以難治也。昔寇宗奭曰。甯治十男子。莫治一婦人。卽此意也。譬如經來而兼發熱症者。則當辨其熱之是否外感。抑係內熱。若是外感之熱。則當於四物湯中兼用表藥。（如荊芥防風薄荷蟬衣之類）否則宜地骨皮飲加減。以清其內熱。此經行發熱之治療也。至於經來腹痛。又有『經前』『經來』『經後』之分。經前痛都屬瘀滯交阻。宜用金鈴子。延胡索。桃仁。紅花。青皮。砂壳之類。經來痛都屬寒客胞宮。宜用肉桂。炮姜。香附。烏藥之類。經後痛都屬宿瘀未楚，宜用兩頭尖。失笑散，歸尾。赤芍之類。此經來腹痛之治療也。更有經行泄瀉或吐血者。其治療之法。一則宜健脾以滲濕。參苓白朮散是也。（虛寒甚者用理中湯以溫之）一則宜清熱以涼血。犀角地黃湯是也。（大便閉者用黃四物湯以瀉之）凡此種種。不能盡述。要在於隨症之時。隨各人之體質。而施以相當之藥劑。毋太過。毋不及。太過則有傷身體。不及則不能祛病。所謂失之毫釐。謬以千里。醫者之用藥。得勿慎乎。

## □治痢簡效方

一志

痢無止法。此言極為扼要。蓋痢無分赤白。莫不由積滯阻于胃腸而致。故俗有括積之名。用枳實導滯丸三錢服吞，通而瀉之。無不愈者。

出版開古今秘[illegible]證　又名社會醫學常識報　主持者有學識經驗及人格

## 小藥囊

本欄專載一切簡便實用良力、用筆務求簡明、功效務求神速、為讀者增醫藥常識、為病家闢自治園地、為人類謀健康幸福。

### 苦參煎　徐秉耐

洗疥如神。苦參　荊芥　防風　白蘞　花椒　馬鞭草　野菊第分、水煎，洗治數次，甚效，

### 消疥丸

治疥如神。苦參　白芷　薜皮　一兩　枳殼　連翹　羌活　山梔　當歸　荊芥各三錢　為末、蜜丸、桐子大、每服五十丸、食後白湯下、

### 赤遊丹毒方

川黃連　甘草各一錢　核桃二個　碎水煎服

### 白秃必效神方

銅泉一錢　輕粉五分　白芷二錢　白蘇皮二錢　川椒一錢　枯凡二錢　冰片五分　白螺螄殼煅二錢　燈窩油調搽用猪湯洗。前藥共為細末如兩次不愈再用光粉　猪油搗塗

### 補報注意

本報為便利讀者起見百期以前各期。均可配補。每張祇收銅元兩枚此啓。

## 幸福之門

### 痛風

本埠梁志明君問

家母於去年十一月間。覺自腰至脚痠麻作痛。不能行動。久坐之後。脚背微腫。睡後卽消。睡時兩脚曲而不伸。敬叩治法。

### 答梁志明君問

楊志一

據述自腰至脚。瘦痛不良於行、久坐則腫。睡後則退，脚膝曲不能伸。症屬肝腎之陰不足。筋骨失於營養。風濕襲入絡道不利所致。是謂痛風。治宜獨活寄生湯加減。

酒炒當歸四錢　大川芎一錢　川桂枝八分　酒炒白芍五錢半　左秦艽三錢　晚蠶沙包三錢　川獨活一錢　桑寄生三錢　陳木瓜三錢　川牛膝三錢　仲筋草錢半　海風藤二錢　絲瓜絡錢半　酒炒桑枝、錢

## 長篇小說　醫海燃犀記（九十六）

（余不平）

### 第十八回　李俠士戲弄朋友　王醫生氣煞嚴親

那知他大哥不許，他大哥哥名叫王國化，二哥哥名叫王國學。三哥哥名叫王國綱，尤其是他大哥哥，反對的利害，他大哥哥說我不是完全的西醫，並且也不贊成他妹妹國英，在同美讀書，下學期，定歸要把他妹妹，送到完全的西醫學校內去；盡用英文和日文教授、純用外國原版書籍，不准讀一個中國字，從前他父親王伯舫，也是中醫，因為替國化學了西醫，他就要痛罵中醫，他父親不知被國化罵了多少，所以才轉叫國英入美讀書，以期中西一貫，那知國化，常有狗屁的稿子，在新醫雜誌上登出來，大罵中醫，他父親看了，氣不可當，便當面痛責他，他便同他父親反嘴，他父親雖迭次教導他，但是野性難馴，依然不改，他父親氣出一大病來，在兩月前死了，所以國化，明年定要把他妹妹，送到一個中國字沒有的完全西醫學校裏去，並且要阻撓他妹妹，不准允許我的婚約，我們正在要想方法，忽地接我父親來信，所以立卽回來，此刻我也受家庭束縛，迫我取親。不得不寫這封信去告訴他，他聽到這裏說道，原來如此，照你這樣說，王伯舫，是他兒子王國化氣死的了，凌雲道，怎麼不是呀，你不信，我把以前上海日報查把你看一看，因為報上有一對聯，是罵國化的，上聯是「教子鮮義方，此老應為氣死思，」下聯是「弑親該何罪、斯兒想是畜生胎，」（未完）

中華郵政特准掛號認為新聞紙類　幸福二日刊　本報特聘經家律師為法律顧問

# 幸福報

紹儀署

第一百十期

（民國十八年六月念一日）

◀每份售洋二分▶

館址上海浙江路北京路北首洪德里

定報價目　每三日出一張五個月一元全年二元寄費在內本外埠一律國外加倍郵票代現九五計值

廣告價目　每期每格（共計五方寸）五元均排於新聞之旁如嵌入新聞中長期面議

## 本期要目



## 編輯者言

本報自一百〇三期徵求特約編輯後。蒙讀者不棄。紛紛應徵。惟其中有不少非本報之定戶。殊難合格。致於確屬本報之定戶。共有四百〇五封。刻已交編輯部審查。一俟選定。當即披露。再者。本報於下期起。特別改良。並添聘海上名醫真蹟驗案。（每期用鮮版刊登。均由各名醫親筆所書。尤所難能可貴。）及幸福園（專載海外珍聞。及趣味徵文。如上次徵求之『好人問題』。准在下期陸續披露）請閱者注意。

## 女子生育問題之研究

### 爲什麼有的伯道無兒？爲什麼有的子女成羣？

（王壽喬）

欲解決此問題者不可不閱本篇

世之女子、往往有因一索再索、馴至食指日繁、爲家庭經濟負擔之困難、至思有以避孕者、有因悲同伯道、播穀雖勤，一無所穫，終至泛嗣者、是女子生育有無之問題、人口攸關、大有研究之價値、欲知不孕之原因、必先考究受孕之生理、女子之受孕、由於男女雙方以健全之身體、並盛之精氣、在經淨後之一星期內、適値其時、性慾衝動、兩情相感、性交後、絕不再犯、斯時女子以成熟氤氳之卵子、得男子之精蟲、注射灌溉、、遂兩相融洽、互抱結合而成胎、此受孕之情形、卽內經所云、兩精相搏謂之神、兩神相搏、合而成形也、然性交乃男女之恆有事也、而彼之所以不能成胎者、蓋有因在焉、想此爲不孕者所欲聞也、要知生育一事、不專由於女子之個人也、男女雙方、均有連帶密切之關係、如女子經帶之有病、子宮之不正、固屬主要不孕之因、倘雙方精氣之不盛、腎水之不充、亦爲個中難育之理、是以女子有健全之身體、並無暗疾、當能生育、或遇有性病陽痿精薄之男子、亦不能孕、故女子雖有健全之卵子、而男精不足、倘男精雖足、而女卵不健全、均無生育之要素、觀此則女子孕與不孕之原理、概可知矣、願世之患多者、惟因生計之問題、固好解決、而患無者、不可不思法以補救之、平素雙方，當生理時，對於性慾問題、均宜十二萬分注意攝生節制性慾、行相當之交合、思患預防、不再犯以暗產、幷不使性病發生、自能種子、倘入病理期間、則宜求根本之治療、恢復原有之健康、庶幾有後望於萬一焉、否則決不能孕、願全國青年男女、均宜及時共謀幸福云、

## 婦女病

本欄專載一切婦女雜病不論胎前產後以及處女寡婦之病無不所載內容以切合實用為合格並歡迎讀者投稿

## 肝氣病之治法

王慎軒

（五）降逆平肝法　肝臟居于胃脘之旁。肝主上升。能使生生之氣。發振不已。胃主下降。能使穢濁之氣。下降不逆。一升一降。互相仰制。蓋即西醫所謂甲狀腺能催進嗜鉻系。及仰制胰腺之作用也。若其肝升太過。胃降不及。肝氣乘勢犯胃。痰濁藉此上逆。以致胸脘痞悶。嘔吐噯氣。法當平肝降逆。然用藥有寒熱之分。寒者宜旋覆代赭石湯。熱者宜左金丸。寒熱不同。施治各異。臨證之際。當細辨焉。

（六）和中平肝法　人身肝氣宜升，膽火宜降。亦即西醫所謂內分泌液。互相仰制以及催進之作用也。然肝氣之升。藉乎脾氣之上行。膽火之降。賴乎胃氣之下行。若其脾胃之升降失常。則肝膽之升降亦亂。勢必中焦痞塞。脘脅脹痛。上而嘔吐。下為泄瀉。凡治此者。當遵內經調其中氣使之和平之法。仿沉香升降散及藿香正氣散之意。升脾降胃，以遂肝膽升降之常度。嘗見肝氣犯胃。吐瀉交作者。止吐則瀉益甚。止瀉則吐更劇。惟用此法。則無不應手取效。此余屢試屢驗者也。

（未完）

## 銀海新編（續）

姚夢石

石膏甘芩蔓荊子，決明草石配柔剛，
有翳者用，并治內急外馳之症，

（六）　傷寒愈後之病

傷寒愈後之病。清光元氣不升。餘邪上走空竅行。眼痛赤翳羞明。
狀見赤脹生翳。癮澁羞明，及頭腦骨痛，
羌活勝風湯，加減地黃湯，搐鼻散兼用，
人參補胃湯主之——傷寒愈後體未真，補胃湯中用八珍，黃氏生地
防澤瀉，柴胡二活可相親，

（七）亡血過多之病

亡血過多眼病。衄血便血產漏。珠痛無力癮澁羞。酸疼眉陽亦有。
狀見微紅不大腫，珠痛無力，癮澁者是，
養榮湯（見上）益損湯（見被物所傷症）滋陰地黃丸（見內障門）
川芎補血湯主之——亡血過多補血湯，二地歸芍炙甘防，白朮芎冬
川牛膝，連服數劑目安康，
產漏加阿膠，惡心加生薑，熱加黃芩

## 我為患肺癆病者進一言（二）

（宋愛人）

而病之為肺癆者。百人中未嘗超過十人也。其遇有智識界中者。固日聞肺癆之可畏。而一經吐血。一經欬嗽。即可以自斷為肺癆。而於是彼倡此和。為肺癆病者。百人中竟得二三十人矣。周慮遠謀。以避災疚。而結果適適得其反。余初亦有惑焉。而今適知之。

夫禍患伏於隱微。病菌尤類奸慝。人之患在顯著者易知。在橫暴者咸畏。而在隱微莫見。迂緩浸積者。則不惟習焉不察。且亦頑不知懼。故人之患傷寒者。一日項強頭痛。二日壯熱煩渴。三日脘腹劇痛。四日神昏痙厥（此是假定的日期。並非一定之病型也）而患斯傷寒者。懊憹萬苦。惟求醫藥之速癒。即為其家人者。亦知傷寒為大病。為凶惡之病。而亦亟亟於求醫。切切於服藥。惟恐其一候不解。即成兩候。而致於急不容救。然而一日項強頭痛。當此之時。汗劑一進。痛可立解。二日壯熱煩渴。當此之時。涼劑一進。熱可旋退。即三日脘腹劇痛。四日神昏痙厥。然承氣一下。則可立挽危亡。醫之醫此者。不難。病之病此者。咸懼。而人之卒死於傷寒者。十不得二三也。惟肺癆則不然。肺癆之始焉。僅不過稀微之乾欬。時起時伏之發熱而已。非智識界者。往往以欬雖時作。而未嘗見有痰涎壅盛。熱雖時發。而亦未會見其劇烈之發熱。且虛癆多實火。善食易饑。而猶謂其飲食如常。虛癆多浮火。時為烘熱。而猶謂其面有華色。虛癆多鬱怒。遇有不如意事。必極意嗇求。或勉強散步。以自為寬慰。

（未完）

公開古今祕方　社會定期刊　造成百病自療

## 時病報告

懺哉

本埠天氣轉熱。病菌乘機活動。吾人苟飲食不愼。每易被其侵入而爲患。故近日雖眞性霍亂尙未發現。而上吐下瀉之濕熱霍亂。漸已流行。吾人宜及早注意及之。

## 管見錄

（姚夢石）

### 子懸

趙養葵，治一子懸，他藥不效，忽悟曰，此下元冷，胞中無火、養嬰兒上湊就溫耳，譬人睡被中，足冷則上縮，以大料八味飲而安，此可拘胎氣不和濁氣，舉胎之說，而不務廣爲推求耶，

### 反胃

凡朝食暮吐、暮食朝吐，其大便甚利，或溏者，此中下二焦無火，乃反胃證也，『玉太僕』云食不得入，是有火也，食入反出，是無火也，宜吳茱萸湯，附子理中，或六君加姜附治之、高鼓峯亦主王太僕之論，以八味主治，腎藏眞陽虧，不能溫養脾土而反胃者，八味地黃丸一料全愈，六味地黃以棗皮代萸肉，功效頗神

### 水腫

開鬼門取汗爲表治，潔淨府利便爲裏治，是以河間有三焦分消，子和有磨積逐水、利小梗，宜經氣，利腑氣、以通流，是陽明治法，煖水藏，溫脾胃，補脾土，以驅水，是陰病治法，立齋治中年人，遍身腫脹，諸藥不效，進二神數服，腫勢漸消，兼補脾而愈

### 便閉

老年肛後結粦如蛋，五六日不便，服元明粉洋瀉叶後，解六七次，忽又二便不通，投補丸二粒，洋瀉叶括蔞又不瀉，甚急，終進西珀屑四分當門子一分，須臾卽大小便矣，肝火便閉，用當歸龍薈丸，及補丸朴硝括蔞仁

### 肝風

肝風內煽，發厥不省人事，重用茯神木能治之，此症雖屬肝風，則必上薄於心，心君爲之不甯，致發厥，茯神木治心，而中抱之木，又屬肝，以木制木，木平則風定，風定則心甯，其厥自平，

## 性病指南

## 性的衛生（續）

（王庚）

（4）器官的發達；如骨骼，肌肉，心臟，消化器等的發展，這種種變化，都是由於生殖腺上，發生一種物質所致的，就是睪丸的作用，他分泌一種液質，從血管和淋巴管輸送到全體各部，因之體格能發達起來。睪丸的作用，既然這樣重大，我們怎樣設法保護牠的作用才好呀！

此時期最特殊的現象，就是心臟的生長極速，但是心臟內的門扇，生長沒有心臟來得速，其比例不相稱，因之有murmur之聲發生，此類青年，約居三分之一，醫生每以爲是心臟病，其實並未疾病，不過是因爲扇小於門，因此發聲，至多不過六月之久。即可完全恢復原狀。所宜注意者，此時期內不可練習極激烈的運動，——如長距賽跑等——以防心臟疲勞過度。

（5）遺精；這是本時期的青年，生理上普通的現象。未完

## 女子月經問題（四）

（朱振聲）

### 經閉之原因

余於前期中。不已有『月經不行未必盡屬於病』之言乎。然則經閉之後。可置諸不聞矣。曰不然。蓋前期所云者。乃由其所稟之不同。而本段所述者。乃因病而閉也。故雖同一經閉。而原因則迥然不同。今將經閉之原因。分而述之。俾知其原而後能施其治也。考經閉之原。約分三種。曰（血滯）（血虧）（血枯）是也。血滯經閉者。因寒氣客於胞中。血得寒則凝滯。狀如懷子。日以益大。蓋月事既不下行。勢必積聚。此腹大之所由來也。名曰血瘕。可導而下之。血虧經閉者。因女子有隱曲不得之情。以致心脾氣鬱不舒。飲食日少。血無以生。上既不得奉養於身心。下又無以灌漑乎衝任輕則經停納少。重則咳嗽潮熱。肌肉乾瘦。而變爲風消。素問云。二陽之病發心脾。有不得隱曲。女子不月。其傳爲風消。再傳爲息賁者。死不治。故一見經閉。卽宜延醫診治。甯未雨而綢繆。毋臨渴而掘井。否則鞭長莫及。悔之晚矣。血枯經閉者。其原因甚多。有由于失血過多者。有由于過淫精竭者。有由于產多乳衆者。以致月事不行。骨蒸潮熱。面色枯白。兩顴紅赤。懶於飲食。皮乾消瘦。咳嗽頻頻不已。多成虛損之證。可不慎乎。

## 小藥囊

本欄專載一切簡便實用良方。用筆務求簡明。功效務求神速。爲讀者增醫藥常識，爲病家闢自治園地。爲人類謀健康幸福

□**跌打損傷** 白附子十二兩 白芷 生南星 天麻 羌活 防風各一錢 共研細末 收貯弗令走氣。刀斧傷皮破血出 摻之即能止痛止血。跌打青腫 用水調敷。如內傷用黃酒 煮熱冲服二錢。多服易麻 欲吐無害也。方名玉真散。北平李中堂營中好用此方

□**損壞骨節** 地鱉虫（不拘去足焙研）乳香 沒藥（去油）自然銅（煅）破故紙 當歸 硼砂 血竭各一錢 大黃四分 共爲末 每服七八厘 酒下。續服二三次 其骨自接也。陳

□**接刀斧斷指** 凡手指剁斷 當時即將原指接上。不可見風。速取生葱一把 灰麵拌。共搗爛成膏。做帽套樣。套上過二三日愈。驗如反掌。且無疤痕

□**打傷跌損** 骨碎補 血竭 桃仁 歸尾 青皮 自然銅 丹參 木通 威靈仙 秦艽 紅花 桔梗 木香 五茄皮 乳香 烏藥 參三七 丹皮 沒藥各一錢 加桃肉四兩 陳酒煎服。頭傷加川芎 茯苓各錢半。腦門傷加川芎一錢。兩肩傷加桂枝一錢。背傷加川萆薢一錢。胸傷加瓜蔞仁一錢。腰傷加續斷二錢。左脇加柴胡錢半。右脇加鳳茄子錢半。大腸加大黃一錢。小腸加車前子一錢。手傷加桂枝一錢。腳傷加川斷一錢 淡竹葉 牛膝各錢半。腿傷加川牛膝一錢。遠年宿傷加劉寄奴三錢 氣不通加檳榔錢半。色傷加人參或參三七（少林張松年）

## 幸福之門

□**吐血**（高郵滿明卿君問）

由去歲二月初兩肋作脹串痛 八月間吐血一口 紫色成塊 今年正月及三月間又吐 正月間往高郵醫治 服藥五十餘帖 稍好 肋痛依然 每逢節令即覺加重

□**答滿明卿君問**（楊志一）

症屬肝氣橫逆。陽絡損傷。以致吐血時作。脇肋脹痛。慮其久延入損。宜柔肝宣絡治之。冬桑葉三錢 抱茯神三錢 旱蓮草 大白芍二錢 粉丹皮錢半 茜草根錢半 金福花包錢半 黛蛤散包三錢 側柏炭錢半 眞新絳八分 懷牛膝三錢 參三七三分冲

## □長篇小說 醫海燃犀記（九十七）

（平不余）

### 第十八回 李俠士喜弄朋友 王醫生氣煞嚴親

我明天再夺把你看一看，健飛道，閣下所言，諒非虛語，來來來，你這件事，我有一個方法，替你解決，只要你想法子，現在仍到上海，准可於最短時間，包叫你們得偕好事，你這封信也可先寄去，我此番定歸助你，凌雲道，我脫離家庭，再到上海，也狠容易，總歸我父親，不能把我用鐵索鎖了，最近期間，准可走的，但是你有甚麼方法呢，健飛道，你能走，就行了，如到上海，便能成就好事，你不要問我有何方法，到臨時自然知道，這樣好了，今天天已不早，不必多談，你趕快在十日之後，再到上海，我先去了，到上海再會，我自然有方法，决不逛你，望你放心，凌雲又驚又喜道，當眞嗎，健飛道，自然啦，騙你做甚麼，一定這樣，我去了，說完，隨把信給凌雲，竟自去了，直把個凌雲說得目瞪口呆，眼看看健飛走遠了，才慢慢地走向郵局，把信掛號寄了，手續完畢，才獨自回去，回到家裏想了一想，心裏說，天下那裏有這樣一個好人，那裏又有這麼一件容易的事，照他說來，簡直不費吹灰之力，大有馬到成功的希望，到底我不敢相信，後來再想想，假使人家眞的爲我出力，我若不去，一來是辜負人家，二來是對不起國英妹妹，未完

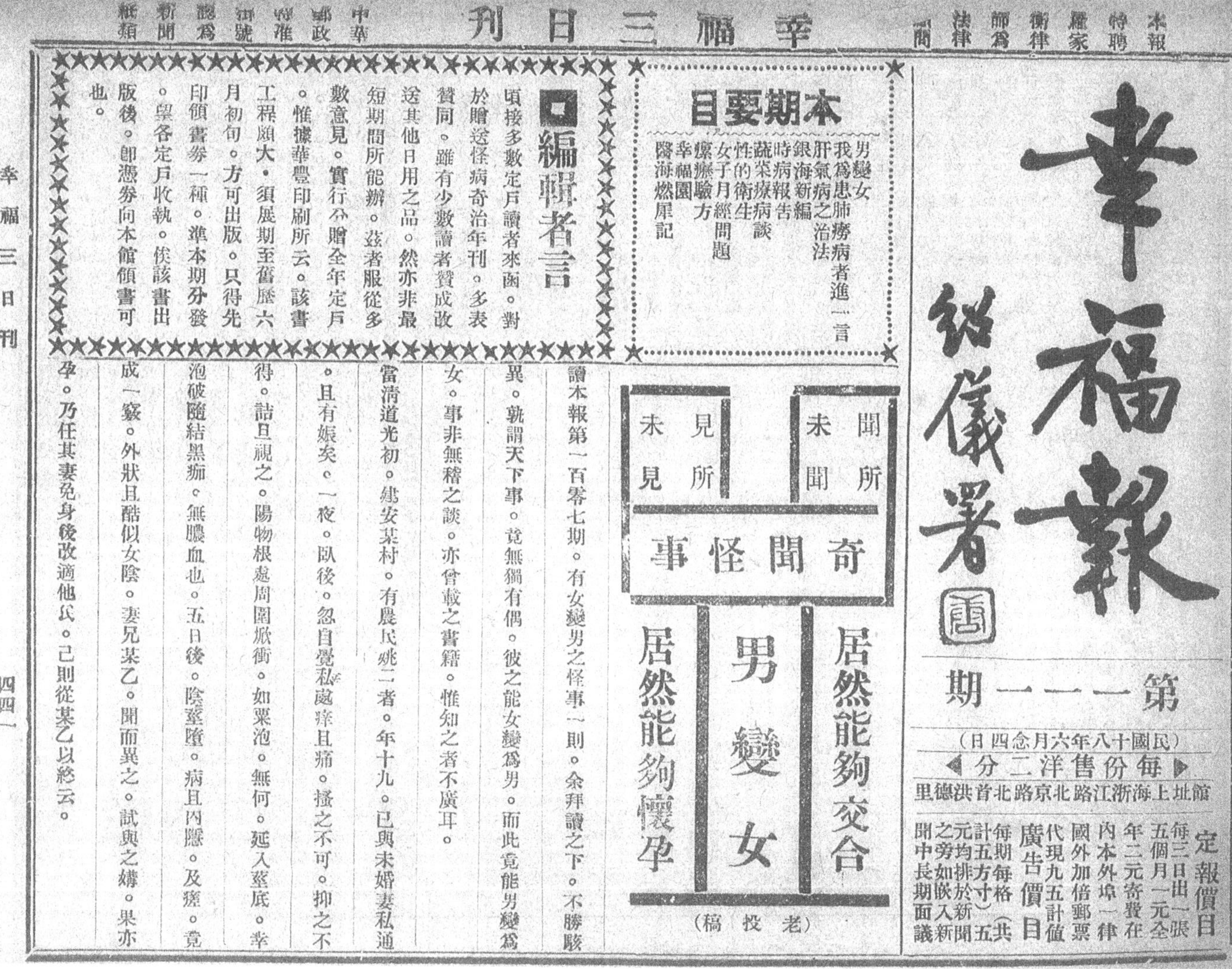

中華郵政特准掛號認為新聞紙類

幸福三日刊

本報特聘羅家衡律師為法律顧問

# 幸福報

鈕儀署

第一一一期

（民國十八年六月念四日）

每份售洋二分

館址上海浙江路北京路北首洪德里



## 本期要目

男變女

我為患肺痨病者進一言

肝氣病之治法

銀海新編

時病報告

蔬菜療病談

性的衛生

女子月經問題

瘰癧驗方

幸福園

隱海燃犀記

## 編輯者言

頃接多數定戶讀者來函。對於贈送怪病奇治年刊。多表贊同。雖有少數讀者贊成改送其他日用之品。然亦非最短期間所能辦。茲者服從多數意見。實行分贈全年定戶。惟據華豐印刷所云。該書工程頗大。須展期至舊歷六月初旬。方可出版。只得先印領書券一種。準本期分發。俾各定戶收執。俟該書出版後。即憑券向本館領書可也。

## 奇聞怪事

聞所未聞　見所未見

居然能夠交合　男變女　居然能夠懷孕

（老投稿）

讀本報第一百零七期。有女變男之怪事一則。余拜讀之下。不勝駭異。孰謂天下事。竟無獨有偶。彼之能女變為男。而此竟能男變為女。事非無稽之談。亦曾載之書籍。惟知之者不廣耳。當清道光初。鎮安某村。有農民姚二者。年十九。已與未婚妻私通。且有娠矣。一夜。臥後。忽自覺私處痒且痛。搔之不可。抑之不得。詰旦視之。陽物根處周圍焮衝。如粟泡。無何。延入莖底。幸泡破隨結黑痂。無膿血也。五日後。陰莖墮。病且內隱。及痊。竟成一竅。外狀且酷似女陰。妻兄某乙。聞而異之。試與之媾。果亦孕。乃任其妻免身後改適他氏。己則從某乙以終云。

## □我為患肺癆病者進一言（三）

（宋愛人）

而猶謂之起居無損。種種凶候。著著進步。而病者不易知。家人不之察。然而積日如此。積月如此。根蒂日深。去生益遠。及至飲食之如常者。一變而為拒。穀不進。起居之無損者。一變而為病骨支離。奄臥床褥。而又腹膨便溏。盜汗喘呃。種種逆症。接蹤蠢起。然後倉卒求醫。不知所從。甚者猶故為設辭。謂此病會於若干日前。尚飲食如常。若干日前。起居無損。抑若此病遠。不若傷寒之可畏。傷寒一二劑可愈。此病一二劑。當無有不愈者。噫。非智識界者之不知有肺癆也。如此。其病而或果屬於肺癆者。宜其不易療治而竟至於死亡也。人情知顯而忽微。此死於傷寒者實夥。而病為肺癆者轉夥。宜其然矣。然而知有肺癆者為預防之計。劃為對證之療。而患此者。仍不獲免。且又超過於不知有肺癆者而倍之。豈事有不可常理喻歟。

要知病果屬於肺癆矣。前以非智識界中人素不知有肺癆致肺癆菌寖成殺身之禍。此養癰遺害之過也。而有病為吐血為欬嗆而智識界中人亦間知患肺癆病者無不吐血患肺癆病者無不欬嗆除奸去惡尤宜先發制人。於是為之誡曰。病為吐血為欬嗆非肺癆而誰歟。我病若斯。為肺癆無疑矣。

（未完）

## 婦女病

本欄專載一切婦女雜病不論胎前產後以及處女寡婦之病無不所載內容以切合實用為合格並歡迎讀者投稿

## □肝氣病之治法（續）

王慎軒

（七）安蚘斂肝法　吾人胃中食物之消化。必經腐爛之作用。然食物在外界腐爛者。必生細蟲。在胃中而不生蟲者。蓋因肝臟製造之膽汁。有殺滅微菌之功。故無生蟲之患也。若肝臟受病。腺體阻滯。則膽汁之製造之來源。遂生蚘蟲。以致蚘上入膈。吐蚘厥逆。治宜仲景烏梅丸主之。考烏梅丸之黃連黃柏苦參。即所以增其膽汁。桂附細辛椒姜。即所以通其腺體。而烏梅苦酒。則斂肝以助其製造膽汁之能也。使其膽汁充足。則蚘蟲自能撲滅。不用殺蟲之藥而能殺蟲者。苟非仲景之聖。孰能製此良方哉。然余謂此症。猶當有偏寒偏熱之分。偏寒者。宜佐以吳仙散。偏熱者。宜佐戊己丸。若嘔吐甚者。宜與旋覆代赭石湯同用。則其效更捷矣。

## □銀海新編（續）

姚夢石

10赤痛如邪之病

赤痛如邪症。多招寒熱魔。不認風寒瘧。炎涼勿太過。下虛兼上實。裏急外疎多。皆因客熱淩。宜治要中和。

狀見目赤頭疼，寒熱如瘧，病目輕則一年數次，重則頻頻，十珍湯主之——赤痛如邪肝氣傷，滋陰降火十珍湯，二冬丹皮知甘參，地骨生地芎當歸，

肝腎虛者用

酒調洗肝散——赤痛如邪肝氣甚，洗肝生地黑元參，知母大黃桔歸尾，梔子玄胡粉黃芩。

病症無時實熱。赤痛如邪用之。

11痛如針刺之病

痛如針刺屬心經。火燥珠疼熾盛行。忌酒忌辛休躁怒。免教症變漸相侵。流火輕微惟一點。驀然有處似針疼。防微杜漸宜君火。泄破炎燒目自明。

狀見赤腫澁痛，熱淚羞明，雖不大赤，驀然一二處，如針刺痛者是，

（未完）

上海名醫眞蹟驗案之一

（陳无咎）

黃谿陳無咎處方

[illegible]

公開古今秘方　社會定期刊　遺成百病自療

## □時病報告

慣哉

近一週間。滬埠霉雨瀰漫。鬱濕蒸人。爲釀成時病之最大原因。人與天氣息息相通・濕邪外侵・復食生冷。以致輕則爲病泄瀉。重則變爲濕溫者。比比皆是。

## □蔬菜療病談

朱潛

余先嚴在日。屋後築一菜圃。固先嚴所手自栽植者也。嘗撫余而言曰。此即我家之藥庫也。此中具有各藥。苟人病所需。無須外求。惟汝輩應知者。惟某病當用某藥耳。余不解而問其原曰、夫人一旦而患病。不外乎血液中與纖維中之重要成分失之過度與缺乏耳。但所以致此者。則昧於衛生之道故也。欲求衛生之道惟何。不得不求其療病之蔬菜爲常服之良劑。茲就蔬菜之具有療病功能者。擇要列舉於下焉。

□葱蒜　含有鐵與鹽。具有效血效。作健胃劑。治感冒作輕瀉劑。藉此蕩滌血中之毒質也。

□萵苣　具安神性。就寢前略進少些。足以安神。致甜睡略含麻醉性。於人無害。調理腸胃消化而潤腸。解血熱。使血液得正當溫度。恢復全體之常度。

□紅蘿蔔　美容品。清潤肌膚。血分虧損經虛弱。亦有卓效。（須嫩者爲佳）健身其汁行於消化排泄兩器官。由兩器官及於血內。惟須汁水愈多。則功用愈偉。患胃酸症以生食之・痊可甚易。

# 性病指南

## △性的衛生（續）

（王庚）

6 愛慕女性；從前對於女性，不注意，現在很注意起來，對於女性的一舉一動，都有愛慕之念。

7 思想的進步；從前的思想，偏於具體方面，現在已由具體而變爲抽象的了。但是容易入於空想之路。

女性到了青春時期，最顯著的變化是：——也是生理上正當的變化——

1 毛髮的增長；腋下和生殖器左近，發生毛。（間有腋下不發生毛者。）

2 身材的變化；女子到了本期，身體的生長極速。因爲這時期，她的股骨和腿骨特別加長，但是這時候的肌肉，沒有骨骼生長得快比例不相稱所以這時候的女子，總覺得軟弱無力。並且不能使肩背十分挺直。待到肌肉發達後，才可完全恢復原狀。

3 乳房的發達；這時候她的胸部，生了許多腺的纖維，所以在形態方面，也就澎脹起來。使身體多一層美的曲線。（未完）

## □女子月經問題（五）

朱振聲

□經閉之治療

經閉之原因。既如上述。則經閉之治療。亦當隨其因原之不同。施其治療之方針。如血滯經閉之由於寒氣客於胞宮也。則當用散寒而溫經之品。（表證多者宜吳茱萸湯。裏證多者宜琥珀散）血枯經閉之由於二陽爲病也。（二陽者胃也。胃爲水穀之海。五藏六腑之大源。胃熱甚則爍其血。血海乾枯。故月事不下）則當泄其胃熱（玉燭散之類）至於血虧經閉之原因既多。治療亦異。如養榮湯之治失血過多而致經閉者。六味地黃湯之治房勞過度而致經閉者。十全大補湯之治產後乳衆而致經閉者。其他如久嗽潮熱。骨蒸盜汗。飲食減少之經閉。則當用劫勞散以治之。凡婦人經斷復來。（指七七四十九歲之後。斷而復來者）其因於熱者。宜芩心丸（即黃芩心末二兩。醋丸。溫酒送下）或益陰煎（即知母。黃柏。龜版。生地。縮砂。炙草是也）之類。其因於虛者。宜十全大補湯。逍遙散。歸脾湯之類。更有室女經閉之宜攻。虛弱者用澤蘭葉湯。病深者用大黃䗪蟲丸）師尼寡婦之宜和肝理脾。清心開鬱。（如逍遙散加減）又各各不同。足見婦人病之難治。誠十百倍於男子也。

□醫者治病之要點

凡治婦人疾病。其最要之點。莫過於經期與妊娠。蓋女子經期之調否。以及妊娠之有無。關係頗大。否則。倘有錯誤。悔已不及。要知醫者權操生死。非同兒戲。而病者亦不宜隱匿不告。以致僨事。則幸甚矣。「完」

## □治瘰癧驗方

慣哉

瘰癧俗名果子筋。治瘰驗方。本報屢有發表。茲有驗方兩則。以嚮讀者。

（一）捉活蝙蝠燔成灰。和菜油塗於患處。二三次即可告愈。

（二）割人籐。（又名五爪龍。以其葉五出。其籐蔓延如龍也。）用其根莖煎湯服之。乃愈。此方爲杭州劉德生牧師所傳。

# 長篇小說 醫海燃犀記（九十八）

（平不余）

□第十八回　李俠士喜弄朋友　王醫生氣煞嚴親

這牢獄生活的日子我也不能過了，即便就是死，也要死在上海，爲純正的情而死的，將來就是死了，報紙上宣揚起來，雖不能挽回我個人的幸福，也可醒一般惡家庭的迷夢。主意既定，便想法子動身，到了第二天，凌雲有意現出一種和悅的精神出來，僕人請他吃早飯，也照常吃了，不時的看看書，也有時在花園裏閒逛閒逛，他父親看他這樣，覺得他兒子，已經覺悟了，非常歡喜，暗向僕人道，少爺今天很好呀，僕人道，很好，我看少爺的意思，一定是覺悟了，你老人家硬做下主來，他一定沒有法子，沒有法子，逼住要服從了，少爺今天很好，老人家替他辦喜事，就是了，他父親喜得不亦樂乎，那也不談，停了兩天。

（未完）

# 幸福園

## 談話　第一聲

（涼月）

今日爲本園與讀者相見之第一日　謹將本園之宗旨表明如下

（一）本園爲讀者之俱樂部

（二）本園所載各稿不限於醫學

（三）本園每月徵文一次均饒有趣味者

（四）應徵者一經披露略有薄酬

（五）本園格式隨時改良並歡迎投稿和指教

以上五條之宗旨。旣已表明。更爲讀者告者。此次之徵文。即本報六十三期所問之好人問題是也。

## 趣味問答　母親是好人

世無好人。未免言之過矣。然則有好人乎。曰。有之，育身之慈母是也。

〔理由〕十月懷胎？痛苦何堪設想。而尚愛護倍至。兢兢戰戰。恐胎兒之受傷也。及達坐蓐。生死不卜。第聞穩婆一聲。恭喜。謂係少爺。苦痛立時健忘。三年乳哺。非但無怨言。且不愿僱乳媼。如兒有疾。鎖眉愛心。居臥不安。飲食不飽。若兒長成。外出就業。必極目而送。淚已汩矣。及歸將返。倚閭而望。見則喜逐顏開。眉花眼笑。至於食之佳者。必藏之以飼兒。雖饑腸漉漉。亦不忍食之。甯己饑而不愿子饑。甯己寒而不愿子寒。凡此種種。安克盡述。慈母爲好人。孰曰不宜。（金印六）

## 海外珍聞　達爾文的耐力

英國博物家達爾文，他平生長於考察動植物，曾研究蚯蚓爲什麼能成土壤？從他起始實驗，到考得成效，著書宣佈時，中間相隔四十四年之久，又在西歷一八四二年十二月，把白粉散在曠地上，過了二十九年，到一八七一年十一月，方才掘開地來，考察白粉是否被蚯蚓移進土中，他有這種無人能及的耐力，所以他的著作自應稱爲空前奇書了

（陳瘦鶴）

# 幸福之門

## 骨槽風（江陰丁武奇君問）

先耳癢。隔日左頰車連及太陽穴隱隱痠疼。繼則開闔不利。

## 答丁武奇君　朱振聲

左頰痠疼。開闔不利。此乃肝胃之火內升。風熱之邪外乘。骨槽風之漸也。與宜疏散。

荊芥穗錢半。生草節六分。金銀花三錢。薄荷葉八分。大貝母三錢。連喬殼三錢。京赤芍二錢。炙姜蠶三錢。苦桔梗一錢。熟牛蒡錢半。茅蘆根各一兩

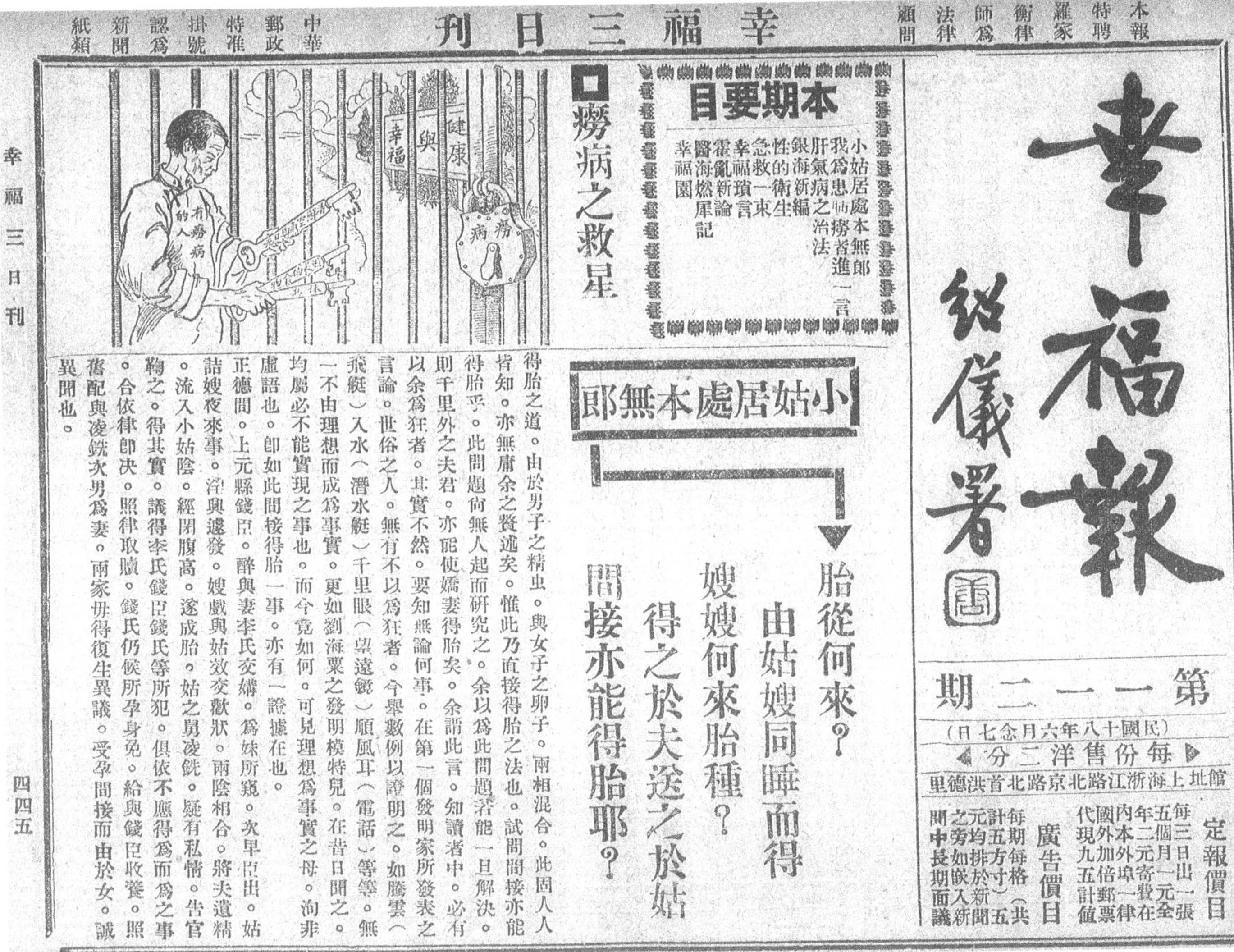

本報特聘羅家衡律師為法律顧問　幸福三日刊　中華郵政特准掛號認為新聞紙類

# 幸福報

紹儀署

第一一二期
（民國十八年六月念七日）
每份售洋二分
館址上海浙江路北京路北首洪德里

定報價目

每三日出一張五個月一元全年二元寄費在內本外埠一律國外加倍郵票代現九五計值

廣告價目

每期每格（共計五方寸）五元均排於新聞之旁如欲入新聞中長期面議

## 本期要目



□癆病之救星



## 小姑居處本無郎

胎從何來？由姑嫂同睡而得
嫂嫂何來胎種？得之於夫送之於姑
間接亦能得胎耶？

得胎之道。由於男子之精虫。與女子之卵子。兩相混合。此固人人皆知。亦無庸余之贅述矣。惟此乃直接得胎之法也。試問間接亦能得胎乎。此問題尚無人起而研究之。余以為此問題若能一旦解決。則千里外之夫君。亦能使嬌妻得胎矣。余謂此言。知讀者中。必有以余為狂者。其實不然。要知無論何事。在第一個發明家所發表之言論。世俗之人。無有不以為狂者。今舉數例以證明之。如騰雲（飛艇）入水（潛水艇）千里眼（望遠鏡）順風耳（電話）等等。無一不由理想而成為事實。更如劉海粟之發明模特兒。在昔日聞之。均屬必不能實現之事也。而今竟如何。可見理想為事實之母。洵非虛語也。即如此間接得胎一事。亦有一證據在也。

正德間。上元縣錢臣。醉與妻李氏交媾。為妹所窺。次早臣出。姑詰嫂夜來事。淫興遽發。嫂戲與姑效交歡狀。兩陰相合。將夫遺精。流入小姑陰。經閉腹高。遂成胎。姑之舅凌銑。疑有私情。告官鞫之。得其實。議得李氏錢臣錢氏等所犯。俱依不應得為而為之事。合依律即決。照律取贖。錢氏仍候所孕身免。給與錢臣收養。照舊配與凌銑次男為妻。兩家毋得復生異議。受孕間接而由於女。誠異聞也。

## 我爲患肺癆病者進一言（四）

（宋愛人）

詢之於友朋。亦曰此肺癆之朕兆也。就診於時醫。亦曰此肺癆已經過第一期。而至於第二期或第三期矣。病人之自斷爲肺癆病。友朋之問訊。醫師之診斷。亦咸爲肺癆病。然而見血非必肺癆也。欬非乾欬。欬不嘗見於吐血之後。欬又不兼見其他證候。如遺精盜汗。形瘦肉脫。舌絳無胎。脈搏絃細數促等證。則欬亦未必盡爲肺癆也。吐血有傷酒強嘔而吐者。有努力傷絡挫傷跌仆而吐者。有溫熱失於清解。肺胃鬱勃之火上逆。血隨火勢而吐出者。此皆非肺癆也。欬有傷風感寒而欬者。有傷暑秋燥而欬者。有痰飲蓄肺而欬者。有食積胃脘而欬者。又有五臟之欬。六腑之欬。此皆非肺癆也。此而以肺癆之療治者療治之。則誣良爲盜。弄假成眞。其幸焉者。則奄纏牀笫。[illegible]年迺癒。其不幸者。則藥石久投。傷脾敗胃。元氣竭絕而死矣。其死之焉。猶以爲此本肺癆病。本屬十人中難癒一二也。不知此病初起何嘗爲肺癆。惟一則誤於自認爲肺癆。再則復惑於時醫者病人謂肺癆。而即以肺癆治之。指鹿爲馬。鑄成大錯。然而亦可哀矣。

## 婦女病

本欄專載一切婦女雜病。不論胎前產後以及處女寡婦之病。無所不載。內容以切合實用爲合格。並歡迎讀者投稿。

## 銀海新編（續）

姚夢石

加減八正散主之——痛如針刺八珍散，忌酒[illegible]辛莫燥煩，大黃滑石甘車通、扁蓄瞿麥焦梔散，過寒之翬，減大黃加生地桑皮竹葉清之，併治咽乾口燥，煩燥不甯，唇焦鼻[illegible]，口舌生瘡，咽喉腫痛，

小便赤淋。

12怕日羞明之病

怕日羞明症。虛實兩境施。目疼並赤腫。絡滯氣行遲。火燄兼及燥。心肝脾辨之。但分虛實治。病亦不難驅。不疼不赤腫。單爲血家虛。

明狀見明亮之處，而痛澁，不過一火燥血熱，病在陽分耳，

明目細辛湯主之——明目細辛怕日症，紅花四物與藁本，荊芥羌活蔓荊子，細辛麻黃桃茯苓，發赤微痛，怯風怕火，眵糊鼻塞者用，

連翹飲子——怕日羞明連翹飲，參芪當歸活蔓荊，升柴生地防甘草，連召紅花酒發苓，減參加菊，治大眥，惡翳，決明益陰兼用，

（未完）

## 肝氣病之治法

（王愼軒）

（八）固正斂肝法　人生之始。先生腎。次生肝。據解剖學家報告。謂胎兒之肝。占全部三分之一。至各臟腑逐漸長大。則肝臟漸見縮小。故中醫以肝臟爲生氣升發之處所。爲人身生長之要樞也。若其腺體不足。肝用太過。每致頭目眩暈。腹痛喜按。甚則喘促汗出。心悸驚惕。大有元氣暴脫。岌岌可危之勢。此時惟有重用固正斂肝之藥。如山茱萸沙苑子首烏龍牡之類。使其肝不妄泄。即能杜塞元氣上脫之路。俟其汗止喘定。再圖他治。是亦救急一法之也。

## 上海名醫眞蹟驗案之二

——（王仲奇）——

[illegible]

公開古今祕方　社會定期刊　造成百病自療

## 急救一束（適致）

中鉛毒者。服新鮮熱鴨血大有解毒之效。中砒毒者。用防風一兩研末。冷水調服。可解。中河豚毒者。用橄欖搗汁。灌之。可解。中黃鱔毒者。服地漿水解之。中野菌毒者。令人笑不止。用連泥鮮藕一支。搗爛絞汁飲之立解。中生鴉片毒者。卽用桐油灌之使吐淨盡。中燐火柴毒者。速用肥皂水一碗灌入吐之。。

## 幸福瑣言（陳乙蓮）

願中醫中藥。得政府提倡整理。醫科編入教育系。藥科加入科學化。俾民衆生命。免操外人之手。利權亦免漏危，是國家前途幸福。

中醫學既得改進。設醫學校以栽培。開治療院以實驗。則學術有系統。理論無分歧。提高中醫地位。不讓西醫獨步。是中醫界前途幸福。

中醫得進化。而人材輩出。則不學無術者。無以濫竽。一知半解者。莫能懸壺。男巫女覡者。未敢濇亂。毋致草菅生命。而躋人民仁壽之域。是病者前途幸福。

中醫藥由報章鼓吹而促進。使醫藥有條理。有根據。自無另散複雜之虞。爲醫界喉舌。爲藥界保障。一篇偉論。聲價十倍。將來見重於醫林。是醫報界前途幸福。

## 霍亂新論（一）（楊志一）

夏令危急之症。以霍亂爲最。片刻間奪人性命以去。此篇分緒言，原因，預防，治法，結論，五項。切實論列。綢繆未雨。誠讀者之救星也。

### 緒言

年來國人每屆夏令非命而死。人人自危者。厥爲疾病中之霍亂。霍亂又名虎烈拉。猖獗暴厲。殺人如麻。大有談虎變色之概。斯症也。誠社會之大害。人類之勁敵。苟不積極謀事前之預防。旣病之善後。吾知往歲之慘劇，不免重見於今日矣。夏令至矣。大敵當前。國人乎曷急起圖之。余以醫具仁心。爰作此篇爲之倡。

### 原因

霍亂之發生。由霍亂菌潛入胃腸。經過相當之潛伏期後。於是吐瀉交作。腹痛如絞。是謂霍亂。此近世醫界所公認矣。霍亂菌之侵入胃腸。勢必從口而入。則由於飲食不潔可知。然霍亂何以不見於他時。而必發生於夏令。何以同食不潔之物。有病有不病。則其故大可研究矣。吾引章太炎先生之言曰。大凡心臟搏動。藉酸素輸致之力。夏時空氣稀薄。酸素寡而心臟弱。是故冬日氣寒。則血脈之行疾。夏日氣熱。則血脈之行遲。加以汗出陽虛。心轉無力鼓舞。血脈纔且懈矣。（未完）

## 性病指南

### 性的衛生（續）

王庚

4月經　這時期內女性，生殖器的變化極大，從前的子宮，不過是個滑潤而橢圓的器官，沒有什麼作用的，現在大大的擴大起來，能夠養卵，和四星期一次的月經潮行。（下面當另講其作用。）

第二節　生殖器之解剖

現在中等教育段中所用的生理衛生教科書，旁的東西都講，獨有生殖器一門，略而不講。我百思不解其故？在中等學校求學的學生，他們這時最應當知道的，就是生殖器生理的解剖。因爲他們明白了之後，就毫不以爲奇怪。可以免得許多的危險！我講這幾句贅言、不[illegible]是免了讀者有誤會的地方！男女生殖器之構造雖不同，但具有相對的作用。列表以明之。再分別說明；（未完）

## 華佗養生術

仲圭

人體欲得勤搖。但不當使極耳。如動搖則穀氣易消。血脈流通。病不得生。譬如戶樞不蠹。流水不腐。以其常動故也。又曰。食物有三化。一火化。煮爛也。一口化。細嚼也。一腹化。入胃自化也。

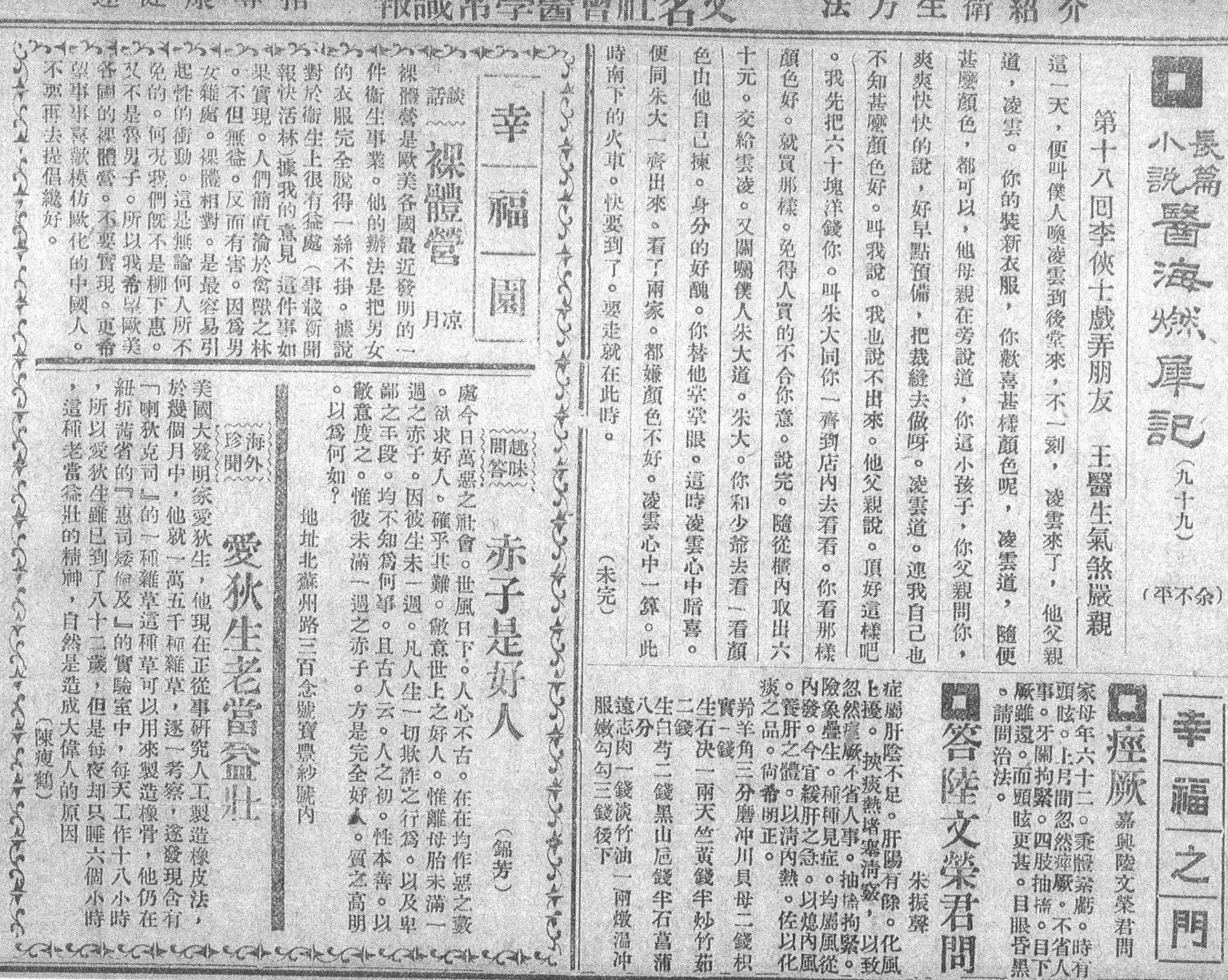



## 長篇小說　醫海燃犀記（九十九）

（平不余）

### 第十八回　李俠士戲弄朋友　王醫生氣煞嚴親

這一天，便叫僕人喚凌雲到後堂來，不一刻，凌雲來了，他父親道，凌雲。你的裝新衣服，你歡喜甚樣顏色呢，凌雲道，隨便甚麼顏色，都可以，他母親在旁說道，你這小孩子，你父親問你，爽爽快快的說，好早點預備，把裁縫去做呀。凌雲道。連我自己也不知甚麼顏色好。叫我說。我也說不出來。他父親說。頂好這樣吧。我先把六十塊洋錢你。叫朱大同你一齊到店內去看看。你看那樣顏色好。就買那樣。免得人買的不合你意。說完。隨從櫃內取出六十元。交給雲凌。又關囑僕人朱大道。朱大。你和少爺去看一看顏色由他自己揀。身分的好醜。你替他掌掌眼。這時凌雲心中暗喜。便同朱大一齊出來。看了兩家。都嫌顏色不好。凌雲心中一算。此時南下的火車。快要到了。要走就在此時。

（未完）

## 幸福園

### 談話　裸體營

月凉

裸體營是歐美各國最近發明的一件衛生事業。他的辦法是把男女的衣服完全脫得一絲不掛。據說對於衛生上很有益處（事載新聞報快活林）據我的意見這件事如果實現。人們簡直淪於禽獸之林。不但無益。反而有害。因為男女裸體相對。是最容易引起性的衝動。這是無論何人所不免的。何況我們既不是柳下惠。又不是魯男子。所以我希望歐美各國的裸體營。不要實現。更希望事事喜歡模仿歐化的中國人。不要再去提倡纔好。

### 趣味問答　赤子是好人

（錦芳）

處今日萬惡之社會。世風日下。人心不古。在在均作惡之藪。欲求好人。確乎其難。敝意世上之好人。惟離母胎未滿一週之赤子。因彼生未一週。凡人生一切欺詐之行為。以及卑鄙之手段。均不知為何事。且古人云。人之初。性本善。以敝意度之。惟彼未滿一週之赤子。方是完全好人。質之高明。以為何如？



### 海外珍聞　愛狄生老當益壯

美國大發明家愛狄生，他現在正從事研究人工製造橡皮法，於幾個月中，他就一萬五千種蘿草，逐一考察，遂發現含有「喇狄克司」的一種蘿草這種草可以用來製造橡骨，他仍在紐折茜省的『惠司矮倫及』的實驗室中，每天工作十八小時，所以愛狄生雖已到了八十二歲，但是每夜却只睡六個小時，這種老當益壯的精神，自然是造成大偉人的原因

（陳瘦鶴）

## 幸福之門

### 痙厥

嘉興陸文榮君問

家母年六十二。秉體素虧。時有頭眩。上月間忽然痙厥。不省人事。牙關拘緊。四肢抽搐。目下厥雖還。而頭眩更甚。目眼昏黑。請問治法。

### 答陸文榮君問

朱振聲

症屬肝陰不足。肝陽有餘。化風上擾。挾痰熱堵塞清竅，以致忽然痙厥。不省人事。抽搐拘緊。險象疊生。種種見症。均屬內風從內發。今宜緩肝之急。以熄內風。養肝之體。以清內熱。佐以化痰之品。尚希明正。

羚羊角三分磨冲　川貝母二錢　枳實一錢　生石決一兩　天竺黃錢半　炒竹茹二錢　白芍二錢　黑山梔錢半　石菖蒲八分　遠志肉一錢　淡竹油一兩燉溫冲服　嫩勾勾三錢後下

本報特聘羅家衡律師爲法律顧問　　幸福三日刊　　中華郵政特准掛號認爲新聞紙類

# 幸福報

紐儀署題

第一一三期

民國十八年六月三十日

◀每份售洋二分▶

館址上海浙江路北京路北首洪德里

**定報價目**

每三日出一張五個月一元全年二元寄費在內本外埠一律國外加倍郵票代現九五計值

**廣告價目**

每期每格（共計五方寸）五元均排於新聞之旁如嵌入新聞中長期面議

## 本期要目

夏令生命之危險
我爲患肺癆病者進一言
肝氣病之治法
銀海新編
蔬菜療病談
霍亂新論（中）
性的衛生（五）
濕溫治法訣詩
醫海燃犀記（一百）
幸福園

## 編輯者言

報紙之能否成立。在乎內容之是否精良。這是誰都知道的。不過在此之外。還有二件事。也很重要。一經濟。二信用。但是現在上海的報紙。出版往往要延期。未明了的讀者們。當然要責備報館。其實這完全是印刷所工人罷工的緣故。像本報的受其累者。已非一次。雖一再交涉。亦無濟於事。唉。工人之力大矣哉。幸讀者諒之。

## 夏令生命之危險

晚飯後談笑自若
三小時遽入黃泉
糞便入口是蒼蠅之媒介
霍亂殺人甚於洪水猛獸

吃了晚飯很快樂的在外乘涼，和他的父母妻子兒女講笑話，這是人生之至樂。待到笑話講得疲倦了。大家都要各歸可愛的寢室休息了。到了半夜三更忽有一個人腹部痛起來了，下面瀉不到一小時，已沒有人形，請醫生醫治因爲時已晚，病勢來得凶猛，已束手無策，不到二三小時，病者入了黃泉了！讀者諸君，上面一段話，並不是寓言，是夏季常見的事實。諸君！夏季又來了，請你們記着，爲什麼一個人要死於這種可以預防的急性傳染病之下呢？誠冤枉呀！

夏令時疫流行的時候，那一等的人死亡率最多？這是很有研究價值的一個問題。作者每逢在夏季，都留意調查這件事。誠令人悲痛，死亡率最多的是那做下等事情婢僕，勞工的工人，人力車夫，和無知識的兒童和婦女；他們不知道蒼蠅能傳染疾病的。所以他們吃的東西，都是和蒼蠅前後的共食，蒼蠅帶了無萬數的霍亂細菌，存留在他們的食物上，要他們的性命，他們不知道，人爲萬物之靈，竟死於這區區昆蟲之手，不覺爲之一嘆！

夏季的糞便，最爲危險，因爲患霍亂者的糞便，內含有霍亂細菌，患傷寒者的糞便，內含有傷寒細菌，有時一個健康者的糞便中，也含有這種病菌，都能爲傳染的媒介；苟一旦有糞便入我們口中，由口入胃由胃入腸，疾病起來了。

## 我為患肺癆病者進一言（五）（宋愛人）

蓋病、有體功衰弱、為自然的促進者。如傷寒傳次六經。溫熱深陷腎臟等。是此病者質體自虛。病毒卽乘虛而入。於醫藥何尤也。然而確有庸工造成者。如傷寒表邪未解。卽進以玄參石斛。致邪不得從汗外解。邪正逗留肺胃。而發為白痦。者此『庸工造成白痦』之惡習也。如溫熱尚在肺胃。病毒本不在心臟。而早進牛黃至寶犀羚菖蒲等。直達心臟之藥。轉致心氣洞闢。病毒遁得乘虛直入。初以防其動風生厥。而犀羚一進。卒不免於動風生厥。此庸工造成痙厥之惡習也。今春風燥異常。溫毒盛行。內經謂『春氣者病在頭』。而多有頭痛項強者。初起以辛涼清溫解毒法治之。固無不癒。而『流行性腦脊髓膜炎』遁聶動一時。西醫固有特效藥血清注射是也。西醫固有大手術抽取脊椎水是也。然而頭痛項強者。抽之。但頭痛而不項強者。亦抽之。不抽則脊椎水無恙。而頭之痛者。項之強者。辛涼清解。覆杯可癒。抽之以一次不癒。或繼之以二。二而不癒。更繼之以三。則脊椎水六傷。而特傷脊椎通督脈。督脈猶天之柱石。督脈神經系。全賴脊椎水以為營養。故體之羸壯者。抽之則頭之痛者必益劇。卽項之或未強者。至此無不強而卒死於腦膜炎。故腦膜炎之統計。鄉村則較尠於城市西醫薈萃之處。則較夥於西醫缺少之處。（未完）

## 婦女病

本欄專載一切婦女雜病不論胎前產後以及處女寡婦之病無不所載內容以切合實用為合格並歡迎讀者投稿

## 肝氣病之治法（續）

王慎軒

（九）養血柔肝法　肝為將軍之官。稟性至剛。全賴心臟之血。榮養使柔。若心血不足。肝失榮養。必致腺體變硬。疏泄無權。胆汁欲輸出而不得出。靜血欲迴流而不得流。遂起腹中疙痛等症。仲景以當歸生薑羊肉湯治產後之血虛腹痛。又以當歸芍藥散治婦人之血虛腹痛。皆以養血柔肝為主。蓋所以使腺體之變硬者轉軟。靜血之遲流者轉速。則腹痛自止矣。凡遇此等血虛之症。切不可妄用香燥耗血之品。不然愈治愈劇。虛虛之罪。豈可逭乎。

（十）滋水柔肝法　腎為水臟。水能涵木。此中醫哲理之妙義。蓋卽西醫最近發明之內分泌也。腎上腺之內分泌。能輸入肝臟而使其柔和。故肝木得腎水之涵養。則肝氣柔和。失腎水之滋養。則肝氣橫逆。（未完）

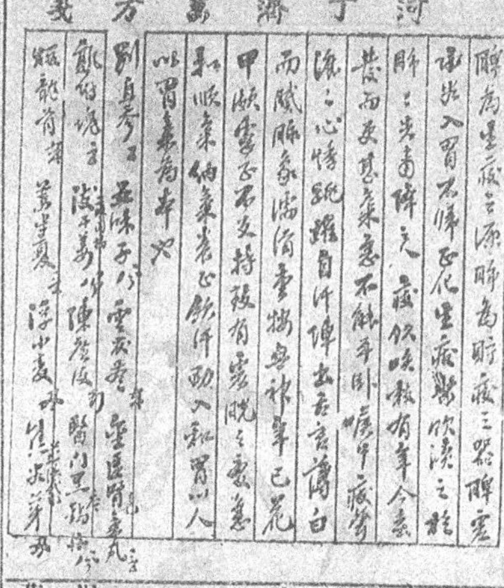


## 銀海新編（續）

（姚夢石）

13 色如臙脂之病

色如臙脂染硃紅。白睛火滯血難通。清肺制金頻散血。莫致久滯在輪中。

狀見白睛，上下左右、或一片，或一點，紅惹似臙脂者是，此症因咳嗽而起，乃肺氣不清之故耳，

退赤散主之——色似臙脂退赤散，桑皮花粉桔牡丹，蔞仁赤芍茯苓甘，病主氣輪錯遭犯，

14 赤絲虬脈之病

赤絲虬脈。起自白睛。縱橫赤脈。遶在風輪。虬來粗細。各有重輕。燥熱濕熱。澁急羞明。或脹或痛。或淚如頤。或不疼癢。只是昏矇。勿視天行赤熱。勿視赤脈貫睛。久而不治。變症鋒生。

狀見氣輪，絲脈[illegible]虬，常時如是，或因目病失養，稀密麤細不等，久而不愈者是，胞內不平，量而導之，

退熱湯主之——赤脈縱橫退熱湯，當歸赤芍生地黃，黃連山梔通黃柏，丹皮黃芩甘草霜，（未完）

公開古今祕方　社會定期刊　造成百病自療

## 時病報告

慎哉

近一週間。天氣漸熱。溽暑蒸人。人受氣候之影響。抵抗力弱。而病菌反乘勢活動。故此一週間。可謂霍亂時疫之醞釀時期。

## 蔬菜療病談

朱潛

### 黃瓜

美容品。於人身之毛細管有興奮及蕩滌之力。增造人身纖維質。具有調理臟府之功。少食極易消化。且有滋補之質。

### 萊菔

富含燐與鐵質。補養用腦過度。及衰弱之腦系也。生人身之纖維質。

### 旱芹

性能安神。於失眠養腦劑。須生食。煮熱後。所具之有機鹽。將亡其半。無其功效也。倘能明目潔膚和性之功。

### 水芹

治壞血病。如皮膚病之現雀斑黑點疱瘡。當立即消滅如故。凡患惡血病。如傷寒天花瘡毒等初愈者儘可暢食也。

### 紅菜頭

『紅蘿蔔類』足使人肥。其性更能清血也。

### 菠菜

含鐵與鹽質。既能清理。又能興奮。大便秘結者之輕瀉劑。

### 薯

富含澱粉及糖質。能使人肥胖。易消化而變成體質。

## 霍亂新論　中

（楊志一）

又云，以久處炎蒸，心力弛懈，脈行甚遲，猝遇寒邪中之，營衞雖欲抵拒，而素不設備，遇敵退撓，則唯任其直入，寒入而厥，血脈不能收攝，水分上下，出於腸胃，而為吐利，旁於膚而為魄汗，水分盡泄，則血如枯，脈、脈欲停止，于是死矣，可知夏令酸素薄弱，為發生霍亂之原，其同食之物，有病有不病者，以心藏有強弱之別也，必藏強弱，又以能修養與否為斷耳，

### 預防

霍亂之原因，既如上述，則修養一道，實為預防之無上妙法，修養之道非一，實不外飲食起居精神三方面之注意，如實行茹素，可免一切媒介物，熱而後食，沸而後飲，則雖有微菌，不能生存，又如猪肉厚味，魚蝦海蛤，等葷物，冰淇淋嗬囒水等冷物，蒼蠅抓過及隔宿等不潔物，均宜屏絕不食，此飲食之衞生也，勿露宿貪涼，勿汗出當風，勿過勞動，作事宜早晨而行，餘時宜充分休息，此起居之衞生也，戒絕房事，宜行獨宿，思想純正，腦筋冷靜，則精神充足，抵抗有力，此精神之衞生也，

# 性病指南

（王庚）

## 性的衞生（五）

男女生殖器比較表

| 男性生殖器 | 睪丸 | 輸精管 | 攝護腺體 | 尿道 | 陰莖 | 陰囊 | （睪丸卽精腺） |
| --- | --- | --- | --- | --- | --- | --- | --- |
| 女性生殖器 | 卵巢 | 輸卵管 | 子宮 | 陰道 | 陰核 | 陰唇 | （陰道卽膣） |

（壹）男性生殖器之解剖

（甲）睪丸　睪丸是男性生殖器中最重要的部分。他的製造責任，是產生精液。他的部位是在陰囊中，分為兩個腺體。通常左側者較右側者稍低。他又分兩部・即睪丸及副睪丸是。副睪丸在正睪丸的後上部。睪丸是由睪丸白膜，睪丸小葉，細精管所組成。副睪丸是纖維膜，無組織之固有膜所合成

## 濕溫治法略

### 詩訣

程可均

濕溫治法不宜偏，清熱須防濕勢堅，最喜辛涼淡假水（濕溫初起最宜辛涼淡滲）堪憎發散汗如泉（汗之則濕隨溫表藥蒸騰上逆神昏耳聾目瞑）不攻灼液固非法（條辨經緯皆云陽明悍熱非下不足以救陰）誤下結胸亦可憐（不當下而下則結胸）深入逆傳都重險（濕溫逆傳心包與深入下焦均屬危險）抽蕉剝繭要精研（此恙嘗過而復進如抽蕉剝繭）

## 長篇小說 醫海燃犀記（一百）

（平不余）

### 第十八回 李俠士戲弄朋友 王醫生氣煞嚴親

隨向朱大道。朱大呀。我有一件事忘了。你快回去問問太太。假使用二尺寬頭面的絲織品。做袍子。究竟用多少。免得買多了要剩。買少了又嫌不夠。現在絲貨很貴。多買一尺。就要頭兩塊洋錢。不是頑的。你快快回去問一問。朱大說聲是。隨卽去了。凌雲見朱大去了。立喚一部黃包車。拉到車站。擠上去打了一張通車票。爬上火車。不到一刻。汽笛嗚嗚的兩響。車輪轉動。轆轆而去了。一路無話。直到浦口過江。又上滬甯火車。到了第二天早晨。便到了上海。一直來到同美醫學校。再問王國英。校內人說。王國英回家了。他哥哥王國化被人殺了。凌雲聽說。簡直莫名其妙。要知後事如何。且看下回分解。

（未完）

## 幸福之門

### 胃痛（福州許仁傑君問）

家慈得胃脘痛疾。歷十餘載。體虛多痰多濕。大便多祕結。屢醫無效。伏祈惠示良方。以挽沉痾。

### 答許仁傑君問　楊志一

症屬肝旺脾弱。濕滯交阻。氣機不得流通。中焦健運失司。加以血虧津枯。陽明通降無權。按脾以健則運。胃以通爲補。治宜柔肝理氣。健脾通胃。

川桂枝一錢　抱茯神三錢　金鈴子二錢　大白芍三錢　製香附錢半　延胡索一錢　仙半夏錢半　春砂殼八分　細青皮一錢　陳廣皮一錢　煅瓦楞四錢　黑芝麻三錢　飴糖一兩冲服

## 幸福園

### 談話 女慈善家　呆影

夏應堂者。本埠城內之名醫也。其夫人性頗仁慈。樂善而好施。日必以銅元數百枚。親至邑廟。發給衆乞兒。人各一枚。雖風雨亦至。無日或間斷也。因之衆乞兒日必候其來臨。在若輩心中。蓋以此銅元天天好派用場也。某日。夫人忽不至。羣丐守候良久。天將暮。而夫人尚未至。大詫。乃相率至夏宅。詢之閽人。始知夫人偶抱小恙。無力行走也。丐聞之。若有所失。怏怏而返。嗣後日必至夏宅探夫人之病況云。

### 趣味問答 世界上沒有一個好人　戴受祺

前閱幸福報內。有涼月君的？。內容的焦點。是「世界上誰是好人」。這個問題。似乎很難解決。但是從哲學的眼光觀看起來。世界上一個個都是好的。從前的人不是說過。人之初。性本善的一句話麼。牠的意思。就是說天老爺生下的人。都是好的。可惜這種好人。是暫時的。不是永久的。到後來因爲環境的逼迫。社會的薰染。將赤裸裸天眞爛漫的人。變成了黑洞洞千乖萬惡的走肉。所以我敢說。現在的世界上。沒有一個是好人。

### 海外珍聞 雅洛潭的運動

美國雅洛潭女士，在二十歲出嫁，兩年後生下一子，身體漸趨衰弱，醫生說她不可再有生育，但她心中要有二個小孩，所以一年後再生一女，她的身體更弱了，骨瘦如柴，容貌衰老，後來她決定照『瑪克福登所著的『母道』一書，在每天二十分鐘的時間，實行相當的運動，漸漸的體力增加，疾病日消，恢復從前豐盈活潑的美態，到了三十多歲，人家還以爲她不到二十五歲呢！

（陳瘦鶴）

本報特聘羅家衡律師為法律顧問

幸福三日刊

中華郵政特准掛號認為新聞紙類

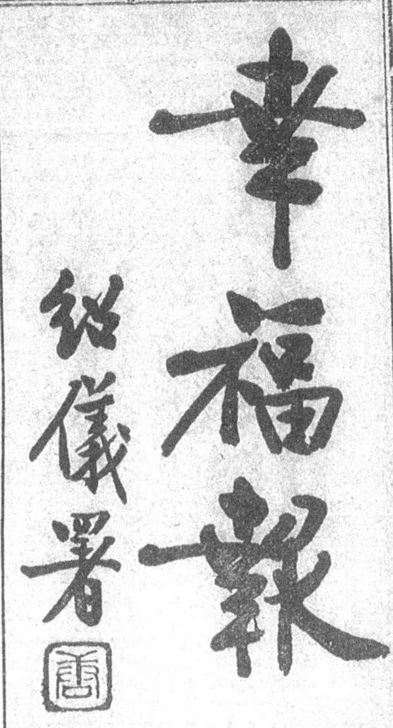

# 幸福報

鋭儀署

第一一四期

（民國十八年七月三日）

每份售洋二分

館址上海浙江路北京路北首洪德里

定報價目

每三日出一張五個月一元全年二元寄費在內本外埠一律國外加倍郵票代現九五計值

廣告價目

每期每格（共計五方寸）五元均排於新聞之旁如嵌入新聞中長期面議

‖讀者注意請看鋭意改良之本報‖

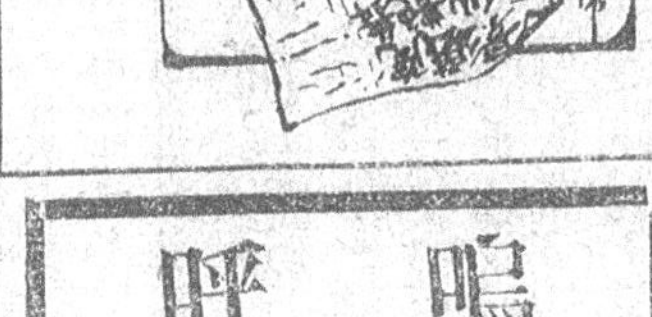

電影者。改良社會風俗之利器也。補教育之不及。啓民衆之智識。其所負之使命極大。故去歲因中國電影界之粗製濫造。有關風化。於是乎有電影審查會之組織。良以一片風行。萬目所矚。往往能左右人之思想。若愛國。若俠義。均能導人於正軌。此電影之所以高尚也。然而今日海上之電影院。果何如哉。劣者不足論。即最佳者。其所映之片。果何如哉。試將各大報之廣告。翻閱一過。其影片之宗旨。果愛國耶。抑俠義耶。彼斗大之廣告。不曰銷魂盪魄。即曰肉感動人。嗚呼。其功不足以補教育之不及。却足以動青年之性慾。不足以啓民衆之智識。却足以導青年於情網。於是乎性病叢生。流害無窮。故今日之電影。實性史之變相。青年男女。殺身之利器也。余望今之當局者。注意及之。更望各電影院之執事者。勿亟亟乎謀利。而置社會風俗於不顧。則幸甚矣。

嗚呼

銷魂盪魄

肉感動人

今日之電影

## 本期要目

## 我爲患肺病癆者進一言（六）

（宋愛人）

此「庸工造成腦膜炎」之明證也。然而有本非肺癆而卒至造成肺癆者，蓋咎在誤以治肺癆者治之也。在醫者缺乏學識經驗，見病家之自以肺癆相告者，則樂得即以肺癆迎合之。於是不問其吐血之爲外傷爲內傷，欬嗆之爲實證爲虛證，而一味酸甘寒涼滋膩腥羶之品，以抑遏其一切外來之病毒，而使其永無出路而後快。然而病毒既無出路，勢必凝積臟腑，而至於臟傷腑爛，蟲蝕腑臟，食盡而死，而肺癆證狀，至此抑若鑿鑿可據，而振振有辭矣。安知辭者而苟詳審病機，對證發藥，則一切外來之病毒，自有出路，自不致臟傷腑爛，更不致蟲蝕臟腑，食盡而死，此「庸工造成肺癆」其罪尤不容誅也。故不知有肺癆而病肺癆者，此悞在苟安養奸，若病而本非肺癆，而自認爲肺癆者，則誤在自擾招尤，遂以一切吐血一切欬嗆，悉歸之以肺癆病，此知有肺癆者，其統計之實數，所以倍蓰於不知有肺癆者也，而其故亦在是矣。（未完）

## 婦女病

本欄專載一切婦女雜病，不論胎前產後以及處女寡婦之病無不所載，內容以切合實用爲合格，並歡迎讀者投稿

## 肝氣病之治法（十續）

（王慎軒）

法當滋養腎水而柔肝木。魏玉璜之一貫煎。可以仿用焉。惟純用補腎滋水之藥。往往胃中不能消化。反增脹悶之患。余嘗以砂仁少許爲佐。蓋砂仁能既和胃理氣。又能下達腎藏。用之頗有效也。但香燥之品。雖有理氣之功。卻有耗水之弊。祇宜少用以爲佐使。若多用之。反有大害。不可不慎也

（十一）消導理氣法　余治肝氣之實症。必參消導之藥品。蓋脈液之阻滯。肝氣之鬱遏。多因痰瘀溼食之阻塞。以致氣液不得流通。不通則痛。若不去其被阻之物。則氣液何由而通哉。內經曰。治病必求其本。去其被阻之物。則氣自行。是亦治本之道也。故凡肝氣因食滯而發者。當消其滯。因血瘀而痛者。當化其瘀。因痰濁而起者。當豁其痰。因水溼而作者。當利其溼。痰瘀溼食既去。氣液自然流通。不治其肝而肝病自愈矣。（未完）

## 上海名醫眞蹟驗案之四

（朱少坡）

[illegible]

## 銀海新編（續）

姚夢石

15 時復之病

若言時復症。歲歲至期來。莫言無後患。終久變成災。

狀見如赤熱，不治自愈，及期而發，過期又愈，如花如潮，久而不治，遂成其害，

洗肝散主之——（見上）發於春者用，加生地膽艸，

導赤洗心湯——夏季眼赤梔仁連，歸地甘通菊花煎，發於夏者用，

暴赤瀉肝湯——秋夏眼發羌元參，硝黃桔梗地骨苓，發於秋者用，

六味地黃湯——地八山山四，丹苓瀉澤三，發於冬者用，

瀉腎湯——冬天眼病治腎經，牛蒡歸草黑元參，芎地荊防胡芍藥，水煎溫服目還明，

凡脈弦數或浮者用之，

以上四時，雖定之方，視其生尅，隨變加減，不必拘執，（完）

公開古今秘方　社會定期刊　造成百病自療

## □霍亂外治法

（朱鶴皋）

霍亂腹痛如絞。用元寸二分。置臍中上。鋪生姜一片。艾絨火炙。先事救急。再進藥圖治。方不誤事。

## □滑石之功用

幸福社社員李健頤

滑石質重性滑、能直入大小腸、滌除腸垢（故大小　積垢不通（惟滑石能入深處（以驅腸垢（王清任用滑石黃耆治痢、即此意也、然不獨治痢之菁、即濕熱伏於腸胃、關竅窒塞者、而滑石則則滑利開竅之能、本草備要云、『滑石滑利竅、淡滲濕，下走膀胱、而行水、通六腑九竅、』李時珍曰、『滑石利竅、不獨小便也，上開腠理而發表、除上下之濕熱、下利便溺而行水、除中下之濕熱、熱去則三焦甯、而表裏和、濕去則闌門通、而陰陽和矣、雷公炮製云、『滑石入胃膀胱三焦、主利水道、』然則滑石有滌大腸小毒垢、兼滑利開竅之功、可以確證矣、西醫云、滑石爲無用之藥、此西醫不明滑石之性質功用、信口雌黃、誠有碍藥物研究之進步也、不知滑石功効顯著、眞千古不磨也、

## 性病指南

## △性的衛生（六）

王庚

睾丸先是在小孩的腹部中，到了小孩出母胎以後、始由腹部而進入陰囊。但是有留在腹部經數年或數月之久、始行下來的。若是到了青春發動機，仍有一個或兩個睾丸沒有下來，則必請教可靠的外科醫生。

睾丸製造出來的精液，若用一滴，於顯微鏡下視之就看見無數的精蟲，活潑七地，自能運動，運動的時候，先振其尾部而後頭部從之。但發育若未完全，或濫用精液過度或患陽萎，或有生殖器疾病。則精蟲大爲減少，有時竟一個都沒有，睾丸的製造精液，起自春青發動機，到晚年而生機始停止，（未完）

## □霍亂新論（下）

（楊志一）

### 治法

未病之前，首在充分之修養。既病之後，端賴精審之審治，審症既明，施治自易，按霍亂不外寒熱二種，寒症爲虛，熱症爲實，患霍亂者，每虛寒居多，實熱居少，請詳言之，虛寒之霍亂，良由眞陽不足，寒邪直中，水液橫決，莫之能禁，，自血液抽汲而出，上下於腸胃之間，爲吐爲瀉，淸米汁，爲四肢厥冷，爲脈微欲絕，甚至爲假熱煩躁爲腹內絞痛，爲筋變癟羅，當其時非投以辛溫大熱之四逆吳萸兩湯，曷能逐其寒邪，而挽欲絕之陽邪，至實熱之霍亂，同屬吐瀉交作，但所吐爲酸苦物，所瀉爲穢濁腥氣之物，此其一，小溲色赤，舌苔黃膩，此其二，熱多欲飲水，與寒霍亂渴不欲水不同，此其三，由此推之，則雖見厥冷脈伏，實爲熱深厥深，外寒內熱，雖見腹痛，必爲脹滿之痛，而非絞痛，而筋攣繼四，必較甚也，宜萸連解毒湯之淸熱解毒，或燃照湯之去熱滌積，豬苓湯之分利泌別，病因不同，方治亦異，此外有乾霍亂一種，脘腹痛悶欲死，而不吐不瀉，俗稱絞腸痧是也，先以臥龍疔吹鼻，再服飛龍奪命丹，蘇合香丸，外用刮痧法，舌苔白膩者，以肉桂末五分納臍中，外用老姜片及艾絨灸之，至熱痛爲度，或以熱手巾擦腹部痛處，上洒雅片精少許，頻換之，千金方有用多量鹽水，服之探吐，是亦治乾霍亂之一法也。

### □結論

余述此篇畢。有客問曰。近世西醫以鹽水樟腦注射。頗能挽救霍亂之危急。與四逆吳萸　連解毒燃照湯之治。果相反耶。抑相合耶。余曰。西醫鹽水注射。收攝血脈也。樟腦注射。振強心藏也。中醫四逆吳萸之治。強心藏而助泌別也。萸連解毒豬苓湯之治。滌熱邪而利泌別也。夫治有異法而同愈者。其此之謂歟。至於長夏寒溼之洞泄。濕熱內蘊之或吐或利。烈日奔走之中暑。均不在此例。

## □乳癰良方

朱鶴皋

乳癰初起時。用巴豆一粒。去殼打碎。包於棉花內。納于鼻孔。患左乳則納右鼻。患右乳則納左鼻。如此二日必愈。

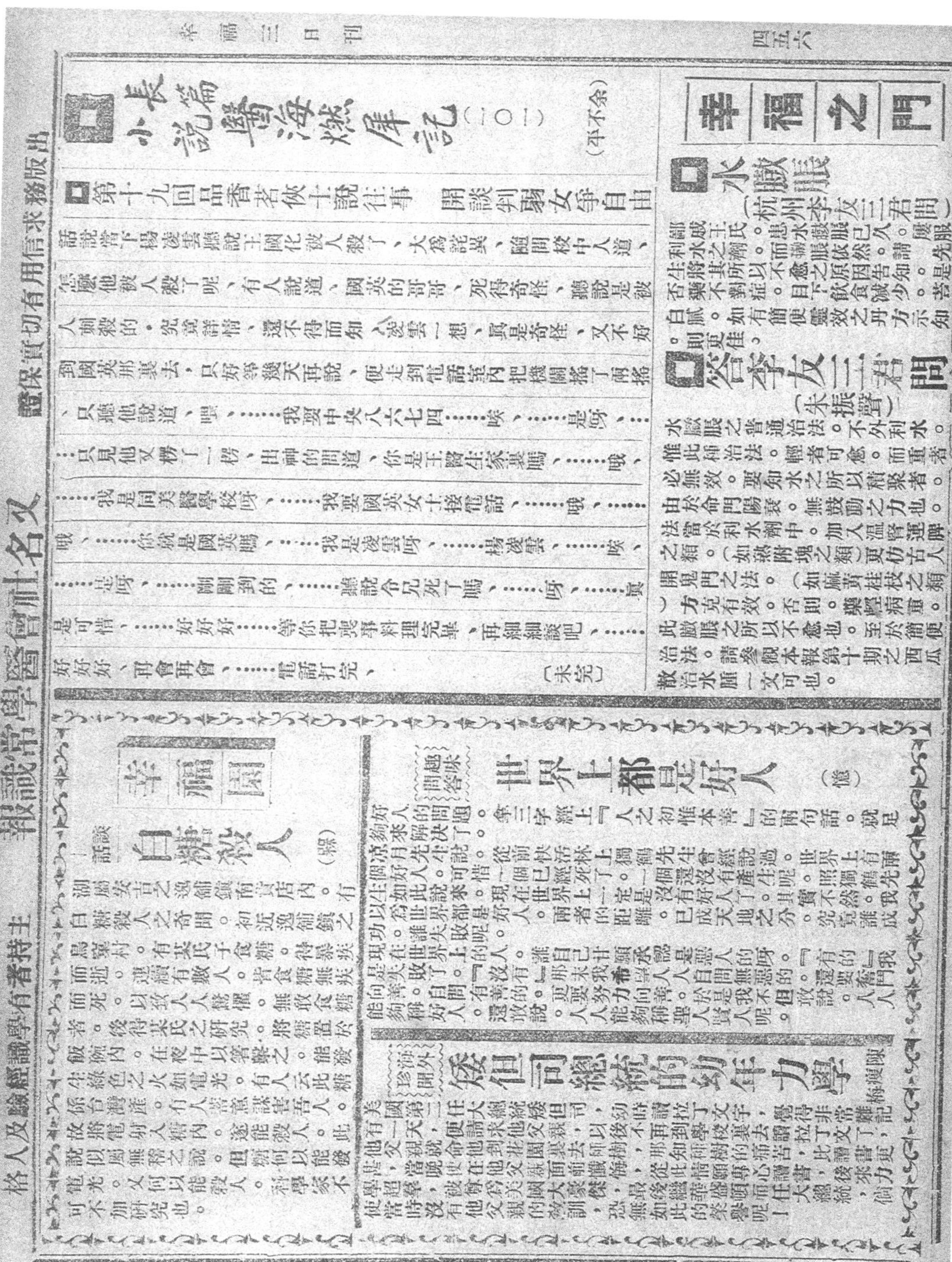

出版務求信用切實保證　又名社會醫學常識報　主持者有學識經驗及人格

## 長篇小說 醫海燃犀記（一〇一）

（平不余）

□第十九回 品香茗俠士說往事 開談判弱女爭自由

話說當下楊凌雲聽說王國化被人殺了、大爲詫異、隨問校中人道、怎麼他被人殺了呢、有人說道、國英的哥哥、死得奇怪、聽說是被人刺殺的・究竟詳情、還不得而知、凌雲一想、眞是奇怪、又不好到國英那裏去，只好等幾天再說、便走到電話室內把機關搖了兩搖、只聽他說道、喂、……我要中央八六七四……唉、……是呀、……只見他又楞了一楞、出神的問道、你是王醫生家裏嗎、……哦、……我是同美醫學校呀、……我要國英女士接電話、……哦、……哦、……你就是國英嗎、……我是凌雲呀、……楊凌雲、……唉、……是呀、……剛剛到的、……聽說令兄死了嗎、……呀、……眞是可惜、……好好好……等你把喪事料理完畢、再細細談吧、……好好好、再會再會、……電話打完、

（未完）

## 幸福之門

### □水臌脹（杭州李友三君問）

鄙戚王氏。患水臌脹已久。屢服利水之劑。而臌脹依然。請先生將其所以不愈之原因告知。是否藥不對症。目下飲食減少。苔白膩。如有簡便靈效之丹方示知。則更佳。

### □答李友三君問（朱振聲）

水臌脹之普通治法。不外利水。惟此種治法。輕者可愈。而重者必無效。要知水之所以積聚者。由於命門陽衰。無鼓動之力也。法當於利水劑中。加入溫腎運脾之類。（如熟附塊之類）更仿古人開鬼門之法。（如麻黃桂枝之類）方克有效。否則。藥輕病重。此臌脹之所以不愈也。至於簡便治法。請參觀本報第十期之西瓜散治水腫一文可也。

## 幸福園

### 談話 白糖殺人（槑）

湖州安吉之逸舖鎮南貨店內。有白糖殺人之奇聞。初近逸舖鎮之鳥窠村。有某氏子食糖。得暴疾而逝。連續有數人。皆食糖無疾而死。以致人人驚懼。無敢食糖者。後得某氏之研究。將糖置於飯碗內。在夜中以箸擊之。能發生綠色之火如電光。有人云此糖係台灣產。有人蓄意謀害吾人。故將電射入糖內。遂能殺人。此說似屬無稽之說。但糖何以能發電光。又何以能殺人。科學家不可不加研究也。

### 趣味問答 世界上都是好人（憶）

好人的問題。拿三字經上『人之初惟本善』的兩句話。就足夠來解決了。涼月先生說。從前快活林上獨鶴先生曾經說過。世界上有兩個好人。可惜一個已經死了。一個還沒有產生呢。照獨鶴先生如此說來。現在世界上一定是沒有好人了。其實不然。我以爲世界都是好人。兩者的距離。已成天地之分。究竟誰成功。誰失敗呢。現在世界上的人。誰自己甘願承認是惡人的呀。『有的』我是失敗了。『沒有』那末我希望人人自問無惡的。還要奮門向善。自問有善的。更要努力向善。於是我不但敢說。人人能夠稱好人。還敢說。人人能夠稱聖人賢人呢。

### 海外珍聞 矮但司總統的幼年力學（陳瘦梅）

美國第二任大總統矮但司，幼時讀拉丁文字，覺得非常難記，有一天，便請求他父親，以後不再到學校裏去讀拉丁文了，他父親就命他到花園裏去種樹，那知種樹的痛苦，比讀書更甚，當晚使在他父親面前懺悔，從此情願專心讀書，後來力學超羣，被尊爲美國大豪傑，最後繼華盛頓而任大總統，倘使當時沒有他父親的教訓，恐無如此的榮譽呢！

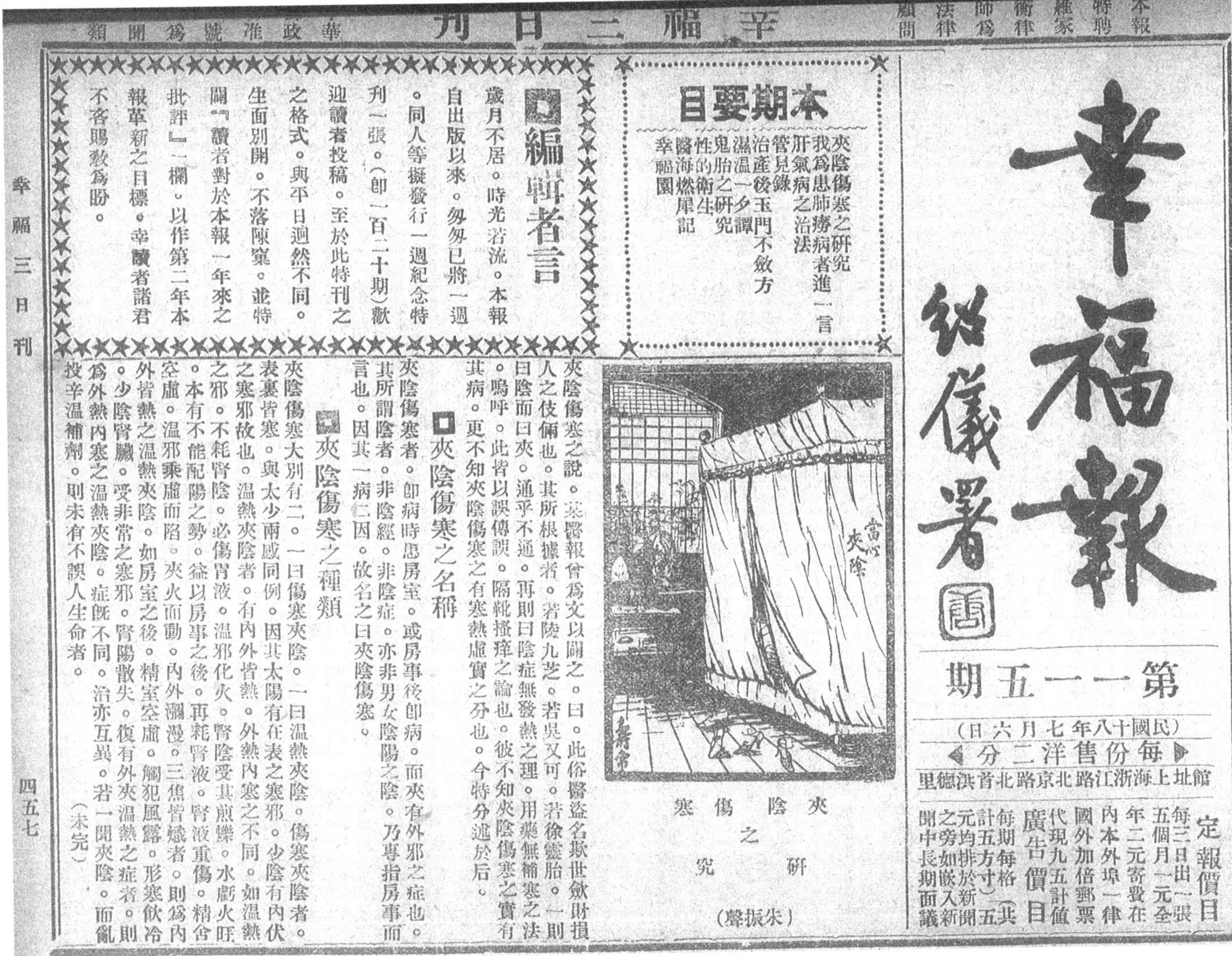

本報特聘維家衛律師為法律顧問

幸福二日刊　華政准號為聞類

# 幸福報

鈕儀署

第一一五期

民國十八年七月六日

每份售洋二分

館址上海浙江路北京路北首洪德里



## 本期要目



## 編輯者言

歲月不居。時光若流。本報自出版以來。匆匆已將一週。同人等擬發行一週紀念特刊一張。(即一百二十期)歡迎讀者投稿。至於此特刊之之格式。與平日迥然不同。生面別開。不落陳窠。並特闢『讀者對於本報一年來之批評』一欄。以作第二年本報革新之目標。幸讀者諸君不吝賜敎為盼。

## 夾陰傷寒之研究

（朱振聲）

夾陰傷寒之說。某醫報曾為文以闢之。曰。此俗醫盜名欺世斂財損人之伎倆也。其所根據者。若陸九芝。若吳又可。若徐靈胎。一則曰陰而曰夾。通乎不通。再則曰陰症無發熱之理。用藥無補寒之法。嗚呼。此皆以誤傳誤。隔靴搔痒之論也。彼不知夾陰傷寒之實有其病。更不知夾陰傷寒之有寒熱虛實之分也。今特分述於后。

### □夾陰傷寒之名稱

夾陰傷寒者。即病時患房室。或房事後即病。而夾有外邪之症也。其所謂陰者。非陰經。非陰症。亦非男女陰陽之陰。乃專指房事而言也。因其一病二因。故名之曰夾陰傷寒。

### □夾陰傷寒之種類

夾陰傷寒大別有二。一曰傷寒夾陰。一曰溫熱夾陰。傷寒夾陰者。表裏皆寒。與太少兩感同例。因其太陽有在表之寒邪。少陰有內伏之寒邪故也。溫熱夾陰者。有內外皆熱。外熱內寒之不同。如溫熱之邪。不耗腎陰。必傷胃液。溫邪化火。腎陰受其煎爍。水虧火旺。本有不能配陽之勢。繼以房事之後。再耗腎液。腎液重傷。精舍空虛。溫邪乘虛而陷。夾火而動。內外瀰漫。三焦皆燔者。則為內外皆熱之溫熱夾陰。如房室之後。精室空虛。觸犯風露。形寒飲冷。少陰腎臟。受非常之寒邪。腎陽散失。復有外夾溫熱之症者。則為外熱內寒之溫熱夾陰。症既不同。治亦互異。若一聞夾陰。而亂投辛溫補劑。則未有不誤人生命者。（未完）

# 我為患肺癆病者進一言（六）（宋愛人）

然此則人謀不臧，醫工不良，肺癆菌之得以流毒日廣者，非醫藥之未備也。近世西醫識吾中醫不知有『結核菌』者。夫結核菌固為造成肺癆之主體，菌類然而肺癆之有惡蟲蝕食臟腑精華，吾中醫未嘗無詳確之明論與特效之方劑。四千年來千金外臺等書，實超過於今之歐醫萬倍。奈何業中醫者其下也者，多遺而不講，習西醫者遂依設謠辭中傷中醫，而遂謂中醫不知有結核菌，此用心可險也。況吾中醫謂傷有七，勞有五，極有六，證狀療治，各有條理。所謂七傷者，一曰『大飽傷脾』，脾傷則委黃倦臥。二曰『善怒傷肝』，肝傷則血少目暗。三曰『多慾傷腎』，腎傷則精虧腰痛。四曰『形寒飲冷傷肺』，肺傷則少氣時喘。五曰『憂思傷心』，心傷則恐懼流淫。六曰『風雨寒暑有所感受傷形』，形傷則膚枯髮萎。七曰『始貴後賤，恐懼不節傷志』，志傷則狂妄不精。此七情傷感各有證治者也。所謂五勞者，一曰『肺勞』，咳嗽少氣，鼻不聞香。二曰『肝勞』，口苦目眩，面目黧黑。三曰『心勞』，口瘡善忘，大便苦難，時或溏薄。四曰『脾勞』，唇黑舌強，不能嚥唾。五曰『腎勞』，腰脊難以轉側，小便黃赤，時有餘滴，陰痛生瘡，小腹滿急。此五臟精傷，久虛不復而成勞者也。所謂六極者，一曰『氣極』，虛羸少氣，上氣喘逆，下氣下陷（未完）

## 婦女病

本欄專載一切婦女雜病，不論胎前產後以及處女寡婦之病，無不所載。內容以切合實用為合格，並歡迎讀者投稿

## 肝氣病之治法（續）

王慎軒

十二）溫通理氣法　寒主凝泣。痛由不通。若因寒邪襲入，凝泣氣液，則腺液不能分泌。肝氣不得流通。當用溫通之劑。如胸痺疼痛者，宜用括蔞薤白湯等。通陽而滑利氣機。脘中寒痛者，宜用建中良附治中湯等。溫胃而調和中氣。背寒脹痛者，宜仿香茸丸溫腎而宣通督脈。形寒腹痛者，宜仿五積散祛寒而溫散陰邪。此皆溫通理氣之法也。惟溫藥有傷陰耗血之弊，不宜過。用須注意輕靈活潑。方為善用溫藥矣。

## 管見錄（續）

（姚夢石）

### 瘧疾

瘧疾，大便不解，不得用柴胡，以柴胡雖能退熱，然有升提之效，恐增便祕之虞

瘧疾有汗，即用石膏，發五六度，當防痢，

單寒無熱，附子理中加柴胡，單熱無寒，白虎湯少加桂枝，

初起頭痛拘急，有表症者，先以大羌活湯汗之，須詳時令，如發在霜降後，十二月前，竟以麻黃桂枝，視有汗無汗為證，

瘧疾濕邪重，潮來雖熱劇燔灼，舌苦粘膩，喜煖飲，胸悶痞脹，嘔噁，藿香正氣二陳加杏蔻生姜，獲效最奇，

王太樸論瘧，謂熱之不熱，是無火也，益火之源，以消陰翳，寒之不寒，是無水也，壯水之主，治久瘧，多以此法收功，

高鼓峯云，三陰大瘧最難治，如歲月未久者，用參湯下二妙丸，（即橘紅半夏二味神麯和丸）服至半月，或一月自癒，如年深月久，尪羸不堪者，大劑養營湯，吞八味丸，仍於湯中加附子一錢，十貼必除，久瘧用補中益氣無效，必須遵是法也，

三陰瘧疾，宜柴胡桂枝桃仁參朮芪，歸芍青皮苓薑棗，有以馬鞭僅葉，煎一盞，露一宿，早服，寒多加姜汁，或發時寒戰汗多，服此仍發者，桂枝柴胡法甚驗，

治瘧用半夏必佐姜汁

## 上海名醫真蹟驗案之五

——（謝利恆）——

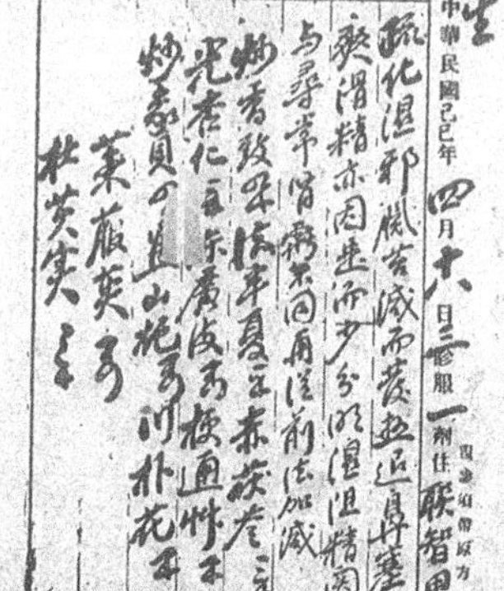

介紹衛生方法　幸福三日刊　指導康健徑途

## 治產後玉門不斂方

吳宏鼎

宜硫黃湯、方用硫黃四兩、吳茱萸、兔絲子、各一兩五錢、蛇床子一兩、共研末、每用五錢、水一碗、煎乘溫、頻薰洗自斂、或用菜油五斤、煎熱盛盆、坐其中一食頃、以皂角末吹鼻作噎、卽收、

## 濕溫一夕譚

程可均

溫病之中、最以濕溫爲延綿難治、至有秋呆子之名、然其難之所在、不難數語揭破、一則病者之症狀、衛氣營血四字難辨、一則醫者之處方、升散溫表四字易犯、或則明於熱、昧於濕、不能將濕溫兩字包括無遺、又或濕重而輕治之、熱輕而重治之、甚或濕輕重治、熱重輕治、致畸重畸輕、不能中鵠、用是成爲壞證、果能洞若觀火衛氣營血四字參透、胸有成竹升散溫表四字不犯、如鑒之空、能洞病機、如衡之平、能權病勢、勿半明而半時、不畸重而畸輕、知預防之法、在衛防其侵氣、傳營防其入血、諳輸送之理、在氣使之達衛、在營使之轉氣、或則微下、不使之結胸微汗、不使其昏瞀、微利不傷其水源、而刻刻不忘其救津、則病雖延綿、醫者如禹鼎燭奸、溫嶠燃犀、病魔亦無容身之地矣、夫何難之有哉、然而僕寢饋醫籍、奔走診務、廿載於茲、於此症雖多會心之處、究有淺陋之憾、敢述俚言、以與海內醫林明哲商榷、庶幾有以教我、

## 鬼胎之研究

秦丙乙

鬼胎之說、自古有之、患者竟亦實有其人、論者信以爲鬼魅勾惑、其實無稽之談、不值識者一笑、無非物腐蟲生、自作其孽、蓋妖異鬼怪、不招不來也、方書論鬼胎原因、或謂痰祟、或謂血結、或謂氣之鬱、或謂體之寒、雖言之各成其理、終未能切中肯綮、特氣之一說、較爲確切、以愚言之、鬼胎之釀成、純係色慾肆張、相火熾盛所致、其始甚微、其終至於不可救、鬼怪之說、所絕對不信、其夢與鬼交、乃心理之作用、腹中膨脹、爲無形之鬱氣、（外此或痰、或水、或血、均有成胎之可能、）就使精靈怪物、意在吸取人精、則亦豈眞有施洩、而得以成胎之理哉、謂予不信、但觀鬼胎之患者、非室女尼寡、獨身之人、卽夫婦不諧、侘傺無聊之女、性情雖異常乖僻、舉動則尙無越規、良以如此之人、或迫於環境、或誤於時機、身雖未能享夫婦之願、心則極欲尋男女之樂、

（未完）

# 性病指南

## 性的衛生（七）

王庚

（乙）輸精管　睪丸所製造出來的精液，循經一個管子，才能達到陰莖內尿道，這就是輸精管的責任。他有一對，其後併合爲囊狀，名曰精囊。

（丙）攝護腺　在膀之下方，圍擁尿道之起始部。他最大的責任，就是分泌一種透明有異臭粘液，名曰「攝護腺液」這液於青春發動期，慾發達的時候，卽分泌出來。此液入於尿道中和精液相混合，成爲其中的一部分。攝護腺下面還有兩個小腺，也是在情慾發動時分泌黏液的，這稱黏液，功用極大；因爲他是鹼性，涵當的尿是酸性，尿經過尿道，每日有好幾次，所以尿道也變爲酸性的了。精液之爲物，最怕酸性，他遇了酸性，生機就不靈，或竟變壞了。好在有這稱鹼性的黏液，先經過尿道，使酸性中和，精液不受其患。這個腺叫做Coaperi氏腺。

（未完）

## 去霉法

（幸福社社員李寒吻）

現當夏令。衣服最易着霉。今書一法於下。以實本報。倂作閱者之參考。往西藥局購亞母泥亞少許。浸入水中。以白布取水擦霉跡處。候乾後。再以清水洗滌。霉即除去。

## 口臭治法

（幸福社社員李寒吻）

有口臭者。令人討厭。宜急除之也可。治法錄後。購甘草二錢。及益智一兩。共研爲末。當早晨乾食一錢。再于臨睡時食一錢。拌以冷水漱口。藥完ㄦ愈。

## 落髮治法

（幸福社社員李寒吻）

婦女每於病後。或其他關係。其髮必脫落。當於初落時。急以胡桃二只。側柏葉一兩。櫃子三個。共搗成泥。泡以雪花水。於每晨梳頭時刷水塗髮根。即可止落矣。女界同胞幸採擇焉。

## 煙毒

某博物家云。煙葉一磅。合毒六錢五分。可殺三百餘人。呂宋烟一枝。提出其毒。得連斃二人。故終日捲烟不離口者。實自戕政策也。

## 長篇小說 醫海燃犀記（一〇二）

（平不余）

### 第十九回　品香茗俠士說往事　開談判弱女爭自由

凌雲便到他自己寢室內休息休息、一直到了晚間凌雲無聊、只得走到馬路上逛逛、信步走去、幾個轉抹便到了三馬路、剛剛走到長樂茶樓門口正要向前走去、忽然有人將他肩臂一拍、他嚇了一跳、回頭一看、不是別人、正是李健飛、凌雲驚喜交集、隨問健飛道、你甚麼時候到這裏的、健飛道，我到好幾天了、這裏不是談話的地方、我們再到茶樓上坐一坐、好吧，凌雲道、好的、隨即手挽手、的趟的趟、走上樓去、便在東首靠近欄杆的一張桌上、對面的坐了下來，健飛隨呼泡壺茶來、茶房答應一聲、來哉、只見那茶房如穿花蛱蝶一般，脚步非常輕快、隨即送上兩壺茶來、兩人且吃且談、健飛道、你的好事、現在沒有阻撓了、趕快要進行第二步呀、（未完）

## 幸福之門

### 五色痢（卜佩芬女士問）

余近患痢下。初起紅白。繼而五色雜見。今日紅色較多。腹痛裏急。請求治法。

### 答卜佩芬女士問（朱振聲）

痢下五色。馬元儀從陽明主治。蓋胃為臟腑之海。胃氣既清。諸經之邪。自能迅掃。今紅色較多。姑以清泄氣營主之。

香連丸六分　銀花炭三錢
炒赤白芍各二錢　炒條芩錢半
粉丹皮錢半　白蔻殼六分
飛滑石四錢　青陳皮各一錢
春砂殼五分　赤茯苓三錢
佛手八分

## 幸福園

### 談話　憎惡的毒素（乳燕）

美國的實驗心理學大家韋路瑪開特博士發表感情的化學之研究道。

人間感情的變化。足使白血球破壞。這個破壞。直接使毒素充滿全身。當時的情形是血行劇心搏速和呼吸急促。若將所吐出的氣導入試驗管。而注入某種化學液體。就可了解各種不同的感情的狀態。當液體注入後。管中吐氣的沈澱。呈各種不同的色彩。怒時是緋色。悲時是灰白色。悔恨時是石竹色。而此等毒素中最可怕的就是屬於憎惡的感情的。人每當起憎惡時。要破壞六萬四千個白血球。而發生持有可驚之力的毒素。若憎惡支持一小時。便發生可斃八十人生命的毒素。所以憎惡之念。無怪一般人要譯為『化學的殺人』了。我勸諸君寬宏大量。千萬不要憎惡人啊。

### 海外珍聞　修改百遍的文章（陳瘦鶴）

美國的宣布獨立的檄文，當起草的時候，塗改勾乙，不可勝數，經過了幾次修整的功夫，方才有今日令人看了擊節稱賞的宏麗文章呀！美國紐約『夕郵報』五十年的老選通物蘭德，嘗著一篇文章，自己修改到一百多遍，方才出而問世，他猶以為不能盡善盡美呢，但是那篇文章，到底不脛而走，風行歐美了。

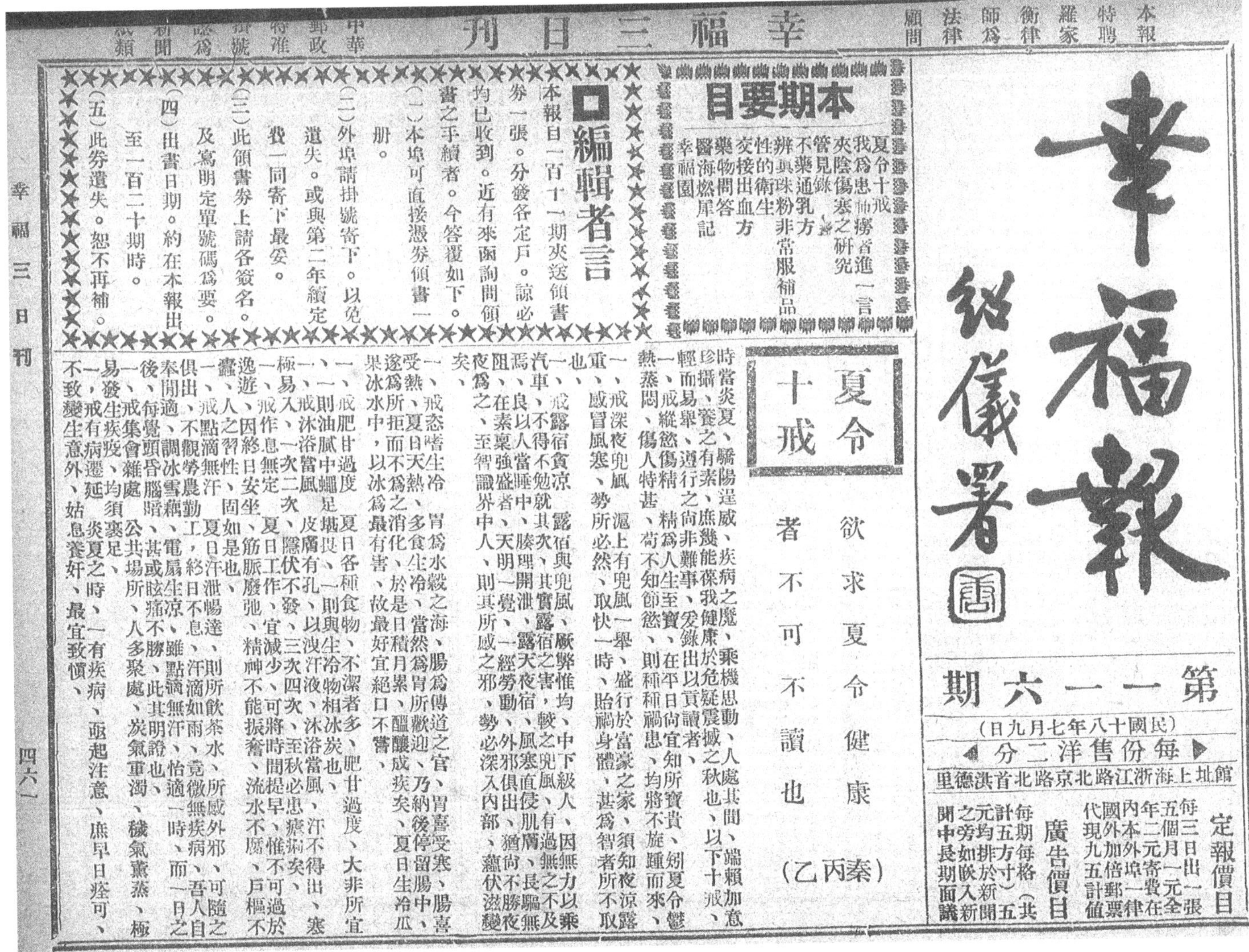

本報特聘羅家衡律師爲法律顧問

幸福三日刊

中華郵政特准掛號認爲新聞紙類

# 幸福報

鈕儀署

第一一六期

（民國十八年七月九日）

◀每份售洋二分▶

館址上海浙江路北京路北首洪德里

定報價目

每三日出一張　五個月一元　全年二元　寄費在內　本外埠一律　國外加倍　郵票代現九五計值

廣告價目

每期每格（共計五方寸）五元　均排於新聞之旁　如欲入新聞中　長期面議

## 本期要目



## □編輯者言

本報自一百十一期夾送領書券一張。分發各定戶。諒必均已收到。近有來函詢問領書之手續者。今答覆如下。

（一）本埠可直接憑券領書一册。

（二）外埠請掛號寄下。以免遺失。或與第二年續定費一同寄下最妥。

（三）此領書券上請各簽名。及寫明定單號碼爲要。

（四）出書日期。約在本報出至一百二十期時。

（五）此券遺失。恕不再補。

## 夏令十戒

欲求夏令健康者不可不讀也

（秦丙乙）

時當炎夏、驕陽逞威、疾病之魔、乘機思動、人處其間、端賴加意珍攝、養之有素、庶幾能葆我健康於危疑震撼之秋也、以下十戒、輕而易舉、遵行之尚非難事、爰錄出以貢讀者、

一、戒縱慾傷精　精爲人生至寶、在平日尚宜知所寶貴、矧夏令鬱熱蒸悶、傷人特甚、苟不知節慾、則種種禍患、均將不旋踵而來、

一、戒深夜兜風　滬上有兜風一舉、盛行於富豪之家、須知夜涼露重、感冒風寒、勢所必然、取快一時、貽禍身體、甚爲智者所不取也、

一、戒露宿貪涼　露宿與兜風、厥弊惟均、中下級人、因無力以乘汽車、不得不勉就其次、其實露宿之害、較之兜風、有過無之不及爲、良以人當睡中、膝理開泄、露天夜宿、風寒直侵肌膚、長驅無阻、在素稟強盛者、天明一覺、一經勞動、外邪俱出、猶尚不勝夜夜爲之、至智識界中人、則其所感之邪、勢必深入內部、蘊伏滋變矣、

一、戒恣嗜生冷　胃爲水穀之海、腸爲傳道之官、胃喜受寒、腸喜受熱、夏日天熱、多食生冷、當然爲胃所歡迎、乃納後停留腸中、遂爲所拒、而不爲之消化、於是日積月累、醞釀成疾矣、夏日生冷瓜果冰水中，以冰爲最有害、故最好宜絕口不嘗、

一、戒肥甘過度　夏日各種食物、不潔者多、肥甘過度、大非所宜、一則油膩中蠅足攜提、一則與生冷物相冰炭也、

一、戒沐浴當風　皮膚有孔、以洩汗液、沐浴當風、汗不得出、寒極易入、一次二次、隱伏不發、三次四次、至秋必患瘧痢矣、

一、戒作息無定　夏日工作、宜減少、可將時間提早、惟不可過於逸遊、因終日安坐、筋脈廢弛、精神不能振奮、流水不腐、戶樞不蠹、人之習性、固如是也、

一、戒點滴無汗　夏日汗泄暢達、則所飲茶水、所感外邪、可隨之俱出、不觀勞農勤工，終日不息、汗滴如雨、竟微無疾病、吾人自奉閒適、調冰雪藕、電扇生涼、雖點滴無汗、怡適一時、而一日之後、每覺頭昏腦暗、甚或眩痛不勝、此其明證也、

一、戒集會雜處　公共場所、人多聚處、炭氣重濁、穢氣薰蒸、極易發生疾疫、均須裹足、

一，戒有病遷延　炎夏之時、一有疾病、亟起注意、庶早日痊可、不致變生意外、姑息養奸、最宜致慣、

# 我爲患肺癆病者進一言(七)

(朱燮人)

二曰『血極』色夭髮落善忘少寐。三曰『筋極』筋節不利指甲皆痛。四曰『骨極』骨痿髓枯肢體萎廢。五曰『肌極』飲食不生肌肉。六曰『精極』數遺精白淫陰寒精冷此較之七傷爲尤甚。較之五勞亦繁而形體精血俱皆疲極故謂之六極也此中精細繁博非操之象外。不能得其圜中焉。故肺癆病之撰述誠不容緩。時賢楊

志一先生經濟文章卓冠時流而尤工於醫於中西學理兼搜並蓄無有軒輊于其間而又無不有精細審密之撰述立判其孰得孰失之卓見與夫精警雋妙之立論奔沛浩瀚之辭章以供獻於醫界近復哀恤吾國之父老兄弟諸姑伯叔之或罹肺癆焉而無透澈之說理家喻而戶曉之精確之診斷鑑別而指導之且庸工不知有特效方劑一一挽救而立起之

其用心之仁造詣之深已十年如一日而於是旦其心得公之同好特著『吐血與肺癆』一書而問序於余。余曰此書誠爲對付肺癆菌之必勝軍焉書凡三卷第一卷爲吐血篇篇分六類一曰導言二曰診斷及原因三曰治療四曰攝生五曰驗方六曰警精語第二卷爲咯血與欬血篇篇分三類一曰診斷及原因二曰治療三曰附言第三卷爲肺癆篇篇分十類一曰緒言二曰原因三曰診斷四曰治療五曰休養六曰食養(未完)

# 夾陰傷寒之研究

## 夾陰傷寒之治法

夾陰傷寒之原因。既各各不同。則其治法。亦因之而異。如傷寒夾陰之屬虛也。屬寒也。則宜用溫經散之品。溫熱夾陰之屬虛也屬熱也。則宜用育陰淸解之劑。其或外熱而裏寒者則回溫涼並進。或濃煎熱藥。冷服先服。以煖其下進之虛寒。輕煎涼藥。熱服後服。以淸其陽上之煩熱。能如是。則世之不死於夾陰傷寒病症之下。而死於夾陰傷寒誤治之下者必不致若之衆也。

## 近世流行之夾陰傷寒

近世流行之夾陰傷寒。大都以屬實者爲多。其見證如身熱如炙。少腹大痛。痛不可按。甚者神識昏糊。不可終日。此因熱入精室。陽精適至。以致瘀精相搏於內。六淫感冒於外。治之之法。旣不可溫經發汗。又不宜淸裏救陰。若誤用之後。死不旋踵。惟有大劑去瘀攻濁之品。以泄其有形。更佐以辛涼疏解之劑。以袪其表邪。則病未有不愈者。余因屢用而奏效。故敢濡筆記之。以告世之病家。

# 管見錄

凡瘧間日寒戰汗多，嘔吐，截後防入陽明經水瀉，三陰瘧，一年餘，醫藥罔效，四肢乏力，腹中飢餓不知，更有腹痕肚痛，每用遇仙丹三錢，連瀉三次，一服其病立除，無不應手，誠不愧爲遇仙稱丹也，夜瘧，參貝丸，達原飲二方併合煎湯，服五劑愈(草果仁須用姜汁製可用，且無藥氣，)

# 上海名醫眞蹟驗案之六

——(楊志一)——

上海中醫合組診所方箋

袁君　四月廿五日　一診　二劑

咳嗽便溏肺病及脾形瘦骨立入夜潮熱盜汗脈細弦無力損怯已著非易圖功[illegible]

[illegible]

診所上海浙江路北京路北[illegible]四[illegible]七十八號

## 標本

病有先後，或先瘧後痢，成先痢後瘧，先瘧後痢，先治其瘧，此金匱所謂病有先後緩急也，然急則治標，在乎神而明之，

## 經血

人以氣爲主，氣旺血盛，氣虛血衰，順則和而逆則病，氣爲血配，血因氣行，經血是水穀之精，源源而來，生於心，統於脾，藏於肝，宣於肺，司泄於腎也，經將行而痛者，爲之氣滯，以芎歸香附牛膝之類，行後作痛，氣血俱虛，加芍地苓薑棗堪醫，色淡者用四物四君去艸，以治其虛，加香附砂仁尤妙，色紫者氣分熱也，佩蘭丹皮當歸梔子赤芎鬱金之類，色黑熱甚生地丹皮宜重，錯行者，氣之亂也，肥人多痰，經阻不調、其氣不運，總之以調和營衛爲歸宿

## 不藥通乳方（吳宏鼎）

婦人乳汁閉塞脹痛，用有嘴茶壺去蓋，內貯滾湯半壺，將腫乳塞往壺內，使壺中熱氣薰乳、再令數人更迭合壺嘴吸之，乳腺自通，候水溫，看水面所浮皆乳溢，即其驗也，鼎歷試之，凡女子乳疾初起，如法頻行，無有不效，

## 辨眞珠粉非常服之補品（李維鼎）

夫延醫服藥者。所以治疾病也。倘無疾而藥石亂投。試服無忌。以爲補品之常。其禍豈淺鮮哉。內經云。精不足者。補之以味。味者、五穀之味也。古昔聖賢。何嘗以藥石爲補餌耶。噫、今人味而無知。爲醫者惑焉。或以服此藥、即能長生。或以服彼藥、即得延年。然而不自重衛生之道。自修長生之法。何得延年長生之壽耶。夫世之妄說。不一而足。就以眞珠粉言之。有謂日服之能令面色鮮明。返老還童。實大謬焉。試者眞珠粉爲中秋明月之下砂珠粒。竄入蚌中。受其刺激。常以膜絲摩擦。消除其角，其分泌之蚌質。即附於物體之面。久之物體漸大而圓。光亮潤澤。而眞珠成焉。但蚌生於海底之中。盡受水中陰寒之氣。眞珠於蚌中取出。其珠亦爲陰寒之品。不待言矣。且人身陰陽和。則無病。陰陽不和、則病生焉。何能盡服陰寒之品。益陰以戕陽耶。況人逾四十。陰寒自半。陽日衰。而再服陰寒沉降之品。以傷幾微之陽。蓋陽衰之際。當服補陽之品、使陰陽和而疾病除。今不服補陽之餌。反服補陰之劑。則陽愈衰。陽愈衰、則陽氣竭。必致死矣。且初服之時。果然顏色皎潔明潤。實卽除熱化痰之功。戕陽之徵也。嗟呼、夫服此者。思得延年。而不知爲害。若以此爲常服之補品。不使延年。反令早夭。可不哀哉。

## 藥物問答（一）（楊志一）

問　青黛何以治吐血。

答　肝乃體陰而用陽。其主藏血。故體陰也。內寄相火。故用陽也。血之所以能安藏者。全賴木氣條達。相火不動。然木氣所以條達。相火所以不動。全賴人之沖和耳。若暴怒傷肝。則肝氣鬱。肝喜條達而惡抑鬱。木鬱則病及其子。相火動焉。火動迫血外溢。此吐血之所以成也。青黛鹹寒平火。火平則氣平。氣平則血歸其經。吐血何患不止哉。此吐血不治其血。但平其火。是去火抽薪之法。所謂見血休治血。良有以也。至若氣虛失攝之吐血。非青黛所能治也。

問　車前子既通淋。何以又益精。其理安在。

答　人身前陰有精竅溺竅之不同。精竅通于精室。溺竅通於膀胱。精竅開則溺竅閉。溺竅開則精竅閉。此二者參商開閉也。膀胱與精室相連。並列於丹田之間。溺竅病。必連及精竅。精竅病。亦連及溺竅。以其氣相通。病亦相連也。若溼熱結於膀胱。則氣化失司。溺竅不利。小便淋澀。莖中作痛。是謂淋症。由是精室勢必爲溼熱所擾。遂致精搖撥而不藏。精竅寬弛而不固。則精受其害矣。車前子非能益精、因能通淋。非能通淋、因能滲溼瀉熱。此車前子通淋益精之理由也。但車前子之普淋益精。不過指外來溼熱鬱於膀胱之實淋而言。至於脾虛生溼。溼熱下注膀胱之虛淋。當以理脾爲主。車前子非所宜也。

# 性病指南

## 性的衛生（八）（王庚）

(丁)尿道　尿道的功用有二，一是排泄尿，一是分泌精液。

(戊)陰莖　爲陰莖海綿體，尿道海綿體，白膜，外皮等所組成。共分三部，即根，體，頭是也。內有神經及血管分佈其間。情慾發動時，即充滿血液。

童子陰莖頭，是被包皮所包蓋的。但到了青春發動期，則此皮即外出，但亦有終身被包莖者。這種包皮，若能自由上下，並沒有什麼妨礙，若不能，須請醫生割治。猶太人有所謂割禮，大蓋就原於此。

(已)陰囊　包圍睪丸，即外皮之延長物。外皮呈暗黑色，具有至多之橫皺襞，及皮脂腺等。其中央有縱線一條，適與陰囊中隔相稱。

## 交接出血方（吳宏鼎）

凡交接出血者，此肝太旺，而疎泄過度，用四物湯，加龍胆草，柴胡，山梔，黃苓，治之，若六脈俱洪者，乃腎陰虛而不能閉藏也，宜六味湯，加麥冬，五味主之，

# 長篇小說　醫海燃犀記（一〇三）

（平不余）

□第十九回　品香茗俠士說往事　開談判弱女爭自由

凌雲道、李大哥、究竟是什麼一回事、王國化爲什麼被人殺了呢、健飛微微一笑道，告訴你、你可不要害怕、王國化是我殺的、凌雲一聽大驚、輕聲說道、呀、……李大哥你爲什麼這樣任性、把他殺了、這麼一來、殺雖是你殺的、但是你是因爲我好事多磨、故下此棘手、總算這條命、死在我手內、哎唷、……老哥這樣任性、豈不是……、健飛哈哈一笑道、眞正同你們書酸子談不來、我告訴你、我此番殺他、並不專是爲你們倆的事件、實在他蔑視祖國醫學、氣煞他父親、雖然不是一刀一槍刺死的、總之他氣死父親、罪無可逃、他父親被兒子氣死、豈不是含寃莫白嗎、這種忤逆不孝、不獨我李健飛一人能夠殺他、眞是人人得而誅之的、把他這個衣冠禽獸、留在世界上幹甚麼、凌雲聽到這裏、微微點頭、楞了一楞、

# 幸福之門

## □戒烟之後（王鼎魁君問）

余素有煙癮。近因煙禁日嚴。故決意戒絕。迄今將旬日。覺肢體疲軟。腹脹時作。請示良方。以復我健康。

## □答王鼎魁君問（朱振聲）

烟之爲物。以氣用事。戒之之法。亦惟因其病而藥之而已。停吸已近旬日。自覺肢體疲軟。腹脹時作。此由氣分暑濕爲病。治宜理氣主之。

藿香梗錢半　仙半夏錢半
陳廣皮錢半　六神麯四錢
飛滑石四錢　大腹皮錢半
白蔻殼六分　赤茯苓三錢
炒苡仁四錢　福澤瀉錢半
姜竹茹錢半

# 幸福園

## 談語　人體趣屑　劍影

今設假定一人之體重一百五十磅。則包含氣體計三千五百立方呎（氣體如氫氧氮等是）以市價每千立方呎八角計算。共值二元八角。一元則三元五角。更包含脂肪。可利用之以製造燭十五磅藉供燃料。骨骼中含有炭質二十二磅又十兩以之製造鉛筆。當可得七百八十打或九千三百六十枝。有五十克之鐵質在於血中。及其他部分。合之成一鐵棍。足以支持全軀。強健之人含有燐質五十四兩。此危險之毒物。足製火柴凡八十萬枝。或足以致死生命五百人。此外更有二兩之石炭在其骨骼之腦中。標準方形之糖塊六十方。鹽二十匙。

如將其人用蒸溜法蒸出水質則可獲純水三十有八可脫。又含有巨量之粉質氯化鉀碳疏氮氫酸等物質。

今如以一千枚雞卵置之鍋釜之中。而連殼搗碎之。其所含成份。恰如一人之所有。據錫爾曼以科學分析。平均組成人體之原素如下。例計氧百分之六十五。碳百分之十八。氫百分之十。氮百分之三鈣百分之二磷百分之一強鉀萬分之三十五。硫萬分之二十五。鈉萬分之十五。氯亦然。鎂鐵少許礫鐵各微量。〔未完〕

## 海外珍聞　大器晚成的發明家（陳瘦鶴）

天文家克勃爾，在五十九歲，方才發明太陽和行星相距的定例。

奈端在四十四歲，方發明地心攝引的公例。

培根在五十九歲，方刊行他的絕作『科學原理論』一書。

賈芬狄在五十三歲，方發現輕氣。

黎溫和在八十八歲，方考得血輪滴蟲等微生物。

范克霖在四十六歲，方創製防雷桿。

中華郵政特准掛號認爲新聞紙類

三日刊

# 幸福報

紹儀署

第一一七期

（民國十八年七月十二日）

每份售洋二分

館址上海浙江路北京路北首洪德里

定報價目
每三日出一張
五個月一元
全年二元
寄費在內
本外埠一律
國外加倍
郵票代現
九五計值

廣告價目
每期每格（共計五方寸）五元
均排於新聞之旁
如嵌入新聞中
長期面議

## 本期要目



## 引證古書 女子孕脉之研究 說明理由

將有孕的脉息和盤托出

將孕脉的原理盡情披露

（朱振聲）

從前惲鐵樵先生曾經說道。『脉學是說不清楚。畫不出來。古書所說。不能懂得。』可見脉學一科。是很不容易研究的。在不容易研究的脉學中。要算女子的孕脉。最難辨別了。以前的古書。雖有所載。但是都不易明瞭。此中奧妙。不要說讀者不明瞭。老實說吧。有些起碼的醫生。也都莫明其妙。據我所知。女子孕脉可分三種時期。現在將三時期的孕脉。都分述於后。一方面更引證古書。想讀者一定很樂聞的。

### □第一時期之孕脉

第一時期之孕脈。是女子得孕後之前三月。他的脈息。必定陰脈比陽脈小弱。而且還帶濇滯之象。爲什麼呢。因爲女子在初結胎的時候。其氣未盛。血既欲分養胎元。陽必受蝕。所以陰脈要見小弱。至於濇滯的原因。也是因爲血少的緣故。否則。脈必滑利。決沒有濇滯之象。

### □引證古書

金匱要略婦人妊娠篇。婦人得平脈陰脈小弱。名妊娠。於法六十日當有此證。李瀕湖論濇脈曰。婦人非孕卽無經。濇爲血少。卽仲景小弱之義。此妊娠初期之脈也。

（未完）

## □徵求全國名醫眞驗案

本報自刊登上海名醫眞驗案以來。備受讀者歡迎。惟思名醫未必限於上海一隅。而上海未必盡屬名醫。於是有全國名醫眞驗案之徵求。（現定百廿一期起按期發表）凡外埠名醫而願將眞驗案發表於本報者。無不亟誠歡迎惟普通方案而無研究之價值者。恕不刊佈。各地名醫幸注意及之。

附告本報刊登名醫驗案。並不取費。惟每期收鑄版費一元。作代鑄鋅版之用。此版將來可以奉還。

## 我爲患肺癆者進一言（八）（宋愛人）

七曰特證。八曰問答。九曰名言錄。十曰特效藥。凡此三卷。字字皆從經驗得來。而於證之爲肺癆。爲類似肺癆爲懊治。而造成之肺癆。其中莫不歷歷若繪。讀之。自可辨別。余適擊節而起曰。快哉。此書一出。吾知必洛陽紙貴。吾知一般西醫。謂中醫不知有核結菌者。可不復遼豕自大。吾知人手一編。朝夕遵守。則肺癆菌從此可以絕蹟。不亦快哉。然而余又重伸其義曰。非智識界中人。不知有肺癆者。固當熟讀此書。則病之爲肺癆。可得明確之診斷。特效之療治。而危者可安。其智識界中人。知有肺癆者。尤不可不熟讀此書。則病之爲非肺癆之吐血。爲肺癆之欬嗆。斷不致懊認爲肺癆而造成無量無數之肺癆也。醫人醫國。人強國強。本書立德立言之功。誠可以千古不磨哉。（完）

## 希望教育當局注意生殖器之生理常識

徐祝三

吾人欲保持身心之健康。必須有生理之常識。否則。失足成千古恨。衛生之效殊尠矣。余嘗見坊間所出之生理衛生書。於神經循環排泄呼吸消化等器官。大概言之頗詳。而生殖器之構造與衛生。直可謂絕無而僅有。尤其是學生時代所讀之書。對此亦獨付闕如。豈其言之可羞歟。抑不足爲青年道歟。余不敏。深謂不然。夫人類之色慾。性也。不得訌爲羞恥之事。唯因不明生理。當春情勃發之際。苟不遏抑其衛勸。勢必有斷傷天殖之可慮。如青年手淫。房事過度等等。在在能使神志萎頹。形色憔悴。馴至癆瘵以死。我國青年之死於是害者。苟有統計。其數必大可驚人也。推厥病因。非原於狎暱損友。卽起於誨淫小說。補救之法。不在於治標。當在於治本。治本奈何。鄙意以爲不論男女。在高級小學或初級中學時。生理學比博物注重。而生殖器之構造與疾病。尤宜詳細教授。模型標本。更不可少。因此深明手淫之危險。早婚之縣害。視娼妓如毒蛇猛獸。避之惟恐不遠矣。於青年之道德衛生。豈非獲莫大之益乎。獨怪今昔之編纂教科書者。及教育當局。對於斯科。諱莫如深。謂之爲民族主義之罪人也可。余不禁爲之三嘆。

## 嘗見錄（續）（姚夢石）

▲胎壓膀胱

大抵虛陷所致，薛氏以補中益氣主之頗穩，杭醫陳月坡，治一婦一劑而通，蓋不清，而溢，總由濁氣不降耳，升之則降矣，降之則升矣，孕婦忽發寒熱，當問胎動否，切不可妄指爲外感，而用表藥。產後鼻衄大汗必死，難產，用兔腦丸有驗。

## 上海名醫眞蹟驗案之七

——（丁仲英）——

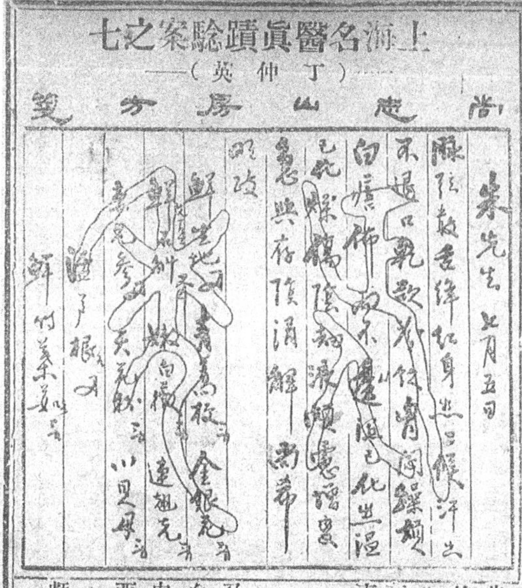


▲遺毒

朱應階謂遺毒者，餘邪未淨，遺於經絡之故，營氣之從，逆於肉裏，乃生癰腫也，張石頑云，遺毒過用發散，引邪泛濫，多有延及膺脇胸背，如流注者，縱用攻下解毒，皆弗可救，良以時疫，每多濕土之邪，初起失於攻下故耳。

▲邪毒

又可云，邪之傷人也，始而傷氣，繼而傷血肉筋骨，邪毒既退，始而復氣，繼而血肉筋骨，以柔脆者易損，不易復也，天傾西北，地陷東南，故男先傷左，女先傷右，及其復也，男先復左，女先復右，以素虧者易損，素實者易復也。

（完）

介紹衛生方法　幸福三日刊　指導健康徑途

## 鷄肫皮食法

用晒極乾之鷄肫皮二枚。打成細粉。用溫水作一次冲服。功能助胃消化。惟炙用則一部分變爲炭質。暗中減去酵素之性質不少。其功用遠不如未燒者之偉大也。

## 性病指南

### 性的衛生（九）

（王庚）

（貳）女性生殖器之解剖

（甲）卵巢　在小骨盤內，子宮之兩側，離子宮約一寸有半，爲本膜髓質、及皮質所組成。卵巢是女性生殖器中最重要的部分，他的責任，等於男性生殖器的睾丸、睾丸所裂造的是精虫，卵巢所製造的是卵子。其皮質中有無數的小細胞。成熟後名曰「格拉夫氏」胞，卵子生於其中，每四星期，此胞破裂一次，把卵子由輸卵管運送於子宮，這時候子宮壁內的小血管，因充血而破裂。排泄血液及黏液等於外部，卽謂之月經•卵子到子宮裏面，留於子宮內的新瘡面，以待受精的機會，若沒有機會。則與經血相混排泄於外，節制生育的人可以應用這種原則。

## 鬼胎之研究（續）

秦丙乙

顧格於禮義、囿於廉恥、尙不甘公然思逞、以是春情勃勃、無處宣洩、慕悅少艾、鬱之於心、寤寐思服、轉輾反側、年深月久、慾火鴟張、血液熬灼殆盡、陽氣式微、肝氣鬱結、腹部逐漸隆起、夢寐中若有其人、來相交合、恍惚乍覺、肢軆神疲、恨無術以祛之、每晝明而夜昏、一方面火愈熾而水愈竭、氣愈結而腹愈大、相爲因果、遂底於成、逮木已成舟、無情草木、安能療千迴百結之隱曲哉、至於威里指摘、圖窮七見、亦咎由乎已取耳、豈眞有鬼魅耶、夫鬼胎與眞胎、其證象絕對不同、魚目固不容混珠者也、大抵鬼胎之脈、乍大乍小、乍緊乍細、鬼胎之胎、下垂重墜、大而無式、居常奄奄忽忽　作事不振、精神荒散、嗜臥多怒、此則可資鑒別者也、惟鬼胎事屬非常、患之者凶多吉少、而釀成之亦非一朝一夕之事也、（完）

## 李代桃殭之戒烟妙法

（沈仲圭）

余戚某君。服務於金融界、染烟霞癖甚深。月入百金。半耗於是。家中食指浩繁。以是時虞不給。其夫人甚賢淑。屢勸戒除。某君亦頗自苦。立意絕之。顧每以四肢痠軟。涕淚交流。忍無可忍而破戒。事與難違。徒呼負負。夫人尋得一計。自任煎膏之勞。而陰和以紅茶一成。秘不使知。果無他異。月餘膏盡。煎時。復和以二成。亦未被覺。於是逐漸遞增。歷年而其所吸之膏。已成爲純粹的茶膏。然彼固仍認其爲雲土原料也。吸之似覺神清氣爽。與歷次無異。夫人見計得售。忻慰莫名。惟仍不向道破。蓋本經驗所得。吸煙者初無所謂癮。僅屬心理作用。設或告以秘密。必致失敗也。故某君迄今仍在大吸茶膏。以解厥癮。余聞而深服夫人之智。因念同胞中不乏與某同癮者。特誌其梗概如右。以備其家中采納焉。

## 藥物問答（續）

（楊志一）

問　牛膝爲下達之品。近賢何用以治中風。

答　西醫名中風爲腦充血。謂『腦有神經。分佈全體。以主宰一身之知覺運動。如血冲入腦。震擾神經。而爲昏不識人。喎斜傾仆。肢體不遂。言語不淸諸症。』此固言之成理、然而血行脈中。何故而上冲入腦。竟致血管破裂。惟內經足以明其原理。素問調經論曰、血之與氣。幷走於上。則爲大厥。厥則暴死、氣復反則生。不反則死。蓋中風之症。皆由肝火內動。激其氣血。幷走於上。血冲入腦。職此故也。牛膝性沉下降。能引諸藥下行。用以治中風。大有抑降氣火之功。張氏錫純治中風。重用牛膝一兩、之多。實獨到之發明也。

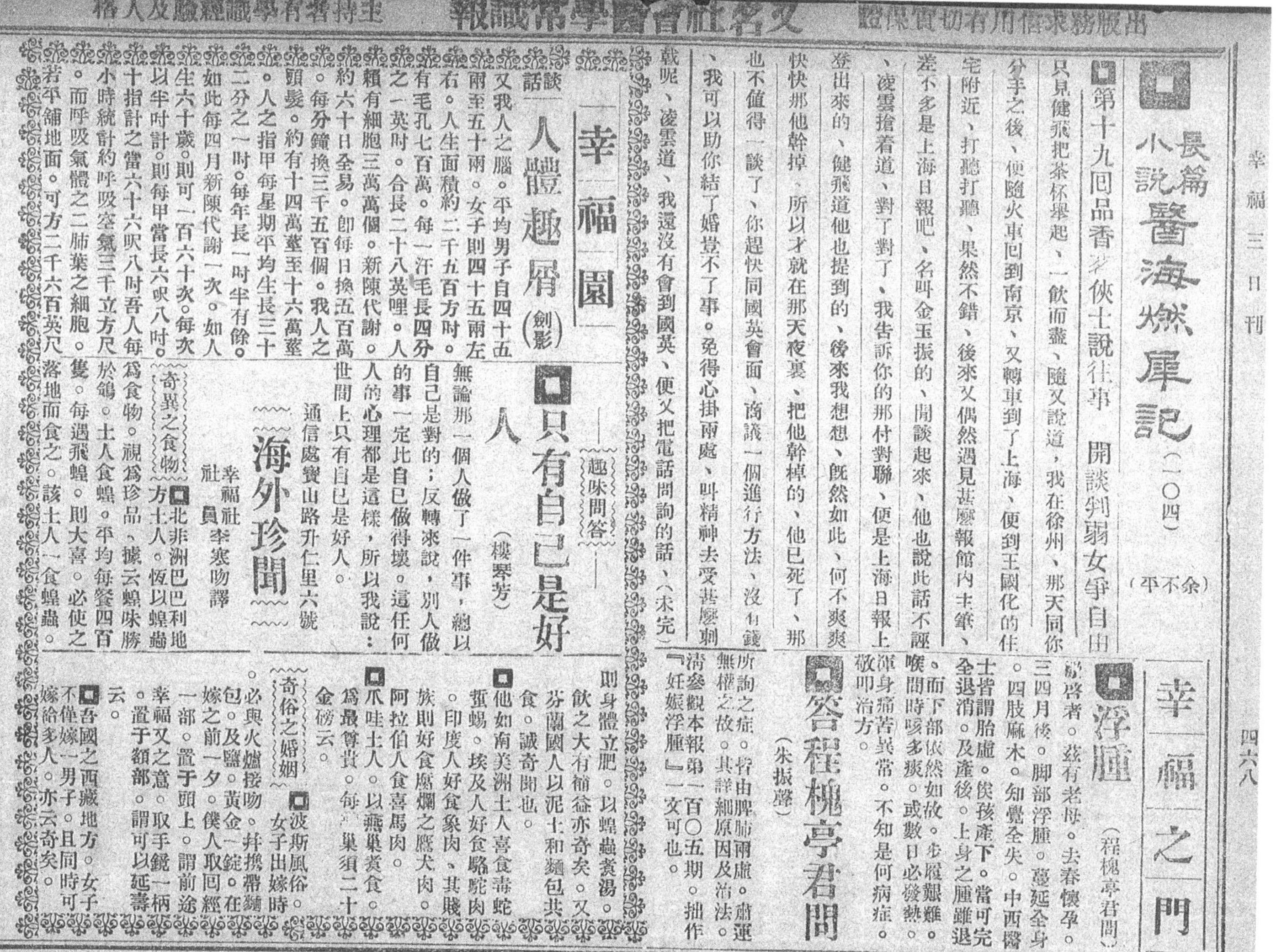

出版務求信用有切實保證　又名社會醫學常識報　主持者有學識經驗及人格

## 長篇小說 醫海燃犀記（一〇四）

（平不余）

第十九回　品香茗俠士說往事　閒談判弱女爭自由

只見健飛把茶杯舉起、一飲而盡、隨又說道，我在徐州、那天同你分手之後、便隨火車回到南京、又轉車到了上海、便到王國化的住宅附近、打聽打聽、果然不錯、後來又偶然遇見甚麼報館內主筆、差不多是上海日報吧、名叫金玉振的、閒談起來、他也說此話不誣、凌雲搶着道、對了對了、我告訴你的那付對聯、便是上海日報上登出來的、健飛道他也提到的、後來我想想、既然如此、何不爽爽快快把他幹掉、所以才就在那天夜裏、把他幹掉的、他已死了、那也不值得一談了、你趕快同國英會面、商議一個進行方法、沒有錢、我可以助你結了婚豈不了事。免得心掛兩處、叫精神去受甚麼刺戟呢、凌雲道、我還沒有會到國英、便又把電話問詢的話、（未完）

## 幸福之門

### 浮腫

（程槐亭君問）

敬啓者。茲有老母。去春懷孕。三四月後。脚部浮腫。蔓延全身。四肢麻木。知覺全失。中西醫士皆謂胎虛。俟孩產下。當可完全退消。及產後。上身之腫雖退。而下部依然如故。步履艱難。喉間時嗍多痰。或數日必發熱。渾身痛苦異常。不知是何病症。敬叩治方。

### 答程槐亭君問

（朱振聲）

所詢之症。皆由脾肺兩虛。蘄運無權之故。其詳細原因及治法。請參觀本報第一百〇五期。拙作『妊娠浮腫』一文可也。

## 幸福園

### 人體趣屑（劍影）

談話

又我人之腦。平均男子自四十五兩至五十兩。女子則四十五兩左右。人生面積約二千五百方吋。有毛孔七百萬。每一汗毛長四分之一英吋。合長二十八英哩。人類有細胞三萬萬個。新陳代謝。約六十日全易。即每日換五百萬。每分鐘換三千五百個。我人之頭髮。約有十四萬莖至十六萬莖。人之指甲每星期平均生長三十二分之一吋。每年長一吋半有餘。如此每四月新陳代謝一次。如人生六十歲。則可一百六十次。每次以半吋計。則每甲當長六呎八吋。十指計之當六十六呎八吋吾人每小時統計約呼吸空氣三千立方尺。而呼吸氣體之二肺葉之細胞。若平鋪地面。可方二千六百英尺。

### 趣味問答

#### 只有自己是好人（樓琴芳）

無論那一個人做了一件事，總以自己是對的；反轉來說，別人做的事一定比自己做得壞。這任何人的心理都是這樣，所以我說：世間上只有自己是好人。

通信處寶山路升仁里六號

### 海外珍聞

幸福社社員李寒吻譯

#### 奇異之食物

北非洲巴巴利地方士人。恆以蝗蟲為食物。視為珍品、據云蝗味勝於鴿。士人食蝗。平均每餐四百隻。每遇飛蝗。則大喜。必使之落地而食之。該士人一食蝗蟲。則身體立肥。以蝗蟲煮湯飲之大有補益亦奇矣。又芬蘭國人以泥土和麵包共食。誠奇聞也。

他如南美洲土人喜食毒蛇蜇蝎。埃及人好食駱駝肉。印度人好食象肉、其賤族則好食腐爛之鷹犬肉。阿拉伯人食喜馬肉。

爪哇土人。以燕巢煮食。為最尊貴。每一巢須二十金磅云。

#### 奇俗之婚姻

波斯風俗。女子出嫁時。必與火爐接吻。并攜帶麵包。及鹽。黃金一錠。在嫁之前一夕。僕人取回經一部。置于頭上。謂前途幸福又之意。取手鏡一柄。置于額部。謂可以延壽云。

吾國之西藏地方。女子不僅嫁一男子。且同時可嫁給多人。亦云奇矣。

本報特聘羅家衡律師為法律顧問

幸福三日刊

中華郵政特准掛號認為新聞紙類

# 幸福報

紹儀署

第一一八期

（民國十八年七月十五日）

每份售洋二分

館址上海浙江路北京路北首洪德里



## 本期要目



## 夏日衛生之一斑

（彭祖壽）

夏日暑氣蒸發、烈炎鬱蘊、當此熱度激增、酷威肆虐、偶一不愼、未免不被其害而釀成疾疫者，此夏日衛生之不可不講也、茲謹就與吾人切身之四事大概言之—衣食住行如下、

（甲）衣—夏日衣服、以穿白色者爲最適宜。因白色素衣服、具有反光作用，不易傳熱，又襯衣（卽內衣）貼近皮膚，汗易沾汚、以多洗滌爲要、最多每隔一二日必更換一次、

（乙）食—食必淡泊、以不食肥膩甘美爲貴、因肥膩甘美食品、在夏季中多含腐化成分，不適於吾人腑臟、最好多食蔬類植物、以清濁暑、又攤面陳列之食品及冰淇淋等亦以不沾唇爲上

（丙）住—大開窗戶、以透日光、以通空氣，日光透、則一切黴菌不易繁殖、空氣流通、則清氣可以調和，餘如謹藏食品，清潔溝洫、則蚊蠅不致孳生而猖獗、

（丁）行—出必持傘或戴帽、以蔽驕陽之直射頭腦、免發生頭暈及腦膜炎之虞，且行時必緩步從從容容、不宜急迫，免汗流浹背及中暑等弊、

餘如多從事沐浴、及做適度之運動、亦均夏日衛生之重要者，其詳則已有專書專篇討論，非此短文所論列也、

## □優待老定戶

□贈送精美書面一套

□補贈去年全份目錄

凡老定戶續定本報第二年全年者。特贈精美書面一套。以便將第一百二十期之幸福報。裝訂成册。此項書面。顏色文雅。訂成後置諸案頭。宛如一部洋裝大字典既便翻閱。又不散佚。誠可貴也第一年之幸福報。雖有目錄。惜不一律。且裝訂成册後。更不易檢查。今爲讀者檢查便利起見。特添印全份目錄。分門別類。一目了然但續定時請聲明以前之定報單號碼爲盼。

## 女子孕脈之研究（續）

（朱振聲）

### 第二時期之孕脈

第二時期之孕脈。女子得孕三四月以後。他的脈息。又不同了。因爲女子自受孕之後。他的月經就要停止。血既不再下行。專養其胎。至三四月後。脈息因蓄久而漸充。向之弱者。現在就可轉爲強了。陰脈既強、遂呈搏動之象。這就是女子第二時期的孕脈

### 引證古書

素問平人氣象論。婦人手脈陰脈動甚者。任子也。又陰陽別論。陰搏陽別。謂之有子。千金方又謂三月脈數。蓋皆指第二時期之孕脈而言。

### 第三時期之孕脈

第三時期之孕脈。在女子懷孕後。將近臨產之脈息。必又轉平。因爲胎既成熟。那麼陰陽自然調和。猶如天地交泰。然後雲騰雨施。這是一定的道理。

### 引證古書

素問腹中論。何以知懷子之且生。曰身有病而無邪脈也。曰無邪脈。其脈之調和可知。

### 結論

以上三種孕脈。依我個人的眼光看來。要算第一時期。最難辨別了。因爲女子的脈息。並不但指孕脈而言。大凡女子不月。或血虛。血竭。敗血。積血等等。都見濇脈。所以醫生遇此種症候。務要細心體認。不要誤孕爲病。誤病爲產。纔好呢。

## 肥人變瘦法

（汪錦珍女士）

我時常看見肥胖的人。每每做了勞動的事。就要氣急。或走了幾里路。又是上氣接不着下氣的喘不過來。這是什麼緣故呢。因爲他的身上長了許多肥肉。即使一步不動。已經笨重極了。怎麼還能夠勞動行走呢。但是越勿勞動。越要壯滿。越不行走。越是肥胖。一天一天的肥大起來。好像患腫脹病的模樣。那就一些也勿能動了。眞是可憐得極呢。我現在來想個法子、把肥人變做瘦人。

請肥胖的諸君不妨試試哩。那法子非常容易。就是每天的食物動作。和眠睡沐浴。都去注意一點。那就好了。食物和眠睡應當減少。假使食物有脂肪質澱粉類和那糖類酒類等。干萬不要多吃。免得吃下去的食物。多生出沒有用的肥肉來。睡眠的時間至多以八小時爲限。使他憩休的時間減少。也可少生肥肉了。動作和沐浴應當增加。譬如平常每天動作八小時。那肥胖的人就要加添一小時。或者飯後散步一小時。使其增多勞動。那末可以氣血流利。排泄迅速。也不致多生肥肉了。還要天天沐浴。使他全身的皮毛踈通。將那脂肪質從毛孔裏排泄出去。倘使能夠照上面的法子。耐着心的做過去。那怕肥人勿變瘦人呢。

## 讝語非屬於心包

（李健頤）

傷寒溫熱之病、或因過汗傷陰、或因毒熾火灼、熱氣內結於腸胃、由腸胃之血管起充血、腸壁收縮力過強、大便即爲秘結、大腸秘結、熱無出路、熱氣上騰、衝入腦宮、腦受熱擾、而精神昏亂、譫語癲狂之證所由起也、仲景云，「實則譫語、虛則鄭聲」陸樹修云、「譫語之病、是由胃中之熱、上薰心包、要在治胃熱，不在治心包、胃熱若平，而譫語自除矣、」可見譫語一症、由於胃熱實症明矣、令之醫家，一遇譫語。輒謂邪入心包、投與安宮紫雪、及淸宮清[illegible]等品、以療心包、而胃熱之甚，不加研究也、以是愈療愈壞、甚至熱毒猖獗，如癲如狂，至死尙不悔悟、乃反謂鬼祟、吁眞愚衛

## 上海名醫眞蹟驗案之八

（金百川）

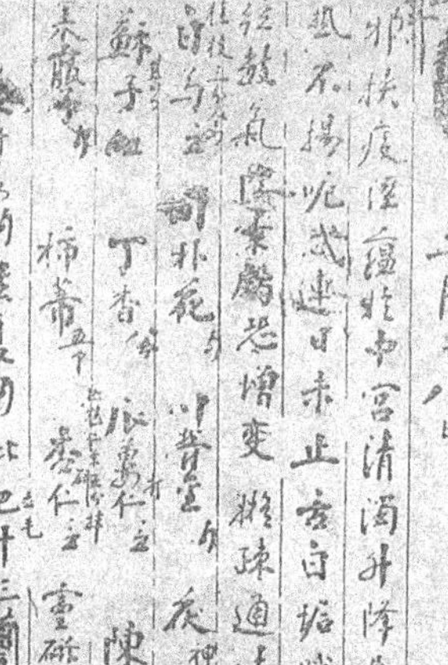


一、今年三月、平潭盧唇坑村、有陳姓者患溫熱病、胃火熾甚、時有譫語、投與安宮紫雪、而譫語仍不除、復加忘言錯亂、如癲狂之狀、屢作鬼態、病家疑爲鬼擾、遂轉求巫覡、巫覡云、病者於某日行途中適遇洞神遊行、唐突冲犯、即被帶在洞裏、只可將金贖罪、不然、恐無望生機矣、病家信其爲然、一味應許但求早日脫體、剋日咎謝、大約用有數百金之多，然而病勢日增、殆成危篤、不得已再請李姓醫、投與大承氣自虎、連治三天而愈、由以觀之、譫語一病、屬於腸胃、而承氣白虎、即所以除腸胃之熱、世人不知譫語是屬胃病、而反以療心之藥治之、既不中肯、又誘爲鬼祟、因循誤事、誠爲愞惱、荀陳姓者之病、若非李醫之卓見、而用承氣等藥、末免償事、鄙人偶有所感、故作此篇，以告世人、

公開古今秘方　社會定期刊　造成百病自療

## 小藥囊

本欄專載一切簡便實用良方。用筆務求簡明。功效務求神速。爲讀者增醫藥常識。爲病家闢自治園地。爲人類謀健康幸福。

### 跌打損傷方

歸尾。紅花。枸杞子。蘇木。牛膝。青皮。劉寄奴。骨碎補。（各一錢）自然銅。烏藥。朴硝。（各二錢）五茄皮。大黃。（各四錢）先將硝黃二味用陳酒煎好倒出。再以各藥用童便煎好。一同再煎。加引（鐵毛）

### 刀斧傷皮開血出不止

秦艽一味。研細末罨上。皮粘血止。或用參三七末摻之尤佳

### 棍傷及板子打腫痛不可忍

取冰糖四兩。葱半觔。同搗爛敷上。腫消而痛止。

### 打板瘡

大黃。當歸各一兩。共搗末。加樟冰三錢。白蜜調敷。

### 喜笑過度脫落牙骱

烏梅乾一個。啥口內。一時之久。其骱自上。

## 性病指南

### 性的衛生（十）

（王庚）

卵巢有兩種作用，一種是「外分泌」，就是上面所述的．一種是「內分泌」，是從青春期開始的，這種液質，對於女性發育上，有極大的關係，因爲這種液質，能輸送到身體各部，被血液所吸收，補養身體的，若是一個女子，把她的卵巢割去，則不得內分泌的補養，必致發育不完全，或竟成爲一個癡女子。

（乙）輸巢管　在子宮的兩旁。長約四寸。其構造凡分三層。外層爲漿液膜。乃腹膜之一系；中層是肌織層；內層是粘液膜。他的責任，是把卵巢內所製造的卵子，運輸到子宮。

（丙）子宮　在實盆內膀胱和直腸的中間。他的形狀，隨年齡而異。如初生兒，則爲縱杆形狀，老婦則成球形。成人則爲扁平梨子狀。其構造分中內外三層；外層爲漿液膜，中層爲肌質，極強厚；內層爲粘膜。此內容受妊卵，因發育而成胎兒之地也。

（丁）陰道　在子宮下部，直腸膀胱之間。其形狀爲扁平之變膜管。具有聽張性。常時其前後壁互相接觸，中段大，首尾小，口最小，時常閉合・陰道上有摺紋，是備生育時陰道口放大的用處，陰道的下部，有薄膜封閉其口，稱之曰「處女膜」到了成婚後，這膜就破裂，僅留痕趾了・有人以爲處女膜是女性貞潔的證據，其實是不可靠的。因爲有的女子，會做過激烈的跳躍運動，或幼時弄破，或犯手淫時弄破。是常見的・還有處女膜堅硬而不能破的，則可請醫生施行手術・陰道口前面，就是尿道・

## 溼溫病之淹纏問題

（秦丙乙）

邇日天氣蒸熱，霉雨淋淋，溼溫一病、幾爲時症大宗，惟此症性極纏綿、多延時日、計其日數，恆在一月左右、若療治不得其當、輕者轉重、重者增危、或病發五六日而夭亡，或症延四五旬而未已、古人有剝繭抽蕉之喻。其確切無有逾此者矣，蓋溼乃黏滯之邪，溫是氤氳之氣。一則宜於溫燥，一則宜於涼解，顧此失彼。投鼠忌器，且盤踞膜原、去者自去、生者自生、用藥祇逐漸清化、而無間道捷徑可操，有之亦於事無補、徒滋後患●故此症日日服藥、日日如此，其有緩緩進步，徐見起色，乃爲無上幸事、若不增不變、原度常守、亦已足謂大幸、所患者或乍愈乍劇、或轉變逆候，變逆無論矣、乍輕乍劇者、用藥無一定標準也，醫家之能一手治愈此症者、不容多覯●則其淹纏之性，亦可以見一斑矣、愚以爲溼溫病家、對於延醫服藥、最忌躁急無恆、擇醫既定、即宜嚴守其言，謹慎調治，方藥不雜投，中西不兼進，毋朝換而夕更●毋道謀以是用，則無論如何，終有澄清之日。但遲早則有之，若多事更歧、任千方百計，終欲速不達、自貽伊戚耳、然而溼溫病之淹纏問題、其權衡固操諸人也。

## 痧藥水自製法

（梅）

樟腦二分。雅片半分。薄荷油一分・火酒二十分。溶化。外用善治各種風濕痛。內服十滴。加溫水服。可治霍亂吐瀉腹痛等症。

# 長篇小說　醫海燃犀記（一〇五）

（平不余）

## 第十九回　品香茗俠士說往事　開談判弱女爭自由

告訴健飛、健飛道、這樣好了、一星期後仍在此會面吧、大概你的結婚費、我可以贊助五百元、你照這點錢去做事吧、改一天再見、隨即把了茶錢、下樓分頭而去、單說凌雲回校專等國英到來、一連四天、國英未到、凌雲那裏有心上課、還不是敷衍了事、真正是度日如年、到了第五天、國英一早來了、見面少不得互相慰問、凌雲見他身着淡裝、臂上繞以黑紗一條、是替他哥帶孝的、雲鬢蓬鬆、眼眶尙微微紅腫、知道他這兩天流了不少的眼淚、讀者看到這裏、一定要說做小說的胡言亂道、他既然恨他哥哥、爲何又說他流了不少眼淚、豈不是自相矛盾嗎、看官須知道恨是當時的恨、是環境勢力所支配的、（未完）

# 幸福之門

## 經阻　（葉李氏問）

病由抑鬱起見。經阻三月腹脹潮熱。欬嗽泛噁。不能飲食。舌紅脈細如絲。敬問治法

## 答葉王氏問　（朱振聲）

據述症屬抑鬱傷肝。木失調達之機。中州受克。胃失降和之權。陰液已傷。肺金輸佈失職。加以舌絳脈細如絲。虛中夾實。攻補兩難。姑與舒肝解鬱。和胃通經。南沙參三錢　茯神三錢　炒條芩一錢　銀柴胡八分　杜紅花八分　廣橘白一錢　水炙桑叶三錢　茺蔚子三錢　炒竹茹一錢　半川象貝各二錢　川石斛三錢　甜杏三錢　炒瓜蔞皮三錢　雞血籐三錢

# 幸福園

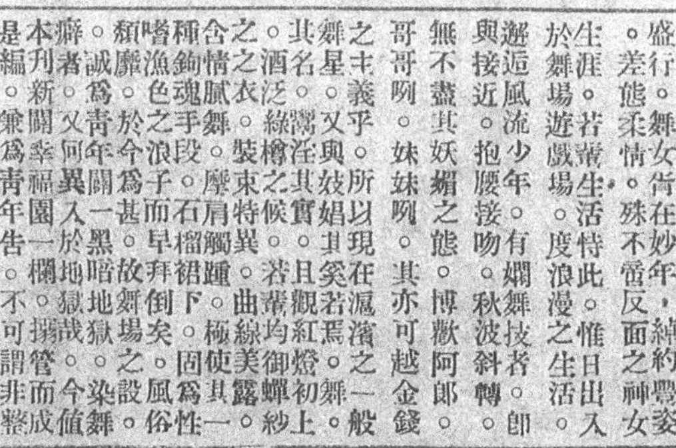

## 談話　跳舞　（藝圃）

跳舞本始自歐西。迨近數年來。方漸流行海上。初爲外人設跳舞場。而資娛樂之所。室闔四週。佈置閑雅。鮮花耀目。輙精美絕倫。舞星蹁躚。胥西方女子。舞之爲風。聞傳世界。巴黎紐約全球商市最盛之區。而於跳舞一道。幾古重要地位。我國上海。乃迎合潮流。而一般鴨庇股式。及柳腰素口之時髦風健女郎。莫不爲之傾倒。靡不崇拜跳舞爲神聖之娛樂。醉心舞學者。且日益增多。舞姿舞式。月異日新。數載中。歇浦一隅。跳舞之風。已見盛行。舞女胥在妙年。綽約豐姿。差態柔情。殊不啻反面之神女。生涯。若輩生活特此。惟日出入於舞場遊戲場。度浪漫之生活。邂逅風流少年。有嫻舞技者。卽與接近。抱腰接吻。秋波斜轉。無不盡其妖媚之態。博歡阿郎。哥哥啊。妹妹啊。其亦可越金錢之主義乎。所以現在滬濱之一般舞星。又與妓娼其奚若焉。舞。其名。靄淫其實。且觀紅燈初上。酒泛綠檜之候。若叢均御蟬紗之之衣。裝束特異。曲線美露。含情膩舞。摩肩關蹕。極使其一種鉤魂手段。石榴裙下。固爲性嗜漁色之浪子而早拜倒矣。風俗頹靡。於今爲甚。故舞場之設。誠爲青年關一黑暗地獄。染舞癖者。又同異入於地獄哉。今值本刊新闢幸福園一欄。搦管而成是編。兼爲青年告。不可謂非整節風紀之一法也。

# 海外珍聞

幸福社社員　李寒吻譯

□阿而巴尼風俗。男子喪妻後。即行續絃。待其婚後。前妻之家屬。則以水灌入死者墳上。則生者無絕嗣之患云。

## 奇魚之種種

□洋海中奇異之魚極多。能作聲者。且其聲頗巨。如犬吠然。

□更有一種太陽魚。賊叫時磨牙作聲。他魚遊進水面時。即發出一種鈴聲。以爲對敵之狀云。

□魚有能發電者。人觸之即死。另有一種肺魚。在水中以鰓呼吸。有氣泡必要時作肺用。能離水數月而不死。亦奇矣。

幸福三日刊

# 幸福報

徐儀署

第一一九期
民國十八年七月十八日
每份售洋二分
館址上海浙江路北京路北首洪德里

定報價目
每三日出一張五個月一元全年二元寄費在內本外埠一律國外加倍郵票代現九五計値

廣告價目
每期每格（共計五方寸）五元均排於新聞之旁如嵌入新聞中長期面議

## 本期要目



## 徵求全國名醫眞蹟驗案

本報自刊登上海名醫眞蹟驗案以來。備受讀者歡迎。惟思名醫未必限於上海一隅。而上海未必盡屬名醫。於是有全國名醫眞蹟驗案之徵求。（現定一百廿一期起按期發表）凡外埠名醫而願將眞蹟驗案發表於本報者。無不亟誠歡迎。惟普通方案而無研究之價值者。恕不刊佈。各地名醫幸注意及之。

附告本報刊登名醫驗案。並不取費。惟每期取鑄版費一元。作代鑄鋅版之用。此版將來可以奉還。

## 夏令施藥之商榷

（秦丙乙）

藥性有溫涼　病情有開闔　事關生命存亡　痧藥不可妄施

現屆炎夏。慈善家例有施贈痧藥之舉。從實際上言之。此事弊多利少。非以救人。實以害人。何也。藥性有溫涼。有寒熱。病情有宜開宜闔。宜燥宜瀉。以熱病投溫藥。寒病投寒藥。失之毫釐。差以千里矣。乃藥肆中所售痧藥。無論其內容若何。而仿單所載。僉曰一切咸宜。慈善家不明眞相。不辯寒熱。舉以施人。以行其德。受施者冒昧信任。貿然施用。幸而觸機。巧合所病。無論已。其不幸而矛盾相反。則禍不旋踵。直催命之符耳。吾爲此說。正非過激之談。事實如此。不容諱也。尤可悲者。鄉曲僻壤。不遠而來。旣經索得。視若拱璧。而孰知僨事之劇。速於砒鴆者。由是觀之。世人之施痧藥。實愛之適以害之。我雖不殺伯仁。伯仁由我而死。孰謂慈善事易爲哉。吾愿而今而後。凡施贈痧藥。當先考究其藥性之溫涼寒熱。主治之病症類別。審覈無訛。然後標明清楚。某也治寒霍亂。某也治初病。某也治轉筋。丁甯告戒。舉以與人。如此無流弊之生。庶仁心仁術。可以兩全而無憾焉。不識讀者高明。以爲何如。

## 『喉痧』『白喉』新著（二十四）

（宋愛人）

減妙炭氣而已。而於養生則確有大效。然吾國又有胎息之法。使空氣不獨充佈到肺臟。且可以上自肺而下至臍。散之則為和暢百骸。納之則為元氣根蒂。元氣固藏於命門。而命門則交通於兩腎。胎息云者。蓋以胎兒之在母腹。其初不以肺為呼吸。當其臍竅則上蒂以帶。而迎接於母之胎盤。此時胎息確是以命門為根據呼吸之路。遂由臍竅為叢篇。故養生家以胎息法為有返老還童之妙。其效實操出於深呼吸之上。致胎息之法維何。則以非本篇因叢之主文。故從略。

然而常人之呼吸。姑不論其胎息與否。然總以徐緩以長為佳。而尤必擇以清潔之空氣為養料。蓋同一空氣有因天氣之異。有因市野之異。清濁固有不同。清則養氣多。炭氣尠。濁則反是。然吾人而或一時無養氣為養料。則無不轉瞬悶死。據今生理家之測驗。謂『成人呼吸空氣。每分時統計約十八次。試以一呼氣量為三百粒方糎。則一小時為三百二十四粒脫耳。一呼氣之「炭酸量」為百分容積之四・三。則一小時呼出之「炭酸量」為一三・九粒脫耳。若以高九尺。廣方十二尺之室。容成人六人。閉居二十四小時。則室內空氣盡變為「炭酸」氣。一如過此二十四小時。而仍嚴封不啓。未有不相繼以悶死者』。則密不通風。肖濛厚被而為終夜之呼吸者。其危險為更可知。雖間有罅隙可通。或不致於悶死。然與喉證則極有關係者。今再言夫『重吸』之害。

（未完）

## 肛門瘻（偷糞鼠）之預防及治法

曾立羣

肛門瘻。亦稱偷糞鼠。係鄰近肛門之瘻管也。初起未成時。肛門之一部紅腫熱痛。日久化為膿瘍。俗稱肛門癰者是也。膿積既多。破壁而出。或穿腸。或非穿之。於是肛門之外。又多一直腸向外運通之新路。膿既出。痛稍減。人每以病在陰部也。掩之忽之。不加注意。是迴也。膿清而口收者則萬幸矣。往往膿滴無已。或糞更竄入。則口漸小而莫能收。瘻管於是以成。

瘻管既成。鮮有自愈者。常時膿血浸潤。滿塗褲襠。偶或糞穢竄入。擦磨受傷。於是紅腫又起。瘻瘡更甚。若化膿過多。往往原管之外。再穿破。再成瘻管。病久瘻多。竟似蜂巢。腫痛常作。蓋困苦非凡也。

肛圍部不潔。及小裂傷。往往為肛門瘻之起原。勤洗濯。通利大便。庶蓋預防之道。及其既起。腫痛之發炎。急須延醫用正當之療治。待瘻管已成而求功於刀圭晚矣。

肛門瘻之治法。或用蝕腐之藥。或動手術。蓋去腐乃能生新也。惟除惡務盡。若因循苟求。且則永無全愈之日矣。

## 半產之研究

秦丙乙

婦人半產。事最不幸。猶之為山九仞。功虧一簣。垂成目前。殆傷一旦。美滿希望。頓形泡幻。人情至此。何以堪耶。時至今日。此風特盛。尤以青年婦女居多。此無他。色慾不節之有以使之然也。蓋新婚青年。恩愛融洩。伉儷情深。熱度過高。每不能以肉體間之戀愛。進而為精神上之戀愛。以是工作愈勤。結晶愈速。而破壞亦愈易。解鈴繫鈴。固在此而不在彼也。此半產之於青年。所以特多發生之可能也。外此或因勞力之損傷。或因氣血之虧弱。在在為胎元之勁敵。惟總以前者屬多數。至於半產之後。人情之常。不免悲哀嗁哭。故必有賴乎藥物之善後。如調補氣血。去瘀生新。均為題中應有之理。一方面更宜於精神上身體上。加以將護。庶足以免枝節。良以足月正產。有似瓜熟蒂落。苟素體尚強。或未生意外。則恢復常度。有指顧間事耳。特中途流產。不啻果未熟而生採。蒂未脫。而強去。其危險何如乎。不唯是。婦人一經半產。則二次三次。每一受孕。必將繼踵覆轍。而步後塵。是猶駕輕車。就熟路。不爽不失。及期而然也。可不慎哉。

## 上海名醫真蹟驗案之九

——（朱振聲）——

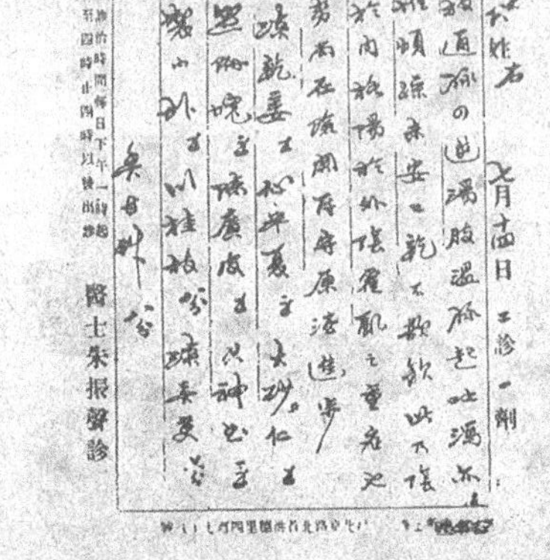

介紹衛生方法　幸福三日刊　指導健康途徑

## 小藥囊

### □秘製瘰癧丸

陰虛火盛頸項瘰癧痰串初起可消久遠能化

土貝母。炒姜蠶。夏枯草。元參。牡蠣粉。（煅）各等分白蜜為丸。上乳加蒲公英

明

### □胡盧芭丸

小腸疝氣陰囊腫痕痛不可忍或後結連臍

吳茱萸一兩黑丑八錢小茴香一兩二錢葫蘆巴一兩二錢巴戟肉八錢川續子兩六錢共為末酒泛為丸如桐子大

### □雄黃解毒丸

鬱金　明雄各一兩巴豆霜硃砂乳香沒藥（去油）各五錢共為末醋為丸此丸吃單不吃雙。隨量酌減。一切無名腫毒黃酒下。緊慢喉風薄荷湯下。瘧疾臨期清晨空心井水下。大便不通大黃湯下。膀胱疝氣絲瓜藤煎湯下。心胃艾醋湯下。腹痛火酒下。小便不通燈心湯下。

## □婦人懷孕乳子何以月經停止

宋子覺

西人近日發明內分泌學說。已為舉世公認矣。其說謂人體中有內分泌腺其分泌之腺液。隨血流行週身。而成種種生理現象也。而吾國惲鐵樵氏。亦曾有全身腺體。皆是一個系統之創論。其意謂全身各腺。皆能互為影響。試觀童伶之倒倉者。恆由於未至春期而斲喪太早。乃生殖腺與喉頭扁桃腺之影響也。他如女子患廉癧者。初起即不月。是生殖腺與甲狀腺之影響也。觀此則各腺皆有連帶關係。此脇彼應。直是一個系統。此說亦為醫界公認矣。是則婦人因妊子授乳。而停其月事者。亦何莫不可以前理證之。嘗讀近世婦人科學。謂內分泌。與婦科有極大之關係。卵巢之發育。月經之排泄。胎兒之生長。乳汁之輸化。莫不由于內分泌之作用。夫女子既受胎後。胎兒所以漸次發育者。實賴內分泌之作用。其內分泌既顧胎兒。便不能再顧月經是以月事不能時下也。雖有妊子仍見月經者。是特例耳。蓋由于生殖腺液分泌之盛旺也。既產後而亦無月經者。因內分泌既顧乳腺之分泌乳汁。便不能再顧月經。凡此生理現象。皆由內分泌為之主宰者也，

## 性病指南

### 性的衛生（十一）

（王庚）

（戊）陰核　為圓柱狀，同男性陰莖，具有勃起性。其部位在大陰唇前連合之下方，其構造與陰莖海綿體無異。具有快美小體，其有患陰唇肥大症者，即成為色情狂病。治療的方法。惟有請外科醫生，割去其肥大部分，其外沒有旁的方法。

（巳）陰唇　陰唇分大陰唇與小陰唇二部，大陰唇在陰部，就是外皮的皺襞。其形狀為二縱隆起，呈唇狀，以圍擁陰門裂孔。小陰唇在大陰唇的內側。內常濕潤。其形狀為小皺襞兩條。女性的生殖器在腹內。發生疾病，是很容易的，並且因為他的兩旁上下，都有各種器官，所以生殖器的一部分有病，往往引起其他器官的。如卵巢病。能引起盲腸或虫樣突起發炎。所以遇到生殖器一類的病，不能不十分重視。

（本節完）

### □擦癆方

雄硃砂硫黃各一錢射香一分共研為末選吉日或端午修合尤佳。每逢午時將大蒜去蒂蘸藥。從尾閭擦起至玉枕上。遇腫處及痛疼處。皆有癆虫藏焉。宜多擦之。蟲死。則神清氣爽也。利關開竅。滅菌。誠擦藥中治癆良藥也

### □拍油丸　治瘡疥

水銀（一錢研）雄黃枯礬硫黃輕粉杏仁（去皮尖炒）樟腦（各二錢）木鱉子（錢二分）花椒去子肉（各一兩）蛇床子（七錢）蛇脫蜂房（各一個炒研）射香少許共為末臼油為丸如彈子大。遍身滾擦。如瘡爛加黃柏末。一方用花椒枯凡水銀輕粉雄黃檳榔大楓子肉（各三錢）狼毒樟腦杏仁（各五錢）苦參末（二錢）拍油三兩共為末同搗勻為丸。用防風。荊芥。銀花藤。槐楝柳桃枝。煎洗瘡口。然後擦之。

### □清暑方

（冰心）

□可以代茶

際此赤帝當空。炎暑蒸人。吾人處在氣交之中。若禁食冷物乎。則熱不可耐。若恣食涼物乎。則恐釀成疾患。惟宜購金銀花甘菊花各三錢生甘草一錢。煎湯冷服。如飲上池。有百利而無一弊。讀者盡一試之。

幸福 三日刊 四七六

出版務求信用切實保證　又名社會醫學常識報　主持者有學識經驗及人格

## 長篇小說　醫海燃犀記（一〇六）

（平不余）

### 第十九回　品香茗俠士說往事　開談判弱女爭自由

無論她什麼恨他哥哥、到他哥哥死了、且而是死於非命的、毅之人情、當然是手足關係、不期而然的、就會傷心的流下淚來、這也不必多談、當下凌雲便問他哥哥死時的情形、國英便從頭至尾的告訴道、我那天夜裏、正在校裏睡得爛熟、將近有三點鐘晨光、門役忽然來叫醒我、說我家來人、喚我回去、我莫名其妙、連忙起來、走到校門口、見車夫阿三立在門旁、我便問他甚麼事、阿三說、趕快上車、我再告訴你、我便上了車、阿三如飛的跑去、一頭跑着一頭說着道、我們夜裏正睡着了、忽然王師爺哭起來、驚動了家內人通通起來、才知道是我們先生被人行刺殺了、我聽了大驚失色道、真的嗎、阿三道、怎麼不真的、

（未完）

## 幸福之門

### 廣瘡（木瀆黃君問）

余於月前。逢場作戲。偶入花柳。豈知已染惡疾。詢之同遊者。咸謂廣瘡。發於通體。至今尚未退盡。右目紅赤。咽喉作梗。敬求治法。

### 答黃君問　宋振聲

擾逆症屬餘毒留戀。隨肝火而上升。慮其傷明。姑擬清解。

冬桑葉二錢　金銀花五錢　谷精珠錢半　甘菊花二錢　連喬殼三錢　京赤芍二錢　荊芥穗錢半　青箱子錢半　生甘艸六分　蟬衣八分　薄荷葉八分　仙遺糧四錢　夏枯草一錢

## 幸福園

### 談話　說神農（徐相任）

神農至今五千一百四十五年。是從黃帝甲子紀元七十八周四千六百二十六年推上去。神農一百四十年。魁在位之年享壽無可考。臨魁八十年。承六十年。明四十九年。宜四十五年。來四十八年。襄四十二年。榆罔五十五年。共五百十九年。再合甲子紀元。共五千一百四十五年。

神農是吾們的遠祖。中華民族。實爲黃帝子孫。通國皆知。無待詞費。然其考歷史。曰少典氏之君。娶於有蟜氏之女曰安登。生子二。長曰石年。是爲神農。其弟世嗣少典爲諸侯。帝榆罔之世而生黃帝。是炎黃本屬一系。吾人爲黃帝之後。亦即神農之後。神農是吾們遠祖。非附會也。

神農功德。在藝百穀。嘗百艸。婦孺皆知。不煩贅陳。世界之有植物學大家。當以神農爲首屆一指矣。

神農創爲穀食。以代肉食。於生理上。生活供給上。民性道德上。均有絕大關係。愚以爲充其功德言之。可爲人羣以仁易暴之最先領導者。

因此神農不僅吾醫藥界應崇拜。全國人民。無一人不當崇拜。

★　★　★　★

### 海外珍聞

幸福社社員陳瘦鶴譯

#### 法王查理指鹿爲馬

亨利偉克是創始造鐘的人。一天。把他發明的時鐘。去見法王查理第五。查理把時鐘看了半响。說鐘的行動很好。可惜鐘面的羅馬字碼有一個錯了。偉克表示不認。查理武斷似的說道：「鐘面四點鐘的IV字。應改爲IIII字」。偉克堅持並沒有錯。查理赫然震怒說：「這四字必定是四個一字。你快拿去糾正一下吧」。偉克不得已。只好聽法王的吩咐。所以現在鐘表面上的四點鐘。都是IIII字了。

本報特聘羅家衡律師爲法律顧問　　幸福三日刊　　中華郵政特准掛號認爲新聞紙類

# 幸福報

紉儀署

第一二〇期

（民國十八年七月二十一日）

每份售洋二分

館址上海浙江路北京路北首洪德里

定報價目

每三日出一張。五個月一元。全年二元。寄費在內。本外埠一律。國外加倍。郵票代現九五計值。

廣告價目

每期每格（共計五方寸）五元。均排於新聞之旁。如嵌入新聞中。長期面議。

## 本期要目



## 本報緊要啟事

擴充營業遷移新屋

下期起……

近日正在籌備之中　特刊改在下期出版

本報因舊址不敷辦公。自下期起遷移至三馬路雲南路口（該處地點適中。交通便利。）擴充營業。舉行一週紀念一優待新老定戶。（辦法詳載下期本報）近日正在籌備之中。故一週紀念特刊。亦改在下期出版。恐勞讀者盼望。特此通告。

▣紀念號內容一斑

夏應堂先生之眞蹟驗案　章太炎先生之霍亂論　丁福保先生之節慾新法　吳稚頤先生之節制生育談　沈仲圭先生之青年遺精病　吳達洲先生之濕溫傷寒症　余不平先生霍亂病菌會議紀　倪壽常先生之祝書　其他如宋愛人。王庚。楊志一。朱振聲諸君。均有作品。讀者注意。

## ▣夏令最危險之急症（王壽喬）

忽然昏仆……不省人事

生死存亡……千鈞一髮

本篇說明其原因及治療

務使讀者明瞭不致誤治

每屆夏令。無論少壯男女，常多突然發病。神經一亂。百病旋生。傷人於頃刻之間。甚於刀兵水火。且易傳染。症固危險。倘加誤治。更易催人速斃。古今命名紛紛。或謂某炎某毒菌。或謂某痧某霍亂。今應將病原病狀。有深刻之研究。以便對症治療。急需拯救。以免動輒錯誤。草菅人命。考此症多發夏日。可名爲暑症。若非其時而有其氣。然夙亦有伏暑之名。總括可分急性慢性二種。急性屬陽。是由於源暑薰蒸。烈日注射。奔走工作。困於熱度。忽然昏仆。人事不省，或痙或狂。或吐瀉。故見症必煩躁壯熱。面赤口渴。舌苔赧黃。脈象洪數。大汗不止。勢將燎原。診治先宜注射血清針以瀉其熱。在營分者續服羚犀甘露飲•在氣分者續服竹葉石膏湯。氣血兩燔玉女煎。手足筋攣者紫雪丹。慢性屬陰。是由於暑氣霉濕。人在氣交當中。口鼻吸觸穢濁不正之氣。或食油膩生冷不潔之物。或感受寒邪。腹中驟痛。悶絕，或嘔噁洞泄。肢冷脈伏。面白。不熱不渴，舌苔膩白。治宜先用老薑片及艾絨灸之。至腹煖痛減爲度。寒重者續服白通湯。濕重者續服四苓散。轉筋者加木防己薏苡仁桂枝尖。感冒作嘔者服藿香正氣散。至若發厥。尤應各分熱極寒極。不可稍忽。此辨別流行性暑症之大要如此。陰陽二字。果能分晰清楚。按症診治。自能起死人而肉白骨。茲當此症流行之時。醫界負有爲民衆求幸福之責。應宜注意及此。

## 「喉痧」「白喉」新著（二十五）

（朱燮人）

『重吸』者無異日進汚惡霉腐之物。以爲食養之料。冀其化生精微榮養臟腑也。吾人腹腔之中。炭氣夥而養氣尠。惟養氣必求給於天空。空氣爲維一之大宗。庶既養炭兩氣合化均平。然空氣雖爲養氣原料。而一經人類之吸取。則養氣轉爲濁氣。夫此濁氣。猶之食物已爲渣滓。不可再用故必從口腔呼出。而再以新鮮者吸入之。故吾人一日不食物則必不死。而獨以空氣則不可須臾離。惟重吸』則以呼出之炭氣。仍一次二次以至於無量次數。而吸入之。則腹腔完全爲炭氣佔踞。其結果必致悶死而後已。若炭酸結成毒素。攻衝咽喉。則喉痧白喉亦夥有難免者矣。夫喉痧白喉之成。熟與呼吸官能最有關係故特詳論如此。余故曰。欲免喉證須先清潔呼吸。欲清潔呼吸。須先立除重吸之害。欲除重吸。當先多開窗牖清潔房屋。而尤以夜臥蒙被爲厲禁而切戒也』

（未完）

## 急救瑣話

幸福社社員李寒吻

人每有誤中毒物或借毒物尋死者。苟不及治。則性命立殞。良可惜也。今將各種毒物急救法。分別書明於后。以告讀者。

▲火柴毒急救法。||誤吞火柴。宜急用雞毛捲喉間使之嘔吐。先飲生雞蛋白三枚。苟吐不暢時。則加用膽礬五厘。以河水一杯溶化之。隔五分鐘飲一次。連服四次。（注意）不可飲牛乳酒類。油質物。

▲水銀毒急救法||誤吞水銀者。急用眞川椒三四斤。再用粗蓆。以川椒炒熱勻舖蓆下中毒者臥其上。隔夜卽解。

▲蜈蚣毒急救法。||不愼蜈蚣入肚。急用生雞血灌之。移時卽解。若誤食蜈蚣子者。急用樟樹葉煎水。俟冷服下。其毒自解。

▲硫磺毒急救法。||中硫磺毒者。急用防已二錢用水和煎。去渣而後冷服。輕者一服，重者二服。卽解。

▲桐油毒急救法。||桐油吞入急以乾柿餅七枚食下。可解。

▲悶藥毒急救法。||中悶藥毒者用白砂糖半茶杯。和冷開水共食。需用大碗一碗。服之卽可解。

▲鉛水毒急救法。||誤中鉛水毒。急用刀括牆壁上之石灰。約兩茶杯。冲開水一大杯。服之可解毒。

## □上海名醫眞蹟驗案之十□

（惲鉄樵）

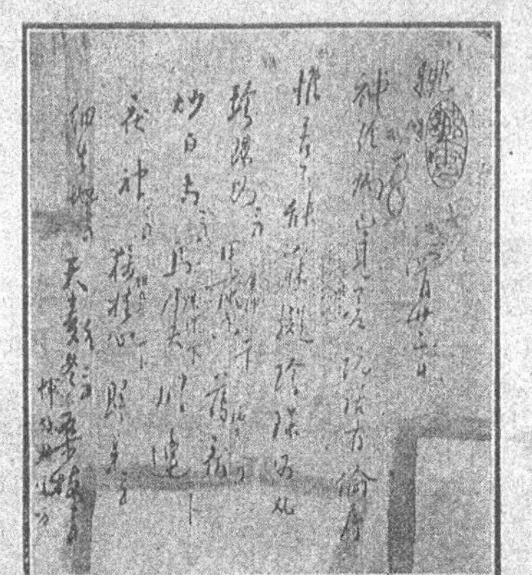

## □腳氣病之轉地療法

（彭祖壽）

腳氣病之來源有二。一因土地卑濕。故南人多患之。一因食物乏滋養料之維他命。南人食白米。米過白。則維他命消失殆盡。故南方人亦多患之。憶昔留學邑垣時。同學數十人中。患是症者。幾占二分之一。大有流行病蔓延之概。余亦患焉，時當盛暑。萬物感熱氣而膨脹。故雙足之發育。超出常態。午後尤甚。舉止笨重。麻木不仁。殊不勝其討厭。據人云。腫至膝上。卽不可救藥。有謂喫白豆（俗名飯豆）和白糖可愈者。爭相購服。果效。然一不服。則腫如故。繼續服之。則夜間腳筋抽搐。苦不堪言。實非治本之法。後不久。學校照章放暑假。余檢點行裝。買輪旋梓。舟次途中。而病已不知消歸無何有之鄉去矣。聞諸經驗者云。患腳氣病者。移地卽可自愈。誠不謬也。

介紹衛生方法　幸福三日刊　指導健康途徑

## 潔牙固齒法

（鍾俊麟）

齒有黑點。爲法瑯質受黴菌侵蝕之表徵。不惟不雅觀。且日甚一日。必釀成齒齲及牙痛之患。茲有一簡驗之方若能依法行之。則不惟齒斑可去。且可免一切牙患。功效神奇。幸勿漠然視之。

法用檳榔一味。燒灰存性。加上梅片少許。研細末。收貯玻璃瓶中。每晨用以擦牙。立時光潔。雖久年污點。多擦亦能漸次脫淨。此藥性能殺虫固齒。時患虫牙作痛者。久擦必可斷根。齒牙完好之人。常擦亦可免齒患。洵良方也。

## 性病指南

### 性的衛生（十二）

（王庚）

遺精問題

前月在申造訪商務印書館編輯楊賢江先生。談起學生雜誌中通信一事。他說通信欄中。以問「遺精事項」的爲最多。學生雜誌。都是中等以上學校的青年的讀物。都正在春情發動的時候。遺精一事。當然是必不能免的事情。因爲不知道他的所以然。所以發生疑問。這是普通的現象。和我不認識的通信朋友中。問到遺精問題的也很多。我若一一詳細答覆他。事實上有所不能。所以我乘此機會。詳細的談他一談。

一個人到了青春期。有那一個不患遺精？但是因患遺精而致身體病弱者。是不多見。原來遺精是自然的現象。所以這個問題。並不是一個大問題。青年們可不必大驚小怪。讀者如明白了他的生理現象。可說就不成問題了。

什麼叫做遺精？就是當熟睡的時候。海綿體勃起，精液射出的意思。凡生理上的遺精。都有夢伴之。故又謂「夢遺」。青年健康的一月一次或二三次。均屬無害。還有遺精的次數太多。或遺精之翌晨。精神毫無。身體疲勞異常。還有不在夜間。即工作的時候或看淫猥小說的時候。也患遺精。還有大小便之時。精液即隨之射出的。還有夜間並無夢。而精液射出於不知不覺的。諸如此類的遺精。謂之「滑精」或「漏精」。這是生理上病的現象。（未完）

## 胎成男女之原理

（陳澤江）

欲知夫胎成男女之理。必先明胎生之原。胎之始生。由陽性之精與陰性之精結合。內經所謂兩精相搏者。此也。兩精即男子之精蟲。女子之卵珠。觀於卵生。（如雞鴨）經雄合之卵。可以孵化成雛。未經雄合之卵不能孵化成雛。又植物之需風媒蜂媒者。是傳播其雄蕊之花粉。使與雌蕊相結合。則成果實。可見陰陽雌雄必經兩性結合。然後始能蕃殖生育。獨陰不生。獨陽不長。此天地自然之理由。畜禽物植。可以推及于人也。若夫胎之成男成女。金鑑云。陽盛乾道成男。陰盛坤道成女。蓋陰陽即指陰精陽精而言。盛謂強有力。精蟲強有力則成男胎。卵珠強有力。則成女胎。而精蟲卵珠之強有力與否。則視乎天癸之足不足。足則培養精蟲卵珠之力厚。力厚則強有力也。反之則精蟲卵珠之力。薄而弱也。至於天癸足之女子。有時亦成男胎。天癸足之男子。有時亦成女胎。則以精蟲卵珠。每次所熟。不止一顆。天癸足之女子。有時適逢弱卵珠。與較強精珠相會。即成男胎。天癸足之男子。有時適逢弱精蟲與較強卵珠相會。即成女胎。此常而變者。可見胎成男女。基於受孕之時。千金謂胎至三月。男女未分。可佩雄黃。使其見物而化。轉令生男。實臆說也。且又據生理家言。男子之精。實具陰陽二性。交媾之雄精蟲勝。則生男。雌精蟲勝則生女。據胎生家言。女子卵珠亦具男女兩性。由此二說推之。蓋男性之精蟲。與男性之卵珠會。不能成胎。必男性之精蟲。與女性之卵珠會。女性之卵珠。與男性之精蟲會。然後始能成胎。以陰從陽也。但天癸足之男子。恆發育其男性之精虫。故多生男。天癸足之女子。恆發育其女性之卵珠。故多生女。此氣類相感之理。亦可以存參者也。

## 有特殊效用之幾種蔬菜

恥初

甘藍。可醫敗血病。使血液新鮮

胡瓜。能治消化不良。又可使呼吸容易。能以增多養氣之呼吸。

萵苣。能治不眠及神經過敏。

生薑。能使內臟溫暖。以去惡寒。并可減輕咳嗽。

波菜。能亮眼。

葱。爲強腦之劑。

荷蘭三葉芹。能強壯腦。

茄子。能多以鹽類供給體內。並化痰。

蕃茄。可治肝臟麻痺。

天門冬。可助胃臟機能。

## 泄瀉要方

（逸）

夏令溽暑天氣。吾人或食生冷以解渴。或貪涼過度。以致脾胃失健運之常。而爲泄瀉之患。即購藿香正氣丸三錢。開水服之。立效。

## 長篇小說 醫海燃犀記（一〇七）

（平不余）

□第十九回 品香茗俠士說往事 開談判弱女爭自由

當時就連王師母也不知道是何人殺的、因爲頭斫掉了、先生兩腿一伸、把師母嚇醒、再看先生已被人殺了、鮮血噴得滿床頭皆是、師母嚇得狂叫起來、驚動我們通通起來、看那情形、誰不膽戰、後來在桌上看了一張紙條、上面寫的是「逆子殺父、人人得誅、不平人李健飛留條」等字樣、我想先生在從前、和老太爺吵嘴、是常事、又何嘗殺老太爺的、究竟這李健飛是甚麼人、也莫名其妙、據說從前歐醫生、也是他殺的、這人眞正兇來些、這一派話、直把我嚇得魂飛膽裂、不由得慟哭起來、到家看看果然如此、但是已經死了、只有報捕緝兇、別無他法、這幾天在家內、就和二哥三哥、代大哥辦理喪事、昨天才辦了差不多、（未完）

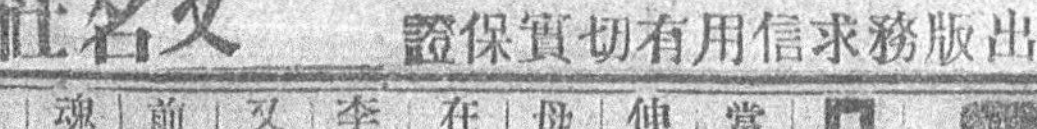


□泄瀉（賈璧玉君問）

昨起午後形寒胸悶泛噁腹鳴便泄頭痛骨楚請問治法

□答賈璧玉君問　朱振聲

據述症屬感邪挾濕停滯脾胃爲病清不升而濁不降也治宜疎邪和中而化濕滯

荊芥穗錢半 赤猪苓各三錢 製小朴八分 藿蘇梗各錢半 春砂殼八分 六神曲三錢 仙半夏錢半 大腹皮三錢 焦查炭三錢 陳廣皮錢半 乾荷葉一角

## 根據讀者批評 以作改進本報之標準

□打破上海出版界能說不能行之陋習
□開醫報界實事求是精益求精之先聲
□同人等不願以虛僞和狡猾的手段來欺騙讀者
□願犧牲精神與金錢以改進本報爲讀者謀幸福

### 讀者批評

**優點**

宗旨純正發揚國醫精華（丁仲英君評）
文字簡短精闢發人深省（徐百川君評）
說理深入淺出有雅俗共賞之妙（謝利恆君評）
三日一出興味聯貫准期出版信用昭著（姚天一君評）
性病指南令人百讀不厭（沈一峯君評）
所載各方確實用而有效（王一仁君評）
幸福之門能解一切痛苦（吳守康君評）

**缺點**

校對不愼難免有亥豕之訛（石夢古君評）
小藥囊中之文字常遺去圈點藥名易致纒誤請注意（陳瘦鶴君評）
報紙、整齊印刷欠精良（徐祝三君評）
登載稿件須按時令如春間春溫痧子夏間霍亂痢疾之類（朱阜山君評）
請加添名醫臨床診斷方（前橫鎭同昌泰來函）